U0391794

全国县级医院系列实用手册

外科医生手册

主　编　王国斌　张英泽

副主编　秦新裕　张忠涛　张太平
　　　　舒晓刚　郜　勇

人民卫生出版社

图书在版编目（CIP）数据

外科医生手册/王国斌,张英泽主编.—北京:人民卫生
出版社,2017

（全国县级医院系列实用手册）

ISBN 978-7-117-24388-9

Ⅰ.①外…　Ⅱ.①王…②张…　Ⅲ.①外科-疾病-诊疗-
手册　Ⅳ.①R6-62

中国版本图书馆 CIP 数据核字（2017）第 075517 号

人卫智网	www. ipmph. com	医学教育、学术、考试、健康,
		购书智慧智能综合服务平台
人卫官网	www. pmph. com	人卫官方资讯发布平台

全国县级医院系列实用手册

外科医生手册

主　　编：王国斌　张英泽
出版发行：人民卫生出版社（中继线 010-59780011）
地　　址：北京市朝阳区潘家园南里 19 号
邮　　编：100021
E - mail：pmph @ pmph. com
购书热线：010-59787592　010-59787584　010-65264830
印　　刷：北京盛通印刷股份有限公司
经　　销：新华书店
开　　本：850×1168　1/32　　印张：34.5
字　　数：874 千字
版　　次：2017 年 5 月第 1 版　2017 年 5 月第 1 版第 1 次印刷
标准书号：ISBN 978-7-117-24388-9/R·24389
定　　价：119.00 元

打击盗版举报电话：010-59787491　E - mail：WQ @ pmph. com
（凡属印装质量问题请与本社市场营销中心联系退换）

编　者 (以姓氏汉语拼音为序)

白　波　广州医学院第一附属医院

蔡世荣　中山大学附属第一医院

陈俊强　广西医科大学第一附属医院

陈朝晖　华中科技大学同济医学院附属协和医院

楚　冲　华中科技大学同济医学院附属协和医院

邓　诚　华中科技大学同济医学院附属协和医院

狄茂军　十堰太和医院

丁文元　河北医科大学第三医院

董念国　华中科技大学同济医学院附属协和医院

付　广　武钢总医院

高　戈　北京医院

郜　勇　华中科技大学同济医学院附属协和医院

郭俊超　北京协和医院

韩久卉　河北医科大学第三医院

韩晓敏　华中科技大学同济医学院附属协和医院

侯志勇　河北医科大学第三医院

胡建昆　四川大学华西医院

黄　韬　华中科技大学同济医学院附属协和医院

江　科　华中科技大学同济医学院附属协和医院

姜可伟　北京大学人民医院

姜晓兵　华中科技大学同济医学院附属协和医院

李　兵　华中科技大学同济医学院附属协和医院

李飞飞　华中科技大学同济医学院附属协和医院

李　庚　华中科技大学同济医学院附属协和医院

李　恒　华中科技大学同济医学院附属协和医院

李华东　华中科技大学同济医学院附属协和医院

李会杰　河北医科大学第三医院

李计东　井陉县医院

李　明　第二军医大学附属长海医院

李时望　华中科技大学同济医学院附属协和医院

李伟华　福建省立医院

李文成　华中科技大学同济医学院附属协和医院

李先亮　首都医科大学附属北京朝阳医院

李毅清　华中科技大学同济医学院附属协和医院

李子禹　北京大学肿瘤医院

李宗芳　西安交通大学第二附属医院

廖晓锋　襄阳市中心医院

林向进　浙江大学医学院附属第一医院

刘建华　河北医科大学第二医院

刘隽伟　华中科技大学同济医学院附属协和医院

刘三光　河北医科大学第二医院

刘小斌　华中科技大学同济医学院附属协和医院

毛永忠　华中科技大学同济医学院附属协和医院

彭阿钦　河北医科大学第三医院

戚　峰　天津医科大学总医院

秦新裕　复旦大学附属中山医院

邱伟华　上海交通大学附属瑞金医院

邱雪峰　华中科技大学同济医学院附属协和医院

邵新中　河北医科大学第三医院

邵增务　华中科技大学同济医学院附属协和医院

史　峰　华中科技大学同济医学院附属协和医院

舒晓刚　华中科技大学同济医学院附属协和医院

宋陆军　复旦大学附属中山医院

苏昌明　华中科技大学同济医学院附属协和医院

孙家明　华中科技大学同济医学院附属协和医院

邰　升　哈尔滨医科大学附属第二医院

谭庆丰　湖北民族学院附属医院

汤绍涛　华中科技大学同济医学院附属协和医院

唐佩福　解放军总医院

陶凯雄　华中科技大学同济医学院附属协和医院

田　夫　荆州市第一人民医院

童培建　浙江省中医院

童强松　华中科技大学同济医学院附属协和医院

汪　良　华中科技大学同济医学院附属协和医院

汪　勇　浙江大学医学院附属邵逸夫医院

王革非　南京军区南京总医院

王国斌　华中科技大学同济医学院附属协和医院

王海均　华中科技大学同济医学院附属协和医院

王建军　华中科技大学同济医学院附属协和医院

王　磊　中山大学附属六院

王　蕾　上海交通大学医学院附属瑞金医院

王　勇　华中科技大学同济医学院附属协和医院

王勇军　华中科技大学同济医学院附属协和医院

王振迪　华中科技大学同济医学院附属协和医院

吴国豪　复旦大学附属中山医院

吴河水　华中科技大学同济医学院附属协和医院

夏泽锋　华中科技大学同济医学院附属协和医院

肖亚军　华中科技大学同济医学院附属协和医院

邢　欣　河北医科大学第三医院

邢毅飞　华中科技大学同济医学院附属协和医院

熊南翔　华中科技大学同济医学院附属协和医院

徐卫明　华中科技大学同济医学院附属协和医院

杨　操　华中科技大学同济医学院附属协和医院

编　者

杨　军　华中科技大学同济医学院附属协和医院

杨述华　华中科技大学同济医学院附属协和医院

袁玉峰　武汉大学中南医院

臧　潞　上海交通大学医学院附属瑞金医院

张方成　华中科技大学同济医学院附属协和医院

张　杰　黄石市中心医院

张太平　北京协和医院

张文杰　上海交通大学医学院附属新华医院

张英泽　河北医科大学第三医院

章小平　华中科技大学同济医学院附属协和医院

张忠涛　首都医科大学附属北京友谊医院

赵洪洋　华中科技大学同济医学院附属协和医院

赵　军　华中科技大学同济医学院附属协和医院

赵沃华　华中科技大学同济医学院附属协和医院

郑居华　洪湖市人民医院协和洪湖医院

郑启昌　华中科技大学同济医学院附属协和医院

周　方　北京大学第三医院

编写秘书　夏泽锋

《全国县级医院系列实用手册》
编委会

出版说明

县级医院是我国医疗服务承上启下的重要一环，是实现我国医疗服务总体目标的主要承载体。目前，我国县级医院服务覆盖全国人口9亿多，占全国居民总数70%以上，但其承担的医疗服务与其功能定位仍不匹配。据《2014中国卫生和计划生育统计提要》数据显示，截至2013年，我国有县级医院1.16万个，占医院总数的47%；诊疗人次9.24亿人次，占医院总诊疗人次的34%；入院人数0.65亿人，占医院总入院人数的46%。

为贯彻习近平总书记"推动医疗卫生工作重心下移、医疗卫生资源下沉，推动城乡基本公共服务均等化，为群众提供安全有效方便价廉的公共卫生和基本医疗服务"的指示，落实国务院办公厅《关于全面推开县级公立医院综合改革的实施意见》和《关于推进分级诊疗制度建设的指导意见》等文件精神，推动全国县级医院改革发展与全国分级诊疗制度顺利实施，通过抓住县级医院这一关键环节，实现"郡县治，天下安"的目标，在国家卫生和计划生育委员会的领导下，在中国医师协会、中华医学会、中国医院协会的支持下，人民卫生出版社组织编写了本套《全国县级医院系列实用手册》。

本套图书编写有如下特点：

1. 编写工作是在对全国31个省市自治区100多家县级医院的充分调研基础上开展的，充分反映了全国县级医院医务工作者迫切需求。

2. 图书品种是严格按照县级医院专业构成和业务能力发展要求设置的，涉及临床、护理、医院管理等27个专业。

3. 为了保证图书内容的学术水平，全部主编均来自全国知名大型综合三甲医院；为了增加图书的实用性，还选择部分县级优秀医生代表参与编写工作。

4. 为了保证本套图书内容的权威性和指导性，大部分参考文献来源于国家制定的指南、规范、路径和国家级教材。

5. 整套图书囊括了县级医院常见病、多发病、疑难病的诊治规范、检查技术、医院管理、健康促进等县级医院工作人员必备的知识和技术。

6. 本套图书内容在保持先进性的同时，更侧重于知识点的成熟性和稳定性。

7. 本套图书写作上字斟句酌，字词凝练。内容表达尽量条理化、纲要化、图表化。

8. 本书装帧精良，为方便阅读，参照国际标准制作成易于携带的口袋用书。

本套图书共 27 种，除适合于县级医院临床工作者阅读之外，还兼顾综合性医院年轻的住院医师和临床研究生使用。本套图书将根据临床发展需要，每 3～5 年修订一次。整套图书出版后，将积极进行数字化配套产品的出版。希望本套图书的出版为提升我国县级医院综合能力、着力解决我国"看病难、看病贵"等问题，做出应有贡献。

希望广大读者在使用过程中发现不足，并反馈给我们，以便我们逐步完善本套图书的内容，提高质量。

人民卫生出版社
《全国县级医院系列实用手册》编委会
2016 年 1 月 18 日

前　言

　　为贯彻落实国家关于全面推开县级公立医院综合改革的文件精神，在国家卫生和计划生育委员会的领导和中国医师协会、中华医学会、中国医院管理协会的支持下，由人民卫生出版社组织编写《全国县级医院系列实用手册》，务实推动县级医院改革发展、综合能力提升和诊疗水平提高。围绕习总书记关于"医疗卫生工作重心下移，医疗卫生资源下沉"的要求，"全国县级医院改革及综合能力提升研讨会暨《全国县级医院系列实用手册》主编会议"于2015年8月22日在北京召开，紧接着《全国县级医院系列实用手册》丛书之一《外科医生手册》编写会于2015年10月在华中科技大学同济医学院附属协和医院召开。

　　目前，医疗改革已经进入深水区、攻坚期，如何"保基本、强基层、建机制，始终把人民健康权益放在第一位"成为了国家医疗改革任务的重中之重。而外科作为医学科学领域的核心组成部分，承担着促进医疗改革稳步发展的重大责任。为顺应国家医疗改革发展趋势，根据外科具有极强实践性的特点，人民卫生出版社顺势推出《全国县级医院系列实用手册——外科医生手册》一书，其目的在于通过立足县级医院的现状，理论联系实际，指导和引领县级外科实践工作的开展，最终确保基层医疗改革的平稳推进。同时，出版社高度重视此次外科手册的编写任务，从全国各著名医疗院所遴选了多位资深临床专家学者组成了精英团队，开展编撰工作。由王国斌教授与张英泽教授出任主编，90余位外科专家担任编委。

本书分为四个部分：

第一部分为外科总论部分，包括外科及外科疾病的特点、外科营养支持、围术期评估与治疗、外科病房中的重症医学、引流管、常见问题与处理等；

第二部分为普通外科部分，包括普通外科的基本情况、甲状腺乳腺疾病、胃肠外科、肝胆胰腺外科、血管外科等，重点涵盖了普通外科常见病多发病临床诊疗的各个方面；

第三部分为小儿外科部分，包括颈部疾病、胸部疾病、腹壁疾病、消化系统疾病、泌尿系统疾病、肿瘤、神经系统疾病等；

第四部分为分册，主要包含有骨科、泌尿外科、胸外科、心脏外科、神经外科及整形外科等疾病。

希望此书能成为县级医院外科医生的口袋书、工具书，使外科医生理论和实践都能得到极大的提升。相信在全国同行及县级外科医生的共同努力下，外科疾病的诊疗必将更加规范合理，疗效得到极大提升，切实推动医疗卫生工作重心下移，医疗卫生资源下沉，为人民提供安全、有效、方便、价廉的公共卫生和基本医疗服务。

能够在短时间内高质量地完成此书的编写工作，得益于各位编者的辛勤付出、紧密配合、相互学习借鉴以及人民卫生出版社为此书编写提供的极大帮助与支持，在此一并衷心感谢。

王国斌　张英泽

2017 年 3 月 6 日

目　录

第一部分　总　论

第二部分　普通外科

第三部分　小儿外科

目　录

目 录

第一部分
总　论

第一章

外科与外科疾病的特点

外科一词，是由希腊文 Cheir（手）和 Ergon（工作）构成的合成语。可见，传统外科学强调动手，是一门通过手术来治疗疾病的科学。然而，手术绝非外科的全部。外科在本质上是以多学科、多职种和现代医学知识、技术体系为支撑，研究外科疾病的发生、发展规律及其临床表现、诊断、治疗和预防的一门科学，是艺术和技术的有机结合。在 20 世纪以后，现代外科快速发展，其本身早已远远超出了手术的范畴，而随着显微技术的应用，外科得到了快速发展，已经由"巨创"逐步转变为"微创"。各医院外科的专科设置原则与内科类同，通常与内科相对应。与之相对应的外科学是医学科学的一个重要组成部分，它的范畴是在整个医学的历史发展中形成，且不断更新变化着——在古代，外科学的范畴仅仅限于一些体表的疾病和外伤；但随着医学科学的发展，对人体各系统、各器官的疾病在病因和病理方面获得了比较明确的认识，加之诊断方法和手术技术不断地改进，现代外科学的范畴已经包括许多"内部"的疾病。

1

第一节　现代外科的特点

一、外科的发展

不管外界的看法如何，外科医生直至 19 世纪末才真正以医学专家的身份跻身于医学大家庭，成为其中的一员。同样，直到 20 世纪最初的一二十年，外科医生的职业地位才真正获得认可。在这之前，外科学的范畴极其有限，当时所谓的"外科医生"，有些受过大学教育，有些则是师傅带徒弟培养出来的。这些外科医生顶多能处理一些简单的骨折、脱位和脓肿，少数能完成截肢术的外科医生已经是外科高手了，况且截肢术的死亡率极高。尽管有少数富有进取精神的外科医生想方设法希望剖开腹部来切断引起肠梗阻的索带和粘连，但腹内及其他体内外科仍然是一片未开垦的处女地。在现代外科形成之前，提到外科手术就会令人毛骨悚然，外科疾病谱也窄，手术效果也使人望而却步。直到 19 世纪 80 年代至 90 年代，在将一些令人惊叹的新型技术进展迅速引入外科学后，外科学缓慢发展的步伐才宣告结束，出现了快速发展时期。这些令人震惊的新型技术可以简单地用一句话高度概括之——在把外科手术看成是一项真正具有生命力的治疗措施之前，人们必须认识和掌握下列四大必备前提条件：①人体解剖知识；②控制出血的方法；③用麻醉来保证实施无痛手术；④在了解感染本质的前提下，想方设法营造一个无菌的手术环境。在这个时期内，无菌手术操作复杂性和有效性的完善，影像检查和临床实验室检查等辅助诊断条件的具备，24 小时护理机制的设立，以及医院为培养外科住院医师提供的居住条件，顺理成章地使得医院的手术室成为完成外科手术最理想的场所。

现代外科奠基于 19 世纪 40 年代，先后解决了手术疼痛、伤口感染和止血输血等问题。乙醚、可卡因以及

1

普鲁卡因等局部麻醉药的相继使用解决了手术疼痛这一妨碍外科发展的重要问题；从初始的漂白粉水洗手，到石炭酸溶液冲洗手术器械并用石炭酸溶液浸湿的纱布覆盖伤口等抗菌技术的应用，很大程度上控制了"化脓"这一外科医生面临的最大难题，大大降低了当时的截肢后死亡率，奠定了抗菌术的基本原则；在此基础上采用蒸汽灭菌法，对布单、敷料、手术器械等进行了灭菌处理，在现代外科学中建立了无菌术；止血钳和止血带的使用、1901年血型的发现及输血方式的不断完善，加之血库系统的建立也从很大程度上解决了手术出血的问题。1929年英国Fleming发现了青霉素，1935年德国Domagk使用磺胺类药物，以及此后各国研制出的一系列抗菌药物，为外科学的发展开辟了一个新时代。此外，如麻醉技术的不断改进，进一步扩大了外科手术的范围，并提高了手术的安全性。20世纪50年代初期，低温麻醉和体外循环的研究成功，为心脏直视手术开辟了发展道路。20世纪60年代开始，由于显微外科技术的进展，推动了创伤、整形和移植外科的技术进步。20世纪70年代以来，各种纤维光束内镜的出现，加之影像医学的迅速发展，大大提高了外科疾病的诊治水平。此外，生物工程技术对医学正在起着重要的影响，而医学分子生物学的进展，特别对癌基因的研究，已深入到外科领域中。毫无疑问，外科学终将出现多方面的巨大变化，新兴高端技术的不断面世也极大地促进了外科临床实践的实施。

二、现代外科的范畴

现代外科涉及的范围逐渐扩大。现今，外科医师不但要会做手术，还要研究与外科相关的基础理论，包括病因、病理、发病机制、诊断、预防等。现代外科学的范畴可以从以下两个方面来理解：①现代外科学涉及的疾病面越来越广，交叉领域越来越多。单纯只能用内科手段处理的疾病已经越来越少。在几乎所有类型的疾病中，都已可见外科学在发挥影响，两者有逐渐融合的趋势。②外科学发展的同时也会出现新的问题，每解决一个问题，外科学的研究范围就随之扩大，深度也随之增加。这样的结果导致外科医师越来越专业化，分科越来越细。

三、以腔镜技术为突出特点的现代微创外科

1987 年 3 月，法国里昂的 Philip Mouret 医生完成了世界外科史上首例腹腔镜胆囊切除术，这也是世界上最早的腹腔镜微创外科手术。如今，微创技术理念已深入至外科的各个角落，全面服务于人类社会。绝大部分外科医生在面对患者时，会首先考虑如何在治愈疾病的同时，给患者带来更小的伤害。微创外科学已发展成一个庞大的体系，以单孔腹腔镜技术、迷你腹腔镜技术、经自然孔道内镜技术、多镜联合技术等为代表的新兴微创技术层出不穷。因此，有人认为微创外科是现代外科学中最杰出的成就之一。

四、快速发展的机器人与远程微创外科学

对医用机器人技术的研究始于 20 世纪 80 年代，美国斯坦福大学研究中心（Stanford Research Institute，SRI）在军方的支持下率先开始了对机器手臂、远程控制系统的研究。2001 年 9 月，美国纽约的外科医生通过宙斯机器人远程系统，为 7000 千米以外的法国患者成功施行了腹腔镜胆囊切除术。这次手术被命名为"林德伯格手术"（1927 年查尔斯·林德伯格只身飞越了大西洋）。它的成功标志着机器人技术和远程技术进入了一个崭新的时代。目前，临床应用最广泛的手术机器人系统是达芬奇手术机器人，现已发展至第四代，即 Da Vinci Xi，主要由三部分组成：医师操作台（surgeon console）、患者手术车（patient cart）和影像车（vision cart）。相对于传统腹腔镜，其优点包括：图像与手柄方向一致，恢复了自然的手眼协调；主刀医生可随意调整镜头，直接看到想看的；真实的直视三维立体影像；放大 10 ~ 15 倍的高清晰

1

影像；仿真手腕具有 7 个自由度，接近人手的灵活度；可滤除颤抖，比人手稳定等。其缺点主要是触觉感知差，无法判断组织性质；价格昂贵，维护复杂。迄今为止，全球至少有 800 多家医院开展了达芬奇机器人手术。为打破垄断和技术壁垒，我国已有部分单位正在加紧研发国产手术机器人，例如北京航空航天大学与中国人民解放军海军总医院联合研发的脑立体定向手术机器人系统、中国人民解放军第三军医大学新桥医院与中国科学院沈阳自动化研究所联合研发的脊柱微创手术机器人等。

第二节　外科疾病的特点

外科经常处理的问题包含了创伤、各种胸腹部急症、先天/后天性畸形、恶性肿瘤、器官移植等，在临床应用上和麻醉学、特级护理学、病理学、放射学、肿瘤学等其他医学专科工作关系极其密切。随着药物、早期诊断技术与其他医疗科技（比如介入放射学）的发展，许多疾病的治疗都转变为非外科治疗为主，然而外科手术仍然是这些治疗无效或产生并发症时不可或缺的后线支持，而外科微创手术（内镜手术）的领域也在蓬勃发展。

根据疾病的病因，外科疾病可大致分为以下七类：

（1）损伤：由暴力或其他致伤因子引起的人体组织破坏，例如内脏破裂、骨折、烧伤等，多需要手术或其他外科处理，以修复组织和恢复功能。

（2）感染：致病的微生物或寄生虫侵袭人体，导致器官、组织的损害、破坏、发生坏死和脓肿，这类局限的感染病灶适宜于手术治疗，例如坏疽阑尾的切除、肝脓肿的切开引流等。

（3）肿瘤：绝大多数的肿瘤需要手术处理。良性肿瘤切除有良好的疗效；对恶性肿瘤，手术能达到根治、延长生存时间或者缓解症状的效果。

（4）畸形：先天性畸形，例如唇裂腭裂、先天性心脏病、肛管直肠闭锁等，均需施行手术治疗。后天性畸形，例如烧伤后瘢痕挛缩，也多需手术整复，以恢复功能和改善外观。

（5）内分泌功能障碍：如甲状腺或甲状旁腺功能亢进而导致的一系列临床表现，又如肥胖、1型糖尿病、2型糖尿病等代谢性疾病的手术治疗等。

（6）寄生虫疾病：如胆道蛔虫病、血吸虫病、棘球蚴病等。

（7）其他性质的疾病：常见的有器官梗阻如肠梗阻、尿路梗阻等；血液循环障碍如下肢静脉曲张、门静脉高压症等；结石形成如胆石症、尿路结石等，常需手术治疗予以纠正。

外科学与内科学的范畴是相对的。如上所述，外科一般以需要手术或手法为主要疗法的疾病为对象，而内科一般以应用药物为主要疗法的疾病为对象。然而，外科疾病也不是都需要手术的，而常是在一定的发展阶段才需要手术，例如化脓性感染，在前期一般先用药物治疗，形成脓肿时才需要切开引流。而一部分内科疾病在它发展到某一阶段也需要手术治疗，例如胃十二指肠溃疡引起穿孔或大出血时，常需要手术治疗。不仅如此，由于医学科学的进展，有的原来认为应当手术的疾病，已经可以改用非手术疗法治疗，例如大部分的尿路结石可以应用体外震波，使结石粉碎排出。有的原来不能施行手术的疾病，创造了有效的手术疗法，例如大多数的先天性心脏病，应用了低温麻醉或体外循环，可以用手术方法来纠正。特别由于介入放射学的迅速发展，使外科与内科以及其他专科更趋于交叉。所以，随着医学科学的发展和诊疗方法的改进，外科学的范畴将会不断地更新变化。

当今的外科学是一门整合了电子技术、材料技术、机器人与人工智能、远程技术、组织工程、基因工程等的宏伟学科。科学发展如此迅速，以至于任何人都无法确切了解未来的外科学是一个怎样的情形。但我们可以充分发挥大脑的潜力，想象一下未来的美好情景。例如，

1

未来的手术室可能将手术床、麻醉机、无影灯、监视器等设备、设施整合为一个整体，形成一个高度集成化、信息化和智能化的场所；医护人员的数量也会大大减少，他们的工作将部分地被人工智能所代替。但是，无论有多少新技术、新设备、新材料的出现，背后归根到底还是人作为主体在发挥作用。离开了人的发展，外科学也将停滞不前。因此，应该对自己提出更高的要求，继续探索符合国情的新型医学教育模式，以适应现代外科学的快速发展，为人民的健康事业作出更大的贡献！

（王国斌）

第二章

外科营养支持

人体在正常生命活动过程中需要不断摄取各种营养物质，通过转化和利用以维持机体的新陈代谢。临床营养支持所需的营养底物包括碳水化合物、脂肪、蛋白质、水、电解质、微量元素和维生素，这些营养物质进入人体后，参与体内一系列代谢过程，通过氧化过程产生能量，成为机体生命活动必不可少的能源，通过合成代谢使人体结构得以生长、发育、修复及再生。这些营养物质在体内氧化过程中产生能量，成为机体生命活动必不可少的能源，所产生的代谢废物则排出体外。

临床上住院患者普遍存在蛋白质-能量缺乏性营养不良，主要是由于摄入量减少、疾病影响、手术创伤应激和术后禁食等原因所致。外科领域的不少患者由于疾病或手术创伤，机体会发生明显的代谢改变，此时如果得不到及时、足够的营养补充，易导致营养不良，影响组织、器官的结构和功能以及机体的康复过程，严重者将会导致多器官功能衰竭，从而影响患者的预后。

临床营养支持治疗是 20 世纪临床医学领域重大进步之一，经过几十年的临床实践和研究，临床营养治疗从理论、技术到营养制剂都得到了很大发展，取得了显著成就。目前，营养支持已广泛应用于临床实践中，是肠功能衰竭患者必不可少的治疗措施之一，挽救了大量危重患者的生命，其疗效也得到广泛的肯定。合理的营养

2

支持应充分了解机体各种状况下的代谢变化，正确进行营养状况评价，选择合理的营养支持途径，提供合适的营养底物，尽可能地避免或减少并发症的发生。

第一节　外科患者的代谢改变

新陈代谢是维持人体生命活动及内环境稳定最根本的需要，也是营养学最基本的问题。正常情况下，机体将食物中所含营养物质转化成生命活动所需的能量或转化为能量的储存形式。疾病状态下，机体可发生一系列代谢改变，以适应疾病或治疗等状况。为了制订合理有效的营养支持计划，了解饥饿、感染和创伤等应激状态下机体的代谢改变是十分必要的。

一、正常情况下的物质代谢

人体能量的物质来源是食物，当人类消化、利用碳水化合物、蛋白质及脂肪时，可产生能量或以可能的能量形式储存。机体需每日不断地从所摄入食物或储存的物质中进行能量转换，产生热量和机械做功，以维持机体正常的生命活动。

（一）碳水化合物代谢

碳水化合物的主要生理功能是提供能量，同时也是细胞结构的重要成分之一。正常情况下，维持成年人机体正常功能所需的能量中，一般 55% ~ 65% 由碳水化合物供给，人体大脑、神经组织及其他一些组织则完全依赖葡萄糖氧化供能。食物中的碳水化合物经消化道消化吸收后以葡萄糖、糖原及含糖复合物三种形式存在。碳水化合物在体内的代谢过程主要体现为葡萄糖的代谢，正常情况下，机体血糖维持在 4.5 ~ 5.5mmol/L 水平，这是进入和移出血液中的葡萄糖平衡的结果。血糖来源于食物中糖的消化和吸收、肝糖原分解或肝内糖异生作用。血糖的去路则为周围组织及肝脏的摄取利用、糖原合成、转化为非糖物质或其他含糖物质。血糖水平保持恒定是糖、脂肪、氨基酸代谢协调的结果，也是肝脏、肌肉、脂肪组织等器官组织代谢协调的结果。

（二）蛋白质代谢

蛋白质是构成生物体的重要组成成分，在生命活动中起着极其重要的作用。蛋白质的主要生理功能是参与构成各种细胞组织，维持细胞组织生长、更新和修复，参与多种重要的生理功能及氧化供能。饮食中的蛋白质是人体蛋白质的主要来源，食物中的蛋白质经蛋白酶及肽酶的作用下水解成为寡肽及氨基酸而被吸收。正常情况下，机体内的各种蛋白质始终处于动态更新之中，蛋白质的更新包括蛋白质的分解和合成代谢，其合成和降解的相互协调对维持机体组织、细胞功能、调节生长及控制体内各种酶的生物活性起着十分重要的作用。

（三）脂肪代谢

脂肪的主要生理功能是提供能量、构成身体组织、供给必需脂肪酸并携带脂溶性维生素等。膳食中的脂类是人体脂肪的主要来源，脂类不溶于水，在消化道中经胆汁酸盐、胰脂酶、磷脂酶 A_2、胆固醇酯酶等的作用下，消化形成甘油一酯、脂肪酸、胆固醇、溶血磷脂等，乳化成更小的微团后被消化酶消化。短链和中链脂肪酸构成的甘油三酯，经胆汁酸盐乳化后即可被吸收。在肠黏膜细胞内脂肪酶的作用下，水解成脂肪酸及甘油，通过门静脉进入血液循环。长链脂肪酸构成的甘油三酯与磷脂、胆固醇及载脂蛋白结合形成乳糜微粒，经淋巴进入血液循环。甘油三酯是机体储存能量的形式。

二、能量代谢

糖、脂肪、蛋白质三种营养物质，经消化转变成为可吸收的小分子营养物质而被吸收入血。在细胞中，这些营养物质经过同化作用（合成代谢），构筑机体的组成成分或更新衰老的组织；同时经过异化作用（分解代谢）分解为代谢产物。合成代谢和分解代谢是物质代谢过程中互相联系、不可分割的两个方面。生物体内碳水

2

化合物、蛋白质和脂肪在代谢过程中所伴随的能量释放、转移和利用称为能量代谢。

在分解代谢过程中，营养物质蕴藏的化学能便释放出来。这些化学能经过转化，便成了机体各种生命活动的能源，所以说分解是代谢的放能反应。而在合成代谢过程中，需要供给能量，因此是吸能反应。可见，在物质代谢过程中，物质的变化与能量的代谢是紧密联系着的。机体所需的能量来源于食物中的糖、脂肪和蛋白质。这些能源物质分子结构中的碳氢键蕴藏着化学能，在氧化过程中碳氢键断裂，生成 CO_2 和 H_2O，同时释放出蕴藏的能量。这些能量的 50% 以上迅速转化为热能，用于维持体温，并向体外散发。其余不足 50% 则以高能磷酸键的形式贮存于体内，供机体利用。

机体能量需要量取决于机体的生理状态，能量平衡是维持人体正常生理功能的基本前提，即机体摄入的能量与消耗的能量之间的平衡。如果摄入食物的能量少于消耗的能量，则人体处于能量的负平衡状态，机体即动用储存的能源物质，造成自身组织的消耗，体重减轻。此时，机体丢失的不仅是脂肪组织，还有蛋白质，这可导致器官和肌肉功能的丧失，当机体丢失 30% ~ 40% 的蛋白质时，会出现器官功能严重衰竭状态，就有生命危险。反之，若机体摄入的能量多于消耗的能量，多余的能量则转变为脂肪等机体组织，导致肥胖，因而体重增加，称为能量的正平衡，同样不利于人体。因此，准确地了解和测定临床上不同状态下患者的能量消耗是提供合理有效的营养支持及决定营养物质需要量与比例的前提和保证。

（一）机体能量消耗组成、测定及计算

机体每日的能量消耗包括基础能量消耗（或静息能量消耗）、食物的生热效应、兼性生热作用、活动的生热效应几个部分，其中基础能量消耗在每日总能量消耗所占比例最大（60% ~ 70%），是机体维持正常生理功能和内环境稳定等活动所消耗的能量。由于测定基础代谢率的要求十分严格，因此，临床实践中通常测定机体静息能量消耗而非基础能量消耗。

临床上最常用的机体能量消耗测定方法是间接测热法，其原理是通过测量机体气体交换而测定物质氧化率和能量消耗。机体在消耗一定量的蛋白质、脂肪及碳水化合物时，会产生一定量的热量，同时相应地消耗一定量的氧和产生一定量的二氧化碳。因此，测定机体在单位时间内所消耗的氧和产生的二氧化碳量，即可计算出机体在该时间内的产热即能量消耗。

Weir 公式是间接测热法计算机体 24 小时静息能量消耗的常用公式：

REE(kcal/d) = [3.9(VO$_2$ + 1.1(VCO$_2$)] × 1440

式中 VO$_2$ 为氧耗量（L/min）；VCO$_2$ 为二氧化碳产生量（L/min），可通过非侵入性的间接测热法进行测定。通过测定 VO$_2$ 及 VCO$_2$ 还可计算出呼吸商（RQ）：RQ = VCO$_2$/VO$_2$，根据呼吸商值可了解各种营养物质氧化代谢情况。

由于设备或条件的限制，临床实践中并非所有单位或部门均能实际测量患者的静息能量消耗以指导临床营养的实施，因此需要一些简便、有效的能量消耗计算公式供临床使用。Harris-Benedict 公式是计算机体基础能量消耗的经典公式：

BEE（kcal/d） = 66 + 13.7W + 5.0H - 6.8A……男
BEE（kcal/d） = 655 + 9.6W + 1.85H - 4.7A……女
（W：体重-kg；H：身高-cm；A：年龄-年）

Harris-Benedict 公式是健康机体基础能量消耗的估算公式，临床上各种疾病状态下的患者的实际静息能量消耗值与 Harris-Benedict 公式估算值之间存在一定的差异。

（二）机体能量需要量的确定

临床营养支持时，机体的能量摄入量则取决于营养支持的目标。营养支持的目的是在疾病过程中提供能量以维持和改善机体功能，避免或尽可能减少机体自身组

2

织的消耗，并使严重衰竭的患者恢复正常身体组成和功能。此外，为维持儿童的生长，应摄入更多的能量。对于危重患者，能量摄入量应该尽可能达到使能量负平衡和机体瘦组织群的丢失减至最小。此外，还应尽可能纠正已经存在的营养不良状态。这就意味着营养支持给予的能量应满足机体的基础能量消耗、临床情况和营养目标，能量供给不足或过度喂养都会导致代谢并发症。

采用间接测热法测定机体静息能量消耗值是判断患者能量需要量的理想方法，目前已广泛应用于临床实践中，成为指导临床营养支持十分有效的方法。临床上在实施营养支持时，首先要了解所实施对象的具体能量消耗或能量需要量。其次，在知道了各种不同状态下患者的能量消耗值后，还要确定到底给多少能量才能满足机体的需要。但是，间接测热法是根据氧耗量、二氧化碳产生量来计算机体能量消耗，此过程仅评估各种燃料的消耗而非储存。当患者进食、接受肠外或肠内营养支持时，应用间接测热法来决定营养物质的利用情况就变得十分复杂，因为此时还存在营养素的净储存问题。另一方面，在许多情况下，机体能量消耗值并不等于实际能量需要量。不同患者的能量消耗与能量利用效率之间的关系也不同，有些患者的能量利用率较高，较少的能量摄入就可达到与其他患者相同的代谢率。因此，临床上各种不同状态下的患者实际能量需要量的确定是一个十分复杂的问题。目前，对于机体能量需要量的共识是：①能量平衡即能量供给量 = 能量消耗值是理想的状态；②间接测热法是最理想的确定患者能量需要量的方法；③对于无法实际测定静息能量消耗的非肥胖（BMI < 30）患者，推荐的能量摄入量为 20 ~ 25kcal/（kg·d）；肥胖（BMI≥30）患者，推荐的能量摄入量应为正常目标量的70% ~ 80%。

三、饥饿、创伤状况下机体代谢改变

外科患者由于疾病或手术治疗等原因，常常处于饥

饿或感染、创伤等应激状况，此时机体会发生一系列代谢变化，以维持机体疾病状态下组织、器官功能以及生存所需。

（一）饥饿时机体代谢改变

外源性能量底物和必需营养物质缺乏是整个饥饿反应的基础。一切生物体都需消耗能量以维持生命，在无外源性营养物质供应的情况下，机体的生存有赖于利用自身的组织供能。因此，饥饿时代谢活动的范围和途径随之发生变化，有些正常的活动和途径可能部分或全部停止，而另一些代谢途径被激活或占重要地位。在长期饥饿时，甚至可出现一些新的代谢途径。饥饿时机体各种代谢改变的目的是尽可能地保存机体瘦组织群，以维持机体生存。

饥饿时机体生存有赖于利用自身储存的脂肪、糖原及细胞内的功能蛋白，正常代谢途径可能部分或全部停止，一些途径则被激活或出现新代谢途径。饥饿早期，机体首先利用肝脏及肌肉的糖原储备消耗以供能直至糖原耗尽，然后再依赖糖异生作用。此时，机体能量消耗下降，肝脏及肌肉蛋白分解以提供糖异生前体物质，蛋白质合成下降。随后，脂肪动员增加，成为主要能源物质，以减少蛋白质消耗。血浆葡萄糖及胰岛素浓度下降，血酮体及脂肪酸浓度增高，组织对脂肪酸利用增加。饥饿第三天，体内酮体形成及糖异生作用达到高峰，大脑及其他组织越来越多地利用酮体作为能源，减少对葡萄糖利用，较少依赖糖异生作用，从而减少了骨骼肌蛋白分解程度。随着饥饿的持续，所有生命重要器官都参与适应饥饿的代谢改变，平衡有限的葡萄糖产生和增加游离脂肪酸及酮体的氧化，其目的是尽可能地保存机体的蛋白质，使生命得以延续。

在饥饿过程中，随着机体储备能量的不断消耗，内环境的不断改变，可引起机体明显的代谢及生理变化，如内分泌系统紊乱、免疫功能降低、消化能力下降等，而这一切变化的目的是调动身体的一切潜能使机体处于

2

一种高度的应激状态，有利于机体能够更好地抵御饥饿。

（二）创伤应激状态下机体代谢变化

外科感染、手术创伤等应激情况下，机体发生一系列代谢改变，其特征为静息能量消耗增高、高血糖及蛋白质分解增强。应激状态时碳水化合物代谢改变主要表现为：一方面是内源性葡萄糖异生作用明显增加，另一方面是组织、器官葡萄糖的氧化利用下降以及外周组织对胰岛素抵抗，从而造成高血糖。创伤后蛋白质代谢变化是蛋白质分解增加、负氮平衡，其程度和持续时间与创伤应激程度、创伤前营养状况、患者年龄及应激后营养摄入有关，并在很大程度上受体内激素反应水平的制约。脂肪是应激患者的重要能源，创伤应激时机体脂肪组织的脂肪分解增强，其分解产物作为糖异生作用的前体物质，从而减少蛋白质分解，保存机体蛋白质，对创伤应激患者有利。此外，感染、创伤等应激状况还可造成水、电解质紊乱，酸碱平衡失调，降低单核-吞噬细胞的吞噬能力，增加感染性并发症的发生率以及延迟伤口愈合等，给疾病的诊治带来不少困难。

第二节 营养状态评价及营养
风险筛查

营养状态评价及营养风险筛查是临床营养治疗的重要组成部分，通过合适的营养评价方法和营养风险筛查工具，了解或评判患者的营养状况，预测是否存在或潜在的与营养因素相关的可能会导致患者出现不利临床结局的风险，从而可以根据具体情况制订是否需要给予患者恰当的营养干预，最终改善患者的临床结局。

一、营养状态评价

营养评价是通过临床检查、人体测量、生化检查、人体组成测定及多项综合营养评价等手段，判定机体营养状况，确定营养不良的类型和程度，估计营养不良所致的危险性，并监测营养支持的疗效。营养状况评价是临床营养支持基本问题，理想的营养评价方法或营养风险筛查应当能够准确判定机体营养状况，预测营养相关性并发症的发生，从而提示预后。营养评价是一个严谨的过程，包括获取饮食史、病史、目前临床状况、人体测量数据、实验室数据、物理评估、机体生理功能及活动能力，以评定机体的营养状况，为制订营养干预提供依据。

（一）临床检查

临床检查是通过病史采集和体格检查来发现是否存在营养不良。病史采集包括膳食调查、病史、精神史、用药史及生理功能史等。膳食调查可记录一段时期内每日、每餐摄入食物和饮料的量，以了解有无厌食、进食量改变情况。正确采集病史、细心观察有助于发现已存在的营养不良的各种临床表现。体重下降是最重要的临床表现，疾病会通过某些机制引起体重下降，导致营养不良。

通过细致的体格检查可以及时发现肌肉萎缩、毛发脱落、皮肤损害、水肿或腹水、必需脂肪酸及维生素等缺乏的体征并判定其程度。

（二）人体测量

人体测量是应用最广泛的营养评价方法，通过无创性检查了解机体的脂肪、肌肉储备，用于判断营养不良及程度，监测营养治疗效果，提示预后。常用的人体测量指标包括体重、身高、皮褶厚度、肌围等。

1. 体重　体重是营养评价中最简单、直接而又可靠的方法。体重是机体脂肪组织、瘦组织群、水和矿物质的总和。通常采用实际体重占理想体重的百分比来表示。计算公式是：实际体重占理想体重百分比（%）=（实际体重/理想体重）×100%。结果判定：80%～90%=轻度营养不良；70%～79%=中度营养不良；0～69%=重度营养不良；110%～120%=超重；>120%=肥胖。

理想体重的计算方法：男性理想体重（kg）=身高

2

(cm) – 105;女性理想体重(kg) = 身高(cm) – 100。

由于体重的个体差异较大,临床上往往用体重改变作为营养状况评价的指标似更合理。计算公式是:体重改变(%) = [通常体重(kg) – 实测体重(kg)] / 通常体重(kg) × 100%。将体重改变的程度和时间结合起来分析,能更好地评价患者的营养状况,一般来说,3 个月体重丢失 >5%,或 6 个月体重丢失 >10%,即存在营养不良。

2. **体重指数(BMI)** BMI 被公认为反映蛋白质热量营养不良以及肥胖症的可靠指标,计算公式如下:BMI = 体重(kg)/身高^2(m^2)。正常值为 19 ~ 25(19 ~ 34 岁),21 ~ 27(>35 岁);>27.5 为肥胖,其中 17.0 ~ 18.5 为轻度营养不良;16 ~ 17 为中度营养不良;< 16 为重度营养不良;27.5 ~ 30 为轻度肥胖,30 ~ 40 为中度肥胖,>40 为重度肥胖;

3. **皮褶厚度与臂围** 通过三头肌皮褶厚度、上臂中点周径及上臂肌肉周径的测定可以推算机体脂肪及肌肉总量,并间接反映热能的变化。

4. **握力测试** 握力与机体营养状况密切相关,是反映肌肉功能十分有效的指标,而肌肉力度与机体营养状况和手术后恢复程度相关。因此,握力是机体营养状况评价中一个良好的客观测量指标,可以在整个病程过程中重复测定、随访其变化情况。正常男性握力 ≥35kg,女性握力 ≥23kg。

(三)生化及实验室检查

生化及实验室检查可以测定蛋白质、脂肪、维生素及微量元素的营养状况和免疫功能。内容包括:营养成分的血液浓度测定;营养代谢产物的血液及尿液浓度的测定;与营养素吸收和代谢有关的各种酶活性的测定;头发、指甲中营养素含量的测定等。

1. **血浆蛋白** 血浆蛋白水平可以反映机体蛋白质营养状况、疾病的严重程度和预测手术的风险程度,因而是临床上常用的营养评价指标之一。常用的血浆蛋白指标有白蛋白、前白蛋白、转铁蛋白和视黄醇结合蛋白等。白蛋白的半衰期为 18 天，营养支持对其浓度的影响需较长时间才能表现出来。血清前白蛋白、转铁蛋白和视黄醇结合蛋白半衰期短、血清含量少且全身代谢池小，是反映营养状况更好、更敏感、更有效的指标。

2. 氮平衡与净氮利用率　氮平衡是评价机体蛋白质营养状况可靠和常用的指标。氮平衡 = 摄入氮 − 排出氮。若氮的摄入量大于排出量，为正氮平衡；若氮的摄入量小于排出量，为负氮平衡；若氮的摄入量与排出量相等，则维持氮的平衡状态。机体处于正氮平衡时，合成代谢大于分解代谢，意味着蛋白净合成。而负氮平衡时，分解代谢大于合成代谢。

3. 免疫功能总淋巴细胞计数是评价细胞免疫功能的简易方法，测定简便、快速，适用于各年龄段，其正常值为 $(2.5 \sim 3.0) \times 10^9/L$。$(1.8 \sim 1.5) \times 10^9/L$ 为轻度营养不良，$(1.5 \sim 0.9) \times 10^9/L$ 为中度营养不良，$< 0.9 \times 10^9/L$ 为重度营养不良。

（四）人体组成测定

人体组成测定是近年来常用的营养评价方法，人体组成的测定方法有很多，临床上常用的有生物电阻抗分析法、双能 X 线吸收法、核素稀释法和中子活化法。

（五）综合性营养评价指标

目前尚没有一项指标能够准确、全面评价营养状况，综合性营养评价指标是结合多项营养评价指标来评价患者的营养状况，以提高敏感性和特异性。常用的综合营养评价指标有以下几种：

1. 主观全面评定（SGA）　由病史和临床检查为基础，省略实验室检查，其内容主要包括病史和体检 7 个项目的评分。A 级为营养良好，B 级为轻到中度营养不良，C 级为重度营养不良。

2. 微型营养评定（MNA）　这是一种评价老年人营养状况的简单快速的方法，其内容包括人体测量、整体评定、膳食问卷以及主观评定等 18 项内容，上述评分相加即为 MNA 总分。分级标准如下：①若 MNA≥24，表示营养状况良好；②若 17≤MNA＜24，表示存在发生营养不良的危险；③若 MNA＜17，表示有确定的营养不良。

3. 营养不良通用筛查工具（MUST） 该方法主要包括 3 方面内容：①机体体质指数测定（0～2 分）；②体重变化情况（0～2 分）；③急性疾病影响情况（如果已经存在或将会无法进食＞5 天者加 2 分）；总分为 0～6 分。总评分 = 上述三个部分评分之和，0 分 = 低风险；1 分 = 中等风险；2 分 = 高风险。

尽管目前临床上有多种营养评价方法，但各种营养评价方法均有其一定局限性，采用不同评价方法其营养不良的检出率和营养不良程度往往存在差异，因此，我们提倡临床上实施营养评价时应采用综合性营养评价指标，以提高敏感性和特异性。

二、营养风险及营养风险筛查工具

营养风险是指"现存或者潜在的与营养因素相关的导致患者出现不利临床结局的风险"，所谓的临床结局包括生存率、病死率、感染性并发症发生率、住院时间、住院费用、成本-效果比及生活质量等。值得注意的是，所谓的"营养风险"并不是指"发生营养不良的风险"。由此可见，营养风险是一个与临床结局相关联的概念，其重要特征是营养风险与临床结局密切相关。

2002 年欧洲肠内肠外营养学会以 Kondrup 为首的专家组在 128 个随机对照研究的基础上，提出营养风险概念，即现存或潜在营养和代谢状况所导致的疾病或手术后出现相关的临床结局的机会，并倡导采用营养风险筛查 2002（nutritional risk screening，NRS-2002）作为住院患者营养风险筛查首选工具。

NRS-2002 主要包括 3 方面内容：①营养状况受损评分（0～3 分）；②疾病的严重程度评分（0～3 分）；③年龄评分（年龄 = 70 岁者加 1 分）；总分为 0～7 分。NRS-2002 评分系统基于 128 个随机临床研究，来评估患者是否存在营养风险，是否需要营养支持。同时将评分 ≥3，作为评定存在营养风险的指标，<3 分表示不存在营养风险。

第三节 营养不良和营养过剩

营养不良是指能量、蛋白质和（或）其他营养素缺乏或过剩（或失衡）的营养状况，可对人体的形态（体型、体格大小和人体组成）、机体功能和临床结局产生可以观察到的不良反应。因此，营养不良是个广义的定义，不仅包括蛋白质-能量的营养不良（营养不足或营养过剩），也包括其他营养素（如维生素或微量元素）的失衡。

一、营养不足或营养缺乏症

营养不足是住院患者最常见的营养不良形式，也是传统定义中的营养不良，是指由于能量、蛋白质等营养物质摄入不足或吸收障碍，导致特异性的营养物质缺乏或失衡；或者是由于疾病、创伤、感染等应激反应，导致营养物质消耗增加，从而产生营养不足或营养素缺乏。营养不良对机体器官、组织生理功能和结构的影响相当大，容易发生疾病或对临床结局造成不良影响。

营养不足的病因可分为原发性营养不良和继发性营养不良。前者主要是由于营养物质缺乏或摄入不足引起；后者主要是营养物质吸收、利用障碍，营养物质消耗或需求增加等所致。食物摄入不足是最常见的营养不良原因，临床上，许多疾病造成无法正常进食或进食不足，也可造成营养物质的摄入不足。胃肠道、胰腺及胆道等疾病可引起消化液、消化酶的分泌不足或缺乏，会严重影响食物中的营养素的消化和吸收。如小肠大部分切除的短肠综合征患者，可存在多种营养素吸收障碍。肝脏疾病如肝硬化时维生素 A、维生素 B_6、维生素 B_{12}、叶酸的储存和利用明显减少，可出现多种维生素缺乏、影

2

响机体凝血功能。创伤、手术及大面积烧伤时，机体代谢率显著增加，组织分解代谢加剧，大量氮从尿中或创面丢失。消化道瘘、肾脏疾病、消化道出血等，蛋白质丢失大，容易发生营养素缺乏症。恶性肿瘤、糖尿病、结核病等消耗性疾病可导致机体自身组织消耗，产生营养不良。放、化疗均可造成机体营养物质消耗或蛋白质合成障碍。

（一）营养不良的类型及临床表现

临床上传统的营养不足性营养不良可分为以下三种类型。

1. 干瘦型和单纯饥饿型营养不良（marasmus） 主要是热量摄入不足所致，常见于长期饥饿或慢性疾病的患者，临床主要特征是消瘦，严重的脂肪和肌肉消耗，体重明显低于正常。营养评定可见皮褶厚度和上臂围减少，躯体和内脏肌肉量减少，血浆白蛋白显著降低。

2. 低蛋白血症型或急性内脏蛋白消耗型（Kwashior-kor） 营养不良常见于长期蛋白质摄入不足或应激状态下，临床主要特征是全身水肿，血浆白蛋白、淋巴计数明显下降，患者脂肪储备和肌肉块可在正常范围，毛发易拔脱，水肿及伤口延迟愈合。

3. 混合型或蛋白质能量缺乏性营养不良（PEM） 临床上最常见的营养不良，是由于蛋白质和热量的摄入均不足所致。常见于晚期肿瘤和消化道瘘等患者。这类患者原本能量储备就少，在应激状态下，机体蛋白急剧消耗，极易发生感染和伤口不愈等并发症，死亡率高。

（二）营养不良对生理功能的影响

营养不良可影响机体各个器官和系统的结构与功能，对患者的临床结局造成不良影响，尤其是伴有代谢应激的患者，这些患者如果没有恰当的营养治疗，机体就会用自身的蛋白质储备来满足能量需求，这样就会延缓伤口愈合，损伤免疫功能，增加并发症发病率、死亡率、住院时间和治疗费用。

营养不良导致机体瘦组织群消耗增加，尤其是骨骼肌的丢失，肌肉力量及持久力下降，肌肉组织学改变，膈肌、肋间肌等呼吸肌的重量下降，从而影响机体的呼吸功能，最大通气量及 FEV_1 值均明显降低，营养不良的危重患者摆脱机械通气的时间延长。营养不良时机体的体脂含量明显下降，从而影响机体代谢及生理功能。营养不良时肠道黏膜细胞能量匮乏，肠黏膜萎缩，黏膜的厚度、肠黏膜绒毛及微绒毛高度降低，肠道消化、吸收功能及肠道免疫功能降低，肠道屏障功能下降，肠道细菌易位增加，肠源性感染的机会增加。长期或严重营养不良会损伤心肌细胞，导致心搏出量下降、心率减慢和低血压。严重衰竭患者可以引发外周循环衰竭，对活动反应缺乏。

营养不良会明显影响机体免疫防御系统功能，特别是损害机体细胞免疫功能，对感染的易感性增加，对创伤和疾病的防御能力下降，感染性并发症增加，创伤愈合延迟，生活质量下降。

二、营养过剩和肥胖

营养过剩是指营养素摄入量超过需要量而在体内蓄积，导致肥胖或其他不良后果。肥胖是机体能量摄入超过能量消耗导致体内脂肪积聚过多及分布异常所致的一种常见的代谢性疾病。肥胖人群的特征是体内脂肪细胞体积和数量的增加，导致体重增加和机体总的体脂含量以及占体重的百分比异常增高，并在某些局部过多沉积脂肪。

（一）肥胖的诊断

对于肥胖人群，传统的营养评价方法价值有限，临床上需要采用其他合适的营养评价方法来判断肥胖的程度和类型。目前公认的适合肥胖患者营养评价的方法主要有标准体重法、机体体质指数和腰围测定。

1. 机体体质指数　BMI 被公认为反映蛋白质热量营养不良以及肥胖症的可靠指标，可以对不同性别、年龄人群进行比较。WHO、NIH 及 ASPEN 等制订的肥胖诊

2

断标准为：BMI = 25.0 ~ 29.9 属超重；BMI ≥ 30.0 为肥胖。同时进一步将肥胖分为：BMI = 30.0 ~ 34.9 为轻度肥胖；BMI = 35.0 ~ 39.9 为中度肥胖；BMI ≥ 40.0 为重度肥胖。我国的诊断标准则为：BMI = 18.5 ~ 23.9 属正常体重；BMI = 24.0 ~ 27.9 属超重；BMI ≥ 28.0 为肥胖。但是，单独采用 BMI 评判肥胖及其程度不能反映年龄、性别、种族、疾病等差异造成的体脂含量及分布的不同。

2. 标准体重　体重是临床上最常用的体格检查指标，也是营养评价中最简单、直接而又可靠的方法。由于体重的个体差异较大，因而临床上通常采用实际体重占标准体重的百分比来表示。按照标准体重：实际体重超过标准体重的20% 属超重；实际体重超过标准体重的20% ~ 30% 属轻度肥胖；实际体重超过标准体重的30% ~ 50% 属中度肥胖；实际体重超过标准体重的50% 属重度肥胖。但是，体重是机体脂肪组织、肌肉等软组织、水和矿物质的总和，体重的改变很难确定是脂肪组织增高所致。

3. 腰围计算　腰围是衡量脂肪在腹部蓄积程度最简单和实用的指标，腰围对肥胖评判的价值在某种程度上要超过 BMI，这是因为脂肪在身体内的分布，尤其是腹部脂肪堆积的程度与肥胖相关性疾病有着高度的相关性，腰围的大小是独立危险因子，腹部脂肪堆积可导致心血管疾病的风险增高。WHO 制订的诊断标准：男性 > 94cm；女性 > 80cm 为肥胖。NIH 及 ASPEN 的标准则为：男性 > 102cm；女性 > 88cm 为肥胖。我国的诊断标准则为：男性 > 85cm；女性 > 80cm 为肥胖。我国人群的肥胖主要表现为腹型肥胖（也称向心性肥胖），而西方人则是整个身体的肥胖。

（二）营养过剩及肥胖对机体的影响

营养过剩会导致机体代谢、内分泌及各器官功能改变，引发脂代谢和糖代谢紊乱，出现高甘油三酯血症、高胆固醇血症和低高密度脂蛋白胆固醇血症，糖耐量的异常甚至出现临床糖尿病。肥胖症患者并发冠心病、高

2

血压的几率明显高于非肥胖者。肥胖患者肺活量降低且肺的顺应性下降，可导致多种肺功能异常，常有阻塞性睡眠呼吸困难，重度肥胖者可引起睡眠窒息。

（三）肥胖的治疗

肥胖症目前已成为全球流行疾病，其发病率日益增加，严重威胁着人类的健康及生活质量。因此，如何控制肥胖症的发生率以及肥胖症的防治已成为许多国家医疗机构重点关注的课题。目前，国际相关组织和学会推荐的常用的肥胖治疗方法主要有医学营养治疗、运动治疗、行为治疗、药物治疗以及手术治疗。一般来说，前面三种治疗手段的目的是为了达到能量负平衡，是肥胖症任何治疗方法的基础，其中医学营养治疗是最基本的方法，对轻、中度肥胖患者，合理的医学营养治疗可取得一定的疗效，而对于重度肥胖患者，则常需要采用药物及手术治疗。

第四节 肠外营养

肠外营养（PN）是指通过胃肠道以外途径（即静脉途径）提供营养支持的方式。肠外营养是肠功能衰竭患者必不可少的治疗措施，挽救了大量危重患者的生命，疗效确切。凡是需要营养支持，但又不能或不宜接受肠内营养支持的患者均为肠外营养支持的适应证。此外，临床上许多患者虽然能够接受肠内营养，但由于疾病等原因，通过肠内营养无法满足机体对能量及蛋白质的目标需要量，需要补充或联合应用肠外营养。肠外营养有以下优点：①可调节补液配方，纠正体液丢失、电解质紊乱；②避免了可能出现的胃肠内营养的并发症；③是胃肠道功能缺失患者可靠的提供营养的途径；④起效快，能在较短时间纠正营养不良状况，且能较好达到机体所需的能量、蛋白量及比例；⑤相对方便，患者容易接受。

2

一、肠外营养制剂

肠外营养时供给的营养素应该尽可能完整，即应该尽可能给予足量的所有必需的营养物质。肠外营养由碳水化合物、脂肪乳剂、氨基酸、水、维生素、电解质及微量元素等基本营养素组成，以提供患者每日所需的能量及各种营养物质，维持机体正常代谢。

（一）碳水化合物制剂

葡萄糖是临床上肠外营养中最主要的碳水化合物，其来源丰富，价廉，无配伍禁忌，符合人体生理要求，能被所有器官利用，省氮效应肯定，是临床上应用最多的能源物质。机体大部分细胞都能利用葡萄糖，某些器官、组织（如大脑、神经组织、肾髓质、红细胞、快速增殖的细胞等）只能以其作为能源物质。肠外营养时葡萄糖的供给量一般为 $3 \sim 3.5g/(kg \cdot d)$，供能约占总能量的50%。严重应激状态下患者，葡萄糖供给量降至 $2 \sim 3g/(kg \cdot d)$，以避免摄入过量所致的代谢副作用。

（二）氨基酸制剂

氨基酸是肠外营养的氮源物质，是机体合成蛋白质所需的底物。由于各种蛋白质由特定的氨基酸组成，因此输入的氨基酸液中各种氨基酸的配比应该合理，才能提高氨基酸的利用率，有利于蛋白质的合成。肠外营养理想的氨基酸制剂是含氨基酸种类较齐全的平衡型氨基酸溶液，包括所有必需氨基酸。肠外营养时推荐的氨基酸摄入量为 $1.2 \sim 1.5g/(kg \cdot d)$，严重分解代谢状态下需要量可增至 $2.0 \sim 2.5g/(kg \cdot d)$。在输注氨基酸时应同时提供足量非蛋白能量，以保证氨基酸能被机体有效地利用。

（三）脂肪乳剂制剂

脂肪乳剂是肠外营养中较理想的能源物质，可提供能量、生物合成碳原子及必需脂肪酸。脂肪乳剂具有能量密度高、等渗、不从尿排泄、富含必需脂肪酸、对静脉壁无刺激、可经外周静脉输入等优点。一般情况下肠外营养中脂肪乳剂应占 30% ~ 40% 总能量，剂量为 0.7 ~ 1.3g 甘油三酯/(kg·d)。严重应激状态下，脂肪乳剂摄入量可占 50% 非蛋白能量，其摄入量可增至 1.5g 甘油三酯/(kg·d)。脂肪乳剂的输注速度为 1.2 ~ 1.7mg/(kg·min)。存在高脂血症（血甘油三酯 > 4.6mmol/L）患者，脂肪乳剂摄入量应减少或停用。

目前，临床上常用的脂肪乳剂有长链脂肪乳剂、中/长链脂肪乳剂、含橄榄油的脂肪乳剂以及含鱼油的脂肪乳剂，不同脂肪乳剂各有其特点。

（四）电解质制剂

电解质对维持机体水、电解质和酸碱平衡，保持人体内环境稳定，维护各种酶的活性和神经、肌肉的应激性均有重要作用。

（五）维生素及微量元素制剂

维生素及微量元素是维持人体正常代谢和生理功能所不可缺少的营养素。肠外营养时需要添加水溶性和脂溶性维生素以及微量元素制剂，以避免出现维生素及微量元素缺乏症。

二、肠外营养液的配制

为使输入的营养物质在体内获得更好的代谢、利用，减少污染等并发症的机会，肠外营养时应将各种营养制剂混合配制后输注，称为全合一（all-in-one，AIO）营养液系统。肠外营养液配制所需的环境、无菌操作技术、配制流程、配制顺序均有严格的要求。目前，我国许多医院均建立了静脉药物配制中心，充分保证了肠外营养液配制的安全性。为确保混合营养液的安全性和有效性，目前主张不在肠外营养液中添加其他药物。

近年来随着新技术、新材质塑料不断问世，出现了标准化、工业化生产的肠外营养袋。这种营养袋中有分隔腔，分装氨基酸、葡萄糖和脂肪乳剂，隔膜将各成分分开以防相互发生反应。临用前用手加压即可撕开隔膜，使各成分立即混合。标准化多腔肠外营养液节省了配制

2

所需的设备，简化了步骤，常温下可保存较长时间，有很好的临床应用前景。

三、肠外营养途径选择

肠外营养的输注途径主要有中心静脉和周围静脉途径。中心静脉途径适用于需要长期肠外营养，需要高渗透压营养液的患者。临床上常用的中心静脉途径有：①颈内静脉途径；②锁骨下静脉途径；③经头静脉或贵要静脉插入中心静脉导管（PICC）途径。周围静脉途径是指浅表静脉，大多数是上肢末梢静脉。周围静脉途径具有应用方便、安全性高、并发症少而轻等优点，适用于预期只需短期（<2周）肠外营养支持的患者。

四、肠外营养液的输注

肠外营养的输注有持续输注法和循环输注法两种。持续输注是指一天营养液在24小时内持续均匀输入体内。由于各种营养素同时按比例输入，对机体氮源、能量及其他营养物质的供给处于持续状态，胰岛素分泌较稳定，血糖值也较平稳，对机体的代谢及内环境的影响较少。一般在肠外营养早期尤其是在探索最佳营养素量阶段都采用持续输入法，患者易适应。

循环输注法是持续输注营养液稳定的基础上缩短输注时间，使患者有一段不输液时间，此法适合于病情稳定、需长期肠外营养、而且肠外营养素量无变化的患者。实施循环输注应当有一个过渡期，逐渐进行，要监测机体对葡萄糖和液体量的耐受情况，避免血糖变化。

五、肠外营养的并发症及防治

肠外营养的并发症主要有静脉导管相关并发症，代谢性并发症、脏器功能损害及代谢性骨病等。

（一）静脉导管相关并发症

分为非感染性并发症及感染性并发症两大类，前者大多数发生在中心静脉导管放置过程中发生气胸、空气栓塞、血管、神经损伤等。也有少数是长期应用、导管护理不当或拔管操作所致，如导管脱出、导管折断、导管堵塞等。感染性并发症主要指中心静脉导管相关感染。周围静脉则可发生血栓性静脉炎。

（二）代谢性并发症

肠外营养时提供的营养物质直接进入循环中，营养底物过量容易引起或加重机体代谢紊乱和器官功能异常，产生代谢性并发症，如高血糖、低血糖、氨基酸代谢紊乱、高血脂、电解质及酸碱代谢失衡、必需脂肪酸缺乏、再喂养综合征、维生素及微量元素缺乏症等。

（三）脏器功能损害

长期肠外营养可引起肝脏损害，主要病理改变为肝脏脂肪浸润和胆汁淤积，其原因与长期禁食时肠内缺乏食物刺激、肠道激素的分泌受抑制、过高的能量供给或不恰当的营养物质摄入等有关。此外，长期禁食可导致肠黏膜上皮绒毛萎缩，肠黏膜上皮通透性增加，肠道免疫功能障碍，导致肠道细菌易位而引发肠源性感染。

（四）代谢性骨病

部分长期肠外营养患者出现骨钙丢失、骨质疏松、血碱性磷酸酶增高、高钙血症、尿钙排出增加、四肢关节疼痛，甚至出现骨折等表现，称之为代谢性骨病。

第五节 肠内营养

肠内营养（EN）是指通过胃肠道途径提供营养的方式，它具有符合生理状态，能维持肠道结构和功能的完整，费用低，使用和监护简便，并发症较少等优点，因而是临床营养支持首选的方法。临床上，肠内营养的可行性取决于患者的胃肠道是否具有吸收所提供的各种营养素的能力，以及胃肠道是否能耐受肠内营养制剂。只要具备上述两个条件，在患者因原发疾病或因治疗的需要而不能或不愿经口摄食，或摄食量不足以满足机体合成代谢需要时，均可采用肠内营养。近年来，随着对胃

2

肠道功能认识的加深，肠黏膜屏障功能损害所致的危害越来越引起广大临床医生的关注，肠内营养的作用也日益受到重视。

一、肠内营养制剂

肠内营养制剂根据其组成可分为非要素型、要素型、组件型及疾病专用型肠内营养制剂四类。

1. 非要素型制剂 也称整蛋白型制剂，该类制剂以整蛋白或蛋白质游离物为氮源，渗透压接近等渗，口感较好，口服或管饲均可，使用方便，耐受性强。适于胃肠道功能较好的患者，是应用最广泛的肠内营养制剂。

2. 要素型制剂 该制剂是氨基酸或多肽类、葡萄糖、脂肪、矿物质和维生素的混合物。具有成分明确、营养全面、不需要消化即可直接或接近直接吸收、含残渣少、不含乳糖等特点，但其口感较差，适合于胃肠道消化、吸收功能部分受损的患者，如短肠综合征、胰腺炎等患者。

3. 组件型制剂 该制剂是仅以某种或某类营养素为主的肠内营养制剂，是对完全型肠内营养制剂进行补充或强化，以适合患者的特殊需要。主要有蛋白质组件、脂肪组件、糖类组件、维生素组件和矿物质组件等。

4. 疾病专用型制剂 此类制剂是根据不同疾病特征设计的针对特殊患者的专用制剂，主要有：糖尿病、肝病、肿瘤、婴幼儿、肺病、肾病、创伤等专用制剂。

肠内营养制剂有粉剂及溶液两种，临床上应根据制剂的特点、患者的病情进行选择，以达到最佳的营养效果。

二、肠内营养途径选择

肠内营养的输入途径有口服、鼻胃/十二指肠置管、鼻空肠置管、胃造口、空肠造口等，具体投给途径的选择取决于疾病情况、喂养时间长短、患者精神状态及胃肠道功能。

2

1. 鼻胃/十二指肠、鼻空肠置管　置管通过鼻胃或鼻肠置管进行肠内营养简单易行，是临床上使用最多的方法。鼻胃管喂养的优点在于胃容量大，对营养液的渗透压不敏感，适合于各种完全性营养配方，缺点是有反流与吸入气管的风险。鼻胃或鼻肠置管喂养适合于需短时间（<2周）营养支持的患者，长期置管可出现咽部红肿、不适，呼吸系统并发症增加。

2. 胃及空肠造口　胃或空肠造口常用于需要较长时间进行肠内喂养患者，具体可采用手术造口或经皮内镜辅助胃/空肠造口，后者具有不需剖腹与麻醉，操作简便、创伤小等优点。

三、肠内营养的输注

肠内营养的输注方式有一次性投给，间隙性重力滴注和连续性经泵输注三种。

1. 一次性投给　将配好的营养液或商品型肠内营养液借注射器缓慢注入喂养管内，每次200ml左右，每日6~8次。该方法常用于需长期家庭肠内营养的胃造瘘患者，因为胃容量大，对容量及渗透压的耐受性较好。

2. 间隙性重力滴注　将配制好的营养液经输液管与肠道喂养管连接，借重力将营养液缓慢滴入胃肠道内，每次250~400ml左右，每日4~6次。此法优点是患者有较多自由活动时间，类似正常饮食。

3. 连续性经泵输注　应用输液泵12~24小时均匀持续输注，是临床上推荐的肠内营养输注方式，胃肠道不良反应较较少，营养效果好。

肠内营养液输注时应循序渐进，开始时采用低浓度、低剂量、低速度，随后再逐渐增加营养液浓度、滴注速度以及投给剂量。一般第1天用1/4总需要量，营养液浓度可稀释一倍。如患者能耐受，第2天可增加至1/2总需要量，第3、4天增加至全量，使胃肠道有逐步适应、耐受肠内营养液过程。开始输注时速度一般为25~50ml/h，以后每12~24小时增加25ml/h，最大速率为

2

125～150ml/h。输入体内的营养液的温度应保持在37℃左右，过凉易引起胃肠道并发症。

四、肠内营养并发症及防治

常见的肠内营养并发症主要有机械方面、胃肠道方面、代谢方面及感染方面的并发症。

1. 机械性并发症 主要有鼻、咽及食管损伤，喂养管堵塞，喂养管拔出困难，造口并发症等。

2. 胃肠道并发症 恶心、呕吐、腹泻、腹胀、肠痉挛等症状是临床上常见的消化道并发症，这些症状大多数能够通过合理的操作来预防和及时纠正、处理。

3. 代谢性并发症 代谢方面的并发症主要有水、电解质及酸碱代谢异常，糖代谢异常，微量元素、维生素及脂肪酸的缺乏，各脏器功能异常。

4. 感染性并发症 肠内营养感染性并发症主要与营养液的误吸和营养液污染有关。吸入性肺炎是肠内营养最严重的并发症，常见于幼儿、老年患者及意识障碍患者。防止胃内容物潴留及反流是预防吸入性肺炎的重要措施，一旦发现误吸应积极治疗。

（吴国豪）

第三章

围术期评估与治疗

围术期是包括手术前、手术中及手术后的一段时间，具体是指从确定手术治疗时起，到本次手术有关的治疗基本结束为止，一般来说时间大约从术前 5~7 天开始到术后 7~12 天结束。时间的长短可因不同疾病及术式而有所不同。围术期处理的目的在于通过良好的术前准备，使患者达到接受手术最佳的生理及心理条件；同时术后采取综合治疗措施，防治可能发生的并发症，促使患者早日康复。

第一节　术前准备

患者的术前准备与疾病的轻重缓急、手术范围的大小等有密切关系。大致可分为以下三种：

1. 急症手术　如胃十二指肠穿孔、肝脾破裂等，应在最短时间内完成必需的准备后立即手术。

2. 限期手术　如各种恶性肿瘤手术，手术时间虽可选择，但不能任意延长。

3. 择期手术　如体表脂肪瘤切除术、甲状腺良性结节切除等，手术的时机对治疗的效果影响不大，可在充分的术前准备后选择合适时机进行手术。

（一）术前评估

手术前，需对患者的疾病情况、全身情况及对手术的耐受力进行充分的评估，包括：

1. 病史询问及查体术前应详细询问病史并对患者进行全面的体检。除应了解患者年龄、发病情况、家族史、手术史、出血趋向及药物过敏史等，还应重点了解患者的合并症如高血压、糖尿病、其他心脑血管疾病以及肝、肾疾病史。对女性患者还应了解月经及孕产情况等。除一般性查体外，应重点了解病灶的部位、范围、压痛及活动度等。各专科还有其特殊的查体，如肛门直肠或前列腺疾病的直肠指诊、妇科的双合诊等。

2. 辅助检查

（1）实验室检查：包括血、尿及大便常规，肝功能、肾功能、凝血常规、输血前全套、血型、肿瘤标记物等项目。

（2）医学影像检查：包括超声、X 线、CT、MRI、核素扫描及内镜检查。

（3）心电图、肺功能等检查。

（4）病理学检查：术前如能获得病理学诊断更佳，尤其对于肿瘤患者，病理学诊断是最重要的检查项目之一，是制订手术方案的基础。特别注意对于某些毁损性手术（如腹会阴联合切除术、截肢术等），必须病理学明确诊断为恶性肿瘤后方可施术。

1）病变手术治疗的可能性及手术方案评估：术前详细了解病变的部位、大小、边界、压痛、活动度、与邻近器官组织的关系，以便准确地评估患者病期、手术的可切除性、术中可能出现的难点或术后可能出现的并发症等，从而选择最佳的治疗方案。

2）手术耐受性评估：目前根据患者全身的健康状况、脏器功能及疾病对机体的影响等将患者对手术的耐受性分成两类四级（表 1-3-1）。第一类患者经过短时间的一般准备后即可手术。第二类患者必要时可先采取简单的紧急措施（如结肠肿瘤性肠梗阻先行肠造瘘），待全身情况改善后再二期手术彻底治疗。

表1-3-1 患者耐受性分类分级

患者情况	一类（耐受力良好）		二类（耐受力不良）	
	Ⅰ级	Ⅱ级	Ⅲ级	Ⅳ级
疾病对机体的影响	无或极小	较少，易纠正	较明显	严重
脏器的功能状态	基本正常	代偿期	轻度失代偿	严重失代偿
全身健康状况	良好	较好	差	极差
术前准备要求	不用准备	一般准备	认真准备，纠正脏器功能	

（二）择期手术术前准备

1. 心理准备 患者对手术的效果、风险及经济花费等难免会出现恐惧、紧张及焦虑等情绪。医务人员应就手术的必要性及可能取得的效果，手术的风险及可能发生的并发症，术后恢复过程及患者所关心的各种问题与患者及其家属进行充分的沟通，减轻患者的心理应激。

2. 生理准备 对患者生理状态的调整，使患者能在较好的状态下安全度过手术和术后的治疗过程，包括一般生理准备及特殊生理准备。

（1）一般生理准备

1）适应性锻炼：包括术前戒烟，教会患者正确的咳嗽、咳痰法，练习卧床大小便。有特殊需要者，医生应指导患者加以练习，如肛门手术、产科手术后的提肛动作、产妇操等。

2）营养支持：一般不需要特别准备。对于术前合并营养不良（如血浆白蛋白低于30g/L或转铁蛋白<0.15g/L），或幽门梗阻、肠梗阻等造成不能正常进食的患者，或需术前进行肠道准备的患者，可根据情况要求患者进食流质饮食、要素饮食配合胃肠外营养支持、或全肠外营养支持，使总蛋白大于50g/L，白蛋白大于35g/L。

3

3）胃肠道准备：为防止术中误吸引起窒息或肺部感染，一般要求术前8~12小时禁食，术前4小时禁饮。对于上胃肠道手术的患者，根据情况术前可能需进行胃肠减压。合并幽门梗阻的患者，术前需用温盐水洗胃。对于结直肠手术，应要求患者提前三天开始进食流质饮食并口服肠道制菌药物，术前一天再灌肠、导泻。

4）合血、备血、输血：预计手术难度较大，术中失血量可能较多者，术前应作好血型检查和交叉配型试验，并准备一定数量的血制品。术前血红蛋白低于60g/L者，可适当输血以提高患者对手术的耐受性，目标血红蛋白为90g/L。

5）术前用药，包括：①术前补液：如幽门梗阻患者多合并低氯低钾性碱中毒、慢性肠梗阻长期呕吐引起慢性脱水症状等，术前均应补液予以纠正；②麻醉用药：如减少腺体分泌的M受体阻滞剂。手术前一晚予以镇静剂等；③抗生素：分为预防性抗生素使用和治疗性抗生素。术前合并感染或有潜在感染灶均应及时处理。下列情况需考虑使用预防性抗生素：a. 感染区或接近感染区域的手术；b. 肠道手术；c. 手术复杂、手术时间较长、出血较多的手术；d. 开放性创伤后距清创的间隔时间较长，创面已污染或有广泛软组织损伤，或难以彻底清创者；e. 肿瘤手术；f. 涉及大血管的手术；g. 需要置入异物的手术（如腹股沟疝补片）；h. 器官移植术；④其他药物：如使用黄体酮推迟妇女月经来潮。

6）其他准备：进手术室前，手术时间短者应排尽尿液；估计手术时间长，或盆腔手术者，应留置导尿管。特殊手术部位者，术前应备皮（如脑外科手术），但注意避免损伤皮肤，范围包括手术区域周围15cm。术前应取下患者的义齿、戒指等。

（2）特殊准备

1）脑卒中：较少见。多因高血压、房颤、颈动脉粥样硬化等所致。对合并颈动脉杂音、有短暂脑缺血发作、脑出血、脑梗死病史的患者，应进一步行头部 MRI、颈部彩超或心脏彩超等检查，请专科医生会诊协助诊治。近期有脑卒中史者，择期手术应至少推迟 2 周，最好 6 周。术前控制好血压及心率，必要时在专科医生指导下使用抗凝剂。

2）高血压：降压药物应持续服用至术晨。术前予低盐低脂饮食，并适当镇静，动态监测血压。血压低于 160/100mmHg 者，可不必作特殊准备。血压高于上述者，术前应选用适合的降压药，使血压维持在一定水平，但不要求必须降至正常后才手术。对进入手术室后血压骤升者，应与麻醉师协商处理，根据患者的病情和手术性质，决定延期或继续手术。

3）心脏疾病：合并心脏疾病患者的手术风险明显高于其他患者。临床常采用 Goldman 心脏风险指数对心源性并发症的风险进行评估，包括 9 项指标：术前闻及第三心音或颈静脉怒张（11 分）；术前 6 个月内发生心肌梗死（10 分）；术前记录到室性期前收缩，>5 次/分（7 分）；术前心电图提示非窦性心律或存在房性期前收缩（7 分）；年龄超过 70 岁（5 分）；急诊手术（4 分）；主动脉瓣狭窄（3 分）；一般情况不佳（3 分）；胸腔或腹腔手术（3 分）。得分为 1～5 分者，心脏病的风险为 1%；6～12 分，5%；13～25 分，11%；>25 分，>70%。Goldman 指数评分可通过充分的术前准备来加以控制。需要指出的是，由于心脏病患者病情复杂、严重，往往需要外科医生、麻醉医生和心脏科医生共同对心脏危险因素进行评估和处理。术前酌情安排心脏彩超及 24 小时动态心电图检查（Holter），了解患者心脏结构、射血分数、心律等情况；长期低盐饮食或应用排钾利尿剂者应纠正低钠低钾；术前房颤伴心室率超过 100 次/分者，可使用洋地黄类或 β 受体阻滞剂；冠心病患者术前应行冠脉造影了解冠脉情况，抗血小板药物可更换为低分子量肝素皮下注射；心动过缓者采用药物治疗或安置心脏起搏器；近期急性心肌梗死或急性心肌炎活动期者应推迟择期手术。

4）肺功能障碍：术前对长期吸烟、有肺部疾病史、胸科手术或中大型手术者，行肺功能检查。第 1 秒用力呼气容积（FEV_1）＜2L 或 FEV_1/用力肺活量（FVC）＜50% 时，提示肺功能中重度受损，术后发生呼吸困难、呼吸系统并发症的可能性较高，甚至需要术后呼吸机辅助通气。胸片或 CT 检查可有助于识别肺部疾病的病变性质及严重程度，对肿瘤患者还可明确有无肺转移等。血气分析有助于判断患者肺部疾病的严重程度。吸烟者术前必须戒烟；术前鼓励患者练习深呼吸及深部咳痰；合并急性呼吸系统感染或慢性肺疾病急性发作期者，应予药物治疗，待病情平稳 1~2 周后再择期手术。如系急症手术，则需加用抗生素，并尽可能减少吸入麻醉。

5）肾脏疾病：临床常用肌酐清除率、血尿素氮等来评价肾功能，也可采用肾图、肾显像等方式。术前采用内科治疗最大限度改善肾功能，使血细胞比容＞0.30，血清总蛋白＞60g/L，血尿素氮＜37.5mmol/L，肌酐＜530μmol/L，血清钾＜6.5mmol/L；给予低盐低蛋白饮食；对影响肾功能的危险因素应积极纠正，如纠正水电解质酸碱平衡，纠正休克、低血压等；必要时透析后手术；避免选用肾毒性药物（如 CT 造影剂、氨基糖苷类抗生素、万古霉素等），麻醉药等剂量应适当减量。

6）肝脏疾病：胆红素浓度、肝脏酶学指标、血清白蛋白水平、凝血酶原时间、腹部彩超等有助于判断肝脏的功能状态。临床常采用 Child-Pugh 量表以评估肝功能及对手术的耐受性。对于肝脏手术者，除了上述评估指标以外，还需酌情进一步评估残肝体积、吲哚青绿清除率、门静脉压力等特殊指标。原则上来讲 Child C 级肝功不应行择期手术，待保肝治疗改善肝功能到 Child B 级或 A 级后再行手术治疗。对于肝功能受损的患者，术前应予以退黄、降酶、纠正凝血障碍、消除腹水等保肝治疗，白蛋白低者可酌情输注白蛋白。

7）糖尿病：糖尿病能增加患者并发症的发生率和病死率。对糖尿病患者的术前评估除了对血糖进行动态监测外，还应对糖尿病导致的慢性并发症，如心血管、肾脏等情况进行评估。一般来说，对于糖尿病患者，术前应记录空腹及三餐后 2 小时血糖，严格控制饮食。术前能通过饮食及锻炼控制病情者，术前不需特殊准备。口服降糖药或使用胰岛素的患者，应继续使用至术前一晚，手术当天停用。术前血糖控制不佳者，三餐前可皮下注射短效胰岛素，剂量根据监测的血糖值调整。需静脉营养支持者，需按比例［（3～6）：1］加入胰岛素，维持血糖轻度升高状态（5.6～11.2mmol/L）较为适宜。术前适当缩短禁食时间，有助于避免饥饿性酮体的产生。对合并酮症酸中毒但需急诊手术者，应积极纠正血容量不足、酸中毒、电解质失衡（特别是低钾血症）等。糖尿病患者术中应监测血糖，并根据监测结果控制胰岛素的量。

8）肾上腺皮质功能不足：正使用激素治疗或在一年内激素治疗超过一周者，可在术前两日开始用氢化可的松 100mg/d，手术当天 300mg；术中如出现低钾血症，氢化可的松静脉注射 100mg，术后 100～200mg/d，直到度过危险期。

9）凝血障碍：术前仔细询问病史和体格检查。注意出血和血栓栓塞的疾病史和家族史；有无出血倾向的表现；是否服用抗血小板药物或抗凝药物。查体时应注意皮肤黏膜出血、胸骨叩痛、肝脾大、淋巴结肿大或其他全身疾病征象。术前常规查血小板计数及凝血常规（包括 APTT、PT、INR、TT、纤维蛋白原等）。术前停用抗血小板药物或抗凝药物一周。存在凝血障碍的患者，择期手术应当推迟。对于一时无法纠正的凝血障碍或急诊手术，在处理原发疾病的同时，不同的凝血障碍可选择不同的血制品输注，如血小板计数 $<50 \times 10^9/L$，可考虑输入血小板；PT 或 APTT 异常的患者可考虑输入新鲜

冰冻血浆、冷沉淀或凝血酶原复合物；PT 异常患者还可试用维生素 K。对于凝血障碍的患者，需平衡术中出血和术后血栓形成的利与弊，术前处理往往较为复杂，常需请血液病医生协助。

10）甲状腺功能亢进：术前应行颈部 X 线片或 CT、心电图、喉镜（观察声带的运动，确定喉返神经的功能状态）、血钙、血磷、基础代谢率等检查；术前使用抗甲状腺药物、卢弋液及普萘洛尔（心得安）使心率＜90次/分、基础代谢率＜＋20%。

（三）急诊手术术前准备

在最短的时间内完成重点病史询问、必要的体格检查及辅助检查，同步完成必需的紧急处理与最基本的手术准备，如静脉通道的鉴定、交叉合血、抗生素皮试等。在手术指征明确的情况下（如腹部开放性刀刺伤），辅助检查能省则省。辅助检查应选择必要的项目，并尽量减少患者的搬动。休克患者术前可进行迅速、有效的抗休克治疗，待情况好转后及时手术，如休克无好转甚至恶化，说明导致休克的原因十分危重，则抗休克的同时进行手术。对于复合型损伤的患者，优先处理最危及生命的情况（如张力性气胸排气减压）。

（四）肿瘤患者术前准备

肿瘤的发病率逐渐增高，也是死亡谱常见原因之一。大部分实体瘤的治疗方式仍以手术为主，故需遵循上述术前评估的原则。然而，肿瘤的治疗有其特殊性，更加强调个体化的治疗，主要反映为以疾病分期为主导的个体化治疗。如消化道的早期食管癌、胃癌、结肠癌等可采取内镜黏膜下切除；中晚期肿瘤患者可参考多学科综合讨论的结果考虑先采用新辅助化疗或放疗；而对于有远处转移者，手术治疗可能并非作为首选。故对于肿瘤患者另外应强调术前分期的必要性，除了常规查体外，常用的分期手段包括超声内镜、彩超及超声造影、CT、MRI、PET-CT 或腹腔镜探查等。

第二节　术后处理

术后处理是连接术前准备、手术与术后康复之间的桥梁。术后处理得当，能使手术的应激反应最小化。

（一）常规处理

1. **术后医嘱**　包含了麻醉方式、监测方式、护理方式、护理级别、饮食情况以及治疗措施等，如心电监护、吸氧、各种管道的观察与护理、补液、抗生素、止血、止痛等处理。

2. **监测**　大多数患者术后可回原病房，术前有脏器功能障碍或严重并发症、超高龄、手术创伤大的患者可以返回重症监护室。监测的内容包括体温、心率、血压、呼吸频率、血氧饱和度、各引流管引流液的性质及量（尿液、胃液、脑脊液、关节液、胸腹部引流液等）、伤口情况、记录每日出入量。血流动力学不稳定，有心、肺疾患的患者或重症患者可考虑监测动脉血压、中心静脉压、肺动脉楔压、颅内压、膀胱内压等。

3. **静脉输液**　术中体液的渗出、蒸发、丢失，术后需禁饮禁食等情况导致机体体液不足，因此此术后需从静脉补足体液。术后输液的成分、数量和输注速度，需根据手术的大小、患者器官功能状态、疾病性质及程度来决定并不断调整，以维持水电解质酸碱平衡。需警惕输液过量、过快导致的心衰和肺水肿。

4. **各种管道的处理**　医嘱中应明确注明是否需负压吸引或冲洗、负压的大小及冲洗的量。防止引流管打折、堵塞并经常检查，保持引流管的通畅。引流管应妥善固定，防止脱出或滑入体腔，尤其在进行操作时。注意无菌操作，避免导管逆行性感染。定时更换外接管及引流瓶。各管道拔管的时机需依据病情而定。一般而言，肛门排气后胃肠减压每日引流量 <300ml，患者无腹胀可拔除胃肠减压管。尿管通常在术后 24~72 小时内拔除，避免长时间置管引起尿路感染，但也应避免过早拔除，膀

3

胱功能未恢复致尿潴留；可能影响到排尿自主神经功能的手术，如直肠或妇科手术，尿管应延长至术后 1～2 周拔除，期间注意冲洗膀胱。

（二）体位

应根据麻醉方式及患者的全身状况、术式、疾病的性质等选择合适的体位。全麻尚未完全清醒的患者除非有禁忌，均应平卧并将头偏向一侧直到清醒，以避免口腔分泌物或胃肠道反流物误入呼吸道引起吸入性肺炎。涉及蛛网膜下腔、或有脑脊液丢失的手术，术后应去枕平卧或头低卧位 12 小时，以防止低颅压性头痛。颅脑手术后，如无休克或昏迷，可取 15°～30° 头高脚低斜坡位。颈、胸手术后，多采用高半坐位。腹部手术后，多取低半坐位或斜坡位，以减少腹壁张力，引流腹腔内渗液。脊柱或臀部手术后，可采用俯卧或仰卧位。休克患者应采取休克体位（下肢抬高 15°～20°，头部和躯干抬高 20°～30°）。脓肿切开引流术后体位应方便引流。

（三）饮食的管理

局麻手术一般术后即可进食；腰麻和硬膜外麻醉术后 3～6 小时可进食。非腹部的全麻手术如无特殊要求全麻清醒后即可开始进食。不涉及消化道的腹部手术（如妇科手术、泌尿外科手术等）可在胃肠道恢复蠕动后逐渐进食，一般为术后 24～48 小时。涉及消化道的手术往往需要禁饮禁食，禁食时间根据病变的性质、手术的类型、胃肠道恢复情况来综合考虑。一般需患者无腹胀、腹痛，肛门正常排气后（术后 3～5 天）才开始进食。一般先从白水开始试餐，第二天进容易吸收的流质或要素饮食，第三天过渡到半流质，术后 2～3 周逐渐恢复到普通饮食，提倡少量多餐，不够的营养部分必要时可通过静脉予以补充。

（四）活动

术后早期可在床上活动，包括采取坐立位、深呼吸、咳痰、四肢及肢端关节主动活动、间歇翻身、四肢肌肉交替性松弛和收缩等。情况允许的条件下尽早下床活动，有利于改善呼吸和循环，减少肺部并发症，促进切口愈合，同时能减少下肢深静脉血栓的形成，加速肠蠕动和膀胱功能的恢复，从而减少腹胀和尿潴留。但部分特殊情况，如一般情况极差、需特殊体位者、心肺功能衰竭、出血、骨折固定或有制动要求的患者，则不宜早期活动。早期活动的活动量以患者的耐受程度为准，逐步增加。

（五）缝线拆除

缝线拆除的时间依据患者的全身情况、切口部位、局部愈合情况等来综合决定。头、面、颈部的切口血供丰富，愈合较快，在术后 4～5 日即可拆线；下腹、会阴部切口，术后 6～7 日拆线；胸背部、上腹部、臀部切口，术后 7～9 日拆线；位于四肢的手术切口，术后 10～12 日拆线，近关节的手术切口拆线时间应适当延长；减张缝线的拆线时间一般不少于两周。青壮年拆线时间可适当提前，相反高龄、糖尿病、营养不良患者应延迟拆线。电刀切口应推迟 1～2 日拆线。切口已发生缝线反应或发生感染，应提前拆线。较长的切口，可分次间隔拆线，拆线后继续予以腹带包扎 1～2 日。

1. 根据术中的无菌程度，将切口分为三类

（1）无菌切口（Ⅰ类切口）：指手术在无菌情况下完成的切口，如心脏手术、颅脑手术等。

（2）可能污染切口（Ⅱ类切口）：指术中可能被污染的切口，如消化道的手术及泌尿道的手术等。皮肤不容易彻底消毒的部位、在 8 小时内接受清创缝合的伤口、新缝合的切口再度切开者也属此类。

（3）感染切口（Ⅲ类切口）：指邻近感染部位或组织直接暴露于感染或污染物的切口，如胃穿孔修补术、腹腔脓肿引流术等。

2. 切口的愈合也分为三级

（1）甲级愈合：指愈合佳，无不良反应。

（2）乙级愈合：指愈合欠佳，切口红肿、硬结、积液等炎症反应，但未化脓。

（3）丙级愈合：指切口裂开或切口化脓需引流等

处理。

拆线或出院时均应准确记录切口的愈合情况，如Ⅰ/甲、Ⅱ/乙、Ⅱ/丙等。

3. 引流切口的处理切口内预留引流橡皮条或橡皮管者，根据切口及引流情况决定拔除的时间，如无特殊一般在 24~48 小时后拔除。需留意引流条滑落入切口中。腹腔香烟引流管自术后一日始，逐日转动并依次拔除，72 小时内全部拔完。

4. 感染切口的处理如果切口发生感染，需敞开切口充分引流，必要时拆除局部缝线。更换敷料时，应清除异物和坏死组织，同时送检切口分泌物培养及药敏试验，以期指导选用有效的抗生素。感染较轻者多能通过引流、更换敷料等自愈。若感染较严重，需彻底敞开伤口引流，待感染控制、新鲜肉芽组织生长时二期缝合。

（六）各种不适的处理

1. 疼痛 麻醉作用消失后，切口会出现疼痛。活动或深呼吸等会加剧切口的疼痛，故患者多不愿活动、咳嗽、深呼吸等，容易引起呼吸道分泌物无法排出、肺部感染、泌尿系感染、下肢静脉血栓等并发症。此外，术后疼痛还能引起应激反应，导致血压升高、心跳加速，严重时引起脑卒中、心肌梗死等心脑血管并发症。因此，术后应指导患者在咳嗽、翻身、活动肢体时，应用手按抚切口部位，如咳嗽时指导患者家属用双手按住患者季肋部或切口两侧，限制腹部或胸部活动的幅度，以减少对切口的刺激。有效的止痛有助于降低患者的并发症，促进康复。VAS 视觉模拟评分法有助于评判疼痛的程度。根据疼痛的程度选用强阿片类镇痛药、弱阿片类镇痛药或非甾体类解热镇痛剂，方式可采取医嘱给药或患者自控镇痛。要注意使用阿片类镇痛药有引起呼吸抑制、肠蠕动恢复延缓等副作用。硬膜外麻醉留置导管者可借此连接镇痛泵，适合下腹部手术和下肢手术的患者。一般而言，疼痛在手术三天后会明显减轻，如疼痛持续超过 4 天，应想到有切口并发症的可能。

3

2. 发热　术后发热可能的原因包括感染、致热原、脱水等。术后吸收热可能是最常见的症状之一，一般不超过38.5℃。如体温超过38.5℃或持续不退或反复发热，就应查明原因并积极处理。医生应通过病史、查体和辅助检查，如胸片、切口分泌液的涂片和培养、血培养等，有意识地找寻可能引起发热的不同原因并作针对性治疗。切忌轻易将发热归因于吸收热，以免延误诊治。在排除其他可能的原因后，对于术后吸收热可观察或对症物理降温、退热药物等。使用抗生素之前尽量留取病原学的依据并作药敏试验。

3. 低体温　轻度低体温术后较常见，与术中大量输入未加温的液体或血液、术中热量从手术切口大量散失以及麻醉过程干扰体温调节中枢等因素有关。一般轻度的低体温对患者影响不大，注意保暖，短时间内即可恢复；而明显的低体温则可能引起人体代谢减缓，神经系统抑制，心脏收缩力减弱，周围血管阻力增加，凝血功能障碍等。预防术后低体温的发生，大手术术中应监测体温，使用鼓风装置保暖，液体及血液加热后再输入，冲洗体腔时采用温水，术后注意保暖。

4. 呃逆　术后呃逆系神经中枢或膈肌受刺激引起，但多为一过性，偶有顽固性呃逆者。手术后早期发生者，可采用针灸、压迫眶上缘、短时间吸入二氧化碳、胃肠减压、给予镇静或解痉药物等处理，必要时考虑采取膈神经封闭。术后顽固性呃逆可能由膈下感染、胃瘫及肠梗阻、切口裂开、下肺感染所致，需引起重视，并加以鉴别诊断。顽固性呃逆可能是膈下感染的症状之一，如十二指肠残端或吻合口漏、脾周脓肿等。此时应行腹部彩超或CT检查，一旦明确膈下积液或感染，需及时处理。

5. 恶心、呕吐　多由麻醉反应引起，一般麻醉作用消失后能自行缓解，症状严重者可予甲氧氯普胺（胃复安）等解痉处理。呕吐也可能是某些腹部并发症的症状之一，如急性胃扩张或肠梗阻。颅内高压增高、糖尿病酮症酸中毒、尿毒症、低钾、低钠等也可引起呕吐。临床上应注意查明病因，进行针对性治疗。

6. 腹胀 全麻术后胃肠道蠕动受到限制，呼吸时咽下的空气不能排出而积存在消化道故引起腹胀。一般胃肠道恢复蠕动、肛门排气后（术后 3～5 天）可自行缓解。严重的腹胀甚至可引起腹腔间隔室综合征，影响心肺功能，并可影响胃肠吻合口和腹壁切口愈合，需处理。常规腹胀处理方法包括持续胃肠减压、针灸、放置肛管、低压灌肠等措施。如非胃肠道手术，可应用新斯的明、中药口服或灌肠促进肠蠕动。如术后较长时间肛门无排气，听诊无肠鸣音或肠鸣音弱，需考虑到继发性肠麻痹（如腹膜炎等）的可能。如腹胀伴阵发性绞痛、肠鸣音亢进、恶心呕吐，是机械性肠梗阻的表现，应作进一步检查和处理。保守治疗无效时需再次手术。

7. 尿潴留 全麻或腰麻抑制排尿反射、切口疼痛反射性引起膀胱和尿道括约肌痉挛、患者不习惯卧床排尿等都是常见原因。前列腺增生或盆腔手术影响排尿自主神经功能亦可引起。凡术后 6～8 小时（术前未安置尿管）或拔除尿管后（术前安置尿管）无排尿，或尿频伴每次尿量稀少者，需行耻骨上区叩诊或彩超测膀胱残余尿，发现尿潴留及时处理。如无禁忌，可尝试让患者坐于床沿或站立排尿、热毛巾热敷或按摩耻骨上区、用止痛药缓解切口疼痛、松弛前列腺平滑肌、用氯贝胆碱等药物刺激膀胱收缩等。如上述措施无效，可在无菌条件下进行导尿，建议常规留置导尿管 3～4 日，期间不建议间断夹闭尿管，有利于彻底放空膀胱、恢复膀胱逼尿肌的收缩力。

第三节 术后并发症的防治

凡手术均有发生并发症的可能，故术后应严密监测患者病情变化，及早识别并有效处理并发症。这属于围术期管理的重要组成部分，对降低患者的伤亡率具有重要意义。某些术后并发症是各种手术后都有可能发生的，具有一定的共性，如出血、感染等；而另一些并发症是只在特定手术后才发生的，如消化道手术后的吻合口瘘、泌尿道术后的尿瘘等。本节重点讲述具有共性的术后并发症。

（一）术后出血

分为原发性出血（术后 24 小时内），多由于术中止血不彻底、原痉挛的血管术后断端舒张、覆盖血管残端的凝血块或焦痂脱落、结扎线脱落或凝血障碍等引起；继发性出血（术后 24 小时以后），可由消化道黏膜更新脱落、脓肿腐蚀血管等因素引起。

术后出血可以发生在体腔、手术切口或空腔器官。

1. 体腔出血　比较隐晦，早期失血量尚不大时，临床表现可不明显，尤其无引流管者，需通过严密的监测来发现。如术后短期内出现烦躁、心动过速、血压下降、少尿（小于 25ml/h）甚至休克，或补充一定量液体后休克无好转或好转后又恶化应考虑到术后出血的可能。彩超提示腹腔积液、腹腔穿刺出血性腹水可明确腹腔出血的诊断。血红蛋白由于是属于相对比值，急性失血早期可无明显变化，但动态的监测对于出血的诊断、出血速度、出血量的评估及指导治疗均有一定意义。如术后有引流管，从引流管中引流出鲜红的血液即可确诊（有时需鉴别引流孔腹壁出血的可能），但需注意有时引流量远小于真正的出血量，从而误导临床医生。胸腔手术后多有闭式引流管，引流量持续超过 100ml/h，提示有胸膜腔出血。胸片、彩超或胸部 CT 均可显示胸腔积液。

2. 切口出血　诊断相对容易，敷料被血液浸湿，打开敷料后可见切口有血液涌出即可明确。

3. 空腔器官出血　表现为呕血、黑便、尿血或咯血等。

4. 对于出血的处理，重点在于预防。术中止血要彻底，直径较粗的血管应双重结扎或缝扎；严格无菌操作，避免术中空腔脏器内容物污染术野；切口关闭前仔细检查有无活动性出血。术后出血一旦发生，一般在采取药物止血、输血等保守治疗的同时，应根据不同的原因采取相应的处理办法，如切口加压包扎、造影栓塞、内镜止血等，必要时再次手术止血。

（二）术后感染

1. 肺膨胀不全及肺炎　全麻术后呼吸道内分泌物较多，但呼吸道的排痰功能又受到围术期各种麻醉止痛药、镇静剂的抑制，同时术后卧床、切口疼痛、腹胀等因素进一步限制了肺的扩张，导致分泌物无法排出，阻塞小支气管引起肺膨胀不全。年老体弱、长期吸烟和有慢性呼吸疾病的患者更容易发生，治疗的原则在于有效排出呼吸道分泌物，包括鼓励患者深呼吸及深部咳痰，轻拍患者背部，吸痰等处理，可采用支气管扩张剂和痰液稀释剂雾化，严重时甚至采用支气管镜吸痰、气管切开等有创手段。经上述处理，多数患者能在术后 48 小时内自愈。肺膨胀不全时间如超过 72 小时，多伴有肺部感染。临床表现为术后发热、呼吸频率增快、咳嗽、咳痰，胸部叩诊可发现浊音或实音区，听诊时呼吸音增强、减弱或消失，可闻及管性呼吸音及干湿性啰音。胸部 X 线检查可发现肺实变或胸腔积液，白细胞及中性粒细胞计数增加。术后出现的肺部感染，应视为医院内感染。治疗上除了积极排痰外，应送痰培养及药敏试验，并加用抗生素治疗。预防措施包括：术前 2 周禁烟，做深呼吸锻炼，并积极治疗急、慢性呼吸道感染；术后强调早期活动，鼓励患者咳嗽、咳痰；腹胀明显时可予胃肠减压等。

2. 腹膜炎和腹腔脓肿　临床症状有发热、腹痛、腹泻、里急后重感等，查体可发现肌紧张、腹部压痛、腹部包块等。辅助检查血象增加，腹部彩超或 CT 多能明确诊断。治疗上应加用针对革兰阴性菌及厌氧菌的广谱抗生素，部分局限性感染或小脓肿能自行吸收。如脓肿成熟、包裹较好，也可在 B 超引导下穿刺引流，部分深部脓肿可能需开腹引流。脓液送细菌培养及药敏试验以指导抗生素的使用。如为弥漫性腹膜炎，应急诊剖腹探查。

3. 泌尿道感染　尿潴留和各种泌尿道的操作是引起泌尿道感染的主要原因。术后泌尿系感染包括肾盂肾炎、膀胱炎、尿道炎等，其中以急性膀胱炎最常见。

（1）急性膀胱炎：一般无全身症状，尿频、尿急、尿痛为其主要表现，有时合并排尿困难。尿液中红细胞、白细胞计数均明显增加，可见脓细胞。

（2）急性肾盂肾炎：以女性多见，可引起高热、寒战、血象增加等全身表现，局部表现包括肾区疼痛、叩痛及尿道刺激征。中段尿镜检可见大量红细胞、白细胞及脓细胞，尿细菌多数能培养出革兰阴性菌。

导尿时注意无菌操作、减少不必要的泌尿道操作、预防和积极治疗尿潴留有助于降低泌尿系感染的发生率。需长期留置导尿管时，注意对导管的护理，可间断采用呋喃西林冲洗膀胱。治疗尿路感染原则包括：多饮水或适当增加输液量使尿量增加、碱化尿液、积极处理尿潴留、应用抗生素。

4. 真菌感染　多发生于全身情况差、免疫力低下、长时间静脉插管或长期使用广谱抗生素的患者，多由假丝酵母菌（念珠菌）所致。若存在上述危险因素的患者持续发热，而反复更换抗生素治疗效果不明显或反复检查均未找到确切的病原菌证据，应考虑到真菌感染的可能性。真菌 G 试验、真菌血培养、拔除全部静脉插管并将管尖送培养、检查眼底是否存在假丝酵母菌眼内炎有助于对真菌感染的诊断。治疗真菌感染可选用两性霉素 B 或氟康唑等。

（三）切口并发症

1. 血肿　多因切口止血不确切造成。服用抗血小板药、抗凝药者，术前合并凝血障碍者，术后剧烈咳嗽以及血压急剧升高者发生切口血肿的风险较高。临床表现包括切口胀痛不适感，切口肿胀、边缘隆起，切口皮下变色，有时可见血液经切口外渗。小的切口血肿予加压包扎，血肿能自行吸收。大血肿需在无菌条件下敞开切口，清除凝血块，妥善止血并重新缝合切口。需注意甲状腺等颈部手术后的血肿容易压迫呼吸道造成窒息，处理应更积极。

2. 血清肿 体液或淋巴液在伤口下积聚而成，与手术切断淋巴管有关，故多发生在淋巴管较丰富的皮肤区域，如腹股沟、乳腺腋下区域。血清肿会增加切口感染的风险。较轻微的血清肿可通过加压包扎来治疗，皮下淋巴液较多时也可采取空针抽吸的办法，但需避免损伤血管。若血清肿顽固存在或持续外渗，需手术探查切口，结扎溢液的淋巴管。

3. 切口感染 表现为伤口局部红、肿、热、痛或波动感，敷料上或切口有外渗的脓性分泌物，部分感染严重者可引起发热等全身症状。手术 72 小时后，切口疼痛反而加重或减轻后又加重应警惕切口感染的可能。血肿、血清肿、切口异物及糖尿病等影响愈合的全身疾病可增加切口感染的风险。诊断不明时，可试做局部穿刺或拆除局部缝线，见到脓液即可确诊。切口感染重在预防，术中应严格无菌操作，切口彻底止血，避免异物残留，对Ⅱ/Ⅲ类手术切口使用抗生素，处理糖尿病等原发疾病，增强患者的抵抗力。切口感染的处理原则是通畅引流，必要时拆除缝线，加强敷料交换，清除坏死的皮下组织和筋膜组织。一般的切口感染不需要全身使用抗生素，严重的感染如累及筋膜和肌肉者，可根据经验先使用广谱抗生素，待脓液细菌培养（需氧菌和厌氧菌培养）及药敏结果出来后再更换敏感抗生素。待感染控制，新鲜肉芽组织生长时再二期缝合切口。

4. 切口裂开 指手术切口的任一层或全层均裂开，多发生在术后 1 周以内，与全身情况差、营养不良、切口缝合技术缺陷（如选择的缝线过细，腹部肌松不满意强行缝合筋膜等）、切口张力大、切口血肿、切口感染、严重腹胀或剧烈咳嗽、排便、呕吐等使腹内压突然增高等因素有关。切口裂开可以发生在全身各部位的手术切口，但多见于腹部及肢体邻近关节的部位。典型表现为

3

患者突然用力后切口疼痛和突然松开感，并见淡血性液体溢出，有时能听到切口崩裂的响声。皮肤缝线完整而深层组织裂开者为部分裂开；切口全层裂开者为完全裂开，通常伴腹腔内脏（多为大网膜和小肠袢）膨出。小的部分裂开可采取加压包扎，期待切口自行愈合，但如内脏器官嵌顿于切口则应拆除缝线，解除嵌顿，在腹肌完全松弛的情况下，重新逐层缝合腹壁并加用减张缝合。范围较大的部分裂开则提倡拆除原有缝线，在腹肌完全松弛的情况下，重新逐层缝合腹壁同时加用减张缝线。切口完全裂开时，需立刻用无菌敷料覆盖切口。伴有内脏脱出时，不能贸然回纳脏器入腹，可用瓷碗或无菌纱布覆盖，在手术室清洗消毒后再回纳。切口应在腹肌完全松弛的情况下，重新逐层缝合腹壁并加用减张缝线。

为预防术后切口裂开，应做到逐层缝合腹壁切口、对合良好、无菌操作、止血确切、消灭死腔、引流物另戳孔引出（避免经切口）；应在良好麻醉及肌松的条件下缝合切口，避免强行缝合造成组织撕裂；腹胀严重时可予胃肠减压或肛管减压等；患者咳嗽时，用双手护住切口两侧，限制腹部活动的幅度，或采取平卧位以减轻膈肌突然大幅度下降，造成的腹内压骤然增加；术后采用腹带加压包扎；纠正患者的营养状况，必要时采用减张缝合。

（四）下肢深静脉血栓形成

术后由于长期卧床下肢静脉回流缓慢，术后高凝状态，术后体液不足、血液浓缩等因素有利于血栓的形成。肥胖、血栓病史、长期抽烟、静脉曲张或凝血指标异常是其危险因素。血栓好发于下肢的深静脉内，而血栓脱落可引起肺动脉栓塞。最常见的临床表现是单侧肢体的肿痛伴明显压痛，活动时加剧，有时可见浅静脉曲张。下肢血管彩超是敏感度及特异度均较高的无创检查，可协助诊断。D 二聚体有助于排除静脉血栓的诊断。下肢深静脉血栓重点同样在于预防，可使用医用弹力袜或间断气袋加压下肢，有高危因素的患者可预防性使用低分

3

子量肝素。手术后早期活动，无法自主活动时，也应在床上被动活动或按摩腿部肌肉。术后可适当采用低分子右旋糖酐静滴扩容，也可预防性使用低分子量肝素、华法林等（需警惕出血的风险）。如下肢深静脉血栓确诊，应卧床休息、抬高患肢、抗凝治疗，条件适合时应用链激酶和尿激酶溶栓治疗，必要时应用介入或手术疗法。

（胡建昆 杨 昆）

第四章

外科病房中的重症医学

第一节 概 述

一、建设重症医学和重症医学科的意义及重要性

重症医学（CCM）是研究危及生命的疾病状态的发生、发展规律及其诊治方法的临床医学学科。不同于传统专业，重症医学并不擅长于某一疾病的系统治疗，但对于处理不同病症进入危重阶段后所发生的全身性的多器官和系统的损害，却拥有传统专科不可比拟的专业优势。在外科领域，除了手术治疗以外，对危重外科患者实施严密的监护治疗十分重要，而目前最能胜任这项任务的，是加强治疗科（ICU），2009年由原国家卫生部统一命名为重症医学科。在现代医学发展的进程中，重症医学和重症医学科的建设具有举足轻重的作用，符合社会需求、医疗需求和外科发展的需求，可以作为检验一个医院整体医疗质量的窗口，同时也是提高医院竞争力的重要资源。

二、重症医学科的组织建设和管理

重症医学科的规模取决于医院的总床位数和重症患

4

者数，通常为总床位数的 2% ~ 8%。从医疗的角度考虑，每个 ICU 管理单元以 8 ~ 12 张床为宜。另外，应该经常留有一定的床位供紧急情况下使用，《中国加强治疗病房（ICU）建设与管理指南》（2006）要求重症医学科的床位使用率不宜超过 75%，否则应考虑扩大床位设置。

重症医学科的医生配置的数量与床位数应在（0.8 ~ 1）:1或以上，并要求至少有 1 名高级职称医生进行管理。护士的配置与床位数比要达到（2.5 ~ 3）:1或以上。多功能监护仪、血气分析仪、呼吸机、血滤机、输液泵等监护和治疗设备是重症医学科的基本装备，必须满足。每张床位均须配备有监护仪，呼吸机原则上也是每床 1 台。输液泵和微量注射泵每床均应配备。另外需配备一定数量的肠内营养输注泵。每个重症医学科病房应至少配备 1 台血滤机，随着血滤适应证的扩大，血滤机的要求也必然要求增加。血气机对于重症医学科是必需的，呼吸、循环紊乱几乎是所有危重患者的共同表现，他们均需要频繁和及时获得血气监测结果。

三、外科重症医学科病房的入住指征

外科重症医学科病房主要收治下列患者：

1. 各种类型的休克者。
2. 与手术相关的呼吸功能衰竭需进行机械通气治疗者。
3. 急性肾衰竭。
4. 严重多发性损伤、复合创伤有循环、呼吸功能不稳定者。
5. 重症胰腺炎、消化道瘘早、中期者。
6. 复杂大手术、术中发生意外情况、手术后须密切观察心、肺、脑、肾功能变化者。
7. 老年外科患者，手术后需早期密切观察心肺功能变化者。

8. 有心脑血管、呼吸系统疾病，手术后需早期密切观察心肺功能变化者。

9. 颅内手术后，生命体征不稳定者。

10. 严重水、电解质、糖代谢紊乱、酸碱失调、营养不良。

但若患者同时为下列情况者，则不应收入重症医学科病房治疗：

1. 脑死亡患者，植物人状态但生命体征平稳。

2. 同时患有烈性传染病。

3. 晚期肿瘤患者病情无逆转可能。

4. 精神病患者病情处于不稳定时期。

四、危重患者的评分系统

目前临床上广泛使用的危重患者评分系统是 1985 年修订的 APACHE-Ⅱ，现作简单介绍。

APACHE-Ⅱ评分系统分为三项：①急性生理评分项（APS），根据患者生命体征变化范围、血液气体分析、血清电解质和血常规共 12 个项目的变化范围，给予不同的分值 1 ~ 4 分，正常为 0 分，此外，Glasgow 昏迷评分（GCS）也被列为该项计分。APS 评分应选择入科后第一个 24 小时内最差的数值；②年龄评分项，从 44 岁以下到 75 岁以上共 5 个年龄段，随着年龄上升分值增加，最高为 6 分；③慢性健康评分项，对五种器官慢性功能不全按照标准给予不同的评分，对不能承受手术或行急诊手术给 5 分，行选择性手术时加 2 分。将上述三项相加，即得该患者的 APACHE-Ⅱ评分。

APACHE-Ⅱ评分系统能较可靠地预测病情严重程度和群体病员死亡风险率，APACHE-Ⅱ分值越高，病情越重，死亡风险越高。

此外，一些特殊的疾病，有针对该疾病的评分系统，如帮助判断急性重症胰腺炎严重程度的 Ranson 评分、评价肝硬化的 Child 分类法等，在此不一一赘述。

4

第二节　外科重症常用的监测和治疗方法

一、呼吸系统的监测与治疗

（一）呼吸系统监测

1. 基本监测　包括意识状况、皮肤黏膜颜色、呼吸运动及呼吸音等，通过对这些指标变化的观察，可对病情有一个基本判断。这些体征不需特殊的仪器和设备，一般只需要物理的手段，如视、触、叩、听。

（1）意识状况：轻度、中度缺氧会导致患者兴奋多语、定向力障碍等，而严重缺氧可导致意识模糊、嗜睡甚至昏迷；严重二氧化碳潴留常导致患者昏睡甚至昏迷，因此，意识状态对于判断病情的轻重很有意义。

（2）皮肤黏膜颜色：急性二氧化碳蓄积时表现为皮肤黏膜充血、潮红，缺氧则可出现口唇和甲床的发绀。大部分患者的缺氧或二氧化碳蓄积可通过氧疗和机械得以改善。但皮肤黏膜的表现缺乏特异性，应结合其他指标综合判断病情。

（3）呼吸运动：包括呼吸频率、幅度和形式等。通过视觉观察胸廓或腹部抬举或起伏，可了解呼吸运动的频率、节律、深度、有无矛盾呼吸运动及双侧呼吸运动是否对称，并且对患者的通气量、人工气道建立是否妥当、自主呼吸与呼吸机协调与否、有无病理性呼吸动作等有一个基本判断。有自主呼吸的患者，呼吸频率变化是病情变化的一个敏感指标。呼吸频率异常减慢（＜10次/分）或增快（＞24次/分）均是疾病引起的病理生理改变，其监测方法，除视觉直观法外，有条件也可采用仪器监测来显示。通过肺部听诊了解呼吸音和啰音变化是探查肺部疾病的基本手段，这也是仪器设备所不能替代的。通过对异常呼吸音出现的部位和性质等变化的监测，可了解肺部病变严重程度及呼吸治疗效果，了解呼吸道分泌物的量、黏稠度及部位，而且还可以了解人工气道的位置、判断人工气道是否通畅。

2. 肺容积的监测　肺容积即肺内气体的容积，是肺在不同的膨胀情况下肺内容积变化的一些参量。肺容量的变化主要反映静态的通气功能，常见指标有潮气量、补吸气量、补呼气量、深吸气量、残气量、功能残气量、肺活量、肺总量。肺容积的变化与肺疾病的病因有关，在限制性肺疾病时各肺容量指标的测定值全都下降。由于肺容量的大小受年龄、身高、性别、体重、肌力和体位等因素的影响，因此，在判断其临床意义时大多用实测值占预计值的百分数来衡量，正常情况下一般应 > 80%。此外，肺容积测定需在患者清醒合作的条件下才能进行，而且不能反映通气的动态改变，故有一定的局限性。

3. 肺通气功能的监测　肺通气是指依靠呼吸运动将氧气吸入肺中，同时排出二氧化碳的过程。肺通气功能监测反映了肺通气的动态变化，是动态肺容积的测定，比肺容量更有临床意义。临床上常用的监测指标有每分通气量、肺泡通气量、最大通气量、通气储量百分比、用力肺活量、用力呼气量、最大呼气中期流量、最大呼气中期流量时间、最大呼气流量-容积曲线。肺通气功能可反映气道阻塞或狭窄所引起的通气功能障碍。

4. 肺换气功能监测　肺换气是指肺泡气与血液之间的气体交换过程。其功能与许多因素有关，如肺容量的改变、气体的弥散、气体分布不均匀、通气时变化、血液循环障碍、血液成分的变化以及肺组织的病变等都会影响肺换气功能。临床上常用的监测指标有：

（1）通气/血流（V/Q）比值：正常人每分肺泡通气量为 4L，肺血流量为 5L，则 V/Q 比值为 0.8。如果通气大于血流（比值增高），则反映无效腔量增加；若血流超过通气（比值降低），则产生静脉血掺杂。

（2）氧合指数（PaO_2/FiO_2）：是监测肺换气功能的

4

主要指标之一，正常值为 $430 \sim 560 \text{mmHg}$。在肺弥散功能正常时，随着 FiO_2 增加 PaO_2 也相应增加，否则提示肺弥散功能障碍或不同程度的肺内分流。PaO_2/FiO_2 是目前国内外诊断急性肺损伤（ALI）和急性呼吸窘迫综合征（ARDS）最常用、最主要和最简单的指标，结合病史和其他指标，当 $PaO_2/FiO_2 < 300 \text{mmHg}$ 时为 ALI，$PaO_2/FiO_2 < 200 \text{mmHg}$ 为 ARDS。

（3）肺内分流率（Qs/Qt）：是指每分钟从右心搏出的血中未经肺内氧合直接进入左心的量占心排出量的比率，即流经无功能肺泡的血液（右心搏出量）占右室总搏出量的百分数。正常值为 $3\% \sim 5\%$。Qs/Qt 对 ARDS 的诊断和治疗有重要的临床价值，因为 ARDS 与其他类型的呼吸衰竭最根本的区别，就在于肺内分流增加是其产生低氧血症的主要病理生理改变。临床上肺不张、肺水肿、肺实变是引起肺内分流的三大原因。因此，凡是能引起肺不张、肺水肿、肺实变的炎症、感染、创伤、肿瘤及脏器功能衰竭均可使肺内分流增加。

5. 肺弥散功能监测 肺的弥散能力（DLCO）系指在单位时间与单位压力差条件下所能转移气体的量。临床上多应用一氧化碳（CO）进行 DLCO 测定。DLCO 正常值为 $26.47 \sim 32.92 \text{ml}/(\text{min} \cdot \text{mmHg})$。临床常用测定值与预计值的百分比作为判断指标。如果 DLCO 测定值占预计值的 75% 以下，表明有弥散功能障碍，见于肺炎、肺水肿、肺叶切除、气胸、脊柱侧弯、贫血、COPD、肺血管病变、肺间质纤维化等；DLCO 增高则见于左向右分流的先天性心血管疾病、红细胞增多症等。

6. 小气道功能监测 小气道是指气道直径在 2mm 以内的细支气管，其功能的测定有助于病变的早期发现和诊断。其常用临床监测指标有闭合容积（CV）、最大呼气流量·容积曲线（MEFV）及动态肺顺应性（Cdyn）的频率依赖性（FDC）。CV 是指位于下肺的小气道在呼气过程中开始闭合时的肺容量，其测定通常采用 CV/VC（肺活量）来表示；CV/VC 增高可由小气

4

道阻塞或肺弹性回缩力下降而引起，常见于长期大量吸烟、COPD早期或肺间质性纤维化等。MEFV是指在最大用力呼气过程中，呼出的肺容量和相应的气流速度所描记的曲线图形，主要用于检查小气道阻塞疾病；主要指标为50%肺活量最大呼气流量（V50）及25%肺活量最大呼气流量（V25），如实测值/预测值<80%即为异常，提示有小气道功能障碍。Cdyn随呼吸频率的增加而明显降低即为FDC，这是检测早期小气道功能异常最敏感的指标。

7. 呼吸肌功能监测　呼吸肌功能是呼吸功能监测的重要内容之一，呼吸肌功能监测指标有最大吸气压和最大呼气压、最大跨膈压、膈肌肌电图、膈肌张力-时间指数等。其中又以最大吸气压和最大呼气压、最大跨膈压最为常用。

（1）最大吸气压（MIP）和最大呼气压（MEP）：是用以测定全部吸气肌和呼气肌强度的指标，MIP是采用单向活瓣，在功能残气位进行最大努力吸气，并通过压力传感器测定，正常值为$-4.90 \sim -9.80$kPa。MIP >-1.96kPa时，要考虑机械通气治疗；对已进行机械通气治疗的患者，MIP <-2.9kPa时，呼吸机撤离较易成功。MEP为呼气至肺总量后，作最大努力呼气所测到的压力，正常值为$4.8 \sim 7.7$kPa。MEP正常时，提示患者能完成有效的咳嗽和排痰动作。

（2）最大跨膈压（Pdimax）：胃内压（Pga）：相当于腹内压，食管内压（Peso）相当于胸膜腔内压，在吸气相测到的Pga与Peso的差值即为跨膈压（Pdi）；在功能残气位，以最大努力吸气时产生的Pdi最大值即最大跨膈压（Pdimax）。它反映了膈肌作最大收缩时产生的压力，正常值为$7.84 \sim 21.56$kPa。膈肌疲劳时，Pdi和Pdimax均明显下降，若Pdimax为正常值的1/3时，要考虑作辅助通气。

8. 呼吸力学监测　呼吸的动力作用，主要有克服胸廓和肺组织的弹性和非弹性组织阻力，还有气体在呼吸道流动的阻力。常用指标有：气道压、气道阻力、胸肺顺应性、呼吸功。理论上呼吸力学监测对了解肺功能和肺力学改变，有相当重要的价值；但所测定的值不但因病情不同而改变，而且还由于呼吸肌的类型不同而受影响。因此，观察和监测气道阻力和肺顺应性的变化，任何时候均应强调动态观察。

（二）呼吸治疗

1. 氧疗　氧疗是指通过提高吸入氧浓度（FiO_2）或吸入氧的氧分压（PiO_2），以增加动脉血氧分压（PaO_2），从而达到改善低氧血症或组织缺氧目的的治疗方法。氧疗的目的是改善低氧血症，在一定程度上改善或预防织缺氧所致的器官功能损害，如对心脏及中枢神经系统的损害等，但氧疗并不能替代缺氧的病因的治疗。

临床上有各种不同的给氧装置可供选择和应用，包括无创的鼻导管或鼻塞给氧、面罩给氧及有创的气管插管、气管造口等方法。

（1）鼻导管或鼻塞给氧：此法最简单易行，氧流量可为 $0.5 \sim 6L/min$，超过 $4L/min$ 应对吸入气体予以湿化。吸入氧浓度与氧流量的关系可用公式计算：$FiO_2\% = 20 + 4 \times$ 氧流量（L/min）。在给定氧流量的情况下，FiO_2 还受患者潮气量和呼吸频率等因素的影响。

（2）面罩给氧：是临床常用的给氧方法，可提供较鼻导管吸氧更高的氧浓度。常用的面罩有普通面罩、贮气囊面罩及 Venturi 面罩。普通面罩氧流量为 $6 \sim 10L/min$，FiO_2 为 $0.35 \sim 0.55$。对于贮气囊面罩，当氧流量超过 $10L/min$ 时，FiO_2 可达 $0.8 \sim 0.95$。Venturi 面罩则是利用 Venturi 原理，当氧气经过狭窄的孔道进入面罩时，在喷射气流的周围产生负压，使一定量的空气从开放的边缝流入面罩，通过调节面罩边缝的大小可准确控制 FiO_2；此法给氧可控性较好，FiO_2 可在 $0.24 \sim 0.50$ 调节（氧流量为 $4 \sim 12L/min$）。D Venturi 面罩已广泛用于临床，对容易产生 CO_2 潴留、低氧血症伴高碳酸血症、需持续低浓度给氧的患者尤为适用。

（3）气管导管或气管造口给氧：可通过机械通气扩张细支气管和肺泡，进而提高氧疗的疗效。对于机械通气的患者，可予以不同的 FiO_2。为防止氧中毒，应用呼吸机进行机械通气时，一般采用 $FiO_2 \leqslant 60\%$ 的给氧以达到有效的 PaO_2 水平。但对于急性呼吸衰竭、心肺复苏后短时间内可予以纯氧的吸入。

（4）高压氧疗：是指在超过一个标准大气压（ATA）的高压条件下给氧，是氧疗的特殊手段。一般高压氧疗的压力为 2～3 个 ATA。高压氧条件下，动脉血中物理溶解的氧显著增加。CO 中毒是其绝对适应证，此外，还可用于复苏后急性脑缺氧、脑缺血性疾病、气性坏疽、减压病等的治疗。

2. 胸部物理疗法　是以物理的手段促使积存在肺或呼吸道中的分泌物移动以利用重力引流排出，或经咳嗽排出，或经吸引器吸出，以减轻和治疗肺部的感染及肺不张。此疗法常与吸入气体的雾化和湿化配合使用，以增加疗效。常用方法：体位引流、胸部叩击方法、吸引等。

3. 机械通气

（1）机械通气的适应证：广义上讲，机械通气适用于任何原因所致的呼吸衰竭。此外，大手术、心血管手术尤其是接受体外循环者、长时间休克患者、酸性物质误吸综合征患者等可预防性应用机械通气。呼吸参数达以下标准者也可适用：①无呼吸；② $PaO_2 < 50mmHg$；③ $PaCO_2 > 55mmHg$；④ $pH < 7.3$ 和（或）呼吸频率 > 35 次/分；⑤肺活量（VC）< 15ml/kg；⑥最大吸气压 < $25cmH_2O$；⑦$P(A-a)DO_2 > 350mmHg$（100% FiO_2 时）；⑧$Vd/Vt > 0.60$；⑨$Qs/Qt > 20\%$。

（2）机械通气的禁忌证：没有绝对的禁忌证，如果缺氧和二氧化碳潴留成为主要矛盾，采取相应的预防措施和处理，进行机械通气仍有可能，因此，以下疾病只是相对禁忌证：严重肺大疱和未经引流的气胸、大咯血、支气管胸膜漏。

4

（3）呼吸机的撤离：所谓撤离是指机械通气向自主呼吸过渡的过程。尽管目前有很多指标和参数可作为判断是否撤机的依据，但临床综合判断仍然是决定呼吸机撤离的基础。呼吸机撤离前的临床情况应包括：呼吸衰竭的病因已基本纠正，循环功能稳定，感染已控制，神志已清醒或已恢复机械通气前的状态，自主呼吸平稳，呼吸动作有力，具有足够的吞咽和咳嗽反射，以便撤机和拔管后不影响排痰。

（4）医用气体的湿化与雾化：为防止吸入气流造成呼吸道干燥或其中的分泌物干燥结痂而不容易排出，也可加入药物进行吸入治疗，常需要对吸入气体进行湿化或雾化。湿化指的是气体的含水量，雾化指的是液体粒子悬浮在气体中的现象。雾化药物颗粒应小于 $5\mu m$，否则会沉积在上呼吸道。最好经口吸入，因为鼻腔有很多屏障。理想的吸入方式应是慢（5~6秒）、深大吸气和吸气末屏气 >10秒。临床上常通过药物的雾化吸入来改善呼吸道分泌物的黏稠状态及缓解支气管痉挛。

二、血流动力学的监测和调控

（一）血流动力学的监测

1. 无创伤性血流动力学监测 无创伤性血流动力学监测是应用对机体组织没有机械损伤的方法，经皮肤或黏膜等途径间接获取有关资料，因此安全方便，患者易接受。

（1）心率（HR）：心率监测是最简单、最基本的监测项目。常用和简单的方法是用"手指扪脉"，或用听诊器作心脏听诊以及心电图监测。此外，还可通过脉率-氧饱和度监测仪或自动化血压监测仪显示脉率。

（2）心电图（ECG）：是 ICU 常用的监测项目，通过心率和心律监测可及时发现和诊断心律失常、心肌缺血、心肌梗死及电解质紊乱，并可观察起搏器的工作情况。

（3）动脉压（AP）：无创动脉压监测是一种间接测

压法，有听诊测压法和自动无创测压法。听诊测压法利用柯氏音的原理，在袖带放气过程中听到第一声响亮的柯氏音时为收缩压，柯氏音变音时为舒张压，该法仍是目前最标准的血压测量法。自动无创测压法采用振荡技术，以含有压力换能器、自动充气泵和微机处理系统的测压仪，定时、间断地测定血压，并以数据显示收缩压、舒张压和平均动脉压。

（4）心排出量（CO）和心功能

1）心阻抗血流图（ICG）：是利用心动周期与胸部电阻抗的变化来测定左心室收缩时间间期（STI）和计算出每搏输出量，然后再演算出一系列心功能参数，并通过微处理机，自动计算 CO，连续显示或打印 CO。ICG 可动态连续监测 CO 及与其有关的血流动力学参数。

2）超声心动图（UCG）：是利用声波反射的性能来观察心脏大血管的结构和动态。

3）多普勒心排出量监测：利用多普勒原理，通过测定胸主动脉血流而测定 COa。根据测定血流的部位不同，可采用经肺动脉导管、胸骨上、经食管及气管多普勒监测，除肺动脉导管多普勒技术属于有创技术外，其他均为无创性监测技术。最近又有同时配备多普勒超声系统和 M 型超声探头的新型无创血流动力学监测仪诞生，该仪器可全面检测 CO、心肌收缩力、后负荷，以及间接前负荷等血流动力学指标。

4）二氧化碳无创心排出量测定：利用二氧化碳弥散能力强的特点作为指示剂，根据 Fick 原理来测定 CO。其测定的方法很多，不论采用何种方法，其基本公式如下：$Q = VCO_2 / (CvCO_2 - CaCO_2)$

2. 创伤性血流动力学监测　创伤性血流动力学监测是指经体表插入各种导管或监测探头到心腔或血管腔内，利用各种监测仪或监测装置直接测定各项生理学参数。因监测具有一定的伤害性并会引起各种并发症，故选用时结合具体情况并考虑利弊得失。

（1）中心静脉压（CVP）：是测定位于胸腔内的上、

下腔静脉近右心房入口处的压力，主要反映右心室前负荷。

适应证：①严重脱水、休克、失血量多、血容量不足的危重患者；②手术复杂、时间长、术中有体液和血液大量丢失的患者；③术中需施行血液稀释或控制性降压、低温等的患者；④心血管代偿功能不全或手术本身可引起血流动力学显著变化的患者。

禁忌证：无绝对禁忌证。对于凝血机制严重障碍者应避免进行锁骨下静脉穿刺；局部皮肤感染者应另选穿刺部位；有血气胸的患者应谨慎或避免进行颈内及锁骨下穿刺。

置管部位：围术期监测 CVP 最常用的部位是右颈内静脉或锁骨下静脉，也可选用左颈内静脉及股静脉。

测压方法：有换能器测压和水压力计测压两种。其体表零点位置，通常是第 4 肋间腋中线部位。导管的位置、是否标准零点、胸膜腔内压大小及测压系统的通畅程度是影响 CVP 测定的主要因素。

临床意义：CVP 主要反映右心室对回心血量的排出能力，并不能反映左心室功能和整个循环功能状态。正常值为 $5 \sim 12 cmH_2O$，其值受心功能、血容量、静脉血管张力、胸膜腔内压、静脉血回流量和肺循环阻力等因素的影响。CVP 的监测与动脉压不同，不应强调所谓正常值，更不要强求输液以维持所谓的正常值而引起输液过荷。作为反映心功能的间接指标，连续测定观察其动态变化，比单次的绝对值更有指导意义。一般 CVP 不高或偏低，输血和补液是安全的。心排出量和中心静脉压二者之间的关系可描绘成心功能曲线。在一定限度内，心排出量随中心静脉压升高而增加；超过一定限度，进一步增加中心静脉压就引起心排出量不变或下降。

临床并发症：中心静脉穿刺置管可能引起的并发症有血肿、气胸、心脏压塞、血胸、水胸、空气栓塞和感染等。

4

（2）动脉压（AP）：有创直接动脉测压法是指经皮肤穿刺或切开皮肤将导管置于周围动脉内，连接压力换能器连续测定动脉压的方法。通常有创直接动脉测压较无创测压高 5~20mmHg，股动脉收缩压较桡动脉收缩压高 10~20mmHg，而舒张压低 15~20mmHg。

适应证：①心血管手术；②血流动力学波动大的手术，如嗜铬细胞瘤；③大量出血患者的手术，如巨大脑膜瘤切除和海绵窦修复术；④各类休克、严重高血压、危重患者手术；⑤术中需进行血液稀释、控制性降压的患者；⑥需反复抽取动脉血做血气分析的患者。

禁忌证：①Allen 试验阳性者禁做同侧桡动脉穿刺；②穿刺部位皮肤感染；③凝血功能障碍者为其相对禁忌证。

置管部位：常采用桡动脉、足背动脉或股动脉，也可选用肱动脉、腋动脉等。

并发症：主要由于血栓形成或栓塞引起血管阻塞，其他并发症有出血、感染、动脉瘤和动静脉瘘等。

（3）肺动脉压（PAP）和肺毛细血管楔压（PCWP）

适应证：①心脏大血管手术及心脏病患者非心脏大手术，如瓣膜置换术、心功能差的冠状动脉搭桥术、主动脉瘤手术和嗜铬细胞瘤摘除术；②手术患者合并近期发生的心肌梗死或不稳定型心绞痛、COPD、肺动脉高压；③各种原因引起的休克、多器官功能衰竭；④左心衰竭、右心衰竭、肺栓塞等需高 PEEP 治疗者；⑤血流动力学不稳定，需用血管活性药物治疗者。

禁忌证：三尖瓣或肺动脉瓣狭窄、右心房或右心室肿瘤、法洛四联症。

肺动脉导管的放置：一般通过颈内静脉或锁骨下静脉在监测仪屏显示的压力波形指导下判断导管进入心脏的位置。

临床意义：患者左心功能不全时，CVP 不能反映左心室的功能，此时应作 PCWP 监测。当 PCWP 超过 20~24mmHg 时，表明左心室功能欠佳。可见血流动力学监测不但在疾病的发展中具有重要意义，在治疗上又常常是成功与否的依据。

（4）心排出量（CO）：是单位时间内心脏的射血量，是反映心脏泵血功能的重要指标，受心率、心肌收缩性、前负荷和后负荷等因素的影响。创伤性测定 CO 的方法有温度稀释法（热释法）、染料稀释法、连续温度稀释法。由于篇幅有限，在此不一一赘述。

（5）混合静脉血氧饱和度（SvO_2）：SvO_2 反映组织氧摄取情况，可通过计算动-静脉氧差来估计心排出量。20 世纪 80 年代初曾在漂浮导管的基础上，加上光纤部分作混合静脉血氧饱和度测定，现已与连续心排出量（CCO）结合进行连续监测。SvO_2 正常值为 75%（60%～80%）。SvO_2 的变化主要取决于：CO、动脉血氧饱和度（SaO_2）、血红蛋白（Hb）和机体氧耗（VO_2）的变化，凡是影响上述四种因素的原因均能引起 SvO_2 的改变。

ICU 中通过连续监测 SvO_2 的意义有：①连续反映 CO 的变化；②反映全身供氧和耗氧之间的平衡；③确定输血指征。在 CO、体温和 SaO_2 相对稳定时，SvO_2 反映了 Hb 能否满足血液向组织供氧，从而帮助确定有无输血的必要。

（二）血流动力学的调控

血流动力学监测的目的是为了及时准确地监测心血管系统的功能变化，评估心血管功能，制订正确的治疗方案，从而对血流动力学进行调节与控制，并监测调整结果。

1. 前负荷的调节　前负荷不足不能有效地发挥心脏的代偿功能，前负荷过大又会损害心肌收缩力，增加心肌耗氧。临床上前负荷主要通过 CVP、PAWP 的监测结果进行判断。当 AP、CVP 和 PAWP 均低时，提示循环血容量不足，此时应积极补充血容量，以达到并维持满意的前负荷；而当 CVP、PAWP 升高，超过心脏最佳前负荷值时，提示前负荷过大，循环血容量过高则可采取以下方法处理：

（1）体位：取半卧位或坐位垂腿可立即减少静脉回心血量，降低前负荷。

（2）利尿剂：通过抑制肾脏水、钠重吸收而降低前负荷、减轻肺淤血、改善心室功能。在使用强心苷的患者给予呋塞米后，应预防低钾血症的发生。

（3）血管扩张药：血管扩张药通过扩张容量血管减轻心脏前负荷，减少心肌耗氧，改善心室功能。临床上以硝酸甘油最为常用。硝酸甘油扩张静脉的作用比扩张小动脉的作用强，降低前负荷的作用明显。心力衰竭伴高容量负荷时首选硝酸甘油。

2. 后负荷的调节　后负荷过高可增加心室射血阻力，使心肌做功和氧耗增加，而后负荷过低又可影响组织灌注和导致心、脑、肾等重要脏器的缺血。临床调节后负荷的具体方法有：

（1）血管扩张药：在体循环，一般以硝普钠最为常用，硝普钠扩张小动脉的作用比扩张静脉作用强，因而降低后负荷的作用强。心力衰竭伴血压高、低心排血量者首选硝普钠。钙拮抗剂硝苯地平和尼卡地平可有效地扩张小动脉平滑肌，降低后负荷。

（2）血管收缩药：一般很少应用，只有在一些特定情况下才考虑使用。当存在严重的低血压而使用一般的正性肌力药物治疗无效时，可考虑暂时使用去甲肾上腺素，和（或）其他扩血管药联合应用。

3. 心肌收缩力的调节　心肌收缩力是维持心功能的基础，任何造成心肌受损及过多做功的因素均可导致心肌收缩力下降。临床调节心肌收缩力除去除原发病、调节心脏前后负荷外，常采用以下方法：

（1）正性肌力药物的应用：正性肌力药物包括洋地黄类、拟交感胺类和磷酸二酯酶抑制剂类。

洋地黄类：目前仍普遍应用于慢性心力衰竭的治疗，但在急性心力衰竭，尤其在手术过程中使用强心苷已大受限制，主要因为其显效慢、消除时间长、不易控制、易于出现中毒等。使用时首选毛花苷丙静脉注射。

拟交感胺类：①肾上腺素：为强效正性肌力药，在急性左心衰竭，产生较强的心脏兴奋作用，其不良反应为心动过速、心律失常和外周血管收缩所引起的外周组织低灌注，在临床常与血管扩张药合用以克服外周组织低灌注。②多巴酚丁胺：临床多用于心脏术后和急性心肌梗死后的急性心力衰竭及慢性充血性心力衰竭急性恶化时，多巴酚丁胺增加心肌收缩力、降低外周阻力和室壁张力的作用比多巴胺更强，而加快心率的作用较弱。③多巴胺：临床上多巴胺一般用于需要强心又需要收缩血管的急性心力衰竭患者或在其他心力衰竭患者与血管扩张药合用；有时应用小剂量多巴胺，利用多巴胺受体作用克服其他交感胺的缩血管效应。

磷酸二酯酶（PDE）抑制剂：PDE抑制剂可分为双吡啶类（氨力农和米力农）和咪唑类，其既有正性肌力作用又有血管扩张作用，其对心肌及平滑肌产生不同效应的机制是由于cAMP激活心肌钙通道，促进心肌收缩时钙内流，而cAMP不激活平滑肌，促使钙经内膜外流，导致血管扩张。

（2）负性肌力药物的应用：负性肌力药物主要有β-受体阻滞剂和钙通道阻滞剂两类。

1）β-受体阻滞剂：通过阻断心脏受体降低心肌收缩力和心排血量。临床上常用的静脉制剂有美托洛尔和艾司洛尔。

2）钙通道阻滞剂：在钙通道阻滞剂中维拉帕米的心肌抑制作用最强，如剂量过大，可出现心动过缓、窦性停搏、低血压、心源性休克，心脏传导阻滞甚至无收缩等。氯化钙或正性肌力药物可拮抗维拉帕米的负性肌力作用，而维拉帕米引起的心动过缓和房室传导阻滞则需用异丙肾上腺素或临时性起搏处理。

（三）其他脏器功能的监测和治疗

1. 肾功能监测和治疗

（1）肾小球滤过功能测定

4

1）肾小球滤过率（GFR）测定：单位时间内从肾小球滤过的血浆量为 GFR。GFR 是通过肾清除率试验测定的，菊粉清除率（Cin）能正确反映肾小球的滤过功能，是测定 GFR 的金标准，目前临床上常用内生肌酐清除率（CCr）来反映肾小球的滤过功能。肌酐是人体内肌酸的代谢产物，其不被肾脏代谢，不与蛋白质结合，可自由通过肾小球，不被肾小管重吸收，其正常值为 80 ~ 120ml/min，女性较男性略低。

2）血尿素氮（BUN）测定：BUN 是人体蛋白质的终末产物，其测定可反映肾小球的滤过功能，但肾小球的滤过功能必须下降到正常的 1/2 以上时 BUN 才会升高。故 BUN 的测定并非敏感的反映肾小球滤过功能的指标。BUN 的正常值为 2.9 ~ 7.5mmol/L，但受诸多因素的影响，如感染、高热、脱水、消化道出血、进食高蛋白饮食等均可致 BUN 升高。

3）血肌酐（Cr）测定：血肌酐的测定是临床监测肾功能的有效方法。当肾小球滤过功能下降时，血肌酐即可上升，但只有当 GFR 下降到正常人的 1/3 时，血肌酐才明显上升。血肌酐正常值小于 133mmol/L（1.5mg/dl）。

4）血 β_2-mG 微球蛋白（β_2-mG）的测定：β_2-mG 是体内有核细胞包括淋巴细胞、血小板、多形核白细胞产生的一种小分子球蛋白。正常人血中 β_2-mG 浓度很低，平均约为 1.5mg/L。正常情况下，它可自由通过肾小球，在近端肾小管内几乎全部被重吸收。当肾小球滤过功能下降时，血 β_2-mG 水平上升。故 β_2-mG 的测定为肾小球滤过功能减退的一个极好标志。

（2）肾血流量（RBF）测定：是指单位时间内流经肾脏的血浆量。测定肾血流量的方法很多，但在临床上很少应用。

（3）肾小管功能测定：肾小管功能包括近端肾小管功能和远端肾小管功能。测定的方法很多，其中最简单的是通过测定尿比重方法反映远端肾小管浓缩尿的能力。目前常用一昼夜每 3 小时一次比重测定法，若一次尿比重达 1.020 以上，最低与最高比重之差大于 0.008 ~ 0.009，则表示肾小管功能基本正常。本法虽然简单，但受很多因素影响，包括饮食、营养、肾血流量（尤其是髓质血流量）及内分泌因素等。

（4）急性肾衰竭的治疗：积极治疗原发病、控制发病环节是处理急性肾衰竭的基础，在急性肾衰竭少尿期主要采取针对性治疗，包括严格控制水、钠的入量，纠正水、电解质、酸碱平衡失调，透析治疗（血液透析、动静脉血液滤过、腹膜透析）、控制感染等。

2. 肝功能监测和治疗

（1）肝脏功能的测定：肝脏功能检查的内容和指标很多，但多数指标的特异性和敏感性不强，一般不宜以单一检查项目来评估肝功能，现在临床上仍采用 Child-Pugh 分类评估肝病的预后及手术的危险性。

（2）加强肝病患者手术和麻醉中的肝保护

1）保证通气和充分供氧：严重肝病患者往往有低氧血症存在，吸入高浓度氧气是必要的，为防止和纠正低氧血症，麻醉中可不用氧化亚氮。避免过度通气和通气不足，因 $PaCO_2$ 过高或过低都会减少肝脏血流。

2）加强循环功能监测：在常规监测基础上，对于接受大手术和术中出血多的患者，如凝血机制没有问题，可穿刺动脉和大静脉进行有创动脉压和中心静脉压监测。另外，肝脏疾病患者不宜采用控制性低血压。

3）术中补液和输血：术中应有充足的输液量以维持功能性细胞外液。严重肝脏疾病患者术中输入含钠液体应控制，晶体液的补充，以平衡盐液为好，并保证术中尿量达到 1ml/（kg·h）。葡萄糖液的补充要根据血糖测定结果而定，因严重肝病易出现高血糖症。对于实施大手术的患者，由于术中出血往往较多，术前除要纠正凝血功能异常外，术中出血多时应及时输血，并尽量使用新鲜血。大量输入晶体液和代血浆，血液过于稀释，会进一步加重肝组织缺氧和凝血功能障碍，大量输库存血也存在影响凝血功能和产生高钾血症的问题。必要时可应用止血药、输入凝血因子或冷冻血浆。

（姜可伟　陈锦皇）

4

第五章

引流管

【概述】

引流为外科基本操作之一，是指将人体组织间或体腔内积聚的脓、血或其他液体导流于体外（外引流）或脏腔内（内引流）的技术。本节中所讨论的是狭义的引流，即外引流。

引流的目的：①预防或治疗：及时排出积液、积血、积脓或异物等刺激性物质，控制炎症和感染，消灭死腔，降低局部压力；②判断病情：观察引流物量和性质的变化，及早发现病情变化（出血、瘘等）。

【常用引流物】

1. **纱布引流条** ①盐水纱布引流条和浸有抗菌素引流条：适用于各种感染创口或术后渗血、渗液伤口的引流。②凡士林纱布引流条：常用于脓肿切开术后的填塞，其作用是压迫止血，防止敷料与组织粘连而致换药时疼痛，也具有防止切口过早愈合的作用；其油性大、吸附作用小、引流效果较差。

2. **橡皮片** 主要用于浅伤口及少量渗液软组织伤口。

3. **烟卷引流物** 也称香烟引流卷，由纱布引流条和橡胶引流片组成，即在纱布引流条外层包裹一层橡皮片，形成类似香烟式的引流条。利用其毛细作用达到引流的目的。具柔软、光滑、拔除方便的优点。适用于深部脓肿及腹腔引流。但久用时纱布容易被脓液堵塞，引流受阻，需要及时拔除。

4. 橡胶引流管　有乳胶管和硅胶管两种，前者较硬、机体刺激大，引流管与外界开放增加了腹腔感染的机会，另有报道引流管压迫肠管引起坏死、肠瘘；硅胶负压引流管柔软，管径细，管壁侧孔多，是一种装置密封、不漏气、不倒流的单向负压引流，且机体刺激小，不易被大网膜等组织包裹，引流效果比较理想，很少出现严重的并发症。

5. 双腔引流管和三腔引流管　基本原理相同。双腔引流管由两条粗细不等的橡胶管或塑料管组成，将细管安放在引流液位，使用时，细管接在吸引器上，渗出液借助吸力而汇集于粗管内，凭细管的吸引力而吸出。由于粗细管之间，有一定的空隙，允许空气进入，因而吸力不会有阻力。必要时可经此空隙滴灌抗生素溶液。三腔引流管在双腔管的基础上增加一个用作冲洗或滴灌药物的腔。

【适应证】

1. 术后切口或手术区可能有渗血，存在残腔者。

2. Ⅲ类切口，如大面积软组织伤、腹腔化脓性炎症，伤口经冲洗后感染仍不能控制者。

3. 肝、胆、胰及泌尿系手术后，一般认为可在腹腔内或腹膜外间隙放置引流物，使带有化学性的消化液及已感染的液体引出体外；行胃肠手术时，估计吻合不够满意时，也可放置引流物。

4. 积脓、积液切开术的患者。

5. 为减压的目的而放置引流物，如胸腔的闭式引流管。

【并发症】

1. 出血常在术后换药、换管和并发感染时发生。多为渗血或少量出血，但在引流管压迫或长时间刺激血管而导致血管破裂，如肝脏引流时引流管压迫致周围血管坏死破裂出血等情况也可致大量出血。

5

2. 感染引流术造成创伤，引流物自身是异物刺激，行引流时无菌操作意识不强或局部滥用药物是引起感染的重要原因。铜绿假单胞菌、厌氧菌是常见的致病菌。

3. 慢性窦道形成窦道形成后，伤口经久不愈。形成的主要原因是引流不畅、反复感染、异物刺激、坏死组织或留有死腔等，引流物不及时拔除亦可引起窦道形成。

4. 压迫、损伤周围组织。

5. 引流管滑脱、阻塞和拔管困难。

【注意事项】

1. 术后应详细观察及记录引流液的量、颜色、气味，以判断疾病的转归。

2. 引流物必须保持通畅，避免受压及扭曲，及时清除引流管内堵塞物，怀疑有引流梗阻时，可轻动或轻轻冲洗引流管。

3. 一般引流物内端应置于伤口底部或接近需要引流的部位；胃肠手术应放在吻合口附近，但不应紧贴肠管吻合口，以免压迫导致吻合口瘘。

4. 局限性腹腔内脓肿可行引流，而对弥漫性腹膜炎进行引流并无益处。但是，通过多个空腔吸引引流持续地冲洗腹腔对患者可能有帮助。腹腔内置各种引流均可刺激肠粘连而导致术后机械性肠梗阻，因此在非必要时尽量不放置引流。

5. 为减少继发感染的可能，需用敷料仔细覆盖伤口，并尽早拔除引流。预防性引流在引流液明显减少时即予拔除引流管；治疗性引流在引流液减少时应逐步拔除引流管，每日向体外拔出 1~2cm，以利于引流通道从深部逐渐闭合，可防止形成窦道。

6. 引流物应固定牢靠，如已脱落，为避免脱出或掉入引流腔中，应将其重新固定。

（王　磊）

第六章

常见问题与处理

第一节　发热与感染

【概述】

术后发热是非常普遍的现象。发热的原因是多种的，手术引起的炎症刺激导致的发热多发生在术后几天内，多可自行缓解；发热同样可能预示着一些并发症的发生，如切口感染、腹腔感染、肺炎、泌尿系感染、药物热、血栓形成等，鉴别并及早发现发热背后的原因以进行治疗，是诊治发热的关键。感染是发热的重要原因之一，应首先排除，故在本节中，将发热与感染一并讨论。

【诊断要点】

1. 病史与体检

（1）病史

1）基础疾病：全面了解基础疾病有助于排除一些少见的发热原因，如恶性高热综合征、甲亢、痛风、深静脉血栓形成等；同样，既往感染史及过敏史将会为新发的发热及感染提供指向，慢性阻塞性肺疾病等病史会大大增加术后肺部感染的几率，而一些免疫相关疾病也会为感染创造机会。

2）手术情况：手术种类、手术大小、持续时间、

6

创面大小、有无污染等都是要纳入考虑的因素，术后发热必须要首先考虑外科因素：①手术种类：对于腹部手术，腹腔感染及脓肿形成要加以警惕，上腹部手术不能忽视胰腺炎的可能；心胸外科手术不能忽视肺炎及胸腔积液；神经外科手术要警惕脑膜炎的发生；泌尿外科手术要注意泌尿系感染；血管外科手术要注意移植物感染。②手术大小：与发热相关的细胞因子是由组织创伤后所释放的，创伤大小决定了发热的程度，例如，对于胆囊切除术，腔镜手术比开腹手术的术后发热显著减少。③术中污染：在常规操作下，Ⅰ类切口通常少有污染，Ⅲ类切口术后感染的几率大大增加，而Ⅱ类切口术中操作存在污染的可能性，要结合术中情况考虑发热与感染原因。

3）留置管道情况：患者留置的导管，包括导尿管、中心静脉导管、引流管、气管插管等，留置导管将大大增加感染几率，而当患者发热时，要考虑是否可能由导管引起。

4）药物使用：药物导致的发热并不占少数，但若没有皮疹等特征性改变的情况下，需在排除其他因素后再行考虑。

5）发热时间：发热时间有助于判断发热原因。一般来说，术后前两天发热多由于非感染因素引起，而切口感染、泌尿系感染、肺炎等感染因素多发生在术后第四天之后。

（2）体格检查

1）生命体征：通常来说，非感染因素导致的发热温度较低，体温上升也较为缓慢；若体温在较短时间内达到较高的温度，警惕存在感染因素。重症感染患者应警惕生命体征的变化，在 SIRS 的诊断标准中，体温可升至 38℃ 以上，亦可低于 36℃，心率和呼吸均可增快，CO_2 分压可降低。

2）肺部听诊：肺不张、肺部感染、胸腔积液等均是导致术后发热的重要原因，术后几日均应对肺部进行听诊，对于有慢性肺部疾病史及吸烟史的患者尤应关注。

3）腹部触诊：腹部手术的患者，尤其是消化道手术，腹腔感染的可能性不容忽视。严重的腹腔感染可出现板状腹等体征，肠梗阻时可出现腹部胀痛。

4）手术切口：手术切口感染是较为常见的发热原因，多发生在术后第三天以后，检查切口时应注意周围是否有红肿、压痛，以及切口是否有渗出等。

5）其他：若患者出现皮疹，对于药物性发热可起到部分提示作用，但诊断应首先排除感染等原因。

2. 辅助检查

（1）血常规：白细胞绝对值及中性粒细胞比例是临床上常关注的指标，感染时常会升高，重症感染时也可下降；术后几天内的血象会由于创伤导致反应性的升高，药物热时也可能引起升高。

（2）C反应蛋白及降钙素原：这两个血液指标都在一定程度上对感染有提示作用，降钙素原的敏感性较C反应蛋白更高。

（3）引流液：术中放置引流可对引流液计量，并对颜色、气味进行辨识，以判断感染、吻合口漏等并发症。必要时可留取培养。

（4）尿常规：当怀疑存在泌尿系感染时，可查尿常规，高危患者包括携带尿管、前列腺病史、腰麻、泌尿系或肛肠手术等。

（5）胸片：当怀疑患者不除外肺部感染或胸腔积液时，应行胸片检查。要注意动态观察胸片变化。

（6）B超：当怀疑器官腔隙感染、皮下积液、胸腹腔积液定位时，B超具有较高的价值与较低的成本。

（7）CT：当需要对感染部位有更准确的定位与治疗判断时，需要行CT检查。

（8）细菌培养：血培养与引流液培养会对感染提供较有力的证据，而药敏培养结果也将指导后续有效治疗。培养的留取尽量在治疗前，为了提高检出率，也可多次留取。

3. 鉴别诊断

（1）药物热：是较为常见的非感染发热因素。在除外其他问题后的不明原因发热，可考虑药物热。药物热多见于部分抗生素及心血管药物，停用药物后多能在 2~3 天内自行缓解。皮疹可作为部分药物热的表现，但没有皮疹并不能除外药物热。

（2）切口感染：切口感染通常伴随切口及周围压痛，可伴有红肿。渗出可较多，为混浊液体。

（3）器官腔隙感染：以腹腔感染为例，可伴有腹痛，引流液颜色及气味可发生改变，进行细菌培养可明确诊断。

（4）肺部感染：常伴有咳嗽、咳痰症状，行胸片检查以及痰培养可确诊。

（5）泌尿系感染：术后泌尿系感染常与留置导尿管相关，尿中带脓、尿中白细胞升高以及尿培养阳性可辅助诊断。

（6）导管感染：静脉导管感染常伴有高热、寒战，血培养常为金黄色葡萄球菌、凝固酶阴性葡萄球菌或假丝酵母菌等，移除导管后通常可在 24 小时内会有临床改善。

（7）反应热：手术创伤会释放细胞因子，引起体温反应性升高，而免疫细胞对一些坏死组织的反应同样会引起发热，是我们通常所说的"吸收热"。多于术后 3 天内发生。

（8）肺不张：术后肺不张常用作术后 1~3 天不明原因发热的解释，但目前并没有确切证据证明肺不张与发热存在直接的因果关系。但肺不张会导致痰堵塞或胸腔积液，会增加发热及感染风险。

（9）痛风：发热由关节炎症与渗出引起，肿瘤患者及肿瘤手术可增加发作风险，但多伴有关节疼痛等痛风症状。

（10）血栓形成：包括肺栓塞在内的血栓形成将会引起发热，但通常不会出现高热。

6

【治疗】

1. 对症治疗以物理降温及药物退热为主。一般情况下，不高于 38.5℃建议予物理降温。

2. 对因治疗寻找发热原因是首要任务，尤其对于感染性因素引起的发热而言。

（1）保持引流通畅：对于留置引流管的器官腔隙感染，保持引流通常是十分重要的，术后早期还未形成局部包裹时，建议不要冲洗，以免感染扩散，待术后 5 ~ 7 日再行冲洗，以清除坏死组织、渗出物及血块等。

（2）切口换药：切口感染时，换药是必不可少的。必要时可拆开部分缝线，并将盐水纱布置入，保证引流通畅。

（3）抗感染治疗：应根据培养的药敏结果指导抗生素的使用。在药敏结果回报之前，可结合不同的感染部位与所在病房近期的感染菌种与药敏情况指导经验型用药。

（4）拔除导管：当怀疑置入静脉导管、留置导尿管等原因引起感染时，应及时拔除导管，并可将导管尖端以无菌剪刀小心剪下，留取培养。若培养阳性，可根据抗生素药敏结果指导后续用药。

（5）更换药物：当怀疑药物引起发热时，应及时停止药物使用。对于抗生素导致药物热但仍需抗感染的患者，应考虑更换药物类别继续治疗。

（6）手术治疗：并非所有的发热患者经过保守治疗都可好转。对于外科术后感染较重的患者，如吻合口漏经过保守治疗无效等，应及时行手术治疗去除感染原因。

第二节　出　血

【概述】

术后出血是较为常见。然而，外科医师若不加以防范并及时诊治，可能会成为较为严重的术后并发症，并引起危险的后果。对于术后出血的关注，要从术前的风险评估、术中的精细操作再到术后的及时监测等几个方面进行重视。

【诊断要点】

1. 病史与体检

（1）病史

1）基础疾病：在采集病史时，要详细询问患者是否有导致凝血异常的疾病。对于有手术史的患者，要询问患者前次手术的基本情况，包括是否输血等。对于患有房颤以及既往心脏手术史等心血管疾病患者，要询问口服药物情况。对于绝经前女性，注意询问拟手术日期是否处于月经期。

2）用药情况：一些口服药物将会导致患者凝血出现异常，抗凝及溶栓药是最常诱发失血的药物，注意在术前询问患者是否口服华法林、低分子量肝素等。

3）术前进食情况：患者由于疾病原因长期无法进食进水，容量丢失严重，补液后会造成容量稀释，血红蛋白降低会被误以为存在失血。

4）手术情况：术后出血很大一部分原因是由于术中情况所导致的，在术中应注意以下几点，术后发现出血也应尽量回忆以判断出血原因：①术中出血较多，由于口服药物或自身等状况，手术结束时尚无法止血满意；②未直接暴露于视野的操作，可能存在隐患，如肝、脾被膜撕裂等；③与手术部位非直接相关而未引起重视，如 Trocar 孔、引流管口组织出血等；④血管损伤未修复满意，血管离断后结扎线或血管夹松脱；⑤对于消化道手术后的消化道内出血，无法及时有效进行观察。

（2）体格检查

1）生命体征：失血将会导致机体容量的减低，可出现血压降低、心率加快、尿少，严重者可出现休克表现。中心静脉压（CVP）的变化可早于动脉压的变化，较低则提示容量不足。

2）一般情况：在休克发生早期，由于脑组织血流灌注降低，患者的精神状态可发生改变，如淡漠、昏迷、嗜睡等；末梢灌注不足可出现四肢发冷、甲床与口唇发白。

3）肺部听诊：对于胸腔内的出血，可行肺部听诊进行辨识。

4）腹部触诊：对于腹腔出血，可行移动性浊音检查对腹腔内液体量进行判断。

5）引流管：很多手术术后都会在手术区域，包括重要血管所在区域放置引流管。对引流液性状及量的观察有助于对术后出血进行早期诊断。时刻保持引流管通畅是关键。

6）胃管：上消化道手术中，由于吻合后无法准确及时确定消化道内有无出血情况，常需留置胃管。在对胃管负压保持通畅的情况下，可判断消化道内有无活动性出血。

2. 辅助检查

（1）血常规：我们重点关注血红蛋白，在考虑存在出血的情况下应动态关注，以判断是否存在进行性出血以及出血量；此外还应关注血小板，以辅助判断出血原因。

（2）凝血：对凝血各项目的关注有助于我们对患者目前的凝血机制进行判断，辅助判断出血原因。同时，各项凝血数值也可诊断或排除弥散性血管内凝血（DIC）等严重问题。

（3）乳酸：血容量降低时，由于组织灌注不足，将导致乳酸升高。

（4）B超：通过对切口、胸腔、腹腔等腔隙的观察，对出血区域进行大致的判断。

（5）CT：对于B超无法准确判断的原因，必要时行CT检查。

（6）胃/肠镜：对于高度可疑的消化道内出血，可行胃/肠镜进行检查，兼具内镜下止血功能。

（7）胸片：当于胸腔存在出血及大量渗出时，胸片可协助诊断。

（8）尿、便潜血检查：可发现患者隐匿出血。但对于泌尿系或消化道术后患者，尿及便常规出现潜血阳性属正常现象。

3. 鉴别诊断 对于术后出血的患者，通过手术情况及辅助检查，对出血大致原因应不难判断，但当务之急应对以下两个问题进行准确判断，以决定手术指征与手术时机。

（1）出血量及速度

1）在浓度无明显改变的情况下，血红蛋白下降1g/L 约失血 300～400ml，可借此大致判断失血总量。

2）短期内血压下降、心率升高，则提示出血量较大；补液与输血后未有改善，考虑出血速度较快。

3）引流管鲜血流出较快，可达到 100～200ml/h 以上，提示出血速度较快。

4）患者短期内持续呕血、黑便，提示出血量较大、速度较快。

（2）有无活动性出血

1）复查血红蛋白仍发现下降较快，且无法用血液稀释解释。

2）经过治疗后，患者情况未见明显改善，包括症状、体征。

【治疗】

1. 输液 对于进行性出血，短期内有效补液是维持血流动力学的关键。临床上建议快速滴注等渗液或平衡盐溶液，并间断输注胶体，以维持循环容量。整个过程应间隔较短时间测量血压及心率，以判断容量变化。

2. 输血 对于大量失血，仅仅输液是不够的，若血红蛋白低于 70g/L，应考虑输注血制品，以保证血液的携氧能力，维持器官组织功能。

3. 止血药物 止血药物包括作用于血管的药物，如垂体加压素以及局部应用的去甲肾上腺素等，还有抗纤维蛋白溶解药、凝血酶等。对于外科出血，止血药物的应用不能作为主要治疗，大血管的出血难以靠药物有效制止。

4. 介入治疗通过介入的方法可发现出血原因，并对出血的动脉进行栓塞止血，避免二次手术。但介入治疗存在失败的可能性，止血成功后也存在再次出血风险。

5. 手术治疗对于进行性出血，我们很难准确判断出血是否会停止，在进行补液、输血、药物止血等治疗的同时，要做好手术的准备。根据患者的基本情况与出血原因，及早行手术止血，以免失血过多导致血流动力学不稳定后增加手术风险。

第三节　疼　痛

【概述】

多数患者术后都会经历疼痛，多由于手术时组织创伤所致的炎症刺激所导致，或手术本身对神经组织有切断、牵拉等损伤。控制术后疼痛将减少患者的痛苦，获得较早的活动与较好的恢复，缩短住院时间，亦可提高患者的满意度。美国疼痛学会曾将疼痛列为与呼吸、脉搏、血压、体温并列的第五大生命体征。

【诊断要点】

1. 病史与体检

（1）病史

1）基础疾病：一些基础状况会增加镇痛药物使用的危险因素。例如，上消化道溃疡、出血史，心脑血管疾病史，肾功能障碍，凝血机制异常等均有增加 COX 抑制剂的使用风险。

2）用药情况：对于术前有慢性癌痛的患者，可能已长时间使用止疼药。手术虽然对病灶进行了清除，但疼痛仍可能持续一段时间。术后疼痛用药也应参考术前药物的使用情况。

3）手术情况：一般来说，手术的大小对于疼痛的轻重有一定的影响。局麻下的肿物切除手术、腹股沟疝修补术、腹腔镜探查术等一般会导致轻度疼痛；开腹探查术、胆囊切除术等通常导致中度疼痛；而开胸、开腹等恶性肿瘤根治手术，大血管手术，肝移植等手术会导致重度疼痛。对手术大小的判断有利于对术后疼痛强度与持续时间的判断，以指导用药。

（2）体格检查

1）疼痛评分：疼痛常用的评估方法包括：①数字评价量表法：0分为无痛，1~3分为轻度疼痛，4~6分为中度疼痛，7~9分为重度疼痛，10分为剧烈疼痛，由患者自己选择最符合自己的分数；②视觉模拟评分：100mm的尺子一端表示无痛，一端表示最剧烈的疼痛，由患者标记符合自己的位置；③面部表情量表法：通过对面部表情的观察来评价疼痛程度，多适合于有交流困难的人。

2）生命体征：疼痛可对生命体征造成一定影响，如胸部及上腹部手术的疼痛可以引起呼吸浅快，也可引起心率加快、血管收缩、心脏负荷增加等，而当这些情况出现时，应及时镇痛，以去除引起生命体征波动的疼痛因素，以免耽误对病情的判断，漏诊严重并发症等。

3）触诊：当患者诉疼痛时，应对局部进行触诊，例如对于腹部手术后腹痛的患者，我们应对腹部触诊，以判断是局部的切口疼痛，还是腹腔内的广泛疼痛，是否伴有腹胀等，以排除腹腔感染或肠梗阻等并发症。

4）听诊：术后胸痛的患者，应对其进行肺部听诊，以除外气胸、肺炎等；腹部听诊肠鸣音可协助对腹痛的原因进行判断。

2. 辅助检查 通常情况下，疼痛的诊断主要靠患者主观陈述及对患者表情的观察。但当疼痛诊断较为明确时，辅助检查可协助对病因进行判断。

（1）血常规：炎症刺激可引起疼痛，感染的炎症反应可刺激产生疼痛，如术后腹腔感染所致的腹膜炎。血象的变化可协助判断疼痛的原因。

（2）生化及凝血：主要以鉴别非外科原因导致的疼痛，例如，胸痛时应查心肌酶及D-二聚体以除外心血管意外及肺栓塞等。

（3）B超：通过对切口、胸腔、腹腔等腔隙的检查，可观察到积液、血肿等，对疼痛的原因进行辅助判断。

（4）CT：对于B超无法准确判断的原因，必要时行CT检查。对于恶性肿瘤患者，CT可协助判断肿瘤的进展及复发情况，协助判断疼痛原因。

【治疗】

对于疼痛患者，首先要判断疼痛的原因，若由感染等并发症所导致，应积极治疗病因。以下单纯讨论疼痛的对症治疗：

1. 疼痛治疗三阶梯　WHO的三阶梯止痛治疗最初针对于癌痛，现广泛应用于癌痛及诸多慢性疼痛，主要有如下原则：

（1）口服给药：对于不能口服的患者可选择其他给药方式。

（2）按阶梯用药：①轻度疼痛可选用非甾体抗炎药（NSAIDS）；②中度疼痛可选用弱阿片类药物，与非甾体抗炎药可合用；③重度疼痛可选用强阿片类药物，与非甾体抗炎药可合用。

（3）按时用药：指在用药规定内有规律地间隔给药。

（4）个体化给药：根据个体化差异，由小剂量逐步加到理想剂量。

（5）注意具体细节：对患者加强监护，注意药物的相互作用及不良反应，及时采取必要措施。

2. 多学科协作　患者围术期的止疼要由外科、麻醉科、重症医学科等共同协作完成，病房护理团队也会参与对患者进行疼痛程度的常规记录，以及疼痛宣教。

3. 常用方式

（1）全身给药：口服给药较方便，患者可自行服用，适用于非胃肠道手术患者；肌肉及静脉给药起效较快，但单次剂量较大，不良反应较明显。

（2）局部给药：在手术结束前，对切口进行局部浸润镇痛药物，可减少术后疼痛，或减少术后镇痛药物剂量。

（3）自控镇痛：硬膜外自控镇痛主要用于胸背部及以下区域镇痛，效果较好，不良反应也较低；经静脉的自控镇痛操作较方便，但全身给药不良反应较大。

（4）多模式镇痛：包括药物机制以及给药方式的多模式镇痛，可以起到协同作用，并减低不良反应。

4. 常用药物

（1）非甾体抗炎药：是一类具有解热、镇痛、抗感染作用的药物，主要机制是抑制环氧化酶（COX）及前列腺素的合成，达到镇痛效果。该类药物均存在天花板效应，在日限量基础上增加剂量不会增加疗效，反而增加不良反应。①对乙酰氨基酚：常用药物，单独使用时可用于轻度疼痛，合用时可适于中到重度疼痛。通常剂量为每 4 ~ 6 小时口服 10 ~ 15mg/kg，每日单独使用剂量不超过 4000mg。②非选择性 NSAIDS 类药物：常用药物包括缓释布洛芬、缓释双氯芬酸、美洛昔康、氯诺昔康等，用于患者的轻、中度疼痛。由于抑制了前列腺素对消化道的保护作用，对具备以下因素的高危患者镇痛时应注意，如大于 65 岁、消化道溃疡或出血史、心脑血管疾病史、肾功能障碍、凝血障碍、服用激素等。③选择性 COX-2 抑制剂：常用药物有塞来昔布、帕瑞昔布等，不影响血小板功能，消化道损伤低于 NSAIDS 类药物。

（2）曲马多：中枢性镇痛药，可抑制中枢 5-HT 和去甲肾上腺素的再摄取，可与阿片受体结合，但亲和力较弱，国内学者倾向于不划为弱阿片类药物。曲马多可于术前 30 分钟静脉注射 2 ~ 3mg/kg，术后无论自控镇痛或是口服，日剂量不超过 400mg。恶心、呕吐、眩晕等是主要不良反应。曲马多与非甾体抗炎药及选择性 COX-2 抑制剂有协同作用。

（3）阿片类药物：是术后治疗中重度疼痛的常用药物，镇痛作用较强，没有"天花板效应"。弱阿片类药物包括可待因、双氢可待因等，多用于中度疼痛。强阿片类药物包括吗啡、芬太尼、哌替啶、羟考酮等，用于重度疼痛。但临床使用中，药物划分与阶梯使用并不绝对，根据欧洲共识，曲马多以及低剂量的羟考酮（≤20mg/d）、吗啡（≤30mg/d）属于2阶梯用药。①吗啡：因其有效且廉价，成为 WHO 治疗成人与儿童疼痛的基本药物名录中唯一的阿片类药物。用药后 1～2 小时达到血药浓度峰值，半衰期 2～3 小时，镇痛作用可持续 4～5 小时。常见不良反应包括镇静、恶心、头晕。②羟考酮：口服生物利用度较高，吸收几乎不受食物种类及胃肠道影响。与吗啡相比，羟考酮与 κ 受体的亲和力更强，对于内脏痛的疗效更优。药物单剂作用可持续 3～4 小时，控释剂作用可持续 12 小时。③芬太尼：是吗啡的合成衍生物，镇痛作用约为吗啡的 100 倍。芬太尼可用于静脉止痛，目前较多使用的是透皮贴剂，可避免肝脏的首关效应，避免在胃肠道的高浓度，一次用药维持时间可达 72 小时，较为方便。但使用时请注意，避免置于热灯、电热毯环境中，以加速贴剂药物释放而造成危险。④哌替啶：即杜冷丁，与吗啡镇痛机制类似，镇痛作用为吗啡的 1/10～1/7。由于哌替啶作用时间较短（2～3 小时），而在体内蓄积时间长，易导致神经毒性等弊端，哌替啶不推荐用于慢性疼痛的治疗。

（4）盐酸消旋山莨菪碱：俗称山莨菪碱，抗 M 胆碱药，与通常意义的止痛药机制不同，但在胃肠绞痛、胆绞痛、肾绞痛时使用可解除平滑肌痉挛，达到镇痛效果。该药禁用于颅内压增高、脑出血急性期、青光眼及前列腺肥大者，不明原因的肠梗阻、急腹症诊断未明确时，不应轻易使用。

（李子禹　薛 侃）

第二部分

普通外科

第一章

普通外科基本情况

外科，英文名 surgery，来自于拉丁文 Chirurgia，由希腊文 cheir（手）和 ergon（工）组合而成。外科的诞生与发展是一个漫长的历程，直到 19 世纪 40 年代，麻醉方法、灭菌无菌技术和输血的先后应用，解决了手术疼痛、伤口感染和出血等问题，加上人体解剖学的发展，外科学才开始出现真正的进展。

初期外科医师没有分科的观念，随着科学技术的发展，20 世纪初，骨科、神经外科、泌尿外科、胸心外科等逐渐从外科中脱离，之后的外科，成为一个独立的分科，涵盖面广，统称为普通外科。

现代外科学传入我国已有百余年的历史，早期进展缓慢。20 世纪初期，我国的外科学仍处于萌芽阶段，外科只限于极少数的教会医院，"南湘雅、北协和"便是当时教会医院的代表。20 世纪中期，随着西方文化的进入，相继产生了一批外科学界的领军人物，如沈克非、黄家驷、裘法祖、吴阶平、傅培彬等，在外科学领域中发挥了重要作用，他们在实践中分化出我国的普通外科学。新中国建立以后，各省、自治区、直辖市分别建立了高等医学院校，逐步有了比较完整的外科学体系。"文化大革命"之后，随着改革开放，我国普通外科学迎来了飞跃发展，普通外科医师队伍不断发展壮大，技术不断得到普及，并且在普及的基础上有了显著的提高。

21世纪以来，国内普通外科走向亚专科化，逐渐分出乳腺、胃肠、结直肠、肝脏、胆道、胰腺、甲状腺、疝、血管外科等各个亚专科，普通外科的发展速度前所未有。在当今外科领域中最具有代表性的发展方向是微创外科技术和器官移植，目前我国普通外科每年微创手术例数世界第一，器官移植总例数位居世界第二。

就目前国内而言，各大学附属医院普通外科的亚专科化较为普遍，多分为胃肠、肝胆胰和甲乳（甲状腺和乳腺）等亚专科，部分医院仍保留原有的肿瘤外科。县级医院普通外科是否也要走亚专科的道路，仁者见仁，智者见智。我国各县级医院水平参差不齐，分与不分，与客观条件，包括经济发展、技术改进、人才培养、医院规模和患者数量等密切相关。事物发展是不随主观意愿而定的，时机成熟，水到渠成，而盲目跟随，即使分了亚专科，也是有其名而无其实。

"郡县治，天下安"。县级医院是基层广大人民群众健康和疾病防治的重要环节，普通外科在其中更是占有重要地位，要先"全"后"专"。县级医院普通外科医师的发展，需循序渐进，可以有三个医疗层面：第一层，普通外科医师，能熟练诊断和治疗该地域普通外科常见病、多发病；第二层，经过亚专科培训的普通外科医师，能处理比较常见但较复杂的亚专科病例；第三层，普通外科亚专科医师，具有专科特色，能诊治亚专科领域内较复杂的常见病和多发病。

21世纪科学技术日新月异，县级医院普通外科依旧要重视"基本知识、基本技能和基础理论"的培训，严于术前，精于术中，勤于术后，追求更精确的手术、更少的并发症和更好的疗效，树立良好的医德医风，全心全意为患者解除疾苦。

（臧潞）

第二章

甲状腺乳腺疾病
概论

甲状腺乳腺外科是外科系统的重要分支，其主要特点是结节发病率高，发病与内分泌环境相关，女性发病率显著高于男性。据统计，体检发现甲状腺乳腺结节的几率可高达30%~50%，在所有恶性肿瘤中，我国甲状腺癌的发病率居第四位，男女发病比例为1:5，乳腺癌发病率女性第一位，全部人口发病率仅次于肺癌，居第二位，男女发病比例为1:100。

1. 甲状腺结节和乳腺结节的良恶性鉴别和手术指征体检和临床发现甲状腺结节和乳腺结节比例很高，但由于良恶性结节治疗原则的不同，因此鉴别良恶性非常重要。良性结节除少数情况下需要手术外多可以随访观察。正确鉴别结节良恶性既可以避免治疗不足导致的病情延误，还可以避免过度治疗给患者带来不必要的痛苦。以下几种情况通常需要考虑手术：

（1）结节进行性增大或短期内突然增大，如：最大径超过30%且绝对值超过2mm；

（2）结节可疑恶性；

（3）肿瘤较大有局部压迫症状或影响美观；

（4）胸骨后甲状腺肿及副乳腺肿块多数情况下需要手术；

（5）甲状腺瘤（滤泡性肿瘤和嗜酸性腺瘤）和乳腺导管内瘤；

2. 常用的影像学检查和细胞组织学检查

（1）超声和超声造影检查对诊断甲状腺乳腺疾病的价值：超声和超声造影检查是临床上发现和鉴别甲状腺及乳腺疾病的重要手段，对于边界不清、毛刺征或蟹足征、纵横比＞1、肿瘤内有丰富混杂血流信号、伴有多发密集钙化的低回声结节尤其应警惕恶性可能。

（2）磁共振对诊断甲状腺乳腺疾病的诊断意义：磁共振检查有助于鉴别甲状腺结节和乳腺结节的性质，乳腺磁共振增强扫描的动态增强曲线呈速升平台或速升下降型对乳腺癌有一定的诊断价值。此外，颈部磁共振和腋窝的磁共振还可以帮助医生了解肿瘤与周围组织的毗邻关系，更好地术前评估手术范围和决定手术方式。

（3）乳腺X线检查对乳腺肿块鉴别良恶性的意义：乳腺X线检查有助于发现高密度肿块，对于边界不清、有毛刺征、形态不规则、伴有细小密集钙化灶的高密度肿块应怀疑恶性可能。此外，乳腺X线检查是评估钙化的理想检查，可以很清楚地评估钙化的分布特点和密集程度，有助于发现很多其他检查难以发现的早期乳腺癌和原位癌。

（4）细针穿刺细胞学和粗针活检：细针穿刺细胞学和粗针活检对甲状腺结节和乳腺结节的诊断价值很大，但有一定的阴性率，穿刺组织洗脱液的一些生化鉴定有助于协助诊断，超声引导下穿刺可以提高诊断成功率。

（黄　韬）

第一节　甲状腺良性疾病

【概述】

甲状腺是人体重要的内分泌器官之一，甲状腺良性疾病主要包括功能异常、甲状腺肿大和甲状腺结节，一般好发于女性。功能异常以全身症状为主，可能会伴有甲状腺肿大；而甲状腺肿大和甲状腺结节则以颈前区肿物和压迫产生的局部症状为主；颈部疼痛一般少见，可发生于急性或亚急性甲状腺炎，以及甲状腺结节快速增大时。临床上需要接受外科治疗的主要以甲状腺结节为主。

【诊断要点】

1. 临床诊断依据

（1）临床表现：甲状腺功能亢进会出现心慌、多汗、烦躁易怒、易饿消瘦、手颤等高代谢和神经兴奋性增高的全身症状，原发性甲亢还会伴有突眼症；甲状腺功能减退则表现为淡漠、食欲下降、黏液性水肿、畏寒等低代谢和神经兴奋性减低的全身症状。

甲状腺结节和甲状腺肿大除了颈前区肿块以外多无自觉症状，当甲状腺病变压迫或侵袭周围组织器官时可出现声音嘶哑、呼吸困难和吞咽梗阻等症状。

（2）体格检查：颈前可以触及无痛性，能随吞咽上下移动的肿物，肿物较大时可伴有气管向健侧偏移。颈侧方触及多发淋巴结肿大时也应考虑与甲状腺有关。

2. 辅助检查

（1）颈部超声检查和甲状腺功能检测是必需的检查。其中颈部超声是评估甲状腺结节性质的首选检查，包括1cm以下的甲状腺结节；当超声检查难以判断甲状腺结节性质时，可以辅以细胞学检查，超声引导下的细针穿刺检查对于5mm以上的甲状腺结节一般都能完成。甲状腺功能检测能准确反映甲状腺是否存在功能异常，以及异常的类型和程度。

（2）CT、MRI一般用于巨大或者坚硬固定的甲状腺肿物，以及伴有多发颈部淋巴结肿大时。主要用于判断甲状腺肿物与周围重要器官（特别是气管）的关系，甲状腺的下缘（胸骨后甲状腺肿），肿大淋巴结与血管的关系以及分布范围等。

（3）伴有声音嘶哑时还需用喉镜检查声带，伴有吞咽梗阻时还需行食管检查。

3. 鉴别诊断

（1）青春期甲状腺肿：发生于青春期，甲状腺肿大常不明显，质地正常偏软，可伴有轻度的甲状腺功能异常，不伴有甲状腺结节。

（2）桥本病：可发生于各个年龄阶段，中青年多见。临床可表现为甲状腺无痛性肿大，质地中等或较硬且不均匀，甲状腺功能检测可发现甲状腺相关抗体明显增高，可伴有进行性甲状腺功能减退或甲状腺结节。

（3）亚急性甲状腺炎：表现为疼痛性颈前肿物，发病前常有上呼吸道感染史，甲状腺区触痛明显，超声检查显示甲状腺内有片状低回声区，可伴有一过性甲状腺功能异常。

（4）甲舌囊肿：表现为颏下无痛性肿物，可缓慢增大，位于甲状软骨上方，质地囊性。

（5）甲状旁腺肿瘤：超声检查可以提示肿物位于甲状腺背侧以及甲状腺以外，检查甲状旁腺功能、血清钙水平和甲状旁腺 ECT 可有阳性发现。

【治疗】

1. 非手术治疗　单纯的甲状腺功能异常多不需要手术治疗。甲状腺功能亢进可以给予抗甲状腺药物或^{131}I 治疗；甲状腺功能减退则给予适量左甲状腺素进行替代治疗。

2. 手术治疗

（1）适应证：甲状腺功能亢进非手术治疗无效或复发；甲状腺结节考虑为恶性或恶性可能；甲状腺或甲状腺结节肿大明显，位于胸骨后或伴有压迫症状。

（2）术前准备：完善常规术前检查。行甲状腺及颈部淋巴结超声检查，必要时加做颈部 CT 或 MRI；电子喉镜检查声带运动情况，气管软化试验了解气管有无软化可能。甲状腺和甲状旁腺功能检测。

（3）手术方式：根据甲状腺结节的分布和性质，选择甲状腺单侧或双侧腺叶全切或近全切，如果术前未行细胞学检查明确性质可在术中进行冷冻切片检查。根据颈部淋巴结超声检查结果以及术前或术中甲状腺结节的诊断结果，决定是否需要进行淋巴结清扫和清扫范围。

（4）术后观察要点：术后 24 小时内重点观察患者有无颈部肿胀、呼吸困难以及引流情况，少量活动性出血可给予局部压迫止血；如怀疑有明显活动性出血或颈部血肿形成，需及时打开伤口以免窒息。其他还需注意患者术后有无发声改变、饮水呛咳和手足麻木、抽搐等症状，如果术中注意保护了喉上神经、喉返神经和甲状旁腺，则上述症状多能在术后 1～3 个月内恢复，恢复期间给予对症治疗，如鼓励练习发声、神经营养药物和钙剂补充等。

（5）术后随访：注意长期监测甲状腺功能并给予左甲状腺素替代治疗。

【注意要点】

1. 喉上神经和喉返神经　术中必须始终紧贴甲状腺操作。特别是对甲状腺或甲状腺结节肿大明显的患者，随着甲状腺的游离和牵拉，喉返神经可能会明显偏离正常的解剖位置，只有始终紧贴甲状腺操作，才能有效地避免损伤神经。如果术前或术中发现肿瘤侵犯喉返神经无法分离，可考虑离断后重新吻合神经。要特别小心避免损伤双侧的喉返神经，这样会引起双侧声带固定于正中位，导致术后出现呼吸困难甚至窒息。

2. 甲状旁腺　上极甲状旁腺的位置一般比较固定，在平行于或稍高于环状软骨下缘的水平，容易被识别和保留。下极甲状旁腺应首先尝试寻找并保留其血管蒂，如果不能原位保留需将其分离出行自体种植。识别困难时可考虑术前使用纳米碳等材料负染甲状旁腺，帮助我们术中识别保护。尽量避免甲状旁腺的双侧切除和种植以减少低钙血症的发生。所有切除的标本在送病理检查前都应需要仔细寻找有无甲状旁腺被切除。

3. 特殊类型的颈部肿物　如食管憩室和气管囊肿，两者均属于胚胎期发育异常。但是术前超声检查常常难以与甲状腺结节相区分，如术中发现肿物位于甲状腺背侧且与甲状腺关系不密切时，应慎重处理，以避免出现神经损伤或术后食管狭窄、食管瘘。

（黄　韬）

第二节　甲状腺癌

【概述】

1. 甲状腺癌　是指来源于甲状腺上皮的恶性肿瘤。它是全球范围内发病率上升最快的恶性肿瘤。2012 年，其发病率已列韩国女性恶性肿瘤的第一位，在我国位列第 4 位。甲状腺内质地硬而固定、表面不平、移动性较小的肿块是各型甲状腺癌的共同表现；有的患者甲状腺肿块不明显，因发现转移灶（常为颈部淋巴结肿大）而就诊。

2. 甲状腺癌　病理类型分为乳头状癌（PTC）、滤泡状癌（FTC）、髓样癌（MTC）、未分化癌四种。前两者合称为分化型甲状腺癌（DTC），超过 90% 的甲状腺癌为 DTC。乳头状癌以颈部淋巴结转移为主，早期较易出现颈淋巴结转移，发生率为 21% ~ 90%；滤泡状癌以血道转移为主，颈部淋巴结转移发生率为 10%；髓样癌既有淋巴结转移，又有血道转移。

3. 甲状腺癌的危险因素

（1）童年期头颈部放射线照射史或放射性尘埃接触史；

（2）全身放射治疗史；

（3）有 DTC、MTC 或多发性内分泌腺瘤（multiple endocrine neoplasia，MEN）Ⅱ型、家族性多发性息肉病等既往史或家族史；

（4）男性。

【诊断要点】

1. 病史与体征

（1）病史：患者常因甲状腺肿块、颈部淋巴结肿大而就诊。如果上述症状是逐渐出现，而患者的年龄在 40 岁以下，则腺癌的可能性较大；如果短期内出现上述症状，则未分化癌的可能性较大。

除肿块增长明显外，还伴有侵犯周围组织的特性，晚期可产生声音嘶哑、呼吸及吞咽困难，以及交感神经受压引起 Horner 综合征及侵犯颈丛出现耳、枕、肩等疼痛和局部淋巴结及远处器官转移等表现。

髓样癌尚可有腹泻、颜面潮红、低钙血症等表现；应排除Ⅱ型多发性内分泌瘤（MEN-Ⅱ）；对合并家族史和出现腹泻、颜面潮红、低钙血症时注意不要漏诊。

（2）体征：

1）甲状腺肿块：肿块常为无痛性、质地硬、表面不平、随吞咽上下移动范围较小。这是各型甲状腺癌的共同表现。

2）颈淋巴结肿大：临床常见，甚至为首发临床表现。

3）其他：如局部皮肤侵犯、破溃；气管受压迫、移位，甚至呼吸道梗阻表现等。

2. 辅助检查

（1）实验室检查：所有甲状腺肿块患者均须检查甲状腺功能，可检测降钙素（Ct）、甲状旁腺素（PTH）。

（2）B超：对甲状腺肿块，应首选行高分辨率超声检查，必要时行三维弹性成像、超声造影检查。甲状腺癌超声表现为显著低回声、微小钙化、边缘不规则、纵径大于横径、血供丰富、可疑淋巴结转移等。

（3）X线、CT、MRI检查：就早期发现甲状腺癌及鉴别甲状腺肿块良、恶性而言，它们并不优于B超，但有助于了解肿瘤的解剖位置、局部侵犯情况、是否为胸骨后甲状腺、纵隔淋巴结转移情况、有否远处转移等。

（4）核素显像：了解甲状腺肿块吸碘能力及血流情况。甲状腺癌常表现为冷结节、凉结节，但不能据此诊断或排除甲状腺癌，尤其是对于儿童患者。

（5）甲状腺细针穿刺活检（FNAB）：是术前评估甲状腺结节良恶性敏感度和特异度最高的方法。术前 FNAB 诊断甲状腺癌的敏感度为83%（65%～98%），特异度为

92%（72% ~ 100%），阳性预测率为 75%（50% ~ 96%），假阴性率为 5%（1% ~ 11%），假阳性率为 5%（0 ~ 7%）。

3. 鉴别诊断　甲状腺癌主要与下列 3 种甲状腺疾病鉴别：

（1）亚急性甲状腺炎：由于在数日内发生甲状腺肿胀，容易引起误诊。要注意病史中多有上呼吸道感染；血清中 T_3、T_4 浓度增高，但放射性碘的摄取量却显著降低，这种分离现象很有诊断价值。试用小剂量泼尼松后，颈部疼痛很快缓解，甲状腺肿胀随即消失，也是值得推荐的鉴别方法。

（2）慢性淋巴细胞性甲状腺炎（桥本甲状腺炎）：由于甲状腺肿大，质硬，也可以误诊为甲状腺癌。此病多发生在女性，病程较长，甲状腺肿大呈弥漫性、对称，表面光滑。试用左甲状腺素后腺体可明显缩小。

（3）乳头状囊性腺瘤：由于囊内出血，短期内甲状腺腺体迅速增大，特别是平时忽略了有甲状腺结节存在者更容易误诊。病史中常有重体力劳动或剧烈咳嗽史。

【治疗】

一、甲状腺癌的治疗方法

包括手术治疗、^{131}I 治疗、TSH 抑制治疗、外照射、靶向治疗、化学治疗等。

1. 手术治疗是除了未分化癌以外各型甲状腺癌的基本治疗方法，包括传统手术和腔镜手术。手术切除包括甲状腺切除、颈部淋巴结清扫、（必要时）联合器官切除、转移病灶切除。切除范围基本要求：患侧腺叶及峡部切除 +（单侧或双侧）Ⅵ组淋巴结清扫。甲状腺癌最小切除范围：患侧腺叶及峡部切除。

2. ^{131}I 治疗用于 DTC 术后的"清甲治疗"、"清灶治疗"及术后复发转移的治疗。

3. TSH 抑制治疗用于 DTC 术后的治疗。

4. 外照射用于未分化型甲状腺癌的治疗。

5. 靶向治疗用于常规治疗无效且病情处于进展状态的患者。

6. 化学治疗仅作为姑息治疗或其他治疗手段无效后的尝试治疗，不作为常规治疗手段。

二、术前准备

1. 常规准备　喉镜检查，颈部 X 线、CT 或 MRI，检测血清 Ca^{2+}，备血，必要时行气管软化试验、检测甲状旁腺素（PTH）、降钙素（Ct）等。

2. 特殊准备　合并甲状腺功能亢进者，予抗甲亢药物治疗 2～4 个月，待甲亢症状控制后再手术。若甲状腺肿大在Ⅱ°以内，术前可不服用复方碘溶液进行术前准备。

3. 相关科室会诊必要时请相关科室会诊，如麻醉科等。

三、各型甲状腺癌的治疗

（一）DTC 的治疗

1. 甲状腺切除　包括甲状腺全切除或近全切除术；甲状腺腺叶及峡部切除术等，具体如下：

（1）甲状腺全切除或近全切除术（即保留小于 1g 的正常腺体）：

1）适应证：①童年期有颈部放射性照射史或放射性尘埃接触史；②原发灶最大直径 >4cm；③多癌灶，尤其是双侧癌灶；④不良的病理亚型，如 PTC 的高细胞型、柱状细胞型、弥漫硬化型、实体亚型，FTC 的广泛浸润型，低分化型甲状腺癌；⑤已有远处转移、术后需行[131]I 治疗；⑥伴有双侧颈部淋巴结转移；⑦伴有腺体外侵犯（如气管、食管、颈总动脉或纵隔转移）。

2）相对适应证：肿瘤最大直径 1～4cm，伴有甲状腺癌高危因素或合并对侧甲状腺结节。

（2）甲状腺腺叶及峡部切除

1）适应证：局限于一侧腺叶内、单发的 DTC，并且原发肿瘤≤1cm、复发危险度低、无童年头部放射接触史、无颈部淋巴结转移和远处转移、对侧腺叶内无结节。

2）相对适应证：①局限于一侧腺叶单发的 DTC，并且肿瘤原发灶≤4cm、复发危险度低、对侧腺叶内无结节；②微小浸润型 FTC。

2. 颈部淋巴结清扫

（1）Ⅵ组淋巴结：应常规清扫。常清扫单侧，必要时清扫双侧。

（2）侧颈区淋巴结：只行治疗性清扫；不作预防性清扫。术式分为改良颈淋巴结清扫、传统颈淋巴结清扫。

3. ^{131}I 治疗　理论上，除了 $T_1N_0M_0$ 外，各期均可行^{131}I 治疗。

4. TSH 抑制治疗　常规治疗。术后应及时给予 TSH 抑制治疗；需行^{131}I 治疗者，待治疗结束后给予。给予左甲状腺素（L-T_4）空腹顿服；根据 TSH、T_3、T_4 等水平调整剂量；同时进行双风险（服用 L-T_4 风险、复发风险）评估。TSH 抑制于 $0.1 \sim 0.5$mU/L；必要时 TSH 可低于 0.1mU/L 或高于 0.5mU/L，但不能超过 2mU/L；而 T_3、T_4 等在正常值范围。$5 \sim 10$ 年后如无复发，可仅行替代治疗。

（二）MTC 的治疗

手术方式与 DTC 相同。必要时予 L-T_4 替代治疗。术后不行^{131}I 治疗、TSH 抑制治疗。

（三）未分化癌的治疗

主要是外照射治疗。如肿瘤可切除，可手术切除。

四、手术并发症

常见手术并发症有：出血、切口感染、呼吸困难甚至窒息、甲状旁腺损伤（一过性或永久性低钙血症）、喉返神经损伤、喉上神经损伤（外侧支、内侧支）和麻醉相关的并发症等。

五、术后康复

1. 术日即可下床活动。可进半流食或普食。

2. 术后第 1 天、3 天、30 天查 PTH、血清钙等，若低钙血症，予补钙治疗［静脉和（或）口服］，直至正常。

3. 术后 3 周开始进行颈部功能锻炼，直至术后 3~6 个月。

4. 术后需行 ^{131}I 治疗者，术后不予 L-T_4 治疗，低碘饮食至少 1~2 周，避免应用含碘造影剂和药物（如胺碘酮等），直至治疗结束。

5. 术后随访：应定期复查甲状腺功能、甲状腺球蛋白（TG）、抗甲状腺球蛋白（TGAb）、颈部 B 超、X 线等。

6. 予 L-T_4 治疗后（初始剂量由 12.5~100μg/d 不等，须根据患者具体情况而定），1 个月至 1 个半月复查甲状腺功能，据此调整 L-T_4 药量。术后 1 年内，每 2~3 个月左右检测 TSH 等；术后 2 年内，每 3~6 个月左右检测 TSH 等；术后 5 年内，每 6~12 个月左右检测 TSH 等。

【诊治要点】

1. 甲状腺肿块患者，常规行甲状腺功能、B 超检查。

2. 临床可疑甲状腺癌者，应定期复查颈部 B 超（每 3~6 个月），若肿块增大（体积增大 50% 以上，或至少有 2 条径线增加超过 20% 并且超过 2mm），则手术治疗。或者进行 TSH 部分抑制治疗 3~6 个月，若肿块不缩小甚至增大者，应手术治疗。

3. 甲状腺肿块迅速、进行性增大者，应考虑为甲状腺未分化癌可能，不应手术治疗，可行粗针穿刺活检，结合免疫组织化学检测，常可确诊。

4. 合并高血压、高血清钙者，应警惕甲状腺髓样癌合并嗜铬细胞瘤、甲状旁腺功能亢进（MEN-Ⅱ型存在）的可能。

5. 喉返神经损伤的避免这是甲状腺手术的难题之一。可采取"解剖法"（即常规解剖喉返神经）、"避开法"（即操作时紧贴甲状腺腺体，避开喉返神经），有条件可借助喉返神经探测仪来避免损伤喉返神经。无论采取何种方法，术中均应解剖精细、术野清净、辨认精准、操作精巧。

6. 甲状旁腺功能减退的避免　这是甲状腺手术的另一难题。保护甲状旁腺，应遵循"1＋X"原则，至少原位保留（即保留甲状旁腺的供血血管）一枚甲状旁腺。术中辨认甲状旁腺的方法有二：一是肉眼观察辨认（这是最重要的方法），二是通过纳米炭负显影辨认保护技术辨认。找到甲状旁腺后，用非可吸收线将之标记，并尽可能原位保留。若将其误切或发现其血供不满意，应采用"颗粒包埋法"或"匀浆注射法"将之移植于颈部带状肌、胸锁乳突肌或前臂。

7. 术后呼吸困难、窒息的防治　术中应探查气管有无软化，必要时行气管悬吊术；术中仔细止血，减少对气管、喉部的刺激，放置颈部引流管。术后床边常规备气管切开包。

8. Ⅶ组淋巴结肿大　肿大的Ⅶ组淋巴结常可从颈部切口进行清扫；此时应仔细分离、结扎、切断、确切止血，防止切断后再出血。切忌盲目操作，以避免损伤上纵隔的血管，造成难以控制的出血。

9. 术中可疑甲状腺癌　术中可疑甲状腺癌，而无病理诊断支持者，行甲状腺腺叶及峡部切除术。

10. 追加二次手术　需追加二次手术者，应在第一次手术后数日内或3个月后进行。

11. 甲状腺恶性淋巴瘤　术前、术后病理诊断为"甲状腺恶性淋巴瘤"者，按"（淋巴）结外恶性淋巴瘤"处理，予以化学治疗等，不需要手术治疗。

12. 发生远处转移的处理　DTC患者发生远处转移，仍应积极切除甲状腺、清扫淋巴结，甚至切除可切除之远处转移灶，为^{131}I治疗创造有利条件；尤其是对儿童甲状腺癌患者。

13. 术前呼吸困难、窒息的处理　予气管插管或行气管切开术。

【妊娠期甲状腺癌的处理】

1. 妊娠期 DTC 患者的处理

（1）妊娠期可以行甲状腺结节 FNAB，如考虑良性可能性大，则随访，或推延至产后进行处理，禁行核素扫描及治疗。

（2）妊娠期 DTC 的预后与未妊娠者相似，因此可推迟至产后行手术治疗；对暂不手术者，每 3 个月复查 B 超，检查肿瘤生长速度。给予 L-T_4 抑制治疗，治疗目标血清 TSH 在 0.1~1.5mU/L。

（3）如果 DTC 肿瘤在妊娠前半期持续体积增大，发生淋巴结转移，推荐手术治疗；手术时机应当选择在 T_2（中期）。

（4）可疑恶性的甲状腺肿块的处理：FNAB 诊断可疑 DTC 者，可延期至产后手术治疗；如果没有肿瘤迅速生长或淋巴结转移，不需要给予 L-T_4 治疗。

2. 已经手术的 DTC 患者孕期 TSH 的控制目标

（1）甲状腺癌未能完全控制者：TSH 应保持低于 0.1mU/L。

（2）甲状腺癌已得到控制者：①高复发风险者：TSH 0.1~0.5mU/L；②低复发风险者：TSH 0.3~1.5mU/L。

（3）DTC 患者妊娠后要维持既定的 TSH 抑制目标。定期监测血清 TSH，每 4 周一次，直至妊娠 20 周。

3. 曾经接受放射碘治疗的甲状腺癌患者，对以后妊娠的影响

DTC 患者妊娠前行放射碘治疗对妊娠结局和后代都没有危险。妊娠时机应当选择在放射碘治疗 6 个月后，此时 L-T_4 的替代治疗剂量已经稳定。

【健康教育】

1. 甲状腺肿块是一种临床常见病，有 5% 的女性和 1% 的男性有可触及的甲状腺肿块，超声检出率 20%~76%，肿块中甲状腺癌的患病率为 5%~15%。因此，

大部分甲状腺肿块患者无需手术治疗，只需定期复查；复查间隔为 6~12 个月，必要时为 3 个月。但应对甲状腺癌患者进行筛查。

2. 甲状腺乳头状癌、滤泡状癌患者预后好，可长期存活，但有 30% DTC 出现复发转移，其中 2/3 发生于术后 10 年内，故需坚持长期定期诊治。

3. 目前，没有证据说明妊娠会增加甲状腺癌的复发风险，影响甲状腺癌的预后。但接受 ^{131}I 治疗者，应在治疗结束 6 个月后方可妊娠。妊娠期仍要定期复查。

【转诊条件】

1. 甲状腺肿瘤固定、局部侵犯严重，估计需行联合器官切除术。

2. 合并远处转移。

3. 妊娠期甲状腺癌需手术治疗。

4. 胸骨后甲状腺癌。

5. 肿瘤压迫，造成呼吸困难。

6. 双侧喉返神经损伤所致呼吸困难、窒息，行气管切开术后。

7. 临床诊断疑为甲状腺未分化癌等。

8. 需追加二次手术。

9. 术后需进一步治疗。

（陈俊强　韦录）

第三节　乳房纤维腺瘤

【概述】

乳房纤维腺瘤，又称乳腺纤维腺瘤，是一种常见的乳房良性疾病，多见于年轻女性，发病高峰为 20~25 岁。主要临床表现为边界清楚、活动性好的结节状物，偶伴疼痛，多数为单发。本病产生的原因是小叶内纤维细胞对雌激素的敏感性异常增高，可能与纤维细胞所含雌激素受体的量或质的异常有关。雌激素是本病发生的刺激因子，所以纤维腺瘤发生于卵巢功能期。

【诊断要点】

1. 病史与体检

（1）病史

1）高发年龄是 20～25 岁，其次为 15～20 岁和 25～30 岁。

2）患者常无明显自觉症状，多在无意中发现乳房有肿块，偶伴疼痛。

3）肿块增大缓慢，月经周期对肿块大小并无影响。

（2）体格检查

1）肿块多发于乳房外上象限，约 75% 为单发，少数属多发。

2）呈圆形或椭圆形，质似硬橡皮球的弹性感，表面光滑，易于推动，活动良好，与表皮和胸肌无粘连。

2. 辅助检查

（1）B 超检查：B 超检查能显示乳腺各层次软组织结构及肿块的形态、大小和密度。

注意：B 超结合彩色多普勒进行血供情况检查，可提高其判断的敏感性，且对肿瘤的定性诊断，判断肿瘤的良、恶性可提供有价值的指标。

（2）细针穿刺细胞学检测：导管上皮细胞分布多呈团片状，排列整齐、不重叠，如铺砖状，有较多双极裸核细胞，诊断符合率达 90% 以上。

3. 鉴别诊断

（1）乳腺癌：肿块质硬，表面不光滑，与周围组织分界不很清楚，在乳房内不易被推动。钼靶 X 线摄片和细针穿刺细胞学检测可鉴别。

（2）乳腺囊性增生病：多见于中年妇女，特点是乳房胀痛，肿块可呈周期性，与月经周期有关。肿块或局部乳腺增厚与周围乳腺组织分界不明显。

【治疗】

1. 观察　经穿刺确诊为纤维腺瘤的患者，大多数患者可进行观察随诊。纤维腺瘤的恶变潜力很低，一小部分纤维腺瘤可以不经治疗自行消失，大部分病灶会保持大小不变或慢慢增大。

2. 手术治疗　手术切除是治疗纤维腺瘤的唯一有效的方法。由于妊娠可使纤维腺瘤增大，所以在妊娠前或妊娠后发现的纤维腺瘤一般都应手术切除。应将肿瘤连同其包膜整块切除，以周围包裹少量正常乳腺组织为宜，肿块必须常规做病理检查，排除恶性病变的可能。

【诊治要点】

1. 乳房 B 超对鉴别囊性及实性肿块准确率很高，但对于实性肿块，超声诊断与病理诊断的一致性存在差距。如果超声检查结果怀疑恶性，则需要乳房钼靶 X 线摄片来协助鉴别疾病的性质。

2. 细针穿刺细胞学检测诊断符合率达 90% 以上，但少数胞核较大，有明显异型性，染色质粗糙，细胞大小不等，可被误诊为癌，造成假阳性，应特别注意。

（邱伟华　马　丁）

第四节　急性乳腺炎

【概述】

急性乳腺炎是乳腺的急性化脓性感染，多因乳汁淤积与细菌入侵所致，患者多为产后哺乳的妇女，尤以初产妇更为多见，往往发生在产后 3～4 周。临床多以乳房疼痛、局部红肿、发热等急性化脓性感染症状为主。近年来，随着孕期和产褥期卫生知识的普及，哺乳期乳腺炎的发病率已呈下降趋势，而非哺乳期乳腺炎则呈上升趋势。

【诊断要点】

1. 病史与体检

（1）病史

1）哺乳期乳腺炎以初产妇多见，多发生在产后 3～

4 周，也可发生于断奶时，6 个月后婴儿已长牙，易致乳头损伤。

2）患者感觉乳房疼痛、局部红肿、发热。

3）一般起初呈蜂窝织炎表现，数天后形成脓肿。

4）可形成乳房后脓肿，严重者可并发脓毒症。

5）非哺乳期乳腺炎的发病高峰在 20～40 岁，50%以上患者为未婚未育的年轻女性。非哺乳期乳腺炎囊括了婴儿期、青春期、绝经期和老年期。

6）乳房痛，脓肿形成，全身炎症反应轻。

7）常有乳房反复炎症及疼痛史，可有反复手术引流史。

（2）体格检查

1）哺乳期乳腺炎：①乳房局部红肿，压痛；②随着炎症发展，患者可有寒战、高热、脉搏加快；③常有患侧淋巴结肿大、压痛；④形成脓肿后，脓肿可以是单房或多房性，可向外溃破。

2）非哺乳期乳腺炎：①是一种非细菌性、有自愈过程的炎症表现；②乳房压痛，脓肿形成；③部分病例脓肿可自行穿破、流脓；④全身反应较轻；⑤瘘管可与乳头附近的输入管相通，经久不愈，严重者多发瘘管及乳房变形。

2. 辅助检查

（1）血常规检查：白细胞计数明显增高，有核左移表现。

（2）B 超：初期无明显变化，疾病进展可有脓腔形成，甚至形成乳房后脓肿。

（3）细针穿刺活检和病理学检查：在压痛最明显的炎症区域进行穿刺，抽到脓液表示脓肿已形成，病理学以脓细胞为主，脓液应做细菌培养及药物敏感试验。

3. 鉴别诊断 炎性乳腺癌：并不多见，局部皮肤可呈炎症样表现。特点是发展迅速、预后差。开始时比较局限，不久即扩散到乳房大部分皮肤，皮肤发红、水肿、增厚、粗糙、表面温度升高。抗生素治疗无效。主要通过细针穿刺活检与病理学检查鉴别。

【治疗】

1. 非手术治疗

（1）哺乳期乳腺炎：原则是消除感染，排空乳汁。呈蜂窝织炎表现而未形成脓肿前，应用抗生素可获得良好的结果。

1）主要病原菌为金黄色葡萄球菌，可不必等待细菌培养结果，应用青霉素治疗，或用苯唑西林钠，每次1g，每日4次肌注或静滴。

2）若患者青霉素过敏，则应用红霉素。

3）如果治疗后病情无明显改善，应重复穿刺证明有无脓肿形成，并根据细菌培养结果指导用药。

注意：抗生素可被分泌至乳汁，因此如四环素、氨基糖苷类、磺胺药和甲硝唑等药物应避免使用。以应用青霉素、头孢菌素和红霉素为安全。

（2）非哺乳期乳腺炎：根据临床表现选择治疗方案，有感染时，可应用抗生素治疗。

2. 手术治疗

（1）哺乳期乳腺炎脓肿形成后，主要治疗措施是及时作脓肿切开引流。

1）手术时要有良好的麻醉。

2）为避免损伤乳管而形成乳瘘，应做放射状切开。

3）乳晕下脓肿应沿乳晕边缘作弧形切口。

4）深部脓肿或乳房后脓肿可沿乳房下缘作弧形切口，经乳房后间隙引流。

5）脓腔较大时，可在脓腔的最低部位另加切口作为对口引流。

（2）非哺乳期乳腺炎脓肿形成可行脓肿引流术加扩创。反复手术引流复发者可考虑做皮下乳房切除术或全乳切除术。部分年轻患者可同期选择或择期做乳房再造术。

【诊治要点】

1. 哺乳期乳腺炎哺乳

(1) 一般不停止哺乳，但患侧乳房应停止哺乳，并以吸乳器吸尽乳汁。局部热敷以利早期炎症的消散。

(2) 若感染严重或脓肿引流并发乳瘘，应停止哺乳。可口服溴隐亭 1.25mg，每日 2 次，服用 7～14 天，或己烯雌酚 1～2mg，每日 3 次，共 2～3 日，或肌内注射苯甲酸雌二醇，每次 2mg，每日 1 次，至乳汁停止分泌为止。

2. 哺乳期乳腺炎的预防关键在于避免乳汁淤积，防止乳头损伤，并保持其清洁。

(1) 指导产妇经常用温水、肥皂洗净两侧乳头。

(2) 如有乳头内陷，可经常挤捏、提拉矫正。

(3) 要养成定时哺乳、婴儿不含乳头而睡等良好习惯。

(4) 每次哺乳应将乳汁吸空，如有淤积，可按摩或用吸乳器排尽乳汁。哺乳后应清洗乳头。

(5) 乳头有破损或皲裂要及时治疗。

(6) 注意婴儿口腔卫生。

（邱伟华　马丁）

第五节　乳头溢液

【概述】

乳头溢液是乳腺疾病的常见症状，是不同性质的异常分泌液体由乳腺导管排出。可分为生理性溢液及病理性溢液。生理性溢液是指妊娠和哺乳期的泌乳现象、口服避孕药或镇静药引起的双侧乳头溢液及绝经后妇女单侧或双侧少量溢液等。病理性溢液是指非生理情况下，一侧或双侧来自一个或多个导管的间断性、持续性，从数月到数年的乳头溢液。临床上乳头溢液多指病理性。

【诊断要点】

1. 临床分型

（1）乳腺导管内型：包括原发于乳腺导管上皮的新生物如导管乳头状瘤、导管扩张症、囊性增生性疾病等。

（2）乳腺导管外型：包括乳腺的化脓性炎症、结核、肿瘤等导管以外的病变，累及或侵犯导管而使分泌物由乳头溢出。

2. 乳头溢液的性质

（1）乳样液：似去脂乳汁。常见于闭经-溢乳综合征（乳溢症）、腺垂体功能亢进综合征，或口服避孕药后，部分乳腺增生症患者也可出现。

（2）粉刺样溢液：脂质粉刺样带臭味分泌物。多由乳腺导管扩张症引起，还可见于更年期或中青年妇女性腺功能低下者。

（3）水样液：稀薄如水样，多由导管内乳头状瘤、乳腺囊性增生病及乳腺癌等疾病引起。

（4）脓性液：似脓液，常见于产后急性乳腺炎、乳腺脓肿。

（5）浆液性液：呈浅黄色，大多为乳头下部的导管内乳头状瘤引起，亦可见于乳腺囊性增生病、乳腺导管扩张症及乳腺癌。

（6）血性液或浆液血性液：呈红色或粉红色。以导管内乳头状瘤、乳腺囊性增生较为多见，若50岁以上患者单侧乳头血性溢液，常提示可能为导管内乳头状癌，应高度重视。

（7）淡绿色溢液：为浅绿色液体，较少见。常见于乳腺囊性增生症。

3. 实验室检查

（1）溢液细胞学检查：简单、方便，能早期发现乳腺癌。

（2）肿块针吸细胞学检查：乳头溢液伴有乳内肿块者，针吸细胞学检查对乳腺癌的诊断正确率极高。

（3）活体组织检查：是确诊乳头溢液病因的最可靠

方法，尤其对早期微小瘤灶，是影像学、细胞学诊断阴性而临床疑为癌时的进一步确诊方法。

4. 其他辅助检查

（1）近红外线乳腺扫描：对乳晕区导管疾病所引起的溢液阳性诊断率较高。方法简便，可反复检查。

（2）B超检查：此法对良恶性乳腺疾病的病因诊断符合率很高，对患者无损伤，简便易行。

（3）选择性乳腺导管造影：对乳头溢液有较大的诊断价值，尤其对有乳头溢液而体检无肿块或其他检查均为阴性者。乳腺癌造影表现为导管梗阻、管壁僵硬、狭窄及截断等征象。

5. 鉴别诊断　具有乳头溢液的疾病主要有乳腺导管扩张症、乳腺囊性增生症、乳腺导管内乳头状瘤和导管内乳头状癌。

鉴别要点：

（1）乳腺导管扩张症：首发症状为乳头溢液，多为棕色，少数为血性。好发于40岁以上非哺乳期或绝经期妇女。

（2）乳管内乳头状瘤：以40～50岁多见，瘤体多发生在近乳头的部位，乳头溢液多为血性。有时触诊可发现乳晕下肿块。

（3）乳房囊性增生：乳头溢液为黄绿色、棕色、血性或无色浆液样。乳房周期性胀痛，乳房肿块常为多发。

（4）乳腺癌：部分乳腺癌患者有鲜红或暗红色乳头溢液，也有清水性溢液。45～49岁、60～64岁为此病的两个发病高峰，常可发现乳房肿块。

【治疗】

1. 假性溢液对于乳头浅表糜烂或乳瘘渗液引起的假性溢液可行相应的局部治疗。

2. 真性溢液

（1）非肿瘤性溢液的治疗常为乳腺导管扩张症、乳腺囊性增生等引起，可行药物治疗或手术治疗。

（2）肿瘤性溢液的治疗常为导管内乳头状瘤或导管

内乳头状癌所引起。前者行局部区段切除，后者应行乳腺癌根治术。

【健康教育】

1. 在医生指导下服用避孕药、镇静药。防止因药物使用不当而引起乳头溢液。

2. 发生非生理性妊娠、哺乳以外的乳头溢液现象应及时到医院进一步检查明确诊断、治疗。

（付　广）

第六节　乳腺癌

【概述】

乳腺癌是乳腺上皮细胞来源的恶性肿瘤，是女性最常见恶性肿瘤之一，根据病理类型可分为非浸润性癌（包括导管内癌、小叶原位癌和湿疹样乳癌）、浸润性癌（浸润性导管癌、浸润性小叶癌、硬癌、腺癌、无大量细胞浸润的髓样癌等）、浸润性特殊癌（包括乳头状癌、髓样癌、鳞癌、黏液癌等）和其他罕见类型癌。可通过局部扩散以及淋巴和血道转移到远处。

【诊断要点】

1. 临床表现主要表现为患侧乳腺的无痛性单发或多发乳腺肿块，肿块质硬，边界不清，欠规则，与周围组织分界不清。肿块增大可引起局部隆起，累及 Cooper 韧带可出现酒窝征，皮肤淋巴管回流受阻可表现出橘皮样改变。伴有淋巴结转移可出现腋窝淋巴结肿大。

2. 辅助检查

（1）B 超：高分辨乳腺 B 超有助于发现乳腺肿块，对于乳腺内边界不清（蟹足样、毛刺样改变）、血流混乱丰富的不规则低回声结节需要高度警惕恶性可能。乳腺 B 超可以鉴别囊性肿块还是实质性肿块。

（2）X 线摄影：三种情况需要考虑乳腺癌可能：①单纯的细小密集钙化灶；②高密度不规则病变（结构扭曲、毛刺、不对称）；③高密度影伴有钙化。

（3）磁共振：具有比 B 超更高的敏感性，可以发现非常小的早期病灶。

（4）针吸细胞学：可以鉴别囊肿和实质性肿块，对于实质性肿块通常需要组织活检。

3. 组织学活检可以采用粗针穿刺活检和肿块切除活检，可根据具体情况选择合适的方式。

【鉴别诊断】

1. 纤维腺瘤　好发于年轻女性，肿瘤大多圆形或类圆形，边界清楚，活动度大，进展缓慢，B 超和活检有助于与乳腺癌鉴别。

2. 慢性乳腺炎　可表现为乳腺肿块、皮肤水肿，通常伴有皮肤红肿、疼痛，抗生素治疗可以缩小但很难消失，有脓性分泌物流出。在没有红肿破溃情况下需要排除乳腺癌可能。

3. 乳腺结核好发于中青年女性，病程长，进展缓慢，可有疼痛，冷脓肿。

【治疗】

乳腺癌的治疗近年来进展很快，治疗更加注重综合治疗和个体化规范治疗。

1. 手术治疗　手术治疗是乳腺癌的主要治疗方法之一，根据切除范围分为保乳手术、全乳腺切除、乳腺癌改良根治术、乳腺癌根治术和扩大根治术，前哨腋窝淋巴结活检适用于临床腋窝淋巴结阴性患者，对临床 I 期患者准确度更高。关于手术方式的选择目前分歧较大，没有一种手术方式适合所有情况的乳腺癌，此外还需要综合考虑患者的意愿。

2. 化学药物治疗　根据使用时间分为术前新辅助化疗和术后辅助化疗。乳腺癌是否需要化疗亦需要综合考虑，对于年龄小于 70 岁、身体情况可以耐受化疗的乳腺癌患者，一般认为除原位癌和 Luminal A 型微小癌可以不化疗外，其余均需要考虑化疗。手术前新辅助化疗可以减少肿瘤负荷、降低乳腺癌分期。辅助化疗的方案均可用于新辅助化疗。常用的乳腺癌化疗方案有：以蒽环类药物为主的 CEF（C：环磷酰胺 E：多柔比星表柔比星 F：氟尿嘧啶）、CAF（A：多柔比星）和以紫杉类药物为主的如：AT（T：多西他赛）、ET、TCH（T：多西他赛 C：卡铂 H：赫赛汀）等。

内分泌治疗主要适用于雌激素受体（ER）和（或）孕激素受体（PR）呈阳性表达的乳腺癌，主要药物有：①与雌激素竞争性抑制的药物，如他莫昔芬、托瑞米芬等；②降低绝经后妇女雌激素生成的芳香化酶抑制剂和清除剂，如：来曲唑、阿那曲唑、依西美坦等；③雌激素受体清除剂：氟维司群；部分高雌激素水平的年轻女性患者需要卵巢去势治疗，去势治疗包括药物去势如戈舍瑞林（诺雷得），手术去势和放疗去势。

3. 放射治疗　是乳腺癌局部治疗的手段之一。是保乳手术后的重要组成部分。局部是否放疗需要结合患者年龄、肿瘤分期和分类情况综合考虑，对于肿瘤体积较大或局部有侵犯或怀疑有胸骨旁淋巴结转移或较多腋窝淋巴结转移的患者通常需要放疗。

4. 生物靶向治疗　近年来，逐渐推广应用的曲妥珠单抗（赫赛汀）在 Her-2 过表达的乳腺癌患者已经取得良好治疗效果，此外针对表皮生长因子的小分子酪氨酸激酶抑制剂拉帕替尼也开始用于乳腺癌的治疗。

【注意要点】

1. 炎性乳癌　好发于年轻女性，发展迅速，进展快，预后差，开始时病变较为局限，很快扩展到乳房大部分以及全部，皮肤发红、水肿增厚，有时很难与急性乳腺炎鉴别，早期活检是必要的。对于确诊的炎性乳癌，建议先使用新辅助化疗，再手术。

2. 湿疹样乳癌　表现为乳头湿疹样改变，乳头皮肤经久不愈，皮肤有瘙痒，烧灼感，皮肤粗糙糜烂。预后较好，晚期发生淋巴结转移。

3. 男性乳腺癌　乳腺癌较少发生于男性，但对于老年男性有男性乳腺增生并发现有乳腺结节的需要警惕男性乳腺癌的发生。

4. 对于囊实性肿块，针吸囊性部分后如果还有肿块存在，需要进一步明确实质性部分的病理性质以防漏诊。

（黄 韬）

第三章

胃肠外科

近 100 多年来，随着科学技术的飞速发展，胃肠外科学临床和技术的新理论、新成就不断涌现，使胃肠外科疾病从诊断、治疗、预后各方面都得以不断地丰富和发展。胃肠外科疾病属于常见病，要求临床一线的外科医生，尤其是基层外科医生能及时地做出正确的判断和恰当的处理。

胃肠外科涉及的疾病范围很广泛，基层外科医生工作繁忙，尤其是胃肠外科医生，在从事繁忙的临床工作的情况下，对于基层医务工作者和刚从事胃肠外科的年轻医生来说，常缺乏时间了解掌握本学科最新的诊疗规范，因此，本章为了适应新形势下基层医院胃肠外科学发展的需要，立足于贴近临床和便于查阅的角度，涵盖了胃肠外科常见疾病的规范诊断、常见治疗手段及内镜诊疗应用，实用性强，对基层外科医生有较好的指导作用。

本章分为十节，注重基础理论与临床实践有机结合，内容丰富，系统介绍了消化系统肿瘤（如胃癌、结直肠癌）、外科急腹症、腹外疝、肠梗阻、痔等的诊疗方式、鉴别诊断及注意事项，可以基本满足基层临床外科医师，包括低年资的住院医师、实习医师和见习医师等对胃肠外科方面知识的要求。

（陶凯雄　夏泽锋）

第一节　外科急腹症

【概述】

急腹症是一组以急性腹痛为突出表现，起病急、变化多、进展快、病情重，需要紧急处理的腹部病症。

急腹症主要病因器官有：空腔脏器、实质脏器和血管。除腹部外科疾病外，还包括妇产科、泌尿科、内科等疾病导致的急腹症。

空腔脏器的急腹症多源于：①穿孔：如消化性溃疡穿孔、阑尾穿孔、胃癌或结直肠癌穿孔、肠憩室穿孔等；②梗阻：如幽门梗阻、各种原因引起的肠梗阻、肠扭转、肠套叠等；③炎症感染：如急性阑尾炎、急性胆囊炎等；④出血：门脉高压症曲张静脉出血、胃溃疡出血、胃癌或结直肠癌伴出血、胃肠道血管畸形引起的出血等。

实质脏器的急腹症多见于：①破裂出血：如肝癌破裂出血、肝脾创伤性破裂出血；②炎症感染：如急性胰腺炎、肝脓肿等。

血管原因引起的急腹症随着人口老龄化有增多趋势。常见病因有：①腹主动脉瘤夹层或破裂；②肠系膜血管血栓形成或栓塞。

面对急腹症患者，外科医生需要解决和回答的关键问题是：①患者的诊断是什么？②患者是否需要急诊手术探查

【诊断要点】

1. 病史与体检

（1）病史

1）腹痛：内脏神经痛通常定位不准确，当病变累及壁腹膜和脏腹膜，腹痛定位清楚、准确。有时合并牵涉痛也称放射痛，如急性胆囊炎引起肩部疼痛。急腹症发病常有诱因，一般腹痛起始和最严重的部位即是病变部位。

2）消化道症状：急腹症多伴有厌食、恶心、呕吐

等消化道症状。胃肠道炎症患者多伴有便频。消化道梗阻患者可表现为便秘、或停止排气排便。

3）其他伴随症状：如发热、黄疸、贫血等。

4）月经史：有助于鉴别妇产科急腹症。育龄期妇女的末次月经时间有助于判断异位妊娠。卵巢滤泡或黄体破裂多发生在两次月经之间。经血逆流见于月经期。

5）既往史：如既往消化性溃疡病史，胆囊结石病史，手术史等。

（2）体格检查

1）全身情况：急腹症患者应注意生命指征，如血压、心率等，以及患者的面容、精神状态、体位、是否有脱水等。腹腔出血患者通常面色苍白，呈贫血貌；腹膜炎患者面容痛苦，体位屈曲，不敢伸展；胆道梗阻患者伴有巩膜和皮肤黄染，皮肤有抓痕。

2）腹部检查：①望诊：应充分显露整个腹部，包括腹股沟区。应注意腹部形态、皮肤色泽与弹性、腹壁浅表静脉、是否有手术瘢痕等。如肠梗阻时腹部膨隆，肝硬化患者可见腹壁浅静脉曲张，皮肤可见蜘蛛痣，腹股沟区肿块应考虑嵌顿疝。②触诊：腹部触诊应取仰卧屈膝体位，从无腹痛或腹痛较轻的部位开始检查。压痛最明显的部位通常就是病变部位，如急性阑尾炎起始阶段即可能触及右下腹压痛。腹膜炎体征包括压痛、肌紧张和反跳痛，提示腹腔内炎症严重，波及壁腹膜。炎性渗液、血液、消化液等不同液体引起的腹膜炎具有不同的腹肌紧张程度，有助于疾病鉴别。腹部触诊还应注意肝脾是否肿大及质地，腹腔是否有肿块等。③叩诊：叩诊也应从无痛区或轻痛区开始。叩痛明显区域常是病变所在处。移动性浊音表明伴有腹腔积液。消化道穿孔时肝浊音界可消失。④听诊：腹部听诊多选脐部周围或右下腹开始，机械性肠梗阻初起时肠鸣音活跃，亢进，常伴有气过水声。麻痹性肠梗阻、急性腹膜炎、低钾血症时肠鸣音减弱或消失。幽门梗阻或胃扩张时上腹部可闻振水声。

3

3）直肠指诊：急腹症患者均应行直肠指诊，检查时需明确直肠内有无粪块或占位，直肠腔外有无压迫性肿块，直肠壁、子宫直肠凹有无触痛。观察指套上粪便性质和色泽，有无染血和脓性液。

2. 辅助检查

（1）实验室检查：白细胞计数和分类提示有无炎症。红细胞、血红蛋白和血细胞比容的连续测定有助于判断出血速度。尿液白细胞计数升高提示泌尿系炎症，出现红细胞显示泌尿系出血，可能源于肿瘤或结石损伤。尿胆红素阳性表明黄疸为梗阻性。血、尿和腹腔穿刺液淀粉酶明显升高有助于胰腺炎的诊断。腹腔穿刺液的涂片镜检见到革兰阴性杆菌常提示继发性腹膜炎，溶血性链球菌提示原发性腹膜炎。人绒毛膜促性腺激素（HCG）测定有助于判断异位妊娠。

（2）影像学检查

1）超声：超声检查对于腹腔实质性脏器损伤、破裂和占位以及结石类强回声病变诊断较敏感。由于气体影响，胃肠道一般不选择超声检查。超声检查也可用于妇科盆腔器官检查，如子宫、卵巢。超声可用于腹腔积液和积血的定位和定量，并可协助进行腹腔定位穿刺引流。

2）X线平片或透视：腹部立位平片可了解有无膈下游离气体，肠道气液平和肠管扩张。腹部X线平片也可发现阳性结石，泌尿系结石多为阳性结石。

3）CT或磁共振：CT和磁共振已成为急腹症常用的诊断方法，可以帮助了解病变的部位、性质、范围以及与周边脏器的关系，急症情况下以腹部平扫CT较为常用。如考虑血栓性病变或了解有无活动性出血，可急症行腹部强化CT检查。磁共振胆胰管造影（MRCP）是一种非创伤性的显示胰胆管影像的方法，多用于胆道梗阻的检查。

4）选择性动脉造影（DSA）：消化道或腹腔内出血，不能明确出血部位，可采用选择性动脉造影，可以协助明确出血部位，并栓塞出血血管。

（3）内镜：消化道出血时，可判断出血的部位，性质，也可以进行止血处理。在急性胆管炎时，可以经十二指肠乳头放置经鼻胆管引流管或支架，进行胆管减压，避免急诊手术。

（4）诊断性腹腔穿刺：对于诊断不明者，可进行腹腔诊断性穿刺。穿刺点通常选在左侧或右侧的髂前上棘和脐连线中外 1/3 处。女性患者也可以选择经阴道后穹隆穿刺。如穿刺抽得不凝血可以断定有腹腔内脏器出血，如抽得脓性渗液可以明确腹膜炎。腹腔穿刺液的涂片镜检有助于鉴别原发性或继发性腹膜炎。

3. 鉴别诊断

（1）胃十二指肠溃疡急性穿孔：板状腹和腹腔游离气体是溃疡穿孔的典型表现。患者既往有溃疡病史，近期加重，突发上腹部刀割样疼痛，迅速蔓延至全腹，明显腹膜刺激征，典型的"板状腹"，肝浊音界消失，X线立位腹平片可见膈下游离气体，腹部 CT 可见腹腔内游离气体和渗液。腹部 CT 对腹腔内游离气体的检出率更高。

（2）急性胆囊炎：进食油腻食物后发作右上腹绞痛，向右肩和右腰背部放射。体检时右上腹有压痛，如病情严重可伴有反跳痛、肌紧张，Murphy 征阳性。超声检查可见胆囊壁炎症、增厚，胆囊内结石有助于诊断。

（3）急性胆管炎：Charcot 三联症，即上腹疼痛伴高热、寒战、黄疸，是急性胆管炎的典型表现。急性胆管炎很容易迅速发展为急性梗阻性化脓性胆管炎，出现休克和精神症状，即 Reynold 五联症，出现感染性休克导致患者死亡。应尽早通过内镜进行经鼻胆管减压引流，或手术进行胆管减压引流。

（4）急性胰腺炎：常见于饮酒或暴食后，或患者有胆系结石病史。腹痛多位于左上腹，疼痛剧烈，呈持续性，可向肩背部放射，可有腹膜炎表现。血清和尿淀粉酶明显升高。CT 可见胰腺弥漫性肿胀，膜周积液。

（5）急性阑尾炎：转移性右下腹痛和右下腹固定压痛是急性阑尾炎的典型表现。阑尾炎病变加重可出现右下腹局限性腹膜炎体征。阑尾一旦穿孔，腹膜炎体征可扩大到全腹，但压痛仍以右下腹最重。

（6）急性肠梗阻：通常有腹痛、腹胀，呕吐和停止排气排便四大典型症状，但视梗阻部位的不同有所变化。高位小肠梗阻症状以呕吐为主，腹胀可以不明显。反之，低位小肠梗阻时，腹胀明显，但呕吐出现较晚。X 线立位腹平片可见气液平，肠管扩张。CT 检查有助于发现病因、判断梗阻部位和严重程度。

（7）肠系膜血管栓塞或血栓形成：患者通常表现为"症征不符"，腹痛症状严重，体征轻微，肠坏死发生时，才出现腹膜炎表现。需要急症腹部强化 CT 检查，明确肠系膜血管血栓情况。

（8）腹部闭合性损伤：患者通常有明确的外伤史，腹腔实质性脏器破裂表现为内出血，空腔脏器破裂表现为急性腹膜炎的相关症状，血管损伤以内出血为主要表现。接诊患者首先要明确生命指征和全身状况，是否有腹部以外部位的合并损伤，以及腹腔内是否合并多发损伤，防止漏诊。

（9）肝癌破裂出血：这是部分肝癌患者的首发症状，无明确外伤史，腹部 B 超或 CT 可发现肝脏肿物伴出血。

（10）妇产科疾病所致急性腹痛：①急性盆腔炎：多见于年轻人，表现为下腹部疼痛伴发热，腹部有压痛和反跳痛，一般压痛点比阑尾点偏内，偏下，发热常为首发症状。阴道分泌物增多，直肠指诊有宫颈举痛，后穹隆触痛，穿刺可抽得脓性液，涂片镜检可见白细胞内有革兰阴性双球菌可确诊。②卵巢肿瘤蒂扭转：其中最常见为卵巢囊肿扭转。患者有卵巢囊肿史，疼痛突然发作，出现腹膜炎体征提示有扭转肿瘤缺血、坏死。③异位妊娠：最常见为输卵管异位妊娠破裂。有停经史，有内出血征象，实验室检查 HCG 阳性。

（11）泌尿系疾病所致急性腹痛：①泌尿系结石：常发作急骤，疼痛剧烈，患者不能平卧，尿常规潜血阳性，B超可发现肾盂积水。②睾丸扭转：患侧睾丸疼痛合并该侧腹痛，睾丸彩超是必要的检查手段。

（12）其他病因：非特异性腹痛；嵌顿疝；肠穿孔；憩室炎或穿孔；急性胃肠炎；炎性肠病及其并发症；消化道寄生虫病；肝脓肿或破裂；脾梗死；急性肝炎；腹腔内脓肿；原发性腹膜炎；结核性腹膜炎；腹主动脉瘤破裂或夹层；腹膜后血肿等。

【治疗】

1. 尽快明确诊断，针对病因采取相应措施。如暂时不能明确诊断，应采取措施维持重要脏器的功能，并严密观察病情，采取进一步的措施明确诊断。

2. 诊断尚未明确时，禁用强烈镇痛剂，以免掩盖病情发展，延误诊断。

3. 需要进行手术治疗或探查者，必须依据病情进行相应的术前准备。

4. 如诊断不能明确，但有下列情况需要手术探查：①脏器有血运障碍，如肠坏死；②腹膜炎不能局限有扩散倾向；③腹腔有活动性出血；④非手术治疗病情无改善或恶化。

5. 腹腔镜手术：已经较为广泛地应用到腹腔探查和急腹症手术，如阑尾切除术、胆囊切除术、肠切除术等，尤其在手术探查中有其优势。

【诊治要点】

1. 急腹症是临床常见的一大类疾病，发病率高，鉴别诊断困难，需要密切结合病史、症状、体征、辅助检查等手段综合判断，防止误诊和漏诊。

2. 腹部闭合性损伤的处理中，由于十二指肠和胰腺位于腹腔后方，其损伤容易漏诊，需认真探查。

3. 十二指肠后壁穿孔较为少见，但其漏出液不进入游离腹腔，容易漏诊。

4. 有时急性胃十二指肠溃疡穿孔，肠内容物沿着右结肠旁沟下行也可引起类似转移性右下腹痛的表现，但转移速度较快，临床容易误诊为急性阑尾炎。

5. 老年患者、儿童、肥胖者、经产妇、体弱或休克患者腹部体征可比实际病情表现轻。

6. 腹部外伤处理中要坚持损伤控制理念，以挽救患者生命为第一要务，可分期手术处理相关疾病。

【健康教育】

急性腹痛是常见疾病，涉及多种原因，一旦急性腹痛不缓解或持续加重，尤其患者有相关外科腹部疾病史，需要到医院急诊就诊。

【转诊条件】

1. 肠系膜血管栓塞或血栓形成多见于老年人，有较高死亡率，一旦考虑病情严重或需要手术治疗，建议转诊上级医院。

2. 严重腹部外伤患者，尤其合并十二指肠、胰腺损伤患者，在维持生命指征稳定的前提下，可考虑转诊上级医院。

（戚　峰　袁文正）

第二节　胃　癌

【概述】

胃癌（gastric carcinoma），为胃黏膜上皮来源的恶性肿瘤，约占胃全部恶性肿瘤的 95%，为最常见的恶性肿瘤之一，在我国消化道恶性肿瘤中居第二位，好发年龄在 50 岁以上。当前胃癌的病因尚未确定，目前多数学者认为胃癌是多种因素综合作用的结果，如地域环境、饮食（长期食用盐腌、熏烤食物/吸烟）、幽门螺杆菌（HP）感染、癌前病变、遗传等因素。

【诊断要点】

1. 病史与体检

（1）病史

1）早期可无明显症状或有进餐后上腹部饱胀不适

感等非特异性消化道症状；

2）上腹部疼痛是胃癌首先出现的最常见症状，约占85%～95%，常于餐后发生，若向他处放射，则往往提示局部浸润；

3）食欲减退、体重减轻、贫血较常见，占20%～60%；

4）上消化道出血亦常见于胃癌，特点是量少而持续，常表现为呕吐咖啡色胃内容物或大便隐血阳性；当肿瘤累及大血管可致消化道大出血（呕血和柏油样黑便）；

5）据肿瘤所在位置不同，可有特殊临床表现。贲门癌可有进食哽咽感甚至无法进食、胸骨后疼痛等症状；胃窦癌常出现类似十二指肠溃疡症状；幽门处肿瘤可致幽门不全性或完全性梗阻而发生呕吐。

（2）体格检查

1）早期胃癌常无阳性体征；

2）进展期胃癌可有上腹部压痛，有时可触及肿块；

3）部分患者可于左锁骨上触及质硬、肿大淋巴结（Virchow淋巴结），提示胃癌已有远处转移；

4）女性患者双合诊发现卵巢肿瘤（Krukenberg）瘤；

5）晚期患者可有贫血、腹水、腹胀、黄疸、恶病质等表现。

2. 辅助检查

（1）胃镜检查：是诊断胃癌最有效的方法，能够直接观察胃黏膜面病变的部位、形态及范围，同时可行病理活检进一步确诊。当前尚有色素内镜和放大内镜可提高小胃癌和微小胃癌的检出率；超声胃镜则可检测胃壁各层次及胃周围淋巴结浸润情况，为胃癌术前分期提供更可靠的依据，并有助于决定是否可行内镜下切除。

（2）上消化道钡餐：目前多采用气钡双重对比造影，对进展期胃癌及胃癌是否累及食管有较高诊断价值。

（3）CT：主要应用于胃癌的诊断、分期及预后的评估上，对于胃癌病变范围、局部淋巴结及远处转移的判断上有较高价值。

（4）肿瘤标记物检测：有助于肿瘤的临床诊断、疗效观察、复发监控和预后判断。

3. 鉴别诊断

（1）胃溃疡：注意与溃疡型胃癌相鉴别，主要通过胃镜下活检病理加以鉴别；

（2）胃息肉：较少引起症状，约50%的胃息肉为行胃镜检查时意外发现；

（3）胃平滑肌瘤：多见于50岁以下患者，好发于胃窦、胃体部，多单发，呈圆形或椭圆形，大小约2～4cm，胃镜下可鉴别；

（4）胃恶性淋巴瘤：预后较胃癌好，肿瘤平均体积较胃癌大，幽门梗阻及贫血少见，据病理结果最后确诊；

（5）胃结核：多见于年轻患者，常伴有肺结核，胃镜下表现为多发性溃疡，溃疡周围常见灰色结节，需病理进一步确诊；

（6）胃黏膜巨大皱襞症：胃镜下表现特点是胃黏膜高度肥厚，呈脑回状，需与浸润型胃癌相鉴别，但其质软，胃充盈时肥厚的胃皱襞可变薄或摊平，结合胃镜下活检病理进一步确诊。

【治疗】

1. 手术治疗

（1）早期胃癌

1）内镜下黏膜切除术（endoscopic mucosal resection，EMR）：仅适用于下列情况：①病灶局限于黏膜层（Ⅰa期）；②单一病灶；③直径<2cm的隆起型病灶或直径<1cm的平坦/凹陷型病灶；④病灶无溃疡或无溃疡瘢痕；⑤癌细胞分化良好。

2）腹腔镜或开腹D1淋巴结清扫的胃部分切除术；

（2）进展期胃癌

1）标准治疗是D2淋巴结清扫的胃切除术；

2）根据肿瘤所在部位、Bormann分型、组织类型等

决定胃切除范围;

3）肿瘤位于 U 区，可行胃近端大部分切除术，但远端胃必须保留全胃的 1/2 以上，以保证残胃的功能;目前多建议行全胃切除术;

4）肿瘤位于 M 区，可累及胃的上部或下部或上下部均累及。胃中部癌＞5cm 者，应行全胃切除术;累及上部，若行近端胃大部切除术，多数患者反流症状严重，生活质量较差，推荐行全胃切除术;累及下部，可行远端近全胃切除术;

5）肿瘤位于 L 区，应行远端胃次全切除术;

6）胃癌累及邻近脏器（T_4）时，应行联合脏器切除术，如胰腺、脾脏、肝脏、横结肠等;

7）晚期胃癌除 N_1M_0 以及已有远处转移（M_1）的，多数仅适行姑息性手术，如以减轻症状为目的的姑息性全胃切除、部分胃切除或联合脏器切除;以减轻狭窄或梗阻症状的胃-空肠吻合术、胃造口术和空肠造口术等。

2. 化疗 可应用于根治性手术的术前、术中及术后，但需有明确的病理诊断，用以延长患者的生存期。

（1）新辅助化疗：适用于无远处转移的进展期胃癌患者，目的是希望通过化疗使肿瘤缩小、杀灭微小转移灶，从而有利于手术切除、减少术后转移复发、提高手术效果。

（2）术中腹腔化疗：主要适用于：①肿瘤侵及浆膜或浆膜外者;②腹腔内种植性转移者;③腹腔内有癌性腹水者;

（3）术后化疗：常用给药途径为静脉给药，静脉给药无法耐受者可选择口服给药方案。临床上常用的静脉化疗方案有：FAM 方案、MF 方案、ELP 方案等。

3. 其他治疗 包括放疗、免疫治疗、靶向治疗及中医中药治疗等。

【诊治要点】

1. 常规行胃镜检查，必要时取活检病理;有条件者，建议进一步行超声胃镜以明确局部浸润情况及胃周淋巴结转移情况；

2. 常规行上腹＋下腹部 CT 平扫＋增强和（或）肺部 CT/胸片检查，女性患者需同时行盆腔 CT 平扫＋增强以明确有无合并 Krukenberg 瘤；

3. 所有待手术患者需取得术前病理结果，并充分评估患者心肺肝肾功能；

4. 术前调整好患者的贫血、营养不良、血压、血糖，水、电解质、酸碱平衡紊乱等；

5. 有吸烟史者，术前至少禁烟一周以上；

6. 合并较为严重内科疾病（如 COPD、心力衰竭等）患者，注意请相关科室会诊，必要时可转内科治疗，待症状改善后再行手术治疗；

7. 术后患者饮食上注意少量多餐，规律饮食；

8. 术后患者根据术后病理及术前 CT 等相关检查确定病理分期，决定术后化疗方案；

9. 定期随访，规律复查（血常规、肝肾功能、肿瘤标志物、CT/胃镜/PET-CT 等）。

【健康教育】

1. 改变饮食习惯，规律饮食少食用腌制、熏烤食品，多食用新鲜水果、蔬菜；不吸烟、不喝酒；条件允许者，建议三餐进餐时间规律，忌暴饮暴食；

2. 有症状或患有癌前疾病（胃溃疡、慢性萎缩性胃炎、胃息肉等）者，建议定期复查胃镜，随访观察，必要时给予进一步治疗，以防进一步癌变；

3. 有家族史或在胃癌高发地区者，建议定期体检（如行胃镜检查）。

【转诊条件】

1. 胃癌累及邻近组织、器官，需行胃癌扩大根治术者；

2. 既往有腹部手术史，预计手术困难者；

3. 合并心肺疾病，麻醉风险较高，手术风险较大者；

4. 基础疾病较多或较重，一般情况较差者；

5. 无法病理确诊患者。

（蔡世荣　纪金童）

第三节　急性消化道出血

【概述】

急性消化道出血是临床常见症候群，可由多种疾病所致。可因消化道本身的炎症、溃疡、机械性损伤、血管病变、肿瘤等因素引起，也可因邻近器官的病变以及全身性疾病累及消化道引起。只要损害了消化道黏膜血管，或者导致凝血功能障碍，均可导致消化道出血。消化道是指从食管到肛门的管道，包括食管、胃、十二指肠、空肠、回肠、盲肠、结肠及直肠。上消化道出血是指十二指肠悬韧带（Treitz 韧带）以上的食管、胃、十二指肠、上段空肠以及胰管和胆管的出血，胃空肠吻合术后的空肠出血亦属此范围。Treitz 韧带以下的消化道出血统称为下消化道出血。随着内镜技术的发展，新名词"中消化道"改变了对消化道的传统分段概念的认识。新定义以十二指肠乳头、回盲瓣为标志，将消化道分为"上消化道"（十二指肠乳头以上）、"中消化道"（十二指肠乳头至回盲瓣）和"下消化道"（盲肠、结肠、直肠）。

急性消化道出血以呕血和（或）便血为主要临床表现，因出血量的不同而伴有或不伴周围循环衰竭的表现。呕血多呈咖啡色，这是因为出血后血液在胃内潴留时间较长经胃酸作用所致，但出血量大，速度快，也可呕吐鲜红色血液。上消化道出血不一定有呕血，但一般均见有黑便，黑便呈柏油样黏稠而且发亮，但若十二指肠部位病变的出血速度过快时，在肠道停留的时间短，粪便颜色也可为紫红色。下消化道出血的临床表现以便血为主，轻者仅呈粪便潜血或黑便，出血量大则为鲜血便，重者可出现休克。消化道出血是临床常见急症之一，其中在短期内失血量超过 1000ml 或循环血容量减少 20%以上的出血为大出血，需及时抢救。

【病因】

消化道出血的病因多种多样。

1. 上消化道出血病因

（1）食管疾病：食管炎（反流性食管炎、食管憩室炎）、食管癌、食管溃疡、食管贲门黏膜撕裂症、侵入性器械检查或消化道异物损伤、放射性损伤、强酸强碱引起化学性损伤等。

（2）胃、十二指肠疾病：消化性溃疡、急性和慢性胃炎、胃癌、急性胃扩张、十二指肠炎、残胃炎、残胃溃疡或残胃癌；还有淋巴瘤、平滑肌瘤、间质瘤、肉瘤、血管瘤等。

（3）门静脉高压症：门静脉高压可引起食管胃底静脉曲张破裂出血、门静脉高压性胃肠病、门静脉炎或血栓所致的门静脉阻塞、肝静脉阻塞综合征。

（4）上消化道邻近器官或组织的疾病：如胆道出血，见于胆管或胆囊结石、胆道蛔虫病、肝癌、肝脓肿或肝血管瘤变破裂；胰腺疾病累及胃或十二指肠；胸或腹主动脉破裂入消化道；纵隔肿瘤侵犯食管。

（5）全身性疾病所致出血：如血液病、尿毒症、严重感染、手术、创伤和休克、肾上腺皮质激素应用、脑血管意外、肺心病、重症心力衰竭所致的应激性溃疡等。

2. 下消化道出血病因

（1）肠道原发疾病

1）恶性肿瘤：结直肠癌、肠道恶性淋巴瘤和肉瘤、肠道转移性肿瘤。

2）息肉病变：结直肠息肉、小肠息肉、家族性结肠息肉病、Peutz-Jeghers 综合征。

3）炎症性肠病：慢性溃疡性结肠炎、克罗恩病、放射性肠炎、肠结核、急性坏死性小肠炎、非特异性结肠炎、结肠阿米巴、药物性肠炎。

4）血管性疾病：肠系膜血管血栓形成、肠血管畸形、先天性毛细血管扩张症、小肠海绵状血管瘤、毛细血管瘤。

5）憩室病变：梅克尔憩室炎、肠道憩室炎。

6）寄生虫病：钩虫病、血吸虫病。

7）其他：医源性出血、腹外伤、子宫内膜异位症、空肠异位胰腺、肠套叠、肠扭转。

（2）全身性疾病所致的出血

1）感染性疾病：败血症、流行性出血热、伤寒、钩端螺旋体病。

2）血液系统疾病：过敏性紫癜、血小板减少性紫癜、再生障碍性贫血、白血病、血友病、恶性网状细胞增多症。

3）其他：维生素 C 和维生素 K 缺乏，食物和药物中毒，有毒植物中毒。

【诊断要点】

1. 病史和临床表现

（1）病史：急性消化道出血时，若患者病情重，往往不能耐受详细问诊及体格检查。因此病史询问应简洁明快，抓住关键，迅速做出初步病因和部位诊断。

（2）临床表现

1）呕血与黑便：出血是以呕血还是便血为首发症状，是否同时存在？呕血可为暗红色甚至鲜红色伴血块。如果出血量大，黑便可为暗红色甚至鲜红色。

2）失血性周围循环衰竭症状：出血量大于400ml 时可出现头晕、心悸、出汗、乏力、口干、恶心、黑蒙或晕厥等症，大于 700ml 时上述症状显著，并出现晕厥、肢体冷感、皮肤苍白、血压下降等，出血量达 1000ml 时可产生休克。

（3）体格检查

1）脉搏：是判断失血程度的重要指标。

2）出血时血容量锐减、最初机体代偿导致心率加快。当大量出血时，脉搏快而弱（或脉细弱）。脉搏每分钟增至 100～120 次以上，失血估计为 800～1600ml；

脉搏细微甚至扪不清时，失血已达 1600ml 以上。

3）血压：急性失血 800ml 以上时（占总血量的20%），患者进入休克早期，但血压尚正常，收缩压正常或稍升高，脉压缩小。急性失血 800～1600ml 时（占总血量的 20%～40%），收缩压可降至 9.33～10.67kPa（70～80mmHg），脉压小。急性失血 1600ml 以上时（占总血量的 40% 以上），收缩压可降至 6.67～9.33kPa（50～70mmHg），更严重的出血，血压可降至零。

4）发热：多在 38.5℃ 以下，可能与分解产物吸收、体内蛋白质破坏、循环衰竭致体温调节中枢不稳定有关。

5）腹部压痛：多是炎性疾患的体征，如溃疡性结肠炎、菌痢。并发肠梗阻或穿孔时有典型的腹膜炎体征，并可出现中毒症状。

6）腹部包块：结肠癌、肠道间质瘤、淋巴瘤时可扪及腹部包块。

7）直肠指诊：可发现肛门和直肠疾病。

2. 辅助检查

（1）血常规检查：红细胞计数、血红蛋白、血细胞比容初期可无变化，一般 3～4 小时后才会出现血红蛋白下降，平均在出血后 32 小时，血红蛋白可被稀释到最大限度。若患者出血前无贫血，血红蛋白在短时间内下降至 7g 以下，表示出血量在 1200ml 以上。

（2）纤维胃镜检查：首选的上消化道出血诊断方法，阳性率一般达 80%～90% 以上，并可作相应的止血治疗。

注意事项：

1）最好的时机是在出血后 24～48 小时内进行。否则，一些浅表性黏膜病变可部分或全部修复，从而使诊断的阳性率大大下降。

2）处于失血性休克的患者，应首先补充血容量，待血压相对平稳后做胃镜较为安全。但对动脉出血，休克状态无法纠正时，亦可在快速输血、吸氧和生命体征监护下行急诊胃镜检查。

3) 事先不必洗胃，但若出血过多，估计血块会影响观察时，可用冰水洗胃后进行检查。

(3) 纤维结肠镜检查：目前已广泛应用于下消化道出血的检查，其优点为直观、可发现轻微的炎性病变和浅表溃疡，同时也可做相应治疗。

注意：此检查在急性出血期间仍可进行，但严重出血伴休克时，需待病情稳定后再进行。

(4) 选择性动脉造影：当消化道出血经内镜和 X 线检查未能发现病变时，应做选择性动脉造影。特别是对血管畸形和小肠肿瘤等有很高的诊断价值，并可通过导管滴注血管收缩剂或注入人工栓子止血。若造影剂外渗，显示出血部位，则出血速度至少在 $0.5 \sim 1.0 ml/min$（$750 \sim 1500 ml/d$）。故最适宜于活动性出血时做检查，阳性率可达 $50\% \sim 77\%$。

注意：需要相应的设备和相当的操作技术。

(5) 放射性核素显像：敏感性高，但特异性差，故实用价值受限。当出血速度达到 $0.1 ml/min$，核素便可以显示出血部位，并可监测消化道出血达 24 小时。

注意：需要相应的设备和相当的操作技术。缺点是定位不够准确，但与选择性动脉造影结合起来可明显提高确诊率。

(6) 小肠内镜：近年来开展的检查小肠病变的方法，费用较高，有一定的难度。

(7) 智能胶囊消化道内镜：受检者通过口服内置摄像与信号传输装置的智能胶囊，借助消化道蠕动使之在消化道内运动并拍摄图像，医生利用体外的图像记录仪和影像工作站，了解受检者的整个消化道情况，并对其病情做出诊断的方法。

3. 鉴别诊断

(1) 出血部位的鉴别诊断：急性消化道出血时，首先应根据病史及症状和体征，迅速做出是上消化道还是下消化道出血的初步诊断。

1) 上消化道出血一般以呕血和（或）便血为主要

临床表现，呕血多呈咖啡色。上消化道出血不一定有呕血，但一般均见有黑便，黑便呈柏油样黏稠而且发亮。

2）若出血量大而速度快，也可呕吐鲜红色血液，粪便颜色也可为暗红色甚至鲜红色。

3）有导致上消化道出血的原发病，如消化性溃疡、肝硬化、慢性胃炎及应激性病变等。

4）下消化道出血以便血为主，一般无呕血史。

5）有导致下消化道出血的原发病，如肠道良恶性肿瘤、肠道炎性疾病和结肠憩室等。偶也有肝癌侵入结肠肝曲，子宫颈癌侵入直肠而引起大量便血。

6）胃管吸引如抽出的胃液内无血液而又有胆汁，则可肯定出血来自下消化道。

鉴别要点：可以根据胃镜和肠镜检查做出部位和病因诊断。

（2）有急性周围循环衰竭征象的鉴别诊断：若消化道出血引起的急性周围循环衰竭征象的出现先于呕血和黑便，就必须与中毒性休克、过敏性休克、心源性休克或急性重症胰腺炎，以及异位妊娠破裂、自发性或创伤性脾破裂、动脉瘤破裂等其他病因引起的出血性休克相鉴别。

（3）咯血：咯血是指喉以下呼吸道出血，血液经咳嗽由口腔咯出的一种症状。凡痰中带有血丝、或痰血相兼、或纯血鲜红，均称为咯血。咯血前常有喉痒和咳嗽及胸闷，一般伴有心肺疾患。

（4）其他：口服动物血液、炭粉、枸橼酸铋剂和某些中药也可引起黑便，有时需与上消化道出血引起的黑便鉴别。对可疑患者可作胃液、呕吐物或粪便隐血试验。

【病情评估】

急性消化道出血时，若患者病情重，往往不宜接受详细问诊及体查，因此应抓住关键，根据病史及症状、体征，迅速作出初步病因和部位诊断。对消化道大出血的患者，应首先治疗休克，然后寻找血的部位和病因，以决定进一步的治疗方针和判断预后。

1. 消化道出血的早期识别　应根据消化道出血的临床表现和引起消化道出血的原发病来快速判断是上消化道还是下消化道出血，并初步判定是何原因引起的。详见前述鉴别诊断里的出血部位的鉴别诊断。

2. 失血量的估测

（1）失血量的估计对进一步处理极为重要。

1）每日出血量在 5ml 以上，大便颜色不变，但隐血试验为阳性。

2）出血量 50～100ml 以上出现黑便。

3）短时间或一次性出血量超过 250～300ml 也可引起呕血，也有少数患者呕吐的敏感性较差，短时间内出血量超过 500ml 也不出现呕血，而只有血便。

4）出血量在 400ml 以下，血容量轻度减少，可由组织液及脾贮血所补偿，循环血量在 1 小时内即得改善，故可无自觉症状。

5）出血量在 700ml 以上时，可出现晕厥、肢体冷感、皮肤苍白、血压下降等。

6）出血量在 1000ml 时可产生休克。

（2）出现下列情况常常提示出血量大

1）体位性低血压，患者由平卧位改为半卧位或者站立位测血压，下降超过 30% 和（或）心率超过 20%。

2）出冷汗、烦躁、谵妄甚至昏迷。

3）静卧心率大于 120 次/分，收缩压小于 12kPa（90mmHg）或者低于基础收缩压 30% 及以上。

4）血红蛋白较正常下降 60g/L 以上。

3. 是否继续出血的判断

（1）单凭血红蛋白下降或大便颜色来判断出血是否继续是不可靠的。因为一次出血后，血红蛋白的下降有一定过程。出血 1000ml，柏油样便可持续 1～3 天，大便隐血可达 1 周，出血 2000ml，柏油样便可持续 4～5 天，大便隐血达 2 周。

（2）出现下列情况，应认为有继续出血

1）反复呕血、黑便，次数及量增多，或排出暗红甚至鲜红色血便，伴有肠鸣音亢进。

2）胃管抽出物有较多新鲜血。

3）24 小时内经充分输液输血，血压和脉搏仍不能稳定，一般状况未见改善。或者经过迅速输液输血后，中心静脉压仍在下降。

4）血红蛋白、红细胞计数与血细胞比容继续下降，网织红细胞计数持续增高。

5）补液和尿量足够的情况下，血尿素氮持续或再次增高。

若患者自觉症状好转，能安稳入睡而无冷汗及烦躁不安，脉搏及血压恢复正常并稳定不再下降，则可以认为出血已减少、减慢甚至停止。

4. 出血的病因诊断 在获取了消化道出血的早期识别和失血量的评估以及是否继续出血的判断，并同时给予相应的临床处理后，则应着手考虑消化道出血的病因诊断。可根据相应的病史和临床表现考虑采用辅助检查中所述的方法来明确诊断。首选是纤维胃镜和纤维结肠镜；其次是选择性动脉造影和放射性核素显像，两者结合起来可以明显提高消化道出血的诊断率；必要时可以选择小肠内镜和智能胶囊消化道内镜，应根据医院的硬件设施予以选择。最后，应根据消化道出血的病因以及可能的处理措施而选择如 CT 和 MRI 等相应的影像学检查。

【治疗】

急性消化道出血时，若患者病情重，往往不宜接受详细问诊及体查，因此应抓住关键，根据病史和症状及体征，迅速做出初步病因和部位诊断。对消化道大出血的患者，应首先治疗休克，然后查证出血的部位和病因，以决定进一步的治疗方针和判断预后。其治疗原则为：积极控制出血、治疗原发病、手术治疗。

1. 非手术治疗 上消化道出血病情急，变化快，严重者可危及生命，应采取积极措施进行抢救。迅速补充血容量，抗休克应放在一切医疗措施的首位。

（1）一般的急救措施

1）卧床休息和禁食，保持呼吸道通畅，避免呕血时误吸引起窒息，必要时吸氧。

2）严密监测生命体征，包括意识、脉搏和血压、肢体温度，皮肤和甲床色泽、周围静脉特别是颈静脉充盈情况等，意识障碍和排尿困难者需留置导尿管。重症患者常需中心静脉压测定、心电监护、血氧饱和度、呼吸监测。

3）记录呕血和便血的频度、颜色、性质、次数和总量，定期复查红细胞计数、血红蛋白、血细胞比容与血尿素氮等。

4）对活动性出血的非静脉曲张性出血患者应置胃管，以观察出血情况，并可经胃管给药。

（2）迅速补充血容量

1）患者处于休克状态时，应首先补充血容量。在准备输血时，立即静脉输入 5% ~ 10% 葡萄糖液、0.9% 氯化钠注射液等。强调一开始不要单独输血而不输液，因为患者急性失血后血液浓缩，血液较黏稠，此时输血并不能更有效地改善微循环的缺血和缺氧状态。因此主张先输液，或者紧急时输液和输血同时进行。

2）当收缩压在 6.67kPa（50mmHg）以下时，输液和输血速度要适当加快，甚至需加压输血，以尽快把收缩压升高至 10.67 ~ 12kPa（80 ~ 90mmHg）水平，血压稳定后减慢输液速度。

3）输入库存血较多时，每 600ml 血应补充葡萄糖酸钙 10ml。对肝硬化或急性胃黏膜病变的患者，尽可能采用新鲜血。

4）有心、肺、肾疾患及老年患者，要防止因输液和输血量过多过快引起的急性肺水肿。因此，必须密切观察患者的一般状况及生命体征变化，有条件者应测定中心静脉压来监测输入量。

（3）药物止血治疗：应针对不同的病因，采取相应的止血措施。

1）组胺 H_2 受体拮抗剂和质子泵抑制剂：消化性溃疡和急性胃黏膜病变等引起的出血，该法止血效果较好。组胺 H_2 受体拮抗剂包括西咪替丁及雷尼替丁等。质子泵抑制剂抑酸作用强，能迅速提高胃内 pH。

2）去甲肾上腺素灌注：胃出血时可用去甲肾上腺素 8mg，加入冷生理盐水 100～200ml，经胃管灌注或口服，每 0.5～1 小时灌注一次，必要时可重复 3～4 次。

3）凝血酶口服量：轻、中度出血 2000IU，2～4 小时 1 次；重度出血 10 000～20000IU，1～2 小时 1 次，均以 0.9% 氯化钠注射液配制为 10～100IU/L，用药同时应给予 H_2 受体拮抗剂或质子泵抑制剂等抑酸制剂。

4）垂体加压素及其衍生物：垂体加压素使内脏小血管收缩，从而降低门静脉压力以达到止血的目的。近年采用周围静脉持续性低流量滴注法，剂量 0.2～0.3U/min，止血后减为 0.1～0.2U/min，维持 8～12 小时后停药。副作用有腹痛、腹泻、诱发心绞痛、血压增高等，故高血压和冠心病患者使用时要慎重。与硝酸甘油联合使用可减轻其不良反应。

5）生长抑素及其衍生物：生长抑素及其衍生物是目前治疗急性食管胃底曲张静脉破裂出血的主要药物。适用于肝硬化食管静脉曲张的出血，其止血成功率 70%～87%。对消化性溃疡出血亦有较好的止血成功率。生长抑素及其衍生物为奥曲肽，人工合成物为思他宁。

2. 内镜下止血法　对急性消化道出血的患者应尽快完成消化道内镜检查，而且药物与内镜联合治疗是目前首选的治疗方式。

（1）内镜下直接对出血灶喷洒止血药物

1）蒙塞尔溶液常用浓度 5%～10%，每次 50～100ml。孟氏液止血有效率 85%～90%。

2）去甲肾上腺素可用 8mg 加入等渗盐水 20ml 使用，止血有效率 80%。

（2）内镜下高频电凝止血

1）电凝止血须确定出血的血管方能进行，出血病灶周围必须干净。若胃出血，电凝止血前先用冰水洗胃。

2）电凝并不适宜出血凶猛的食管静脉曲张出血。

3）不足之处为高频电凝止血后可发生再出血。

（3）内镜下激光止血

1）近年可供作止血的激光有氩激光（argonlaser）及石榴石激光（Nd-YAG）两种。止血成功率在80%~90%。

2）对治疗食管静脉曲张出血的疗效尚有争议。

3）激光治疗出血的并发症不多，有报道个别发生穿孔和气腹以及照射后形成溃疡，导致迟发性大出血等。

4）石榴石激光可用于治疗胃肠道血管畸形出血。

（4）内镜下血管收缩药或硬化剂局部注射

1）经内镜用稀浓度肾上腺素作出血灶周围黏膜下注射可暂时止血。

2）局部注射硬化剂和无水乙醇，使血管闭塞。该法不需要特殊器材，价廉易行，安全有效，是治疗溃疡出血中应用最广泛的治疗方法。适用于治疗喷血或血管裸露的出血病灶。

（5）内镜下放置缝合夹子

1）内镜直视下放置缝合夹子，把出血的血管缝夹止血，伤口愈合后金属夹子会自行脱落，随粪便排出体外。

2）用于消化性溃疡或应激性溃疡出血，特别对小动脉出血效果更满意。

3）怀疑溃疡穿孔出血者和恶性肿瘤患者不适宜使用止血夹。

（6）内镜下曲张静脉套扎术：用橡皮圈套扎曲张的静脉，数天后被套扎静脉完全栓塞并脱落，曲张静脉变细或程度减轻。

3. 介入治疗　选择性血管造影时，经导管向动脉内灌注垂体加压素或去甲肾上腺素，导致小动脉和毛细血管收缩，使出血停止。也可注入人工栓子，一般用吸收性明胶海绵堵塞出血的血管。

3

4. 气囊压迫止血法　食管静脉曲张出血后，可用三腔二囊管或四腔二囊管填塞胃底及食管中下段止血。气囊填塞对中小量食管静脉曲张出血效果较佳，对大出血可作为临时应急措施。食管囊和胃囊注气后的压力要求在 4.67~5.33kPa（35~40mmHg）。初压可维持 12~24 小时，以后每 4~6 小时放气一次，视出血活动程度，每次放气 5~30 分钟，然后再注气，以防止黏膜受压过久发生缺血性坏死。止血 24 小时后，放气观察 1~2 天才拔管。

5. 手术治疗　消化道大出血时急症手术往往并发症及病死率比择期手术高，所以应尽可能先采取内科止血治疗。当内科积极治疗 48 小时以上仍有继续出血，24 小时内输血 1500ml 仍不能维持血压稳定者，而出血部位明确时，才考虑手术治疗。

手术的目的首先是控制出血，在患者全身情况和局部条件许可的前提下，可对病变部位作较彻底的外科手术。如经过各项检查，出血部位和病因还不能确定，而仍继续出血，最终只能通过剖腹探查来明确诊断，术中可结合内镜来确定出血部位和明确病因诊断。

【诊断要点】

急性消化道出血，特别是出血量较大的患者，往往病情比较重，病史采集和体格检查以及辅助检查往往需要与治疗同步进行。因此，急诊医生接诊到患者后需要做到：

1. 简洁明快的病史询问，包括既往疾病、呕血和便血的数量和颜色，以便初步判断出血的部位和出血量，为后续的进一步诊断和治疗提供证据。原则为首先对症治疗，其次病因治疗，必要时标本兼治。

2. 生命体征的检查和检测，对判断出血量和治疗提供帮助。

3. 建立快速静脉通道，维持循环稳定。

4. 保持呼吸道通畅，防止误吸而窒息。

5. 补充血容量的原则是先输液，或者紧急时输液和输血同时进行。

6. 有时患者病情危重，应首要以抗休克为重点，待病情基本稳定后再做相关辅助检查。

7. 必要时的有创检测手段（重症监护）。

8. 纤维胃镜和肠镜检查应作为首选，既可明确诊断又可做相应的止血治疗。

9. 治疗措施采取后，应进一步了解患者详细病史，为后续的确切诊断和治疗提供帮助。

10. 部位和病因诊断有时会比较困难，应想到有全身疾病所致的消化道出血，特别是有可能有多元性病因导致出血。有时诊断不明而出血停止，患者应随访。

11. 一般不把手术探查作为明确诊断和治疗的首选，若无条件，可在患者病情稳定时在监护状态下转院，应有急救医生陪护。

（宋陆军）

第四节 消化性溃疡

消化性溃疡主要是指胃、十二指肠的溃疡，是最常见的疾病之一。主要病变是黏膜的局限性组织缺损，炎症与坏死性病变，深达黏膜肌层。溃疡的形成有多种因素，但酸性胃液对黏膜的消化作用是溃疡形成的基本因素，故称为消化性溃疡。十二指肠溃疡占消化性溃疡的80%。最近30年来，国内外十二指肠溃疡的发病率和需要住院率逐步减少，但溃疡病的急性并发症，如穿孔、大出血、幽门梗阻，需入院急诊手术的病例并没有减少，因而外科治疗在溃疡病的治疗中仍有重要地位。

一、十二指肠溃疡

【概述】

胃酸在十二指肠溃疡的发病机制中起重要的作用，早在1910年，Schwartz就提出"无酸就无溃疡"。此外，十二指肠黏膜防御机制减弱和幽门螺杆菌（HP）也在十二指肠溃疡的发生发展中发挥重要作用。

典型的十二指肠溃疡发生在十二指肠第一部（95%），最常见在距幽门 3cm 以内（90%），发生在前后壁机会均等，偶可见两者均有。十二指肠溃疡一般不发生恶变。未经治疗的十二指肠溃疡自然史为自发性愈合和复发交替，至少 60% 的愈合的十二指肠溃疡 1 年内复发，80% ~90% 的 2 年内复发。

【诊断要点】

1. 病史与体检

（1）病史

1）节律性、周期性上腹疼痛，10% 以上患者可无症状。

2）春、秋季节多发，夏季和冬季缓解。

3）一般发生在餐后 90 分钟至 3 小时，常可夜间痛醒，进食和服抗酸药后缓解。

4）疼痛性质的改变提示可能产生并发症，如溃疡疼痛变成持续性，不再为食物或抗酸药缓解，或放射至背部，提示溃疡可能穿透。

（2）体格检查

1）常规体检一般无异常发现。

2）急性溃疡发作期，可出现上腹部轻压痛。

2. 辅助检查

（1）上消化道内镜检查可见溃疡面。

注意：内镜检查是十二指肠溃疡诊断的最重要方法，不仅可作出十二指肠溃疡的诊断，亦可检查其他病变，如胃溃疡、十二指肠炎、胃炎或食管炎。

（2）上消化道钡餐检查典型可见龛影，可作为十二指肠溃疡初步诊断依据。

注意：钡餐检查亦可用作其他病变的鉴别诊断，如钡餐检查有龛影，一般不再做内镜检查。

（3）胃酸测定和血清促胃液素测定主要用于胃泌素瘤（gastrinoma）的排除。

注意：胃酸对十二指肠的诊断作用不大，但术前术后测定胃酸，对评估患者行迷走神经切断术后迷走神经是否完整切断有帮助。成功的迷走神经切断后 MAO 下降70%。

3. 鉴别诊断

（1）慢性胆囊炎：右上腹痛多为餐后发作，常向右肩和背部放射，可伴发热。

鉴别要点： 多伴有厌油腻食物，超声检查多可确诊。

（2）慢性胰腺炎：反复发作腹痛，多在饭后或酗酒后发作，呈持续性，患者常采取一些体位来减轻疼痛。伴有消瘦和营养不良，晚期出现腹泻、糖尿病症状等。

鉴别要点： B 超可见胰腺肿大，内部回声不均匀，胆管、胰管扩张等，CT 可见胰腺不规则，内有钙化灶及结石表现。

（3）功能性消化不良：症状无特异性。

鉴别要点： 其 X 线检查是正常的。

（4）胃泌素瘤：来源于胰腺 G 细胞的肿瘤，肿瘤往往 <1cm，生长缓慢，大量分泌促胃液素，刺激壁细胞增生，分泌大量胃酸，导致胃、十二指肠壶腹部和不典型部位发生多发性溃疡。

鉴别要点： 多发生于不典型部位，具有难治性特点，高胃酸分泌，空腹血清促胃液素 >200pg/ml。

【治疗】

治疗目的：疼痛缓解、促进溃疡愈合、防止复发、减少并发症。

1. 非手术治疗

（1）避免致溃疡因素：如烟草、刺激性调味品、精神过度紧张等，鼓励正常有规律的一日三餐。

（2）降低胃酸药物：包括抗酸药如氢氧化铝、组胺 H_2 受体阻滞剂如西咪替丁、质子泵抑制剂如奥美拉唑，其中，质子泵抑制剂是目前最强有力的胃酸抑制剂。

（3）胃黏膜保护药物：如硫糖铝、枸橼酸铋钾等。

（4）根治幽门螺杆菌方案：一般采用三联方案及两种抗生素合并胶态次枸橼酸铋，或抗分泌药，推荐方案：PPI（标准剂量）＋阿莫西林（1.0g）＋克拉霉素（0.5g），一日两次，共7天。

2. 手术治疗

（1）适应证：

1）合并有穿孔、出血、梗阻的十二指肠溃疡。

2）无并发症的十二指肠溃疡出现以下情况：①穿透性溃疡，复合溃疡，球后溃疡；②难治性溃疡，经严格的内科治疗，仍发作频繁，影响生活质量者；③有穿孔或出血病史者，溃疡复发。

（2）手术禁忌证

1）单纯性溃疡无严重并发症者。

2）年龄在30岁以下或60岁以上又无绝对适应证。

3）患者有严重的内科疾病，致手术有严重的危险者。

（3）经典手术方式

1）胃大部切除术。

2）胃迷走神经切断术。

（4）微创手术：腹腔镜下迷走神经切断术具有创伤小、疼痛轻微、住院时间短等优点，而腹腔镜胃大部切除术、胃空肠吻合术经实践证明安全可行。

（5）术后恢复

1）术后继续给予抑酸治疗。

2）术后饮食由流质饮食向半流质、软食、普食过渡。

【健康教育】

（1）出院后少食多餐，恢复正常饮食需6~8个月。

（2）饮食宜清淡、易消化。

（3）适当补充铁剂。

【转诊条件】

（1）合并严重内科疾病。

（2）既往腹部手术史。

二、胃溃疡

【概述】

胃溃疡患者平均胃酸分泌比正常人低，胃排空延缓、十二指肠液反流是导致胃黏膜屏障破坏形成溃疡的重要原因。HP 感染和 NSAID 是影响胃黏膜防御机制的外源性因素。根据溃疡位置可分为四型：Ⅰ型：最常见，占57%，位于小弯侧胃切迹附近，发生在胃窦和胃体黏膜交界处。临床症状不典型，胃酸分泌正常或偏低。Ⅱ型：复合溃疡，占 22%，呈高胃酸分泌。内科治疗往往无效，易合并出血，常需手术治疗。Ⅲ型：占 20%，幽门管溃疡或距幽门 2cm 以内的胃溃疡，临床症状与十二指肠溃疡相似，常呈高胃酸分泌。内科治疗容易复发。Ⅳ型：高位溃疡，多位于胃近端，距食管胃连接处 4cm 以内，较少见。患者多为 O 型血，常为穿透性溃疡，易并发出血和穿孔，梗阻少见。

【诊断要点】

1. 病史与体检

（1）病史

1）胃溃疡发病年龄多为 40～59 岁，较十二指肠溃疡晚了 15～20 年。

2）腹痛节律性不如十二指肠溃疡明显，进食加重，且发生在进餐后 0.5～1 小时，进食不能缓解。

3）疼痛性质多为深在性痛，常有恶心、呕吐。

（2）体检：通常是正常的，发作或穿透性溃疡上腹部剑突下或稍偏左侧可有压痛。

2. 辅助检查

（1）上消化道内镜检查

注意： 内镜检查可正确评估溃疡的范围和程度，胃溃疡有一定的恶性可能，因此所有胃溃疡必须做活检，胃窦和胃体黏膜活检用尿素酶试验或组织学检查评估 HP 感染。

（2）钡餐检查

注意： 良性胃溃疡的 X 线特征包括突出胃轮廓外的

龛影，放射形黏膜皱襞至溃疡边缘，周围黏膜完整，无充盈缺损。

3. 鉴别诊断

（1）胃癌：癌性溃疡常较大（直径 >2.5cm），边缘隆起不规则，呈"火山口"样，溃疡底部不平整、质硬、污秽。

鉴别要点：必要时多次活检以排除恶性胃溃疡。

（2）功能性疾病：不完全的食管裂孔、萎缩性胃炎、肠易激综合征等功能性疾病的非特异的症状常与胃溃疡的症状混淆。

鉴别要点：相应的放射学检查或胃镜检查是鉴别的必要手段。

【治疗】

1. 非手术治疗　主要应用组胺 H_2 受体拮抗药和质子泵抑制剂治疗，溃疡的愈合更重要的是依靠治疗的持续时间，而不是抑酸剂的程度。质子泵抑制剂是针对难治性溃疡最有效的制剂。治疗 6~8 周检查无充分愈合的证据，须重做活检，即使是恶性胃溃疡也可能暂时愈合，若第 3 次复发或怀疑为恶性肿瘤，是手术指征。

2. 手术治疗　良性溃疡选择性手术的两个主要目的是切除溃疡灶及受损的黏膜组织和减少胃酸和蛋白酶的分泌，其次是减少胆汁反流和胃潴留。

手术适应证：

（1）经严格的内科治疗 4~6 周，溃疡未愈合或愈合后又复发者。

（2）年龄在 45 岁以上的患者。

（3）巨大溃疡（>3cm），穿透性溃疡或高位溃疡者。

（4）出现出血、穿孔、梗阻等并发症或可疑恶性肿瘤。

由于胃溃疡有一定的恶性可能，因此手术指征可适当放宽。

经典手术方式：

（1）胃大部切除术：Billroth Ⅰ式胃切除术是Ⅰ型和Ⅲ型胃溃疡最常用的术式，因这类 GU 大多数十二指肠正常，易于 BⅠ式重建，而术后并发症较 BⅡ式胃切除为少。

（2）高位溃疡可行溃疡局部切除加远端的胃部分切除术（Kelling- Madlener 手术），也可行局部切除加近段选择性迷走神经切断术。

（3）复合溃疡，手术方式同十二指肠溃疡。

【健康教育】

（1）出院后定期复查胃镜，排除恶性病变。

（2）饮食宜稀软、清淡。

【转诊条件】

（1）合并严重内科疾病。

（2）不能排除恶变者。

三、胃十二指肠溃疡并发症的治疗

胃十二指肠溃疡的并发症包括穿孔、出血或幽门梗阻。这些并发症可发生于十二指肠溃疡或胃溃疡，幽门梗阻并发于十二指肠溃疡较多，而恶性肿瘤引起的幽门梗阻，则几乎全部发生于胃溃疡。

（一）溃疡急性穿孔

【概述】

溃疡处于活动期时，其基底部组织发生坏死，在过度劳累、暴饮暴食、应用 NSAIDs 或免疫抑制剂等情况下，可能诱使溃疡突然穿破浆膜层，成为急性穿孔，引起腹膜炎。穿孔以急性穿孔最常见，十二指肠穿孔较胃溃疡穿孔多见，约占溃疡急性穿孔的 90%，穿孔部位以十二指肠球部前壁最常见，相比之下，胃溃疡穿孔可发生在前壁或后壁。

【诊断要点】

1. 病史与体检

（1）病史

1）多年的溃疡病史，穿孔前溃疡病症状加重。

2）突发上腹部刀割样剧痛，迅速波及全腹，惧怕翻身及深呼吸，可放射至肩部。

3）可有恶心、呕吐等上消化道症状。

4）少数伴休克症状。

（2）体格检查

1）急性病容，焦急、出汗、呼吸变浅、心搏加快，可发热。

2）腹膜刺激征，腹壁板样强直，肠鸣音减弱或消失，腹式呼吸减弱，肝浊音界可消失。

3）少数患者如幼儿或老年、免疫抑制、四肢瘫痪或昏迷的患者，可不出现典型征象。

2. 辅助检查

（1）立位腹平片：可见膈下游离气体。

注意：诊断可疑，应从鼻胃管向胃内注入 400ml 气体后重复拍片，如未发现膈下游离气体也不能排除诊断。

（2）上消化道造影

注意：应用钡剂较水溶性对比剂可靠，也没有增加感染或难以排出。

（3）诊断性腹腔穿刺

注意：腹腔穿刺见胆汁或食物残渣，诊断更加确定。

（4）实验室检查：包括血常规、血清电解质和淀粉酶，常有白细胞升高和核左移，血清淀粉酶一般是正常的，可少量升高。

注意：穿孔时间较长需检查肾功能、血清肌酐、动脉血气分析，监测酸碱平衡状况。

3. 鉴别诊断

（1）急性阑尾炎或急性乙状结肠憩室炎：穿孔后溢出胃液向下流向结肠旁沟，在右侧似急性阑尾炎，在左侧似急性乙状结肠憩室炎。

鉴别要点：急性阑尾炎或急性乙状结肠憩室炎一般体征较局限，无腹壁板样强直，X 线检查无膈下游离气体。

（2）急性胆囊炎：穿孔后胃液积聚在胆囊和十二指

肠附近，类似急性胆囊炎的胆囊穿孔。

鉴别要点：胆囊炎表现为右上腹绞痛或持续性疼痛伴阵发性加剧，向右肩放射，体检可触及肿大的胆囊，Murphy 征阳性，坏疽穿孔会出现弥漫性腹膜炎，但不会出现膈下游离气体，B 超提示胆囊炎或胆囊结石。

（3）急性胰腺炎：临床表现与溃疡急性穿孔十分相似，但腹痛有由轻转重的过程，肌紧张较轻。

鉴别要点：血、尿淀粉酶和腹腔穿刺液淀粉酶明显升高，X 线检查无膈下游离气体，CT、B 超提示胰腺肿胀。

【治疗】

1. 非手术治疗 适用于全身情况好，症状体征较轻的空腹穿孔，判断穿孔较小，腹膜炎已局限者，或经水溶性造影剂证实穿孔已封闭者。

包括禁食、水，胃肠减压，静脉补液，恢复血容量，留置导尿管以观察尿量，静脉应用抗生素，通常用广谱头孢菌素，静脉输注 PPI 等制酸药物。这些患者易发生膈下或肝下脓肿，可用经皮穿刺导管引流治疗。

2. 手术治疗

（1）适应证

1）凡不适合予非手术治疗的急性穿孔病例，如症状重、腹痛剧烈、饱腹穿孔等。

2）经非手术治疗 6~8 小时后病情仍继续加重者。

（2）术前准备

1）禁食、胃肠减压；

2）纠正血流动力学紊乱；

3）抗生素治疗。

（3）手术方式

1）单纯修补术：操作简便易行，手术时间短，风险小，但是远期效果差，5 年复发率高。

2）胃大部切除术：在患者的具体情况、手术条件和手术者的经验允许情况下，可行胃大部切除术，既解决了穿孔问题，又解决了溃疡病的治疗问题。首先考虑保障患者的生命安全，一般认为患者的一般情况良好，有幽门梗阻或出血史，穿孔在12小时以内，腹腔污染较轻时，可行胃大部切除术。

3）单纯修补＋高选择性迷走神经切除术：主要用于十二指肠溃疡穿孔，可降低溃疡复发率和再次手术率，但不适合穿孔时间＞24小时或腹腔明显污染者。

（4）术后恢复

1）持续胃肠减压。

2）术后给予H_2受体阻滞剂或质子泵抑制剂。

【健康教育】

（1）出院后严格内科治疗，定期复查胃镜。

（2）饮食宜稀软、清淡。

（3）避免出现暴饮暴食、过度劳累等刺激。

【转诊条件】

（1）合并严重内科疾病，手术风险高的穿孔患者。

（2）穿孔时间长，合并休克者。

（3）诊断不明确者。

（二）溃疡急性出血

【概述】

胃十二指肠溃疡患者溃疡基底的血管被侵蚀而导致破裂出血，引起患者大量呕血、黑便，导致红细胞、血红蛋白明显下降、脉率加快，血压下降，出现休克或休克前期症状，称为溃疡大出血。十二指肠溃疡患者出血较胃溃疡出血多见，估计消化性溃疡出血患者约占全部上消化道出血住院患者的50%。

【诊断要点】

1. 病史与体检

（1）病史

1）患者多有典型溃疡病史，近期可有服用NSAIDs药物或皮质类固醇药物。

2）主要症状是呕血和解柏油样黑便，具体取决于出血的量和速度。

3）短期内失血超过800ml，可出现休克症状。

（2）体检

1）腹部体征不明显，可有腹胀，上腹部轻压痛，肠鸣音亢进等。

2）出现休克时可有四肢湿冷、面色苍白、脉搏细速、呼吸急促、血压下降。

2. 辅助检查

（1）急诊胃镜检查：可迅速明确出血部位和病因，24小时内胃镜阳性率可达70%～80%。

注意： 检查见活动性出血也可尝试在内镜下凝血治疗。

（2）选择性腹腔动脉或肠系膜上动脉造影

注意： 用于血流动力学稳定的活动性出血患者，如出血量少或已停止，可能结果阴性。如明确出血点可采取栓塞等介入治疗。

（3）实验室检查：红细胞、血红蛋白降低。

3. 鉴别诊断

（1）食管胃底静脉曲张破裂出血

鉴别要点： 出血量更大，一次出血常达500～1000ml，常可引起休克，主要表现是呕血，单纯便血较少。

（2）出血性胃炎

鉴别要点： 患者多有酗酒、服用NSAIDs药物或肾上腺皮质激素药物史、休克、烧伤等应激后，胃镜下见表浅的多发胃黏膜糜烂，部分病例仅见弥漫性渗血。

（3）胃癌出血

鉴别要点： 癌组织中心缺血坏死，侵蚀血管出血，常引起黑便。

（4）胆道出血

鉴别要点： 常有胆道感染、肝外伤等病史，出血量不大，约为200～300毫升/次，典型患者出现胆道出血三联症：胆绞痛、梗阻性黄疸、消化道出血。

【治疗】

1. 非手术治疗　对于出血量相对少、生命体征可控

制平稳或非持续性出血的患者可先试行非手术治疗

（1）卧床休息，吸氧，建立静脉通道，监测生命体征。

（2）快速滴注平衡盐溶液，根据血压、脉搏、尿量和周围循环状况判断失血量，无心脏病病史者收缩压降至 90～70mmHg，提示失血显著，达全身 25% 总血容量范围，出血量大时输注浓缩红细胞。休克患者用中心静脉导管监测血流动力学。

1）放置鼻胃管，观察胃管排出液，含去甲肾上腺素的生理盐水间歇冲洗，评估出血特征和是否复发出血。

2）应用止血药、抑酸药和生长抑素等药物。

3）急诊胃镜检查：内镜检查一般可正确鉴别出血来源，从而制订治疗计划，同时可进行内镜下止血治疗如电凝止血、注射止血药物等。其次，内镜所见溃疡外观可提示预后意义，溃疡基底发现血管、新鲜凝血块或较大溃疡（直径＞1cm）预示再出血率较高。

4）血管造影栓塞治疗：对于生命体征可控制平稳的患者。

2. 手术治疗

（1）适应证

1）持续出血 48 小时。

2）出血速度快，血流动力学不稳定或短时间内（6～8小时）需要输血＞4 单位。

3）年龄大于 60 岁，有冠状动脉硬化症者。

4）内镜止血失败，或再出血风险较大。

5）近期复发出血或合并其他并发症。

6）血管造影栓塞无法止血或栓塞后再次大出血。

（2）术前准备

1）禁食、胃肠减压；

2）积极液体复苏，力争在血流动力学稳定的情况下进行手术；

3）充分备血；

4）应用 H_2 受体阻滞剂或质子泵抑制剂。

（3）手术方式

1）胃溃疡：①连同溃疡切除远端胃，根据切除范围行 B I 式吻合或 B II 式吻合；②溃疡切除，缝合胃切口，迷走神经切断合并幽门成形术；③Ⅳ型溃疡可选用胃远端和小弯侧舌形连同溃疡一并切除，行 Roux-en-Y 吻合。

2）十二指肠溃疡出血：①溃疡缝合止血并迷走神经干切断是最简单有效的手术；②旷置溃疡的 B II 式胃大部切除术（Bancroft 术）。

注意：手术后再出血不少见，单纯缝合止血的再出血率高，附加迷走神经切断术等可降低再出血率。

3）术后康复：①术后继续禁食、胃肠减压；②根据情况继续补液、营养支持，必要时输血治疗；③静脉应用抑酸药物。

【健康教育】

（1）出院后严格内科治疗，定期复查胃镜。

（2）饮食宜稀软、清淡。

【转诊条件】

（1）合并严重内科疾病，手术风险高；

（2）出血量大，合并休克者；

（3）出血原因不明者。

（三）瘢痕性幽门梗阻

【概述】

慢性十二指肠溃疡或幽门管溃疡引起幽门部或十二指肠球部狭窄、变形，或合并周围水肿时引起狭窄者称瘢痕性幽门梗阻。

【诊断要点】

1. 病史与体检

（1）病史

1）大多数有多年的胃、十二指肠溃疡史；

2）进行性上腹饱胀（食后）、呕吐，呕吐多发生在餐后 30～60 分钟，以下午和夜间多见，呕吐物含大量宿食，不含胆汁，呕吐后症状缓解；

3）患者体重减轻，甚至极度消瘦

（2）体格检查

1）患者有不同程度的消瘦、失水；

2）上腹部可见胃型及蠕动波，可闻及上腹振水音；

3）胃肠减压出大量胃内潴留物，每日减压量大；

4）盐水负荷试验：通过鼻胃管将 700ml 盐水在 3～5 分钟注入胃内，关闭胃管，30 分钟后回抽盐水，超过 350ml 说明有梗阻。

（3）辅助检查

1）内镜检查：可见胃扩张含大量液体，幽门狭窄不规则，不能通过胃镜进入十二指肠。

注意：需做活检以排除恶性肿瘤。

2）上消化道造影：可见扩大和无张力的胃，如少量造影剂进入十二指肠可见变形和瘢痕的球部，24 小时后造影剂仍有存留提示瘢痕性幽门梗阻。

3）实验室检查：患者可有贫血、持续性呕吐引起的代谢性碱中毒伴脱水，血清电解质测定显示低钾、低氯和碳酸氢盐升高。

（4）鉴别诊断

1）痉挛水肿性幽门梗阻

鉴别要点：呕吐为间歇性，经胃肠减压及抑酸治疗后可缓解，胃镜未见明显瘢痕形成。

2）胃窦部肿瘤引起的梗阻

鉴别要点：胃镜活检及钡餐可明确诊断。

3）十二指肠肿瘤或胰头癌压迫引起上消化道梗阻

鉴别要点：十二指肠球部以下梗阻，呕吐物含胆汁，根据 X 线、胃镜可鉴别。

【治疗】

1. 非手术治疗

（1）建立鼻胃管吸引；

（2）纠正血容量和水电解质及代谢紊乱，肠外营养纠正营养状态；

（3）抑酸治疗。

2. 手术治疗瘢痕性梗阻是外科手术的绝对适应证。

（1）术前准备

1）完善相关检查；

2）鼻胃管减压 5~7 天，温盐水洗胃 1~2 天；

3）纠正水、电解质和代谢紊乱，恢复正氮平衡；

4）预防性使用抗生素；

5）给予 H_2 受体阻滞剂或质子泵抑制剂。

（2）手术方式

1）远端胃切除术；

2）胃窦切除加迷走神经切断；

3）迷走神经切断并引流术。

（3）术后恢复

1）继续加强营养支持；

2）给予 H_2 受体阻滞剂或质子泵抑制剂。

【健康教育】

（1）出院后严格内科治疗，定期复查胃镜；

（2）饮食宜稀软、清淡。

【转诊条件】

（1）合并严重内科疾病，手术风险高；

（2）诊断不明确。

四、术后并发症

1. 术后梗阻

（1）吻合口梗阻：一般胃切除患者在术后 3~6 天可开始耐受口服进食，若食后引起腹胀、呕吐，可继续给予禁食、胃肠减压、肠外营养等治疗措施，最早可在术后第 7 天进行钡餐检查，早期吻合口梗阻的主要原因为吻合口水肿，通过保守治疗可缓解，若梗阻继续延长，不能解除，则考虑为手术技术不当，需再次手术。

1）若为 B I 式重建，可改为 B II 式，不需拆除吻合口，实行胃空肠侧-侧吻合。

2）若为 B II 式重建，在吻合口或输出袢粘连扭曲的情况下可充分松解粘连。若是空肠输入袢疝入输出袢，则予以复位，缝闭疝环。

（2）输入袢梗阻：输入袢梗阻一般是由于胃空肠吻合时输入袢过长，粘连、扭曲、内疝等形成梗阻。输入袢梗阻为闭袢性梗阻，胆汁和胰液潴积导致肠内压增高，急性完全性梗阻时患者突发上腹部剧烈疼痛，呕吐频繁，呕吐物不含胆汁，查体上腹部压痛，偶可扪及包块，上消化道造影或 CT 有助于明确诊断。诊断明确或高度可疑时应及时手术，手术根据梗阻原因选择术式，如扭转复位，肠段坏死切除等。

当输入袢黏膜内翻过多、输入袢过短或过长、输入袢粘连成角时可发生慢性不全性梗阻，患者间歇性大量呕吐胆汁，多于餐后不久出现，呕吐前出现腹痛，早期考虑为吻合口处黏膜水肿，应予禁食、胃肠减压、肠外营养等保守治疗，持续不缓解时可行上消化道造影或 CT 予以诊断。手术可将 BⅡ式吻合改为 Roux-en-Y 吻合术。

（3）输出袢梗阻：输出袢梗阻与输出袢肠段粘连、大网膜水肿或横结肠系膜压迫有关，主要表现为腹痛、腹胀、恶心、呕吐，呕吐物含胆汁和食物，呕吐后腹胀缓解。上消化道造影可提示输出袢梗阻。经保守治疗如禁食、胃肠减压、肠外营养等无效后可考虑手术进行吻合口重建。

2. 术后胃出血

（1）术后胃管引流出的暗红色或咖啡色液体通常在24小时终止，极少引起明显循环容量减少，若术后引流新鲜血液，24小时后仍未停止，则为术后出血，术后2~3天内发生严重和持续的出血必须考虑再次手术，可在吻合口上方几厘米的胃壁另做一横切口，清除积血，予以止血。

（2）若术后5~6天发生出血，见于吻合口黏膜坏死、脱落，可在内镜下检查止血或再次手术。

3. 瘘

（1）吻合口瘘：多见于患者一般情况较差、缝合技术不当、组织血供不足的情况下，患者可发生发热、腹痛、腹膜炎的表现，若症状较轻，可先予充分引流、禁食、胃肠减压、肠外营养、抗感染、抑酸、抑制胰酶等保守治疗，感染情况及腹膜炎持续进展时需及时手术治疗。

若吻合为 B I 式重建，可改为 B II 式或 Roux-en-Y 吻合；若为 B II 式重建，术后可切除吻合口后重新吻合或改为 Roux-en-Y 吻合。

(2) 十二指肠残端瘘：为 B II 式胃切除严重并发症，多发生于十二指肠球部周围广泛炎症、血供不足或患者营养状态不良的情况下。患者可于术后 2~5 天突发右上腹剧痛，有腹膜炎体征，体温、白细胞计数升高，可发生休克。病变局限、腹膜炎较轻的情况下可行穿刺引流，加强营养保守治疗。若腹膜炎明显，发生脓毒血症等严重并发症需及时手术治疗。

手术一般均需残端造瘘，并放置引流管及空肠饲养管，术后持续抗生素治疗，控制脓毒血症，应用生长抑素或其类似物减少漏出量。

4. 功能性胃排空障碍 发病原因不明，通常出现于术后最初两周，常在流质饮食改为半流质时发生，表现为上腹饱胀、呕吐，呕吐物为含胆汁的胃液，肠鸣音减弱。胃管引流量 >800ml/d。无明显水电解质和酸碱平衡紊乱，造影可见胃无张力，稍扩大，造影剂滞留于胃内 24 小时以上，无机械性梗阻。可给予胃肠减压，静脉营养支持，多数患者可在 3~4 周后缓解。

5. 溃疡复发 复发原因多为迷走神经切除不完全或胃窦切除不够，大多数复发性溃疡可通过药物治疗获得理想的效果。反复复发的溃疡提示有胃泌素瘤或胃排空障碍。

6. 倾倒综合征 主要由于胃容积缩小和幽门括约肌功能丧失，食物过快由胃进入肠道所致的一系列症状，表现为胃肠道症状，如上腹胀满、恶心、腹部绞痛、腹泻等，和神经循环系统如心慌、出汗、眩晕、无力等。

此类患者应以高蛋白、高脂肪、低糖食物为宜，避免过甜、过咸、过浓饮食和乳制品，固体食物较流质食物为好，少食多餐，应用抗组胺药、抗胆碱药、抗痉挛药和镇静药。

预防倾倒综合征主要是术中避免残胃过小和吻合口过大。

7. 碱性反流性胃炎　多见于 B Ⅱ 式吻合术后，由于丧失了幽门括约肌，导致胆汁反流入胃，少数患者表现为上腹或胸骨后持续性烧灼痛，伴恶心、呕吐，进食后加重，胃镜可见胆汁反流入胃，胃黏膜充血、水肿、易出血，轻度糜烂。

诊断应排除其他上腹部疾病，尤其胃排空障碍。治疗方法为手术将 B Ⅱ 式吻合改为 Roux-en-Y 胃空肠吻合，同时行胃迷走神经切断术。

8. 吻合口空肠溃疡　多发于胃空肠吻合口对侧的空肠壁上，为胃酸作用于空肠黏膜所致，多见于：①胃切除范围不够；②胃窦部黏膜残留；③空肠输入袢过长；④空肠输入输出袢侧-侧吻合；⑤胃迷走神经切断不完全；⑥胃泌素瘤患者。表现为腹痛，常合并出血或慢性穿孔。

针对此并发症可采用制酸治疗，如穿孔形成腹腔脓肿或内瘘则需手术治疗。

9. 残胃癌　指因良性疾病行胃部分切除术后 5 年以上残胃内发生的癌。多发生在 B Ⅱ 式胃大部切除术后，与胃酸降低，胆汁反流有关。

（舒晓刚　夏泽锋）

第五节　阑尾疾病

【解剖生理概要】

阑尾是右髂窝部连接于盲肠的一盲管样结构，外形如蚯蚓，又名蚓状突。阑尾长度一般为 5~10cm，直径为 0.5~0.7cm，内径仅 0.2~0.3cm，阑尾腔容积约0.1ml。阑尾自盲肠后内侧壁伸出，其根部位于三条结肠带的汇合点，其体表投影通常为脐与右髂前上棘连线中外 1/3 交界处，称为麦氏点（McBurney 点）。麦氏点是选择阑尾手术切口的标记点。

一、急性阑尾炎

【概述】

急性阑尾炎是腹部外科最常见的急腹症，主要表现为转移性右下腹痛、阑尾点压痛及反跳痛，其发病率约为 1/1000，以青年最为多见，男性多于女性，其比值约为 2：1～3：1。

【诊断要点】

1. 病史与体检

（1）病史

1）腹痛：是急性阑尾炎最常见的症状。约 70%～80% 患者可出现典型的转移性右下腹痛，即腹痛发作始于上腹，逐渐移向脐部，数小时（6～8 小时）后转移并局限在右下腹，但也有部分患者发病时即出现右下腹痛。

不同病理类型的阑尾炎，其腹痛也有差异，单纯性阑尾炎可表现为轻度隐痛；化脓性阑尾炎可表现为阵发性腹痛和剧痛；坏疽性阑尾炎呈持续性剧烈腹痛；穿孔性阑尾炎因阑尾腔压力骤降，腹痛可暂时性缓解，但出现腹膜炎后，腹痛又有持续加剧。

不同位置的阑尾炎，腹痛部位也有区别，盲肠后位阑尾炎可呈右侧腰部疼痛；盆位阑尾炎呈耻骨上区腹痛；肝下区阑尾炎可呈右上腹痛，极少数左位阑尾可出现左下腹痛。

2）胃肠道症状：90% 患者可出现各种胃肠道症状，发病早期即可出现厌食、恶心和呕吐，少数可发生便秘、腹泻。盆位阑尾炎可因炎症刺激直肠和膀胱引起排便、里急后重症状；弥漫性腹膜炎时可引起麻痹性肠梗阻，出现腹胀、排气排便减少等症状。

3）全身症状：早期可出现乏力，体温多为正常或低热。炎症加重或合并穿孔可出现高热、寒战、脉速等全身中毒症状。如发生化脓性门静脉炎可出现寒战、高热和轻度黄疸。

（2）体征

1）右下腹压痛：是急性阑尾炎最常见的重要体征。压痛点通常位于麦氏点，可随阑尾位置的变异而改变，但压痛点始终在一个固定的位置上。发病早期腹痛尚未转移至右下腹时，右下腹即可出现固定压痛，且压痛的程度与病变程度相关。当炎症加重，压痛的范围也随之扩大；当阑尾穿孔时，疼痛和压痛的范围可波及全腹，但此时仍以阑尾所在位置的压痛最明显，可用叩诊来检查更为准确。也可嘱患者左侧卧位，体检效果会更好。老年人对压痛的反应较轻。

2）腹膜刺激征：主要包括反跳痛、腹肌紧张、肠鸣音减弱或消失等，提示阑尾炎症加重，可能出现化脓、坏疽或穿孔等病理改变。腹膜炎范围扩大，说明局部腹腔内有渗出或阑尾穿孔。但是在小儿、老人、妊娠妇女、肥胖、虚弱者或盲肠后位阑尾炎时，腹膜刺激征可不明显。

3）右下腹包块：如体检发现右下腹饱满，扪及一压痛性包块，边界不清，固定，应考虑阑尾周围脓肿的诊断。

4）其他辅助性体征：①结肠充气试验（Rovsing试验）：患者仰卧位，用右手压住左下腹降结肠部，再用左手按压近端结肠，结肠内气体可传至盲肠和阑尾，引起右下腹疼痛者为阳性。②腰大肌试验：患者左侧卧位，将右大腿后伸，引起右下腹疼痛者为阳性，说明阑尾靠近腰大肌处。③闭孔内肌试验：患者仰卧位，将右髋和右膝均屈曲90°，然后被动向内旋转，引起右下腹疼痛者为阳性，提示阑尾位置较低，靠近闭孔内肌。④直肠指诊：如阑尾位于盆腔或阑尾炎症波及盆腔，指诊有直肠右前方触痛。当阑尾穿孔时直肠前壁压痛广泛；当形成阑尾周围脓肿时，有时可触及痛性肿块。

2. 辅助检查

（1）实验室检查：多数急性阑尾炎患者的白细胞计数和中性粒细胞比例升高。白细胞计数升高到（10～20）×10⁹/L，可发生核左移。单纯性阑尾炎或老年患者，白细胞可无明显升高。尿液分析常无异常，如尿液中出现少量红细胞，说明炎性阑尾刺激右侧输尿管或膀胱，明显血尿说明存在泌尿系的原发病变。在生育期有闭经史的女患者，应检查血清 β-HCG，以除外产科情况。血清淀粉酶和脂肪酶检测有助于除外急性胰腺炎。

（2）影像学检查

1）腹部 X 线片可见盲肠扩张和液-气平面，如穿孔可见气腹征和横结肠扩张等。

2）B 超检查可显示阑尾呈低回声的管状结构，压之形态不改变，较僵硬，横切面呈同心圆样靶状图形，阑尾周围脓肿时可见包块影。

3）CT 检查可见阑尾增粗、壁厚和周围组织炎性改变等，还可用于发现周围脓肿和炎性肿块，观察腹部和盆腔器官其他病情。

4）腹腔镜检查是除手术外诊断阑尾最为肯定的方法。对于有条件的单位，腹腔镜检查也可用于诊断急性阑尾炎并同时作阑尾切除术。

3. 鉴别诊断

（1）胃十二指肠溃疡穿孔：穿孔溢出的胃内容物可沿升结肠旁沟流至右下腹，容易误认为是急性阑尾炎的转移性腹痛。

鉴别要点：患者常有溃疡病史，上腹疼痛和压痛，并有腹壁板状强直和肠鸣音消失等腹膜刺激征象。胸腹部 X 线检查如发现膈下有游离气体，则有助于鉴别诊断。

（2）妇产科疾病：对育龄妇女要特别注意异位妊娠破裂，表现为突然下腹痛，常有急性失血症状和腹腔内出血的体征，有停经史和阴道不规则出血史；检查时宫颈举痛、附件肿块、阴道后穹隆穿刺有血。卵巢滤泡或黄体囊肿破裂的病情较轻，发病多在排卵期或月经中期以后。卵巢囊肿蒂扭转会有剧烈腹痛。急性输卵管炎和急性盆腔炎，常有脓性白带和盆腔压痛，阴道后穹隆穿刺可获脓液，涂片检查常见革兰阴性双球菌。

（3）右侧输尿管结石：多呈突然发生的右下腹阵发性剧烈绞痛，并向会阴部、外生殖器放射。检查时腹软，压痛不明显，有时仅有轻度深压痛。

鉴别要点： 尿中查到多量红细胞。B超检查或X线摄片在输尿管走行部位可发现结石阴影。

（4）急性肠系膜淋巴结炎：常见于儿童，多有上呼吸道感染史，腹部压痛可随体位变更，范围较广且不固定。

（5）其他：急性胃肠炎，恶心、呕吐和腹泻等消化道症状较重，无右下腹固定压痛和腹膜刺激征；Meckel憩室炎，多见于儿童，曾有黑便史，无转移性腹痛，压痛点在内侧；胆道系统感染性疾病，易与高位阑尾炎相混淆，但有明显绞痛、高热，甚至出现黄疸，常有反复右上腹痛史；右侧肺炎和胸膜炎，右中下腹痛，而无明显固定压痛点，有呼吸系统的病史和症状。

【治疗】

1. 非手术治疗　仅限于单纯性阑尾炎及急性阑尾炎的早期阶段，患者不接受手术治疗或客观条件不允许，或伴有其他严重器质性疾病有手术禁忌证者。主要措施包括卧床、禁食、选择有效的抗生素、补充水电解质和营养支持。

2. 手术治疗　绝大多数急性阑尾炎一旦确诊，应早期施行阑尾切除术，手术前应积极准备，补充水电解质，使用预防性抗生素，有助于预防术后感染的发生。根据不同的病理变化和患者条件，采用不同的手术方式。

（1）急性单纯性阑尾炎：行阑尾切除术，切口一期缝合。有条件的单位，也可采用经腹腔镜阑尾切除术。

（2）急性化脓性或坏疽性阑尾炎：行阑尾切除术。腹腔如有脓液，应吸出后清洗，注意保护切口，一期缝合。

（3）穿孔性阑尾炎：宜采用右下腹经腹直肌切口，利于术中探查和确诊，切除阑尾，清除腹腔脓液或冲洗腹腔，根据情况放置腹腔引流。术中注意保护切口，冲洗切口，一期缝合。术后注意观察切口，有感染时及时引流。

（4）阑尾周围脓肿：阑尾脓肿尚未破溃穿孔时应按急性化脓性阑尾炎处理。如脓肿扩大，无局限趋势，宜先行 B 超检查，确定切口部位后行手术切开引流，并尽量行阑尾切除，再通过 U 字缝合关闭阑尾开口的盲肠壁，防止肠瘘发生。术后加强支持治疗，合理使用抗生素。

3. 阑尾切除术的技术要点

（1）麻醉：一般采用硬脊膜外麻醉，也可采用局部麻醉。

（2）切口选择：一般情况下宜采用右下腹麦氏切口或横切口。如诊断不明确或腹膜炎较广泛，应采用右下腹经腹直肌探查切口，以便术中进一步探查和清除脓液。

注意： 切口应加以保护，防止被污染。

（3）寻找阑尾：一般沿盲肠、回肠末端和回肠系膜追踪至盲肠三条结肠带的汇合处即可寻见。

注意： 如仍未找到阑尾，应考虑盲肠后位阑尾，可用手指探查盲肠后方，或剪开盲肠外侧腹膜，将盲肠外翻即可显露盲肠后方的阑尾。

（4）处理阑尾系膜：提取阑尾系膜，于阑尾根部相应位置钳夹、切断系膜后确切结扎或缝扎。如阑尾系膜肥厚或较宽，应分次钳夹、切断后结扎或缝扎系膜。

（5）处理阑尾根部：距根部 0.5cm 处轻轻钳夹阑尾后用丝线结扎阑尾，在距结扎线远侧 0.5cm 处切断阑尾，残端用碘酊、酒精涂擦处理，最后于盲肠壁上缝荷包线将阑尾残端埋入。

注意： 于盲肠壁距阑尾根部周围 1.0cm 处行浆肌层荷包缝合，勿将阑尾系膜缝在内，针距为 2～3mm。荷包缝合不宜过大，防止肠壁内翻过多，形成无效腔。最后在无张力下将系膜绑扎在盲肠端缝线下覆盖加固。

（6）特殊情况下阑尾切除术

1）阑尾尖端粘连固定：可先将阑尾于根部结扎切断，残端处理后再分段切断阑尾系膜，最后切除整个阑尾。

2）盲肠后位阑尾，宜剪开侧腹膜，将盲肠向内翻，显露阑尾后将其切除，再将侧腹膜缝合。

3）盲肠水肿不宜用荷包缝合时，宜用 8 字或 U 字缝合。

4）局部渗出或脓液不多，用纱布多次蘸净，不要用生理盐水冲洗，以防炎症扩散。如已穿孔，脓液较多，应彻底清除腹腔脓液或冲洗腹腔并放置引流。

5）如合并移动盲肠，阑尾切除后，应同时将盲肠皱襞折叠紧缩缝合。

4. 并发症及其处理

（1）急性阑尾炎的并发症

1）腹腔脓肿：是阑尾炎未经及时治疗的后果。在阑尾周围形成的阑尾周围脓肿最常见，也可在腹腔其他部位形成脓肿，常见于盆腔、膈下或肠间隙等处。临床表现有麻痹性肠梗阻的腹胀症状、压痛性包块和全身感染中毒症状等。B 超或 CT 检查可协助诊断定位。治疗可在超声引导下穿刺抽脓冲洗或置管引流，或必要时手术切开引流。

注意：切开引流时注意肠管损伤。阑尾脓肿非手术疗法治愈后其复发率很高，因此应在治愈后 3 个月左右择期手术切除阑尾。

2）内、外瘘形成：阑尾炎症及阑尾周围脓肿未及时治疗，可向小肠、大肠、膀胱、阴道等穿破，形成肠瘘、膀胱瘘或阴道瘘等，经瘘管可有脓液排出。

注意：经瘘管 X 线造影可判断瘘管数目、走行等，术中可用亚甲蓝瘘管内注射以指示方向。

3）化脓性门静脉炎：急性阑尾炎时阑尾静脉中的

感染性血栓，可沿肠系膜上静脉至门静脉，导致化脓性门静脉炎症，主要表现为寒战、高热、肝大、剑突下压痛、轻度黄疸等。

注意：如病情加重会发生感染性休克和脓毒症，治疗延误可发展为细菌性肝脓肿，行阑尾切除并大剂量抗生素治疗有效。

（2）阑尾切除术后并发症及处理

1）出血：主要是阑尾系膜结扎线松脱，引起系膜血管出血，表现为腹痛、腹胀、脉速和失血性休克等症状。一旦发生出血表现，应立即输血补液，紧急再次手术止血。

注意：关键在于预防，阑尾系膜结扎确切，系膜肥厚者应分束结扎；阑尾切除后结扎线距断缘通常至少1.0cm，必要时缝扎。

2）切口感染：是最常见的术后并发症。多见于急性化脓性或穿孔性阑尾炎，主要表现为术后 2～3 日体温升高，切口红、肿、胀痛。可先行试穿抽出脓液或于波动处拆除缝线，排出脓液，放置引流，定期消毒换药。

注意：术中加强切口保护，切口冲洗，彻底止血，消灭无效腔等措施可预防切口感染。

3）粘连性肠梗阻：是阑尾切除术后较常见的远期并发症，多可经非手术疗法治愈，严重者需手术解除粘连。

注意：确诊后早期手术，术后早期下床活动可适当预防此并发症。

4）阑尾残株炎：阑尾残端保留过长（ >1cm）炎症复发，仍表现为阑尾炎的症状。

5）粪瘘：因阑尾残端单纯结扎后线结脱落，盲肠壁水肿脆弱，缝合时撕裂，或盲肠自身存在结核、肿瘤等病变。通常粪瘘形成时病变已局限化。类似阑尾周围脓肿，多可经非手术治疗痊愈。

二、慢性阑尾炎

【概述】

慢性阑尾炎多由急性阑尾炎转变而来，少数也可开始即呈慢性过程，主要病变为阑尾壁不同程度的纤维化及慢性炎性细胞浸润。

经常有右下腹疼痛，有的患者仅有隐痛或不适，剧烈活动或饮食不节可诱发急性发作。

【诊断要点】

1. 病史与体检

（1）病史

1）既往常有急性阑尾炎发作病史；

2）经常有右下腹疼痛，有的患者仅有隐痛或不适；

3）剧烈活动或饮食不节可诱发急性发作。

（2）体格检查：阑尾部位的局限性压痛，压痛经常存在，位置也较固定。

2. 辅助检查　X线钡餐灌肠透视检查，可见阑尾不充盈或充盈不全，阑尾腔不规则，72小时后透视复查阑尾腔内仍有钡剂残留。

【治疗】

明确诊断后需手术切除阑尾，并行病理检查，慢性阑尾炎粘连较严重，手术操作尤应细致。

三、特殊类型阑尾炎

（一）新生儿急性阑尾炎

新生儿急性阑尾炎很少见，其早期临床表现又无特殊性，仅有厌食、恶心、呕吐、腹泻和脱水等，发热和白细胞升高均不明显，因此早期诊断较难，穿孔率高达80%，死亡率很高。诊断时应仔细检查右下腹压痛和腹胀等体征，积极早期手术治疗。

（二）小儿急性阑尾炎

小儿急性阑尾炎是小儿外科常见的急腹症。临床特点主要有：①病情进展快且较重，早期即可出现高热、

3

呕吐、腹泻及脱水等症状；②体征轻，右下腹体征不典型、不明显，仅有局部压痛及肌紧张，是小儿阑尾炎的重要体征；③穿孔率较高，并发症和死亡率也较高。治疗上应早期手术，并积极补液、应用抗生素等。

（三）妊娠期急性阑尾炎

妊娠期急性阑尾炎较常见，特点为：①腹痛及压痛点上移；②体征不典型，压痛、肌紧张及反跳痛均不明显；③腹膜炎不易被局限而易在腹腔内扩散，炎症发展易致流产或早产，威胁母子生命安全。

妊娠各期阑尾炎诊断明确时应积极手术。围术期应用黄体酮安宫保胎，广谱抗生素控制感染，加强胎儿监测。手术切口应偏高，操作要轻柔，减少对子宫的刺激，尽量不用腹腔引流。临产期发生急性阑尾炎或并发阑尾穿孔、全身明显感染时，可考虑经腹剖宫产术，同时切除阑尾。

（四）老年人急性阑尾炎

因老年人对疼痛感觉迟钝，故体征不典型，临床表现轻而病理改变却很重，体温和白细胞升高均不明显，容易延误诊断和治疗。一旦诊断应及时手术，同时注意处理伴发的内科疾病。

（五）AIDS/HIV 感染患者的阑尾炎

临床表现和体征与正常患者相似，但不典型，体温和白细胞升高均不明显，B超和CT检查有助于诊断。确诊后应及早手术，不应将 AIDS 和 HIV 感染者视为阑尾切除的手术禁忌证。

（夏泽锋　舒晓刚）

第六节　炎症性肠病

【概述】

炎症性肠病（IBD）是一种病因尚不十分明确的慢性非特异性肠道炎症性疾病，包括溃疡性结肠炎（UC）和克罗恩病（CD）。在我国，IBD 的发病率逐渐增加，已成为我国常见的消化系疾病。临床上，炎性肠病患者会表现为反复的腹痛、腹泻、黏液血便，甚至出现各种全身并发症如视物模糊、关节疼痛、皮疹等。本病经治疗可好转，也可自行缓解，但多数患者反复发作，迁延不愈，其中相当部分患者因出现外科并发症而需要手术治疗。

一、克罗恩病

【诊断要点】

1. 病史与体检

（1）病史

1）消化道表现主要有腹泻和腹痛，可有血便。

2）合并肠梗阻的患者出现腹胀、腹痛等症状。

3）对于穿透性病变患者腹腔内会出现包块，肠液流出体外（外瘘），尿道或者阴道流出肠液（内瘘）。

4）伴随消瘦、体重减轻、食欲缺乏、疲劳、贫血等营养不良表现。

5）肛周病变（肛周脓肿、肛周瘘管、皮赘、肛裂等）常见。

6）可有皮肤、黏膜、关节、眼和肝胆等的肠外表现。

（2）体格检查

1）消瘦、体重下降。

2）合并肠梗阻的患者出现腹胀、腹痛等症状。

3）对于穿透性病变，可触及腹腔炎性包块，外瘘患者见肠液流出体外，内瘘患者见肠液经尿道或者阴道流出。

2. 辅助检查

（1）常规实验室检查：粪便常规和必要的病原学检查、血常规、血清白蛋白、电解质、ESR、CRP、自身免疫相关抗体等。有条件的单位可做粪便钙卫蛋白和血清乳铁蛋白等检查作为辅助指标。

（2）结肠镜检查：结肠镜检查和活检应列为 CD 诊

断的常规首选检查，镜检应达末段回肠。镜下一般表现为节段性、非对称性的各种黏膜炎症，其中具特征性的表现为非连续性病变、纵行溃疡和卵石样外观。

（3）小肠胶囊内镜检查：小肠胶囊内镜对发现小肠黏膜异常相当敏感，主要适用于疑诊 CD 但结肠镜及小肠放射影像学检查阴性者。小肠胶囊内镜检查阴性，倾向于排除 CD，阳性结果需综合分析并常需进一步检查证实。

注意：小肠胶囊内镜对一些轻微病变的诊断缺乏特异性，且有发生滞留的危险。

（4）小肠镜检查：目前我国常用的是气囊辅助式小肠镜，该检查可直视下观察病变、取活检及进行内镜下治疗。主要适用于其他检查（如小肠胶囊内镜检查或放射影像学）发现小肠病变或尽管上述检查阴性而临床高度怀疑小肠病变需进行确认及鉴别者，或已确诊 CD 需要 BAE 检查以指导或进行治疗者。小肠镜下 CD 病变特征与结肠镜所见相同。

注意：气囊辅助式小肠镜为侵入性检查，有一定并发症如穿孔的风险。

（5）胃镜检查：少部分 CD 病变可累及食管、胃和十二指肠，但一般很少单独累及。原则上胃镜检查应列为 CD 的检查常规，尤其是有上消化道症状者。

（6）CT 或磁共振肠道显像（CTE/MRE）：CTE 或 MRE 是迄今评估小肠炎性病变的标准影像学检查，有条件的单位应将此检查列为 CD 诊断的常规检查。该检查可反映肠壁的炎症改变、病变分布的部位和范围、狭窄的存在及其可能的性质（炎症活动性或纤维性狭窄）、肠腔外并发症如瘘管形成、腹腔脓肿或蜂窝织炎等。活动期 CD 典型的 CTE 表现为肠壁明显增厚（>4mm）；肠黏膜明显强化伴有肠壁分层改变，黏膜内环和浆膜外环明显强化，呈"靶征"或"双晕征"；肠系膜血管增多、扩张、扭曲，呈"木梳征"；相应系膜脂肪密度增高、模糊；肠系膜淋巴结肿大等。

（7）钡剂灌肠及小肠钡剂造影：钡剂灌肠已被结肠镜检查所代替，但遇肠腔狭窄无法继续进镜者仍有诊断价值。小肠钡剂造影敏感性低，已被 CTE 或 MRE 代替，但对无条件行 CTE 检查的单位则仍是小肠病变检查的重要技术。该检查对肠狭窄的动态观察可与 CTE/MRE 互补，必要时可两种检查方法同用。X 线所见为多发性、跳跃性病变，病变处见裂隙状溃疡、卵石样改变、假息肉、肠腔狭窄、僵硬，可见瘘管。

（8）腹部超声检查：对发现瘘管、脓肿和炎性包块具有一定价值，但对 CD 诊断准确性较低，超声造影及彩色多普勒可增加准确性。

（9）黏膜活检病理组织学检查：需多段（包括病变部位和非病变部位）、多点取材。CD 黏膜活检标本的病理组织学改变有：①固有膜炎症细胞呈局灶性不连续浸润；②裂隙状溃疡；③阿弗他溃疡；④隐窝结构异常，腺体增生，个别隐窝脓肿，黏液分泌减少不明显，可见幽门腺化生或潘氏细胞化生；⑤非干酪样坏死性肉芽肿；⑥以淋巴细胞和浆细胞为主的慢性炎细胞浸润，以固有膜底部和黏膜下层为重，常见淋巴滤泡形成；⑦黏膜下淋巴管扩张；⑧神经节细胞增生和（或）神经节周围炎。

（10）手术切除标本：于对系膜缘沿纵轴切开手术切除的肠管，连同周围淋巴结一起送病理组织学检查。手术切除标本的大体表现包括：①节段性或者局灶性病变；②融合的线性溃疡；③卵石样外观、瘘管形成；④肠系膜脂肪包绕病灶；⑤肠壁增厚和肠腔狭窄等特征。显微镜下的典型改变除了活检标本组织学改变外还包括：①节段性、透壁性炎症；②活动期有深入肠壁的裂隙状溃疡，周围重度活动性炎，甚至穿孔；③透壁性散在分布淋巴样细胞增生和淋巴滤泡形成；④黏膜下层水肿和淋巴管扩张，晚期黏膜下层增宽或出现黏膜与肌层融合；⑤非干酪样坏死性肉芽肿见于黏膜内、黏膜下、肌层甚至肠系膜淋巴结；⑥肌间神经节细胞和神经纤维增生和神经节周围炎。

注意：CD 的病理学诊断在黏膜活检难度较大，需结合临床表现、肠镜所见和病理学改变考虑。非干酪样坏死性肉芽肿具有较大的诊断价值，但需排除肠结核。手术切除标本可见到更多的病变，诊断难度较小。

3. 鉴别诊断

（1）肠结核：肠结核符合以下任何一项标准即可确诊：①肠壁或肠系膜淋巴结找到干酪样坏死性肉芽肿；②病变组织病理检查找到结核分枝杆菌；③病变处取材培养结核分枝杆菌阳性；④病变处取材动物接种有结核改变。

鉴别要点：根据临床症状、体征以及 X 线检查有典型结核改变、肠外找到结核灶和抗结核试验治疗 6 周病情有改善，可作出临床诊断。

（2）急性阑尾炎：一般腹泻少见，右下腹痛比较严重，压痛及肌紧张更明显。发病急，病程短，有发热，血白细胞增加。但有些病例仍难准确地鉴别。当可疑急性阑尾炎，病情重且持续时，应剖腹探查，以免阑尾坏死或穿孔造成更严重后果。腹部 CT 扫描有助于两者的鉴别。

（3）小肠淋巴瘤：腹泻、腹痛、发热，体重下降，疲劳感更为明显，更易发生肠梗阻。症状多为持续性，恶化较快。腹部肿块与 CD 相比，边界较清楚，较硬，一般无压痛。可有浅表淋巴结和肺门淋巴结肿大以及肝、脾明显肿大。X 线及小肠镜检查可发现肠腔内肿物及溃疡。

鉴别要点：小肠活检有助于诊断。

（4）十二指肠壶腹后溃疡：十二指肠 CD 常与消化性溃疡的症状和 X 线表现相似。但 CD 的疼痛不如十二指肠溃疡有规律。制酸剂治疗对消化性溃疡有效，而对 CD 则无效。

鉴别要点：纤维内镜检查及活检有助于诊断。

（5）非肉芽肿性溃疡性空肠回肠炎：腹痛和腹泻是

此病的突出表现。体重下降，吸收不良和低蛋白血症更为明显。

鉴别要点：小肠活检病变为弥漫性，绒毛变平和增厚，基底膜炎症浸润，黏膜溃疡。

（6）肠道白塞（Behcet）病：肠道白塞病与克罗恩病都伴有口腔、会阴溃疡者，临床上不易鉴别。此时通过组织病理及血管造影可将两者加以区分。

（7）耶尔森菌肠炎：耶尔森菌肠炎是由小肠结肠炎耶尔森菌或假性结核耶尔森菌感染所致的急慢性肠道炎性疾病，其病变可累及胃肠道的任何部分，但最常累及末端回肠和肠系膜淋巴结，临床表现和 CD 相似，但病程多呈自限性。

鉴别要点：病理检查无纵行溃疡、鹅卵石征、上皮样肉芽肿和淋巴细胞聚集，病原学检查阳性等可与 CD 鉴别。

（8）溃疡性结肠炎：据临床表现、内镜和病理组织学特征不难鉴别。

【治疗】

治疗目标：诱导缓解和维持缓解，防治并发症，改善生存质量。

1. 非手术治疗

（1）戒烟：继续吸烟会明显降低药物疗效、增加手术率及术后复发率。

（2）营养支持：CD 患者营养不良常见，注意检查患者的体重及 BMI，铁、钙等物质及维生素（特别是维生素 D、维生素 B_{12}）的缺乏，并做相应处理。对重症患者可予肠外或肠内营养。

（3）活动期 CD 患者：根据疾病活动严重程度及对治疗反应选择治疗方案，药物包括氨基水杨酸类制剂、布地奈德、糖皮质激素、硫嘌呤类药物、甲氨蝶呤及生物制剂等。

（4）缓解期 CD 患者：药物包括氨基水杨酸类制剂、硫嘌呤类药物、甲氨蝶呤及生物制剂等。

注意：激素不应用于维持缓解。

2. 手术治疗 尽管相当部分的 CD 患者最终难以避免手术治疗，但术后复发率高仍然是目前的难题，因此在 CD 的治疗过程中应重视内科治疗。

（1）适应证

1）肠梗阻：由纤维狭窄所致的肠梗阻视病变部位和范围行肠段切除术或狭窄成形术，炎症性狭窄引起的梗阻如药物治疗无效可考虑手术治疗。

2）腹腔脓肿：先行经皮脓肿引流及抗感染，必要时再行手术处理病变肠段。

3）肛周瘘管形成：无症状的单纯性肛瘘不需要处理，有症状的单纯性肛瘘以及复杂性肛瘘在抗菌药物治疗无效后选择合适的手术方式，包括单纯性肛瘘瘘管切除术、复杂性肛瘘挂线疗法，乃至肠道转流术或直肠切除术。存在活动性肠道 CD 者必须积极治疗活动性 CD。

4）非肛周瘘管：包括肠皮瘘及各种内瘘的处理，是一个复杂的难题，在加强引流、抗感染、药物治疗及营养支持治疗后肠瘘仍未愈合的考虑手术治疗。

5）急性穿孔：需急诊手术。

6）大出血：内科治疗（包括内镜止血）无效、出血不止危及生命者，需急诊手术。

7）激素治疗无效的重度 CD。

8）内科治疗疗效不佳和（或）药物不良反应已严重影响生存质量者。

9）癌变。

（2）术前准备

1）完善常规术前检查。

2）需要手术的 CD 患者往往存在营养不良、合并感染，部分患者长期使用激素，因而存在巨大的手术风险。

3）对于营养不良的 CD 患者，进行充分的围术期营养支持，积极采用营养支持改善其营养状况，纠正营养不良后再行手术治疗，可显著降低术后并发症的发生。

注意：体重下降、贫血和低蛋白血症均是反映营养不良的指标。其中，术前低白蛋白血症（白蛋白≤30g/L）是术后并发症的独立危险因素。对存在营养不良的患者，术前纠正营养不良能够显著降低术后并发症发生率。对有可能耐受肠内营养的患者，推荐应用单一肠内营养（EEN）。合理的 EEN 不但能改善营养状况，且有可能诱导活动期 CD 缓解，为手术创造有利条件。

术前合并腹腔脓肿（感染）是术后并发症的独立危险因素。合并腹腔感染者应予抗生素治疗。有脓肿形成者应充分引流脓肿（首选经皮穿刺引流），待感染控制后如有外科适应证再行肠道手术。早期穿刺引流可降低手术率及造口率。

术前使用糖皮质激素（泼尼松≥20mg/d 或剂量相当的其他糖皮质激素）大于或等于 6 周是 CD 术后并发症的独立危险因素。如非急诊手术，有条件者，术前应逐步减少至停用糖皮质激素。

硫嘌呤类免疫抑制剂并不增加术后并发症，因此，术前和术后均不需停用。术前使用 anti-TNF 制剂是否会对术后并发症发生率造成影响尚存在争议，手术与使用后的安全间隔时间亦未确定，建议个体化考虑，即对术前 3 个月内使用过 anti-TNF 制剂者宜慎重选择手术时机，但对必须尽早手术者应果断。

（3）经典手术方式

1）病变肠管切除肠吻合术。肠吻合时推荐采用可吸收缝线或吻合器，可吸收缝线可延缓 CD 术后复发。吻合方式中侧-侧吻合较端-端吻合或端-侧吻合的术后并发症发生率低，侧-侧吻合可以降低 CD 术后吻合口瘘的发生率并有效延缓 CD 术后临床复发。因此推荐在 CD 肠吻合方式的选择上，优先考虑侧-侧吻合。

2）肠造口术。对存在术后并发症高危风险因素却又没有充分时间进行围术期处理的患者，肠切除时慎行一期吻合术，行肠造口术可减少并发症。

（4）微创手术：如果预计腹腔粘连不严重，且手术涉及结肠切除，采用腹腔镜手术更有优势。

（5）手术常见并发症：CD 患者术后并发症的发生率高于其他胃肠道良性疾病。其中术后腹腔感染性并发症发病率尤高，处理棘手，是手术失败或术后短期内再手术的主要原因。

（6）术后康复

1）CD 肠切除术后复发率相当高，回结肠切除术后早期复发的高危因素包括：吸烟、肛周病变、穿透性疾病行为及有肠切除术史等，对有术后早期复发高危因素的患者宜尽早（术后 2 周）予积极干预。

2）术后半年、1 年时及之后定期行肠镜复查，根据内镜复发与否及程度给予或调整药物治疗。

二、溃疡性结肠炎

【诊断要点】

1. 病史与体检

（1）病史

1）为持续或反复发作的腹泻、黏液脓血便伴腹痛、里急后重和不同程度的全身症状，病程多在 4 ~ 6 周以上。

2）可有皮肤、黏膜、关节、眼和肝胆等肠外表现。

（2）体格检查

1）消瘦、体重下降。

2）合并肠梗阻的患者出现腹胀、腹痛等症状。

3）肠外表现：包括皮肤黏膜表现（如口腔溃疡、结节性红斑和坏疽性脓皮病）、关节损害（如外周关节炎、脊柱关节炎等）、眼部病变（如虹膜炎、巩膜炎、葡萄膜炎等）、肝胆疾病（如脂肪肝、原发性硬化性胆管炎、胆石症等）、血栓栓塞性疾病等体征。

2. 辅助检查

（1）常规实验室检查：强调粪便常规检查和培养不少于 3 次，根据流行病学特点，为除外阿米巴肠病、血吸虫病等疾病应做相关检查。常规检查包括血常规、血清白蛋白、电解质、ESR、C 反应蛋白（CRP）等。有条件的单位可行粪便钙卫蛋白和血清乳铁蛋白等检查作为辅助指标。

（2）结肠镜检查：结肠镜检查并活检是 UC 诊断的主要依据。结肠镜下 UC 病变多从直肠开始，呈连续性、弥漫性分布，表现为：①黏膜血管纹理模糊、紊乱或消失，黏膜充血、水肿、质脆、自发或接触出血和脓性分泌物附着，亦常见黏膜粗糙、呈细颗粒状；②病变明显处可见弥漫性、多发性糜烂或溃疡；③可见结肠袋变浅、变钝或消失以及假息肉、桥黏膜等。

内镜下黏膜染色技术能提高内镜对黏膜病变的识别能力，结合放大内镜技术，通过对黏膜微细结构的观察和病变特征的判别，有助于 UC 诊断。

（3）黏膜活检组织学检查：建议多段多点活检。组织学可见以下主要改变。活动期：①固有膜内弥漫性急慢性炎细胞浸润，包括中性粒细胞、淋巴细胞、浆细胞和嗜酸性粒细胞等，尤其是上皮细胞间中性粒细胞浸润及隐窝炎，乃至形成隐窝脓肿；②隐窝结构改变：隐窝大小、形态不规则，排列紊乱，杯状细胞减少等；③可见黏膜表面糜烂，浅溃疡形成和肉芽组织增生。缓解期：①黏膜糜烂或溃疡愈合；②固有膜内中性粒细胞浸润减少或消失，慢性炎细胞浸润减少；③隐窝结构改变：隐窝结构改变可加重，如隐窝减少、萎缩，可见潘氏细胞化生（结肠脾曲以远）。

（4）手术切除标本病理检查：手术切除标本病变符合上述活动期或缓解期改变，结合临床，可报告符合 UC 病理改变。如有隐窝上皮异型增生（上皮内瘤变）或癌变，应予注明。

（5）钡剂灌肠检查：钡剂灌肠检查所见的主要改变为：①黏膜粗乱和（或）颗粒样改变；②肠管边缘呈锯齿状或毛刺样，肠壁有多发性小充盈缺损；③肠管短缩，袋囊消失呈铅管样。

注意：结肠镜检查遇肠腔狭窄镜端无法通过时，可应用钡剂灌肠检查、CT 或 MRI 结肠显像显示结肠镜检查未及部位。

3. 鉴别诊断

（1）急性感染性肠炎：各种细菌感染如志贺菌、空肠弯曲菌、沙门菌、产气单孢菌、大肠埃希菌、耶尔森菌等。常有流行病学特点（如不洁食物史或疫区接触史），急性起病常伴发热和腹痛，具自限性（病程一般数天至 1 周，不超过 6 周）。

鉴别要点：抗菌药物治疗有效，粪便检出病原体可确诊。

（2）阿米巴肠病：有流行病学特征，果酱样大便，结肠镜下见溃疡较深、边缘潜行，间以外观正常黏膜。

鉴别要点：确诊有赖于粪便或组织中找到病原体，非流行区患者血清抗阿米巴抗体阳性有助诊断。高度疑诊病例抗阿米巴治疗有效。

（3）肠道血吸虫病：有疫水接触史，常有肝脾大。确诊有赖粪便检查见血吸虫卵或孵化毛蚴阳性；急性期肠镜直肠、乙状结肠见黏膜黄褐色颗粒，活检黏膜压片或组织病理见血吸虫卵。

鉴别要点：免疫学检查有助鉴别。

（4）其他：肠结核、真菌性肠炎、抗生素相关性肠炎（包括假膜性肠炎）、缺血性结肠炎、放射性肠炎、嗜酸性粒细胞性肠炎、过敏性紫癜、胶原性结肠炎、白塞病、结肠息肉病、结肠憩室炎以及人类免疫缺陷病毒（HIV）感染合并的结肠病变应与本病鉴别。还要注意，结肠镜检查发现的直肠轻度炎症改变，如不符合 UC 的其他诊断要点，常为非特异性，应认真寻找病因，观察病情变化。

（5）克罗恩病：据临床表现、内镜和病理组织学特征不难鉴别。

【治疗】

治疗目标：诱导并维持临床缓解及黏膜愈合，防治并发症，改善患者生存质量。

1. 非手术治疗　治疗方案的选择建立在对病情进行

全面评估的基础上。主要根据病情活动性的严重程度和病变累及的范围制订治疗方案。治疗过程中应根据对治疗的反应及对药物的耐受情况随时调整治疗方案。

氨基水杨酸制剂是治疗轻度 UC 的主要药物。对氨基水杨酸制剂治疗无效者，特别是病变较广泛者，可改用口服全身作用激素。硫嘌呤类药物适用于激素无效或激素依赖患者。当激素及上述免疫抑制剂治疗无效或激素依赖或不能耐受上述药物治疗时，可考虑生物制剂（如英夫利昔单抗）治疗。

对病变局限在直肠或直肠乙状结肠者，强调局部用药（病变局限在直肠用栓剂、局限在直肠乙状结肠用灌肠剂），口服与局部联合用药疗效更佳。

注意：激素不应用于维持缓解。维持治疗的药物选择视诱导缓解时用药情况而定。

2. 手术治疗

（1）适应证

1）绝对指征：大出血、穿孔、癌变及高度疑为癌变。

2）相对指征：①积极内科治疗无效的重度 UC，合并中毒性巨结肠内科治疗无效者宜更早行外科干预；②内科治疗疗效不佳和（或）药物不良反应已严重影响生存质量者，可考虑外科手术。

（2）术前准备

1）完善常规术前检查。

2）需要手术的 UC 患者往往存在营养不良、合并感染，部分患者长期使用激素，因而存在巨大手术风险。

3）对于营养不良的 UC 患者，进行充分的围术期营养支持，积极采用营养支持改善其营养状况，纠正营养不良后再行手术治疗，可显著降低术后并发症的发生。

（3）经典手术方式

1）全结直肠切除回肠贮袋肛管吻合术是溃疡性结肠炎外科治疗的主流术式。

如果患者病情严重、手术风险较大，不能耐受全结肠直肠切除术，一期手术可以仅做回肠造口，实现粪便转流，将结直肠旷置，术后待患者全身状况改善再行二期手术，将全结肠直肠切除，并做回肠贮袋肛管吻合和回肠转流性造口，三期手术时将造口还纳。

2）结肠次全切除术可作为急诊手术或者患者全身情况较差、不能耐受全结直肠切除回肠贮袋肛管吻合术时的选择。

（4）微创手术：腹腔镜手术已经开始应用于 UC 患者。

（5）手术常见并发症：UC 患者术后并发症的发生率高于其他胃肠道良性疾病。最常见的并发症为盆腔感染，多为吻合口瘘所致。

（6）术后康复

1）术后需要严密监测患者大便次数与量，维持水电解质、酸碱平衡。

2）由于 UC 患者术前往往存在不同程度的营养不良，术后仍应给予合适的营养支持。

3）贮袋失功能、排便次数过多、污粪和女性生育能力下降等情况在长期随访过程中需要重视。

（王革非）

第七节　结直肠癌

【概述】

结直肠癌（CRC）包括结肠癌和直肠癌，是指起源于结直肠黏膜上皮的常见恶性肿瘤，发病率占恶性肿瘤第三位，死亡率在消化系统恶性肿瘤中仅次于胃癌、食管癌和原发性肝癌。结直肠癌的发生是多因素、多步骤、内外因交互作用的结果，经诱癌、促癌及演进等多个阶段，目前发现结直肠癌的病因主要有高脂肪低纤维素饮食、大肠慢性炎症、大肠腺瘤、遗传因素和其他因素如：血吸虫病、盆腔放射、环境因素（如土壤中缺钼）、吸烟等有关。大约有 20% 的患者有家族遗传史，其余为散发性大肠癌。结直肠癌早期无症状，或症状不明显，仅感消化不良、大便潜血等不适。随着肿瘤发展，逐渐出现大便习惯改变、腹痛、便血、腹部包块、肠梗阻等，伴或不伴贫血、发热和消瘦等全身症状，结直肠癌因其发生部位不同而表现出不同的临床症状及体征。转移途径主要有：①直接浸润：如侵及骶神经丛导致肛门失禁、下腹及腰骶部持续疼痛。②种植转移：腹盆腔内广泛种植转移，形成腹腔积液，直肠指诊可在膀胱直肠窝或子宫直肠窝内扪及块状物。淋巴转移和血行转移：肿瘤细胞通过淋巴管转移至淋巴结，也可通过血行转移至肝脏、肺部、骨等部位。大多数患者发现时已属于进展期。

【诊断要点】

1. 病史与体检

（1）病史：早期症状不明显，易忽视。凡40岁以上有以下任一表现者应列为高危人群：①Ⅰ级亲属有结直肠癌病史；②有癌症史或肠道腺瘤或息肉病史；③大便隐血试验阳性；④以下五种具有两项以上者：黏液血便、慢性腹泻、慢性便秘、慢性阑尾炎史及精神创伤史。

出现下列症状：①排便习惯改变；②大便性状改变（变细、血便、黏液便等）；③腹痛或腹部不适；④腹部肿块；⑤肠梗阻；⑥全身症状：如贫血、消瘦、乏力、低热。

晚期临床表现：①局部侵袭：肛门失禁、下腹及腰骶部持续疼痛；②肿瘤穿孔：急性腹膜炎、腹部脓肿；③肿瘤压迫梗阻：肠梗阻、尿路梗阻、胆道梗阻；④肝转移：肝大、黄疸、腹水；⑤肺转移：咳嗽、气促、血痰；⑥脑转移：昏迷；⑦骨转移：骨痛、跛行等；⑧最后会引起恶病质、全身衰竭。

（2）体格检查：①一般状况评价、全身浅表淋巴结情况（腹股沟淋巴结肿大）。②腹部视诊和触诊：有无肠型、肠蠕动波、腹部肿块。③直肠指诊：凡疑似结直肠癌者必须常规作肛门直肠指诊，触摸应仔细轻柔，切忌挤压，了解肿瘤大小、质地、占肠壁周径的范围、基底部活动度、距肛缘的距离、肿瘤向肠外浸润状况、与盆腔周围脏器的关系等，观察指套是否血染，避免漏诊。

2. 辅助检查：

（1）实验室检查

1）血常规、尿常规、生化全套等，可了解有无贫血、肝肾功能情况及全身营养状况；

2）大便常规＋潜血试验阳性，对肿瘤少量出血的诊断有重要价值；

3）血清肿瘤标志物，如 CEA、CA19-9 升高等。

（2）内镜检查：肠镜检查明确结直肠肿物的大小、形态、局部浸润的范围及距肛缘的距离和位置。镜检时对可疑病变必须做病理学活组织检查，活检的病理报告是诊断结直肠癌的金标准。

但以下情况者不建议行肠镜检查：

1）一般状况不佳，难以耐受；

2）急性腹膜炎、肠穿孔、腹腔内广泛粘连以及完全性肠梗阻；

3）肛周或严重肠道感染、放射性肠炎；

4）妇女妊娠期和月经期。

（3）影像学检查

1）结肠钡剂灌肠检查：特别是气钡双重造影检查是诊断结直肠癌的重要手段。但疑有肠梗阻的患者应当谨慎选择。

2）B-US：超声检查可了解患者有无复发转移，具有方便快捷的优越性。

3）CT 检查：CT 检查的作用在于明确病变侵犯肠壁的深度，向壁外蔓延的范围和远处转移的部位。目前，结直肠病变的 CT 检查推荐用于以下几个方面：①提供结直肠恶性肿瘤的分期；②发现复发肿瘤；③评价肿瘤对各种治疗的反应；④阐明钡剂灌肠或内镜发现的肠壁内和外在性压迫性病变的内部结构，明确其性质；⑤对钡剂检查发现的腹内肿块作出评价，明确肿块的来源及其与周围脏器的关系。

4）MRI 检查：MRI 检查的适应证同 CT 检查。推荐以下情况首选 MRI 检查：①直肠癌的术前分期；②结直肠癌肝转移病灶的评价；③怀疑腹膜以及肝脏转移病灶。

5）经直肠腔内超声：推荐直肠腔内超声或内镜超声检查为中低位直肠癌诊断及分期的常规检查。

6）PET-CT：不推荐常规使用，但对于常规检查无法明确的转移复发病灶可作为有效的辅助检查。

7）排泄性尿路造影：不推荐术前常规检查，仅适用于肿瘤较大可能侵及尿路的患者。

（4）剖腹探查：如下情况，建议行开腹探查：

1）经过各种诊断手段尚不能明确诊断且高度怀疑结直肠肿瘤。

2）出现肠梗阻，进行保守治疗无效。

3）可疑出现肠穿孔。

4）保守治疗无效的消化道大出血。

3. 鉴别诊断

（1）结肠癌应当主要与以下疾病进行鉴别

1）溃疡性结肠炎：本病可以出现腹泻、黏液便、脓血便、大便次数增多、腹胀、腹痛、消瘦、贫血等症状，伴有感染者尚可有发热等中毒症状，与结肠癌的症状相似，纤维结肠镜检查（表现）及活检是有效的鉴别方法。溃疡型结肠炎的肠镜表现为：①黏膜有多发性浅溃疡，伴充血、水肿，病变大多从直肠开始，且呈弥漫性分布；②黏膜粗糙呈细颗粒状，黏膜血管模糊，脆易出血，或附有脓血性分泌物；③可见假息肉，结肠袋往往变钝或消失。黏膜活检组织学检查呈炎症性反应，同时可见糜烂、溃疡、隐窝脓肿、腺体排列异常、杯状细胞减少及上皮变化。

2）阑尾炎：回盲部癌可因局部疼痛和压痛而误诊为阑尾炎。特别是晚期回盲部癌，局部常发生坏死溃烂和感染，临床表现有体温升高，白细胞计数增高，局部压痛，尤其对能触及包块或 B 超发现右下腹有包块者，不要轻易认为是阑尾脓肿，需注意鉴别。如条件允许，尽量行有关检查，如粪便潜血、纤维结肠镜、钡灌肠、CT 等。在阑尾切除术中应常规探查阑尾周围的结肠，特别是回盲部。

3）肠结核：在我国较常见，好发部位在回肠末端、盲肠及升结肠。常见症状有腹痛、腹部肿块、腹泻、便秘交替出现，部分患者可有低热、贫血、消瘦、乏力、腹部肿块，与结肠癌症状相似。但肠结核患者全身症状更加明显，如午后低热或不规则发热、盗汗、消瘦乏力，需注意鉴别。肠结核 X 线钡剂灌肠检查可见钡剂充盈缺损或溃疡。纤维结肠镜检查并取活组织送病理检查是有效的鉴别方法。增生型肠结核 X 线钡餐造影显示肠段增生性狭窄、收缩和变形，可见充盈缺损、黏膜皱襞紊乱、肠壁僵硬及结肠袋消失。溃疡型肠结核在进行钡剂灌肠时在病变肠段可出现激惹征象、充盈不佳，但位于病变上下肠段的钡剂却充盈良好，这种现象称为 X 线钡影跳跃征象。结肠镜检查可见主要位于回盲部的肠黏膜炎症、溃疡、炎症息肉或肠腔狭窄，如在病变部位处进行活检发现有干酪样坏死性肉芽肿或结核分枝杆菌，则可确诊。

4）结肠息肉：主要症状可以是便血，有些患者还可有脓血样便，与结肠癌相似，钡剂灌肠检查可表现为充盈缺损，行纤维结肠镜检查并取活组织送病理检查是有效的鉴别方法。

5）血吸虫性肉芽肿：多见于流行区，目前已少见。少数病例可癌变。结合血吸虫感染病史，粪便中虫卵检查，以及钡剂灌肠和纤维结肠镜检查及活检，可以与结肠癌进行鉴别。

6）阿米巴肉芽肿：可有肠梗阻症状或查体扪及腹部肿块，与结肠癌相似。本病患者行粪便检查时可找到阿米巴滋养体及包囊，钡剂灌肠检查常可见巨大的单边缺损或圆形切迹。

（2）直肠癌应当与以下疾病进行鉴别

1）痔：痔和直肠癌不难鉴别，误诊常因未行认真检查所致。痔一般多为无痛性便血，血色鲜红不与大便相混合，直肠癌便血常伴有黏液而出现黏液血便和直肠刺激症状。对便血患者必须常规行直肠指诊。必要时行纤维结肠镜检查及活检。

2）肛瘘：肛瘘常由肛窦炎而形成肛旁脓肿所致。患者有肛旁脓肿病史，局部红肿疼痛，与直肠癌症状差异较明显，鉴别比较容易。

3）阿米巴肠炎：症状为腹痛、腹泻，病变累及直肠可伴有里急后重。粪便为暗红色或紫红色血液及黏液。肠炎可致肉芽及纤维组织增生，使肠壁增厚，肠腔狭窄，易误诊为直肠癌，纤维结肠镜检查及活检为有效鉴别手段。

4）直肠息肉：主要症状是便血，纤维结肠镜检查及活检为有效鉴别手段。

【治疗】

目前结直肠癌的治疗是以手术为中心的综合治疗。

1. 手术治疗

（1）结肠癌Ⅰ、Ⅱ和Ⅲ期患者常采用根治性切除＋区域淋巴结清扫，根据肿瘤所在部位确定根治切除范围及手术方式。Ⅳ期患者若出现肠梗阻、严重肠出血时，暂不做根治手术，可行姑息性切除、近端肠管造瘘或支架植入术，缓解症状，改善患者生活质量。

1）外科治疗：根治性手术为首选治疗方法。基本原则：①距离肿瘤至少 5～10cm，连同原发灶、肠系膜及区域淋巴结一并切除；全直肠系膜切除（TME）：直视、锐性、间隙、完整（肿瘤远端切除系膜≥5cm，肠管≥2cm）；②术中防止癌细胞扩散和局部种植（无瘤原则）；③在根治肿瘤的基础上，尽可能保存功能（特别是肛门功能（两个"最大"原则）。

2）结肠癌根治术根据部位可分为：右半结肠根治术、左半结肠癌根治术、乙状结肠癌根治术。

①右半结肠癌根治术：

适应证：盲肠癌、升结肠癌、结肠肝曲癌。

手术范围：切除包括肿瘤病变在内的末端回肠 10～

20cm、肿瘤远端 10～15cm 肠管。需离断的动脉血管有：回结肠动脉、升结肠动脉、中结肠动脉右支。清扫的淋巴结范围：系膜区域淋巴结及肠系膜根部淋巴结。

②左半结肠根治术：根据肿瘤位置可适当调整切除范围。

适应证：降结肠癌、结肠脾曲癌。

手术范围：距离肿瘤至少 5～10cm 连同原发灶、肠系膜根部及区域淋巴结一并切除。需离断的动脉：降结肠动脉、乙状结肠动脉、结肠中动脉左支。

③乙状结肠癌根治术：

适应证：乙状结肠癌。

手术范围：距离肿瘤至少 5～10cm 连同原发灶、肠系膜根部及区域淋巴结一并切除。需离断的血管：肠系膜下动静脉。

（2）直肠手术较结肠困难。常见手术方式有：

1）经腹直肠癌切除术（直肠低位前切除术，Dixon 手术）：是目前应用最多的直肠癌根治术。过去只限于上段直肠癌（癌灶下缘距肛门缘 12～15cm 以上者）。近年研究发现，直肠癌向下浸润极少超过 2cm，故要求下切缘距肿瘤下缘 3cm 即可。近期直肠吻合器的广泛应用，使部分距肛缘 5～7cm 的直肠癌切除后也能成功地进行超低位吻合，扩大了前切除术的适应证，提高了保肛率。

2）经腹直肠癌切除、近端造口、远端封闭手术（Hartmann 手术）：适用于因全身一般情况很差，不能耐受 Miles 手术或急性梗阻不宜行 Dixon 手术的直肠癌患者。

3）局部切除术：适用于早期瘤体小、局限于黏膜或黏膜下层、分化程度高的直肠癌。手术方式主要有经肛局部切除术和骶后径路局部切除术。

4）腹会阴联合直肠癌根治术（Miles 手术）：适用于肛管癌、直肠下段癌（癌灶下缘距肛门缘 6～7cm 以下者）。切除范围包括乙状结肠远端、全部直肠、肠系膜下动脉及区域淋巴结、全直肠系膜、肛提肌、坐骨肛门窝内脂肪、肛管及肛周约 3～5cm 的皮肤、皮下组织及全部肛门括约肌，于左下腹行永久性乙状结肠单腔造口。

对于 Ⅱ、Ⅲ 期直肠癌，建议术前行放射、化学治疗、缩小肿瘤，降低局部肿瘤期别，再行根治性手术治疗。

（3）结直肠癌术后常见并发症有：术后感染，包括腹腔感染、切口感染、造瘘口感染等；吻合口瘘；尿潴留；造口狭窄、造口旁疝；后尿道损伤；切口裂开；粘连性肠梗阻等。

2. 辅助化疗及靶向治疗

（1）辅助化学治疗：奥沙利铂联合氟尿嘧啶类药物（5-FU）的方案是目前 Ⅲ 期结直肠癌和部分具有高危因素结直肠癌患者的标准治疗方案，治疗时间为 6 个月。适用于术前未接受新辅助放射治疗的直肠癌患者，术后需要进行辅助放射治疗者。

（2）Ⅳ 期结直肠癌的治疗主要是以化学治疗为主的综合治疗方案，常用化疗方案有：FOLFOX、XELOX、FOLFIRI 等，在化疗基础上酌情联合靶向药物治疗（贝伐单抗、西妥昔单抗、帕尼单抗）。

3. 放射治疗 直肠癌放疗主要目的为辅助治疗和姑息治疗。辅助治疗的适应证主要针对 Ⅱ～Ⅲ 期直肠癌；姑息性治疗的适应证为肿瘤局部区域复发和（或）远处转移。对于某些不能耐受手术或者有强烈保肛意愿的患者，可以试行根治性放疗或放化疗。

同步放化疗的化疗方案和顺序：①同步化放疗的化疗方案。推荐 5-FU 或 5-FU 类似物为基础方案。②术后放化疗和辅助化疗的顺序。Ⅱ～Ⅲ 期直肠癌根治术后，推荐先行同步放化疗再行辅助化疗或先行 1～2 周期辅助化疗、同步放化疗再辅助化疗的夹心治疗模式。

【健康教育】

1. 治疗后的结直肠癌患者需定期复查和随访

（1）对于 Ⅰ 期患者，建议 1 年行肠镜检查。第 3 年时再次行肠镜检查，接下来每5年检查1次。如果发现有进展的腺瘤（绒毛状息肉、息肉>1cm或是高级别不典型增生），应每年复查一次肠镜。

（2）对于Ⅱ期至Ⅲ期患者接受成功的治疗后（即无肿瘤残存）的监测包括：每3～6个月进行一次病史询问和体格检查并持续2年，然后每6个月一次直至满5年；如果临床医生认为患者适合接受积极的根治性手术且肿瘤为 T_2 或以上，应行基线检测CEA，然后每3～6个月复查一次，持续2年，随后5年内每半年复查一次。结肠镜检查推荐在手术切除后1年左右进行（如果术前因为梗阻没有行肠镜检查者，在大概3～6个月时进行）。推荐3年后重复肠镜检查，然后每5年检查一次；一旦肠镜发现晚期腺瘤（绒毛状息肉，息肉>1cm或高级别上皮内瘤变），则应1年内重复肠镜检查。如果患者发病年龄小于50岁则应该行更频繁的肠镜检查。高危Ⅱ期及Ⅲ期患者推荐最初的3～5年每年行胸/腹/盆腔CT检查。5年以后不再推荐常规进行CEA监测和CT扫描。不推荐也不应该将PET-CT作为常规术前检查或随访监测。

（3）对于Ⅳ期结肠癌接受有根治意向的手术以及随后的辅助治疗后达到无肿瘤残留（NED）者，其治疗后监测与早期肿瘤相同，唯一不同的只是某些检查将会更频繁。具体来说，专家组推荐这些患者在结束辅助治疗的头2年内，每3～6个月行胸/腹/盆腔CT增强扫描一次，然后每6～12个月复查一次，总共5年；专家组还推荐术后头2年内应每3月复查一次CEA，然后每6个月复查一次直至满5年。也不推荐PET-CT作为随访监测的常规检查。最近的一项分析显示，结直肠癌肝转移切除或消融后，用于监测的影像检查的频率与第二次手术干预的间隔时间及总的生存期之间并不存在显著关系。那些接受每年一次CT扫描者中位生存54月，而那些每年扫描3～4次者中位生存43月（$P=0.08$），提示在该群体患者中每年一次的CT扫描也许就足够了。

2. 术后 CEA 水平升高的处理术后血 CEA 水平升高患者的处理应包括结肠镜检查、胸/腹/盆腔 CT 扫描，可以考虑 PET-CT 检查。如果影像学检查正常而 CEA 仍在升高，应考虑 PET-CT 检查并每 3 个月重复一次 CT 扫描直到发现肿瘤或 CEA 稳定或下降。当 CEA 升高而高质量 CT 扫描为阴性时，此种情况下是否要进一步行 PET-CT 扫描仍存在争议。

【转诊条件】

1. 临床高度怀疑结肠癌，但多次肠镜活检病理不能确诊的，建议转上一级医院进一步诊疗。

2. 需进行多学科综合治疗的结肠癌患者，建议转上一级医院进一步诊疗。

3. 确诊为结直肠癌，但不具备进一步的内镜下治疗、手术、化疗、靶向治疗、放疗等治疗条件时，建议转上一级医院进一步诊疗。

4. 结直肠癌术后出现复杂的并发症时，建议转上一级医院进一步诊疗。

（李伟华）

第八节　痔

【概述】

痔（俗称痔疮）是最常见的肛肠疾病，任何年龄都可发病，但随着年龄增长，发病率逐渐增高。内痔是肛垫的支持结构、静脉丛及动静脉吻合支发生病理性改变或移位。外痔是齿状线远侧皮下静脉丛的病理性扩张或血栓形成。内痔通过丰富的静脉丛吻合支和相应部位的外痔相互融合为混合痔。

【诊断要点】

主要靠肛门直肠检查。首先做肛门视诊，内痔除 I 度外，其他三度都可在肛门视诊下见到。对有脱垂者，最好在蹲位排便后立即观察，直肠指诊和肛门镜检查可帮助排除直肠占位性病变。

1. 分类和临床表现

（1）内痔：内痔的主要临床表现是出血和脱出。间歇性便后出鲜血是内痔常见症状。

内痔分度：

Ⅰ度：无痔脱出

Ⅱ度：有痔脱出，便后可自行还纳

Ⅲ度：痔脱出需用手还纳

Ⅳ度：痔脱出不能还纳或需还纳后又脱出

（2）外痔：主要临床表现是肛门不适、潮湿不洁、有时有瘙痒。如发生血栓形成及皮下血肿有剧痛，也为血栓性外痔。

（3）混合痔：表现为内痔和外痔的症状可同时存在。如加重脱出肛门外称为环状痔。脱出的痔块若嵌顿或水肿坏死，则称为嵌顿性痔或绞窄性痔。

2. 鉴别诊断

（1）直肠癌：临床上最容易将直肠癌误诊为痔而延误治疗，主要原因是仅凭症状及大便化验而诊断，未进行肛门指诊和直肠镜检查。

鉴别要点：直肠癌在直肠指诊时可扪到高低不平的硬块；而痔为暗红色圆形柔软的血管团。

（2）直肠息肉：低位带蒂息肉脱出肛门外易误诊为痔脱出。

鉴别要点：息肉为圆形、实质性、有蒂、可活动。

（3）直肠脱垂：易误诊为环状痔。

鉴别要点：直肠脱垂黏膜呈环形，表面平滑，括约肌松弛；环状痔黏膜呈梅花瓣状，括约肌不松弛。

【治疗】

原则：无症状的痔不需治疗；有症状的痔不需要根治；以非手术治疗为主。

1. 非手术疗法

（1）一般治疗：适用于痔的初期和无症状的痔，包括血栓性和嵌顿性痔的初期。注意饮食，增加纤维性食物，改变不良的排便习惯，保持大便通畅，热水坐浴，防治便秘和腹泻。

（2）物理疗法：激光治疗、冷冻疗法、直流电疗法和铜离子电化学疗法、微波热凝疗法、红外线凝固治疗，较少用。

（3）局部用药治疗：已被广泛采用，药物包括栓剂、膏剂和洗剂，多数含有中药成分。

2. 手术治疗

（1）注射疗法：对Ⅰ、Ⅱ度出血性内痔效果较好；将硬化剂注射于黏膜下层静脉丛周围，使痔和痔块产生无菌性炎症反应，从而使痔块萎缩；1个月后可重复治疗，避免将硬化剂注入黏膜层造成坏死，忌用腐蚀性药物。

（2）胶圈套扎疗法：适用于Ⅱ、Ⅲ度内痔。套扎痔根部，阻断血供以使痔坏死脱落。注意痔块脱落有出血可能。套扎不能套在齿状线及皮肤，否则引起剧痛。

（3）痔单纯切除术：主要用于Ⅱ、Ⅲ度内痔和混合痔的治疗。嵌顿痔也可用同样方法急诊切除。

（4）吻合器痔上直肠黏膜环切钉合术（PPH手术）：主要用于Ⅲ～Ⅳ度内痔、非手术疗法治疗失败的Ⅱ度内痔和环形痔，直肠黏膜脱垂也可采用。

（5）血栓外痔剥离术：用于治疗血栓性外痔。

（6）多普勒超声引导下痔动脉结扎术：用于Ⅱ～Ⅳ度的内痔。

【健康教育】

1. 体育锻炼；

2. 预防便秘；

3. 养成定时排便的习惯；

4. 保持肛门周围清洁；

5. 注意下身保暖；

6. 避免久坐久立；

7. 注意孕产期保健；

8. 常做提肛运动；

9. 自我按摩；

10. 及时用药。

（付 广）

第九节　肠 梗 阻

【概述】

肠梗阻是指任何原因引起的肠内容物通过障碍，是常见的外科急腹症之一。其主要临床表现为：腹痛、呕吐、腹胀及肛门停止排气排便。有时急性肠梗阻诊断困难，病情进展快，能够引起局部症状以及一系列全身的病理生理改变，需要尽早明确诊断、及时处理，否则病情加重，导致严重后果。

【诊断要点】

1. 病史与体检

（1）病史

1）既往有腹部手术、外伤史，有腹壁疝、胆系结石、肠蛔虫病、腹部放疗等病史，或者血液高凝状态、动脉粥样硬化等病史。

2）有饱餐后剧烈活动的诱因。

3）反复发生的腹痛、呕吐、腹胀及停止排气排便。

4）呕吐出现早，表明梗阻位置高；中腹部腹胀明显，梗阻部位可能为低位小肠。呕吐物、排泄物、腹腔穿刺液为血性，表明可能出现肠坏死。

5）全身症状明显，如发热、白细胞升高、早期出现休克等，可能为绞窄性肠梗阻。

（2）体格检查

1）可见腹部饱满隆起，有时可见胃肠型及蠕动波；触诊有腹肌紧张，有压痛、反跳痛；叩诊鼓音，渗出多者可有移动性浊音；听诊肠鸣音亢进，并可闻及气过水声或金属音，晚期肠鸣音减弱或消失。

2）肠壁坏死、穿孔，腹膜刺激征可更明显；严重的肠梗阻，可引起水、电解质、酸碱平衡紊乱、感染中毒以及腹腔间隔室综合征、呼吸循环障碍、肾衰竭等。

2. 辅助检查

（1）实验室检查：梗阻晚期，可能出现白细胞计数、血红蛋白、血细胞比容升高，电解质、酸碱平衡紊乱。高位梗阻，多为低钾、低氯、代谢性碱中毒；呼吸功能及肾功能均可出现异常。

（2）影像学检查

1）X线片：系肠梗阻患者最基本的检查方法之一，梗阻4~6小时后，平片检查可发现胀气肠管及液-气平面；肠穿孔者，可发现腹腔内游离气体、积液。闭袢性肠梗阻可见固定扩大的肠袢。

2）CT检查：近年来成为肠梗阻患者最常用的检查方法之一，对于判断梗阻部位、原因以及是否手术有较大的临床价值。

3. 鉴别诊断

（1）急性胃肠炎：有不洁饮食史。

鉴别要点：急性胃肠炎系内科腹痛，可有发热、腹泻等伴随症状，主要表现为症状明显，但是体征及相关检查无明显异常。

（2）急性胰腺炎：在暴饮暴食后出现左上腹部疼痛，并有腹胀、恶心、呕吐等，严重者可引起肠麻痹，表现为肛门停止排气排便。

鉴别要点：急性胰腺炎以肥胖患者居多，且有暴饮暴食、胆道结石、高脂血症等，行增强CT检查可基本明确诊断。

（3）输尿管结石：出现急性腹痛，伴恶心、呕吐，体检可发现输尿管点压痛、肾区叩痛。

鉴别要点：输尿管结石患者可伴随尿急、尿频、尿痛等泌尿系症状，且剧痛难忍。尿常规检查发现血尿，行泌尿系彩超、平片等检查可明确诊断。

（4）急性阑尾炎：出现转移性右下腹痛。

鉴别要点：详细询问病史，是否有转移性右下腹痛的典型发病过程，体检以右下腹压痛明显，血液分析、阑尾区彩超多可协助诊断。

【治疗】

治疗原则为纠正肠梗阻引起的全身生理紊乱和解除梗阻。治疗方法需要根据梗阻的原因、性质、部位以及全身情况、病情严重程度而定。

1. 非手术治疗　给予胃肠减压、灌肠、吸氧、监护、纠正水、电解质、酸碱平衡紊乱；抗感染以预防腹部、肺部感染；应用生长抑素，减少胃肠液的分泌；乙状结肠扭转可试用结肠镜检查、复位；小儿肠套叠可试行气钡灌肠复位。

2. 手术治疗　在非手术治疗的基础上，必要时行手术治疗，目的是解除梗阻、去除病因。

（1）适应证

1）已确诊或怀疑绞窄性肠梗阻，特别是肠扭转、闭袢型肠梗阻。

2）肿瘤、异物、畸形、腹内疝或腹外疝嵌顿所致的急性完全性肠梗阻。

3）Ⅲ～Ⅳ级（腹内压≥26mmHg）腹腔间隔室综合征。

4）反复多次发生的粘连性肠梗阻，影响患者的日常生活。

5）经24～48小时非手术治疗，症状不缓解者。

（2）禁忌证

1）既往因有多次腹部手术而反复发作的粘连性肠梗阻，手术应慎重。

2）腹内复发癌或转移癌引起的肠梗阻，手术应慎重。

3）肠系膜血管栓塞引起的血运性肠梗阻，无肠坏死等并发症。

4）假性肠梗阻，术后早期的炎性肠梗阻。

（3）术前准备：完善术前检查，包括血常规、肝肾功能、电解质、凝血功能、血气分析、腹部平片或CT及其他特殊检查，必要时备血。

注意：全身情况差、发生休克的患者，要根据病情变化决定是否手术，既不能盲目手术给患者造成生命危险，也不能延误手术时机。

（4）经典手术方式

1）单纯解除梗阻的手术；

2）部分肠管切除吻合术；

3）短路手术；

4）肠造口或肠外置术；

5）肠粘连肠排列术。

（5）微创手术：对于肠梗阻症状持续存在，正规保守治疗无效的患者，可考虑行腹腔镜手术探查，以明确肠梗阻的病因及部位，再确定进一步手术方式。

注意：需要注意穿刺时和手术过程中出现的肠管损伤，必要时及时中转开腹。

（6）术后康复：术后早期，严密观察病情，是否存在腹腔肠管坏死的表现；

早期下床活动，促进肠功能恢复；继续纠正水、电解质、酸碱平衡紊乱，营养支持治疗。

【诊治要点】

特殊类型的肠梗阻

（1）术后炎性肠梗阻：腹部手术后2周左右，发生的一种机械性与动力性同时存在的肠梗阻，炎症造成的肠蠕动减弱及肠壁水肿是梗阻的主要因素，这类肠梗阻很少引起绞窄，给予胃肠减压、营养支持、生长抑素、抗感染等治疗，容易起到较好的效果，尽量避免再次手术。

（2）血运性肠梗阻：随着生活方式的改变，临床上出现肠系膜血管狭窄而引起的血运性肠梗阻越来越多，应引起外科医生的高度重视。

（3）绞窄性肠梗阻：系肠梗阻中最严重的类型，因对患者生命危害极大，需在临床诊治中高度重视，以避免出现误诊误治而引起医疗纠纷。若出现绞窄性肠梗阻的表现，应立即行手术治疗；老年和小儿患者，腹壁松弛，腹部体征不典型，加之病情进展快，表述困难，常易误诊，应采取更为积极的态度手术治疗。手术过程中注意探查多发梗阻的可能，避免遗漏病灶，检查有无肠管损伤，及时处理。对于病情危重者，要遵守损伤控制性原则，力争用最简单有效的方法解决梗阻问题，如肠造口术、肠外置术，其他问题可留待二次手术解决，切忌因为要完全松解粘连或肿瘤根治，而延长手术时间、增加手术风险。

【健康教育】

1. 注意休息、饮食，忌饱食后剧烈活动。

2. 养成规律排便习惯，防治便秘。

3. 对于多次发生粘连性不全梗阻的患者，出现轻微肠梗阻症状后，即应禁食水，并早期就诊，避免加重病情。必要时可行中西医结合治疗。

【转诊条件】

对于症状较重的肠梗阻患者，特别是合并出现全身症状时，需要告知风险，并签署知情同意书后，及时转诊。

（狄茂军）

第十节 腹股沟疝

【概述】

腹股沟疝是指发生在腹股沟区域的腹外疝，主要的表现是腹股沟区发现有一突出的肿块。鞘状突未闭是腹股沟疝发生的先天性因素。腹内压和瞬间的腹内压变化是产生腹外疝的动力。腹壁局部薄弱、遗传因素、长期吸烟、肥胖、下腹部低位切口与腹股沟疝的发生有关。典型的腹股沟疝具有疝环、疝囊、疝内容物和疝被盖等结构。依据解剖学上的"肌耻骨孔"概念，腹股沟疝包括斜疝、直疝、股疝及较为罕见的股血管前、外侧疝等。

【诊断要点】

1. 病史及体格检查

（1）易复性疝：常在站立、行走、咳嗽或劳动时出现，平卧休息后或用手推送后可回纳腹腔。

（2）难复性疝：疝内容物不能完全回纳，但疝内容物未发生器质性病理改变。滑动性疝属难复性疝的一种类型，因其有部分疝囊是由腹腔内脏（如盲肠、膀胱）所构成，可有"消化不良"和便秘等表现。

（3）嵌顿性疝：疝内容物在疝环处受压，不能还纳，可有某些临床症状（如，腹痛和消化道梗阻的表现）但尚未发生血运障碍。

（4）绞窄性疝：嵌顿疝病程的延续，疝内容物出现了血运障碍，若不及时处理可发生严重的并发症，甚至因肠穿孔、腹膜炎而危及生命。Richter 疝嵌顿的内容物仅为部分肠壁，即使出现嵌顿或发生了绞窄，但临床上可无肠梗阻的表现。

（5）特殊疝：Littre 疝嵌顿的疝内容物是小肠憩室（通常为 Meckel 憩室）。此类疝亦易发生绞窄。Maydl 疝为一种逆行性嵌顿疝，两个或更多的肠袢进入疝囊，其间的肠袢仍位于腹腔，形如"W"状，位于疝囊内的肠袢血运可以正常，但腹腔内的肠袢可能有坏死，需要全面的检查。Amyand 疝内容物为阑尾，因阑尾常可并发炎症、坏死和化脓而影响修补。

（6）腹股沟斜疝与腹股沟直疝的区别：腹股沟斜疝多见于儿童及青壮年，疝囊经腹股沟管突出，可进阴囊，疝块为椭圆或梨形，上部呈蒂柄状，回纳疝块并压住内环后疝块不再突出，疝嵌顿机会较多，术中可见精索在疝囊后方，疝囊颈在腹壁下动脉外侧。腹股沟直疝多见于老年人，疝囊经直疝三角突出，不进阴囊，疝块为半球形，基底较宽，回纳疝块并压住内环后疝块仍可突出，疝嵌顿机会极少，术中可见精索在疝囊前外方，疝囊颈在腹壁下动脉内侧。

（7）股疝：疝块往往不大，常在腹股沟韧带下方卵圆窝处表现为一半球形的突起。股疝如发生嵌顿，除引起局部明显疼痛外，也常伴有较明显的急性机械性梗阻，严重者甚至可以掩盖股疝局部症状。

2. 辅助检查　诊断不明确或有困难时可辅助 B 超、MRI 或 CT 等影像学检查，帮助建立诊断。影像学中的疝囊重建技术常可对腹股沟疝做出明确诊断。

注意：影像学检查必须结合患者的病史和体格检查，当诊断有困难时或不明确，需要与其他疾病进行鉴别时，影像学检查可提供较大的帮助，以免误诊。

3. 鉴别诊断

（1）睾丸鞘膜积液：腹股沟斜疝如果进入阴囊，尤其是难复性疝，应与睾丸鞘膜积液鉴别。

鉴别要点：

1）鞘膜积液所呈现的肿块完全局限于阴囊内，其上界可以清楚摸到，而腹股沟斜疝来自于腹腔，在体外摸不到上界。

2）鞘膜积液透光试验多为阳性；而疝气不透光，其透光试验为阴性。

3）腹股沟疝时，可在肿块后方触摸到具有实质感的睾丸，而鞘膜积液时睾丸在积液中间，故各方位均呈现囊性感，而不能触及具有实质感的睾丸。

（2）交通性鞘膜积液：肿块的外形与睾丸鞘膜积液相似，但往往在起床数小时后才缓缓地出现并增大。挤压肿块，因积液被挤入腹腔内，其体积可以减小。透光试验为阳性。

（3）精索鞘膜积液：精索鞘膜积液的肿块位于睾丸上方，边缘较清楚，不能回纳到腹腔内，肿块较小，触之有囊性感，牵拉睾丸时肿块随之上下移动。

（4）隐睾症：如某种因素使下降的睾丸停留在腹股沟管内，则为隐睾症，可能被误诊为腹股沟斜疝。隐睾症的肿块比较小，边界清晰，用手挤压肿块时，有一种比较特有的睾丸胀痛感。同时，在同侧的阴囊内摸不到睾丸。

（5）急性肠梗阻：肠管出现嵌顿的疝可以伴发肠梗

阻,但不应在诊断肠梗阻时忽略疝的存在。特别是患者比较肥胖或疝块比较小时,更容易误诊。

(6)髂窝部淋巴结核及寒性脓肿:髂窝部淋巴结核及寒性脓肿肿块一般较大,边缘不清楚,肿块质较软,触之有波动感,患者有结核病病史,常伴有结核中毒症状。

(7)股疝与腹股沟斜疝的鉴别:

鉴别要点:腹股沟斜疝位于腹股沟韧带的上内方,股疝位于腹股沟韧带的下外方。

(8)其他:难复性腹股沟斜疝还应与腹股沟部脂肪瘤、淋巴结肿大相鉴别。脂肪瘤的特点是边界清晰,不能压缩回位,质地柔软,位置较固定,与疝块的性质不同。而淋巴结肿块表面高低不平,质地较硬。

【治疗】

临床上几乎所有的腹股沟疝均为行外科手术治疗而获得痊愈。目前国内医疗市场上仍存在某些非手术治疗方法,如"疝的局部注射"等,既不符合科学原理,又可能给患者带来一系列并发症,应予以摒弃。

1. 非手术治疗 包括疝带、疝托等,这些方法可以缓解症状或延缓疾病的发展,但不能治愈,一些不当的保守疗法还会加重病情。此法仅适用于 1 岁以下婴儿、年老体弱或伴有严重疾病者,常用特制疝带压住疝环,缓解症状。

2. 手术治疗

(1)治疗原则和手术指征

1)无症状的腹股沟疝,依据循证医学的证据,可随诊观察,也可择期手术治疗;

2)有症状的腹股沟疝,应择期手术;

3)嵌顿性及绞窄性疝应行急诊手术;

4)对于复发疝行手术治疗时,应避开前次手术创伤所造成的解剖困难,这是需要考虑的选择(如前次手术为常规开放手术,复发后再次手术采用后入或腹腔镜手术修补)。

（2）手术禁忌证和注意事项

1）非急诊的腹股沟疝属无菌手术，因此，凡手术区域存在感染病灶者应视为手术禁忌证；

2）相对禁忌证及注意事项：存在引起腹内压增高因素者，如严重腹水、前列腺肥大、便秘和慢性咳嗽等，术前需要行相应的处理，以减少术后早期复发及其他并发症的发生；

3）对腹壁缺损巨大和疝囊腔巨大患者，推荐采用多学科治疗模式；

4）手术风险评估，推荐使用美国麻醉医师协会（ASA）手术风险评估标准；

5）股疝容易嵌顿，一旦嵌顿又可迅速发展为绞窄性，应及时进行手术治疗。

（3）术前准备

1）术前除常规的术前检查外，对老年患者还需了解并检查心、肺、肾功能和血糖水平；

2）伴有慢性内科疾病的老年患者，应该在手术前对其危险性加以评估，尤其对呼吸和循环系统疾患者，需治疗和处理后再进行手术；

3）关于抗生素的使用：腹股沟疝手术是否常规预防性应用抗生素目前尚有争论。有证据表明，对高危人群预防性应用抗生素可降低感染发生率。高危因素包括：高龄、糖尿病、肥胖、消瘦、多次复发疝、化疗或放疗后和其他免疫功能低下状况等。关于预防性抗生素应用时机，推荐在切开皮肤前30分钟至1小时开始静脉给药。

（4）经典手术方式：手术的基本原则是疝囊高位结扎、加强或修补腹股沟管。单纯疝囊高位结扎多用于婴幼儿和绞窄性斜疝。经典的手术方式有疝加强或修补腹股沟管前壁的 Ferguson 式，加强或修补腹股沟管后壁的 Bassini、Halsted、McvVay、Shouldice 等术式。

（5）无张力疝修补术：常用修补术式为平片无张力修补术（Lichtenstein、Trabucco 等）、疝环填充式无张力疝修补术（如 Rutkow、Millikan 等），以及针对"肌耻骨孔"的腹膜前间隙的无张力疝修补（如 Kugel、Gilbert、Stoppa 等修补术式）。腹腔镜腹股沟疝修补依据手术路径和原理分为：经腹膜外路径的修补（TEP）、经腹腔的腹膜前修补（TAPP）、腹腔内的补片修补（IPOM）。

（6）手术常见的并发症：早期并发症包括手术部位的血肿和血清肿、阴囊血肿、阴囊积液、膀胱损伤、输精管损伤、尿潴留、早期伤口疼痛、切口感染伤等。晚期并发症包括慢性疼痛、精索和睾丸并发症（缺血性睾丸炎，睾丸萎缩等）、迟发性补片感染、补片移位等。目前现有的各种手术方法治疗腹股沟疝仍有复发的可能，总体手术复发率在 1%～3%。

（7）术后康复：术后如果不能自行解小便，需考虑插导尿管；盐袋或沙袋局部压迫 24 小时；保持大便通畅，避免剧烈咳嗽；术后 2～3 个月内避免重体力劳动。

【诊治要点】

1. 腹股沟疝的诊断并不困难，但要注意腹股沟疝斜疝、直疝及股疝间的鉴别诊断，注意与其他腹股沟区域肿块的鉴别诊断。

2. 在临床实践中对于有急性肠梗阻表现的患者，应注意疝的存在。

3. 术前存在引起腹内压增高因素者，需要行相应的处理。

4. 手术中对于嵌顿性疝和绞窄性疝的处理应注意：①逆行性嵌顿的可能。②切忌把活力可疑的肠管送回腹腔。③由于麻醉作用，少数坏死的疝内容物自行回纳腹腔，术中必须仔细探查。④施行肠切除的患者，因手术区的污染，一般仅行疝囊高位结扎。

【健康教育】

1. 手术前健康教育

（1）提供患者预防腹内压增高的知识，注意有无存在使腹压升高的因素，如咳嗽、便秘、排尿困难或腹水，应报告医护人员，预先处理。指导患者注意观察腹部情况，如出现明显腹痛，伴疝块突然增大紧张发硬且触痛明显，不能回纳腹腔，应高度警惕嵌顿疝发生。

（2）术前两周戒烟，注意保暖，预防剧烈咳嗽及受凉感冒；鼓励患者多饮水，多吃蔬菜等粗纤维食物，以保持大便通畅。减少活动，多卧床休息，离床活动时要用疝带压迫疝内环口避免腹腔内容物脱出，防止疝嵌顿。

（3）稳定患者情绪，向患者讲解术前应做常规检查，手术目的、方法、注意事项，缓解患者焦虑。

（4）术前 12 小时禁食，4 小时禁水。术前晚灌肠，清除肠内积粪，防止术后腹胀及排便困难。指导患者床上排尿排便，以适应术后体位改变，防止术后尿潴留及排便困难。

（5）术前 2 小时备皮，送患者进手术室时嘱其排尽尿液，以防术中误伤膀胱。取下金属物品，沐浴更衣。

2. 手术后健康指导

（1）体位与活动指导：术后 6 小时去枕平卧，头偏向一侧。术后平卧 3 日，膝下垫一软枕，使髋关节屈曲，减少腹壁张力，利于切口愈合和减轻伤口疼痛，后改为半卧位。告知患者术后切口放置沙袋压迫 12～24 小时以防止伤口出血发生继发感染，嘱其勿随便移动沙袋位置。术后 3～5 天可考虑离床活动。

（2）注意观察：体温和脉搏的变化及切口有无红、肿、疼痛、一旦发现切口感染，应尽早处理。

（3）切口护理：保持切口敷料干燥清洁，避免大小便污染；若发现敷料污染或脱落，应及时更换。

（4）饮食指导指导：术后 6～12 小时可进流食或半流食，次日可进易消化，富含粗纤维的饮食。因术后卧床时间较长，肠蠕动慢，水分被吸收易发生便秘，而造成腹压过高，易引起复发。因此，应注意多饮水，多食蔬菜水果。

（5）告知预防腹内压增高因素：①防止剧烈咳嗽：术后注意保暖，预防受凉感冒而引起的剧烈咳嗽。指导患者在咳嗽时用手掌按压、保护切口，以免缝线撕脱造成手术失败。②保持排便通畅：鼓励患者多饮水，多吃蔬菜等粗纤维食物，以保持大便通畅。若便秘，给予通便药物，嘱患者勿用力排便。③积极处理尿潴留：若有排尿困难及时通知医护人员，必要时导尿。并发症的观察如切口感染及阴囊水肿。

3. 出院健康教育

（1）出院后注意适当休息，逐渐增加活动量，3个月内避免参加重体力劳动或提举重物。

（2）保持排便通畅，多饮水，多吃蔬菜等粗纤维食物，养成定时排便的习惯，以防便秘发生。

（3）积极预防和治疗相关疾病，如肺部疾患，前列腺肥大等。

（4）注意避免腹内压升高的因素，如剧烈咳嗽、用力排便等。

（5）遵医嘱按时服药，定期复查。

（6）若疝复发，应及早治疗。

【转诊条件】

1. 患者有严重的并发症，如心肺功能明显代偿不全。

2. 腹壁缺损巨大和疝囊腔巨大患者。

3. 诊断有困难时或不明确。

4. 手术后复杂的复发疝。

（田　夫）

第四章

肝胆胰腺外科

（一）肝

是人体内一个最大的实质性脏器。在成人约占体重的 2%（1200～1500g）。它位于右上腹，膈肌下方，受右侧肋弓的保护。除裸区外，整个肝被脏腹膜覆盖，靠一些韧带与周围组织固定和相连。

【解剖】

1. 肝的韧带　有左三角韧带、右三角韧带、镰状韧带、圆韧带、肝胃韧带、肝十二指肠韧带以及后面的腔静脉韧带等。手术分离左右三角韧带可分别游离左右肝以向对侧旋转，也是暴露下腔静脉左右缘及三支肝静脉（第二肝门）的常用方法。镰状韧带位于肝膈面，矢状位走行，一端与肝圆韧带相连，另一端延伸为左右三角韧带。肝圆韧带是胎儿时脐静脉的残迹，连接于腹前壁和肝。肝胃韧带和肝十二指肠韧带又称小网膜，内分别含有胃左动脉及肝动脉、门静脉、胆总管等。

2. 肝的血流　肝的血流包括入肝和出肝两套血流系统。入肝血流有肝动脉和门静脉，故肝是一个具有双重血供的器官。肝动脉占入肝血流的 25%，门静脉占75%，但因肝动脉为富氧血，故实际上两者对肝的供氧各占 50%。肝动脉大多数起源于腹腔干，少数起源于肠系膜上动脉。门静脉在胰颈后方接受肠系膜上静脉和脾静脉的血流，行走于肝十二韧带的后方。肝的出肝血流指的是肝静脉系统。三支主肝静脉（肝右、肝中和肝左静脉）汇入肝上下腔静脉形成第二肝门。除三支主肝静脉外，在肝后下腔静脉前壁与肝实质之间有 8 ~ 10 支不等的肝短静脉直接汇入下腔静脉，谓之第三肝门。

3. 肝的分叶　目前常用的有法国学者 Couinaud 提出的八段肝分叶法。以肝静脉的肝内走行方向作为分界平面。肝中静脉走行的方向为胆囊窝与肝下腔静脉的左侧缘的连线，以肝中静脉为界，把肝分为左右半肝。右半肝又以肝右静脉为界分为右前叶和右后叶；左半叶以肝左静脉（镰状韧带作为标志）分为左内叶和左外叶。在上述肝分叶的基础上，又以肝裂（即肝内含有门静脉三联的平面）把左外叶分为Ⅱ段、Ⅲ段；右前叶和右后叶分别包括Ⅴ段、Ⅷ段和Ⅵ段、Ⅶ段；左内叶为Ⅳ段；尾状叶为Ⅰ段共计八段。

【功能】

肝脏具有复杂的生理功能，肝脏主要的生理功能有：分泌胆汁，代谢功能，凝血功能，药物和毒素的代谢，免疫作用，再生功能。

（二）胆道系统

【解剖】

1. 肝内胆道解剖肝内胆管起自肝内的毛细胆管，继而汇集成小叶间胆管、肝段胆管、肝叶胆管和肝内左、右肝管。肝内胆管的走行与肝内门静脉和肝动脉及其各级分支走行大体一致，三者均为一结缔组织鞘（Glisson 鞘）所包绕。

2. 肝外胆道解剖肝外胆道系统包括左肝管、右肝管、肝总管、胆囊、胆囊管和胆总管。

（1）左、右肝管和肝总管：肝总管由左、右肝胆管在肝门横沟的深处汇合而成。右肝管位于肝门横沟的右侧，位置较深，较为粗短，长约 2 ~ 3cm，由右前叶和右后叶胆管汇合而成。左肝管位于肝门横沟左侧，多由左外叶胆管和左内叶胆管汇合而成，较为细长，部位较浅，长约 2.5 ~ 4cm。肝管的变异较多。在肝门部，肝管、门静脉和肝动脉三者之间的关系较为密切，一般前方是左、右肝管，中间是肝左、右动脉，后方是门静脉左、右分支。肝总管全长约 2 ~ 4cm，直径约 0.4 ~ 0.6cm，位于肝十二指肠韧带内的右前方，其下方与胆囊管汇合而成胆总管。

（2）胆囊：呈梨形，为囊性器官，壁薄，位于肝脏面的胆囊窝内，标志着肝正中裂的位置，亦即左、右半肝的分界线。长 8 ~ 12cm，直径 3 ~ 5cm，容积 40 ~ 60ml，分为胆囊底、胆囊体和胆囊颈三部分，胆囊颈与胆囊管连接处呈囊性扩大，称为胆囊颈的壶腹部，胆囊结石很容易嵌顿于此处而引起梗阻和急性胆囊炎。

（3）胆囊管：胆囊管由胆囊颈延伸而成，长约 2 ~ 3cm，直径约 0.3cm。胆囊管大多呈锐角在肝总管右侧壁与之汇合而成胆总管，但常有变异，可经肝总管前方或后方与其左侧壁汇合，或汇入右肝管或左肝管，或与肝总管平行行走一段后再汇入。由胆囊管、肝总管和肝下缘所构成的三角形区域称为胆囊三角，其中有胆囊动脉、肝右动脉和副右肝管通过，此区域在胆道手术时易发生损伤，应引起注意。

（4）胆总管：由胆囊管和肝总管汇合而成，长约 7 ~ 9cm，直径 0.6 ~ 0.8cm。根据胆总管的行程和毗邻关系，可将其分为四段：①十二指肠上段：自肝总管与胆囊管汇合处开始，止于十二指肠上缘；②十二指肠后段：位于十二指肠第一段的后方，其后方为下腔静脉，左侧为门静脉和胃十二指肠动脉；③胰腺段：在胰头后方的胆管沟内或胰腺实质内下行，上起胰头的上缘，下至十二指肠壁；④十二指肠壁内段：是胆总管穿过十二指肠降部中段后内侧壁的部分，长约 1.5 ~ 2cm，80% 的人在此段穿过十二指肠壁内时，与主胰管汇合形成一共同的通道，并膨大而形成 Vater 壶腹，向十二指肠腔内突出，使十二指肠黏膜隆起，形成十二指肠乳头，开口于十二指肠降部的后内侧壁。另有 15% ~ 20% 的人，胆总管和主胰管分别开口于十二指肠的降段。

【功能】

胆道系统具有分泌、贮存、浓缩与输送胆汁的功能。胆管是输送肝胆汁至胆囊和胆囊内胆汁进入十二指肠的通道，胆管黏膜上皮的杯状细胞和黏液细胞还具有分泌胆汁的作用。胆囊具有浓缩和储存胆汁，排出胆汁和分泌功能。

（三）胰腺

【解剖】

1. 胰腺的形态、位置及毗邻关系　胰腺呈条带状，位于相当于第二腰椎水平的上腹部腹膜后间隙中。正常成人胰腺长约 12～20cm，重约 70～120g，分为头、颈、体、尾四部分。胰腺前方为腹膜和网膜囊后壁覆盖，胰颈、体部后方为腰椎椎体，位置相对固定，不能移动，因此在上腹部钝挫伤时受挤压的几率较大。

2. 胰腺的血管　胰腺的血供比较丰富，主要来自胃十二指肠动脉、肠系膜上动脉和脾动脉。胰头部与十二指肠第二段紧密相连，来源于胃十二指肠动脉的胰十二指肠上前、后动脉及来源于肠系膜上动脉的胰十二指肠下前、后动脉于胰头前、后靠近十二指肠降部互相吻合，形成十二指肠前、后动脉弓，由弓上发出的细小分支供应胰头部及十二指肠。胰体尾部血供来自于脾动脉的胰背动脉和胰大动脉及胃网膜左动脉的短支。胰腺的静脉与其动脉伴行，引流胰实质的静脉血最后进入门静脉。

【功能】

1. 胰腺的外分泌功能　胰腺是人体内第二大消化腺。胰腺的外分泌组织由腺泡细胞和导管细胞组成。其中腺泡细胞占胰腺组织的 80% 以上，主要分泌各种消化酶。导管细胞则分别形成小叶内导管、小叶间导管、总导管等。总导管又分为主胰管和副胰管。主胰管与胰腺长轴平行，直径约 2～3mm，引流胰腺的大部分外分泌腺，由胰尾到胰头。约 85% 的人主胰管与胆总管汇合形成共同通路开口于十二指肠乳头，乳头内有 Oddi 括约肌；少数患者两者分别开口于十二指肠。胰腺的外分泌为胰液。胰液为澄清的等渗液，胰液分泌量每日约1000ml左右，其对于食物中的大分子营养物质，如蛋白质、淀粉、脂肪、核酸的消化及脂溶性维生素的吸收具有重要的作用。碳酸氢盐不但可以中和胃酸，使十二指肠黏膜免受强酸的腐蚀，而且可使十二指肠内的 pH 维持在 6 以上，为小肠内各种消化酶提供了最适宜的 pH 环境。进食时胰液的分泌受迷走神经和体液的双重控制，但以体液调节为主。

2. 胰腺的内分泌功能　胰腺的内分泌来源于胰岛。胰岛是由多种细胞聚集而成的球形结构。约有 100 万个胰岛分布在整个胰腺实质中，在胰体尾部较多。

（郑启昌）

4

第一节　肝脏良性肿瘤

肝脏良性肿瘤以肝血管瘤、局灶性结节性增生和肝腺瘤多见，常需与肝脏的恶性肿瘤相鉴别。

一、肝血管瘤

【概述】

肝血管瘤是最常见的实质性肝脏良性肿瘤，其发病率约占肝脏肿瘤的 5% ~20%，好发年龄为 40 ~50 岁，男女性发病率之比约为 1:（5 ~6）。绝大多数血管瘤的直径小于 5cm，大于或等于 10cm 的血管瘤常被称之为巨大血管瘤。血管瘤可单发，亦可多发，多发血管瘤约占 20% ~50%。

【诊断要点】

1. 病史与体检

（1）病史：绝大多数血管瘤没有临床症状，多在体检或因其他疾病行腹部影像学检查时偶然发现。体积较大的血管瘤可出现右上腹痛或上腹胀满感等临床症状。

（2）体格检查：上腹部包块是常见的体征，包块与肝脏相连，质地中等或柔软，一般无压痛，偶尔可在肝区听到血管杂音。

2. 辅助检查　在超声检查中，血管瘤常表现为边界清楚的均匀强回声，彩超检查显示肿瘤周围充满血管。血管瘤 CT 平扫为低密度，增强 CT 表现为先外周增强，再中央增强，延迟期仍有增强表现。MRI 检查 T_1 加权为低信号，T_2 加权为高信号。

3. 鉴别诊断　应与原发性肝癌相鉴别，特别是小于 2cm 的血管瘤，影像学上常常与原发性肝癌难以鉴别，常需结合是否有肝炎病史、甲胎蛋白是否升高等因素综合考虑。对于仍然不能确诊的病例，可以定期（1~2 个月）随访或行经皮肝穿刺活检。

【治疗】

1. 非手术治疗　一般来说，无论瘤体大小，只要没有临床症状均可以定期随访而不做任何处理。即使是巨大的血管瘤，自发破裂的几率亦很低。特别是那些手术风险大或全身情况较差的患者，更应尽可能采取定期随访或非手术治疗方法。非手术治疗包括注射干扰素、博来霉素，放射治疗、经肝动脉栓塞治疗和经皮射频消融和微波固化等。

2. 手术治疗

（1）适应证：①血管瘤大于 10cm；②有明显的临床症状；③血管瘤破裂出血。

（2）禁忌证：①切除血管瘤后残肝体积不足；②全身情况差无法耐受手术。

（3）术前准备：预期出血在 500ml 以上应备血。

（4）手术方式：肝血管瘤的手术治疗方法包括切除、摘除、捆扎和肝移植等。手术切除是最常用的方法，对于巨大的肝血管瘤，将经肝动脉栓塞与手术相结合是一种提高手术安全性的方法。当巨大肝血管瘤侵犯全肝或肝门部重要结构广泛受累时，肝移植是一种有效的治疗方法。

（5）手术常见并发症：①术后出血；②术后肝功能衰竭。

【诊治要点】

小于 2cm 的血管瘤应与肝脏恶性肿瘤相鉴别；大多数血管瘤不需要治疗，对于部分患者，应先评估手术风险与获益，再决定采用何种治疗方式。

【转诊条件】

巨大肝血管瘤手术风险大，特别是血管瘤靠近肝门区时，应尽可能转诊至技术成熟的肝脏中心实施手术。

二、局灶性结节性增生（FNH）

【概述】

FNH 多见于 30~50 岁的女性，多有口服避孕药史。FNH 常为单发的无包膜的实质性病灶；在大体病理学上，常有特征性的中央纤维瘢痕放射状深入肝实质中。

【诊断要点】

1. 病史与体检

（1）病史：大多数 FNH 无临床症状，少数患者因肿块巨大引起腹胀、腹痛等症状。

（2）体格检查：当 FNH 较大时，可触及上腹部包块。

2. 辅助检查 行超声检查时，大部分 FNH 与正常肝组织相比呈等回声，少数呈稍低或稍高回声。彩色多普勒超声显示 90% 以上的 FNH 内部血流丰富，50%~70% 病灶中央出现"星状彩色血流"，病灶周围常可显示粗大的供血动脉；在行超声造影时，约 60% 的病例在动脉期显示"放射状"或"星芒状"内部血管，造影剂从中央供血动脉向周围离心性填充。中央瘢痕在动脉期和门脉期均为低回声。CT 平扫为低密度团块，增强 CT 中病灶在动脉期快速增强，门脉期病灶强化开始减退，延迟期与正常肝组织相比呈等密度。MRI 检查 T_1 加权为等信号或轻度低信号，T_2 加权为等信号或轻度高信号。

3. 鉴别诊断 对于直径小于 3cm 的 FNH 病灶，影像学诊断常常比较困难，特别是需要与肝脏恶性肿瘤相鉴别。在 B 超或 CT 引导下的细针穿刺活检可助于鉴别诊断。

【治疗】

1. 非手术治疗 FNH 并不恶变，绝大多数病灶在长时间的随访过程中并不进展，甚至少数病灶会自然消失，因此对于已经确诊且无症状的病灶，无需治疗。

2. 手术治疗

（1）适应证

1）诊断不明确；

2）有明显的临床症状。

（2）术前准备：预期出血在 500ml 以上应备血。

（3）手术方式：依据病灶大小、所在部位与周围脉管结构的关系等因素采取局灶性切除或解剖性肝切除。

（4）手术常见并发症

1）术后出血；

2）术后肝功能衰竭。

【诊治要点】

小于 3cm 的 FNH 应与肝脏恶性肿瘤相鉴别；大多数 FNH 不需要治疗，对于部分有明显临床症状的患者，可采取肝切除来治疗。

【转诊条件】

巨大 FNH 手术风险大，特别是 FNH 靠近肝门区时，应尽可能转诊至技术成熟的肝脏中心来实施手术。

三、肝腺瘤（HCA）

【概述】

大多数 HCA 的发生与口服避孕药有关，且发病率与服药时间和剂量有一定的关系。其他一些引起 HCA 的因素包括服用雄激素，Ⅰ型或Ⅲ型糖原累积症，糖尿病等。

【诊断要点】

1. 病史与体检 当 HCA 较小时，多无临床症状，肿块较大时常伴有腹胀，并可触及上腹部肿块，当肿块内出血或破裂时，常有腹痛。妊娠期由于激素水平升高，肿块生长迅速，常出现肿块破裂和出血。

2. 辅助检查

（1）实验室检查：当肿瘤较大时，常有转氨酶轻度升高；AFP 常正常，当升高时，提示肝腺瘤恶变。

（2）病理学特点：肝腺瘤常为单发，有时有包膜，与正常肝组织边界清晰，组织学上可见胞浆富含糖原或脂肪的肝细胞，体积较正常肝细胞大，有时可见轻度核异形的肝细胞，与肝细胞癌鉴别困难。

（3）HCA 在超声检查时常为边界清楚的不均质肿块，可为高回声、低回声、等回声或混合性回声等多种。彩色多普勒常显示病灶周边部血流丰富。CT 平扫时可见等密度肿块，当有出血时，可见高密度区，增强 CT 动脉期为均匀高密度，门脉期或延迟期为等密度或低密度信号。MRI 检查 T_1 加权为等信号或略高信号，T_2 加权为轻度高信号。

3. 鉴别诊断　应与肝脏恶性肿瘤和 FNH 相鉴别。

【治疗】

1. 非手术治疗　小于 3cm 的病变很少发生并发症，因此可以定期随访，但是必须避免那些促使 HCA 生长的因素，如口服避孕药、妊娠等。

2. 手术治疗

（1）适应证：大于 3cm 的病灶一旦确诊，就应该积极治疗。

（2）术前准备：预期出血在 500ml 以上应备血。

（3）手术方式：依据 HCA 所在部位采取解剖性或非解剖性肝切除。对于多发的肿瘤，亦可采用手术切除与射频消融相结合的方式治疗。

（4）手术常见并发症：

1）术后出血；

2）术后肝功能衰竭。

【诊治要点】

小于 3cm 的 HCA 应与肝脏恶性肿瘤相鉴别；大于 3cm 的 HCA 一旦确诊，就应该积极治疗。

【转诊条件】

巨大 HCA 手术风险大，特别是 HCA 靠近肝门区时，应尽可能转诊至技术成熟的肝脏中心来实施手术。

（袁玉峰）

第二节 原发性肝癌

【概述】

发生于上皮组织的肝恶性肿瘤称原发性肝癌（primary liver cancer，PLC），是我国常见的恶性肿瘤之一，目前占我国恶性肿瘤死亡原因的第二位。东南沿海地区高发。男性比女性多见［男女比例为（5～11）:1］，高发年龄 30～50 岁。临床上可分为肝细胞癌（hepatocellular carcinoma，HCC）、胆管细胞性肝癌（cholangiocarcinoma）、混合性肝癌。纤维板层癌较少见。

（一）肝细胞癌

占原发性肝癌的 90% 以上，在成人中最常见，70%～80% 的患者有慢性肝病及其导致的肝硬化。

【病因】

肝细胞癌的病因和发病机制尚未完全清楚，可能与以下危险因素有关。

1. 病毒性肝炎　乙肝（HBV）、丙肝（HCV）病毒的慢性感染是肝细胞癌发生最重要的危险因素。我国肝癌患者 80% 以上有持续的 HBV 感染；血清中 HCV 抗体的检出率大约为 20%～60%；部分肝癌患者为重叠感染。慢性乙肝、丙肝发展成肝细胞癌的确切机制至今尚未完全阐明。

2. 肝硬化　肝细胞癌合并肝硬化的比率为 60%～90%。病毒性肝炎→肝硬化→肝癌被称为肝癌发生的"三部曲"。

3. 其他危险因素　包括黄曲霉毒素、亚硝胺、遗传、血红蛋白沉着病、饮酒等因素。在美国等西方国家，过度饮酒导致酒精性肝硬化是肝细胞癌的主要因素；死于酒精性肝硬化的患者中约8%~10%患有肝癌。

【病理】

根据大体病理形态可分为巨块型、结节型和弥漫型；根据生长方式可分为浸润型、膨胀型、浸润膨胀混合型和弥漫型；根据肿瘤大小，分为微小肝癌（直径≤2cm），小肝癌（>2cm，≤5cm），大肝癌（>5cm，≤10cm）和巨大肝癌（≥10cm）；根据癌细胞的分化程度，可分为四级：Ⅰ级为高度分化，Ⅱ/Ⅲ级为中度分化，Ⅳ级为低度分化。

肝细胞癌容易侵犯门静脉分支，形成门静脉癌栓；经门静脉系统途径引起肝内转移和扩散，是肝癌术后复发的重要原因之一。阻塞门静脉主干可引起及加重门静脉高压。经体循环途径可向肝外转移，最多见于肺，其次为骨、脑等器官和组织。经淋巴途径转移至肝门部淋巴结最多，其次为胰周、腹膜后、主动脉旁等。此外，肿瘤直接侵犯膈肌、胸膜、肾上腺、结肠等邻近脏器。癌细胞脱落可发生腹腔种植转移。

【临床表现】

早期缺乏特异性症状，一些症状也多与慢性肝病的表现相同，故多数患者就诊时已属中晚期。常见的临床表现有肝区疼痛、腹胀、食欲缺乏、乏力不适、消瘦、进行性肝大或上腹部包块等；部分患者有低热、黄疸、腹水、腹泻、门静脉高压等表现；少数患者就诊时以肝癌破裂出血失血性休克入院。

1. 症状

（1）肝区疼痛：为最常见的症状。疼痛多为持续性钝痛、胀痛或刺痛，系因肿瘤迅速生长使肝包膜张力增大所致。肝区的疼痛部位和肿瘤位置关系密切，若肿瘤位于右肝，表现为右上腹和右季肋部疼痛；位于左肝，常表现为剑突下疼痛，位于膈肌顶靠后，疼痛尚可放射至右肩部或腰背部。若肝癌破裂则表现为突发剧烈腹痛伴腹膜刺激征等急腹症表现。

（2）消化道症状：如食欲减退、腹胀、恶心、呕吐、腹泻等,这些症状缺乏特征性,易被忽视。

(3) 全身症状:乏力不适、消瘦、发热等,晚期出现恶病质。

(4) 其他:如癌旁表现,主要有低血糖、红细胞增多症、高钙血症和高胆固醇血症等;若发生肺、骨、脑等肝外转移,可产生相应的症状。

2. 体征

(1) 肝大:为中、晚期肝癌最常见的体征。肝呈不对称性肿大,表面有明显结节,质硬有压痛。肿大的肝显著,可充满整个右上腹或上腹,右季肋部明显隆起。早期小肝癌病例,多无肝大。

(2) 黄疸:一般已属晚期,多数系肿瘤引起的肝细胞性黄疸,少数为胆管癌栓形成或肝门淋巴结转移压迫肝外胆管引起阻塞性黄疸。

(3) 腹水:腹水形成与低蛋白血症、腹膜肿瘤转移、门静脉受压或门静脉内癌栓引起和加重原有的门静脉高压状态等有关。肿瘤破裂时可引起腹腔积血。

(4) 其他:合并肝硬化者常有肝掌、蜘蛛痣、男性乳房增大、脾大、腹壁静脉曲张等表现。

【诊断】

早期发现、早期诊断肝细胞癌的关键在于对一些高危人群长期随访,定期检查。高危人群包括:年龄大于40岁的男性,近期出现肝区疼痛不适、消瘦等症状;长期饮酒史或伴有酒精性肝硬化者;乙肝或丙肝病毒感染史或伴有肝炎后肝硬化者;肝癌家族史等。辅助检查包括:

1. 血清甲胎蛋白检测　血清甲胎蛋白(AFP)是肝细胞癌特异性的标志物。放射免疫法测定,AFP ≥ 400μg/L,持续8周,排除妊娠、活动性肝病、生殖腺胚源性肿瘤后,影像学检查发现肝占位,应考虑肝细胞癌;若影像检查未能发现肝脏病灶应密切随访。AFP 低度持续升高者,应动态观察其变化,并结合肝功能变化及影像学检查,进行综合分析。临床上约30%的肝细胞癌患者 AFP 正常。

2. B 超　是首选的检查方法。可显示肿瘤大小、部位、形态以及门静脉和肝静脉有无癌栓等，诊断符合率达 90% 左右。B 超可以发现直径大于 1cm 的病灶。超声多普勒检查可显示肿瘤内血流信号，有助于和转移性肿瘤、肝血管瘤等相鉴别。

3. 计算机断层扫描（CT）　随着 CT 的不断改进和更新，对肝脏肿瘤的分辨率也越来越高。目前螺旋 CT 对肝细胞癌的诊断符合率达 90% 以上，可检出 1cm 左右甚至更小的病灶，并能帮助了解肿瘤位置、数目及与血管的关系，对判断能否手术切除有肯定的价值。肝细胞癌在 CT 平扫时呈低密度灶，增强后不规则强化。结合肝动脉造影，更有助于微小病灶的检出。

4. 磁共振成像（MRI）　MRI 可帮助了解肿瘤的组织成分，敏感性与 CT 相当。肝细胞癌在 T_1 加权像上多数呈不均匀的低信号，少数呈高低混合信号区；T_2 加权像上呈不均匀的高信号，随着回波时间延长信号强度衰减。

5. 选择性肝动脉造影（DSA）　DSA 属一种创伤性的检查方法，是利用肝细胞癌病灶富动脉血供及肿瘤新生血管不规则的特点进行肿瘤显像，敏感性达 95%，可显示直径小于 1cm 的病灶，对了解肝内多发灶及术后小的复发灶有一定的临床价值。肝细胞癌的病灶可表现为癌旁血管受压变细，肿瘤新生血管紊乱，血管湖形成或肿瘤染色等。DSA 检查可同时行肝动脉插管化疗、病灶栓塞治疗。

6. 肝穿刺活组织检查　B 超或 CT 引导下肝穿刺活组织检查有确诊价值，适用于经过上述各种检查仍不能排除肝细胞癌者。有出血的风险，采用细针穿刺较为安全。

7. 腹腔镜检查及剖腹探查　经过各种检查仍不能排除肝细胞癌者可行腹腔镜检查或剖腹探查，有手术切除指征时可直接行肝切除手术。

　　总之，目前对肝细胞癌的影像学诊断方法较多，各种方法均具有优缺点，联合检查可发挥互补作用。

【鉴别诊断】

　　肝细胞癌主要应与肝硬化增生结节、肝良性肿瘤、胆管癌、纤维板层癌等相鉴别。

【并发症】

　　主要有肝癌破裂出血、上消化道出血、肝功能衰竭等。

【治疗】

　　目前的治疗原则是以手术切除为主的综合治疗。根据患者的全身情况、肝功能状态、肝体积、肝硬化程度、肿瘤大小、数目及与重要血管的关系等因素选择手术或非手术抑或两者相结合的治疗措施。

　　1. 手术治疗　手术切除是首选和最有效的治疗方法，术后总的 5 年生存率为 30% ~ 40%，小肝癌为 75% 左右，微小肝癌可达 90%。手术按技术可分为开腹手术和腹腔镜手术，按切除方式分规则性肝叶切除和非规则性肝叶切除。前者是指按照肝脏的解剖分叶或分段进行的切除，包括肝段切除、半肝切除、扩大半肝切除等。切除前多需先离断切除肝叶的门静脉三联结构。我国肝癌患者多有肝硬化，故以非规则性肝叶切除为主，切缘距肿瘤 1 ~ 2cm 即为根治性切除。

　　手术切除的条件和适应证：

　　（1）患者一般情况较好，无心、肺、肾等重要脏器严重的器质性病变和功能不全；

　　（2）肝功能属 Child-PughA 级或 B 级；

　　（3）肿瘤为单发或多发灶位于一叶；

　　（4）切除后残余肝脏能满足机体的代谢需要等。

　　对于合并门静脉主干或分支癌栓者，既往认为是手术的禁忌证，近年来认为只要情况允许，应积极手术，可行包括门静脉分支癌栓在内的肝叶切除或门静脉主干内癌栓取出术；对于合并胆道癌栓者，应积极取栓，以解决阻塞性黄疸；术后复发者应争取二次切除；对一些肝功能状况差难以耐受手术，单个肿瘤直径小于 6.5cm，多发肿瘤数目少于 3 个，每个肿瘤最大直径小于 4.5cm，门静脉无血管侵犯者，可考虑肝移植；远处单发转移灶，可行原发灶与转移灶的同期或分期切除。对于开腹后发现肿瘤不能切除者，可采用术中微波、射频、无水酒精注射等非手术治疗措施。

2. 非手术治疗　有肝动脉插管栓塞化疗（TACE）、超声引导下经皮肝穿刺射频（RFA）、微波或无水酒精注射治疗（PEI）等。这些方法多用于肿瘤不能手术切除、肝功能不全不能耐受手术及手术切除后复发者。对于小肝癌尤其是微小肝癌，RFA 和 PEI 可达到手术切除的效果，故有时也称为物理性和化学性切除。免疫治疗、基因治疗、中医治疗等其他非手术治疗方法的临床价值仍需进一步证实，目前只能作为辅助治疗手段。索拉非尼是目前经大规模多中心随机对照临床试验证实的对晚期肝癌患者唯一有效的药物。

（二）其他细胞类型的原发性肝癌

肝胆管细胞性肝癌约占原发性肝癌的 5%～20%，起源于肝内的胆管上皮，患者常有肝内胆管结石、硬化性胆管炎的病史。男性多发，男女比例为 3∶2。临床症状无特异性。若合并肝内胆管结石，则多表现为腹痛、发热、黄疸等胆管炎的症状。血 AFP 正常而上皮性肿瘤抗原标志物 CEA 和 CA19-9 升高。故对一些具有长期病史的肝内外胆管结石患者，同时伴有肝叶萎缩，应警惕合并胆管细胞癌。其诊断治疗方法与肝细胞癌相同，预后取决于肿瘤分期。

混合性肝癌临床上较少见，多数为手术切除后病理证实。

肝纤维板层癌占肝癌 1% 左右，主要发生在没有肝硬化的年轻患者，血清 AFP 正常。病理上可见分化良好的肝细胞夹在胶原层和成胶原细胞之间。手术切除率高，预后良好。

（郑启昌）

第三节　继发性肝癌

【概述】

继发性肝癌又称转移性肝癌。人体全身各部位发生的恶性肿瘤，可以通过以下几个途径累犯肝脏，形成继发性肝癌：①经门静脉途径：消化道及盆腔部位的恶性肿瘤多经此途径转移至肝，肝脏通常是血行转移的第一站，因此临床上最为常见；②经肝动脉转移：肺癌、乳腺癌、肾癌、恶性黑色素瘤、鼻咽癌等可经此途径转移至肝；③经淋巴回流转移：如胆囊癌、胆管癌；④相邻脏器的恶性肿瘤直接侵犯：如胃癌、胆囊癌、肾上腺癌等。继发性肝癌较原发性肝癌多见，国内统计两者为（2~4）:1，西方国家高达 20:1 以上。

【诊断要点】

1. 病史与体检

（1）病史

1）继发性肝癌早期主要以原发灶的症状为主，肝脏病灶的症状并不明显，大多在原发癌术前检查、术后随访或手术探查时发现。

2）随着病情发展，肿瘤增大，患者可以出现肝区痛、闷胀不适、乏力、消瘦、发热、食欲缺乏及上腹包块等症状。

3）晚期则出现黄疸、腹水、恶病质。

4）也有少数患者肝转移癌症状明显，而原发病灶隐匿不显。

（2）体格检查：肝脏转移瘤较小时，通常无明显阳性体征。肿瘤增大时，可在上腹部扪及肿大的肝脏，或质地坚硬有触痛的癌结节，晚期患者可出现贫血、黄疸、腹水等。

2. 辅助检查

（1）影像学表现

1）B超：最常用的筛查手段，费用较低且可反复检查。继发性肝癌常见肝内多发强回声或低回声结节。如结肠癌肝转移灶钙化可见钙化强回声结节，后方伴声影；乳腺癌肝转移常出现"牛眼征"或"声晕样"声像图。超声造影对继发性肝癌的敏感性和特异性大大提高，可达90%以上，尤其是对于直径小于1cm的病灶优势明显。因原发肿瘤性质差异，继发性肝癌的超声造影灌注增强表现较复杂，但多表现为动脉期迅速增强，呈均匀或环状强化，典型者表现为"面包圈"样强化，门脉期和延迟期病灶强化快速消退，回声低于正常肝组织，呈"黑洞"征。

注意：B超可以提供肝脏肿瘤的数量、范围和解剖关系等详细信息，但它的准确性与检查者的经验密切相关。

2）CT检查：平扫可见肝实质内类圆形低密度肿块，少数为单发，动脉期呈不规则边缘强化，门静脉期可出现整个病灶均匀或不均匀强化，平衡期对比增强消退。少数肿瘤中央见无增强，边缘强化，外周水肿带，构成"牛眼征"。

注意：增强CT检查是继发性肝癌患者必不可少的检查，有助于鉴别原发性肝癌和肝脏良性疾病，也是评估可切除性和制订手术规划的重要依据。但CT对肝脏1cm以下的结节定性较为困难。

3）磁共振检查：对于发现小于1cm的继发性肝癌病灶优于增强CT，通常显示为肝内多发或单发、边界清楚的瘤灶，T1WI低信号，T2WI稍高信号。

注意：MRI是鉴别肝脏病变最有效的手段之一，且可用于显示脂肪肝中的转移灶。因此对于脂肪肝患者、肝脏小病灶难以定性者，MRI是必要的。

4）PET-CT：全身PET-CT检查的出现对继发性肝癌患者具有重要价值，通过FDG示踪，有助于肝脏转移灶的定位，同时明确是否同时存在其他脏器的远处转移，通过改变肿瘤的术前分期来改变治疗方法。

（2）实验室检查

1）生化检查：继发性肝癌较小时，肝功能指标通常没有异常表现；在病灶增大后，可出现黄疸、低蛋白血症等肝功能损害表现。

2）肿瘤指标：AFP 往往阴性。原发肿瘤相应治疗指标升高，如结直肠癌肝转移 CEA 阳性率在 50% 左右，且是重要的随访指标。

3. 鉴别诊断肝外原发恶性肿瘤诊断明确，一旦发现肝内多发结节，结合影像学及实验室检查结果，肝转移癌诊断比较容易。原发癌不明的肝内多发占位，需与原发性肝癌、肝脓肿、肝棘球蚴病等相鉴别。

（1）原发性肝癌：多有病变病史，早期缺乏典型表现，中晚期可出现肝大，肝区疼痛以及乏力、食欲缺乏、发热等全身症状。

鉴别要点：多有肝病基础发生，典型 CT、MRI 表现和 AFP 升高对帮助诊断和鉴别诊断有重要价值。

（2）肝脓肿：往往急性起病，主要表现为寒战、高热、肝区疼痛和肝大。典型临床表现结合血常规、超敏 C 反应蛋白以及 B 超或 CT 等影像学检查可明确诊断。

【治疗】

继发性肝癌需根据原发性肿瘤的治疗情况，进行多学科综合治疗。

1. 手术治疗　大量的临床研究表明，对结直肠癌肝转移的患者进行肝切除术是有效的，手术是唯一的能够获得长期生存的根治疗法。除结直肠癌外，胃癌肝转移行肝切除术的治疗经验目前非常有限，应经过严格选择。而其他非结直肠癌、非神经内分泌癌肝转移的肝切除的治疗多只是零星报道，对提高 5 年生存率的价值尚无法评价。

继发性肝癌的手术治疗应将正常肝脏的切除量控制在最小，故多行局部切除，没有必要进行肿瘤学意义上的规则性肝切除。但当肿瘤巨大、占据肝脏一叶或一叶内多发肿瘤时，规则性切除容易操作，可视为首选。目前多数学者反对采用肝移植治疗转移性肝癌。术中 B 超应作为常规探查步骤，根据结果及时修正手术方案。

（1）适应证

1）原发灶能够根治性切除或已根治性切除并无复发。

2）根据肝脏解剖学基础和病灶范围，肝转移灶可完全（R0）切除，且术后保留足够的剩余肝脏体积。残肝体积占标准肝体积≥50%（同步原发灶和肝转移灶切除）或≥30%（分阶段原发灶和肝转移灶切除）。

3）患者全身状况允许，无不可切除的肝外转移病灶。

（2）禁忌证：

1）伴有不能切除的肝外病灶。

2）肝脏储备功能不足，不能完全切除肝转移病灶。

2. 非手术治疗　对于无法手术切除的继发性肝癌或术中发现不能手术切除者，根据患者全身及原发肿瘤情况，可选择区域灌注化疗、TACE、PEI、射频消融以及冷冻等局部治疗，少数患者治疗后可获得手术切除机会。

【诊治要点】

继发性肝癌的诊断，关键在于发现原发癌灶，在此基础上结合肝脏增强 CT、MRI，肿瘤指标等检查多可确立诊断。目前结直肠癌肝转移的治疗主张尽可能采取手术切除，其安全性和疗效没有异议，手术是唯一能够令患者获得长期生存的根治方法，这一观点已被广泛认同。手术适应证是由原发灶及肝外转移灶的进展情况和肝内病灶的解剖学位置等多因素决定，原则上进行肝局部切除，最大限度保留正常肝组织。

【健康教育】

继发性肝癌早发现早诊断早治疗非常重要，因此加强对恶性肿瘤病史，尤其对消化道恶性肿瘤患者的随访教育非常重要，定期复查肝脏彩超和肿瘤标志物是很有必要的。

【转诊条件】

继发性肝癌的治疗往往需要多学科综合治疗，在患者条件允许的情况下建议向三级医院转诊。

（汪　勇）

第四节　肝内胆管结石

【概述】

肝内胆管结石是指发生于肝内胆管系统的结石，可能是原发性的，也可能继发于胆囊结石、损伤性胆管狭窄、胆囊肿瘤、胆管解剖变异等造成胆汁淤积和胆道炎症后形成的肝内胆管结石。原发性的肝内胆管结石是我国的常见病，在华南、西南、长江流域及东南沿海等广大区域尤为多见。是我国良性胆道疾病死亡的重要原因。

【诊断要点】

1. 临床诊断依据　根据其不同临床表现可分为 3 大类型：

（1）静止型：无明显症状或仅有上腹隐痛不适，多在体检时才被发现。

（2）梗阻型：间歇性黄疸，肝区和胸腹部持续性疼痛不适、消化不良等胆道梗阻症状，双侧肝内胆管结石伴有肝内胆管狭窄的患者可出现持续性黄疸。

（3）胆管炎型：可表现为反复发作的急性化脓性胆管炎，发作时出现上腹部阵发性绞痛或持续性胀痛伴有高热、寒战、黄疸的"夏柯三联症"。查体可出现右上腹压痛、肝区叩击痛、肝大伴触痛等。严重者可致休克。

2. 辅助检查

（1）血液检查：静止型可无血象异常，梗阻型可表现为血生化中胆汁酸、碱性磷酸酶、谷氨酰胺转肽酶、胆红素升高，一侧肝管结石阻塞时胆红素可不升高或轻度升高。发生胆管炎时，除了上述变化还可出现白细胞和中性粒细胞显著升高，血清转氨酶急剧升高。

（2）影像学检查：可以分为无创检查和有创检查，一般需要全面了解肝内胆管结石的数量和分布，往往需要多项检查互相印证才能达到正确诊断的目的。

1）无创检查：B 超应作为诊断的首选检查，能够明确结石部位；CT 可全面显示肝内胆管分布、胆道系统扩张和肝实质的病变；MRI 结合 MRCP 可多方位显示肝内胆管树，准确判断肝内结石的分布、胆管系统狭窄与扩张的部位和范围和肝实质病变，但对于结石的显示不如 B 超和 CT。

2）有创检查：包括经内镜逆行性胰胆管造影（ER-CP）、经皮胆道造影（PTC）、手术中或经手术引流胆管造影。它们能够清晰地显示结石在肝内外胆管的分布、胆管狭窄和扩张的范围及胆道变异等。前两者为微创操作，需要特殊的技术，后两者需要手术，对患者会带来一定的风险。

3. 鉴别诊断

（1）消化性溃疡：上腹痛、消化不良，一般不伴有黄疸，血生化肝功能一般无异常，可通过胃镜、B 超、CT 等加以鉴别。

（2）黄疸型肝炎：多有诱因（病毒感染、药物等），肝酶和胆红素明显升高，一般无高热、寒战，可通过影像学检查鉴别。

（3）胆管癌：也可能是肝内胆管结石的并发症，患者可有消瘦、肿瘤标志物升高，影像学检查可见胆管狭窄，鉴别困难时可通过 ERCP 进行狭窄段活检。

（4）肝内钙化灶：肝内血管钙化也可在影像学中被误认为肝内胆管结石，一般无症状，血生化不会有改变，鉴别困难时可通过 ERCP 或 PTC 来进行确诊。

【治疗】

1. 非手术治疗　促进胆汁排放的药物对于肝内胆管结石都有一定的效果，近年有文献报道，针灸相应穴位引起胆汁排放也可用于治疗肝内胆管结石，但在排石的过程中，可能引起阻塞性胆管炎的发作。

2. 手术治疗

（1）适应证：有临床症状的肝内胆管结石需要治疗，首选手术治疗。对于静止型结石的手术治疗尚有争议，但由于长期的炎症刺激可能引起肝管癌变，因此目前也提倡这部分患者通过 PTC 等微创方式进行治疗。

（2）术前准备：完善常规术前检查，进行至少两项影像学检查了解肝内胆管结石的数量和分布、肝管狭窄的部位和程度、肝脏的病理改变、肝脏的功能状态及患者的全身情况，从而选择合适的手术方式。

（3）经典手术方式：根据结石病变的范围、肝管及肝脏受损的严重程度，主要的手术方式有 4 种：①胆管切开取石术；②肝部分切除术；③肝门部胆管狭窄修复重建术；④肝移植术。

（4）肝内胆管结石的微创手术治疗：主要有经内镜（ERCP）和经皮（PTC）两种方式，对于结石部位和肝管狭窄的情况有一定要求。

（5）术后注意事项：肝内胆管结石术后残留结石和结石复发的几率非常高，有文献报道甚至高达 96%，因此术后若仍存在或再次出现上腹痛、黄疸等情况，需高度警惕结石残留或复发。

【注意要点】

警惕常见并发症的发生：重症急性胆管炎是造成肝内胆管结石患者死亡的主要原因，临床上一旦出现胆道感染合并全身脓毒症表现，需要积极抢救，尽快进行胆道引流和减压。胆源性肝脓肿、胆道出血等是急性并发症，发生时需仔细鉴别，以免遗漏肝内胆管结石。

【健康教育】

远期并发症主要是肝内胆管癌和胆汁性肝硬化及门静脉高压症，因此肝内胆管结石的患者无论是否经手术治疗都需要进行长期的随访。一旦出现肝叶萎缩、肝功能异常等情况需及时干预。

【转诊条件】

肝叶萎缩、肝功能异常等情况、无手术条件的单位应推荐患者至上级医疗机构就诊。

（张文杰）

第五节　肝脏外伤

【概述】

肝脏外伤是指由锐性或钝性暴力而引起的肝脏完整性被破坏，病理学可分类为被膜下破裂、中央型肝破裂和真性肝破裂。病因分为因锐性外力所致的开放性肝外伤和钝性暴力所致的闭合性肝外伤。肝外伤的临床表现因肝脏损伤的病理类型、损伤范围和严重程度而不同。最常见的为右上腹痛和腹膜刺激征，严重者会有休克表现。休克发生率及病情分级和肝外伤的严重性呈正相关。严重肝外伤导致肝内的大量血液和胆汁的混合液积聚在肝脏周围，可刺激膈肌，放射致右下胸及右肩痛。腹膜刺激征较胃穿孔等消化液直接刺激为轻。积血量大者可伴明显腹胀。肝脏外伤较轻者仅有局限性小的裂伤或肝被膜下破裂，患者症状局限，可仅表现为右上腹疼痛和不明显的压痛。

注意：肝右叶比肝左叶更易遭受外伤，平均高达4~7倍。以右膈顶部外伤最多见。肝内血肿若与胆道相通可致胆道出血，血肿的继发感染可出现肝脓肿，血肿压迫可致肝组织缺血坏死。

【诊断要点】

1. 病史与体检

（1）病史

1）上腹痛为主，可伴有腹胀、恶心、呕吐。

2）往往有暴力或锐器直接或间接作用于胸腹部的外伤史。

3）不断加重的腹腔内出血和腹膜刺激征。

注意：肝硬化及肝癌患者，仅需轻度外伤即可破裂。部分肝癌患者甚至出现自发性肝破裂。

（2）体格检查

1）右上腹出现压痛、反跳痛，伴随局限性甚至全腹肌紧张。

2）被膜下的血肿可表现为右上腹胀痛、肝区包块、肝脏浊音区扩大。

3）积血量大者可有腹部移动性浊音和直肠刺激症状。

4）右上腹、右下胸或右腰部皮肤挫伤及右胸部第六肋以下骨折应考虑肝外伤。

2. 辅助检查

（1）腹部超声、超声造影：彩超可检查腹腔和腹膜后积血，显示肝脏被膜连续性破坏的部位和形态。发现可疑无回声区，有凝血块出现时显示异常高回声。超声造影能更清晰地显示肝脏创面，尤其通过静脉造影剂发现肝脏异常增强区可判断活动性出血的部位和出血量。

注意：超声造影相较于超声更易检测出创面的活动性出血，可显著提高肝外伤的诊断率。

（2）诊断性腹腔穿刺术、腹腔穿刺灌洗术：诊断性腹腔穿刺术抽出不凝血证实腹腔内出血的正确率达80%以上，腹腔穿刺灌洗术的正确率几乎为100%。腹腔内出血是手术探查的重要指征。

注意：腹腔穿刺术出血量少可能有假阴性的结果。一次结果阴性不能除外肝脏损伤可能，怀疑肝脏创伤者，需在不同位置及时间，重新穿刺检查。

（3）实验室检查：疾病早期可有白细胞计数、血清丙氨酸氨基转移酶（谷丙转氨酶）和天冬氨酸氨基转移酶（谷草转氨酶）升高。随病情加重，红细胞计数、血红蛋白和血细胞比容会逐渐下降。

注意：血清谷丙转氨酶在肝中选择性浓缩，肝损伤后大量释放，所以肝外伤时谷丙转氨酶较谷草转氨酶更有诊断意义。怀疑腹腔内出血时需定期复查血常规，以免延误病情。

（4）X线检查：X线征象多为间接表现。肝创伤时可能显示肝区阴影增大，右侧膈肌升高，右侧胸腔积液，甚至右侧肋骨骨折。X线透视可见膈肌运动减弱。

（5）CT：肝脏被膜下破裂会在肝被膜与肝实质之间

形成新月形或凸透镜形低密度区。中央型肝破裂显示肝实质内边缘模糊的异常低密度区。真性肝破裂可见肝脏一处或多处不规则线性低密度影。

（6）MRI：MRI能更精确地显示肝损伤程度。急性肝外伤T2WI出现明显高信号，6～8天后转变为血肿外缘高信号并逐渐向中心转变。

注意：当血流动力学不稳定时，切忌苛求完善各种影像学检查而延误诊治。

（7）肝动脉造影：肝动脉造影既是检查手段又是治疗方法，必要时可及时栓塞外伤所致的出血动脉以控制出血。

3. 分级标准 较为通用的是美国创伤外科学会（AAST）的肝外伤分级标准，共分6级：

Ⅰ级：包膜下血肿：小于10%表面积的非膨胀性血肿裂伤；包膜下涉及实质深度小于1cm的撕裂；

Ⅱ级：包膜下血肿：占肝脏表面积10%～50%的实质内血肿：直径小于10cm的非膨胀性血肿；裂伤：包膜撕裂长度小于10cm，深度在1～3cm之间；

Ⅲ级：包膜下血肿：大于肝脏50%表面积的血肿或进行性扩张的膨胀性血肿；实质内血肿：直径大于10cm的血肿或膨胀性血肿；裂伤：实质裂伤深度大于3cm；

Ⅳ级：裂伤：实质裂伤累及25%～75%肝叶，或在一肝叶中累及1～3个肝段；

Ⅴ级：裂伤：实质裂伤累及大于75%肝叶，或在同一肝叶内累及3个以上肝段；血管：近肝静脉的损伤；

Ⅵ级：肝血管性撕脱伤。

4. 鉴别诊断

（1）胸腹壁挫伤：局限性的压痛，皮下淤血、血肿。做腹肌收缩动作时疼痛加重，屈身侧卧位时疼痛减轻。

鉴别要点：胸腹壁挫裂症状往往更局限，病情变化波动小，少有全身症状，挫伤广泛时可有发热。

（2）脾脏破裂：左上腹腹痛为主，左上腹体征明显，腹式呼吸受限。

鉴别要点：脾脏破裂可扪及左上腹固定包块，伴脾大的 Balance 征。

（3）小肠损伤：腹胀、腹痛症状明显，伴恶心、呕吐，腹膜刺激征强烈。创伤后肠鸣音消失。

鉴别要点：小肠破裂时，诊断性腹腔穿刺可抽出肠液、胆汁以及食物残渣。

（4）结直肠损伤：腹膜内结肠破裂诊断性腹腔穿刺液呈粪便样液体，腹膜外结肠破裂者腰部压痛较腹部压痛更明显，影像学检查发现腹膜后积气及腰大肌阴影模糊。直肠损伤时直肠指诊指套染血。

（5）胰腺损伤：上腹部深入腹腔的损伤都要考虑。腹腔穿刺或腹腔灌洗液淀粉酶升高。彩超及 CT 方便证实。

鉴别要点：胰腺损伤后血清淀粉酶测定缺乏特异性。

【治疗】

1. 非手术治疗　卧硬板床休息，加强腰背肌锻炼，辅以理疗、NSAIDS 类药物及牵引治疗。

非手术治疗指征：

（1）患者血流动力学稳定；

（2）患者神志清楚，无昏迷、休克；

（3）有影像学资料证实肝实质裂伤轻微或肝内血肿，无活动性出血；

（4）未合并其他需手术的腹内脏器损伤。

注意：血流动力学稳定且无腹膜刺激征的患者，无论损伤程度，应以保守治疗为主。

方法：绝对卧床休息，禁食，胃肠减压，预防性广谱抗生素应用（以减少形成肝脓肿和腹腔脓肿），定期监测肝功，定期腹部 CT 检查，选择性肝动脉造影。

2. 手术治疗

（1）适应证

1）肝脏外伤休克患者；

2）积极补液治疗，血流动力学仍不稳定者；

3）创伤性肝血肿进行性增大者；

4）创伤性肝血肿并发感染者；

5）经观察，病情不好转甚至加重者。

（2）禁忌证：高龄体弱及血友病患者慎行手术治疗

（3）术前准备

1）完善常规术前检查；

2）肝脏及腹部彩超或 CT 等影像学诊断依据；

3）迅速建立输液通道；

4）积极交叉配血并术中备血。

（4）手术方式

1）单纯缝合术；

2）局部清创加大网膜填塞及缝合修补术；

3）筛网肝修补术；

4）肝动脉结扎术；

5）填塞法；

6）肝切除术；

7）肝移植术；

8）腹腔镜破裂修补术；

（5）手术常见并发症

1）感染；

2）出血；

3）创伤性胆道出血；

4）胆漏

5）创伤性肝囊肿

6）肝肾综合征

（6）术后康复

1）开腹手术后 2~3 日可下地活动。

2）腹腔镜破裂修补患者，术后 1 日后可下地活动。

3）排气后即可拔除胃肠减压管；

4）术后第 1 日间断性夹闭尿管，患者有憋尿感后拔除尿管；

5）排气后即可进食，如无合并腹腔内其他脏器损伤，建议早期进食或肠内营养；

6) 术后 1 个月可适当进行轻体力劳动。

【健康教育】

了解患者一般状况，把握患者心理动态，客观阐述病情，指导患者及家属配合。

因急诊入院，术前无充足时间详细指导，故术后应加强指导呼吸功能锻炼，重视消毒卫生重要性，练习有效排痰，加强活动及卧床指导，加强营养指导。

注意：尤其是钝性所致肝外伤，诊断难度较大，病死率高于开放性肝外伤，更要敦促患者积极就诊。

【转诊条件】

1. 涉及医疗服务内容超出医疗机构核准登记的诊疗科目范围的；

2. 依据卫生计生委规定，基层医疗卫生机构不具备相关医疗技术临床应用资质或手术资质的；

3. 重大伤亡事件中伤情较重及急危重症，病情难以控制的；

4. 在基层医疗卫生机构就诊 3 次以上（含 3 次）仍不能明确诊断，需要进一步诊治的；

5. 病情复杂，医疗风险大、难以判断预后的。

（邰 升）

第六节 肝 移 植

【概述】

各种原因引起的肝脏疾病发展到晚期危及生命时，采用外科手术的方法，切除已经失去功能的病肝，然后把一个有生命活力的健康肝脏植入人体内，挽救濒危患者生命，这个过程就是肝移植，俗称"换肝"。肝移植术是治疗终末期肝病的重要技术，通过肝移植，可以使晚期肝病患者在绝境中重获新的生机。

【适应证】

原则上，当各种急性或慢性肝病用其他内外科方法无法治愈，预计在短期内（6～12 个月）无法避免死亡者，均是肝移植的适应证。起初肝移植仅是一个挽救生命的过程，而现在，随着外科技术的不断发展、新型免疫抑制剂的应用和临床经验的不断积累，肝移植围术期并发症和死亡率显著下降，术后存活率和存活时间不断提高。因此，肝脏病变所产生的症状导致患者的生存质量严重下降时，也成为肝移植的主要适应证之一。近年来原位肝移植所治疗的疾病病种不断扩大，迄今为止，据不完全统计，肝移植已被成功用于 60 多种肝脏疾病的治疗，依据疾病的性质，可概括分为：终末期肝硬化疾病、肝脏恶性疾病、先天性代谢疾病和急性或亚急性肝功能衰竭。

【禁忌证】

目前认为绝对不适合做肝移植手术的：

1. 存在难以控制的感染（包括细菌、真菌、病毒感染）者；

2. 艾滋病病毒感染（HIV）者；

3. 难以戒除的酗酒或药物依赖者；

4. 患有不可逆脑组织损害者；

5. 肝外存在难以根治的恶性肿瘤者；

6. 有难以控制的心理障碍或神经病。

下列人员一般情况也不考虑做肝移植手术：

1. 受体年龄 = 65 岁或 < 1 岁；

2. 存在外科解剖困难的情况；

3. 肝脏进展期恶性肿瘤；

4. 存在严重心、肺、肾等重要器官病变；

5. 既往有精神病病史。当然，这只是相对的，临床上需要根据患者各自的情况来定。

【术前检查】

肝移植术前全身性系统检查主要是对心、肺、肾等重要脏器功能的评估、心理精神状态的评估、营养状况评估以及感染性疾病评估。具体来说可以分为常规检查、特殊检查和个体化检查这三类。

常规检查主要有血液、尿液、粪便、痰液检查，以及胸部 X 线片、心电图、腹部 B 超检查。

特殊检查主要有肝脏彩色超声和腹部磁共振或 CT 血管成像（了解门静脉、肝动脉、肝静脉和下腔静脉的解剖和血流情况），以及胆道系统的磁共振成像（了解肝内外胆道的解剖结构）。

个体化检查主要是根据初步检查的结果决定是否进行更深入的检查，如乙肝患者加作 HBV-DNA 和病毒耐药变异株的检查；原有心肺疾患者，选择性加作肺功能测定、超声心动图、冠脉造影、24 小时动态心电图等。

【手术方式】

1. 原位肝移植　切除病肝及肝上、肝下下腔静脉，供肝植入原位时端-端吻合下腔静脉，重建门静脉、肝动脉和胆管。切除病肝前，根据血流动力学的状况，决定是否建立静脉-静脉转流，指征如下：严重的腹膜后侧支循环形成；围术期肾功能不全；阻断试验血流动力学不稳定；小肠或肠系膜水肿；急性肝功能衰竭；手术经验不足。

2. 背驮式肝移植、改良背驮式肝移植　保留受体下腔静脉，置供肝于原位，其肝中、肝左静脉共干与所保留的受者同名共干作端-端吻合，供肝下腔静脉远端自行缝合。术毕，植入肝"驮"于受体下腔静脉之上。

改良 PBLT 主要是改变肝后下腔静脉的吻合方式，以解决 PBLT 回流道不畅的问题。

3. 劈离式肝移植　是把一个尸体供肝劈割成两半分别移植给两个不同的受体。

4. 活体亲属供肝移植　取近亲属的部分肝（左外叶、左或右半肝）移植给受体，前提是务必保证对供体尽量少的危害性，而受体又能获得与常规肝移植相似的效果。活体肝移植与尸体肝移植比较优点明显：供体的血液循环稳定，不存在供肝灌注不足的问题；亲属提供供肝，组织相容性好，术后排斥反应轻，患者与移植肝的存活率高；手术不受供体时间、地点的限制，冷缺血时间短。

5. 辅助性肝移植 是临床肝移植的一个重要分支，保留受者全部或部分肝脏，将供肝部分或全部植入受者体内，使肝衰竭者得到临时支持，以等待原肝功能的恢复，或使原肝缺失的代谢、解毒等功能得到代偿。

【注意要点】

1. 对于良性终末期肝病，选择适当的手术时机是手术成功与否的关键。最好的手术时机是患者肝功能刚进入失代偿期，此时疾病无康复机会，而患者又能耐受手术。一般认为良性终末期肝病，当出现下列情况之一时，即应考虑实施肝移植：①出现一种或多种并发症：食管胃底曲张静脉破裂出血、顽固性腹水、肝肾综合征、肝性脑病、自发性腹膜炎、严重凝血功能障碍等；②严重影响生活质量，如难以控制的瘙痒、严重嗜睡、严重慢性疲劳和进行性营养不良等；③对于乙型病毒性肝炎所致急性肝功能衰竭，由于病死率高，应行紧急肝移植。

2. 对肝脏恶性肿瘤实施肝移植仍有较大争论，主要是由于选择移植手术的多数为肝癌晚期无法切除的巨大肿瘤或多发性肿瘤患者，术后免疫抑制剂的大量应用，导致肿瘤的复发或远处转移。国内外大量报道小肝癌合并肝硬化肝移植术后远期存活率与良性疾病相近，因此国内外很多移植中心把肝移植作为小肝癌合并肝硬化的首选治疗方式。对于无肝外转移的进展期肝癌，失去手术切除或其他治疗的可能性，虽然术后复发率较高，一般认为只要经济条件许可，有适当供体，为延长生命，提高生活质量，也可以考虑肝移植术。

（刘建华 刘三光）

第七节 胆囊癌与胆管癌

一、胆囊癌

【概述】

胆囊癌是胆道常见的恶性肿瘤，占胆道疾病比例较低（0.4%～3.8%），但恶性程度很高，诊治困难，术后五年生存时间低于5%。胆结石、直径大于1cm的胆囊息肉、胆囊空肠吻合、"瓷化"胆囊、胆囊腺瘤、胆胰管结合部异常、溃疡性结肠炎都有可能是胆囊癌的危险因素。原发性胆囊癌多为胆囊黏膜腺癌，多发生于胆囊底部、体部。表现为餐后右上腹痛，伴恶心呕吐，到晚期呈恶病质状态。

【诊断要点】

1. 病史与体检

（1）病史

1）患者可有餐后右上腹疼痛，伴恶心呕吐，疼痛性质类似于胆绞痛；

2）到晚期呈恶病质状态，严重营养不良及食欲下降；

3）当肿瘤侵犯到胆管引起胆道梗阻，有梗阻性黄疸的表现，皮肤巩膜黄染，全身不同程度瘙痒。临床特征为：右上腹痛、右上腹包块、梗阻性黄疸。

（2）体格检查：病变早期无特殊体征，到中晚期可扪及肿物，病变侵犯到胆总管可引起梗阻性黄疸的体征。

2. 辅助检查

（1）实验室检查：CA19-9、CA125、CEA均可增高，而CA19-9增高明显，但无特异性。胆囊胆汁测肿瘤标志物更有诊断意义，但不是常规检查。

（2）超声检查：腹部超声检查依然是筛查胆囊癌的常用方法。内镜超声对于胆囊癌更敏感和特异，可以了解胆囊癌病变浸润深度和侵犯范围。

（3）腹部平片：对于胆囊结石有特异性，较难发现早期的胆囊癌。

（4）CT或MRI：对于胆囊癌诊断准确率分别可达83.0%～93.3%和84.9%～90.4%，CT增强扫描可显示病变处强化，两者都可较好地显示病变部位，对了解肿瘤侵袭范围，做术前评估，选择术式有参考意义。

（5）PET-CT：不作为常规诊断检查，作评估远处转移的补充检查。

3. 鉴别诊断

(1) 胆囊息肉：胆囊息肉是形态学名称，不管有蒂无蒂，多为良性。常无症状，一般在体检时超声检查发现，少数患者有右上腹疼痛，恶心呕吐，食欲减退等症状。胆囊造影超声或增强 CT 可发现有增强改变的息肉，提示在将来有恶变的可能，是胆囊癌早期病变，需引起重视。

(2) 慢性胆囊炎：多数患者有胆绞痛病史，常常是饱食或进食油腻食物后出现腹胀和上腹部的腹痛，并放射到右侧肩背部，常伴有畏寒、高热和黄疸，偶可伴有恶心呕吐症状。查体，上腹部可有轻压痛，Murphy 征可阳性。

(3) 胆囊结石：是胆道系统的常见病和多发病。胆囊结石多在体检时超声检查发现，患者可无症状。少数患者可出现胆绞痛，多表现为急性或慢性胆囊炎。主要的临床表现是：胆绞痛、上腹部隐痛、胆囊积液。超声为首选检查，诊断准确率为 100%。腹部平片、CT、MRI 也可显示部分结石情况作为鉴别诊断依据。

【治疗】

1. 非手术治疗　目前没有有效的化疗方案，胆囊癌对放疗也不敏感，细胞免疫治疗没有成功的案例报道，手术是首选治疗手段。

2. 手术治疗术式　根据胆囊癌分期确定，其分期主要使用美国癌症联合委员会（AJCC）胆囊癌 TNM 分期标准（第 7 版）和 Nevin 分期。《胆囊癌诊断和治疗指南（2015 版）》对分期和术式选择做了详尽的论述，术式主要有单纯性胆囊切除术、胆囊癌根治性切除术，扩大的胆囊癌根治性切除术，以及无法切除的姑息手术，旨在延长患者生存期，改善患者生存质量。

(1) 适应证：患者营养状况可以耐受手术，心肺功能良好无手术相关禁忌。无肝功能衰竭，肝脏储备功能良好。术前 B 超、CT 等检查确认无肿瘤远处转移，可根据相关分期进行相应的术式选择，行手术治疗。

1）Tis 或 T_{1a} 期病变侵犯黏膜固有层，单纯性胆囊切除术已达到根治目的，不需要区域淋巴结清扫，肝外胆管无需特殊处理。

2）T_{1b} 期病变侵犯到肌层，肿瘤细胞可通过无浆膜的胆囊床转移到肝脏，对于转移距离不超过 16mm 的患者可行胆囊床 2cm 以上的肝脏楔形切除术，加做淋巴结清扫，以 13a 组淋巴结活检作为需要扩大清扫与否的指征。胆管处理根据术中胆囊切口边缘病理检查决定。若边缘病理检查为阳性，需联合肝外胆管切除；相反肝外胆管不需要处理。

3）T_2 期病变突破胆囊肌层侵犯到周围结缔组织，未突破浆膜层或未侵犯肝脏，除应行肝楔形切除术外，至少要做肝 S4b + S5 切除，依然以 13a 组淋巴结作为是否行扩大清扫的指征。胆囊切口边缘病理检查阴性的患者不处理胆管，相反应联合行肝外胆管切除术。

4）T_3 病变突破浆膜层并侵犯到肝脏，而且有除肝脏以外其他组织受累，对于 T_3N_0 期且胆囊床部肝脏受累小于 2cm 的患者可行 S4b + S5 切除术，术中冷冻病理检查提示切缘无病变者，做一站二站淋巴结清扫术。对于 T_0N_1 期且胆囊床部肝脏受累大于 2cm，肿瘤位于胆囊颈部，侵及胆囊三角的患者至少要切除右半肝，合并 16 组淋巴结阳性的患者做扩大淋巴结清扫术。M_1 已无根治机会，手术意义不大。未侵犯胆囊管时不处理肝外胆管，肝外胆管的处理应严格按照术中病理检查结果处理。

5）T_4 期病变侵犯门静脉或肝动脉或两个以上的肝外脏器或组织，行胆囊癌扩大根治，五年生存率不超 18%。若 16 组淋巴结检查为阴性且无远处转移可行胆囊癌扩大根治性切除术；若 16 组淋巴结检查阳性，提示发生转移，不建议行手术治疗。

（2）禁忌证：一般情况差不能耐受手术的，影像学检查提示有远处转移的，或肝脏受侵蚀范围广、无法根治的患者。

（3）术前准备：择期手术患者术前积极完善心、肺、肾、肝功能检查，乙肝、丙肝、梅毒、HIV 相关化验，及肝功、肾功、离子等化验。纠正贫血、补给蛋白、给予高碳水化合物饮食，改善患者营养状态。CT 检查了解病变浸润情况及有无转移。补给维生素 B、维生素 C、维生素 K。术前备血 300～500ml。如行扩大根治术，备血量翻倍。术前 4 小时禁食水，一般不需做特殊的肠道准备。

（4）经典术式（并发症）

1）单纯胆囊切除术：对已局限于胆囊局部的病变如黏膜癌，且术中冷冻病理提示切口无病变者，腹腔镜或开腹单纯胆囊切除术已达到根治目的，无需清扫淋巴结。

2）胆囊癌根治性切除术：是切除病变胆囊的同时连同胆囊床的肝包膜一并切除，待术中冷冻病理检查回报后做下一步处理。若切缘为阴性，胆囊床部位切除肝脏切缘为阴性，可不做淋巴结清扫；若切缘为阳性，则需加做淋巴结清扫术。

3）胆囊癌扩大切除术：是在胆囊癌根治术（胆囊切除术、肝局部切除术、局部淋巴结清扫术）基础上加行的肝外胆管切除重建术、扩大右半肝切除术、胰十二指肠切除术及右半结肠切除术，切除范围和脏器根据患者情况确定。

4）姑息性手术：①经肝实质胆道管内外引流术；②胆道置管架桥引流术，起内引流作用；③经肝实质胆道置管外引流术，对于肿瘤侵犯肝门部，肝外胆管解剖困难的患者，切除左叶或右叶肝实质，寻找胆管后放入引流管。

5）术后并发症及防治处理：①胆道损伤：手术要建立在稳固的解剖学知识上，一旦损伤应放置 T 形管引流，对于胆管横断的患者，T 形管放置 8 个月以上。②胆总管缺血、发生狭窄：一般发生在清扫淋巴结过度时，清扫过程中影响胆管血供造成的，个别腹腔镜操作

4

时，电钩的热效应带来胆道的狭窄损伤。在手术中在不影响手术切除效果的同时要尽量避免。③术后出血：根治时损伤门静脉属支、肝固有动脉分支、胰十二指肠动脉残端结扎线结脱落等，可以引起难以控制的出血。

（5）微创手术：对于局限于胆囊内未突破肌层且胆囊管未受侵袭，无远处转移的患者可在腹腔镜下行单纯胆囊切除术，个别中心，技术成熟情况下，也可以选择腹腔镜下根治性胆囊癌切除术。

（6）术后处理：术后取平卧位，血压心率平稳后，改半卧位。禁饮食，持续胃肠减压。术后 2～3 天，无腹胀，在排气或排大便后可拔出胃管，饮食改为流食，逐渐减少输液量。有感染症状，或血常规提示感染时可经验性给予广谱抗生素，积极查找可能的感染病原体，根据药敏结果调整抗生素。注意观察引流管颜色和性质，并记录引流量。结合术中病理报告，术后综合治疗包括放疗、化疗和细胞免疫治疗。扩大根治性治疗患者要注意术后应激性溃疡。术后尽早下床活动，促进伤口愈合，减少长期卧床引起的坠积性肺炎的发生，预防下肢深静脉血栓的形成及压疮的发生。

【诊治要点】

55 岁以上的患者，有较长时间的胆道病史，多发结石、胆囊颈部结石、巨大结石直径大于 3cm 的患者，胆囊萎缩、钙化、局部壁厚薄不均匀者，胆胰管汇合部畸形的患者要引起重视。对于中晚期的患者，要积极评估肿瘤分型，综合考虑患者生存时间和生活质量，做手术可行性评估。

【健康教育】

总体上，胆囊癌早期诊断困难、手术治疗生存率很低，预防胆囊癌的发生显得尤为重要。对于胆囊结石直径 >3.0cm，胆囊息肉单发直径 >1.0cm 或者宽基底的息肉，瓷化胆囊，胆囊腺瘤性息肉都应积极切除胆囊。

【转诊条件】

癌症的诊断需要多学科的合作，需要精湛的外科技术和准确的组织病理学检查，故对于 T_{1b}、T_2、T_3、T_4 的患者应积极向对口的三甲医院转诊，尽早确诊，为患者实行根治性手术赢得宝贵的时间。

表 2-4-1　胆囊癌 TNM 分期

美国癌症联合委员会（AJCC）胆囊癌 TNM 分期（2010）			
TNM 分期	原发肿瘤（T）	区域淋巴结（N）	远处转移（M）
0	T_{is}	N_0	M_0
ⅠA	T_{1a}	N_0	M_0
ⅠB	T_{1b}	N_0	M_0
Ⅱ	T_2	N_0	M_0
ⅢA	T_3	N_0	M_0
ⅢB	$T_{1\sim3}$	N_1	M_0
ⅣA	T_4	$N_{0\sim1}$	M_0
ⅣB	任何 T	N_2	M_0
	任何 T	任何 N	M_1

T、N、M 字母的含义分别为：

T 原发肿瘤

　T_x：原发肿瘤情况无法评估。

　T_0：没有证据证明存在原发肿瘤。

　Tis：原位癌。

　T_1：肿瘤侵犯黏膜固有层或肌层。

　T_{1a}：肿瘤侵犯黏膜固有层。

　T_{1b}：肿瘤侵犯肌层。

　T_2：肿瘤侵犯肌层周围结缔组织，但未突破浆膜层或侵犯肝脏。

续表

T₃：肿瘤突破浆膜层（脏腹膜），和（或）直接侵
犯肝脏，和（或）侵犯肝外 1 个相邻的脏器或
组织结构，例如：胃、十二指肠、结肠、胰
腺、网膜或肝外胆管。

T₄：肿瘤侵犯门静脉主干，或肝动脉，或 2 个以上
的肝外脏器或组织结构。

N 区域淋巴结

　Nₓ：区域淋巴结情况无法评估。

　N₀：无区域淋巴结转移。

　N₁：胆囊管、胆总管、肝动脉、门静脉周围淋巴结
转移。

　N₂：腹腔干周围淋巴结、胰头周围淋巴结、肠系膜
上动脉周围淋巴结、腹主动脉周围淋巴结等。

M 远处转移

　M₀：没有远处转移。

　M₁：已有远处转移。

二、胆管癌

【概述】

胆管癌是指发生于肝内外胆管的恶性肿瘤，随着诊疗技术的发展，诊断率逐年提高，预后却较差。胆管癌的病因不明确，临床统计分析表明胆管癌发病与如下因素相关：高龄（50～70 岁）、胆管结石、胆总管囊肿、乙型肝炎病毒或丙型肝炎病毒所致的肝硬化、原发性硬化性胆管炎、溃疡性结肠炎和有害的化学物质经口或皮肤呼吸道吸收等。确诊的胆管癌病理学分型最常见的是腺癌，其中比例最高的是高分化腺癌，而低分化腺癌、未分化腺癌的比例较小，多见于肝外胆管上段肿瘤。肝外胆管癌少见的病理类型还有黏液腺癌、透明细胞癌、印戒细胞癌等；肝内胆管癌较少见病理类型有

腺鳞癌、鳞癌、类癌等。肝内外胆管癌患者早期都无特异的临床表现，到中晚期时会出现梗阻性黄疸的体征，可有胆管炎的临床表现，以及肿瘤生长所带来的恶病质的征象。

【诊断要点】

1. 病史与体检

（1）病史

1）肝外胆管癌：①肝外胆管癌患者有90%以上有黄疸出现，多呈进行性加深，大便呈白陶土样，小便颜色深黄；35%的患者伴有不同程度的上腹部疼痛和体重减轻。②常伴有乏力、倦怠或胆管炎。③伴有胆管炎的患者有腹痛、畏寒和发热。

2）肝内胆管癌：①肝内胆管癌早期常无特异性临床症状，中晚期的胆管癌患者有体重减轻、腹部不适、腹痛、乏力、恶心、肝大等症状但并不特异。②可有由于凝血功能紊乱和维生素 K 的缺乏而引起的出血症状。

（2）体格检查：病变早期可无特殊体征，到中晚期可扪及肝部肿物，可有梗阻性黄疸的体征，慢性病容、营养不良和贫血，累及血管的患者甚至可出现门脉高压体征。

2. 辅助检查

（1）实验室检查：血清总胆红素在肝外胆管癌病例中早期即可出现改变，以结合胆红素升高为主，肝脏的碱性磷酸酶、γ-GT、ALT、AST 均可升高，一般以胆道酶改变为主，晚期可以出现凝血检查指标异常。血清肿瘤标志物对诊断胆管癌有一定参考意义，CA19-9、CEA、CA125 均可升高，CA19-9/CEA 大于 40 时提示胆管癌发展迅速，AFP 一般阴性。在伴发胆管炎时，CA19-9 升高对肿瘤的早期诊断意义不大。肿瘤切除后一段时间 CA19-9 再次升高常提示可能复发，较影像学检查可提前数月出现，应该作为早期诊断复发的参考指标。

（2）超声检查：超声检查在基层医疗机构是诊断胆管疾病有效的检查手段，可见肿物和胆管扩张。肝内胆管癌可仅表现为局限性肿块，伴或不伴肝内胆管局限扩张；肝外胆管癌可根据发生部位的不同，观察到不同位置和不同程度的胆管扩张。彩色多普勒超声可观察肿瘤血供和肿瘤侵犯门静脉及其他血管的情况，有经验的超声医生识别良性和恶性的敏感度达 92%，特异性达 93%。基层医院不首选经内径超声检查，考虑到针道转移的风险，术前不常规进行穿刺活检。

（3）CT 或 MRI：腹部平扫 CT 和 MRI 常可观察到肝内外肿物，但对于确定病变性质有一定困难，如果发现局部扩张的胆管和肝门周围肿大的淋巴结，对于肝内胆管癌的诊断有特殊价值（2014 年胆管癌的诊断与治疗外科专家共识）。腹部增强 CT 扫描或 MRI 便于了解肝门部肿瘤与动脉和静脉的关系，更能通过肿瘤的增强情况，来判断肿瘤的血流供应特点和肿瘤性质，快进快出的增强特点，也是某些胆管肿瘤的表现。MRI 能显示肝脏和胆管的解剖和肿瘤范围，是否存在局部侵犯转移等。肺部高分辨 CT 可了解有无肺部转移。

（4）PTCD 或 ERCP：胆道梗阻导致高胆红素血症可引起多器官功能损害，PTCD 和 ERCP 作为诊断和治疗手段，可以在术前进行胆汁引流，减轻黄疸（即减黄手术）对肝功能及全身其他脏器功能的影响，帮助肝脏功能恢复，同时通过造影明确胆管梗阻情况，尤其对于肝外胆管癌的诊断帮助较大。减黄手术目前没有统一的标准，有中心以血胆红素水平 170~200μmol/L 为减黄术参考指标，也有中心在血胆红素到 350~400μmol/L 时才行减黄术，但需综合考虑患者的全身情况。在胆红素升高不严重的情况下，CT 胆道成像和 MRCP 因为无创的优势，有取代 ERCP 和 PTC 的趋势。

（5）PET-CT：不作为常规的术前检查，而且对于胆管癌的敏感性不高。在临床影像学检查表现不典型，不能除外恶性肿瘤的时候，PET-CT可以考虑作为提高肿瘤检出率的检查方法之一。

3. 鉴别诊断

（1）肝细胞癌：肝细胞癌患者也有肝区疼痛，有全身消化道症状如乏力、消瘦，恶心、呕吐等。肿瘤标志物以AFP升高为主，CA19-9，CEA等也可轻度升高。肝细胞癌的影像学表现为可见肝脏肿物，典型增强表现为快进快出，一般不伴有局限的肝内胆管扩张，最终肝内胆管癌与肝细胞癌的鉴别需要病理检查明确。

（2）壶腹部癌或胰头癌或十二指肠乳头癌：肝外胆管扩张和渐进性黄疸是主要鉴别点。胰腺癌或壶腹部癌起病缓慢，黄疸呈进行性加重且较深，可轻度腹痛或无腹痛或伴上腹部不适，一般无胆管炎症状。实验室检查可见肿瘤标志物升高，影像学检查常可见胰腺内"双管征"。但影像学检查常无胆管壁的增厚和胆管内占位改变。十二指肠乳头癌的波动性黄疸和贫血是其诊断特点，晚期可伴有上消化道的梗阻表现。十二指肠镜检查可以明确诊断。

（3）肝外胆管结石：胆管结石可无症状，当出现结石造成的梗阻后，引起胆管炎时出现典型的Charcot三联症：腹痛、寒战高热、黄疸，随着梗阻时间的加长可出现尿色加深、便色变浅，和肝外胆管癌发生梗阻相似。查体可出现右上腹深压痛。实验室检查可见血清总胆红素升高，血清转氨酶和碱性磷酸酶升高，合并胆管炎时可出现血白细胞和中性粒细胞百分比的升高。腹部超声检查可见嵌顿在胆管处的高回声影。ERCP可作为治疗性检查手段，MRI和CT可作为鉴别诊断的有效手段。

【治疗】

1. 非手术治疗　胆管癌的放化疗治疗效果不显著，手术切除为首选治疗手段。化疗方案多采用吉西他滨＋顺铂，以及以S1为基础的其他化疗方案。放疗建议使用三维调强放疗，可以最大限度减少不必要的照射。细胞免疫治疗在近年来有突破性进展，但在胆管癌治疗方面还需要更多的临床试验取得突破。目前尚无明确针对胆管细胞癌的靶向治疗抗体，有个别报道索拉非尼在某些胆管细胞肿瘤有一定疗效，尚无大数据支持。适当的中药治疗也可考虑。

对于胆道梗阻，一些介入治疗可以考虑，比如：胆道内置入支架缓解梗阻，胆道内射频消融，胆道内光动力疗法，胆道内肿瘤近距离照射等。PTCD 外引流是某些晚期患者的治疗选择。任何解除胆道梗阻的治疗都对延长患者生存期有一定帮助。

2. 手术治疗

（1）适应证：患者营养情况可以耐受手术，心肺功能良好无手术相关禁忌。黄疸不一定需要降低至正常，但是肝脏功能应该在 Child B 级以上，无肝功能衰竭，肝脏储备功能良好。术前 B 超、CT 等检查确认无肿瘤远处转移，可根据相关分期进行相应的术式选择，行手术治疗。

根据美国抗癌联盟（AJCC）TNM 分期（第 7 版）。（见附表）

远端胆管癌：0 ~ ⅠB 期，对于胆总管中段的肿瘤可行单纯胆管切除；对于胆总管末端的肿瘤，行胰十二指肠切除术。ⅡA 期，胆管癌联合邻近器官切除或胰十二指肠切除术。ⅡB 期，对胆总管中上段的肿瘤，行胆管癌切除术＋淋巴结切除术；对于胆管远端肿瘤，行胰十二指肠切除术＋淋巴结清扫术。Ⅲ ~ Ⅳ 期，非手术治疗。

肝门部胆管癌：Ⅰ 期，单纯胆管切除。Ⅱ 期联合小范围肝切除术。Ⅲ 期，联合大范围（半肝或三叶）肝切除＋淋巴结清扫。ⅣA 期，联合大范围切除＋血管重建＋淋巴结清扫。ⅣB 期，非手术治疗。具体切除范围和术式选择应严格根据术中病理检查决定。

肝内胆管癌：0 ~ Ⅰ 期，肿瘤切除，至少保持 1 ~

2cm 的肝脏无瘤边缘。Ⅱ期，规则性肝切除联合受侵血管一并切除。Ⅲ期，规则性肝切除联合受侵肝脏切除。ⅣA 期，规则性肝切除联合淋巴结清扫。ⅣB 期，非手术治疗。

（2）禁忌证：已经发生肝内外广泛转移的患者，因重度梗阻性黄疸致肝功能严重失代偿者。老年高龄患者，且有心、脑、肺、肾慢性疾病而导致多器官功能失代偿。术前合并胆道感染、中毒性休克、严重失水、电解质紊乱，低蛋白血症，高胆红素血症，凝血功能障碍等无法耐受手术的患者。

（3）术前准备：积极完成术前检查，评估心肺功能、营养状态及肝脏功能。改善凝血功能，当患者黄疸严重影响手术时，先行减黄手术，减黄手术目前没有统一的标准，一般以血清总胆红素大于 170～200μmol/L 作为减黄术指征，不少学者也提出了血清总胆红素大于 350～400μmol/L 作为减黄手术指征。减黄术后，根据患者血清总胆红素回落水平择期手术，当血清总胆红素回落大于 30% 每周，可考虑在减黄术后 2 周进行根治性手术；当回落小于 30% 时，术后第 4～6 周应该考虑行根治性手术，延长减黄术后等待时间对于患者术后恢复无益处。对于肝内胆管癌和肝门部胆管癌，术前 4 小时禁食水，一般不推荐特殊的肠道准备，对于远端胆管癌需要术前 12 小时禁食，4 小时禁水，常规肠道准备。备血 2 单位，或采用术中自体血回收式输血。

（4）经典术式（及并发症）

1）肝外的胆管癌行根治性切除术：手术包括肝外胆道的完整切除，肝十二指肠韧带血管的骨骼化，受累一侧的肝叶切除，当有肝门部的血管侵犯时，行门静脉的部分切除和异体血管重建可以提高切除率。通过胆肠吻合来完成胆道重建。

2）胆管癌扩大根治术：肝门部胆管癌向下侵犯到胰腺段胆管，或者胆囊癌侵及胆管下端，需要行联合十二指肠切除的扩大根治术，同时将肝总动脉和腹腔动脉根部的肿大淋巴结一并清除，不保留幽门。

3）半肝切除术＋尾状叶切除术。

（5）并发症及防治

1）胆漏、吻合口漏和腹腔感染：在联合肝叶切除的断面和胆肠吻合后的吻合口易发生胆汁和肠液漏。要保证放置引流管到位，有吻合口漏高危因素的患者（严重胆道感染、长期低蛋白血症、营养不良、吻合口张力高等），建议同时留置冲洗引流管，留置时间超过一周，保持引流管通畅。患者有高热或怀疑腹腔感染时，及时行超声或 CT 检查，调整引流管，通过冲洗管或穿刺留管盐水冲洗，小负压吸引管引流，可以促进吻合口的愈合。严重的胆肠吻合口漏，或者伴发肠间脓肿常需再次手术。

2）应激性溃疡或腹腔内出血：对于胆红素 > $400\mu mol/L$ 的黄疸患者、肝功能失代偿、有肝硬化或上消化道溃疡史患者易在术后出现应激性溃疡出血。有这些高危因素患者，应积极改善患者全身状况，控制可能的感染，改善肝功能，术后抑制胃酸分泌，并根据情况应用生长抑素治疗。个别患者因为腹腔局部感染腐蚀、严重水肿，血管本身问题等可以出现血管残端破裂出血，这些凶险出血的患者，应行急诊介入止血治疗或者二次手术控制出血。

3）反复发作的胆道感染：胆肠吻合口的反流导致反流性胆管炎症，是常见的术后胆道感染。保证吻合口的足够口径、降低吻合口压力、维护吻合口血运，都是手术中可以预防做到的。术后管理中，防止肠道反流，保持大便通畅，防止肠道菌群紊乱等，都对胆道反流有预防作用。因此术后管理中，利胆通便，维持肠道功能的治疗很重要。合理的术式选择对于胆道感染的发生有很大影响。

（6）术后康复：围术期要做好术后并发症的处理。记出入量，每日观察患者引流情况，及伤口生长情况。术后毛细血管网开放，补液可能会积聚到第三体腔，可有水肿，需要对液体量进行管理，水肿一般在利尿期后可减轻，如果不消退，应密切观察患者，了解是否存在感染。术后前3天每天查血常规、生化及凝血，恢复正常后可隔日查，之后若情况稳定，复查间隔可延长。如果术后短期内AST/ALT升高还应该考虑到肝动脉或门静脉是否有闭塞的情况。术后长时间后AST/ALT的升高还应考虑药物对肝细胞的损害问题。术后应复查胸片，是否存在肺不张；行多普勒超声检查了解局部血流情况。要尽早下床，防治静脉血栓和压疮的发生。

出院后应定期查肿瘤标志物，腹部彩超。积极处理因胆汁改道和胃肠改道造成的上消化道症状。

4

【诊治要点】

患者年龄多为50岁以上，女性较男性多见，有胆管结石、胆总管囊肿、乙型肝炎病毒或丙型肝炎病毒所致的肝硬化、原发性硬化性胆管炎、溃疡性结肠炎等病史。肝外胆管病变的患者大多数伴有黄疸，呈进行性加深，小便深黄，大便白陶土样，有恶心、呕吐、消瘦、乏力症状，早期即伴有胆管炎的患者常常容易被误诊为肝炎、硬化性胆管炎；肝内胆管患者早期常无特殊体征，中晚期常常有恶病质表现和胃肠道症状，以影像学作为首要的筛查方法，肿瘤标志物的升高并没有特异性。

【健康教育】

由于目前病因不明确，无特殊的预防措施，针对与危险因素有关的疾病要定期复查。

【转诊条件】

胆管癌的诊治需要在经验丰富的诊疗中心完成，对于怀疑有相关病变的患者积极转诊到有诊治经验的医疗机构。

【AJCC，TNM 分期表】

表 2-4-2 胆管癌 TNM 分期

美国癌症联合委员会（AJCC）远端胆管癌 TNM 分期（2010）

TNM 分期	原发肿瘤（T）	区域淋巴结（N）	远处转移（M）
0	T_{is}	N_0	M_0
I A	T_1	N_0	M_0
I B	T_2	N_0	M_0
II A	T_3	N_0	M_0
II B	T_1	N_1	M_0
	T_2	N_1	M_0
	T_3	N_1	M_0
III	T_4	任何 N	M_0
IV	任何 T	任何 N	M_1

原发肿瘤（T）

T_x：原发肿瘤无法评估

T_0：无原发肿瘤的证据

T_{is}：原位癌

T_1：肿瘤局限于胆管

T_2：肿瘤超出胆管壁

T_3：肿瘤侵及胆囊、胰腺、十二指肠或其他邻近器官，但未侵及腹腔干或肠系膜上动脉

T_4：肿瘤侵及腹腔干或肠系膜上动脉

区域淋巴结（N）

N_x：区域淋巴结无法评估

N_0：无区域淋巴结转移

N_1：区域淋巴结转移

远处转移（M）

M_0：无远处转移

M_1：远处转移

美国癌症联合委员会（AJCC）肝门部胆管癌 TNM 分期（2010）			
TNM 分期	原发肿瘤（T）	区域淋巴结（N）	远处转移（M）
0	T_{is}	N_0	M_0
I	T_1	N_0	M_0
II	T_{2a-2b}	N_0	M_0
III A	T_3	N_0	M_0
III B	T_{1-3}	N_1	M_0
IV A	T_4	N_{0-1}	M_0
IV B	任何 T	N_2	M_0
	任何 T	任何 N	M_1

4

原发肿瘤（T）

T_x：原发肿瘤无法评估

T_0：无原发肿瘤的证据

T_{is}：原位癌

T_1：肿瘤局限于胆管，可到达肌层或纤维组织

T_{2a}：肿瘤超出胆管壁到达周围脂肪组织

T_{2b}：肿瘤浸润邻近肝实质

T_3：肿瘤侵及门静脉或肝动脉的单侧分支

T_4：肿瘤侵及门静脉主干或门静脉的双侧分支或肝总动脉或双侧的二级胆管或一侧的二级胆管和对侧的门静脉或肝动脉

区域淋巴结（N）

N_x：区域淋巴结无法评估

N_0：无区域淋巴结转移

N_1：区域淋巴结转移（包括沿胆囊管、胆总管、肝动脉、门静脉分布的淋巴结）

续表

N$_2$: 转移至主动脉旁、腔静脉旁、肠系膜上动脉和（或）腹腔干淋巴结远处转移（M）

M$_0$: 无远处转移

M$_1$: 远处转移

美国癌症联合委员会（AJCC）肝内胆管癌 TNM 分期（2010）

TNM 分期	原发肿瘤（T）	区域淋巴结（N）	远处转移（M）
0	T$_{is}$	N$_0$	M$_0$
I	T$_1$	N$_0$	M$_0$
II	T$_2$	N$_0$	M$_0$
III	T$_3$	N$_0$	M$_0$
IVA	T$_4$	N$_0$	M$_0$
IVB	任何 T	N$_1$	M$_0$
	任何 T	任何 N	M$_1$

原发肿瘤（T）

T$_x$: 原发肿瘤无法评估

T$_0$: 无原发肿瘤的证据

T$_{is}$: 原位癌（胆管内）

T$_1$: 单个肿瘤，无血管浸润

T$_{2a}$: 单个肿瘤，有血管浸润

T$_{2b}$: 多发肿瘤，有或无血管浸润

T$_3$: 肿瘤穿透脏腹膜，或直接侵及局部肝外结构

T$_4$: 肿瘤浸润胆管周围

续表

区域淋巴结（N）

　　N_x：区域淋巴结无法评估

　　N_0：无区域淋巴结转移

　　N_1：区域淋巴结转移

远处转移（M）

　　M_0：无远处转移

　　M_1：远处转移

（李先亮　白　纯）

第八节　急性胆道系统感染

一、急性胆囊炎

【概述】

急性胆囊炎是指胆囊的急性炎症性疾病，胆囊出口（胆囊颈部、胆囊管）因结石等嵌顿使胆囊内压升高、胆囊扩张、黏膜充血水肿，继而静脉血流淤滞、胆囊动脉栓塞，胆囊缺血、坏死，又继发细菌感染。急性胆囊炎 90% ~95% 由胆囊结石引起，5% ~ 10% 为非结石性胆囊炎。多表现为腹痛、呕吐、发热；在急性腹痛患者中，急性胆囊炎患者占 3% ~ 10%。急性胆囊炎的并发症主要有：胆囊穿孔、胆汁性腹膜炎、胆囊周围脓肿等，并发症发生率为 7% ~26%，总病死率为 0 ~10%；急性胆囊炎患者一旦出现并发症，往往提示预后不良。

【诊断要点】

1. 病史与体检

（1）病史：突发右上腹剧烈绞痛，常在进食油腻食物后或夜间发作，疼痛常放射至右肩或右背部，称为胆绞痛；常伴发热、腹胀、恶心、呕吐。

（2）体格检查：右上腹明显压痛，可出现反跳痛和腹肌紧张；Murphy征（莫菲征）阳性，是急性胆囊炎的典型体征。

2. 辅助检查

（1）实验室检查

1）血常规：白细胞计数及中性粒细胞升高；

2）肝功：血清谷丙转氨酶可升高；

3）C反应蛋白升高。

（2）影像学检查

1）B超：胆囊肿大、胆囊壁增厚、胆囊内强回声光团；

2）CT：胆囊肿大、胆囊壁增厚、胆囊内结石征。

3. 鉴别诊断

（1）急性胆管炎：黄疸明显，B超和CT提示肝内外胆管明显扩张。

（2）胆源性急性胰腺炎：血、尿淀粉酶多明显升高，B超和CT提示胰腺肿大，密度不均，胰周积液。

（3）血源性细菌性肝脓肿：寒战高热明显，B超和CT提示肝内一个或多个无回声液性暗区。

（4）胃十二指肠溃疡急性穿孔：突发性上腹持续性剧痛，弥漫性腹膜炎体征，腹部平片可见膈下游离气体。

【治疗】

急性单纯性胆囊炎病情有缓解趋势者，可采用非手术治疗；如病情无缓解，或者已诊断为化脓性胆囊炎或坏疽穿孔性胆囊炎者，需尽早手术治疗。

1. 非手术治疗　包括禁食、补液，支持对症处理，抗生素的应用。

在我国引起胆道系统感染的致病菌中，革兰阴性细菌约占2/3，前3位依次为大肠埃希菌、铜绿假单胞菌、肺炎克雷伯杆菌；革兰阳性细菌前3位依次为粪肠球菌、屎肠球菌、表皮葡萄球菌；14.0%~75.5%的患者合并厌氧菌感染，以脆弱拟杆菌为主；多可产生β-内酰胺酶，故推荐使用含β-内酰胺酶抑制剂的复合制剂如头孢哌酮舒巴坦、哌拉西林他唑巴坦、氨苄西林舒巴坦等。如果首选药物无效，可改用碳青霉烯类药物，如美罗培南、亚胺培南。急性胆囊炎抗菌治疗 3~5 天后，如果急性感染症状、体征消失，体温和白细胞计数正常，可以考虑停药。

2. 手术治疗胆囊切除是针对急性胆囊炎的有效治疗手段，不同严重程度的急性胆囊炎，手术治疗方法不同，应遵循个体化原则，正确把握手术指征及手术时机，选择正确的手术方法。

（1）对于轻度急性胆囊炎，应尽早行胆囊切除术（发病时间 <72 小时），并首选腹腔镜胆囊切除术（LC）。

（2）对于中度急性胆囊炎，可以立即行 LC；但如果患者局部炎症反应严重（发病时间 >72 小时、胆囊壁厚度 >8mm、白细胞 >18×10^9/L），因手术难度较大无法行早期胆囊切除者，可在抗菌药物、对症支持等保守治疗无效时，行经皮经肝胆囊穿刺置管引流术或胆囊造瘘术，待患者一般情况好转后行二期手术切除胆囊。

（3）对于重度急性胆囊炎患者，在纠正多器官功能障碍、抗感染药物治疗的同时，可行经皮经肝胆囊穿刺置管引流，减轻严重的局部炎症反应，延期手术切除胆囊。

（4）对于老年、一般情况较差、手术风险极高或合并胆囊癌的患者，先行经皮经肝胆囊穿刺置管引流术；少数能够保证手术安全的情况下，也可早期行胆囊切除术或胆囊造瘘 + 腹腔引流术。

（5）对于急性非结石性胆囊炎，应尽早行胆囊引流治疗，一般经皮经肝胆囊穿刺置管引流，术后复发率极低；但如果经胆囊引流后患者症状、体征没有明显改善，需考虑行胆囊切除术。

【注意要点】

1. 手术时机 急性结石性胆囊炎患者，即使经过非手术治疗，症状得以控制，但胆囊内结石很难得以排出，多数变成慢性反复发作，甚至引起胆总管结石，因此，只要能耐受手术，应尽可能早期手术治疗，以免发生胆囊坏疽及穿孔。

2. 手术方法 以胆囊切除为有效的根治疗法，采用腹腔镜胆囊切除术或开腹胆囊切除术，依患者情况和术者经验而定，包括急性坏疽性胆囊炎在内的大多数病例均可施行微创的腹腔镜胆囊切除术。

3. 急性非结石性胆囊炎　是一种特殊类型的急性胆囊炎，男性多见，其危险因素主要有：大手术、严重创伤、烧伤、肠外营养、肿瘤、感染、高血压以及糖尿病等。急性非结石性胆囊炎通常起病急，胆囊坏疽和穿孔发生率较高，预后比急性结石性胆囊炎差，总病死率为15%，治疗更应积极。

4. Mirizzi 综合征　嵌于胆囊管或 Hartmann 囊的结石，同时压迫胆总管，引起胆总管堵塞（type Ⅰ）、或者胆囊结石嵌入肝总管，产生胆囊胆管瘘（type Ⅱ）的情况，反复发作的胆囊炎并梗阻性黄疸时，要想到 Mirizzi 综合征可能，手术时要格外细心。

二、急性梗阻性化脓性胆管炎

【概述】

急性梗阻性化脓性胆管炎（AOSC）是因急性胆管梗阻并继发胆管内化脓性感染所致，是胆道感染疾病中的严重类型。常见的胆管梗阻的原因有：胆管结石、胆道蛔虫、胆管良性狭窄、胆道恶性肿瘤以及先天性胆道畸形等。胆管内化脓性感染的致病菌多是肠道细菌，包括大肠埃希菌、铜绿假单胞菌、变形杆菌、克雷伯杆菌，亦有厌氧菌的混合感染。胆管梗阻并感染致胆管内压升高，当达到或超过 $30cmH_2O$ 时，胆汁中的细菌和毒素即可逆行进入肝血窦，产生严重的脓毒血症，发生感染性休克及多器官功能衰竭。急性梗阻性化脓性胆管炎的病死率高达 28% ~ 41%，是外科常见的危重症。

【诊断要点】

1. 病史与体检

（1）病史：AOSC 起病急骤，发展迅速；右上腹痛、寒战高热、黄疸，称为夏柯（Charcot）三联症；病情进一步发展，出现神志淡漠（中枢神经抑制）和休克，即称为雷诺（Reynolds）五联症。

（2）体格检查：体温常高达40℃以上，脉率增快，血压降低，呼吸急促；黄疸，右上腹及剑突下压痛及腹肌紧张，肝大、压痛、叩痛。

2. 辅助检查

（1）实验室检查

1）血常规：白细胞计数及中性粒细胞升高；

2）肝功能：血胆红素升高，尤其结合胆红素升高；

3）尿常规：胆红素阳性。

（2）影像学检查

1）B超：肝内外胆管扩张，胆总管或肝内胆管结石，胆管壁增厚，胆囊增大等；

2）CT、MRI：胆囊肿大、胆囊壁增厚，肝内外胆管扩张、胆总管或肝内胆管结石征；CT、MRI检查在病情允许情况下进行。

3. 鉴别诊断

（1）急性化脓性胆囊炎：B超和CT提示胆囊肿大，胆囊内结石，但肝内外胆管无明显扩张。

（2）胆源性急性重症胰腺炎：血、尿淀粉酶多明显升高，B超和CT提示胰腺肿大，密度不均，胰周积液。

（3）血源性细菌性肝脓肿：寒战高热明显，B超和CT提示肝内一个或多个无回声液性暗区。

（4）胃十二指肠溃疡急性穿孔：突发性上腹持续性剧痛，弥漫性腹膜炎体征，腹部平片可见膈下游离气体。

【治疗】

急性梗阻性化脓性胆管炎是一种紧急情况，严重威胁患者生命，解除胆道梗阻是救治的基本措施；积极抢救，勿误治疗时机。

1. 非手术治疗　对发生脓毒性休克的患者，应边抗休克边准备手术；非手术时间一般控制在6小时之内，如病情严重或治疗后病情继续恶化，应紧急手术治疗。

（1）抗休克治疗，建立通畅的静脉输液通道，加快补充水、电解质，补充有效循环血量，使用多巴胺、去甲肾上腺素维持血压，防止病情恶化。

（2）抗感染治疗：尽早经验性应用舒普深、美罗培南、亚胺培南和万古霉素等广谱抗生素，药敏结果出来后改目标性治疗。

（3）全身支持对症处理。

2. 手术治疗　手术以胆管减压并引流胆管抢救生命为主要目标，力求简单有效。

（1）通常采用胆总管切开减压、T 形管引流术，务必使胆管引流通畅，解除梗阻；对伴有肝内胆管结石合并肝内胆管狭窄者，用胆道探子扩张狭窄处，将引流管放置在狭窄以上的肝胆管内。胆囊造口术难以达到充分减压和引流胆管的目的，一般不宜采用。

（2）在有条件的医院，也可采用内镜鼻胆管引流术（ENBD）和内镜十二指肠乳头括约肌切开术（EST），特别是老年患者、危重患者的 AOSC，由于创伤小，有其优越性。

（3）由肝门或肝门以上位置肿瘤、结石或狭窄引起胆道梗阻所致的肝内阻塞引起的 AOSC，首选经皮经肝胆管引流术（PTBD）。

【注意要点】

1. 任何抗感染治疗都不能替代解除胆道梗阻的治疗措施，轻度急性胆管炎经保守治疗控制症状后，根据病因继续治疗；中度、重度急性胆管炎通常对于单纯支持治疗和抗感染治疗无效，需要立即行胆道引流。

2. 多行开腹胆道引流术，先放置 T 形管引流，解除梗阻；二期手术解决胆道梗阻病因。例如肝内胆管结石合并急性肝内胆管炎时，应及时解除胆道梗阻，通畅胆道引流，任何肝叶切除应在急性胆道感染完全控制后方能实施。

3. ENBD 和 EST 的并发症发生率、病死率均低于开腹胆道引流术，ENBD 引流的同时可以进行胆汁培养，EST 的优势在于引流的同时可以取石，但重度急性胆管炎及凝血功能障碍时，不宜行该治疗；内镜下放置塑料胆道支架引流与 ENBD 的引流效果没有明显差异，但前者无法观察胆汁引流情况，无法行胆道冲洗和造影。

（高　戈）

第九节　门静脉高压症

【概述】

门静脉高压症是一组由门静脉压力持久增高引起的症候群。由于门静脉血流受阻和（或）血流量增加，导致门静脉及其属支内静脉压升高，临床表现有脾大、食管胃底静脉曲张及腹水等。正常门静脉压力为 13 ~ 24cmH$_2$O，平均值为 18cmH$_2$O。当门静脉压力高于 25cmH$_2$O，即定义为门静脉高压症。

4

【解剖】

门静脉系统的两端均为毛细血管网，是一种无瓣膜的低压力静脉系统，一端是胃、肠、脾、胰的毛细血管网，另一端是肝小叶的肝血窦。门静脉主干由肠系膜上静脉和脾静脉于胰颈部后方汇合而成，其解剖变异甚少，但门静脉的主要属支，如肠系膜上静脉、脾静脉和胃冠状静脉的解剖变异则不少见。门静脉经肝十二指肠韧带上行入肝分成左右支，分别进入左右半肝后不断分支变小，其小分支和肝动脉小分支的血流汇合于肝小叶内的肝血窦，血液流入肝小叶中央静脉，再经肝静脉流入下腔静脉。门静脉与腔静脉之间有四个交通支。在这四个交通支中，最主要的是胃底、食管下段交通支。这些交通支在正常情况下都很细小，血流量都很少。

【病因】

门静脉高压症的病因很多，临床上约 90% ~ 95% 的门静脉高压症由肝硬化所致，特别是肝炎后肝硬化是国内最常见的病因，其次是血吸虫病后肝硬化。

按门静脉系统血液回流受阻的部位，通常将门静脉高压症分为肝前、肝内和肝后三型（表2-4-3）。

表2-4-3　按阻塞部分门脉高压分三型

肝前型	肝内型			肝后型
	窦前型	窦型	窦后型	
门静脉血栓形成（脐炎、腹腔感染、创伤）				巴德-吉亚利综合征
先天畸形（闭锁、狭窄、海绵样变）	血吸虫病	肝炎后肝硬化	肝炎后肝硬化	缩窄性心包炎
外在压迫（转移癌、胰腺炎）				严重右心衰

【临床表现】

1. 脾大、脾功能亢进。

2. 呕血或黑便。

3. 腹水。

4. 疲乏、腹胀、厌食、牙龈出血和黄疸等非特异性全身症状。

【诊断要点】

包括四个方面：临床诊断；内镜诊断；影像学诊断；门静脉压力测定。

1. 病史与体检

（1）病史

1）询问有无慢性肝炎、血吸虫病、长期大量饮酒及服用相关药物等。

2）呕血或黑便。

（2）体格检查

1）脾大。

2）肝大，质地较硬、边缘较钝而不规整。有时肝硬化缩小而难以触及。

3）腹水征阳性。

4）前腹壁静脉曲张。

5）慢性肝病的其他征象，如黄疸、蜘蛛痣、肝掌、男性乳房发育和睾丸萎缩等。

2. 实验室检查

（1）血常规：脾功能亢进时，外周血细胞计数减少，以血小板减少最明显。

（2）肝功能：肝功能异常，如胆红素增高、低蛋白血症、转氨酶增高、凝血时间延长等。血浆白蛋白降低而球蛋白增高，白、球蛋白比例倒置。肝功能分级见表2-4-4。

表2-4-4 Child-Pugh 分级

项目	异常程度得分		
	1	2	3
血清胆红素（mmol/L）	<34.2	34.2~51.3	>51.3
血浆白蛋白（g/L）	>35	28~35	<28
凝血酶原延长时间（s）（凝血酶原比率%）	1~3（>50）	4~6（30-50）	>6（<30）
腹水	无	少量，易控制	中等量，难控制
肝性脑病	无	轻度	中度以上

总分5~6分者肝功能良好（A级），7~9分者中等（B级），10分以上肝功能差（C级）

（3）其他：肝纤维化的血清标志物，乙型肝炎和丙型肝炎的病原免疫学检查以及甲胎蛋白。

3. 内镜检查 纤维胃镜检查是食管胃静脉曲张诊断的金标准。可明确食管胃底静脉曲张及其程度、范围和黏膜色泽。

4. 影像学检查

（1）腹部B超：是临床常用的检查方法，经济实惠，确诊率可达90%以上。能显示肝脏大小、形态回声异常以及脾大、门静脉血栓、腹水等改变。门静脉高压时门静脉内径≥1.3cm。

（2）食管吞钡 X 线检查：可显示食管静脉曲张的程度和范围。在食管为钡剂充盈时，曲张静脉使食管呈虫蚀样改变；排空时，表现为串珠状或蚯蚓样负影。

（3）计算机断层扫描（CT）：可清晰地显示肝脏外形轮廓、肝实质及肝内血管变化，准确测定肝脏体积。增强扫描可反映侧支循环形成、脾及门静脉改变。CT 扫描不适于婴幼儿、妊娠妇女及常规体检。

（4）磁共振成像（MRI）：可比较清晰地显示门静脉及其属支的开放情况，门静脉及其属支的血栓及门静脉的海绵状变形。对门-体侧支循环的检出率与动脉-门静脉造影符合率高。

（5）血管造影检查：腹腔动脉的静脉相和经皮肝穿刺门静脉造影，可确切了解门静脉主干及其属支的形态变化及门静脉血流动力学改变，清晰显示门体侧支循环开放情况，了解肝脏门脉各级分支走行及血流方向。

5. 门静脉压力测定　肝静脉压力梯度（HVPG）是目前诊断门静脉高压症的最好指标。HVPG＝肝静脉楔压（WHVP）-游离肝静脉压（FHVP）。HVPG＞5mmHg 即可诊断门静脉高压。HVPG 是一种有创检查，有一定的技术难度，难以在临床常规开展。

6. 肝组织活检　肝脏组织变化依然是诊断肝硬化的金标准。

【鉴别诊断】

1. 呕血、便血　与其他原因引起的上消化道出血，如胃十二指肠溃疡出血、肿瘤伴出血和呼吸道咯血等鉴别。详细询问病史、全面体检和生化检查（肝功能）有助于鉴别。

鉴别要点：纤维胃镜可明确诊断。

2. 脾大　需排除血液疾病、感染性疾病及脾脏原发淋巴瘤等。

3. 腹水　需排除腹腔内肿瘤性腹水、肾功能不全或右心功能不全导致的水钠潴留。

【治疗】

治疗原则主要是降低门静脉压力、预防和治疗食管胃底静脉曲张破裂出血。若门静脉高压症有明确的病因，需加强对病因的治疗。

1. 药物治疗

（1）生长抑素及其类似物：包括生长抑素（250~500μg/h）及其类似物奥曲肽（25~50μg/h）。

（2）后叶加压素及其类似物：特力加压素（2~6mg/h）。

（3）非选择性 β 受体阻滞剂：普萘洛尔和纳多洛尔。

（4）质子泵抑制剂：奥美拉唑。

（5）减少血流阻力和血流量的药物：单硝酸异山梨酯和哌唑嗪。

2. 内镜治疗　纤维胃镜是治疗食管静脉曲张出血的首选方法，包括内镜下食管静脉套扎术（EVL）、硬化剂注射治疗（EIS）和组织粘合剂注射治疗。由于其技术要求高，很多基层医院还未开展该项目。

3. 介入治疗

（1）经颈静脉肝内门腔分流术（TIPS）：TIPS 在门静脉高压性出血及顽固性腹水治疗中疗效确切。但术后存在的主要问题是重度肝性脑病增加、肝功能衰竭和支架阻塞，多作为急性出血药物及内镜治疗无效时的补救方案。

（2）脾动脉部分栓塞术（PSE）：该术式主要优点是能减少脾功能亢进引起的白细胞和血小板的减少及改善肝功能。

（3）胃冠状静脉栓塞术（PTVE）。

（4）三腔二囊管压迫止血：如果药物治疗和（或）内镜治疗效果不佳，可采用三腔二囊管压迫止血。暂时止血效果好，但易复发出血。该治疗措施在西方国家已很少应用，但国内在紧急情况下仍不失为一种较好的治疗措施，尤其在边远地区，可为内镜、介入或外科手术治疗创造条件。

4. 手术治疗　除肝移植术外，其他各种手术并不能改善肝脏原有的病变，即手术只能治标不能治本。因此，无论断流术加脾切除术、分流术或是分流术加断流术，手术目的仅限于防治食管胃底曲张静脉破裂出血以及切除肿大脾脏治疗脾功能亢进。

（1）适应证

1）患者全身情况良好，无重要脏器器质性病变。

2）经非手术治疗无法控制的急性出血，若患者肝脏及其他生命器官功能允许，宜不失时机地采取手术止血。

3）反复出血者，经非手术治疗控制出血后，为防止再出血可行择期手术治疗。

4）未曾发生出血，但出血危险度很高者。内镜检查提示静脉曲张部位高达气管分叉以上，内径≥6mm，呈串珠状或结节状且有红色征者。

5）明显的脾功能亢进是手术的相对适应证。

6）断流术和分流术适用于肝功能 Child-Pugh A、B 级的患者。对终末期肝病的患者，可行肝移植术。

（2）禁忌证：高龄、体弱和有心肺功能障碍不能耐受手术麻醉者。

（3）术前准备

1）完善常规术前检查。三大常规、血生化、肝炎病毒血清学检查、AFP 等。影像学检查了解门静脉系统有无变异、血栓形成。

2）肠内和肠外营养支持，改善全身情况。给予高糖、高蛋白、高维生素、低盐和低脂肪饮食。

3）中度以上贫血和明显的低蛋白血症，术前 1 周应间断输注适量新鲜全血和人体白蛋白或血浆。

4）改善凝血机制。术前 1 周常规肌注或静脉注射维生素 K_1。

5）护肝治疗。

6）预防性应用抗生素。术前 30 分钟应给予 1 个剂量，并备 1~2 个剂量术中用。抗生素应选择广谱药物，如头孢菌素类药物；并合用抗厌氧菌药物，如甲硝唑或替硝唑。

7）消化道准备：术前晚宜清洁灌肠；也可口服肠道清洁剂（用聚乙二醇制剂和镁盐制剂，慎用磷酸钠盐口服液），清理肠道，以免灌肠；术前 30 分钟放置细而质软的鼻胃管。

8）术前留置导尿管。

（4）经典手术方式

1）脾切除加贲门周围血管离断术：手术操作较简单，易于掌握和推广应用，止血效果确切，并发症、死亡率和肝性脑病发生率均低于分流术，为目前国内主流术式。

2）断流术：即脾切除的同时，离断门奇静脉间的反常血流，达到止血的目的。断流手术的方式较多，有食管下端横断术、胃底横断术、食管下端胃底切除术以及贲门周围血管离断术等。在这些断流手术中，以 Sugiura 手术及其改良术式的断流较为彻底，再出血率仅 1.5%~3%。Sugiura 改良手术是在贲门食管周围血管离断基础上，采用吻合器经腹横断吻合食管下段或吻合器阻断胃底前后壁，进一步阻断胃壁、食管壁内门奇静脉的反常血流，提高断流的彻底性，降低术后再出血。断流术没有影响门静脉的供肝血量，相反能维持一定的门静脉压力，增加门静脉向肝血流灌注，且手术操作简单，止血效果确切，并发症和肝性脑病发生率均低于分流术。另外，断流术对患者条件较分流术要求要低，手术适应证较宽。因此，断流术在基层医院广泛开展。其主要缺点是术后再出血率和门脉高压性胃病发生率高。

3）腹腔镜脾切除加贲门周围血管离断术：应由具有开腹断流手术经验且腹腔镜技术丰富的外科医师主刀实施。

脾脏切除注意点：①脾脏巨大者，可先结扎脾动脉，使脾脏缩小，便于手术操作，减少术中大出血机会，同时可使脾内血液回输，增加有效循环血容量；②分离脾周围韧带时，应防止撕裂脾蒂血管而发生大出血；③如有副脾，应一并切除；④适当游离胰尾部，有助于处理脾蒂；⑤有条件时，尽可能作脾脏自体血回输；⑥术毕，脾窝常规放置引流管。

断流术中注意点：①断流必须彻底，应完全离断胃后静脉，左侧膈下静脉和胃冠状静脉的高位食管支，特别是胃后静脉和高位食管支，是术后再出血的主要原因；②冠状静脉的高位食管支一般于贲门上 2～4cm 进入食管，但少数患者于 6cm 左右存在异位高位食管支。因此，为保证断流彻底，应游离食管下段 8～10cm；③游离过程中，应注意避免损伤胃壁和食管壁，特别是食管壁；④游离毕，胃小弯应做间断浆肌层缝合。

4）门体静脉分流术：分为非选择性分流、选择性分流还有限制性分流术。常用的门体分流术有冠腔静脉桥式分流术、限制性门腔静脉侧-侧分流术、限制性门腔静脉桥式分流术、近端脾肾分流术、远端脾肾分流术以及限制性肠腔静脉桥式分流术。门体分流术对门静脉系统降压效果满意，止血率及食管静脉曲张和腹水消失率高，再出血率低，以上优点使分流术在欧美地区盛行。但是，分流术可引发两个严重并发症：①肝功能损害加重；②分流性脑病，以致严重影响患者的生活质量，降低其远期生存率。

分流术中注意点：①充分显露血管吻合区，吻合用的血管直径应大于 1cm；②游离足够的分流用静脉，一般应达 3cm 左右，避免吻合口张力过大；③吻合时，血管不能扭曲；④小于 1cm 的吻合口应间断吻合；⑤吻合完成前，松开脾或门静脉钳，少量放血以冲出血管腔内凝血块，然后用肝素液（1mg/ml）冲洗吻合口，以防血栓形成。

5）分流+断流联合手术：目前常用的联合手术有肠腔 H 形架桥分流+脾切除+贲门周围血管离断术、脾肾静脉分流＋脾切除＋贲门周围血管离断术、TIPS＋改良 Sugiura 手术等。联合手术的目的是通过两种手术方式的优势互补，既能有效降低门静脉压力，又能最大限度地维持门静脉向肝血流量，降低术后再出血率和肝性脑病发生率，获得更好的治疗效果。

（5）术式选择：治疗食管胃底曲张静脉破裂出血的理想术式是在有效降低门静脉压力的同时，又能最大限度地维持门静脉向肝血流量，应达到以下目的：①止血效果好，再出血率低；②对肝功能影响小，以免手术加重肝功能损害，引发肝功能衰竭和肝性脑病；③手术并发症少，病死率低；④术后远期效果满意，患者生活质量高。

（6）急诊手术：Child C 级患者不宜行急诊手术。急诊手术术式应以贲门周围血管离断术为首选。急诊门体分流手术虽可有效地控制门静脉高压症出血（止血率可达95%），但手术比较复杂，需有经验的外科医师进行，有一定的手术死亡率。常用的有脾肾分流和肠系膜上静脉腔静脉分流术等。

（7）择期手术：术式选择应依据门静脉血流动力学状况选择，如肝脏门静脉血流灌注接近正常者，宜施行断流术而不适合行分流手术；如果术前血流动力学研究证明门静脉已成为流出道，则不宜施行断流术，可行门腔、肠腔静脉侧-侧分流术或架桥分流术以及传统的脾肾静脉分流术；如果门静脉入肝血流很少者，不宜行选择性分流术或断流术，最好行部分性门-体静脉分流术。

（8）手术并发症

1）腹腔内出血：术后 24 小时最常见的并发症。出血的主要原因是胃大弯侧胃短血管结扎线脱落或脾床渗血。

2）左膈下感染：多见于术后 1 周。B 超引导脓肿穿刺引流为首选治疗方法。

3）术后再出血：断流不彻底或门脉高压性胃黏膜病变可致早期术后出血，可采用生长抑素和质子泵抑制剂治疗。

4）胃排空障碍：胃肠减压、肠外营养和胃镜治疗可促进胃功能恢复。

（9）术后处理

1）加强监护和观察。常规吸氧，应保持引流管通畅，并注意引流情况，待无血性液引出时，及早拔除引流管。

2）维持有效血容量和体液水、电解质和酸碱平衡。术后早期应记录 24 小时出入量。

3）支持治疗。可取葡萄糖和脂肪乳剂双能源供应热量。此外，术后早期应适量输注人体白蛋白、血浆。

4）护肝、护肾治疗。忌用一切损害肝脏、肾脏的药物。

5）防治感染：术后急性预防性应用抗生素 3 天左右。

6）定时检验血常规、肝功能和血生化，必要时做动脉血气分析和血氨检测。血小板过高时，应给予抗血小板聚集药物，可口服双嘧达莫或阿司匹林片。

7）手术 3 天后，如患者仍有高热，应行胸部 X 线片、腹部（尤其是膈下）B 超或 CT 检查。若检查发现有膈下积液，需及时在 B 超引导下穿刺置管引流，并留取标本做常规和细菌培养加药敏测试；若系感染，应及时应用敏感抗生素。

8）能经口饮食时，视病情宜尽早改肠外营养为肠内营养，术后早期一般给予低盐、低脂肪、低蛋白、高热能、高维生素和易消化的饮食。

【诊治要点】

1. 门静脉高压症出血的预防治疗措施分为一线预防、急性曲张静脉出血治疗、二线预防和手术治疗 4 个方面。

（1）一线预防是通过对从未有过食管胃底静脉曲张出血的门静脉高压症患者进行预防性治疗，以达到预防首次曲张静脉出血的目的。

（2）急性曲张静脉出血病情凶险，须采取一切措施进行抢救，治疗的目的是恢复血流动力学的稳定，控制急性出血，预防并发症。除了一般综合治疗外，患者入院后 8～12 小时，待血流动力学指标稳定后，应及早安排内镜检查，一旦确诊为曲张静脉出血，应行内镜止血。

（3）二线预防的目的是预防曲张静脉复发性出血。

（4）经严格内镜治疗仍有复发性出血者，应及早手术治疗。

2. 胰源性门静脉高压症　在一些胰腺炎症或胰腺肿瘤患者中，可见单纯的脾静脉受压或血栓引发的所谓"左侧门静脉高压"，或称"区域性门静脉高压"。这种门静脉高压只有脾胃静脉的高压，而门静脉和肠系膜上静脉的压力正常，胃网膜左静脉成为主要的侧支血管，治疗上仅做脾切除就可以解除问题。

3. 孤立性胃静脉曲张　内镜下仅见胃静脉曲张，未见食管静脉曲张。病因除肝硬化门静脉高压之外，另一大原因为胰源性门静脉高压症。治疗除外科手术外，主要包括内镜下组织粘合剂闭塞治疗和经颈静脉肝内门体分流术等。

4. 重视原发性肝脏疾病的治疗及肝癌的筛查　持久抑制 HBV-DNA 或清除 HCV-RNA，可防止代偿性肝炎肝硬化进展为失代偿性，降低失代偿期肝硬化并发症的发生率。肝硬化是发生肝癌的极高危人群，无论是否进行病因治疗或病因清除，都需要进行肝癌的筛查。

【健康教育】

1. 养成良好的生活习惯，充分休息，避免劳累和过度活动。

2. 保持心情舒畅，避免易怒、忧伤。

3. 合理饮食，少量多餐，以高热量、适量蛋白质、丰富维生素为主，如高糖饮食、适量鸡蛋、牛奶、鸡鱼、瘦肉、新鲜水果、蔬菜等。如果有腹水应低盐饮食；食管静脉曲张应无渣半流食，避免进食粗糙食物；肝功能不好要控制蛋白质的摄入。

4. 用软牙刷刷牙，避免便秘、抬重物等情况，减少出血危险因素。

5. 戒烟、酒。

6. 定期到专科门诊复诊。

【转诊条件】

对于病情复杂的门静脉高压症患者，医院不具备救治条件时，应转上级医院。急性大出血患者，待休克纠正，生命体征稳定后，方可转诊。

（廖晓锋）

第十节　肝外胆管结石

4

【概述】

肝外胆管包括肝总管和胆总管，在这些部位发生的结石可能原发于胆管系统，也有可能是胆囊结石排出至胆总管。当结石下移至胆总管末端时会刺激胆管痉挛，阻塞胆汁排泄而引起胆绞痛，严重者引起急性梗阻性化脓性胆管炎（AOSC），甚至危及生命。

【诊断要点】

1. 病史与体检

（1）病史：当结石仅存在于胆总管中而未发生梗阻时可无临床症状。发生胆道梗阻时会表现为上腹痛、寒战高热、黄疸，称为"Charcot（夏柯）三联症"。若出现结石嵌顿，可能进一步发生休克、神经中枢系统受抑制，称为"Reynolds（雷诺）五联症"，或者出现胆源性胰腺炎的症状，也可能出现无痛性黄疸或肝功能异常。结石上移或自行排出后梗阻解除，症状可能得到缓解。

（2）体格检查：全身皮肤、巩膜黄染，中上腹或右上腹压痛，可伴有反跳痛，肝区叩痛（＋），伴有胆囊炎时 Murphy 征（＋）。

2. 辅助检查

（1）血液检查：急性胆管炎时可表现为白细胞和中性粒细胞明显升高，血生化可见以非结合胆红素升高为主的胆红素升高，碱性磷酸酶、谷氨酰胺转移酶明显升高，严重时可有谷丙转氨酶和谷草转氨酶升高。伴有胰腺炎时可有血淀粉酶和血脂肪酶升高。

（2）影像学检查：B 超可发现扩张的胆总管和结石，但结石位于胆总管下端时被十二指肠气体遮盖可无明显表现。CT 可见扩张的胆总管，根据结石的性质不一定能够看到阳性表现的结石。MRI 合并 MRCP 可较好地显示胆总管结石的位置和大小，但是费用较为昂贵。

3. 鉴别诊断

（1）急性黄疸型肝炎：肝炎往往伴随着肝酶指标明显升高，但不会出现腹痛、高热寒战的情况，部分肝外胆管结石不发作时也会出现黄疸，难以鉴别时可通过 B 超、腹部 CT 等明确。

（2）急性重症胰腺炎：我国的胰腺炎很大一部分是胆源性胰腺炎，但也存在其他病因引起的胰腺炎，当出现胰腺炎症状时需结合辅助检查明确病因，对因治疗。

（3）慢性胃炎：慢性胃炎一般不出现黄疸和肝酶变化，影像学和内镜检查可帮助鉴别。

【治疗】

1. 中药排石　中药"排石汤"（由金钱草、茵陈、郁金、木香、枳壳、川楝子、黄芩、黄连、大黄等组成的方剂）主要用于排出胆总管结石，对肝内胆管结石效果差，对胆囊结石基本无效。

2. 手术治疗

（1）适应证：一般来说，发现肝外胆管结石均需要手术取石，对于高龄、全身情况极差无法耐受手术的患者可考虑中药治疗。发生 AOSC 的患者需要急诊手术引流胆道，否则可能会有生命危险。

（2）术前准备：对于择期手术患者需要进行 B 超、MRCP 等明确结石的位置、是否存在胆囊结石或肝内胆管结石以决定具体的手术方式。

（3）传统手术方式：传统手术方式为胆总管切开探查、取石、外引流，根据情况（存在胆囊结石）行胆囊切除术，术后 10～14 天经外引流管（T 形管）造影，明确无残留结石后拔除 T 形管。若发现肝内、外胆管有残留结石，则手术后 6 周经 T 形管瘘管用胆道镜取石或根据手术适应证再次手术。

（4）微创手术治疗：目前有条件的医疗机构对于肝外胆管结石基本通过经内镜逆行性胰胆管造影（ERCP）进行取石。通过十二指肠侧视镜进行胆道造影，明确结石大小和部位，再进行十二指肠乳头肌的切开或扩张，用网篮进行碎石或取石。急诊情况下，可以在非常短的时间内放置鼻胆引流管或胆道内引流支架解除梗阻。术毕根据胆囊是否存在结石，可以考虑行腹腔镜胆囊切除术。ERCP 时患者可在局部麻醉状态下进行手术，操作时间短，创伤远小于传统手术，目前已成为肝外胆管结石的首选治疗手段。

（5）术后康复：存在胆囊结石的患者术后仍需要低脂饮食，以免胆囊炎发作，且尽早行胆囊切除术，避免胆囊结石再次落入胆总管之中。

【注意要点】

1. 一旦发生急性梗阻性化脓性胆管炎，需尽快进行胆总管引流（手术或内镜），取石可以待病情稳定后二期进行。

2. 胆总管取石成功后，需明确是否为胆囊结石落入胆总管中，一旦发现胆总管结石需尽早择期行胆囊切除术。

3. 胆囊切除术后发现腹痛、黄疸等症状，应警惕胆总管结石的发生。

【健康教育】

一旦发现肝外胆管结石，需要尽早进行治疗，因为一旦发生急性化脓性梗阻性胆管炎会危及生命。

【转诊条件】

无 ERCP 技术的单位应推荐患者至上级有条件的单位就诊和进一步治疗。

（张文杰）

第十一节　胆囊良性疾病

【概述】

胆囊良性疾病主要包括胆囊结石、胆囊息肉样病变、结石性胆囊炎与非结石性胆囊炎等。

一、胆囊结石

胆囊结石多是以胆固醇为主的胆石，结石的形成多与胆汁中的脂质代谢异常和存在有利于结石形成的因素有关。

【诊断要点】

1. 病史与体检

（1）病史

1）无症状性胆囊结石多因体检发现。

2）典型症状为饱餐、进食油腻食物后发生胆绞痛或上腹部隐痛，疼痛伴阵发性加重，可向右肩胛部放射，常有恶心、呕吐。

3）胆囊炎症累及胆总管，造成肝胰壶腹括约肌（Oddi 括约肌）痉挛、水肿导致胆源性胰腺炎。

4）胆囊内结石嵌顿 Hartmann 袋，造成胆囊管阻塞，并压迫肝总管引起梗阻性黄疸（Mirizzi 综合征），胆管炎反复发作。

5）胆囊结石是胆囊癌发生的高危因素之一。

（2）体格检查

1）胆绞痛患者呈急性痛苦病容。

2）右上腹部稍膨胀，腹式呼吸减弱，右肋下胆囊区可有压痛，Murphy 征阳性。

3）压迫肝外胆管的患者巩膜和皮肤黄染。有胆囊积脓及胆囊周围脓肿者，可在右上腹部扪及包块。当腹部压痛及腹肌紧张扩展至腹部其他区域或全腹时，则提示胆囊穿孔可能、出现急性弥漫性腹膜炎或急性出血坏死型胰腺炎等并发症的可能。

2. 辅助检查

(1) 首选超声检查，其诊断胆囊结石的准确率可达 95%。

(2) 腹部 CT、MRI 可显示胆囊内结石，不作为常规检查。

注意：如患者胆囊结石合并黄疸，需进一步行 MRCP，以排除胆总管结石。

3. 鉴别诊断

(1) 右侧泌尿系结石：右肾结石引起肾区疼痛伴肋脊角叩击痛，疼痛可向同侧腹股沟区放射，可伴有肉眼血尿、膀胱刺激征。

鉴别要点：与活动有关的疼痛和血尿，有助于此病的诊断。

(2) 消化道穿孔：有溃疡病史，突发腹部"刀割样"疼痛，可波及全腹，腹肌紧张呈板状，反跳痛明显，白细胞增高，立位 X 线检查膈下可见新月形游离气体影。

鉴别要点：典型"板状腹"和 X 线检查膈下见游离气体为主要鉴别要点。

(3) 急性胰腺炎：腹痛多位于上腹部偏左并向背部放射，血清、尿液和腹腔穿刺液淀粉酶明显升高。CT、彩超提示胰腺肿胀，周围渗出。

鉴别要点：腹部增强 CT 是胰腺炎最具诊断价值的影像学检查。

(4) 胆囊癌：胆囊肿大、黄疸及消瘦、贫血等恶病质表现，实验室检查 CEA、CA19-9、CA125 等可升高，彩超、CT 检查提示胆囊壁不均匀增厚。

鉴别要点：部分患者为胆囊切除病理检查时意外发现胆囊癌，胆囊术后常规病理检查以鉴别。

【治疗】

1. 非手术治疗　无症状胆囊结石一般不需预防性手术治疗，可观察和随访。

2. 手术治疗

（1）适应证

1）结石数量多及结石直径≥2～3cm。

2）胆囊壁钙化或瓷性胆囊。

3）伴有胆囊息肉＞1.0cm。

4）胆囊壁厚大于3mm及伴有慢性胆囊炎。

（2）术前准备

1）完善常规术前检查。

2）腹部彩超。

3）合并黄疸、彩超提示胆总管扩张者行腹部 MRI + MRCP。

（3）手术方式

1）首选腹腔镜胆囊切除术。

2）开腹胆囊切除术（腹腔镜困难者中转开腹）。

3）有保胆意愿强烈者，若患者胆囊功能良好、可慎行保胆取石术。

（4）胆囊切除术后的并发症

1）消化不良和反流性胃炎。

2）胆囊切除术中导致胆管损伤。

3）胆囊切除术后综合征。

【诊治要点】

1. 胆囊切除术时，下列情况需行胆总管探查术：术前资料提示胆总管有梗阻，包括有梗阻性黄疸、胆总管结石，术中探及胆总管直径扩张超过 1.0cm，胆管壁明显增厚，胆管穿刺抽出脓性、血性胆汁者，需同时行胆总管探查术。

2. 术前腹部 MRI + MRCP 检查意义

（1）了解胆囊管、肝管有无解剖变异。

（2）胆系结石的有无、大小、形态、数目。如患者胆囊结石继发黄疸，则可能胆囊结石小，通过胆囊管进入胆总管，需进一步行 MRCP，以了解有无小结石进入胆总管。

（3）显示梗阻部位和胆管扩张的程度。

【健康教育】

1. 避免进食高胆固醇类食品如：鸡蛋（尤其是蛋黄）、肥肉、海鲜、无鳞鱼类、动物内脏等食品。油炸、油煎食品最好不吃，以免诱发胆绞痛。烹调上尽量清淡、少油，宜蒸、煮，忌煎、炸。宜以植物油为主。

2. 多吃含有维生素 A 的食物，如绿色蔬菜、胡萝卜、西红柿、小白菜、菠菜、韭菜、玉米、萝卜等。

3. 少吃辣椒、生蒜等刺激性食物或辛辣食品。禁酒及含酒精类饮料。

4. 增加进餐次数，以刺激胆汁分泌，减少胆囊中胆汁淤滞浓缩。

4

【转诊】

胆囊结石伴急性胆囊炎发生于老年人并发化脓性感染和合并有其他严重疾病者，死亡率约为 5% ~ 10%。如果并发游离性穿孔，则预后较差，死亡率高达 30%，不宜在基层医院治疗。

二、急性胆囊炎

急性胆囊炎是由于胆囊管梗阻、化学性刺激和细菌感染所引起的胆囊急性炎症性病变，85% ~ 95% 的急性胆囊炎发生于胆囊结石后。急性无结石性胆囊炎的临床表现和急性结石性胆囊炎基本相同。急性胆囊炎病理一般可分为三种类型：①单纯性急性胆囊炎；②急性化脓性胆囊炎；③坏疽性胆囊炎。本病的女性患者比男性多1.5 ~ 2 倍，多见于中年、肥胖者。

【诊断要点】

1. 病史与体检

（1）病史

1）腹痛是本病的主要症状，食用油腻食物为诱因，突发右上腹持续性剧烈疼痛伴阵发性加重，可向右侧肩胛部放射。

2）恶心、呕吐和食欲缺乏。

3）多数患者伴有 38℃ 左右的中度发热，当发生化脓性胆囊炎时，可有寒战、高热、烦躁、谵妄等症状，甚至可发生感染性休克。10%患者可出现轻度黄疸。

（2）体格检查

1）患者呈急性痛苦病容，呼吸表浅而不规律。严重呕吐的患者，可有失水和虚脱的征象。

2）部分患者可有巩膜和皮肤黄染。

3）腹部可见右上腹部稍膨胀，腹式呼吸减弱，右肋下胆囊区可有局限性腹肌紧张、压痛及反跳痛，胆囊触痛征和 Murphy 征阳性。有胆囊积脓及胆囊周围脓肿者，可在右上腹部扪及包块。当腹部压痛及腹肌紧张扩展至腹部其他区域或全腹时，则提示已发生胆囊穿孔、急性弥漫性腹膜炎或急性出血坏死型胰腺炎等并发症。

2. 辅助检查

（1）白细胞计数及分类：白细胞计数升高，常在 $(10 \sim 15) \times 10^9/L$，分类见中性粒细胞增加，在无失水情况下外周血白细胞计数超过 $20 \times 10^9/L$，分类中有显著核左移者，常提示病情严重。

（2）血清学检查：严重的急性胆囊炎可有轻度黄疸。此外也可有转氨酶、碱性磷酸酶、谷氨酰胺转肽酶的升高。血清胆红素 $< 60\mu mol/L$。如果血清胆红素 $> 60\mu mol/L$，则应怀疑有胆总管结石和恶性肿瘤所致的梗阻性黄疸或 Mirizzi 综合征。当并发急性胰腺炎时，血清淀粉酶升高，伴血清脂肪酶升高。

（3）细菌学检查：应在未使用抗生素前，先做血培养和药物敏感试验，作血清内毒素测定，以便鉴定致病菌，利于指导临床治疗。在超声引导下细针穿刺胆囊中胆汁做细菌培养和药物敏感试验是最有价值的确定致病菌的方法。

（4）超声检查：可测定胆囊和胆道大小、囊壁厚度、结石、积气和胆囊周围积液等征象。当并发气肿性胆囊炎时，囊壁和囊腔内可见积气征象。

（5）CT 和 MRI 检查：对诊断胆囊肿大、囊壁增厚、胆管梗阻、周围淋巴结肿大和胆囊周围积液等征象有一定帮助，尤其对并发穿孔和囊壁内脓肿形成价值最大。MRCP 行 T_2 加权和钆喷酸葡胺增强扫描，更提高了胆囊壁水肿和脓肿的显像。

（6）放射性核素扫描：超声检查结果含糊或阴性时采用放射性核素扫描，如羟基亚氨基二醋酸扫描，则成为一项金标准检查。该检查在绝大多数急性非结石性胆囊炎的检查中是阳性结果，如胆囊显影则可排除急性胆囊炎。

（7）经皮经肝胆囊穿刺术：可在超声引导下行胆囊穿刺引流胆汁或脓液，并可做胆汁细菌培养，有利于疾病的诊断和治疗。

【治疗】

1. 非手术治疗

（1）一般治疗：卧床休息、禁食、吸氧，伴严重呕吐者可安置胃肠减压管，使胆汁分泌减少，有利于胆汁的引流。并应静脉补充水、电解质和营养等。

（2）解痉、镇痛可使用阿托品、硝酸甘油、哌替啶（度冷丁）、美沙酮（美散痛）等，以解除胆道括约肌的痉挛而止痛。

（3）抗感染治疗：抗生素的使用是为了预防菌血症和治疗化脓性并发症，应选择在血液和胆汁中浓度较高的抗生素。常选用对革兰阴性菌和厌氧菌有效的抗生素或联合用药，并应根据血液和胆汁细菌培养和药物敏感试验结果更换抗生素。

（4）利胆治疗：硫酸镁有松弛胆道括约肌的作用，使滞留的胆汁易于排出，故可用 50% 硫酸镁 10ml，每日 3 次口服治疗。

（5）其他药物：吲哚美辛，每天 3 次，每次 25mg，维持 1 周可以逆转胆囊的炎症和急性胆囊炎早期（第 1 天）的胆囊收缩功能障碍，改善餐后胆囊的排空。1 次肌注 75mg 的双氯芬酸可显著降低胆石症患者急性胆囊炎的发生率。

2. 手术治疗

（1）适应证

1）有急性胆囊炎并发症者；

2）经积极内科治疗，病情继续发展并恶化者；

3）急性胆囊炎反复急性发作者；

4）无手术禁忌证，能耐受手术者。

（2）术前准备：同急性结石性胆囊炎。

（3）手术方式

1）胆囊切除术是急性胆囊炎的根本治疗。胆囊切除术：首选腹腔镜胆囊切除术，也可应用传统的或小切口的胆囊切除术。

2）部分胆囊切除术：如估计分离胆囊床困难或可能出血者，可保留胆囊床部分胆囊壁，用物理或化学方法破坏该处的黏膜，胆囊其余部分切除。

3）超声或 CT 导引下经皮经肝胆囊穿刺引流术：病情危重又不宜手术的化脓性胆囊炎患者。

4）经皮胆囊穿刺术：不适合急诊手术条件的患者，可通过在超声引导下行胆囊穿刺引流术（PTGD），待急性炎症缓解后择期手术。

注意： 胆囊穿刺引流胆汁或脓液，需作胆汁细菌培养。

特殊类型急性胆囊炎诊治要点

1. 胆囊积脓胆囊积脓膨胀，表现为右上腹剧痛、高热、虚脱等中毒症状，右上腹可扪及肿大有明显压痛的胆囊，白细胞计数常显著增高。

注意： 因胆囊积脓易引起脓毒血症和胆囊穿孔等危险，故胆囊积脓一经诊断，应立即行胆囊切除术，并积极抗感染治疗。

2. 坏疽性胆囊炎是急性胆囊炎的最严重类型，约 2%～30% 的急性胆囊炎会演变为坏疽性胆囊炎。多见于年龄大于 50 岁的男性患者，常合并糖尿病或心血管疾病。多因素分析结果显示，白细胞计数是预测坏疽性胆囊炎的敏感参数，白细胞总数超过 $17 \times 10^9/L$，坏疽发生率为 58%，且成正比关系。坏疽最常发生在胆囊底部，这与该处的血液供应少有关。患者临床表现为右上腹痛、发热，有时伴有黄疸和黑便，严重时可合并中毒性休克和多脏器衰竭。游离性穿孔少见，但胆囊发生穿孔，可引起胆囊内瘘，还可引起弥漫性胆汁性腹膜炎。

注意： 坏疽性胆囊炎的处理原则是早期、紧急、积极、有效实施胆囊切除术，术前积极抗感染和抗休克治疗。

3. 气肿性胆囊炎是急性胆囊炎罕见而严重的并发症，约30%发生于糖尿病患者，50%患者的胆囊内无结石存在。病原菌多数为梭状芽孢杆菌，其次为大肠埃希菌、厌氧链球菌及其他肠源菌群，于起病后24～48小时才出现气体征象。

注意： 应排除并发胆囊-肠瘘。基于疾病的严重性，除积极抗感染治疗外，应立即行胆囊切除术。

三、慢性胆囊炎

慢性胆囊炎常合并于胆囊结石，临床上称之为慢性结石性胆囊炎，和急性结石性胆囊炎是同一疾病在不同阶段的表现。慢性非结石性胆囊炎指的是胆囊动力障碍疾病，常见于胃肠疾病相关的患者。

【诊断要点】

1. 病史与体检

（1）病史

1）慢性非结石性胆囊炎常见于女性。

2）持续性右上腹钝痛或不适感，或伴有右侧肩胛区疼痛。

3）恶心，腹胀，脂餐不耐受，呕吐，体重减轻，无规律的肠活动和发热。

4）病程长，病情经过有急性发作和缓解交替的特点。经常伴有胃肠道动力疾病，如肠易激综合征。

（2）体格检查：体征轻微或胆囊区可有轻度压痛或叩击痛。

（3）辅助检查

1）胆囊收缩素灌注可定量评估胆囊排空功能。一个小于35%的胆囊排泄量和（或）胆囊收缩素灌注相关的症状再现被认为是阳性结果。

2）ERCP下胆汁抽吸细菌培养阳性。

3）B超可见胆囊结石，胆囊壁增厚，胆囊缩小或变形。

4）胆囊造影可见胆结石，胆囊缩小或变形，胆囊收缩功能不良，或胆囊显影淡薄等。

【治疗】

慢性非结石性胆囊炎如症状不明显，可采取密切观察下的保守治疗。对于症状明显、有明确病理改变的患者，可择期手术治疗。

注意：胆囊功能紊乱应谨慎诊断，如诊断明确且症状明显者可择期手术切除胆囊。

【健康教育】

戒烟、戒酒，以低脂肪、低胆固醇、易消化饮食为原则。保持良好情绪，正确认识疾病：慢性胆囊炎往往久治不愈或反复发作，常使患者背上沉重的思想负担。

四、胆囊息肉样病变

胆囊息肉样病变（PLG），是指胆囊壁向囊腔内呈息肉样隆起的一类病变。胆囊息肉样病变可分为良性或恶性病变，但以非肿瘤性病变为多，一般认为直径15mm以上的胆囊息肉样病变恶变几率较高。

【诊断】

1. 临床上对胆囊息肉样病变的诊断主要是依靠超声检查，在超声检查中可见胆囊腔内的息肉样病变，一般无明显症状。

2. 三维超声成像、内镜超声、CT仿真内镜及增强CT或磁共振检查，有助于胆囊息肉样病变与胆囊腺瘤、胆囊癌的鉴别。

【治疗】

2011中华医学会外科学分会关于胆囊良性疾病（胆

囊息肉样病变）治疗的相关建议：

1. 胆囊息肉样病变应依据病变的超声影像学表现，结合患者年龄，病变大小、部位和有无伴发胆囊结石等临床病理学特征，仔细辨别病变的性质。

2. 胆固醇性息肉患者如无明显症状，可间隔 6～12 个月定期随访观察。如存在明显影响患者日常工作、生活的症状或继发急性胆囊炎等并发症时，可选择胆囊切除术。

3. 良性非胆固醇性息肉样病变的患者，如存在明显影响患者日常工作、生活的症状或单发病变直径 > 10mm，可选择胆囊切除术。

4. 怀疑息肉型早期胆囊癌或病变快速增大的患者应限期行胆囊切除术。

【健康教育】

1. 禁酒及含酒精类饮料。

2. 饮食要规律、早餐要吃好。

3. 低胆固醇饮食。

（谭庆丰）

第十二节　胰腺癌

【概述】

胰腺癌是一种恶性程度很高的消化道肿瘤，其发病率有明显增加的趋势。本病早期诊断率不高，而中晚期胰腺癌手术切除率低，预后很差。本病多发于 40～70 岁的中老年，男女发病比例为 1.5∶1。胰腺癌多发于胰头部，约占 75%，其次为胰体尾部，全胰癌较少见；少数为多中心癌。本病病因尚未确定，但好发于高蛋白、高脂肪摄入及嗜酒、吸烟者。胰腺癌患者的亲属患胰腺癌的危险性增高，约有 10% 的胰腺癌是通过遗传形成的。

【诊断要点】

1. 病史与体检

（1）病史：胰腺癌早期无特异性症状，仅为上腹部不适、饱胀或有消化道不良症状，极易与胃肠、肝胆疾病混淆。及至出现严重的上腹部及腰背部疼痛、恶心呕吐、消瘦乏力、黄疸甚至腹部肿块而就诊时，患者往往已属于晚期，治疗效果不佳。

（2）体格检查：上腹部压痛及黄疸是胰腺癌的主要表现。肿块较大时，上腹部可扪及质硬包块。黄疸是胰腺癌主要的症状，约80%的胰腺癌患者在发病过程中出现黄疸，尤其是胰头癌，而部分胰体尾肿瘤出现肝内或肝门部淋巴结转移时，也可能出现黄疸。肝和胆囊因胆汁淤积而肿大，胆囊常可触及。无痛性胆囊增大，可能同时并发黄疸，称库西耶征。

2. 辅助检查

（1）生化检查：CA19-9 对胰腺癌的诊断比较敏感、特异性好，目前临床上应用得比较广泛，常用于胰腺癌的初筛。此外，肿瘤切除后 CA19-9 浓度下降，如再上升，则表示复发可能，因此可作为术后随访的指标。

（2）B 超：是疑为胰腺癌患者首选的检查方法。可发现胰腺局部呈局限性肿大，密度不均质的低回声或回声增强区，可显示胆管、胰管扩张，可检出直径≥2.0cm 的胰腺癌。

（3）CT：是诊断胰腺癌较为可靠的检查方法，能清晰地显示胰腺的形态、肿瘤的位置、肿瘤与邻近血管的关系及后腹膜淋巴结转移情况，以判断肿瘤的可切除性，能发现直径 <2.0cm 的小胰腺癌。

（4）其他检查：MRCP、ERCP、PTCD 对难于诊断的胰腺癌有重要意义；而基因检测或细胞学检查临床应用较少。

3. 鉴别诊断

（1）慢性胰腺炎：病史较长，患者可有长期酗酒史，反复发作上腹部痛或腰背部疼痛史，CT 提示主胰管或分支胰管结石。患者病情相对稳定，一般情况较好。

鉴别要点：CT 提示胰管结石。

（2）自身免疫性胰腺炎：CT 征象多提示弥漫性的

胰腺增大，而无明显的胰腺占位。患者血清 IgG4 多为阳性。激素治疗有效。

鉴别要点：弥漫性胰腺增大，IgG4 多为阳性，激素治疗有效。

（3）胰腺囊腺瘤：多表现为囊性，或囊实性占位，而非低密度实性占位。

（4）胆囊癌、胆道结石引起的黄疸：通过 CT 可鉴别。

【治疗】

1. 手术治疗

（1）术前评估：术前需评估肿瘤是否可切除。除远处转移外，一般认为广泛的淋巴结转移和重要血管的广泛侵犯，侵及血管内膜或血管内癌栓，均无法达到根治性切除。术前评估手段可采用 CTA、MRA，以了解肿瘤侵犯门静脉、肠系膜上动静脉、腹腔干的程度。若肿瘤无法切除，可采用姑息性手术改善患者生活质量。同时对患者的一般状况，营养情况及对手术的耐受性做评估，备血。

（2）术前准备：术前及时纠正水电解质失衡、贫血和低蛋白血症。对有糖尿病的患者应使用胰岛素控制血糖在 7.2～8.9mmol/L，尿糖在（＋）～（－）范围内。以减少手术后感染的可能性。饮食以增加营养为主。同时向患者解释手术重要性，得到全面的配合。

（3）手术方式

1）根治性手术：胰头癌常采用经典的胰十二指肠切除术（Whipple's pancreatodudenectomy）或保留幽门的胰十二指肠切除术（PPPD），以 Child's 术式重建消化道；胰体尾癌常行胰体尾＋脾切除术，同时行腹膜后淋巴结清扫；胰腺多中心癌也可行全胰切除术。

2）姑息性手术：常行胆管-空肠吻合＋胃-空肠吻合，改善术后黄疸和可预见的消化道梗阻症状；对于顽固性疼痛，也联合腹膜后无水酒精注射，改善患者症状。

3）近年来开展的放射性粒子植入术对于局部血管

侵犯的胰腺肿瘤亦有较好疗效。

（4）预后：与肿瘤分期密切相关。根治性手术患者配合术后化疗有获得长期生存的可能；而姑息性手术患者预后较差。

（5）手术常见并发症：包括吻合口瘘（胰瘘、胆瘘及胃肠吻合口瘘）、出血、胃排空延迟等。

2. 非手术治疗　目前基于吉西他滨的全身化疗仍是胰腺癌广泛采用的综合治疗方案；介入治疗可以使高浓度肿瘤药物直接作用于肿瘤区域，且全身副作用明显减少，还可以较好地预防肝转移；放射治疗目前开展较少；近年来基因治疗和免疫治疗为提高胰腺癌的疗效提供了新的前景和希望。

【诊治要点】

胰腺癌早期无特异性表现，常误诊为胃炎，而患者出现明显的黄疸就诊时则一般处于疾病的中晚期，临床预后较差。当患者以上消化道症状就诊时，要警惕胰腺癌，需做血清 CA19-9 检查及上腹部 B 超排除。而当患者出现顽固性的上腹部或腰背部疼痛时，需完善增强 CT 以确定胰腺病变。增强 CT 检查对胰腺癌的诊断及术前判断胰腺肿瘤的可切除性有重要意义。

【健康教育】

当出现不明原因的上腹部疼痛时，要警惕胰腺癌的存在而及时就诊，并应做进一步检查明确。当确诊为胰腺癌时要配合医生做规范治疗，且应根据病情选择合适的化疗方案。

【转诊条件】

胰腺癌手术风险较大。基层医院接诊胰腺癌患者时，应评估自身实力及对手术的可控性。对于周围血管影清晰，肿瘤较小的胰体尾占位，可选择性开展胰体尾联合（或不联合）脾脏切除术。而胰头癌多侵及周围血管，手术出血风险大，且对吻合技术要求较高，建议转上级有经验的医院就诊。

（吴河水）

第十三节 胰腺内分泌肿瘤

【概述】

胰腺内分泌肿瘤指由胰岛 Langerhan 细胞增生发展而成的肿瘤，按照有无分泌功能分为两类：一类为有分泌功能的肿瘤，根据其分泌的主要激素进行命名；另一类血清激素水平正常、无特异性临床表现的肿瘤，称为无功能性内分泌肿瘤。前者一般有明显临床症状而易确诊，主要包括胰岛素瘤，其次为胃泌素瘤，其他更少见的肿瘤包括胰高血糖素瘤、血管活性肠肽瘤、生长抑素瘤等；后者主要由于体检或肿块局限性生长造成压迫症状而就诊，其确诊主要根据术后病理学检查。

【诊断要点】

有分泌功能的肿瘤多因激素水平的异常增高而产生不同的临床症状。熟悉不同激素水平升高的临床表现是诊断胰腺内分泌肿瘤的第一步。如：胰岛素瘤患者多有反复发作低血糖症状病史，表现为头痛、饥饿、神志不清、昏睡甚至昏迷，多有 Whipple 三联症（反复发生空腹低血糖；发作时血糖 < 2.8mmol/L（50mg/dL）；进食或补充葡萄糖后症状迅速缓解）；胃泌素瘤常有经正规治疗仍无法缓解的消化性溃疡和腹泻；胰高血糖素瘤表现为糖尿病症状，但常合并有特异性的坏死性游走性红斑；胰血管活性肠肽瘤常表现出水样泻、低钾和无（低）胃酸的三联症。

【病史及体格检查】

病史同上，功能性内分泌瘤患者体格检查无特殊，无功能性内分泌瘤患者常表现出不同程度的压迫症状，部分患者可扪及上腹部肿块。

【辅助检查】

1. 血液检查 根据患者的临床症状做出初步诊断后，则应测定患者激素水平进一步明确。激素水平测定：根据不同的临床表现，测定患者的激素水平。①胰岛素瘤：空腹血清胰岛素浓度≥36pmoL/L，血清胰岛素水平和血糖比值＞0.3；C反应肽浓度≥200pmoL/L，胰岛素原≥5pmoL/L。②胰高血糖素瘤：血清胰高血糖素浓度＞800ng/L。③胰血管活性肠肽瘤：血清VIP浓度＞200ng/L。④胃泌素瘤：空腹血清促胃液素浓度＞1000pg/ml。

2. 影像学检查　定性诊断明确后，需进一步做出定位诊断，以利于手术实施。首先应行B超和上腹部薄层CT或MRI平扫加增强，扫描间距3~5mm，在明确胰腺病变的同时注意有无肝脏转移性病灶，胰腺超声内镜检查有助于发现直径小于5mm的病灶。

3. 其他检查　影像学检查不能定位的患者，建议进行选择性动脉插管进行激素继发试验后，门静脉插管分段采血测定激素水平来判断肿瘤位置。

【鉴别诊断】

除无功能性胰岛细胞瘤外，功能性胰岛细胞瘤均有相应的临床症状，较易与胰腺导管腺癌相鉴别。

1. 胰高血糖素瘤与糖尿病的鉴别　胰高血糖素瘤常合并有特异性的坏死性游走性红斑，且伴有激素水平异常；

2. 胃泌素瘤与原发性消化道溃疡的鉴别　胃泌素瘤合并有消化道溃疡，但经正规药物或手术治疗后仍反复发生，同时合并有激素水平异常。

【治疗】

胰腺内分泌肿瘤明确诊断后，应首选手术切除。

围术期准备：患者入院后，应详细了解其为避免发病所形成的加餐规律，并嘱咐护士提醒和督促患者按时加餐。手术当日晨不加餐，以免麻醉误吸和影响术中血糖监测。如无低血糖发作，术前及术中不输糖及含糖类药物。手术当日晨抽血测定空腹血糖及胰岛素，作为术中血糖及胰岛素监测的基础值。术后部分患者会出现"反跳性高血糖"，持续两周以内。应常规使用胰岛素，将血糖维持在正常范围。

注意： 术前尽量确定肿瘤位置再行手术，尽量避免盲目的手术探查。

手术方式：手术径路以能充分暴露胰腺为宜，有条件的医学中心可考虑腹腔镜探查切除。术前应充分定位，但术中亦需进行全胰探查，同时建议辅以术中 B 超检查，避免遗漏可能存在的多发的小病灶，并明确肿瘤与周围血管和胰管的关系。

肿瘤摘除是主要的手术方式。对胰腺实质内的肿瘤、胰体尾部多发肿瘤，可进行局部胰腺切除，包括保留或切除脾脏的胰体尾切除。位于胰头和钩突部的巨大肿瘤（直径＞5cm）或胰头多发肿瘤，可行保留十二指肠的胰头切除、保留幽门的胰十二指肠切除或经典胰十二指肠切除术。胃泌素瘤还需要清扫促胃液素三角区的淋巴脂肪组织。

注意：对于术前定位明确的肿瘤，术中也应仔细探查，如胰腺未发现病变，要仔细探查肝、十二指肠韧带、脾门等处。对确实未能找到肿瘤的病例，不宜盲目行胰体尾切除，应于术中行门静脉和脾静脉分段采血后终止手术，术后对上述标本进行胰岛素测定以帮助定位，或术后行 ASVS 定位明确肿瘤所在区域后行再次手术。如仍不能定位，则予以密切随访。

伴肝转移的恶性胰岛细胞瘤：术中应尽量切除原发病灶、周围转移淋巴结及肝脏表面转移灶，肝内病变可进行 B 超引导下酒精注射、射频消融，以及肝动脉插管注入链佐星、氟尿嘧啶、多柔比星等化疗药物。术后数日待一般情况恢复良好及肝功能正常，可再次注药，最后行肝动脉栓塞术。对术后复发的恶性胰岛细胞瘤病例，如果能够切除，应再次手术切除。

手术常见并发症：主要为胰瘘，术中应放置引流管通畅引流。

【诊治要点】

恶性胰岛细胞瘤的表现多样，临床上出现低/高血糖、不明原因的消化道溃疡等时，应考虑恶性胰岛细胞瘤存在的可能性。病史及影像学检查对于肿瘤的定性及定位有重要意义。手术前应充分检查并定位，避免盲目探查。

【健康教育】

恶性胰岛细胞瘤一般恶性程度较低，手术切除基本能够达到治愈。即使术中或者术后发现转移，联合转移灶切除或者二次手术均可收到较好效果。患者在确诊后应放松心态，及时就诊，向医师详细反映病情，以期早日确诊并及时手术。

【转诊条件】

定性及定位对于胰腺内分泌肿瘤的治疗尤为重要。基层医院应评估患者病情，对于定性和定位明确、无转移且不毗邻血管的胰腺内分泌瘤选择性行手术治疗。但对于手术切除困难，伴有转移，或者术前无法明确定位的肿瘤，应转有胰腺专科的上级医院诊治。

（吴河水）

第十四节　慢性胰腺炎

【概述】

慢性胰腺炎（CP）是胰腺组织发生慢性持续性炎症，引发胰管结石、胰管扩张、胰腺纤维化及钙化等不可逆的形态学改变，临床常表现为顽固性疼痛及进行性胰腺内外分泌功能损失。引起慢性胰腺炎的病因繁多，西方国家的主要病因为长期酗酒，其他常见病因还包括吸烟、多种原因造成的胰管梗阻（胆道结石、壶腹周围肿瘤、十二指肠憩室、胰腺分裂等）、急性胰腺炎、营养不良、高钙血症、自身免疫、遗传因素等。至今，各种治疗方式包括手术治疗，仅限于针对慢性胰腺炎的并发症及改善症状，无法根治。

【诊断要点】

1. 临床症状

（1）腹痛：不同程度的疼痛是慢性胰腺炎最常见、最主要的症状，发生率在95%以上。腹痛反复发作，性质与急性胰腺炎相似，起初仅每年发作数次，但随着疾病的进展，发作的频率增加，程度加重。一次腹痛发作可持续数日，间歇期逐渐缩短，缓解时也常遗留不同程度的钝痛。部位以心窝最为常见，其次为左季肋部，疼痛向背部、肩部放射。胆源性患者尚可表现为右季肋部疼痛。最终约 10%~20% 患者腹痛可消失。

（2）恶心、呕吐：多为腹痛发作时的伴随症状，同时尚可有腹胀、嗳气、食欲缺乏等表现。

（3）体重减轻、消瘦：主要由于惧怕进食引起腹痛所致，其次，严重的胰腺病变可引起胰酶分泌减少和吸收不良。

（4）腹泻：腹泻是慢性胰腺炎的晚期症状，主要表现为脂肪泻，粪便奇臭，量多且呈泡沫状，含大量脂肪颗粒。正常胰腺的外分泌具有极高的储备潜力，只有外分泌腺体破坏达 90% 以上时，才会出现脂肪及蛋白质消化吸收功能障碍。

（5）糖尿病：糖尿病亦为慢性胰腺炎的晚期症状。

（6）黄疸：约 20% 患者可出现显性黄疸，如不合并胆管结石则大多数为轻至中度黄疸。如果胰头发生明显纤维化，和压迫后方胆总管，从而出现进行性、无痛性黄疸，类似于胰腺癌。

2. 体格检查　通常慢性胰腺炎患者查体无明显异常，急性发作时体征可类似于急性胰腺炎，如上腹部可有压痛，甚至反跳痛、肌紧张。另有 10% 的患者腹部可触及肿块，多为合并的假性囊肿，有些表现为慢性炎性肿块。

3. 实验室检查

（1）血、尿淀粉酶：急性发作时，可出现血、尿淀粉酶升高。晚期腺体广泛破坏及纤维化，血、尿淀粉酶反而下降，故意义不大。

（2）粪便显微镜检：晚期当胰腺外分泌功能减退时，可见较多的脂肪球及肌肉纤维。

（3）粪便糜蛋白酶测定：糜蛋白酶较为稳定，不易在粪便中分解，阳性率60%左右。

（4）胰泌素实验：静脉注射胰泌素可刺激胆管细胞分泌碳酸氢盐和水。慢性胰腺炎时，可呈现出胰液分泌量减少，碳酸氢盐浓度减低，淀粉酶值低于正常。

（5）促胰酶素-胰泌素联合实验：该方法可以提高诊断的敏感性，可出现胰液分泌量减少，最高碳酸氢盐浓度减低。

（6）BT-PABA实验：口服NBT-PABAC后，在小肠中可被糜蛋白酶分解为苯甲酰-酪氨酸和PABA，PABA可经重吸收后经尿液排泄。测定尿中PABA含量可反映糜蛋白酶活性。外分泌功能不足时，PABA的回收率可下降至51.4%±11.3%。

（7）葡萄糖耐量试验：约70%的患者出现糖耐量异常。

4. 影像学检查　影像学检查是诊断慢性胰腺炎的最主要依据，也是决定患者手术时机、术式选择的主要依据。

（1）腹部平片：胰腺区域可见钙化灶或结石影。

（2）超声及超声内镜：可有以下所见：胰腺弥漫性或局限性肿大，有时胰腺轮廓不整，与胰腺癌类似；胰腺内部回声不均匀，可见不均的光点、光斑；胰管扩张；胰腺囊肿；合并胆道梗阻者可见胆管扩张。超声检查通常作为CP的初筛检查，敏感性和特异性较差。EUS除显示形态特征外，还可以辅助穿刺活检组织学诊断。

（3）CT检查：CT是首选检查方法。对中晚期病变诊断准确性较高，对早期病变诊断价值有限。可见胰腺实质增大或萎缩、胰腺钙化、结石形成、主胰管扩张及假性囊肿形成等征象。

（4）MRCP：MRCP可以清晰地显示胰管病变的部位、程度和范围。早期胰管系统常无明显变化或主胰管边缘不规则，分支胰管轻度变形。病变进一步发展，可出现主胰管不规则，分支胰管严重受侵。晚期主胰管呈串珠样改变，腔内可见结石和黏稠液体，分支胰管扭曲并呈囊状扩张。胰泌素增强 MRCP 能间接反映胰腺的外分泌功能，有助于早期诊断。

（5）内镜逆行胆胰管造影（ERCP）：主要显示胰管形态改变，曾经是诊断 CP 的重要依据。但作为有创性检查，目前多被 MRCP 和超声内镜（EUS）替代，仅在诊断困难或需要治疗操作时选用。

（6）胰管镜：可直接观察患者胰管内病变，同时能收集胰液、细胞刷片及组织活检等检查，对 CP 早期诊断及胰腺癌鉴别诊断有意义，有条件的单位可开展。

5. 穿刺检查　慢性胰腺炎有时可与胰腺癌相混淆或同时并发，术前怀疑胰腺癌的患者可行 CT 引导下经皮穿刺活检或超声内镜下穿刺活检，但应注意假阴性可能。

6. 诊断　诊断条件包括：①一种及一种以上影像学检查显示 CP 特征性形态改变；②组织病理学检查显示 CP 特征性改变；③患者有典型上腹部疼痛，或其他疾病不能解释的腹痛，伴或不伴体重减轻；④血清或尿胰酶水平异常；⑤胰腺外分泌功能异常。①或②任何一项典型表现，或者①或②疑似表现加③、④和⑤中任何两项可以确诊。①或②任何一项疑似表现考虑为可疑患者，需要进一步临床观察和评估。具体标准如下述：

（1）影像学特征性表现

典型表现（下列任何一项）：

1）胰管结石

2）分布于整个胰腺的多发性钙化

3）ERCP 显示主胰管不规则扩张和全胰腺散在的不同程度的分支胰管不规则扩张

4）ERCP 显示近侧主胰管完全或部分狭窄（胰管结石、蛋白栓或炎性狭窄），伴远端主胰管和分支胰管不规则扩张

不典型表现（下列任何一项）：

1）MRCP 显示主胰管不规则扩张和全胰腺散在的不同程度的分支胰管不规则扩张

2）ERCP 显示全胰腺散在不同程度的分支胰管扩

张，或单纯主胰管不规则扩张或伴有蛋白栓

3）CT 显示主胰管全程不规则扩张伴胰腺形态不规则改变

4）超声或内镜超声显示胰腺内高回声病变（结石或蛋白栓），或胰管不规则扩张伴胰腺形态不规则改变

（2）组织学特征性表现

典型表现：胰腺外分泌实质减少伴不规则纤维化；纤维化主要分布于小叶间隙形成"硬化"样小叶结节改变

不典型表现：胰腺外分泌实质减少伴小叶间纤维化或小叶内和小叶间纤维化

（3）典型上腹部疼痛或用其他疾病不能解释的上腹部疼痛，伴或不伴体重减轻

（4）血清和尿胰酶水平异常：（任何一项）

1）连续多点观察血清胰酶高于或低于正常值

2）连续多点观察尿胰酶高于正常值

3）胰腺外分泌功能试验异常：

任何胰腺外分泌功能试验在 6 个月内有 2 次以上检测结果异常

7. 病程分期　根据临床表现、形态学改变和胰腺内外分泌功能受损程度分为四期。

（1）早期：出现腹痛、血清或尿淀粉酶升高等临床症状，CT、超声检查多无特征性改变，EUS、ERCP 或组织学检查可有轻微改变。

（2）进展期：主要表现为反复腹痛或急性胰腺炎发作，胰腺实质或导管出现特征性改变，胰腺内外分泌功能无显著异常，病程可持续数年。

（3）并发症期：临床症状加重，胰腺及导管形态明显异常，胰腺实质明显纤维化或炎性增生改变，可出现假性囊肿、胆道梗阻、十二指肠梗阻、胰源性门脉高压、胰源性胸腹水等并发症。胰腺内外分泌功能异常，但无显著临床表现。

（4）终末期：腹痛发作频率和严重程度可降低，其

至疼痛症状消失；胰腺内外分泌功能显著异常，临床出现腹泻、脂肪泻、体重下降和糖尿病。

8. 鉴别诊断

（1）自身免疫性胰腺炎患者通常没有症状或仅有轻微的上腹部不适症状，影像学检查显示胰腺增大，因胰头肿大或纤维化所致的胆总管远端狭窄而引起梗阻性黄疸。其特点为高 γ-球蛋白血症、自身抗体阳性、胰腺增大，组织学上以胰管周围淋巴细胞和浆细胞严重浸润性炎症为特征，并出现腺体萎缩和严重纤维化，尤为重要的是其对皮质类固醇治疗敏感，大多数患者停用激素后无复发。

（2）胰腺癌在 CP 的诊断中，最重要、也是最困难的是与胰腺癌的鉴别，有学者认为 CP 是胰腺癌的癌前病变，另一方面，胰腺癌患者也可能合并胰腺炎。胰腺癌患者 CA199 可明显升高，但合并黄疸的 CP 患者 CA199 亦可以升高。ERCP 的敏感度和特异度最好，还可同时做胰液细胞学或刷片细胞学检查。超声内镜也有较高的诊断准确性，明显优于腹部 B 超和 CT，且可在超声内镜引导下行细针穿刺试验。当各种联合检查都难以鉴别时，应考虑行剖腹探查术，行活检或施行部分胰腺切除术。

（3）其他尚需与消化性溃疡、胆道疾病、肠源性腹泻胃肠动力异常相鉴别。

【治疗】

治疗原则为去除病因，控制症状，纠正改善胰腺内外分泌功能不全及防治并发症。

1. 非手术治疗

（1）一般治疗：戒烟戒酒，调整饮食结构、避免高脂饮食，可补充脂溶性维生素及微量元素，营养不良可给予肠内或肠外营养支持。

（2）胰腺外分泌功能不全治疗：患者出现脂肪泻、体重下降及营养不良表现时，需要补充外源性胰酶制剂改善消化吸收功能障碍。首选含高活性脂肪酶的微粒胰酶胶囊，建议进餐时服用，正餐给予 3 万～4 万单位脂肪酶的胰酶，辅餐给予 1 万～2 万单位脂肪酶的胰酶。

效果不佳可增加剂量。

(3) 胰腺内分泌功能不全治疗：根据糖尿病进展程度及并发症情况，一般首选二甲双胍控制血糖，必要时加用促胰岛素分泌药物，对于症状性高血糖、口服降糖药物疗效不佳者选择胰岛素治疗。CP 合并糖尿病患者对胰岛素敏感，需特别注意预防低血糖发作。

(4) 疼痛治疗：非镇痛药物包括胰酶制剂、抗氧化剂等，对缓解疼痛可有一定效果。疼痛治疗主要依靠选择合适的镇痛药物。初始宜选择非甾体抗炎药物，效果不佳可选择弱阿片类药物，仍不能缓解甚至加重时选用强阿片类镇痛药物。内镜治疗或 CT、内镜超声引导下腹腔神经丛阻滞可以短期缓解疼痛。

2. 内镜治疗 主要适用于 Oddi 括约肌狭窄、胆总管下段狭窄、胰管狭窄、胰管结石及胰腺假性囊肿等。治疗方法包括 Oddi 括约肌切开成形 (EST)、鼻胆管和鼻胰管引流、胰管胆管支架置入、假性囊肿引流及 EST 联合体外震波碎石 (ESWL) 等，其远期效果较手术治疗差。

3. 外科治疗

(1) 手术指征：①保守治疗不能缓解的顽固性疼痛；②胰管狭窄、胰管结石伴胰管梗阻；③并发胆道梗阻、十二指肠梗阻、胰源性门脉高压、胰源性胸腹水及假性囊肿等；④不能排除恶性病变。

(2) 术式选择：应遵循个体化治疗原则，根据病因，胰腺、胰腺周脏器病变特点（炎性肿块，胰管扩张或结石，胆管或十二指肠梗阻）及手术者经验等因素，主要针对各种外科并发症，选择制订合适的手术方案。

(3) 常用术式

1) 神经切断手术：单纯以缓解疼痛为目的的神经切断手术目前开展较少，主要方法包括化学性内脏神经毁损术，胸腔镜下内脏神经切断术及超声内镜或经皮穿刺腹腔神经丛阻滞。短期效果较好，但远期止痛效果不理想。

2）胰管引流手术：Partington 术适用于主胰管扩张，主胰管结石为主，胰头部无炎性肿块者。沿主胰管纵向切开，清除结石，行胰管空肠侧-侧 Rou-en-Y 吻合。该术式操作简单，最大限度地保留了胰腺功能，并发症少。

3）胰腺切除手术：还可分为胰十二指肠切除术（适用于胰头部炎性肿块伴胰管、胆管及十二指肠梗阻；不能排除恶性病变；胰头分支胰管多发性结石；不能纠正的 Oddi 括约肌狭窄者）；胰体尾切除术（适用于炎性病变、主胰管狭窄或胰管结石集中于胰体尾部的 CP）；中段胰腺切除术（适用于胰腺颈体部局限性炎性包块，胰头组织基本正常，胰尾部病变系胰体部炎性病变导致的梗阻性改变）；全胰切除术（适用于全胰炎性改变、胰管扩张不明显或多发分支胰管结石；其他切除术式不能缓解症状者；遗传性 CP，因恶变发生率高，宜行全胰切除。术后需终生接受胰岛素及胰酶制剂替代治疗，有条件的单位可以同时行全胰切除及自体胰岛移植术）。

4）联合术式（胰腺切除＋引流术）：在保留十二指肠和胆道完整性基础上，切除胰头部病变组织，解除胰管及胆管的梗阻，同时附加胰管的引流手术。主要手术方法有 Beger 术及改良术式、Frey 术、Izbicki 术（改良 Frey 术）及 Berne 术，各种术式的应用指征应强调个体化原则。其中 Beger 术及改良术式（保留十二指肠的胰头切除术，适用于胰头肿块型 CP，合并胰头颈部胰管结石及梗阻，胆总管胰腺段狭窄梗阻或十二指肠梗阻者。于胰腺颈部切断胰腺，切除胰头大部组织，空肠分别与胰腺颈体部及胰头部创面行 Roux-en-Y 吻合，该术式创伤小，术后并发症发生率低，长期疼痛缓解率和生活质量高）；Frey 术（适用于胰头炎性肿块较小，合并胰体尾部胰管扩张伴结石，胰腺段胆总管狭窄梗阻者。不离断胰腺颈部，切除胰头部腹侧胰腺组织，同时纵行切开主胰管向胰体尾部延伸，纠正胰管狭窄并取石，胰腺创面及胰管与空肠行 Roux-en-Y 侧-侧吻合。缓解疼痛的效果与胰十二指肠切除术和 Beger 术相当，术后并发症发生率低。但该术式胰头部切除范围较小，钩突部切除不够充分，有局部复发及胰胆管减压引流不够充分的可能）；Izbicki 术（适用于胰管、胆管无明显扩张，合并胰管结石和胰腺组织广泛纤维化、钙化，长期严重腹痛病史者。与 Frey 术相比，胰头切除的范围扩大，包含钩突中央部分，同时沿胰管长轴 V 形切除部分腹侧胰腺组织，引流范围扩大，使主胰管、副胰管及分支胰管充分引流，同时与空肠行 Roux-en-Y 侧-侧吻合）；Berne 术（切除部分胰头组织，确保胆管和胰管引流，保留背侧部分胰腺组织，不切断胰腺；如合并黄疸可切开胰腺段胆总管前壁，与周围胰腺组织直接缝合，最后完成胰头创面与空肠 Roux-en-Y 吻合。与 Beger 术和 Frey 术相比，该术式相对简单，严重并发症少，在缓解疼痛、保留内外分泌功能等方面效果相近）。

（4）并发症手术治疗

1）胰腺囊肿：分为潴留性囊肿和假性囊肿，但实际处理中很难严格区分。主要选择囊肿引流手术，保证胰管通畅并取尽结石。根据囊肿部位选择囊肿空肠、囊肿胃或囊肿十二指肠引流手术。术中囊壁组织常规送快速病理检查排除囊性肿瘤或恶性病变。

2）胆道和十二指肠梗阻：单纯因肿块压迫引起胆道梗阻者，绝大多数患者在行各种胰头切除术后可以缓解。如伴有波动性的梗阻性黄疸或胆道感染，胰头切除后应行胆肠吻合或在胰头残留后壁切开胆总管引流。十二指肠梗阻相对少见，伴胰头肿块者应与胰腺病变一起处理；无胰头肿块者宜选择胃或十二指肠-空肠吻合手术。

3）胰源性腹水和胸腔积液：通常为胰管或假性囊肿破裂所致，多需要手术处理。ERCP 或 MRCP 有助于确定胰管破裂部位。胰管破裂处形成的瘘管与空肠吻合是处理胰源性腹水或长期不愈胰瘘的最常见方法。胰源性胸腔积液的处理通常需要切断胰管破裂处与胸腔之间形成的瘘管，胸腔侧瘘管结扎，腹腔内瘘管与空肠吻合。

4）胰源性门脉高压：多由脾静脉受压或血栓形成引起区域性门脉高压。主要临床表现为上消化道出血和腹痛。通常行脾切除术，必要时联合部分胰腺切除。

【诊治要点】

1. 肿块型慢性胰腺炎与胰头癌的临床表现及影像学特征较为相似，有时较难鉴别诊断。另外，慢性胰腺炎通常被视为癌前病变，部分慢性胰腺炎可以同时合并胰腺癌。高度怀疑胰腺癌者，可行术前穿刺活检，但应考虑到假阴性情况。术前无法鉴别者可行手术探查切取活检，根据术中病理决定手术方式。

2. 慢性胰腺炎患者的胰腺病变表现不一，应遵循个体化治疗原则，根据病因，胰腺、胰周脏器病变特点（炎性肿块，胰管扩张或结石，胆管或十二指肠梗阻）及手术者经验等因素，主要针对各种外科并发症，选择制订合适的手术方案，通常术前影像学检查可提供重要参考。

【健康教育】

1. 心理指导　向患者及家属介绍 CP 病因、诱因、主要临床表现及目前疾病的诊治进展，让患者了解内镜介入治疗或外科手术治疗的时机和意义，以减少不必要的顾虑。疼痛发作时多给予关心、鼓励，嘱病人卧床休息，稳定情绪。

2. 饮食指导　戒烟、戒酒，饮食要有规律，宜清淡，适时、适量，防暴饮暴食，避免生冷、刺激性、产气较多食物，避免油煎、油炸、高脂、高胆固醇食物。若患者有糖尿病，则按糖尿病的基本饮食处理。

3. 用药指导　应综合积极治疗，服用胰酶制剂、制酸药，加用镇静药、解痉药等，提高止痛效果。部分 CP 患者有弥漫性胰腺病变导致 β 细胞广泛破坏引起的胰源性糖尿病，应在一般治疗和饮食治疗的基础上使用胰岛素，其使用原则参照糖尿病的治疗。

4. 一般指导　劳逸结合，避免劳累、紧张情绪。遵医嘱服药，如出现腹痛、恶心、呕吐，血、尿淀粉酶升高及时就诊。

（郭俊超）

第十五节 急性胰腺炎

【概述】

急性胰腺炎（AP）是指胰酶被激活后对其本身及周围脏器和组织产生消化作用而引起的炎症性疾病。它是一种临床上常见的急腹症，临床表现的严重程度不一，从仅有轻度腹部不适到一系列重危表现，如全身代谢紊乱、休克、多器官功能衰竭、腹腔及全身严重感染，甚至死亡。在急性胰腺炎患者中，约80%属于轻型胰腺炎，经非手术治疗可以治愈；约20%为重症胰腺炎，常累及全身多个脏器，出现危及生命的情况。急性胰腺炎的发病因素众多，常见的因素为胆道疾病、酗酒和高脂血症。在我国胆道疾病为主要原因，在西方国家酗酒是主要病因。此外，外伤、医源性损伤、十二指肠病变（十二指肠憩室、十二指肠穿透性溃疡等）、高钙血症、药物（雌激素、他莫昔芬）、妊娠等都可以诱发急性胰腺炎。

【诊断要点】

1. 临床症状

（1）腹痛：突发上腹部剧烈疼痛是急性胰腺炎的主要症状，常于饱餐、饮酒或进食油腻食物后突然发生，疼痛剧烈，持续性，多位于上腹部正中偏左。胆源性胰腺炎开始于右上腹，后来亦转至正中偏左。病情严重时疼痛呈束带状并向两侧腰背部放射。患者常不能平卧，呈弯腰屈腿位。

（2）腹胀：常与腹痛同时存在。早期由于腹腔神经丛受刺激产生肠麻痹引起，继发感染后则由腹膜后的炎性刺激所致。腹胀以中上腹为主，腹膜后炎症越重，腹胀越明显，腹腔积液可加重腹胀，患者会出现停止排气、

297

排便，肠鸣音减弱或消失。腹压增高可导致腹腔间隔室综合征（ACS）。

（3）恶心、呕吐：早期即可出现，呕吐常剧烈、频繁，呕吐物为胃十二指肠内容物，呕吐后腹痛、腹胀不能缓解为其特征。

（4）发热：在较轻的水肿型急性胰腺炎可不发热或轻、中度发热。胆源性胰腺炎伴有胆道梗阻者，常因胆道感染出现高热寒战。当胰腺坏死伴感染时，高热为主要症状之一，体温可达39℃以上。

（5）休克：重症急性胰腺炎早期，由于大量的液体渗透至腹膜后间隙、腹腔、肠腔及组织间隙中，血容量相对不足，患者出现面色苍白、脉细速、血压下降、少尿等休克症状。

（6）呼吸困难：重症急性胰腺炎早期，一方面腹压增高使得膈肌抬高影响呼吸，另一方面炎症介质损伤肺泡上皮及血管内皮，造成肺间质水肿和肺泡表面活性物质减少，肺顺应性减低，影响呼吸功能，甚至发生ARDS。

（7）其他：约四分之一的患者可以出现不同程度的黄疸，随着病情的进展，患者可以出现少尿、消化道出血、手足抽搐、DIC等表现。

2. 体格检查

（1）腹膜炎：轻度急性胰腺炎压痛多局限于中上腹部或左上腹部，轻度腹胀，无肌紧张及反跳痛。重症急性胰腺炎腹部压痛明显，伴有肌紧张和反跳痛，范围常波及全腹；肠鸣音减弱或消失，肠胀气明显；出现腹腔积液，移动性浊音多为阳性。

（2）低血压、休克：精神烦躁不安、反应迟钝甚至意识障碍，口唇干燥，心率及呼吸频率增快，血压进行性下降。早期休克主要是低血容量所致，后期继发感染导致多种因素引起休克，较难纠正。

（3）其他：胆源性胰腺炎可出现黄疸，重症急性胰腺炎出血可以经腹膜后途径渗入皮下，在腰部、季肋部和下腹部皮肤出现大片青紫色瘀斑，称Grey-Turner征；

出现在脐周，称 Cullen 征。血钙降低时可出现手足抽搐。

3. 实验室检查

（1）血、尿淀粉酶：是诊断急性胰腺炎的主要手段之一。血清淀粉酶在发病 2 小时后开始升高，24 小时达高峰，可持续 4～5 天，正常值是 40～180U/dl（Somogyi 法），超过 500U/dl 时有诊断价值。尿淀粉酶在急性胰腺炎发作 24 小时后开始上升，48 小时达到高峰，其下降缓慢，可持续 1～2 周，正常值是 80～300U/dl（Somogyi 法）。由于其他一些疾病如胃十二指肠穿孔、小肠穿孔、急性肠系膜血管血栓形成和高位小肠梗阻、肾功能改变引起的淀粉酶清除功能受损等可引起血淀粉酶升高，故当急腹症患者出现淀粉酶升高时要结合临床综合分析。血、尿淀粉酶的测定值要有非常明显的升高才有诊断急性胰腺炎的价值。测定值愈高，诊断急性胰腺炎的正确率愈高。

（2）淀粉酶对肌酐清除率比值：有助于急性胰腺炎的诊断。正常情况下，淀粉酶清除率和肌酐清除率相平行。急性胰腺炎时，肾脏对淀粉酶的清除率增加，而肌酐清除率无改变。淀粉酶对肌酐清除率比值的计算公式：淀粉酶清除率/肌酐清除率比值（%）=（尿淀粉酶/血淀粉酶）/（尿肌酐/血肌酐）×100。正常人的淀粉酶对肌酐清除率比值是 1%～5%，一般小于 4%，大于 6% 有诊断意义。

（3）血清脂肪酶：脂肪酶的唯一来源是胰腺，因此具有较高的特异性。急性胰腺炎发病后，血清脂肪酶和血清淀粉酶平行地升高，两者的联合测定可以增加诊断的准确性。

（4）血钙：脂肪坏死及钙皂形成消耗了血钙，使血钙降低，常于发生于第 2～3 天，如果血钙持续低于 1.87mmol/L 提示预后不良。

（5）血糖：早期血糖即可升高，后期血糖持续高于 11mmol/L 提示预后不良。

（6）C 反应蛋白：C 反应蛋白发病 72 小时后 CRP＞150mg/L，提示胰腺组织坏死，动态测定血清 IL-6 水平增高提示预后不良。

（7）血细胞比容：可反映患者循环血量变化，大于40%常提示血液浓缩。

4. 影像学检查

（1）超声检查：超声检查能显示胰腺肿大和周围液体积聚，简单易行、无损伤、价格低。水肿病变时，胰腺内为均匀的低回声分布，有出血坏死时，可出现粗大的强回声。此外，超声检查胆道系统对了解有无胆道结石、炎症和梗阻有重要的价值。但超声检查易受气体干扰，而急性胰腺炎时，无法对胰腺的严重程度作出明确判断。

（2）CT检查：增强CT是急性胰腺炎最有价值的诊断方法。急性水肿性胰腺炎时，胰腺弥漫增大，密度不均，边界模糊；出血坏死性胰腺炎在肿大的胰腺内可见密度减低区，此密度减低区与周围胰腺实质的对比在增强后更为明显。由于CT能明确反映坏死及胰腺外侵犯的范围，常作为病情严重程度分级及预后判别的标准。另外CT还能用于胆道系统的诊断，了解胆总管有无扩张，胆总管下段有无结石存在。Balthazar CT评级常用于坏死程度的判断（表2-4-5）。

表2-4-5　Balthazar CT 评级

Balthazar CT 分级标准：根据炎症的严重程度分级为 A～E 级。
A 级　胰腺正常。
B 级　胰腺局部或弥漫性肿大，但胰周正常。
C 级　胰腺局部或弥漫性肿大，胰周脂肪结缔组织炎症性改变。
D 级　胰腺局部或弥漫性肿大，胰周脂肪结缔组织炎症性改变，胰腺实质内或胰周单发性积液。
E 级　广泛的胰腺内、外积液，包括胰腺和脂肪坏死，胰腺脓肿。

注：MRI 同 CT

（3）MRI 检查：和 CT 一样可显示胰腺的形态改变，在评估胰腺坏死、炎症范围等方面有价值。MRCP 可显示胆管和胰管，对原因不明的胰腺炎诊断具有临床意义。

（4）胸部 X 线片：有时可见左肺下叶炎症、左侧胸腔积液、左侧膈肌抬高等，反映出膈肌周围及腹膜后的炎症，有助于急性胰腺炎的诊断。

（5）腹部平片：可见胃十二指肠积气，近段空肠以及横结肠麻痹扩张，有时可见胆管、胰管结石影，对急性胰腺炎有辅助诊断价值。

5. 穿刺检查

（1）腹腔穿刺：安全、简便和可靠的检查方法，对于移动性浊音阳性患者行腹腔穿刺，可穿出淡黄色或咖啡色腹水，淀粉酶升高有诊断意义。

（2）胰腺穿刺：适用于怀疑继发感染者。常于 CT 或 B 超定位下进行，将吸出的液体或坏死物质进行病原学检查。

6. 诊断临床上完整的急性胰腺炎诊断应包括疾病诊断、病因诊断、分级诊断和并发症诊断。对于符合以下 3 项中的 2 项，即可确诊为急性胰腺炎：①与急性胰腺炎符合的腹痛，急性、突发、持续、剧烈的上腹部疼痛，常向背部放射；②血清淀粉酶和（或）脂肪酶至少 >3 倍正常上限值；③增强 CT/MRI 或腹部超声呈现急性胰腺炎影像学表现。

7. 严重程度分级

（1）轻型急性胰腺炎：仅为胰腺无菌性炎症反应及间质水肿，或有胰周少量炎性渗出，不伴有器官功能衰竭及局部或全身并发症，通常在 1～2 周内恢复，病死率极低。

（2）重症急性胰腺炎：约占 AP 的 20%，是指胰腺炎伴有胰周坏死、脓肿、假性囊肿等局部并发症或伴有器官功能障碍者。

（3）暴发性急性胰腺炎：指自起病起 48～72 小时内，经充分液体复苏及积极地对症支持治疗后仍出现多器官功能障碍的重症急性胰腺炎，病情极为凶险。

8. 病程分期

（1）急性反应期：发病至 2 周，此期以 SIRS 和器官功能衰竭为主要表现，常可有休克、呼吸衰竭、肾衰竭、胰性脑病等主要并发症，此期构成第一个死亡高峰，治疗的重点是加强重症监护、稳定内环境及器官功能保护治疗。

（2）全身感染期：发病 2 周至 2 个月左右，以全身细菌感染、深部真菌感染或双重感染为临床表现。此期治疗的重点是感染的综合防治。

（3）残余感染期：发病 2 ~ 3 个月以后，主要表现为全身营养不良，存在腹腔或腹膜后残腔，通常引流不畅，窦道经久不愈，伴有消化道瘘，治疗的重点是营养支持及并发症的外科处理。

9. 鉴别诊断

（1）消化性溃疡急性穿孔：有典型的溃疡病史，腹痛突然加重，腹肌紧张，肝浊音界消失，X 线透视发现膈下有游离气体等可鉴别。

（2）急性胆囊炎和胆石症：常有胆绞痛病史，疼痛位于右上腹，常放射至右肩部，Murphy 征阳性，血、尿淀粉酶轻度升高。腹部 B 超可明确诊断。

（3）心肌梗死：有冠心病史，突起发病，疼痛有时限于上腹部。心电图显示心肌梗死图像，血清心肌酶升高。血、尿淀粉酶正常。

（4）急性肠梗阻：腹痛为阵发性，伴有呕吐、腹胀，肠鸣音亢进，无排气，可见肠型。腹部 X 线可发现肠腔内液-气平面。

【常见并发症】

1. 全身并发症

（1）全身炎症反应综合征：是由感染或非感染因素引起的全身炎症反应，是机体对多种细胞因子和炎症介质的反应。符合以下临床表现中 2 项及以上即可诊断 SIRS：心率 > 90 次/分；体温 < 36℃ 或 > 38℃；白细胞

计数 $< 4 \times 10^9 / L$ 或 $> 12 \times 10^9 / L$；呼吸频率 > 20 次/分或 $PCO_2 < 32mmHg$。SIRS 持续存在将会增加器官功能衰竭发生的风险。

（2）器官功能衰竭：急性胰腺炎的严重程度主要取决于器官功能衰竭的出现及持续时间，出现 2 个以上器官功能衰竭称为多器官功能衰竭（MOF）。

（3）腹腔间隔室综合征（ACS）：膀胱压测定是诊断 ACS 的重要指标，膀胱压 $\geq 20mmHg$，伴有少尿、无尿、呼吸困难、吸气压增高、血压降低时应考虑出现 ACS。

（4）全身感染：早期以革兰阴性杆菌感染为主，后期常为混合细菌感染，并且败血症往往与胰腺脓肿同时存在；严重患者由于机体的抵抗力低，加上大量使用抗生素，极易产生真菌感染。

（5）胰性脑病：表现为耳鸣、复视、精神异常（幻觉、幻想、躁狂状态）和定向力障碍。

（6）消化道出血：上消化道出血常因应激性溃疡或黏膜糜烂所致，下消化道出血可因胰腺坏死穿透横结肠所致。

2. 局部并发症

（1）急性液体积聚：发生于病程早期，表现为胰周或胰腺远隔间隙液体积聚，并缺乏完整包膜，可以单发或多发。多可自行吸收，少数发展为急性假性囊肿或胰腺脓肿。

（2）胰腺及胰周组织坏死：发生于病程早期，表现为混合有液体和坏死组织的积聚，坏死物包括坏死的胰腺实质或胰周组织。急性胰腺炎起病 4 周后，逐渐形成一种包含胰腺和（或）胰周坏死组织且具有界限清晰炎性包膜的囊实性结构，叫做包裹性坏死。

（3）胰腺脓肿：胰腺或胰周坏死合并感染的脓液积聚，外周为纤维囊壁，增强 CT 提示可有气泡征，影像引导下经皮细针抽吸物细菌或真菌培养阳性。

（4）胰腺假性囊肿：有完整非上皮性包膜包裹的液

体积聚，起病后 4 周，假性囊肿的包膜逐渐形成。

【治疗】

1. 针对病因治疗

(1) 胆源性急性胰腺炎：胆石症是目前国内急性胰腺炎的主要致病因素，凡有胆道梗阻者需要及时解除梗阻。治疗方式包括在 ERCP 基础上行 EST、取石、内引流或 ENBD。其余胆道疾病待早期病情稳定后或后期坏死性胰腺炎外科干预时一并处理。

(2) 高血脂性急性胰腺炎：急性胰腺炎并静脉乳糜状血或血甘油三酯 >11.3mmol/L 可明确诊断，需要短时间降低甘油三酯水平，尽量降至 5.65mmol/L 以下。这类患者要限用脂肪乳剂，避免应用可能升高血脂的药物。治疗上可以采用小剂量低分子量肝素和胰岛素。快速降脂技术有血脂吸附和血浆置换快速降脂。

(3) 其他病因：高钙血症性胰腺炎多与甲状旁腺功能亢进有关，需要作降钙治疗。胰腺解剖和生理异常、药物、胰腺肿瘤等原因引起者予以对应处理。

2. 非手术治疗

(1) 禁食、胃肠减压：可减少食物和胃液对胰腺的刺激，减轻恶心、呕吐、腹胀、腹痛症状。

(2) 抑制胰腺分泌：质子泵抑制剂或 H_2 受体阻滞剂可通过抑制胃酸分泌间接抑制胰腺分泌，生长抑素可直接抑制胰酶的分泌。

(3) 镇痛、解痉：明确诊断后可予以药物镇痛。警惕哌替啶可产生 Oddi 括约肌痉挛，故应同时联合山莨菪碱使用。

(4) 抗生素应用：急性胰腺炎患者不推荐静脉使用抗生素以预防感染。针对部分易感人群（如胆源性、高龄、免疫力低下者等）可能发生的肠源性革兰阴性杆菌易位，采用能通过血胰屏障的抗生素，如喹诺酮类、头孢菌素、碳青霉烯类及甲硝唑等预防感染治疗。

(5) 液体复苏及重症监护治疗：液体复苏、维持水电解质平衡和加强监护治疗是早期治疗的重点，由于

SIRS 引起毛细血管渗漏综合征，造成血容量丢失及血液浓缩。复苏液首选乳酸林格液，对于需要快速复苏的患者可适量选用代血浆制剂。扩容治疗需避免液体复苏不足或过度，可通过动态监测 CVP/PWCP、心率、血压、尿量、血细胞比容及混合静脉血氧饱和度等作为指导。

（6）器官功能的维护治疗：①针对呼吸衰竭的治疗：给予鼻导管或面罩吸氧，维持氧饱和度在 95% 以上，动态监测血气分析结果，必要时应用机械通气；②针对急性肾衰竭的治疗：早期预防急性肾衰竭主要是容量复苏等支持治疗，稳定血流动力学；治疗急性肾衰主要是连续肾脏替代疗法；③其他器官功能的支持：如出现肝功能异常时可予以保肝药物，弥散性血管内凝血时可使用肝素，消化道出血需应用质子泵抑制剂或 H_2 受体拮抗剂。

（7）营养支持：禁食期间早期采用完全肠外营养，待病情稳定，肠功能恢复后可给予肠内营养，逐步恢复饮食。

（8）中药治疗：如生大黄及复方清胰汤。

3. 手术治疗　外科治疗主要针对胰腺局部并发症继发感染或产生压迫症状，如消化道梗阻、胆道梗阻等，以及胰瘘、消化道瘘、假性动脉瘤破裂出血等其他并发症。胰腺及胰周无菌性坏死积液无症状者不需要手术治疗。在急性胰腺炎早期，除因严重的 ACS，均不建议外科手术治疗。

（1）手术适应证：梗阻型胆源性胰腺炎需早期手术解除梗阻，非梗阻型可待胰腺炎缓解后再行手术干预；胰腺及周围组织坏死合并感染，经积极保守治疗 24 小时以上无好转时，考虑及时手术清创引流；重症急性胰腺炎合并 ACS，非手术治疗不能缓解者；残余感染期，有明确的包裹性脓肿、胰漏或肠瘘，经非手术治疗不能治愈者。

（2）手术方式：手术方式可分为 PCD、内镜、微创手术和开放手术。微创手术主要包括小切口手术、视频辅助手术（腹腔镜、肾镜等）。开放手术包括经腹或经腹膜后途径的胰腺坏死组织清除并置管引流。对于有胆道结石患者，可考虑加做胆囊切除或胆总管切开取石，建议术中放置空肠营养管。胰腺感染性坏死病情复杂多样，各种手术方式可以单独或联合应用。

（3）手术并发症：常见的术后并发症为术后出血、胰瘘、消化道瘘和切口疝。

4. 局部并发症的治疗原则

（1）急性液体积聚和急性坏死物积聚：无症状者，无需手术治疗。症状明显，出现胃肠道压迫症状，影响肠内营养或进食者，或继发感染者，可在 B 超或 CT 引导下行 PCD 治疗，感染或压迫症状不缓解需进一步手术处理。

（2）包裹性坏死：无菌性 WON，原则上不予手术治疗，随访观察。发生感染时，可行 PCD 或手术治疗。

（3）胰腺假性囊肿：继发感染者治疗与 WON 相同。囊肿长径＜6cm，无症状，不作处理，随访观察；若体积增大出现压迫症状则需外科治疗。外科治疗方法以内引流手术为主，内引流手术可在腹腔镜下手术或开腹手术。

5. 其他并发症的治疗

（1）胰瘘：多由胰腺炎症、坏死、感染导致胰管破裂引起。胰瘘的治疗包括通畅引流和抑制胰腺分泌以及内镜和外科手术治疗。

（2）腹腔大出血：条件具备的首选血管造影检查明确出血部位，如为动脉性（假性动脉瘤）出血则行栓塞术。未明确出血部位或栓塞失败者可考虑积极手术止血或填塞止血。同时做好凝血功能监测和纠正。

（3）消化道瘘：可来源于急性胰腺炎本身，但也可能与手术操作有关，以结肠瘘最为常见。治疗与肠瘘治疗原则相同，包括通畅引流及造口转流手术。

【诊治要点】

1. 急性胰腺炎为常见急腹症，同其他急腹症临床表现相似，应熟练掌握急腹症的鉴别诊断及急性胰腺炎的诊断标准。

2. 约 20% 急性胰腺炎患者为重症急性胰腺炎及暴发性急性胰腺炎，疾病进展迅速，常合并全身代谢紊乱、休克及多器官功能障碍，故应早期识别重症急性胰腺炎患者，严密监测病情变化，积极进行循环容量复苏和器官功能支持。

3. 轻型急性胰腺炎预后良好，经保守治疗多数可治愈，手术治疗非首选，但梗阻性胆源性胰腺炎应积极解除梗阻。

4. 手术亦非重症急性胰腺炎的首选治疗方式，在积极保守治疗无效，疾病进行性恶化无法缓解者，可考虑手术治疗，但手术时机及手术方式均需严格遵循适应证。

【健康教育】

1. 向患者及家属介绍 CP 病因、诱因、主要临床表现及目前疾病的诊治进展，稳定患者心态，帮助患者树立战胜疾病的信心，使患者能积极配合治疗。

2. 戒烟戒酒，避免应用可能诱发胰腺炎的药物。

3. 饮食以清淡为主，避免暴饮暴食及高脂饮食，少食多餐。

4. 调整自身不良的生活习惯，适当的运动和体力劳动，保持心情舒畅。

5. 积极治疗胆系疾病及高脂血症。

6. 定期复诊，不适时随诊。

【转诊条件】

1. 轻型急性胰腺炎　轻型急性胰腺炎因症状不重，经正规保守治疗后多可自行恢复，无需外科干预，故在诊断明确前提下可在当地医院治疗，不需要转诊。

2. 重症急性胰腺炎　起病急，进展迅速，需要严密监测患者病情变化，对于这种类型胰腺炎患者在二级医院诊治存在较大风险，建议 24 小时内转到具备重症监护条件的三级医院，最好具备胰腺专科病房和专业人员，这样可能会降低死亡率，改善预后。

3. 暴发性急性胰腺炎　病情极为凶险，遇到这类患者应尽快、就近转到三级甲等医院或者区域性胰腺疾病诊疗中心。

（郭俊超）

第十六节　胰腺囊性病变

【概述】

胰腺囊性病变（PCLs）是一组呈囊性或囊实性的胰腺占位性疾病。PCLs分为非肿瘤性和肿瘤性两类（表1）。非肿瘤性主要为胰腺假性囊肿（PPs）；肿瘤性即PCNs，以胰管或腺泡上皮细胞增生、分泌物潴留形成囊肿为主要特征，主要包括浆液性囊性肿瘤（SCN）、黏液性囊性肿瘤（MCN）、导管内乳头状黏液瘤（IPMN）、实性假乳头状瘤（SPN）等。根据囊液性质，PCNs可进一步分为黏液性和非黏液性，前者主要包括MCN和IPMN，有潜在或明显恶性倾向；后者主要包括SCN和SPN，一般为良性或低度恶性。PCLs的主要特点见下（表2-4-6）。

表2-4-6　胰腺囊性病变分类

非肿瘤性	肿瘤性
胰腺假性囊肿（PPs）	浆液性囊性肿瘤（SCN）
先天性囊肿	黏液性囊性肿瘤（MCN）
潴留性囊肿	导管内乳头状黏液瘤（IPMN）
肠源性囊肿（GIST囊性变等）	实性假乳头状瘤（SPN）
壶腹周围十二指肠壁囊肿（异位胰腺囊性变等）	神经内分泌肿瘤囊性变
淋巴上皮囊肿	导管腺癌囊性变

续表

非肿瘤性	肿瘤性
异位子宫内膜囊肿	腺鳞癌囊性变
寄生虫性囊肿（棘球蚴囊肿等）	囊性腺泡细胞癌
其他	导管内管状瘤
	淋巴管瘤
	海绵状血管瘤
	囊性肉瘤
	胰母细胞瘤
	囊性错构瘤
	囊性畸胎瘤
	副脾表皮样囊肿
	转移癌囊性变
	其他

【诊断要点】

PCLs 是一类构成极为复杂的疾病，明确的诊断对治疗方式的选择极为重要。本文将主要涉及浆液性囊性肿瘤、黏液性囊性肿瘤、导管内乳头状黏液瘤及实性假乳头瘤的诊治。

1. 浆液性囊性肿瘤（SCN） SCN 大多为良性，好发于胰体尾，影像学上多为微囊，呈蜂窝状，囊壁较薄，中心可见星状瘢痕伴钙化，其囊液清亮、稀薄，CEA 与淀粉酶水平低。浆液性微囊性囊腺瘤（SMA）是 SCN 最常见的病理类型，一般为良性。SMA 常单发，多见于胰腺体尾部，病变常较大，囊内大量薄壁小囊肿围绕中央瘢痕紧密排列，切面呈"蜂窝状"或"海绵状"，中央瘢痕多伴有局灶钙化，囊腔不与胰管相通。浆液性寡囊性囊腺瘤（SOA）又称浆液性巨囊性囊腺瘤，由少量大囊组成，较 SMA 少见，主要见于胰头部。一般认为 SCN 无恶变倾向，但也有少量浆液性囊腺癌的个案报道。

2. 黏液性囊性肿瘤（MCN） MCN 常单发，多见于胰腺体尾部，病变体积较大，呈单腔或多腔，囊腔较大（罕见微囊型 MCN），由一层厚的纤维囊壁包裹，部分形成壁结节并突向囊腔，局部囊壁可见钙化。腔内可见分隔，腔内液体黏稠，偶呈水样或血性，一般不与胰管交通。MCN 伴浸润性癌的比例约为 20%，癌变的瘤体直径一般≥4cm，多存在壁结节。

3. 导管内乳头状黏液瘤（IPMN） IPMN 多为单发，常见于胰头或钩突部，与胰管交通，20% ~ 30% 为多灶性，5% ~ 10% 可弥漫分布于整个胰腺。按累及部位将 IPMN 分为主胰管型（MD- IPMN）、分支胰管型（BD- IPMN）及混合型（MT- IPMN）。MD- IPMN 表现为主胰管（MPD）部分或弥漫性扩张（ > 5mm），并除外其他原因引起的梗阻；BD- IPMN 表现为分支胰管囊性扩张，直径 >5 mm，且与 MPD 交通。IPMN 典型的大体表现为弥漫性或节段性胰管扩张，扩张的胰管内充满黏液，部分可见胰管内乳头样结节，提示浸润性 IPMN 可能。MD- IPMN 周围胰腺实质通常坚硬，因萎缩而呈粉色或白色；BD- IPMN 周围实质一般正常。IPMN 典型的组织学特征为囊性扩张的胰管衬以高柱状黏液上皮细胞，形成具有纤维血管轴心的真性乳头结构。浸润性癌占 IPMN 的比例为 20% ~ 50%，浸润成分可为胶样或管型。

4. 实性假乳头状瘤（SPN） SPN 通常单发，胰腺各部位均可发病，确诊时瘤体多体积较大（平均直径 9 ~ 10cm）。病灶多位于胰腺边缘部位，突出于胰腺轮廓之外。SPN 多边界清晰，病变可呈实性、囊实性或囊性，囊性成分多由囊内出血和肿瘤组织退变坏死形成，约1/3 可见钙化；少数 SPN（尤其是较小的病变）主要呈实性。组织学表现为均匀一致的多边形细胞围绕纤维血管蒂呈复层排列，形成假玫瑰花结及假乳头结构，常坏死出现囊状结构；胞质多呈嗜酸性，有时见液泡形成，过碘酸-雪夫（PAS）染色阳性，部分见耐淀粉酶小体；细胞核圆形或卵圆形，多见纵行的沟槽和细微斑点状的染色体。大多数 SPN 为非浸润性，10%～15% 可发生肝脏或腹膜转移。SPN 很少发生淋巴结转移。

【病史及体格检查】

多数 SCN、MCN 患者无明显临床症状，常在体检或因其他原因行影像学检查时发现。有临床表现亦多为非特异性症状，包括腹痛、腹胀、肿块、恶心、呕吐、腹泻和体重减轻等。IPMN 患者可以急性胰腺炎为首发症状，且可反复发作。与 MD-IPMN 患者相比，BD-IPMN 患者无症状者更为多见。SPN 在确诊时其瘤体往往已非常大，可因肿瘤破裂而发生腹腔内出血。当 PCNs 发展为浸润性癌时，患者可出现与胰腺导管腺癌（PDAC）类似的症状，如疼痛（腹痛或背痛）、黄疸和新发糖尿病等。IPMN 患者可同时或异时发生胰腺外肿瘤，但其发病率较一般人群无明显升高。

【辅助检查】

影像学是诊断 PCNs 的重要依据，常用检查包括腹部超声、计算机断层扫描（CT）、磁共振成像（MRI）、内镜超声（EUS）、内镜下逆行性胰胆管造影术（ERCP）、正电子发射断层显像（PET）等。

腹部超声可用于 PCNs 的筛查，但难以区分 PCNs 的病理类型。CT 是鉴别诊断 MCN 和 SCN 的重要手段。MCN 多见于胰腺体尾部，单发或多发，体积常大于SCN，囊壁及纤维分隔较 SCN 厚，囊腔可被分隔为多个小囊，呈"橘子样"切面。囊液中混有坏死组织或出血时，可见密度增高。偶见周边囊壁"蛋壳样"钙化，对MCN 诊断具有特异性。增强 CT 常可见囊壁、分隔及壁结节呈强化表现。直径 >4cm、囊壁不规则增厚、实性壁结节、周边钙化等常提示 MCN 为恶性，应注意观察是否有局部浸润及远处转移（肝脏和腹膜）征象。MCN 需要与 PPs 或 SCN 鉴别，尤其是单腔型 SOA。有研究分析

SOA 及 MCN 的囊壁突出胰腺外部分的厚度，SOA 多为≤1mm 的薄壁，而 MCN 大部分囊壁厚度在 2.5～10.0mm 之间，因此 CT 测量囊壁厚度可作为 MCN 与 SOA 的鉴别方法。

MRI/MRCP 可以清晰地显示囊性病变与胰管交通与否，并显示胰管内有无充盈缺损，如 IPMN 存在胰管内充盈缺损常提示恶变可能，因此 MRI/MRCP 对 IPMN 与其他 PCNs 的鉴别诊断价值大于 CT，推荐 IPMN 患者首选 MRI/MRCP 检查。

SPN 的 CT 典型征象为单发的、边界清晰、包裹良好、质地不均、血管密度低的占位病变，伴中央或散在坏死灶，囊壁多较厚并伴强化。约 1/3 患者可见不规则钙化，周围多见。部分瘤体坏死变性使病变呈囊实性，常伴囊内出血；由于坏死及出血程度不同，部分病变可完全呈实性或囊性。部分患者可因肿瘤生长造成邻近组织移位，但多无浸润。

【鉴别诊断】

PCNs 的鉴别诊断主要依据影像学检查，其他诸如 EUS-FNA 以及 PET 对于常规检查无法诊断的 PCNs 也有重要意义。

【治疗】

对于有明显症状、确诊或可疑恶性的 PCNs（尤其是 IPMN 和 MCN），多数指南或共识均推荐手术治疗。但 PCNs 术前常缺乏明确诊断，且其自然史尚未阐明，因此对无症状的、较小的 PCNs 患者应积极治疗还是随访观察，目前仍存争议。

一般认为 SCN 无恶变倾向，为良性肿瘤，但可随时间延长而增大，>4cm 后其生长速度加快，可引起临床症状。SCN 手术指征为：有临床症状、>4cm 及囊性病变性质不确定。浆液性囊腺癌需手术治疗，术后仍可长期生存。SCN 一般不需清扫胰周淋巴结。

MCN 具有恶变倾向，建议采取肿瘤根治性切除术，切除范围应包括肿瘤两侧的部分胰腺，断端无肿瘤残留。

可根据病变位置选择保留幽门的胰十二指肠切除术、节段性胰腺切除术或胰腺远端切除术等。由于恶性 MCN 的淋巴结转移率亦较低，通常不必清扫胰周淋巴结。近年，有学者建议对低危 MCN 患者（无症状、<3cm、无壁结节、无胰管或胆总管扩张、无胰周淋巴结肿大）首先行影像随访，可能适用于伴有严重并发症的高危患者和高龄患者。

　　MD-IPMN 及 MT-IPMN 均建议手术治疗（除非有手术禁忌证）。MPD ≥ 10 mm 为"高危指征"之一，而 MPD 扩张 5~9 mm 为"报警指征"之一；后者应进一步检查而非立即手术。可根据病变范围行胰十二指肠切除术、远端胰腺切除术等。如果术中冷冻切片显示切缘阳性（包括高级别异型增生），应考虑进一步切除以确保切缘阴性，必要时行全胰腺切除术。但全胰腺切除手术范围大，术后须终生使用胰岛素。而 BD-IPMN 的恶变倾向较低，治疗和随访异于其他 IPMN。仙台指南中 BD-IPMN 的手术指征包括：①病变 >3cm；②有壁结节；③MPD 扩张 >10 mm；④胰液细胞学检查可疑或呈阳性结果；⑤囊肿引起症状。

　　SPN 主要采取手术治疗。如肿瘤较小、包膜完整且与周围组织界限清楚可行局部切除术，根据病变位置可行保留十二指肠的胰头切除术、胰腺节段切除术、胰腺远端切除术。对周围组织结构有明显侵犯者，应当予以扩大切除范围。SPN 极少发生淋巴结转移，不必常规清扫胰周淋巴结。即使出现远处转移或复发，仍建议手术治疗。

　　手术常见并发症：PCNs 术后并发症和病死率分别为 20% ~40% 和 1% ~3%。主要并发症包括：胰瘘/胰漏、胆漏、出血、感染（肺炎、切口感染等）、胃排空延迟、肠梗阻、胰腺脓肿或假性囊肿形成、胰腺内分泌及外分泌功能不足等。

【诊治要点】

　　PCNs 的表现多样，临床上常无特殊表现，确诊多通过影像学完成。手术前应尽可能充分诊断定性，避免盲目探查。对于不能明确病变的患者，手术探查术中送检明确诊断，进而根据病理性质采取不同的手术方式也为可选择的手段之一。

【健康教育】

PCNs 恶性程度一般较导管腺癌较低，手术切除基本能够达到治愈。即使术中或者术后发现转移，联合切除转移灶或者二次手术均可收到较好效果。患者在确诊后应放松心态，及时就诊，向医师详细反应病情，以期早日确诊并及时手术。

【转诊条件】

定性对 PCNs 的治疗尤为重要。基层医院应评估患者病情，对于定性明确、无转移的 PCNs 选择性行手术治疗。但对于手术切除困难，伴有转移，或者术前无法明确病理类型的肿瘤，应及时转上级医院就诊，但应做好筛查工作，以对上级医院的进一步诊治提供依据。

（吴河水）

第十七节　脾脏损伤

【概述】

根据损伤原因不同，脾脏损伤可分为创伤性、医源性和自发性破裂三种，其中以创伤性脾脏破裂最为常见。医源性损伤多由于腹部手术过程中牵拉脾胃韧带或脾结肠韧带不当，探查腹腔时手法粗暴，行左侧胸腔穿刺时穿刺点过低等原因所致，自发性破裂多见于病理性的脾脏，常发生于腹部压力骤然增加时。根据损伤程度可分为包膜下破裂、中央破裂和真性破裂，其中真性破裂最为常见，但前两种脾脏损伤亦可能逐渐发展为真性破裂，发生迟发性大出血而危及患者的生命。

【诊断要点】

1. 病史与体检

（1）病史：对于怀疑脾破裂的患者，仔细询问病史尤为重要。创伤性脾破裂常由于胸腹部的开放性或闭合性损伤所致，特别是闭合性损伤患者，由于胸腹部没有创口，常常容易误诊和漏诊。应仔细询问受伤时的情况，包括受伤的部位、范围，疼痛的部位、性质、持续时间等。腹部手术所致的医源性脾破裂多能在手术中发现，诊断并不困难，但季肋部穿刺所导致的脾脏损伤很少见，常常被忽视。自发性脾破裂诊断比较困难，应询问患者是否有肝硬化、血吸虫病、疟疾、造血或淋巴系统恶性疾病等导致脾脏病理性改变的病史，是否有打喷嚏、呕吐等诱因。

（2）体格检查：应密切监测患者生命体征，包括血压、脉搏、心率、呼吸频率等，观察患者是否有贫血貌；胸腹部的体检是重点，闭合性损伤患者，受伤的部位常常有皮肤破损、瘀斑，出血量大时可见腹部膨隆，多有压痛，叩诊有移动性浊音。开放性损伤左侧胸部或腹部可见创口。

2. 辅助检查 包括实验室检查和影像学检查，血常规是常用的实验室检查，可根据血红蛋白和血细胞比容初步判断失血量。超声、X线或CT是常用的影像学检查，超声检查可了解脾脏损伤的部位、损伤的程度、脾脏轮廓是否完整、脾脏周围或腹腔其他部位是否有积液、胸腔是否有积液等，超声检查由于可以在床旁实施，尤其适用于那些生命体征不稳定的患者；X线检查有助于了解是否存在肋骨骨折、膈肌是否有上抬等；CT检查能确定是否存在脾损伤及损伤的类型，脾包膜下血肿表现为局限性包膜下积血，呈新月形或半月形；脾实质内血肿常呈圆形或卵圆形的等密度或低密度区；脾撕裂伤显示为脾内带状、斑片状或不规则状低密度影，多同时伴腹腔积血征象。

3. 鉴别诊断

（1）胃肠等空腔脏器穿孔：腹痛较脾脏损伤更为剧烈；体检常可触及腹肌紧张；血常规检查血红蛋白和血细胞比容常正常，白细胞常升高；腹部站立位平片或CT

检查，常可见膈下游离气体；诊断性腹腔穿刺常可抽出消化液。

（2）胰腺损伤：胰腺损伤常合并有胰瘘，特别是胰体尾部的损伤合并胰瘘时，常表现为左上腹痛，脾脏周围液性暗区，易与脾脏损伤混淆；超声引导的腹腔穿刺可除外腹腔出血，穿刺液淀粉酶常明显升高。CT检查可显示胰腺的轮廓不完整。

【治疗】

1. 非手术治疗　并非所有的脾破裂都要行脾切除治疗。特别是对于4岁以下的婴幼儿，由于脾脏切除后，发生暴发性凶险感染的几率明显增加，所以对于那些生命体征平稳的患者，经影像学检查证实脾脏损伤比较局限、表浅，无其他腹腔内合并伤者，可暂行非手术治疗，但需密切观察患者心率、脉搏、血压、腹部体征、血细胞比容及影像学的变化。

2. 手术治疗

（1）适应证：①脾破裂导致生命体征不平稳的患者；②脾脏中央型破裂、脾门撕裂或合并有脾血管损伤者；③合并有腹内其他脏器损伤者；④动态监测条件不具备时，脾破裂一旦确诊，应尽早手术治疗。

（2）术前准备：脾破裂手术多在急诊情况下完成，除了常规外科手术的术前准备如至少6小时禁食，2小时禁饮水外；重点要完成输血的相关准备工作。

（3）手术方式：手术可在开腹或腹腔镜下完成，对于出血凶猛，患者生命体征不稳定者，建议直接开腹手术。进腹后，用手指捏住脾蒂，可达到快速控制出血的效果。手术方式包括全脾切除、脾部分切除和脾破裂修补等。对于脾脏损毁严重、中央型脾破裂、脾门撕裂或病理性的脾脏破裂者，建议直接行脾切除术。婴幼儿患者切除脾脏后，为防止术后暴发性凶险性感染，可将切除的脾切成小薄片，移植于网膜囊内，以恢复脾功能。对于周围型破裂或裂口较表浅的患者，可行脾部分切除或脾破裂修补术。

（4）手术常见并发症：①术后出血：一般在术后24~48小时发生，若出血量大，常常需要紧急再次手术；②膈下脓肿：常与术后出血，术中胰尾损伤导致胰瘘等因素有关，大多可通过B超引导下穿刺抽出脓液或置管引流来治疗；③血栓-栓塞性并发症：多与脾切除后血小板计数急骤增多有关，目前认为术后血小板超过$1000 \times 10^9/L$者，应该用肝素等抗凝剂行预防性治疗，对于已经发生血栓-栓塞性并发症者，应卧床休息，并采用抗凝剂治疗；④胸腔积液：多为反应性，少量胸腔积液可不做处理，量较大时，可在B超引导下穿刺抽液。

【诊治要点】

尽快确诊，迅速评估，及早手术，救命第一，兼顾保脾，止血确切，勿伤胰尾。

【健康教育】

1. 术后采取适宜体位，麻醉清醒后，取半卧位（休克未纠正除外）；

2. 指导患者术后早期床上活动及呼吸功能锻炼；

3. 脾切除术后，患者免疫力低下，注意保暖，预防感冒，避免进入拥挤的公共场所。适当锻炼，增加抵抗力。

【转诊条件】

脾破裂大多病情危急，应尽可能就近进行医疗救治；对于部分涉及脾血管损伤而在基层医院无法确切处理者，可采用纱布填塞止血等损伤控制的措施后向上级医院转诊；脾破裂手术后发生胰瘘、严重腹腔感染和血栓-栓塞性等并发症在基层医院无法救治时，亦应将患者转诊至上一级医院。

（袁玉峰）

第十八节　脾脏肿瘤

【概述】

脾脏肿瘤可分为脾脏良性肿瘤，脾脏原发性恶性肿瘤和脾脏转移性肿瘤。脾脏肿瘤总体发病率不高，发病隐匿，常因生长、脾大局部压迫导致左上腹胀痛不适、或脾亢引起贫血等原因就诊时发现，也有因其他疾病行上腹部影像学检查时发现。根据组织起源不同，脾脏良性肿瘤可分为：脾血管瘤、脾淋巴管瘤和脾错构瘤。脾脏原发性恶性肿瘤：占全身恶性肿瘤的 0.64%，可分为脾脏原发性恶性淋巴瘤（占脾脏原发性恶性肿瘤 2/3 以上，主要包括脾原发性霍奇金病和脾原发性非霍奇金淋巴瘤）、脾血管肉瘤（又称恶性血管内皮瘤或内皮肉瘤）、脾纤维肉瘤、梭形细胞肉瘤和恶性纤维组织细胞瘤（在脾原发性恶性肿瘤中最少见）；脾脏转移性肿瘤：原发灶可以是全身各个器官，来自血行播散的以肺癌、乳腺癌、卵巢癌和恶性黑色素瘤最多见，淋巴转移多来自于腹腔脏器，常伴有腹主动脉旁和脾周淋巴结转移肿大。

【诊断要点】

1. 临床表现与体检

（1）临床表现

1）肿瘤和脾大致脾包膜张力增高及刺激膈肌和腹壁引起的症状：左上腹胀满不适、疼痛，左肩背部放射痛，呃逆，心悸、胸闷、气促，左上腹隆起包块。

2）肿瘤和脾大压迫胃肠道引起的症状：餐后腹胀、恶心、食欲缺乏。

3）恶性肿瘤毒性表现：低热、乏力、消瘦、食欲缺乏、贫血等。

4）继发性脾亢表现：牙龈出血，皮下出血斑点，全身抵抗力减低；部分病例可伴有肝大，若出现脾肿瘤自发破裂可表现为剧烈腹痛甚至出现休克。

5）脾脏转移性肿瘤还表现有原发病症状。

（2）体格检查

1）左上腹隆起，包块。

2）触诊可触及左上腹不规则包块，肿大的脾脏（正常情况下脾脏不能触及，如可触及提示脾大至少为正常 2～3 倍）。

3）叩诊脾浊音界增大（正常叩诊脾浊音界在左腋中线第 9～11 肋间，前方不超过腋前线）。

4）脾脏血管肉瘤常伴有肝脏增大。

5）脾脏转移性肿瘤有相应的原发瘤体征。

6）脾脏肿瘤破裂有腹腔出血、腹膜刺激征、移动性浊音阳性及休克表现。

2. 辅助检查

（1）胸腹部 X 线片

1）脾影增大，左膈抬高，肺部及纵隔阴影，典型的脾血管瘤可见脾影中钙化斑。

2）消化道造影可见胃及结肠脾曲受压右移。

3）肾盂静脉造影可见左肾下移。

（2）B 超

1）脾大，脾实质不均，低回声结节影。

2）肝脏占位及腹腔淋巴结肿大，妇科 B 超排除卵巢肿瘤。

3）B 超对囊性病变较为敏感，易于排除脾囊肿。

（3）CT、MRI、PET 及血管造影：对脾脏肿瘤的诊断和鉴别诊断有重要意义。

1）脾血管瘤：为脾脏最常见良性肿瘤。①CT 平扫：可见单个或多个、边界清晰、类圆形均匀低密度影。②增强 CT 有特征性变化：强化从病变周围开始，逐渐向中央填充，直至全部病灶强化，密度与正常脾实质一致。③MRI：信号强度与肝血管瘤相似，T_1WI 呈低信号，T_2WI 呈高信号。④Gd-DTPA 增强扫描：病灶均匀一致强化；也可周边结节样强化，逐渐向中央填充，但边缘结节样强化不如肝血管瘤明显。

2）脾淋巴管瘤：多发生于婴幼儿，为脾内淋巴管囊状扩张而成，而非真正肿瘤。①CT 平扫：可见脾脏单个或多个低密度（CT 值高于脾囊肿，多为 15～30HU）、边界清晰肿块，内有粗大分隔。②增强 CT：肿瘤边缘轻度强化，但中央无强化。③MRI：T_1WI 呈低信号，T_2WI

呈为高信号，病灶边缘清晰，呈多房性、内有粗大间隔。④静脉注射 Gd-DTPA 后间隔可有增强。

3）脾错构瘤：①CT 平扫：可见混杂低密度肿块，边界不清，中央偶见散在钙化影，因瘤体内含脂肪组织，CT 值 <25HU 为其特征性改变。②增强 CT 扫描：肿瘤内强化不均（与肿瘤不同成分强化不同有关）。③MRI：信号强度取决于肿瘤内部组成及各组分间比例，大多脾错构瘤 T1WI 呈等信号，T2WI 呈高信号，因肿瘤内存在间隔，故信号强度不均匀。如脂肪组织较多则 T1WI 呈高信号，脂肪抑制和梯度回波同相位和反相位序列扫描可确定脂肪成分有无；如肿瘤实质纤维较多，则 T2WI 呈低信号。Gd-DTPA 增强扫描脾错构瘤呈弥散不均匀性强化。

4）脾恶性淋巴瘤：在影像学检查中发现脾脏肿瘤性占位，首先需考虑脾恶性淋巴瘤可能。①CT 平扫：表现为脾大（约 40%），单发或多发低密度灶，以多发常见。②增强 CT 扫描：病灶边缘强化，中央无明显强化。③MRI：脾恶性淋巴瘤在 T2WI 上多呈低信号，与转移瘤呈高或等信号相反，动态增强 MRI 对脾恶性淋巴瘤诊断优于 CT，不仅能显示脾脏病变，而且可同时显示淋巴瘤侵犯肝脏、腹腔和腹膜后淋巴结情况，可作为诊断、分期、预后及观察治疗效果的必要补充手段。④超顺磁性氧化铁微粒剂是一种网状内皮细胞特异性造影剂，因淋巴肿瘤细胞破坏了脾脏红髓，增强前后脾脏信号强度降低不明显，而非肿瘤性脾大犹如正常脾脏，增强前后脾脏信号强度变化明显，故可用于区分非肿瘤性脾大和淋巴瘤侵犯引起的脾大。

5）脾血管肉瘤：①CT 平扫：呈边缘不清的低密度肿块，单发或多发，伴脾大，形态失常，病灶内常有密度更低的囊性坏死灶，如肿瘤内有钙化及出血可见斑片状高密度区。②增强 CT 扫描：可见病变不均匀强化，延迟扫描病变部位呈低密度，需要观察是否有肝转移及腹膜后淋巴结肿大。③MRI：血管肉瘤与正常脾脏组织间信号强度差别小，不易区别。④增强 MRI 扫描，尤其是超顺磁性氧化铁微粒剂增强后，血管肉瘤信号强度明显高于正常脾脏组织。

6）脾纤维肉瘤：纤维肉瘤是一种发展缓慢低度恶性软组织肿瘤，四肢、头颈多见，发生于脾脏罕见。①CT 平扫示脾组织内类圆形或分叶状软组织密度影，肿瘤内可见钙化斑，体积较大的肿瘤中心可坏死、囊变，呈低密度改变。②增强 CT 更易显示。③MRI 肿瘤在 T1WI 上呈低或等信号，在 T2WI 上呈稍高信号，肿瘤内部坏死出血致信号不均。

7）脾转移瘤：原发灶多来源于乳腺癌、肺癌、胃癌、胰腺癌、卵巢癌、恶性黑色素瘤等。①CT 平扫：单发或多发形态不一，密度不均，界限不清低密度灶。②增强 CT 扫描：病灶不强化或轻度强化。③MRI：肿瘤在 T1WI 上呈不规则低信号，在 T2WI 上呈高信号。④梯度回波增强扫描：可见转移瘤病灶轮廓不清，增强不明显；超顺磁性氧化铁微粒剂增强后，转移灶呈相对高信号强度，有利于显示转移瘤。

（4）血液化验及骨髓穿刺：主要用以排除血液系统疾病及脾脏转移性肿瘤，外周血及骨髓检查对脾原发性恶性淋巴瘤诊断无决定性意义。

（5）病理检查：脾脏肿瘤发病隐匿，鉴别诊断困难，术前难以确诊，多需术中及术后肿瘤病理诊断确诊。

3. 鉴别诊断

（1）脾脏良性占位病变

1）脾囊肿：边界清晰，单发或多发，可合并有肝肾囊肿，B 超示液性，CT 值呈水样，MRI 示 T1WI 呈低信号，T2WI 呈高信号。

2）寄生虫性脾囊肿：多为包虫性，影像学检查示囊性、囊壁有钙化，血常规可见嗜酸性粒细胞增多，血清卡松尼实验阳性。

3）脾脓肿：左上腹疼痛明显，血象明显升高。

4）脾结核：结核感染，T 淋巴细胞增多。

（2）原发性脾脏恶性肿瘤：症状较良性病变明显，肿瘤生长迅速，全身进行性消瘦。

1）脾血管肉瘤：可发生于任何年龄，主要表现为腹痛、脾脏结节样肿大、压痛，生长迅速，可发生脾破裂。肿瘤内出血首先应考虑脾血管肉瘤，晚期可有贫血和恶病质，多数早期已有肝转移，还可转移至骨髓和淋巴结等。

2）原发性脾脏恶性淋巴瘤：主要表现为脾大，无其他部位受累，术中探查病变主要在脾脏和脾门淋巴结，肝脏、肠系膜及腹主动脉旁淋巴结活检阴性。

（3）转移性脾脏恶性肿瘤：因多见于肺癌、卵巢癌、乳腺癌、恶性黑色素瘤和腹腔肿瘤局部浸润，发现脾脏肿瘤时需考虑到与它们鉴别诊断，仔细检查，不难发现。

（4）脾大相关的其他疾病

1）门静脉高压脾功能亢进：肝炎病史或血吸虫感染病史，胃底食管静脉曲张，外周血三系细胞减低，骨髓检查粒细胞系成熟障碍，增生活跃。

2）恶性淋巴瘤和慢性白血病侵及脾脏：血液系统异常，肿大淋巴结穿刺、活检，骨髓检查可明确诊断。

【治疗】

1. 由于脾脏良恶性肿瘤难以鉴别，过去多主张一经发现即行全脾切除术。

2. 随着对脾脏免疫等多种功能认识的深入，尽量保留脾脏的正常功能已被人们所接受，故建议对术前难以判断良恶性的脾脏肿瘤，术中对肿瘤行快速冷冻病理学检查，明确肿瘤的性质。对伴有脾功能亢进，出血倾向者可考虑行全脾切除术。

3. 对于脾实质性肿瘤在没有明确肿瘤良恶性病变性质的情况下，行腹腔镜手术有造成恶性肿瘤种植播散可能，需权衡利弊，慎行之。

（1）不同脾脏肿瘤治疗原则

1）脾脏良性肿瘤：①对于较为肯定的脾脏良性肿

瘤，可密切随访，也可行脾脏节段性部分切除术或全脾切除后正常脾组织自体异位移植。②脾血管瘤可发生自发性脾破裂，个别可发生恶变，如生长迅速或较大，应考虑手术治疗。

2）脾脏原发性恶性肿瘤：①治疗首选脾切除加术后放疗或化疗。手术应行全脾切除，术中确保脾包膜完整，并清扫脾门淋巴结。②脾血管肉瘤易发生血行转移，累及肝脏及其他器官，且脾脏原发性恶性肿瘤易发生肿瘤自发性破裂，所以应早期行脾切除术。脾血管肉瘤对放疗无效，化疗可选用多柔比星、甲氨蝶呤和环磷酰胺。③脾原发性纤维肉瘤术前诊断困难，术中根据探查情况行脾切除术或侵犯脏器的联合切除。纤维肉瘤早期易发生血行转移，常见于肺、肝脏和椎骨，较少淋巴转移，术中如见淋巴肿大需行淋巴清扫。纤维肉瘤总体对化疗效果差。

3）脾脏转移性肿瘤：①应根据原发肿瘤的病理分期和全身状况，确定是否行脾切除术，如原发肿瘤已发生广泛转移，则无脾切除术的必要。对于脾脏转移性肿瘤自发性破裂则予以急诊脾切除术。

（2）术前准备：

1）完善相关检查，如上腹部 CT 平扫及增强扫描，血液化验，骨髓穿刺等，尽量明确诊断。严格把握手术适应证及禁忌证。

2）术前配血及备血。

3）联系术中冷冻病理学检查。

4）与家属充分沟通，告知术中可能手术方式、可能出现的手术并发症及预后。

（3）手术常见并发症：

1）术后出血：主要见于脾脏良性肿瘤部分切除术后。

2）术后感染：免疫降低，脾热，腹腔脓肿，腹壁伤口感染，脾切除术后凶险感染。

3）术后血小板升高，门静脉、肠系膜上静脉血栓形成，肠坏死，肝功能衰竭。

【诊治要点】

1. 脾脏肿瘤总体发病率不高，症状不典型，对有左上腹不适及消化道症状者需警惕脾脏肿瘤，以防漏诊。

2. 影像学检查对脾脏肿瘤的诊断和鉴别诊断有重要意义，尤其是 CT 及 MRI 检查更具有提示意义。

3. 脾脏肿瘤最终仍需术中及术后病理确诊，术前脾脏穿刺活检因有一定风险，较少采用，术中探查及组织病理学检查对手术方式有指导意义。

【转诊条件】

1. 术者无脾肿瘤手术经验。

2. 术前无配血条件。

3. 术中无冷冻病理学检查条件。

（张 健 李宗芳）

第五章

血管外科

第一节　下肢静脉曲张

【概述】

大隐静脉曲张是指大隐静脉过度迂曲扩张的一种病理性曲张状态，静脉壁发育异常、回流障碍及长期静脉高压是其最直接的原因。多发生于久站、长期高强度体力劳动的人群，女性发病率高于男性。其主要临床表现为下肢浅表静脉迂曲扩张，体表呈"蚯蚓状"隆起，多以小腿显著。随着疾病进展，可逐渐出现小腿肿胀感、皮肤瘙痒、湿疹、皮肤色素沉着、皮下硬结等，部分患者可出现浅静脉血栓，严重者可形成足靴区溃疡，经久不愈。

【诊断要点】

1. 病史与体检

（1）病史

1）大部分患者有长期久站等诱因，如教师、理发师、厨师、农民等需长时间站立者多发。

2）往往缓慢进展，如为短时间内出现并迅速加重的浅静脉曲张，需警惕有无其他疾病，如动静脉瘘等。

（2）体格检查

1）站立时，下肢浅静脉呈"蚯蚓状"突起即可诊断为下肢静脉曲张；严重者可沿大隐静脉走行区域广泛静脉扭曲扩张成团。

2）部分患者合并有下肢肿胀、湿疹、皮肤色素沉着、皮下硬结及溃疡等，且多发于足靴区及内踝上方。

2. 辅助检查

（1）下肢深浅静脉多普勒超声：多普勒超声可见下肢浅静脉扭曲扩张。其更主要的作用是明确下肢深静脉是否通畅、有无静脉反流，交通静脉有无反流等。

（2）下肢静脉造影：顺行性下肢静脉造影可见皮下广泛增粗迂曲的浅静脉显影。同时可明确下肢深静脉是否通畅、有无狭窄、静脉瓣形态是否正常等，其较超声检查更为直观。

逆行性下肢静脉造影一般无法显示曲张静脉，但可明确有无合并静脉瓣功能不全及其严重程度。

3. 鉴别诊断

（1）下肢静脉畸形骨肥大综合征（KTS）：为先天性疾病。曲张静脉多分布于大腿外侧，同时合并有大腿外侧皮肤酒红色斑，患肢较健肢更粗壮更长等特点。部分 KTS 患肢下肢动脉 CTA 检查可发现小的动静脉瘘或静脉早显。而下肢静脉曲张多发生于内侧大隐静脉走行区域，患肢可肿胀但无明显发育异常及皮肤色斑等表现，不合并动静脉瘘。必要时 MR 可帮助鉴别。

（2）下肢动静脉瘘：为先天性疾病或有外伤史。可发生于下肢任何部位。患处皮温升高，皮色红，严重者可触及明显搏动及震颤感。抬高患肢后曲张静脉可稍减轻但不消失。而下肢静脉曲张除合并急性浅静脉炎外，一般不伴有皮温高皮色红等表现，无波动及震颤。除极严重的静脉曲张外，大部分曲张静脉抬高患肢后可消失。下肢动脉 CTA 或 DSA 造影可明确鉴别。

（3）下肢静脉血栓形成后综合征（PTS）：既往有下肢深静脉血栓形成病史，超声或静脉造影可发现陈旧性血栓。

【治疗】

1. 非手术治疗

（1）注意休息，避免久站久坐，患肢抬高；

（2）穿弹力袜；

（3）口服静脉活性药物，如马栗树种子提取物（迈之灵）、地奥司明等

2. 手术治疗

（1）经典手术方式：大隐静脉高位结扎＋分段抽剥术

1）适应证：①表浅的大隐静脉分支曲张；②大隐静脉主干明显扩张或曲张静脉节段性瘤样扩张；③慢性血栓性浅静脉炎；④急性浅静脉血栓形成。

2）禁忌证：①下肢深静脉血栓形成，深静脉闭塞畸形；②深静脉回流障碍继发的静脉曲张，如巴德-吉（基）亚利综合征（布加综合征）、下腔静脉病变或受压、盆腔肿瘤压迫及妊娠期的静脉曲张等；③动静脉瘘所致下肢静脉曲张。

3）术前准备：①完善下肢深静脉超声或静脉造影等检查确认患者下肢深静脉回流通畅；②术前标记：在温暖且光源良好的房间里让患者站立几分钟，等待静脉完全充盈，适当伸展肢体，让浅静脉也充盈，用手扪及这些静脉并用永久墨水于体表标记曲张的静脉。③术区准备：使用备皮刀刮除会阴部以及手术肢体的毛发。

4）手术常见并发症：①下肢深静脉血栓形成；术后使用抗凝药物预防下肢深静脉血栓形成，要求患者早期下床活动，避免血流淤滞，降低深静脉血栓形成风险。一旦发生下肢深静脉血栓，要求患者卧床，抬高患肢，禁按摩热敷患肢，预防肺栓塞，必要时安装下腔静脉滤器。同时使用抗凝、溶栓药物治疗深静脉血栓。②术后出血及血肿；包扎时应用力均匀，避免局部压力过小，不足以止血。如发现局部出血，可局部再次使用绷带加压包扎止血。③肢体缺血；包扎时切忌用力过度，影响下肢血供导致缺血。如发现有缺血情况，可用剪刀将包扎过紧部位稍

5

剪开以减压。如仍有缺血，需打开敷料重新包扎。

（2）微创手术：病变较轻者可行静脉曲张激光灼闭术或硬化剂注射。

1）适应证：表浅的大隐静脉曲张。

2）禁忌证：①下肢深静脉血栓形成，深静脉闭塞畸形；②深静脉回流障碍继发的静脉曲张，如巴德-吉（基）亚利综合征（布加综合征）、下腔静脉病变或受压、盆腔肿瘤压迫及妊娠期的静脉曲张等；③动静脉瘘所致下肢静脉曲张；④严重下肢静脉曲张伴有溃疡及浅静脉血栓形成者；⑤反复发作的浅静脉炎患者。

3）术前准备：同经典手术方式。

4）手术常见并发症：①下肢深静脉血栓形成；术后使用抗凝药物预防下肢深静脉血栓形成，要求患者早期下床活动，避免血流淤滞，降低深静脉血栓形成风险。一旦发生下肢深静脉血栓，要求患者卧床，抬高患肢，禁按摩热敷患肢，预防肺栓塞，必要时安装下腔静脉滤器。同时使用抗凝、溶栓药物治疗深静脉血栓。②术后疼痛、血栓性浅静脉炎、皮肤硬结、皮肤色素沉着等。使用非甾体抗炎药可缓解。③热灼伤。皮下注射生理盐水可减少此问题的发生。

（3）术后康复：术后应鼓励患者尽早下床活动。规律锻炼，抬高患肢，避免久站。术后5天更换一次敷料，15天可拆线。拆线后穿弹力袜活动。

【诊治要点】

本病不难诊断，但术前务必行深静脉相关检查明确深静脉是否通畅。术后需早期下床活动并常规使用抗凝药物预防下肢深静脉血栓形成。

（李毅清）

第二节　下肢深静脉血栓形成

【概述】

下肢深静脉血栓形成（DVT）是指血液在下肢深静

脉腔内异常凝结，阻塞静脉管腔，导致远端静脉回流障碍，引起肢体肿胀、疼痛及浅静脉扩张等临床症状，可造成不同程度的慢性深静脉功能不全，严重时可致残。其发病的主要原因与血流缓慢、血液高凝状态、静脉壁受损有关。多继发于外伤、手术后长期制动及妊娠等，也有部分不明原因的下肢静脉血栓形成。

【诊断要点】

1. 病史与体检

（1）病史

1）血流淤滞、血液高凝状态、静脉壁受损是静脉血栓形成的三大因素，故大部分静脉血栓患者均有此三方面的诱因，如长期制动、静脉受压、肿瘤、口服避孕药、外伤、骨折、手术等。当然也有部分患者为不明原因的静脉血栓形成。

2）多为突然发病，表现为突然出现的下肢肿胀、疼痛等，站立及行走时加重，休息及患肢抬高可稍缓解但无法消退。血栓位置高，范围广者症状更明显，严重者可继发下肢缺血，表现出现肢体发绀或苍白、皮温冰冷，甚至出现肢体坏死。

3）由于急性血栓形成在血管内引起炎症反应，同时血栓堵塞血管，使下肢静脉血液回流受阻，患者在病程中可能感到持续性的疼痛和胀痛。

（2）体格检查

1）患肢肿胀：急性期多为凹陷性水肿，软组织张力增高，皮色泛红，皮温较健侧稍高。髂股静脉血栓者通常为全肢肿胀，腘静脉及以远血栓者多为小腿肿胀或不肿胀。

2）Homans 征：将足向背侧急剧弯曲时，可引起小腿肌肉深部疼痛。小腿深静脉血栓时，Homans 征常为阳性。

3）股青肿：是下肢深静脉血栓中最严重的一种情况。如下肢静脉血栓范围极广泛，影响整个下肢的静脉回流时，下肢组织张力极度增高，下肢动脉痉挛，引起肢体缺血甚至坏死。可表现为下肢重度肿胀疼痛，软组织张力极高甚至形成水疱，皮色青紫，皮温冰冷，足背动脉搏动不可及。

2. 辅助检查

（1）下肢深浅静脉多普勒超声：多普勒超声可明确下肢静脉有无血栓及血栓形成的部位及范围，同时可根据超声下血栓回声强弱来初步判断血栓的新鲜程度。

（2）下肢静脉造影：顺行性下肢静脉造影可直观地显示下肢静脉血栓形成后静脉血流情况。如静脉造影显示深静脉主干完全不显影，或造影剂在某一平面突然受阻，或静脉出现充盈缺损均提示下肢静脉血栓形成。如深静脉主干呈广泛不规则狭窄，同时周围广泛侧支显影，则提示可能为慢性或陈旧性深静脉血栓形成。

（3）D-Dimer：D-二聚体在静脉血栓的诊断过程中起辅助作用，如 D-Dimer 显著升高，则强烈提示新鲜血栓形成，但其不能作为确诊依据。而 D-Dimer 不升高则可排除新鲜血栓形成或考虑为陈旧性血栓。

（4）肺动脉 CTA：肺栓塞是下肢深静脉血栓的严重并发症。肺动脉 CTA 是明确有无肺栓塞的金标准。

3. 鉴别诊断

（1）下肢淋巴水肿：淋巴水肿是淋巴回流受阻所致下肢水肿。原发性下肢淋巴水肿为先天性，而继发性淋巴水肿多有寄生虫感染（如丝虫病）、手术史（尤其是恶性肿瘤淋巴结清扫手术）、反复感染及放射线损伤史等。淋巴水肿发展缓慢，逐渐加重，通常数年后才出现明显肿胀，伴有下肢软组织增厚感。而下肢深静脉血栓除诱因上的差异外，最重要的是其发病较急，为突发并迅速加重的水肿，同时其为凹陷性水肿，无皮下软组织增厚感。下肢淋巴 ECT 显像可帮助鉴别。

（2）下肢肌间血肿：多有明确外伤史，少部分自发性出血可无明显诱因。通常表现为局部肿胀明显，多伴有剧烈疼痛。血肿范围较大者也可表现为整个肢体的肿胀，但远端无血肿部位多无肿胀。其肿胀部位多可触及皮肤紧绷，压痛明显。而下肢深静脉血栓形成多为整个患肢的肿胀，且以肿胀为主要症状，疼痛其次。多为凹陷性水肿，压痛不明显。超声及 MRI 检查可鉴别。

【治疗】

1. 非手术治疗 药物治疗是目前治疗下肢深静脉血栓的主流治疗方式，其包括：

（1）抗凝治疗：使用肝素、低分子量肝素、阿加曲班、华法林、利伐沙班、达比加群酯等抗凝药物抑制新鲜血栓形成同时促进已有血栓的溶解。使用过程中需密切监测凝血功能，预防抗凝过度引起出血。

（2）溶栓治疗：目前常用的溶栓药物为尿激酶及 r-tPA。链激酶目前已很少使用。由于全身溶栓风险较大且效果不佳，目前也很少使用。局部置管溶栓是目前溶栓治疗的主流方式。

（3）辅助治疗：抗凝治疗同时可使用活血、降纤、静脉活性类等药物辅助治疗。

（4）物理治疗：下肢深静脉血栓急性期建议卧床、患肢抬高以预防肺栓塞并辅助消肿。急性期过后可适当下床活动并穿弹力袜。

2. 手术治疗

（1）开放手术方式：股静脉切开取栓术

1）适应证：①急性下肢深静脉血栓形成，尤其是进行性发展的混合型或髂-股静脉血栓形成。取栓术最佳时间为发病后 2~3 天内。②严重髂-股静脉血栓溶栓治疗无效或禁忌，特别是合并股青肿、股白肿，可能出现患肢缺血或坏疽者。③因介入手术或静脉感染导致的脓毒性深静脉血栓。

2）禁忌证：①发病后病程超过 7 天。②有急性炎症存在。③在慢性下肢静脉功能不全的情况下，或既往有深静脉血栓形成病史，再次发生血栓形成。④周围型下肢深静脉血栓形成。⑤严重骨折患肢制动期间的下肢深静脉血栓形成。⑥有凝血功能障碍者。

3）术前准备：①手术视野皮肤准备，应包括外阴、下腹部及整个患肢。②肝素注射液，以便术中配制肝素生理盐水冲洗静脉腔。③备血 1200～1800ml，通常在取出远端静脉腔内血栓时，有一定量的失血。④术前行下腔静脉滤器植入术以预防术中肺栓塞。

4）手术常见并发症：①术后下肢静脉血栓复发；②术后出血及血肿；③肺栓塞。

（2）微创手术方式：下肢深静脉置管溶栓、机械溶栓。

1）适应证：①急性髂-股静脉血栓形成者。②症状明显的急性股-腘静脉血栓形成者。③急性或亚急性下腔静脉血栓形成者。

2）禁忌证：①严重感染如脓毒血症引起的 DVT；②肿瘤浸润或压迫静脉和转移性肿瘤引起的 DVT；③凝血功能障碍；④出血体质和血小板减少；⑤器官特异性出血危险；⑥新近发生的心肌梗死、脑血管意外、消化道出血。手术和外伤、肝肾衰竭、恶性肿瘤增加转移机会、妊娠；⑦外科手术后、脑梗死急性期、心肺复苏术后、溃疡活动性出血等伴出血性疾病或有出血倾向者均属溶栓禁忌。

3）术前准备：①手术视野皮肤准备，应包括外阴、下腹部及整个患肢。②肝素注射液，以便术中配制肝素生理盐水冲洗静脉腔。③术前安装下腔静脉滤器以预防术中术后肺栓塞。④术前 B 超或静脉造影明确下肢深静脉血栓位置及范围，以便选择合适长度的溶栓导管。

4）手术常见并发症：出血：包括穿刺点出血及全身其他部位出血。需密切监测凝血功能，如凝血功能结果提示出血风险高，需将溶栓药物减量或停药。穿刺点局部出血可行加压包扎。其他部位出血可酌情行加压包扎或手术。

【诊治要点】

一般单侧肢体的突发肿胀需首先考虑下肢深静脉血栓形成。结合超声检查，本病不难诊断。

（李毅清）

第三节　急性下肢动脉栓塞

【概述】

发生在下肢的急性缺血见于下肢动脉急性栓塞、下肢动脉急性血栓形成、外伤，以及主动脉病变、静脉病变等累及下肢动脉血供，其中以下肢动脉急性栓塞最为常见，患者发病后出现典型的"5P征"。栓塞下肢动脉的栓子以来源于心脏的血栓最多，患者常有风湿性心脏病、心房纤颤等并发症，心脏内形成的附壁血栓脱落，随血流栓塞至下肢动脉。

【诊断要点】

1. 病史与体检

（1）病史

1）多有较明显的典型"5P征"，即疼痛（pain）、感觉异常（paresthesia）、麻痹（paralysis）、无脉（pulseless-ness）、苍白（pallor）。

2）既往有房颤或动脉栓塞病史，支持诊断。

（2）体格检查

1）急性动脉栓塞常有较典型的患肢苍白或发绀、皮温降低甚至冰凉、远端脉搏（如足背动脉搏动）消失、感觉减退及自主运动减弱等。

2）当受累肢体出现皮肤水疱、破溃及肢体末梢变黑等，提示缺血严重。

2. 辅助检查

（1）动脉B超：可以显示受累动脉部位、范围、腔内血流情况等。

（2）电子计算机体层扫描（CT）、磁共振成像（MRI）、动脉造影或DSA等（注意：病情允许时酌情考虑采用）

3. 鉴别诊断　腰椎间盘突出症、坐骨神经痛：多不存在无脉、皮温及皮色改变。

【治疗】

1. 非手术治疗

（1）适应证：

1）伴有心、脑或其他脏器病变，处于濒危状态，不能耐受手术。

2）腘动脉以下栓塞。

3）肢体已经坏疽，不宜手术取栓者。

（2）非手术治疗措施：

1）纤维蛋白溶解剂　尿激酶在发病 48～72 小时应用最佳，常用剂量为 6 万～25 万 U/d，经动脉给药。

2）抗凝治疗　常用肝素、低分子量肝素。

3）抗血小板治疗　抑制血小板黏附和聚集。

4）扩血管治疗。

2. 动脉切开取栓

（1）适应证

1）腘动脉分支以上动脉栓塞。

2）手术尽早实行，争取在 6～8 小时以内手术。

3）腹主动脉骑跨栓，若不及时手术，将会导致死亡可能。

（2）禁忌证

1）肢体已经坏疽或张力性水疱，细胞组织已经不可逆。

2）患者处于濒死状态。

（3）术前准备

1）因起病急骤，症状明显病程进展迅速，且预后严重，临床常需要初步诊断后即需急诊行取栓手术。

2）急查血常规、凝血功能、血液生化指标（肝肾功能、肌酸激酶、心肌酶学等）。

3）下肢动脉、髂动脉、心脏彩色超声检查，明确病变部位、程度、心脏情况等。

4）若病情允许，可考虑进一步完善受累肢体 ABI、末梢经皮氧分压，以及动脉造影检查，如 CTA、MRA 或 DSA 等。

5）麻醉：因患者围术期需要使用必要的抗凝剂，故常不选择连续硬膜外麻醉。常用的麻醉方式为全麻、区域神经阻滞麻醉（腰骶丛和坐骨神经阻滞）以及局部浸润麻醉等。

（4）术后常见并发症的预防及处理

1）肢体肿胀：患肢术后常因缺血再灌注损伤等原因出现肿胀，围术期给予适当皮质激素，严重的肿胀则需要及时进行骨筋膜室切开减压。

2）肢体功能障碍或组织坏死：尽早恢复患肢动脉血供，适当的神经营养制剂促进神经损伤恢复，改善患肢功能。局限的组织坏死、溃疡等经适当的创面处理常能愈合，或辅以扩管、去腐生肌等药物，促进伤口愈合。

3）栓塞复发：积极的抗凝能减少栓塞再发，必要时则需外科手段对源头栓子进行去除。

4）肾脏等重要脏器功能损伤：及时进行血液净化，或能挽救患者生命，必要时截肢。

【诊治要点】

急性动脉栓塞的诊治处理重在时间。一般肢体缺血时间在6~8个小时之内能快速恢复动脉血供者，多能取得满意疗效。针对主诉肢体疼痛的患者，第一时间触摸肢体末梢的动脉搏动，简单易行而对诊断或排除肢体急性缺血意义重大。若能及时诊断，常不会耽误病情。

【健康教育】

有高血压病史、尤其曾有风湿性心脏病合并房颤等的人群是急性动脉栓塞的高危人群，对高危人群要加强健康宣传教育科普，使其了解急性动脉栓塞的危害并引起警惕。对房颤患者应适当给予抗凝治疗，以达到预防的目的。

【转诊条件】

对有手术指征的患者，在当地医院暂无相应条件开展手术治疗的情况，应尽快转诊。

（李毅清）

第四节　腹主动脉瘤

【概述】

腹主动脉瘤（AAA）是指腹主动脉局限性瘤样扩张，超过3cm或超过正常直径的50%即可诊断为腹主动脉瘤。腹主动脉瘤是由众多因素共同导致的疾病，包括环境学、遗传学、生物化学等多方面。75%的患者并无自觉症状，常自己或被体检时偶然发现腹部搏动性包块。破裂是其最常见、最凶险的并发症，破裂后死亡率高达80%～90%。对于腹主动脉瘤患者，动脉瘤修复术是最有效的办法。目前手术方式主要包括开放性手术和动脉瘤腔内修复术（EVAR）。本节我们主要介绍开放性腹主动脉瘤切除＋血管重建术。

【诊断要点】

1. 病史与体检

（1）病史

1）部分患者仅自觉腹部搏动感、轻度不适，少数患者有腹痛腹胀甚至腰背部疼痛。

2）往往有多年高血压病史，大部分患者有吸烟史。

3）若腹痛突然加剧，往往表明动脉瘤已破裂或先兆破裂。

（2）体格检查

1）脐周常能扪及搏动性包块，通常无压痛。有时有触痛并可听到收缩期杂音。

2）当并发下肢动脉栓塞时，可发现患肢皮温低，足背或胫后动脉搏动消失等体征。

2. 辅助检查

（1）X线片：少数腹主动脉瘤，在腹部X线片上可以看到成蛋壳状的腹主动脉瘤壁钙化影。

（2）腹主动脉B超：B超作为一种方便无创的检查方法可以作为术后的定期随诊检查，其可以显示腹主动脉瘤的直径、瘤腔内是否有夹层血肿及附壁血栓等。

（3）电子计算机体层扫描（CT）：CT 对腹主动脉瘤的诊断具有重要意义。可以准确了解瘤体的上下界及瘤颈情况。近年来，CTA 的使用可以更加准确清晰形象地显示腹主动脉瘤的三维影像，并可以对实行腔内血管支架提供可靠的几何参数。

（4）磁共振成像（MRI）：MRI 在显示软组织方面优于 CT。在患者因肾功能异常等原因无法行 CT 或 CTA 检查时，MRI 及 MRA 是有效的代替检查方法。

（5）主动脉造影或 DSA：当 CT 及 MRI 应用广泛后，造影已不作为术前常规检查方法。当考虑同期治疗时，可行腹主动脉造影同时进行支架置入术。

3. 鉴别诊断　近年来 B 超和 CT 的广泛应用，结合临床症状及体征，腹主动脉瘤的诊断并不困难。但有时需与后腹膜肿瘤、胰腺肿瘤、腹主动脉伸长迂曲等疾病相鉴别。后腹膜肿瘤及胰腺肿瘤的搏动感沿矢状线传导，而腹主动脉瘤的搏动感则具有膨胀性。CTA 或 MRA 等检查都有利于鉴别。

【治疗】

1. 非手术治疗　严格控制患者血压及心率，对于有破裂征象或远端动脉栓塞等并发症的患者，应该尽早手术治疗。

2. 手术治疗

（1）适应证

1）当腹主动脉瘤瘤体直径 >5.5cm 时需行手术治疗。由于女性腹主动脉直径偏细，如果瘤体直径 >4.5cm 就应该考虑手术治疗。

2）不论瘤体大小，如果腹主动脉瘤瘤体直径增长速度过快（每半年增长 >5mm）也需要考虑尽早行手术治疗。

3）不论瘤体大小，如出现因瘤体引起的疼痛，应当及时手术治疗。

（2）禁忌证

1）有手术高危因素如：高龄、心肺功能受损、机体一般状态差、肾功能不全等。

2）既往开腹手术病史。

（3）术前准备

1）完善常规术前检查，全面评估患者心、肺、肝、肾、脑等重要器官的状态。

2）全主动脉 CTA。

3）行腹主动脉瘤切除术的患者，还需进行肠道准备及备血。

（4）经典手术方式

1）腹主动脉瘤切除术 + 血管重建术。

2）腹主动脉瘤腔内覆膜支架隔绝术。

（5）术后常见并发症

1）腹主动脉瘤切除术 + 血管重建术：①切口疝或切口膨出；②吻合口动脉瘤；③移植物血栓形成；④移植物感染；⑤肋间神经痛。

2）腹主动脉瘤腔内覆膜支架隔绝术：①内漏；②肾动脉闭塞；③髂支闭塞；④覆膜支架感染。

（6）术后康复

1）开放手术患者在 2~3 天后可下地适当活动；

2）腔内治疗的患者在平卧 24 小时后可去除穿刺点压迫；

3）术后 2~3 个月可恢复轻度工作，术后应避免重体力劳动。

【诊治要点】

腹主动脉瘤往往在体检或住院检查时偶然发现，通过 CTA 或 MRA 可以明确诊断。其治疗往往只能在大的医学中心开展，但是随着腔内技术的普及，许多中型医院也开始开展腹主动脉瘤的腔内治疗。在治疗过程中，要对术中及术后并发症做好充分准备，若无较大把握，可转至上级医院。

【健康教育】

有多年高血压病史、曾有外周动脉瘤病史、多年吸烟史、高脂饮食等的人群是腹主动脉瘤的高危人群，对高危人群要加强健康宣传教育科普，使其了解腹主动脉瘤的危害并引起警惕。对吸烟人群宣传烟草危害帮助戒烟，建议高血压及高脂血症患者坚持服用降压降脂药物。同时高龄人群应坚持每年体检，以达到早发现、早诊断、早治疗的目的。

【转诊条件】

对有手术指征的患者，在当地医院暂无相应条件开展手术治疗的情况下，应尽快转诊。

（李毅清）

5

第三部分

小儿外科

第一章

颈部疾病

第一节　甲状舌管囊肿（瘘管）

【概述】

甲状舌管囊肿是指胚胎早期甲状腺发育过程中，甲状舌管退化不全、不消失而在颈部遗留形成的先天性囊肿。囊肿内常有上皮分泌物聚积，可通过舌盲孔与口腔相通继发感染，囊肿可破溃形成甲状舌管瘘。

【诊断要点】

1. 病史与体检

（1）病史：颈前肿物可发生于颈正中线自舌盲孔至胸骨切迹间的任何部位，但以舌骨上、下部位为最常见。囊肿生长缓慢，呈圆形可伴有颈部胀痛、吞咽不适、咽部异物感等局部症状。合并感染者可表现为痛性包块或脓肿，若已形成瘘者，可见窦道，窦道中有黏液或脓性分泌物流出。感染明显者可伴有发热、疲乏等全身症状。

（2）体格检查

1）在颈部中线附近可触及肿块，质地软，圆形或椭圆形，表面光滑，边界清楚，与表面皮肤及周围组织无粘连，有弹性或波动感。

2）位于舌骨以下的囊肿，舌骨体与囊肿之间可触及坚韧的索条与舌骨体粘连，可随伸舌运动上下移动，伸舌肿块消失为特征性体征。

2. 辅助检查

1）B超检查多表现为圆形或椭圆形单囊液性暗区，边界清晰。伴有瘘管形成时可探及由浅入深的中心暗淡的条索状结构与肿物或舌骨相连。

2）CT检查多表现为颈前部正中自舌盲孔至胸骨颈静脉切迹之间任何部位的囊性占位，具有完整包膜，囊壁较薄，囊内容物密度较低，合并感染时囊壁可毛糙增厚。

3. 鉴别诊断

1）颏下慢性淋巴结炎和淋巴结核。

2）异位甲状腺。

3）副胸腺。

4）皮样囊肿。

5）甲状腺腺瘤。

6）腮裂囊肿。

7）其他颈部肿块。

8）颈部结核性瘘。

9）鳃瘘。

10）鳃源性颈部正中裂。

【治疗】

手术治疗

（1）适应证：甲状舌管囊肿常合并感染，易于成瘘，且瘘可长年迁延不愈。故甲状舌管囊肿一经确诊，应尽快手术治疗。

（2）禁忌证：异位甲状腺；局部炎症感染急性期。

（3）术前准备：术前常规行甲状腺B超检查排除异位甲状腺；必要时作碘水造影，了解瘘管深度；常规术前准备，气管插管全身麻醉，肩部垫高，头过伸位充分暴露颈前肿块。

（4）经典手术方式：手术彻底切除囊肿或瘘管是根治甲状舌管囊肿或瘘的主要方法，注意勿损伤甲状舌骨膜，因喉内神经走行于甲状舌骨膜的外侧部分，故分离囊肿外侧部分时应紧贴囊壁小心分离，慎勿损伤喉内神经。

【注意要点】

1. 在舌骨下方剥离囊肿或瘘管时，需防止损伤甲状舌骨膜和喉内神经。

2. 要防止术后出血。

3. 需将与囊肿或瘘管相连的舌骨体中段一并切除；当提起和分离瘘管时，不可用力过猛，以免瘘管断裂、残端回缩、残留。

【健康教育】

颈前囊肿或瘘管宜尽早诊治，以免继发感染使治疗更加困难。

【转诊条件】

反复感染或再次手术患者需转上级小儿外科专科治疗。

(李时望)

第二节 鳃源性囊肿（瘘管）

【概述】

如果发育过程中鳃裂组织未完全退化而有遗留，则形成瘘或囊肿。

【诊断要点】

1. 病史与体检 耳轮脚的前上方，偶有位于耳轮、耳甲、耳屏或外耳道口。瘘口细小呈一皮肤陷孔，可排出少量白色微臭分泌物。多数瘘管终止于耳轮脚的轮骨部，有时有细小分枝并有两个外口。常在感染后引起注意，局部软组织红肿、疼痛，数日后形成小脓肿并自行破溃，流出带黄色黏液的脓液，不久可自愈。但感染呈慢性反复发作，瘘口周围形成瘢痕组织，为先天性耳前瘘［第一鳃囊肿（瘘管）］。

颈部一侧无痛性圆形肿块，位于胸锁乳突肌中1/3的前缘或后方。表面光滑，界限清楚，质软，稍能活动，不与皮肤粘连，发展缓慢。继发感染时出现红肿和疼痛，并突然增大，囊肿巨大时可出现气管和食管的压迫症状，少数可自行溃破成瘘。半数以上病例出生时即有细小瘘口存在，多在胸锁乳突肌前缘下 1/3 部位，从瘘口间歇地排出黏液样透明液，继发感染时排出脓性液，同时瘘口周围皮肤发生炎性反应。在瘘口的深处多能扪及向上延伸的条索状组织，为第二鳃囊肿（瘘管）。在胸骨柄附近发现的瘘口，是第 3 腮裂残留的窦道孔，有极少量分泌物溢出，并常复发感染。

上呼吸道炎或扁桃体炎之后反复发作的侧颈部脓肿和急性化脓性甲状腺炎，应考虑梨状窝瘘。前颈部恰在甲状腺侧叶的部位，有肿胀和疼痛，伴有发热和吞咽疼痛，炎症进展后则局部皮肤发红水肿，可自行破溃排脓。此后往往再发炎症，间隔时间短则 1 个月，长至 40 年，不发炎症时毫无症状。初发时炎症范围较广，再发时较局限。新生儿病例呈囊状扩张，可产生气道压迫症状，炎症时加剧。

2. 辅助检查

（1）B 超检查多为圆形或椭圆形液性暗区，边界清晰的单个囊肿，病程长者或伴有感染时边界可较模糊，伴有瘘管形成时可探及由浅入深的中心暗淡的条索状结构与颈深部相连。

（2）CT 检查对发现瘘管有一定意义，特别是梨状窝瘘瘘管。

（3）经瘘口碘水造影有助于明确瘘管走向，食管造影可助于发现梨状窝瘘内口。

3. 鉴别诊断见甲状舌管囊肿（瘘管）。

【治疗】

1. 非手术治疗 鳃源性囊肿（瘘管）合并感染，尤其在急性感染期间需进行抗感染治疗。

2. 手术治疗

（1）适应证：诊断明确的鳃源性囊肿（瘘管）尽量在发生感染前予以切除。

（2）禁忌证：鳃源性囊肿（瘘管）合并感染，尤其在急性感染期间。

（3）术前准备：常规术前准备，术前瘘管造影可能对手术有帮助，全身麻醉，肩部垫高，头过伸位偏向对侧以充分暴露手术野。

（4）经典手术方式

1）第二鳃囊肿（瘘管）切除术：沿囊肿壁分离至瘘管处，仔细剥离瘘管。如果瘘道短，甚至有时几乎与囊肿成为一体，切除囊肿及瘘管并不困难。如果瘘管长而深，上抵扁桃体窝，向上分离瘘管，手术野显露不清楚，强硬解剖则可损伤组织，可在下颌角下方再另做一横切口，经此切口继续向上解剖瘘管直至瘘管的最高部分。切开皮下沿瘘管剥离，瘘管在皮下穿越过颈浅筋膜后，行向舌骨大角外侧，在二腹肌后腹转入深层，再沿瘘管分离至颈内、外动脉之间而达咽壁，相当于扁桃体窝处，从咽部切除整个瘘管。进入深层时，麻醉师将示指插入口腔内，顶起扁桃体处之咽壁，有利于显露瘘管之末端，在接近咽壁处将瘘管根部结扎，以防复发。分离瘘管的过程中，应十分仔细，注意勿损伤舌咽神经与副神经。

2）第一鳃囊肿（瘘管）切除术：第一鳃裂瘘很难修补，特别是年幼患者，术中首先显露面神经主干及周围分支。通过耳后切口暴露并辨认从茎突孔传出的神经，解剖其周围分支并切除腮腺浅叶，若瘘管位于面神经深部，则行腮腺全切。然后游离瘘管至耳道相通处，切除部分附近软骨及耳道内衬皮肤避免复发。耳道缺损手术关闭。窦道进入中耳和鼓膜时，需行部分鼓膜切除、鼓膜成形及刮除经过颞骨的管道。瘘管若与下颌腺粘连，需同时切除腺体。术中应用面神经电生理定位可使切口更小，可避开面神经干，安全完整地切除病灶。

3）第三、四鳃囊肿（梨状窝瘘）切除术：环状软骨前方皮肤切口依层切开，在甲状软骨下缘辨认瘘管，向侧方牵开甲状腺，暴露环甲肌及环咽肌。必须注意辨认和保护喉上神经及喉返神经。切除管道及附近的瘢痕组织，若瘘管粘连即行部分或一侧甲状腺切除，并在靠近梨状隐窝处结扎瘘管，止血充分，逐层缝合切口。

【注意要点】

1. 瘘管尽量高位结扎。

2. 第一鳃囊肿（瘘管）切除应避免面神经主干及周围分支；第二鳃囊肿（瘘管）切除注意勿损伤舌咽神经与副神经；第三、四鳃囊肿（梨状窝瘘）切除注意辨认和保护喉上神经及喉返神经。

3. 梨状窝瘘可引起两种严重的临床情况：新生儿期致命的呼吸窘迫和急性甲状腺炎，误诊导致错误切除术和引流术使后期手术更复杂。

【健康教育】

颈部囊肿或瘘管宜尽早诊治，保持清洁以免继发感染使治疗更加困难。

【转诊条件】

瘘管切除不彻底或未能高位结扎者易复发；反复感染或再次手术患者，尤其是怀疑梨状窝瘘患者需转上级小儿外科专科治疗。

（李时望）

第三节　先天性肌性斜颈

【概述】

先天性斜颈一般指先天性肌性斜颈，由一侧胸锁乳突肌挛缩变短造成头向一侧偏斜所致。

【诊断要点】

1. 病史与体检　患儿头向患侧偏斜，下颏转向对侧，一般生后 2 ~ 3 周出现。触诊时在患侧胸锁乳突肌内可发现硬而无疼痛的梭形肿物，在 2 ~ 4 周内逐渐增大如成人拇指末节那么大，然后开始退缩，在 2 ~ 6 个月内逐渐消失。大部分患者不遗留斜颈；少数患儿肌肉远段为纤维索条所代替，头部因挛缩肌肉的牵拉向患侧偏斜。

头与面部因不正常的位置可产生继发性畸形，肌肉缩短的一侧，患侧面部长度变短，面部增宽，可能由于地心引力和随着骨的生长发育，面部不对称。

双侧性斜颈罕见，颈部在中线显得缩短，下颏抬起，面部向上倾斜。

2. 辅助检查

（1）头、颈部和脊柱 X 线片检查。

（2）双侧胸锁乳突肌 B 超检查。

3. 鉴别诊断

（1）神经性斜颈。

（2）婴儿阵发性斜颈。

（3）炎症性斜颈。

（4）眼性斜颈。

（5）骨性斜颈。

（6）婴儿良性阵发性斜颈。

【治疗】

1. 非手术治疗

（1）按摩疗法：建议在确诊后即开始对肿物做手法轻柔按摩，并伸展挛缩的胸锁乳突肌。

（2）被动牵拉：第 1 步头部向对侧侧屈，使健侧耳垂接近肩部。第 2 步缓缓转动使下颏接近患侧肩部。个别大儿童需在术后将头放于过度矫正位，头颈胸支具固定 4~6 周。注意下颌旋向患侧，尽量使患侧胸锁关节与乳突间保持最大距离。术后一旦病儿局部疼痛消失，宜尽早开始牵动练习。

2. 手术治疗

（1）适应证：对保守疗法无效或被延误的 6 岁以上病儿。

（2）经典手术方式：手术治疗的目的是矫正外观畸形，改善颈部的伸展和旋转功能。常选择的手术方式为切断或部分切除挛缩的胸锁乳突肌的胸骨头与锁骨头，对 6 岁以上的患儿或者挛缩严重的患儿还需要切断乳突头肌腱。术后要佩戴矫形支具、颈托维持中立位或矫枉过正位至少 6 周，在伤口愈合后继续采用伸展治疗，以防止复发。

（3）微创手术方式：微创手术方式美容效果好、疗效确切，目前已成为斜颈的常规治疗方式。大龄患儿术后要佩戴矫形支具、颈托维持中立位或矫枉过正位至少 6 周，在伤口愈合后继续采用伸展治疗，以防止复发。

【注意要点】

1. 无论采用哪种手术方式，都应防止损伤颈部血管、副神经、膈神经和舌下神经。

2. 在做上端切断术时，还应避免损伤在耳下通过的面神经。

【健康教育】

出生后 1~2 个月发现颈部肿块宜尽早诊断，并在医生指导下开始物理治疗。1~2 岁斜颈未能矫正或继续加重，应积极手术矫正。

【转诊条件】

无微创手术经验的地区宜转上级小儿外科专科治疗。

（李时望）

第二章

胸部疾病

第一节 漏 斗 胸

【概述】

漏斗胸分为先天性和继发性。先天性漏斗胸是儿童时期常见的胸壁畸形。其特点是胸骨下端及相应肋软骨向脊柱方向凹陷，形成以胸骨剑突为中心的前胸壁漏斗状下陷畸形。畸形的发展呈进行性加重，可导致胸腔容积减小，影响呼吸循环系统功能。继发性漏斗胸多发生于心胸外科手术后，与手术创伤及术后愈合不良有关，严重者亦需手术矫治。

【诊断要点】

1. 病史与体检

（1）病史：一般无特殊临床症状。但约60%的患者有不同程度的反复上呼吸道感染、运动后呼吸急促、运动量较同龄人降低等表现，严重者剧烈活动后可有口唇发绀表现。学龄儿童不愿脱衣参加游泳等体育活动。

（2）体格检查：前胸凹陷，双肩前倾，后背部呈弓状，腹部膨隆。青少年患者常伴有扁平胸。合并 Marfan 综合征者，除了胸壁凹陷外，患者身材修长，手指和脚趾长且渐细，呈"蜘蛛脚样"，同时还伴有眼部及心血管系统的异常。

2. 辅助检查

（1）胸部正侧位 X 线片：了解胸骨凹陷程度、心脏移位及双肺情况，有无脊柱侧弯。

（2）胸部 CT：胸部横断面及胸廓成像显示心脏受压及胸壁不对称情况，测量漏斗胸 Haller 指数。

（3）心脏 B 超：评估心脏功能。

（4）心电图检查：评估心脏结构及电活动变化。

3. 鉴别诊断　漏斗胸病变位于胸壁，望诊即可诊断，通过病史及胸壁手术史可以鉴别先天性或后天性漏斗胸。诊断明确还应进一步了解畸形程度及范围，是否对称，心肺功能的变化，有无脊柱侧弯，是否有 Marfan 综合征及其他畸形等。

【治疗】

1. 非手术治疗：3 岁以内、轻微的漏斗胸可不手术，观察即可。

2. 手术治疗

（1）适应证：符合以下 2 条或以上条件即具备手术适应证：①年龄大于 3 岁，最佳年龄 6 ~ 12 岁。12 岁以上或成人也可以手术，但术后对接骨板的耐受性要差；②中、重度漏斗胸畸形，CT 检测 Haller 指数大于 3.25；③肺功能检查提示限制性或阻塞性气道病变；④超声及心电图检查示心脏受压移位，二尖瓣脱垂，不完全性右束支传导阻滞等；⑤患者及家属不能够忍受外观畸形，要求手术矫正。

（2）术前准备：完善常规术前检查，行胸部平片，CT，心电图及心脏 B 超检查。

（3）改良胸骨抬高术。

（4）微创 Nuss 手术：已成为漏斗胸首选的手术方式。术后 2 ~ 3 年取出接骨板。

（5）术后康复

1）术后持续吸氧，严密监测患儿生命体征变化。

2）麻醉清醒后流质饮食。

3）抗菌素预防感染，止血、输液治疗。

4）积极镇痛处理。

5）术后应嘱患儿尽量保持挺胸、双肩水平姿势，2个月内不弯腰搬重物，3个月内避免剧烈及对抗性运动；低龄患儿应加强监护，防止意外伤害致接骨板移位、断裂等。

6）术后1个月复查胸片，以后每3～6个月复诊一次，直到拔除接骨板。

【注意要点】

1. 传统的改良胸骨抬高手术，术中副损伤包括气胸或血胸，多由金属支架经胸骨后横穿至对侧时穿破胸膜或胸廓内动脉导致，术中操作应准确，避免损伤。

2. Nuss 手术虽然是微创手术，但具有较高的手术风险及一定的并发症，应予以重视。

（1）心脏损伤：是 Nuss 手术中最为严重的并发症，严重者危及生命。手术者在进行操作时应仔细谨慎。

（2）血气胸、肺不张：血气胸主要由于肋间血管损伤及胸骨后隧道创面出血所致，术中有活动性出血应及时止血，严重者需放置胸腔闭式引流。闭合切口前麻醉师配合鼓肺，排尽胸腔气体，术后加强呼吸道管理，可行雾化吸入、祛痰等治疗，鼓励患儿吹气球，防止肺炎、肺不张。

（3）心包积液：与术中心包损伤有关，早期诊断处理，严重者需行心包穿刺引流。

（4）疼痛：常用的方法有静脉镇痛泵、口服止痛片、止痛栓塞肛等。有学者主张持续硬膜外麻醉镇痛，术中还可以进行肋间神经阻滞麻醉。

（5）接骨板移位：是导致再次手术的最常见原因，包括左右移动、上下旋转以及向后陷入三种。术后3～6个月复查一次胸片，了解接骨板的位置有无改变。

（6）接骨板金属过敏：主要是对金属的过敏，较为罕见，严重者需要移除接骨板。

（7）漏斗胸患儿由于体内留置有金属支架，在取出之前应避免 MRI 检查。

【健康教育】

漏斗胸术后无并发症者恢复多较顺利，手术疗效确切，预后良好；术中发生心脏或心包损伤是严重的并发症，常危及生命。术后应注意定期随访，遵循术后康复事项，有疼痛等表现者应积极处理，避免脊柱侧弯。对于接骨板耐受差，合并有反复感染或排斥反应者，应移除接骨板。

【转诊条件】

微创漏斗胸手术具有一定风险，一旦发生，后果较严重。建议转至小儿微创外科中心治疗。

（毛永忠）

第二节　鸡　胸

【概述】

鸡胸是小儿前胸壁生长发育过程中的一种骨性畸形，鸡胸畸形随年龄增长呈进行性加重趋势，并逐步由对称性鸡胸演变为不对称性鸡胸，鸡胸一般无明显症状，严重者可导致限制性呼吸障碍，出现反复呼吸道感染，对儿童的生长发育及心理健康产生不良影响。

【诊断要点】

1. 病史与体检

（1）病史：鸡胸患儿主诉为胸壁前凸畸形，一般诊断不难。

（2）体格检查：患儿前胸壁呈明显的前凸畸形，临床分为如下几型：

1）船型畸形。

2）单侧鸡胸。

3）球形鸽胸。

2. 辅助检查

（1）胸部正侧位片：了解胸壁畸形的程度。

（2）胸骨 CT 扫描：了解胸壁畸形的程度以及胸腔有无占位病变等。

3. 鉴别诊断 鸡胸应注意与胸骨本身的肿瘤性病变或胸骨后的占位性病变鉴别，胸骨 CT 扫描可以鉴别。

【治疗】

1. 非手术治疗 治疗方法包括运动疗法与动态胸廓加压器械矫形治疗。目前认为，运动疗法的治疗效果并不明显，整体性的姿势训练适用于不良体态姿势的治疗及伴随发生的脊柱侧弯或脊柱后凸，也适用于手术后姿势的纠正。胸廓加压矫形架对胸廓处于发育过程的鸡胸患儿的主观及客观病情有显著改善，但完全矫正需要长期佩戴矫形器械，有不适感、皮疹、皮肤受压变色及复发等缺点。

2. 手术治疗

（1）适应证：符合以下 2 个及以上标准：

1）CT 提示 Haller 指数小于 2.3；

2）肺功能、EKG 和超声心动检查提示限制性或阻塞性气道病变；

3）畸形进展或合并明显症状；

4）患儿不能忍受畸形外观。

（2）术前准备：完善常规术前检查，行胸部平片，CT，心电图及心脏 B 超检查。评估鸡胸的严重程度。

（3）胸骨沉降术及改良术式。

（4）微创胸骨沉降术：近年来有学者根据 Nuss 手术原理提出了微创胸骨沉降术，并取得良好的近期效果。最佳手术年龄 10 ~ 16 岁。

【注意要点】

1. 鸡胸手术年龄 目前尚无一致意见。国内有学者建议 3 岁后可以考虑手术，多数学者建议手术年龄在 10 ~ 16 岁。

2. 鸡胸手术后并发症 包括伤口血肿、液气胸、肋软骨前凸畸形等。多与手术创伤、胸膜损伤、肋软骨愈合不良等有关。

3. 术后避免弯腰、扩胸、翻滚及剧烈上肢运动，在取出金属支架之前应避免 MRI 检查。

【健康教育】

微创胸骨沉降术能够在最大限度上保证鸡胸的修复效果，并且美观效果较好，手术操作时间短。另外，手术后的感染率极低，并发症少，术后恢复快，手术的安全性高，矫正效果令人患者及家属满意，是临床中值得推广使用的矫正手术办法。

【转诊条件】

一般建议小儿外科专科治疗。

(毛永忠)

第三节 先天性肺囊肿

【概述】

先天性肺囊肿是一种常见的肺发育异常。病变的肺组织出现单个或多个大小不同的囊肿，累及一个或多个肺叶。本病与胚胎期肺发育有关。与支气管不通时，分泌物积聚形成含液的囊肿。病灶多位于肺叶外周的肺实质内，囊壁内衬有柱状上皮细胞或假复层纤毛上皮细胞，外层无肌纤维，反复感染者上皮细胞被肉芽组织代替。囊肿可为单发或多发，可发生于单个肺叶或双侧多个肺叶，囊肿内含有囊液、气体或同时混有液体、气体。

【诊断要点】

1. 病史与体检

（1）病史：根据囊肿的部位、大小、是否与气管相通等症状亦不同。小的囊肿可以无症状。较大囊肿压迫邻近器官或合并感染可有发热、呼吸困难、咳嗽、咳痰等表现。

（2）体格检查：较小的肺囊肿，体格检查可无明显阳性体征；较大的囊肿，肺部听诊呼吸音减弱，当合并感染或肺炎时可闻及湿啰音。

2. 辅助检查

（1）胸部正侧位 X 线片。

（2）胸部 CT 或 MRI 扫描：可显示囊肿与肺组织的解剖结构关系，有助于与其他先天性肺囊性疾病的鉴别。

3. 鉴别诊断 先天性肺囊肿需鉴别于支气管源性囊肿、先天性囊性腺瘤样畸形、先天性肺叶气肿、肺隔离症等，CT 及 MRI 可助鉴别。

【治疗】

1. 非手术治疗婴幼儿如无明显临床症状，可密切观察数月再择期手术。对已发生感染的肺囊肿，因反复感染后形成周围组织粘连和肺门淋巴结增大，且有时合并肺炎，先行抗感染治疗，炎症控制后再择期手术。

2. 手术治疗

(1) 适应证：先天性肺囊肿不能自愈，诊断明确，无手术禁忌，应手术切除。

(2) 术前准备：完善术前常规检查，胸片，心电图，肺部 CT 及 MRI 等。

(3) 经典手术方式：手术方法及范围应根据囊肿的大小、数目、部位以及周围肺组织的情况而定。手术方式主要为开胸行单纯囊肿切除，尽量保留较多的正常肺组织。多房性囊肿可行肺段或肺叶切除。

(4) 胸腔镜下肺叶切除术：近年来，儿童胸腔镜下肺叶切除术也有较多报道，但由于操作空间小，解剖精细，对出血的耐受性差，存在较高的手术风险，尚未普遍开展。术者需具备娴熟的腔镜技术。

【注意要点】

1. 婴幼儿无明显临床症状者，可密切观察数月再择期手术。对已发生感染的肺囊肿，因反复感染后形成周围组织粘连和肺门淋巴结增大，常合并肺炎等，需炎症控制后再择期手术。

2. 怀疑先天性肺囊肿后，应进一步明确是否为肺隔离症，主要不同是肺隔离症常有异常动脉的存在，如术前未明确诊断，不了解异常动脉的分布，很可能在术中导致动脉破裂，引起致命性大出血。

3. 术后早期动态观察 X 线变化，监测有无气胸、支气管胸膜瘘、胸腔积液等并发症。少量气胸及胸腔积液可持续观察，必要时延长胸腔引流时间。

【健康教育】

小儿先天性肺囊肿应早诊断，早手术。这样既能解除囊肿对肺组织的挤压，避免影响患儿肺的发育，同时也有利于肺泡的再生和呼吸功能的代偿。对于张力性巨大囊肿应在充分准备的情况急诊手术。本病多预后好。

【转诊条件】

一般建议转至小儿外科专科治疗。

（毛永忠）

第四节　肺隔离症

【概述】

肺隔离症又称隔离肺，是以血管发育异常为基础的肺发育异常。其主要特点为发育异常的肺组织团块由体循环供血并与正常的肺组织分离。

根据隔离肺组织有无独立脏层胸膜所包裹，分为叶内型和叶外型。隔离肺属无功能肺组织，无炭末沉着，外观呈粉红色或灰白色，肺组织为单发或多发的肺囊性改变。一旦确诊，宜手术治疗。

【诊断要点】

1. 病史与体检

（1）病史：肺隔离症根据分型不同，临床表现亦不同。叶内型患儿被隔离的肺组织多在 10 岁以前与支气管相通并引起反复的肺部感染和咯血，叶外型肺隔离症一般无临床症状，多在体检时发现，有文献报道该型 90%与左膈有关，并且多合并其他先天畸形。

（2）体格检查：常无明显的阳性体征。当合并感染、肺炎时，可闻及湿啰音。

2. 辅助检查

（1）胸部 X 线片：显示左或右下叶后基底段或内基底段贴近膈面及心影旁的囊性或团块阴影。

（2）CT 及 MRI 检查：CT 扫描发现病灶有一条索状阴影与膈肌或胸主动脉相连者，肺隔离症的可能更大。

MRI 检查可显示隔离肺的供血动脉、静脉及其分支和内部结构，可以确诊，并为手术提供帮助。

3. 鉴别诊断 叶内型应与肺部囊性疾病相鉴别，而叶外型应与肺部或后纵隔的良性肿瘤鉴别。肺隔离症 CT 扫描可发现病灶有一条索状血管影与膈肌或胸主动脉相连，可确诊。

【治疗】

1. 非手术治疗　肺隔离症合并感染时拟先行抗感染治疗。

2. 手术治疗

（1）适应证：肺隔离症诊断明确，无合并感染及心肺严重畸形者均需手术。

（2）术前准备：完善术前常规检查，胸片，心电图，肺部 CT 及 MRI 等。

（3）经典手术方法：肺隔离症需要手术治疗，叶内型行肺叶切除，叶外型需行隔离肺单独切除。合并感染者，术前拟先控制感染后再手术。该病临床预后好。

（4）胸腔镜下肺叶切除术：胸腔镜肺叶切除具有创伤小、术中显露清楚、手术时间短、术后患儿痛苦小、恢复快、呼吸系统并发症少等优点。叶内型、叶外型均可在胸腔镜下完成，技术条件成熟者可选择该术式。

【注意要点】

1. 肺隔离症的异常血管直接发自胸主动脉或腹主动脉，压力较高，当结扎缝线脱落后易导致出血量多、凶猛，表现为胸腔引流管短期内引流出大量新鲜血液。

2. 肺隔离症患儿常伴肺发育不良或其他畸形，术后应积极预防肺部感染、肺不张等并发症，术后使用有效抗生素，定期翻身拍背，雾化吸入，促进痰液排出。

【健康教育】

诊断明确应该手术治疗。

【转诊条件】

一般建议至小儿外科专科治疗。

（毛永忠）

第五节 先天性食管闭锁与食管气管瘘

【概述】

先天性食管闭锁和食管气管瘘是新生儿期严重的消化道畸形。闭锁食管远端与气管的瘘多位于气管分叉或右侧支气管近端。

【诊断要点】

1. 病史与体检

(1) 病史：患儿出生后表现不断口吐唾液，少量哺乳时即开始呛咳，乳汁随即由鼻孔和口腔溢出，同时出现呼吸困难、面色发绀甚至窒息等。口咽部液体及分泌物排出后，患儿症状好转，以后每次喂养时均出现同样症状。

(2) 体格检查：合并严重肺炎或误吸时患儿面色发绀，呼吸困难，双肺可闻及湿啰音。经鼻孔插入 8 号或 10 号胃管，正常新生儿可以顺利进入胃腔内；食管闭锁患儿胃管在 10 ~ 12cm 处进入受阻，并可见管端自咽部返回口腔，注意有时胃管会卷曲在食管盲袋内。

2. 辅助检查

(1) 胸部 X 线片：可以了解双肺有无合并感染、肺炎等表现。

(2) 食管碘水造影：可以明确诊断。怀疑食管闭锁时，经胃管注入少量的水溶性碘剂后，拍片可显示食管盲端和瘘管。不同闭锁类型的 X 线表现不同。

(3) 纤维食管镜检查：怀疑为 V 型时，慎用食管造影，经气管注入亚甲蓝，纤维食管镜检查发现食管内呈蓝色可诊断。

3. 鉴别诊断 需鉴别于羊水吸入、新生儿肺炎、先天性心脏病等。

【治疗】

1. 非手术治疗 禁饮食，置温箱或辐射台保暖，留置胃管，间断吸痰，吸氧，防止误吸，静脉营养支持，合并肺炎者予以抗生素治疗。

2. **手术治疗**

（1）适应证：食管闭锁诊断明确应积极准备，尽早手术。对于病情稳定，食管两盲端距离不超过 2cm 者，宜行一期食管端-端吻合术。

（2）术前准备：完善术前检查，确定闭锁类型：X线碘水造影检查可以明确诊断。行血液生化、血常规检查及血气分析。胸片、心脏 B 超检查，排除心脏及肺部病变。

（3）经典手术方法：传统开胸手术取左侧卧位，右侧第 4 肋间进胸。对足月婴，全身情况较好，未合并肺炎及其他严重畸形，闭锁两端相距在 2cm 以内者，选择瘘管结扎、食管-食管一期吻合术。Ⅲ型食管闭锁应首选一期吻合术；Ⅲa 型盲端距离 2cm 以上，可以作 Livaditis 法近端食管肌层环形切开延长术，以降低吻合口的张力，防止吻合口瘘。对伴有严重肺炎或其他严重畸形的早产儿及长段食管闭锁，包括Ⅰ型、Ⅱ型、部分Ⅲa 型，闭锁两端距离超过 3cm 者选择分期手术，一期手术包括左侧颈部食管造瘘术和胃造瘘术。近段食管经颈部切口引出，可引流唾液，防止流入呼吸道，胃造瘘可以在早期减轻腹胀，减少胃内容物反流入支气管，以后可提供胃肠内营养。待患儿 6 个月至 1 岁时行二期手术，术式包括胃管代食管或结肠代食管术。

（4）胸腔镜下食管吻合术：胸腔镜下食管吻合术创伤小，具有与开放手术相同的效果。胸腔镜下食管闭锁矫治术适用于病情稳定，食管两盲端距离不超过 2cm，拟行一期食管端-端吻合术者，主要为Ⅲ型食管闭锁。

【注意要点】

1. 怀疑食管闭锁时禁用钡剂造影。应使用碘水造影，检查后应及时将食管盲端内的造影剂吸尽。

2. 食管闭锁患儿由于术前唾液误吸，围术期常伴有不同程度的肺炎。术前、术后应加强呼吸道管理，避免误吸，及时吸出口腔分泌物，抗感染支持治疗。

3. 新生儿硬肿症是食管闭锁术后的主要死亡原因之一。围术期保暖措施不够为其主要诱因。围术期注意采取保温措施。

4. 吻合口瘘是术后严重并发症之一。一旦发生，应禁饮食、抗生素治疗及营养支持。小的瘘口多在 1~2 周可以愈合。较大的吻合口瘘早期即有大量气胸和胸管引流大量唾液，伴有肺炎肺不张，须保留并固定好胃管，持续胸腔闭式引流，予以抗生素和静脉营养支持治疗，应用东莨菪碱减少唾液分泌，吻合口瘘亦可愈合。保守治疗不能控制感染者，可行颈部食管造瘘和胃造瘘，后期行食管替代术。

5. 吻合口狭窄是食管闭锁术后中、远期最常见的并发症之一。吻合口狭窄可行食管球囊扩张术，严重狭窄需分次逐步扩张。

6. 食管闭锁患儿常伴有喉及气管软骨发育不良，表现为呼气性喘鸣，常伴有呼吸道感染，严重时可有吸入性呼吸困难，发绀，发作性窒息，危及生命。术后喂养时注意误吸。无呼吸窘迫症状者可以观察，多数随年龄增长，气管内径增大，气管软骨环变硬，病情可逐步缓解。

【健康教育】

术后喂养、吻合口狭窄及呼吸道的管理亦极其重要，应予以定期随访。目前胸腔镜下食管一期吻合术矫治食管闭锁技术成熟，疗效确切，临床医生应该给患者家属予以推荐。

【转诊条件】

建议转至小儿外科专科治疗。

(毛永忠)

第六节　食管灼烧性狭窄

【概述】

食管灼烧性狭窄多由于误服化学制剂如家庭备用的

强酸、强碱等，多系 5 岁以下幼儿误服，食管全层继发性增厚、纤维化及狭窄。

【诊断要点】

1. 病史与体检

（1）病史：有误服化学制剂病史。

（2）体格检查：检查可见口腔黏膜苍白、水肿、坏死等改变，损伤的程度并非与食管烧伤一致。严重者有呼吸困难、高热、心率加快，甚至休克。

2. 辅助检查

（1）胸腹部平片：可判断肺和胃肠道受累情况，有无消化道穿孔、纵隔炎等。

（2）食管造影：了解食管狭窄的部位、程度、范围，胃和十二指肠有无受累。

（3）内镜检查：了解损伤范围，对损伤程度分级。内镜下食管损伤的程度分三级：Ⅰ级仅有黏膜水肿；Ⅱ级为黏膜糜烂，有溃疡，并侵犯肌层；Ⅲ级则有黏膜坏死、深溃疡或穿孔，管腔可能堵塞。

3. 鉴别诊断食管灼烧性狭窄应鉴别于食管先天性狭窄，根据病史及辅助检查鉴别不难。

【治疗】

1. 非手术治疗　急性期禁饮食，予以静脉高营养，维持水、电解质、酸碱平衡，应用广谱抗生素，预防继发感染，减少后期狭窄并发症。留置胃管，早期可洗胃和补充营养。

2. 手术治疗

（1）适应证：中至重度损伤者行胃造瘘术，便于日后维持肠内营养和食管扩张；呼吸困难者，应行气管插管，严重者需行气管切开；伤后 3～4 周、急性炎症消退后，可行食管扩张术；经扩张治疗无效者需行食管替代术。

（2）术前准备：完善术前检查如血常规、肝肾功能、电解质、出凝血时间检查等，食管碘水造影了解狭窄的部位、长度。

（3）食管扩张术：应用带气囊导管，将球囊注气扩张后通过狭窄部位回拉，力量均匀作用于狭窄部位，使狭窄处扩张，扩张时动作应该轻柔，忌用暴力。

（4）代食管手术：常用的有结肠、胃管、空肠代食管及结肠补片成形术。儿童多采用结肠代食管术式，疗效肯定，术后生存质量好。

【注意要点】

1. 行食管扩张时，力量均匀作用于狭窄部位，使狭窄处扩张，扩张时动作应轻柔，忌用暴力，以免发生食管穿孔。

2. 代食管手术方式较多，包括结肠代食管术、胃管代食管术、空肠间置术等。

3. 建立胸骨后隧道过程中，注意避免一侧或双侧胸膜破损，一旦发现破损，应留置胸管引流。

【健康教育】

加强卫生宣教，加强家庭化学腐蚀性制剂的管理可以减少儿童误服，避免此类疾病发生。

【转诊条件】

建议转至小儿外科专科治疗。

（毛永忠）

第七节　膈　疝

【概述】

先天性膈疝（CDH）是指一侧或两侧膈肌发育缺陷，腹部脏器进入胸腔，导致一系列症状的小儿外科疾病。最常见的心脏畸形是左心发育不良，也是影响预后的重要因素。因横膈发育缺损，腹腔脏器疝入胸腔，从而影响支气管、肺发育，新生儿期 CDH 死亡率可高达 35%～60%。临床上分为胸腹裂孔疝（后外侧疝）、胸骨后疝、食管裂孔疝等。

【诊断要点】

1. 病史与体检

（1）病史：主要以呼吸道和消化道症状为主。

（2）体格检查：患侧胸腔饱满，听诊呼吸音减弱，肠管疝入时可闻及肠鸣音；心尖搏动与心界向对侧移位等。

2. 辅助检查

（1）胸腹部 X 线立位：平片见胸腔内肠管充气影，心脏和纵隔偏离中线，横膈影消失；腹部胃泡影缩小或消失，肠管充气影减少。

（2）消化道碘水或钡剂造影：可显示胃食管与膈肌的解剖关系，胸腔内有无胃肠道影，有助于鉴别胸腹裂孔疝（后外侧疝）、胸骨后疝、食管裂孔疝等。

（3）MRI 和 CT 扫描：有助于进一步诊断，并与肺隔离症或肺囊性腺样畸形相鉴别。

（4）B 超：了解有无心血管系统、泌尿生殖系统等畸形。

3. 鉴别诊断　诊断膈疝应明确是胸腹裂孔疝（后外侧疝）、胸骨后疝还是食管裂孔疝等，通过胸片、消化道造影、MRI 等检查可以鉴别。

【治疗】

1. 非手术治疗　少量多餐、稠厚饮食，餐后处头高俯卧位、口服胃动力药和抑酸剂等。

2. 手术治疗

（1）适应证：Ⅱ、Ⅲ型食管裂孔疝；Ⅰ型食管裂孔疝保守治疗无效者；胸腹裂孔疝及胸骨后疝，呼吸循环稳定者均需手术治疗。

（2）经典的手术方式：传统方法是经腹或胸行膈肌修补。

（3）膈疝微创手术治疗：随着腔镜技术的提高，手术器械的改进，新生儿及小婴儿微创手术也得以广泛开展。

【注意要点】

1. 较大的胸腹裂孔疝对患儿呼吸循环功能影响较大，手术治疗时机存在争议。

2. 食管损伤术中发现应及时修补，留置胃管，术后静脉营养支持。

3. 腹主动脉损伤缝合膈食管裂孔进针过深，易损伤腹主动脉。

4. 气胸术中应及时发现，嘱麻醉师鼓肺排气，予以修补。

5. 吞咽困难术后早期可能为食管下端水肿所致，长期吞咽困难可能由于食管裂孔缝合过紧，或胃底折叠包绕过紧所致。

6. 腹胀综合征即不能呕吐和呃逆，胃排空延迟和腹胀，可能与手术中损伤迷走神经或食管裂孔缝合过小有关。

7. 肺部并发症包括肺炎、肺不张等。

8. 裂孔疝复发和折叠滑脱：需再次手术。

【健康教育】

随着新生儿呼吸功能支持及监测水平的提高，先天性膈疝的存活率已有大幅提高。随着小儿麻醉技术的进步，腹腔镜下膈肌修补术也是安全可行的。

【转诊条件】

建议转至小儿外科专科治疗。

（毛永忠）

第八节　膈膨升

【概述】

膈膨升是指先天性或获得性横膈和膈神经异常导致的一侧横膈部分或全部上移，主要引起呼吸道症状。单侧或双侧发病，以右侧发生多。

【诊断要点】

1. 病史与体检

（1）病史：轻者无症状，于胸部拍片时偶然发现；严重者有反复呼吸道感染，活动后气喘、呼吸困难，少数有吞咽困难或胃食管反流。

（2）体格检查：患侧肺部感染时可闻及啰音，右侧膈膨升肝浊音界上移。

2. 辅助检查

（1）胸部平片：了解双侧膈肌水平是否对称，患侧膈肌抬高的水平以及双肺有无炎症等。

（2）CT及MRI：进一步明确患侧膈肌高度，有助于鉴别食管裂孔疝、肺隔离症、膈肌肿瘤性病变等。

3. 鉴别诊断

（1）食管裂孔疝。

（2）肺隔离症。

（3）膈肌肿瘤性病变。

【治疗】

1. 非手术治疗　局限性膈膨升或横膈上抬仅 1~2 肋，无明显症状者，可不手术，观察。

2. 手术治疗

（1）适应证：横膈在第 4 前肋水平以上者；横膈矛盾运动明显者；有呼吸窘迫综合征表现者；反复呼吸感染，内科治疗无效者；伴发胃扭转或有急性肠梗阻者；膈神经损伤经保守治疗 6 个月无效者。

（2）术前准备：禁饮食，留置胃管、尿管；检测血常规，出凝血功能及肝肾功能、电解质等；有呼吸道感染者行抗生素治疗；完善术前检查，胸片，CT 和 MRI 可以明确诊断，了解双肺有无炎症等。

（3）经典的膈肌折叠术：传统手术路径有两种：

1）经胸部径路。

2）腔镜下膈肌折叠术。

【注意要点】

1. 经胸途径作膈肌折叠时，进针不宜太深。

2. 经腹部横膈折叠缝合时，近腹内食管段勿缝合太紧，以免发生食管狭窄。必要时施行食管球囊扩张术。

3. 膈肌折叠术后有复发可能，必要时再次手术。横膈折叠后宜保持其穹隆状，缝合过紧可能导致复发。

【健康教育】

胸腔镜或腹腔镜下膈肌折叠术，手术创伤小，恢复快，疗效确切，逐渐成为该病的标准手术方式。临床医生应该给患者家属予以推荐。

【转诊条件】

建议转至小儿外科专科治疗。

（毛永忠）

第三章

腹壁疾病

第一节　先天性脐膨出

【概述】

先天性脐膨出是一种先天性腹壁发育不全畸形，部分腹腔脏器通过脐环突出体外，表面覆盖一层透明囊膜。

【诊断要点】

1. 病史与体检　新生儿腹部中央可见大小不等的囊状物膨出，表面一层透明囊膜包裹腹腔器官，多为胃、小肠、结肠、肝脏等。分娩时破裂或就诊延迟囊膜因感染坏死而破裂，腹腔脏器可脱出。

2. 辅助检查　产前B超可早期发现胎儿腹壁瘤样突出，突出肿物有包膜即为脐膨出。

3. 鉴别诊断　对于出生时囊膜已破裂的病例，应与腹裂畸形相鉴别，后者的脐和脐带的形态和位置均正常，腹壁缺损与脐带间有正常的皮肤相隔。

【治疗】

1. 非手术治疗　合并严重心脏畸形、肺发育不成熟或囊膜感染的患儿可采用保守治疗。

2. 手术治疗

（1）适应证：手术是首选治疗手段。手术方式根据腹壁缺损大小、患儿体重及合并畸形做出判断和选择。

（2）术前准备：产前确诊者，孕期需密切随访，如有囊膜破裂，可不等足月诱导生产；若有肝脏膨出，应考虑剖宫产，避免肝脏损伤出血。出生后应采取措施避免囊膜破裂和污染，注意保暖，使胃肠减压及灌肠以减少胃肠道积气，清除结肠内胎便。

（3）一期手术：适于腹壁缺损小的脐膨出，特别是脐带疝。

（4）二期手术：适于巨型脐膨出。第二期手术在3个月至1岁时实施。

（5）分期手术：适于巨型脐膨出，及囊膜破裂，肠管脱出但未污染者。

（6）手术常见并发症

1）切口下积血、积液。

2）切口感染。

【健康教育】

如产前检查发现脐膨出，应在产前住院，由产科、小儿外科医师协作在产后立即进行治疗。若在出生时才发现有脐膨出，应立即用无菌纱布和绷带包扎以防囊膜破裂或污染，并及时安全转运至有条件救治的医院。脐膨出的手术最好在生后6~8小时施行，根据患儿的具体病情选择不同的手术方式。

【转诊条件】

均需转至小儿外科专科治疗。

（王 勇）

第二节 先天性腹裂

【概述】

先天性腹裂是由于脐旁部分腹壁全层缺损而致内脏脱出的畸形。

【诊断要点】

1. 病史与体检 患儿出生后即见胃肠道脱出于腹壁外，肠管壁水肿肥厚，互相黏着，无羊膜包裹。以右侧腹壁缺损多见，缺损通常紧贴脐带右侧，与脐带间有完整的皮肤相隔。

2. 辅助检查

（1）产前 B 超。

（2）羊水中甲胎蛋白可明显升高。

（3）产前 MRI。

3. 鉴别诊断腹裂需与囊膜破裂的脐膨出相鉴别。

【治疗】

（1）术前处理

1）外露肠管的处理：腹裂患儿出生后需立即处理外露肠管。

2）其他处理措施包括：将患儿置于温箱维持体温；禁食、胃肠减压、灌肠；留置导尿观察每小时尿量；调节水、电解质、酸碱平衡，补充白蛋白或血浆和抗感染治疗。

（2）手术治疗：原则为尽早手术，外露肠管的多少及腹壁发育程度是决定一期手术或延期、分期手术的关键。全部还纳脱出器官后膀胱压力小于 $30cmH_2O$ 的患儿可一期成功还纳，否则须分期修补。

1）一期肠管回纳法：将腹壁和脱出脏器清洗消毒并仔细探查肠管有无闭锁或穿孔；用手指强力扩张腹壁肌肉以扩大腹腔容量；行胃肠减压及结肠直肠减压；在逐段完全还纳脱出脏器后，分层间断缝合以关闭腹腔。

2）分期修补法：将清洗消毒后的脱出脏器置入 Silo 袋，将其一侧与缺损边缘全层缝合，顶端结扎悬吊于温箱顶部；逐日挤压部分外露器官入腹腔，5 天左右完成脏器完全回纳；随后拆除 Silo 袋，间断缝合腹壁完成修补。

（3）术后处理：腹裂患儿术后需密切观察呼吸、腹压、静脉回流等情况，必要时呼吸机辅助通气；患儿术后肠功能恢复时间一般较长，需较常时间的静脉营养。

（4）术后常见并发症：腹裂畸形术后常见并发症与脐膨出基本相同。但腹裂均合并肠旋转不良和短肠畸形，故较脐膨出更易发生肠管扭转，坏死和短肠综合征。

【健康教育】

与脐膨出相似，如产前检查发现腹裂畸形，应在产前住院，由产科、小儿外科医师协作在产后立即进行治疗。若在出生时才发现有腹裂，应立即用无菌纱布和绷带包扎以防内脏脱出或污染，并及时安全转运至有救治条件的医院。腹裂的手术也宜尽早施行，根据患儿的具体病情选择不同的手术方式。

【转诊条件】

均需转至小儿外科专科治疗。

（王 勇）

第三节 脐肠瘘

【概述】

脐肠瘘又称卵黄管瘘，卵黄管完全未闭合，肠道通过未闭的卵黄管在脐部与体外相通，为卵黄管发育异常的一种表现。

【诊断要点】

1. 病史与体检 脐部可见突出的鲜红色黏膜，中央有小孔，经常有气体及肠液排出，肠液刺激周围皮肤而出现糜烂、湿疹及溃疡。瘘管较大时，瘘口处可见部分肠黏膜及肠管外翻脱出，甚至发生肠嵌顿及绞窄性肠坏死。

2. 辅助检查 经瘘口可插入导管，注入造影剂后，正侧位 X 线片可见造影剂进入小肠。

3. 鉴别诊断

（1）脐茸。

（2）脐窦。

（3）卵黄管囊肿。

（4）梅克尔憩室。

（5）先天性脐肠索带。

【治疗】

诊断明确后均应手术治疗。手术环绕脐部做弧形切口，解剖游离瘘管直达回肠。将脐、瘘管及部分小肠一并切除，行小肠端-端吻合术及脐环重建术。

【健康教育】

脐肠瘘患儿出生后就有症状，根据症状多能诊断。由于脐肠瘘患儿脐部瘘口与肠管相通，脐部被粪汁污染较重，尽管可在术中局部消毒，但切口污染仍不可避免。因此术后应密切观察切口情况，有感染迹象者应及时处理。

【转诊条件】

一般需转至小儿外科专科治疗。

（王 勇）

第四节 脐尿管瘘

【概述】

脐尿管完全开放，使脐部与膀胱相通，称为脐尿管瘘，为脐尿管畸形之一。

【诊断要点】

1. 病史与体检 表现为脐部潮湿、有尿液流出或泌尿系感染症状。

2. 辅助检查 B超可探及充满液体的管状结构，经瘘口造影或排泄性膀胱尿道造影可确诊。

3. 鉴别诊断

（1）脐尿管囊肿。

（2）脐窦。

（3）脐尿管憩室。

【治疗】

若感染应行引流或抗感染治疗，未感染或感染控制后应行脐尿管完整切除，缝合膀胱顶瘘口。

【健康教育】

脐尿管瘘患儿脐孔溢尿的多少与开放的脐尿管直径有关，脐周皮肤潮湿，严重者可出现湿疹样改变，应及时彻底行脐尿管瘘切除手术。

【转诊条件】

一般需转至小儿外科专科治疗。

（王 勇）

第五节 腹股沟斜疝

【概述】

小儿腹股沟疝男性多见。腹腔脏器进入疝囊后不能还纳而停留在疝囊内即形成嵌顿性腹股沟斜疝。为小儿腹股沟斜疝最常见的并发症。

【诊断要点】

1. 病史与体检

（1）病史：腹股沟区出现可还纳性包块，当哭闹或其他原因致使腹内压增高时，包块可明显增大，甚至掉入阴囊，安静、平卧、睡眠后包块可缩小或完全消失，一般不妨碍活动，不影响小儿正常发育。除非发生疝内容物嵌顿，很少有痛苦不适，年长儿可自述有坠胀感。

（2）体格检查：腹股沟区可复性包块，大小不等，光滑柔软，呈椭圆形，刺激婴幼儿哭闹或嘱年长儿咳嗽的同时，将手指伸入外环可感觉有冲击感，以手指尖压住腹股沟管内环处，包块不能再膨出，移开手指后肿物再度出现，透光实验（-）。

2. 辅助检查 B超：患儿行腹股沟及阴囊B超可见腹股沟管内环口未闭及阴囊内的内容物。

3. 鉴别诊断

（1）睾丸鞘膜积液。

（2）交通性鞘膜积液。

（3）隐睾。

（4）精索鞘膜积液。

（5）睾丸肿瘤。

（6）嵌顿性腹股沟斜疝需与睾丸扭转或睾丸附件扭转相鉴别，后两者不会出现进行性腹胀。

【治疗】

小儿腹股沟斜疝极少有自愈的可能，一经发现最好考虑手术治疗。但对于年龄较小患儿（<6个月），全身情况较差或合并有基础疾病的患儿，可先采用非手术保守疗法。

1. 非手术治疗 6个月以内的小儿因有严重的疾患不宜手术时可暂时采取疝带疗法，但对小儿腹股沟斜疝还是主张手术治疗。

2. 手术治疗

（1）适应证：适应6个月以上的腹股沟斜疝及有嵌顿史的腹股沟斜疝。

（2）一般采用腹横纹切口，经腹股沟疝囊高位结扎，或经腹疝囊高位结扎术。

（3）近年来国内外使用小儿腹腔镜做小儿疝囊高位结扎术。创伤小、安全可靠、恢复快且不易影响精索睾丸的发育。

3. 腹股沟嵌顿疝治疗 腹股沟疝嵌顿12小时以内，无明显肠管坏死征象的患儿可考虑手法复位。

如有下列情况则急诊手术：①嵌顿时间超过12小时；②全身中毒情况严重或已有便血者；③新生儿嵌顿，判断不清发病确切时间；④女性嵌顿疝，卵巢及输卵管不易复位；⑤手法复位不成功，或几经手法复位后，患儿出现腹膜刺激征，不能除外肠损伤等。

【健康教育】

小儿腹股沟斜疝需及时行手术治疗，在确保疗效的前提下，手术操作越简单越好。

【转诊条件】

发生嵌顿或绞窄坏死的小儿腹股沟斜疝或复发疝需转至小儿外科专科治疗。

（王 勇）

第四章

消化系统疾病

第一节　肥厚性幽门狭窄

【概述】

先天性肥厚性幽门狭窄是由于幽门肌层先天性肥厚、增生，使幽门管腔狭窄而引起的机械性梗阻，导致患儿幽门肥厚性狭窄的确切病因尚不清楚，可能与幽门肌间神经丛发育异常、胃肠激素代谢异常和遗传等因素有关。

【诊断要点】

1. 病史与体检

（1）病史：呕吐为主要症状，多在出生后 2~4 周出现，少数患儿出生后即出现呕吐，也偶有生后 2~3 个月才出现呕吐的病例。一般开始时仅为食后溢奶，偶有呕吐，后逐渐出现频繁的喷射性呕吐，呕吐物为带凝块的乳汁，不含胆汁。少数呕吐严重的患儿可出现胃黏膜出血，呕吐物呈咖啡色。呕吐后患儿仍有强烈食欲，再喂奶时会用力吸吮。由于反复呕吐，逐渐出现营养不良、脱水、低氯低钾性碱中毒，血中游离钙离子降低，患儿呼吸浅而慢，重者出现喉痉挛及手足抽搐。晚期因脱水加重、酸性代谢产物潴留及肾功能损害，可合并代谢性酸中毒。约 1%~2% 的患儿合并黄疸，以非结合胆红素升高为主。

（2）体格检查：上腹部较膨隆，常见胃型，喂奶后或呕吐前可见自左向右移动的胃蠕动波。右季肋下腹直肌外缘可触及一橄榄大小、质地较硬的肿块，可以推动，为本病特有体征。

2. 辅助检查

（1）腹部 B 超检查为首选的辅助检查方法。主要测量幽门肌层的厚度，幽门直径和幽门管长度，如果幽门肌厚≥4mm、幽门前后径≥13mm、幽门管长≥17mm，即可诊断本病。

（2）X 线钡餐检查：胃扩张，钡剂潴留及胃排空时间延长；胃蠕动波亢进；幽门管延长、管腔狭窄如线条状，幽门前区呈鸟嘴状改变。

3. 鉴别诊断

（1）喂养不当。

（2）幽门痉挛。

（3）胃扭转。

（4）先天性幽门闭锁或幽门前瓣膜。

（5）还应与贲门松弛、食管裂孔疝、感染、颅内压增高等引起的呕吐相鉴别。

【治疗】

诊断明确后应尽早行手术治疗。

（1）术前准备：主要纠正脱水、电解质紊乱，并初步纠正营养不良。

（2）手术方法

1）幽门肌切开术：手术方法：作右上腹肿块表面长约 2～3cm 横切口进入腹腔，将橄榄状肥厚的幽门提至切口外手术野中，在幽门前上方无血管区沿其长轴纵向切开幽门浆膜及浅肌层，用幽门钳或血管钳钝性撑开肥厚的肌层至黏膜完全自然膨出与浆膜相平。切开范围近端自正常胃壁，远端到十二指肠。

2）腹腔镜微创手术：经腹腔镜手术术后恢复快、瘢痕小，而手术时间、安全性及效果与传统手术无显著性差异。

（3）术后处理：一般禁饮食 6～8 小时后即可喂少量糖水，如不吐可开始少量多次喂奶，48 小时后恢复正常喂养。

【健康教育】

细致的体检结合 B 超或 X 线检查不难明确诊断。患儿易发生营养不良和水、电解质紊乱，宜尽早行手术治疗，效果良好。

【转诊条件】

均需转至小儿外科专科治疗。

（王　勇）

第二节　肠闭锁与肠狭窄

【概述】

先天性肠闭锁及肠狭窄是新生儿肠梗阻中常见的先天性消化道畸形，肠闭锁多于肠狭窄，发生部位以空肠、回肠最多见，其次为十二指肠，结肠闭锁罕见。肠闭锁发病较早，临床症状典型，包括呕吐、腹胀和不排胎粪。肠狭窄发病较迟，表现为不完全性肠梗阻。

【诊断要点】

1. 病史与体检

（1）病史：肠闭锁的临床症状包括呕吐、腹胀和不排胎粪。高位闭锁出生后数小时即出现频繁呕吐，呕吐物含胆汁，若闭锁部位在十二指肠乳头开口以上，则呕吐物为黏液或乳汁；腹胀多不明显。低位闭锁时呕吐发生较晚，于生后 2～3 天开始，呕吐物为大量有臭味的粪汁；腹胀明显。多数患儿生后无胎粪排出，仅有少量褐色粪便或灰白色黏液排出。晚期严重扩张的近端肠管穿孔后形成弥漫性腹膜炎，出现呼吸困难，发绀，体温不升，腹部高度膨隆。肠狭窄发病较迟，表现为不完全性肠梗阻。高度肠狭窄处如伴有水肿、炎症时，出现完全性肠梗阻。

（2）体格检查：见腹部膨隆，有胃、肠型或蠕动波，肠鸣音亢进。近端肠管穿孔时腹壁水肿明显，发亮发红，静脉怒张，肠鸣音消失。

2. 辅助检查

（1）产前 B 超检查：小肠闭锁有部分病例伴有羊水过多，尤以空肠闭锁多见。

（2）X 线腹部立位平片：高位空肠闭锁腹部直立位平片显示"三气泡征"；或上腹部一个胃的大液-气平面和 3～4 个扩张的空肠小液-气平面；下腹部无气体影。小肠低位闭锁则显示较多的扩张肠袢，且有多数液-气平面。

（3）X 线检查：消化道碘油造影检查可见造影剂堆积在阻塞部位，或仅有少量造影剂通过狭窄段进入远端肠腔；钡灌肠显示胎儿型结肠。

3. 鉴别诊断

（1）胎粪性便秘。

（2）先天性巨结肠。

（3）先天性肥厚性幽门狭窄。

【治疗】

肠闭锁诊断一经确立，应在保证安全的情况下尽早手术。

1. 术前准备　给予胃肠减压，纠正脱水、电解质紊乱、酸中毒等症状，并初步纠正营养不良。

2. 手术方法　十二指肠闭锁可行十二指肠、十二指肠吻合术或十二指肠、空肠吻合术。空肠、回肠闭锁则在切除两侧盲端后行端-端吻合或端-侧吻合。结肠闭锁多先作结肠造瘘，二期行关瘘、吻合术，肠狭窄也以切除狭窄肠段后行肠端-端吻合效果为好。手术中发现患儿肠道条件不好，一期吻合风险大，可疑术后出现吻合口瘘或吻合口严重狭窄，可以采用肠切除"丁"字吻合的方式。

3. 术后治疗　术后需禁食和持续胃肠减压 5～7 天，给予温箱保暖、给氧、营养支持、抗感染等治疗。肠功能恢复后，先喂糖水，以后逐渐增加奶量。术后出现短肠综合征者需胃肠外营养。

【健康教育】

以往该病死亡率较高，但近年来随着小儿麻醉和手术技术的改进、术后营养支持及监护水平的提高，存活率已显著提高。

【转诊条件】

均需转至小儿外科专科治疗。

（王　勇）

第三节　肠旋转不良

【概述】

先天性肠旋转不良是指因某些因素妨碍了胚胎发育过程中正常的肠旋转运动，而使出生后的肠管位置发生变异并导致肠梗阻。多见于新生儿，婴儿及儿童少见，偶见于成人。

【诊断要点】

1. 病史与体检

（1）病史

1）新生儿肠旋转不良：多数患儿出生后24小时内均有正常胎粪排出，出生3～5天后开始出现呕吐，呕吐物含大量胆汁，每日3～6次，部分病例呈喷射状呕吐。有时症状可暂时好转，但此后呕吐症状会很快复发，患儿体重不增或下降，大便量减少或便秘。

2）婴儿及儿童肠旋转不良：有些患儿在出生后曾有呕吐史，但程度不严重，可自行缓解。经过数周或数月后又发生含胆汁的呕吐，上述症状可反复间歇性发作。

（2）体格检查：多为不全性梗阻，只有胃和近侧十二指肠扩张，且患儿呕吐频繁，故腹部膨胀并不严重，仅在个别病例可以见到上腹部从左至右的胃蠕动波。在肠扭转晚期，因扭转而闭塞的肠腔内细菌大量增殖，产生大量气体可使整个肠腔充气扩张，因而呈现弥漫性腹胀。

2. 辅助检查

（1）腹部直立位平片：显示胃、十二指肠扩张，左上腹及右上腹略低处各有一液-气平面，即与十二指肠闭锁病例相似的"双气泡"征，但其右侧的液-气平面较窄。

（2）钡剂灌肠：显示盲肠和升结肠异常地位于上腹部或左侧腹，对诊断肠旋转不良有决定性意义。

（3）上消化道碘水造影：部分病例可显示空肠起始部位于脊柱右侧，肠管走行异常，可见空肠近端呈尾状扭转的鼠尾征。

（4）腹部超声及 CT 扫描：发生肠扭转时，腹部多普勒超声和 CT 扫描可探及扭转的小肠系膜呈螺旋状排列，也称涡流征；发生肠绞窄亦可提示肠管血流异常，有很高诊断价值。

3. 鉴别诊断先天性肠旋转不良应与先天性十二指肠闭锁、狭窄和环状胰腺等相鉴别。

【治疗】

1. 手术治疗　先天性肠旋转不良出现症状的病例，应早期手术治疗。大多数外科医师主张对无症状的肠旋转不良患儿待出现症状时再行手术治疗。

（1）术前准备：新生儿病例应在明确诊断后做必要的术前准备，尽早施行手术。手术前准备包括禁饮食、持续胃肠减压、静脉补液，给予抗生素、维生素 K 和 C 及营养支持等。

（2）手术治疗最常用的术式为 Ladd 术，可以采用经典开腹途径或腹腔镜进行探查和手术治疗。

1）经典开腹手术：手术的要点为，发现中肠扭转，应将全部小肠向扭转相反方向转回，直至肠系膜根部完全平坦，然后彻底松解压迫十二指肠的粘连索带及空肠上段膜状组织及其周围粘连，使十二指肠沿着右腹直下，小肠置于腹腔右侧，将盲肠和结肠置于腹腔左侧部。

2）腹腔镜微创手术：如技术和设备条件允许，上述手术步骤亦可完全在腹腔镜下完成，同开放手术一样具有良好的疗效，手术治愈率达90%以上，且有腹壁创伤小、恢复快和伤口美观等优点。

2. 术后处理　术后应继续行胃肠减压并防止呕吐物误吸，小儿液体疗法时间要维持3~4天，直至肠蠕动恢复正常。

【健康教育】

先天性肠旋转不良是一种复杂的消化道发育畸形，包括一系列的病理改变，手术治疗的效果有赖于对其病因、病理和临床特点的正确认识。

【转诊条件】

均需转至小儿外科专科治疗。

（王　勇）

第四节　环状胰腺

【概述】

环状胰腺是胰腺组织以环状或钳状包绕在十二指肠降部致十二指肠不同程度狭窄甚至梗阻的一种先天畸形，是一种罕见的胰腺组织胚胎发育异常。

【诊断要点】

1. 病史与体检

（1）病史：环状胰腺包绕压迫十二指肠形成完全性或不完全性肠梗阻，主要症状是呕吐，呕吐出现时间不一，视十二指肠梗阻程度而定，如为十二指肠完全梗阻，在生后3天之内即出现呕吐。一般生后有胎便排出，但胎便排出时间延长，每次排胎粪量较少而且黏稠。十二指肠不完全梗阻时，呕吐出现较晚，为间歇性呕吐，呕吐物除胆汁外，还有酸臭味的隔顿奶或食物。进食后可有上腹胀满、打嗝、嗳气，患儿生长发育和营养状况较同年龄儿童差。年长儿或成年人由于环状胰腺位于胆总管胰管开口壶腹近端，造成胃幽门及十二指肠球部有不同程度梗阻，久之可产生胃十二指肠消化性溃疡、胰腺炎、阻塞性黄疸等相应症状。

（2）体格检查：可见上腹胀，有时有胃型及蠕动波，呕吐后消失。患儿可出现脱水和电解质紊乱、消瘦、体重下降、咳喘、呼吸困难、发绀等症状，导致心力衰竭，病情危重。

2. 辅助检查

（1）腹部平片：主要表现为十二指肠梗阻。卧位片可见胃和十二指肠壶腹部均扩张胀气，出现所谓双气泡征。因胃和十二指肠壶腹部常有大量空腹滞留液，故在立位片可见胃和十二指肠壶腹部各有一液-气平面。有时十二指肠狭窄区上方与下方肠管均胀气，从而将狭窄区衬托显影。

（2）钡餐检查：表现为胃扩张、下垂，内有大量空腹滞留液，排空时间延长。十二指肠壶腹部匀称扩大，伸长，其下缘光滑圆隆。十二指肠降段，偶尔第一段或第三段出现边缘整齐的局限性狭窄区，狭窄区黏膜皱襞稀少并变为纵行，有偏心型及向心型之分，狭窄上方肠管可见逆蠕动，并可发现溃疡的存在。

（3）CT：服造影剂后十二指肠充盈，可看到与胰头相连续的围绕十二指肠降段胰腺组织。通常因环状胰腺组织薄，环状胰腺多不易直接显影，若看到胰头部肿大和十二指肠降段肥厚和狭窄等间接征象同样对诊断有帮助。

（4）磁共振胰胆管造影（MRCP）：MRCP通过水成像的原理可很好地显示环状胰管影，MRCP为无创性、无放射线辐射，患者无痛苦，较简单方便。

3. 鉴别诊断

（1）先天性十二指肠闭锁。

（2）先天性肥厚性幽门狭窄。

（3）肠系膜上动脉压迫综合征。

（4）胰头或乏特氏壶腹部肿瘤。

（5）还应与先天性胆总管闭锁、十二指肠结核、低位十二指肠溃疡等疾病相鉴别。

【治疗】

1. 手术适应证　对于没有症状或症状不明显的环状胰腺，可不必手术。如已引起十二指肠狭窄或梗阻，则必须进行手术治疗。

2. 手术方法　主要分两类

（1）环状胰腺切除术：如果环状胰腺组织较薄，血管分布不多，与肠壁无紧密粘贴，可将环状胰腺切断，或作部分或全部的切除，以解除十二指肠梗阻。

（2）捷径手术：①十二指肠与十二指肠侧-侧吻合术：本术式操作较容易，既能完全解除十二指肠梗阻，又没有损伤胰管、发生胰瘘的危险，比较符合生理，可作为首选的术式。②十二指肠空肠 Roux-y 型吻合术（结肠前或结肠后）：该术式具有十二指肠与十二指肠侧-侧吻合术的优点。③十二指肠空肠侧-侧吻合术：该术式的优点也与十二指肠侧-侧吻合术相同，其方法是将一段距屈氏韧带 15～20cm 的空肠，在横结肠前或后方，侧-侧吻合到梗阻近端的十二指肠上。④胃空肠吻合术：本术式有两个突出的特点：a. 手术后可能发生吻合口边缘溃疡；b. 梗阻近端的十二指肠引流不好，不能很好地解除十二指肠梗阻。因此，除因十二指肠周围有紧密粘连、无法施行其他捷径手术外，一般不宜采用本术式。

【健康教育】

环状胰腺患儿的手术以恢复十二指肠通畅为目的，治疗效果良好。

【转诊条件】

一般需转至小儿外科专科治疗。

（王　勇）

第五节　新生儿坏死性小肠结肠炎

【概述】

新生儿坏死性小肠结肠炎（NEC）是新生儿特有的一种肠道炎症，表现为小肠、结肠广泛出血坏死，90%

以上的病例为早产儿。

【诊断要点】

1. 病史与体检

(1) 病史

1) 多为早产儿、低体重儿，但亦有足月儿发病。NEC 多数发生在出生后 10 天内，但也可在出生后 1 天或生后数月发病。部分病例生后有窒息、呼吸窘迫综合征及感染史。

2) 约半数患儿出现呕吐，呕吐物可带胆汁或咖啡渣样物。①腹泻，大便呈水样，每日 5 ~ 10 次，起病1 ~ 2 日后出现血便或隐血。大便可为鲜血、果酱样、黑便或仅于大便中带血丝。②患儿起病时有食欲减退、胃潴留和轻度腹胀；随着病情进展，腹胀进行性加剧；病情极重并发肠穿孔者，腹壁肿胀、发红。③部分患儿为暴发性，病情变化迅速，在始发症状出现后几小时内就会死亡。

(2) 体格检查：反应低下，体温不稳，多伴有黄疸；四肢厥冷、皮肤呈花纹状或出现散在出血点，伴阵发性呼吸暂停、心率减慢等；腹部膨胀，肠型明显，肠鸣音减弱或消失；如有肠穿孔，腹部高度膨隆，腹壁可出现红肿、发亮。

2. 辅助检查

(1) 血常规：血白细胞计数和中性粒细胞比例均可升高。如出现中性粒细胞显著减少则提示不良的预后。血小板减少亦是反映疾病严重程度的重要指标。

(2) 血培养：部分患儿血培养呈阳性，多为大肠埃希菌。

(3) 大便潜血试验：大多数病例在发病早期就可出现大便潜血试验阳性，故对有轻度腹胀的 NEC 疑似患儿，需连查 3 次大便潜血试验以协助诊断。

(4) B 超：B 超下可见门静脉和肝实质间隙出现微小气泡，腹部超声检查则可用于了解有无腹腔积液及其量的多少，并可指导腹腔穿刺。

(5) X 线检查：传统的腹部 X 线片检查对诊断 NEC

很有价值。其典型表现为：①小肠黏膜增粗、模糊，肠间隙因水肿、渗出而增宽；②肠壁积气，是本病的特征影像，多见于右下腹，肠壁间呈囊状、串珠状、环状或细条状透亮影；③门静脉和肝内积气，为肠壁内气体被间质内血管吸收所致，常在 12 小时内消失；④肠管扩张，有大小不等的液-气平面，为麻痹性肠梗阻的表现；梗阻晚期局部肠管扩张或狭窄、僵直、固定；⑤出现气腹及腹腔渗液明显增多，提示肠坏死穿孔。一次检查无阳性发现可多次复查随访。

3. 鉴别诊断　NEC 应与细菌性痢疾、急性胃肠炎、急性阑尾炎、肠套叠、肠梗阻等疾病相鉴别。

【治疗】

1. 保守治疗早期、轻症患儿或诊断尚未明确者，可采用非手术疗法进行治疗和观察。

（1）禁食、持续胃肠减压。

（2）抗感染治疗：一般选用可控制革兰阴性杆菌和厌氧菌的抗生素，血培养阳性者，应根据药敏试验结果选用敏感的抗生素。

（3）补充水、电解质以保持其平衡。

（4）营养支持治疗。

（5）其他对症处理措施：增加心排出量，治疗休克；血小板低于 $15 \times 10^9/L$ 时，提示 DIC 可能，如伴肾静脉栓塞、严重紫癜应给予肝素，治疗剂量 100U/kg，每 4 小时给药一次，同时对凝血时间、凝血酶原时间等进行监测。

（6）密切的临床观察：反复作体格检查，每 6 ~ 8 小时复查腹部 X 线片，定时复查白细胞计数、血小板计数和血气分析以了解肠道病变的进展情况。如患儿临床情况好转，食欲恢复、腹胀减轻、肠鸣音正常、X 线片和大便潜血转阴后 3 天可试喂养，先从水开始，量由少渐多，再喂稀释奶及小量稀释的配方乳。

2. 腹腔引流　对体重低于 1000g 伴生命体征及内环境明显不稳定者，可在局麻下于右下腹置入引流管，一般引流 24 小时未见病情好转即应作剖腹探查手术。

3. 手术治疗

（1）手术指征

1）外科干预的绝对指征是肠穿孔。

2）相对指征是内科保守治疗后病情恶化、肠壁发生全层坏死者。以下是提示出现肠壁坏死的重要征象：①肠壁积气、门静脉和肝内积气；②进行性肠管扩张、腹腔渗液增多及肠间隙明显增宽；③腹膜外积气。

（2）手术方法：NEC 患儿的肠管病变较广泛，术后有发生短肠综合征的风险，故外科手术的原则是仅切除坏死或穿孔的肠管组织，尽可能保留回盲部，具体手术方式根据病情而定。

1）单一病变：如仅有一处肠管坏死或穿孔，只需局限切除，后将该处肠管外置造口。如患儿符合以下条件，亦可考虑直接行一期肠吻合：①病变孤立、局限且边界清楚；②剩余肠管正常；③患儿一般情况良好，无凝血功能障碍及脓毒血症。行一期吻合约有 20% 会发生吻合口瘘或狭窄等并发症，需再次手术，故选择病例时须十分谨慎。

2）多段病变：如多段肠管坏死或穿孔，各段间为有活力的肠管，可分别切除每一病变肠段并行多个造口，亦可仅将最近端切除处肠管造口而将其远侧肠管一期吻合，尽量保留回盲部，有可能避免行多个造口带来的不便，但术后应放置多处腹腔引流管并密切观察，以及时发现和处理吻合口瘘。

3）全肠病变：19% 的 NEC 病例病变会累及全肠，处理极为困难，预后差。因行大段肠管切除必然导致短肠综合征，而保留坏死肠管的后果亦是致命的，所以治疗方法上的选择十分有限，或切除坏死肠管、近端造口，或不作肠切除而仅行近端高位造口。

【健康教育】

NEC 发病急、进展快、病情重、病死率高。早产儿、低体重儿在出生后 2～10 天左右出现呕吐、腹泻、腹胀或血便，应警惕发生 NEC 的可能。

【转诊条件】

均需转至小儿外科专科治疗。

（王　勇）

第六节　梅克尔憩室

【概述】

梅克尔憩室是胚胎期卵黄管退化不全所遗留的一种较常见的小肠发育畸形。临床表现以炎症、溃疡、便血或小肠梗阻为主。

【诊断要点】

1. 病史与体检

（1）病史：典型患儿平时无症状。出血前有时有腹泻或腹痛，随即突然排出大量红色稀便或血水，排出后症状消失。严重患儿就诊时有休克趋势，不能坐立、抬头，口渴，烦躁不安。

（2）体格检查：一般精神正常，面色苍白。腹部无阳性体征，不胀、无压痛、紧张、肿物或肠型，肠鸣音正常。直肠指诊除少量陈旧血外均为阴性。如果腹胀，直肠指诊有大量血或血水流出，常为出血量大的征象，血压、脉搏、呼吸都可表现为休克或休克前期的体征。

2. 辅助检查

（1）放射性核素检查：由于梅克尔憩室内多有异位胃黏膜组织，所以应用^{99m}Tc进行腹部放射性核素检查是目前诊断梅克尔憩室的一种有效方法。

（2）选择性肠系膜上动脉造影：造影过程中根据发光体外渗来判断出血的部位，用于诊断梅克尔憩室的出血。

（3）消化道钡餐检查或钡灌肠检查：可以作为排除其他消化道出血性疾病，对直接诊断本病没有多大帮助，但偶可发现梅克尔憩室的存在。

3. 鉴别诊断　肠重复畸形：与梅克尔憩室的区别在

于畸形发生的部位，位于肠系膜缘者为肠重复畸形，而位于系膜对侧缘则为梅克尔憩室。

【治疗】

梅克尔憩室出血的治疗很简单，诊断明确后开腹切除憩室即可。手术方法多主张切除一小段回肠再行端-端吻合，比单纯憩室切除更为安全。

手术治疗

（1）适应证

1）并发溃疡出血；

2）肠梗阻；

3）梅克尔憩室炎或穿孔引起腹膜炎；

4）预防性憩室切除。

（2）禁忌证

1）患儿有严重心肺疾病；

2）患儿一般状况欠佳不能耐受手术打击。

（3）术前准备

1）完善常规术前检查。

2）并发肠梗阻、穿孔、腹膜炎时应纠正脱水、电解质紊乱。有大量出血应输血、纠正休克，使血红蛋白提高到 90～100g/L，边纠正休克边做术前准备。

（4）经典手术方式：梅克尔憩室切除术。

常见并发症：

1）憩室切除不彻底。

2）术后肠狭窄及梗阻。

3）肠瘘。

（5）微创手术：近年来，腹腔镜探查、确诊，同时切除更为合理。

（6）术后康复

1）持续胃肠减压，观察胃肠引流液量和性质，引流液清亮，肛门排气排便后方可拔出胃管。

2）一期肠切除肠吻合后，给予 3 天左右全胃肠外营养（TPN），逐渐过渡到肠内营养。治疗期间密切观察血象、血液生化、血气分析、肝肾功能，有无黄疸及静脉导管并发症的发生。

3）肠蠕动功能恢复后，试喂糖水，24 小时内无呕吐可给予母乳或淡牛奶。

【诊治要点】

目前为止，能有效诊断梅克尔憩室的方法不多。无症状的憩室术前很难诊断，有并发症的病例其临床症状的特异性也不明显，在对下腹部急性炎症、低位小肠梗阻、肠套叠以及下消化道出血进行鉴别诊断时应该考虑到本病的可能性。治疗多采用梅克尔憩室切除术。

【健康教育】

患儿出现面色苍白、头晕、腹泻或腹痛便血，及时就诊，防止失血过多引起休克。

【转诊条件】

当地医院无条件行梅克尔憩室切除术。

（汤绍涛　熊　梦）

第七节　肠重复畸形

【概述】

肠重复畸形是指附于肠道系膜侧、具有与肠道结构相同的球状或管状空腔物的一种先天性发育畸形。小肠重复畸形较多，尤多见于回肠，其次发生在结肠、十二指肠和直肠。

【诊断要点】

1. 病史与体检

（1）病史

1）肠梗阻，患儿表现为阵发性哭闹、呕吐、腹胀和便秘。

2）肿块及伴发症状。

3）消化道出血，表现为呕血、柏油样血便、暗红色血便，严重者可导致贫血。

4）肠坏死腹膜炎，炎症、继发感染、溃疡穿孔等导致腹膜炎。

5）合并畸形，可与其他消化道畸形如肠闭锁、肠旋转不良、梅克尔憩室、肛门闭锁和脐膨出等并存，也可合并其他器官的重复如双子宫、双阴道、双尿道等，而表现相应的症状。

（2）体格检查：60%～80% 的重复畸形病例在腹部触诊可触及圆形或椭圆形的囊状包块，表面光滑，活动，有压痛。

2. 辅助检查

（1）X 线检查：钡剂或钡灌肠时，肠管内重复畸形可见肠腔内有充盈缺损的圆形阴影，或肠管受压，近端扩张。肠道与重复畸形相连时可见造影剂进入囊腔。

（2）B 超或内镜超声：一般腹部可见囊性病变，仔细观察可见重复囊肿的多层壁表现，有黏膜层和低回声的肌层，注水后可见囊壁运动。

（3）CT 检查：可显示出非特异性囊性结构及部位。

（4）放射性核素检查：肠重复畸形含有胃黏膜的出血患者，用核素^{99m}Tc 扫描可显示造影剂浓集在异常肠腔。

3. 鉴别诊断

（1）梅克尔憩室。

（2）肠系膜囊肿。

【治疗】

肠重复畸形的治疗很简单，诊断明确后开腹切除病变肠管即可。

1. 适应证

（1）有长期上腹痛、呕吐或反复黑便，肠重复畸形相应部位有深压痛，经各种检查排除上腹部其他病变，药物治疗无效者。

（2）X 线片显示肠重复畸形巨大，内有异物（食物、血块、结石）滞留或钡剂在憩室内滞留时间长者。

2. 禁忌证

（1）患儿有严重的呼吸、循环系统疾病。

（2）患儿身体状态不能耐受手术打击。

3. 术前准备

（1）完善常规术前检查。

（2）完善消化道碘水造影或钡剂灌肠、腹部 CT、异位胃黏膜显像等检查。

（3）术前纠正营养不良和贫血，每日补充氨基酸液、维生素和抗生素，术前输适量新鲜血液 1~2 次。

4. 经典手术方式

（1）重复畸形及肠管部分切除术。

（2）单纯重复畸形切除术。

（3）囊肿开窗内引流术。

（4）囊壁部分切除术。

5. 手术常见并发症

（1）单独切除囊肿时，需仔细辨认肠管与重复畸形血液供应血管的走行，细心保护，一旦损伤肠管血运，往往需行肠切除。

（2）重复畸形肠黏膜剥除时，可能发生出血或撕破黏膜，剥离黏膜前在黏膜下层注入适量生理盐水，使黏膜与肌层分开，再用剪刀分离可减少出血和黏膜撕裂。

（3）术后吻合口梗阻、吻合口瘘。

6. 微创手术　腹腔镜手术以其对患者创伤小，痛苦少，恢复快等优势正在广泛推广应用。方法是先用腹腔镜探查找到病变肠管，然后扩大脐部切口，从脐部拖出病变肠管完成手术。完全性腹腔镜下重复畸形肠管切除、吻合较少应用。

7. 术后康复

（1）持续胃肠减压，观察胃肠引流液量和性质，引流液清亮，肛门排气排便后方可拔出胃管。

（2）一期肠切除肠吻合后给予 5~7 天全胃肠外营养（TPN）。TPN 期间密切观察血象、血液生化、血气分析、肝肾功能，有无黄疸及静脉导管并发症的发生。

（3）肠蠕动功能恢复后，试喂糖水，24 小时内无呕吐可给予母乳或淡牛奶。

【诊治要点】

急性梗阻和出血病例一般术前常难以诊断，易误诊为肠套叠和憩室而手术，多数在剖腹后才确诊。非急性病例可通过 B 超、CT 以及放射性核素检测得出较为可靠的诊断。

治疗上，根据不同部位的重复畸形采用不同的手术方式。小肠重复畸形一般采用重复畸形及肠管部分切除、一期肠吻合术。

【健康教育】

当患儿出现腹痛哭闹、小量便血或柏油便等临床症状时，要警惕存在肠重复畸形的可能，积极治疗，不能延误就诊。做到早发现、早诊断、早治疗。

【转诊条件】

当地医院无条件实施此类手术，需转入上一级医院行进一步治疗。

（汤绍涛　熊　梦）

第八节　肠　套　叠

【概述】

肠套叠是肠管的一部分及其相应的肠系膜套入邻近肠腔内引起的一种肠梗阻，是婴儿期最常见的急腹症之一。阵发性哭闹不安、呕吐、血便和腹部触及腊肠样包块是最常见的临床表现。

【诊断要点】

1. 病史与体检

（1）病史

1）腹痛：为间歇性绞痛，在婴儿表现为突然出现阵发性的哭闹，伴四肢乱动，经过 10～20 分钟后可恢复平静，但没过多久又有反复发作。

2）呕吐：几乎全部婴儿及 80% 以上年龄较大儿童均有呕吐。婴儿发生呕吐较早，吐出物为奶块或所进食物。早期呕吐为肠系膜牵拉所产生的反射作用所致，较晚期呕吐物可为胆汁，甚至出现粪便样物，这也提示肠梗阻已十分严重。

3）便血：便血为婴儿肠套叠的特征，95%病例可出现。大多数病例为血与黏液相混合，形成特征性果酱样大便。

（2）体格检查：腹部仔细扪诊在右上腹部多可触及腊肠状肿块，稍可活动。肿块部位与肠套叠发生的时间与患儿肠系膜的长度有关。扪诊时同时可感觉到右髂窝有空虚感觉，此乃因回盲部上升入升结肠或横结肠之故。

2. 辅助检查

（1）腹部超声：为首选检查方法，在肠套叠横断面显示为"同心圆"或"靶环"征，纵切面上，呈"套筒"征。

（2）空气灌肠：在空气灌肠前先做腹部正侧位全面透视检查，观察肠内充气及分布情况。注气后可见在套叠顶端有致密软组织肿块呈半圆形，向结肠内突出，气栓前端形成明显杯口影，有时可见部分气体进入鞘部，形成不同程度的钳状阴影。

（3）腹部 CT 和放射性核素消化道扫描检查：对临床怀疑继发性肠套叠患儿有一定参考价值，如消化道重复畸形和梅克尔憩室。

3. 鉴别诊断

（1）细菌性痢疾。

（2）急性坏死性小肠炎。

（3）过敏性紫癜。

（4）梅克尔憩室出血。

（5）蛔虫性肠梗阻。

（6）直肠脱垂。

【治疗】

1. 非手术治疗　空气灌肠、钡灌肠、B 超下水压灌肠复位。

（1）适应证

1）病程不超过 48 小时；

2) 全身情况良好，无明显脱水及电解质紊乱；

3) 无明显腹胀和腹膜炎表现者。

（2）禁忌证

1) 病程超过 2 天以上；

2) 全身情况显著不良者，如严重脱水，精神萎靡，高热或休克等症状者；

3) 高度腹胀，腹部有明显压痛、肌紧张，疑有腹膜炎时；

4) 反复套叠，高度怀疑或已确诊为继发性肠套叠；

5) 小肠型肠套叠；

6) 3 个月以下婴儿肠套叠。

（3）常见并发症：结肠穿孔。

2. 手术治疗

（1）适应证

1) 非手术疗法禁忌证的病例；

2) 应用非手术疗法复位失败的病例；

3) 小肠套叠；

4) 继发性肠套叠。

（2）禁忌证

1) 患儿存在严重心肺疾病；

2) 患儿身体状态不能耐受手术打击。

（3）术前准备

1) 完善术前各项常规检查：胸片、心电图、血常规、凝血检查等；

2) 手术前应纠正脱水和电解质紊乱；

3) 禁食水、胃肠减压；

4) 必要时采用退热、吸氧、备血等措施。

（4）经典手术方式：肠套叠手术复位术。

（5）微创手术：具有创伤小，恢复快，瘢痕轻微，美观，并发症少等优势。

（6）术后康复

1) 肠套叠复位术后，行一般开腹手术后的常规护理。

2) 对肠切除的患儿的护理同肠部分切除术后。

【诊治要点】

当患儿出现阵发性哭闹不安、呕吐、血便和腹部触及腊肠样包块时,结合腹部超声等辅助检查即可确立诊断。首先 X 线下空气灌肠复位或 B 超检测下水压灌肠复位,腹腔镜下辅助空气灌肠复位在有条件的医院可以应用。复位不成功考虑手术复位。

【健康教育】

患儿出现阵发性哭闹不安、呕吐、血便(果酱样便)和腹部触及腊肠样包块时,应及时就医,防止肠梗阻时间过久引起肠坏死、肠穿孔等严重并发症。

【转诊条件】

1. 当地医院无条件开展空气灌肠、钡灌肠、B 超下水压灌肠复位等非手术方法。

2. 当地医院无能力开展肠套叠手术复位术。

(汤绍涛 周 莹)

第九节 阑 尾 炎

4

【概述】

急性阑尾炎是由于进入阑尾腔内的肠石、蛔虫卵或不易消化的食物等引起阑尾腔堵塞和病原菌感染从而导致阑尾急性炎症。转移性右下腹疼痛为其特征性临床表现。急性阑尾炎是小儿腹部外科中最常见的疾病之一,位居小儿外科急腹症之首位。

【诊断要点】

1. 病史与体检

(1)病史

1)腹痛:为最常见、最早出现的症状。多从脐部开始,由轻到重,数小时后渐转移至右下腹部,多为持续性钝痛。

2)恶心、呕吐:较成人多见。呕吐常发生在腹痛后数小时,部分患儿可先出现恶心呕吐。

3)发热:体温在 38℃ 左右,大多为先腹痛后发热,随着病情加重，体温逐渐升高。晚期出现中毒症状，脉搏快而微弱，严重者体温可不升。

4）其他：如阑尾炎侵及盆腔，刺激乙状结肠促使排便次数增加。头痛、口渴，水电解质紊乱一般不严重，但腹膜炎时，可使脱水和酸中毒等症状加重，年龄越小越明显。

（2）体格检查

1）典型的急性阑尾炎患儿查体时右下腹持续疼痛和右下腹固定压痛。

2）阑尾蛔虫时，腹部皮肤有比较敏感的区域，浅层扪诊时即可触及，中层触诊时可了解到腹部的压痛、反跳痛及肌紧张，深层检查可判断局部有无炎性包块和脓肿。

3）盆腔阑尾炎腹部压痛不明显，但可有尿频、腹泻和膀胱功能障碍。

4）位于盲肠后位的阑尾炎右下腹部压痛不明显，疼痛局限在侧腹部，阑尾炎症刺激腰大肌引起疼痛，患儿多呈仰卧屈曲，内旋左侧髋关节。

5）当发生腹膜炎有肠麻痹时，腹部肠鸣音减弱或消失，相反，肠蠕动正常时肠鸣音也正常。

6）肛门指诊在直肠右前方有炎性浸润和增厚，盆腔有脓肿时有触痛，并有炎性包块形成。

2. 辅助检查

（1）实验室检查：单纯性阑尾炎的白细胞总数和中性粒细胞增多；尿、便常规检查一般无特殊改变。如阑尾位于输尿管附近时，或阑尾周围脓肿形成时，尿内可有少量红细胞，病情较重时大便内可有少量脓细胞。

（2）腹腔穿刺：对疑难病例应做腹腔穿刺以协助诊断；对阑尾周围脓肿贴近腹壁者，可试行穿刺，或在超声引导下穿刺引流。

（3）B超检查：阑尾发炎后肿胀显影，有报道阑尾直径超过6mm，可确诊阑尾炎。女孩急性阑尾炎，应常规行盆腔超声检查，以除外卵巢肿瘤扭转。

（4）X线检查：以腹胀为主者可行X线检查，有助于鉴别肠梗阻、胃肠穿孔、坏死性肠炎等。

3. 鉴别诊断根据典型右下腹持续疼痛病史和右下腹固定压痛，结合实验室检查、B超、X线等影像学检查，急性阑尾炎诊断一般不困难。不典型的疾病需与下列疾病相鉴别。

（1）急性肠系膜淋巴结炎；

（2）急性胃肠炎；

（3）右髂窝脓肿；

（4）梅克尔憩室炎；

（5）腹型过敏性紫癜；

（6）右侧肺炎或胸膜炎；

（7）肠痉挛；

（8）卵巢囊肿蒂扭转；

（9）原发性腹膜炎；

（10）尿路结石。

多为阵发性绞痛，向会阴部放射，伴血尿。超声和泌尿系造影可明确诊断。

【治疗】

1. 非手术治疗 病程超过3天甚至更长，右下腹已有炎性包块，有阑尾脓肿形成者。可考虑非手术治疗。

（1）抗生素：目前已经知道阑尾炎60%以上为需氧菌与厌氧菌混合感染，首选药物为针对革兰阴性杆菌及阳性球菌的广谱抗生素加甲硝唑，遵循联合、足量、有效的原则，以抑制需氧菌及厌氧菌的生长。同时应禁食输液，纠正脱水和电解质紊乱。

（2）局部疗法：如果局部已有脓肿形成，可用清热解毒中药外敷，并配合理疗等。

2. 手术治疗

（1）适应证

1）急性单纯性阑尾炎保守治疗6～12小时后，症状无缓解者。

2）急性化脓性、梗阻性、坏疽性阑尾炎和穿孔并发腹膜炎者。

3）慢性或慢性病例急性发作的阑尾炎，经非手术治疗效果不佳或症状加重者。

4）阑尾周围脓肿保守治疗后复发，或引流术后 3 个月以上者。

5）其他，如阑尾寄生虫病，阑尾套叠、扭转，阑尾异位与畸形等。

（2）禁忌证：急性阑尾炎患儿发病 48 小时以上，右下腹触到肿块，考虑阑尾脓肿形成时，暂不手术，积极抗感染治疗并密切观察病情变化。

（3）术前准备

1）常规检查：术前应做血常规、尿常规、凝血功能和胸透等。

2）高热者体温降至 38.5℃以下。

3）静脉输液，补充血容量和电解质，并纠正酸碱失衡。

4）中毒症状明显和白细胞增高者选用抗生素治疗，尤其注意厌氧菌的防治。

5）如有弥漫性腹膜炎，腹胀严重，应插胃管，持续胃肠减压。

6）留置导尿管，严禁灌肠。

（4）经典手术方式：阑尾切除术

常见并发症：①腹腔内出血；②切口感染；③腹腔残余脓肿；④粪瘘形成。

（5）微创手术：腹腔镜阑尾切除术，技术熟练者可采用经脐部单切口的腹腔镜手术。

1）手术适应证：①急性单纯性阑尾炎；②慢性阑尾炎；③急性化脓性阑尾炎；④疑有急性阑尾炎可能，又难以确诊的病例；⑤异位急性阑尾炎和阑尾畸形阑尾炎。

2）禁忌证：①有严重心、肺疾病者；②全身状况不良者；③既往有下腹部手术史者；④严重的肠粘连、肠梗阻者。

（6）术后康复

1）鼓励患儿尽早下床活动，以促进肠蠕动的恢复。

2）术后6~8小时开始饮水，第二天进流质饮食。

3）阑尾穿孔合并弥漫性腹膜炎者，术后保持胃肠减压通畅，直至肠蠕动恢复。静脉补充水、电解质，并维持酸碱平衡。肛门排气、排便后，逐渐恢复饮食。

4）切口和引流管伤口疼痛通常在术后2~3天消失，微创手术者恢复更快。3天换药，7天拆线。

5）抗感染治疗：阑尾炎的主要病原菌为杆菌和厌氧菌，一般在术前、术中和术后应用青霉素、庆大霉素和甲硝唑类药物治疗。

【诊治要点】

根据典型右下腹持续疼痛病史和右下腹固定压痛，结合实验室检查、B超、X线等影像学检查，急性阑尾炎诊断一般不困难。小儿阑尾炎一旦确诊，应立即手术。

【健康教育】

患儿出现腹痛，呕吐应立即就诊，阑尾炎一经确诊，立即行手术治疗。

【转诊条件】

当地医院无条件行阑尾炎切除术。

（汤绍涛　杨德华）

第十节　先天性巨结肠症及巨结肠同源病

【概述】

先天性巨结肠症又称无神经节细胞症，是由于结肠远端肠壁内缺乏神经节细胞，处于痉挛狭窄状态，肠管蠕动、收缩功能减弱，导致近端结肠积粪、积气，继发肥厚、扩张，形成巨结肠改变。临床分型主要分为以下几型：超短段型、短段型、常见型、长段型、全结肠型。

【诊断要点】

1. 病史与体检

（1）病史

1）大多数病例在出生后1周内发生急性肠梗阻。

2）以往认为90%患儿有胎粪排出延迟，目前这种比例在减少。

3）腹部膨胀，大多为中等程度，严重时可皮肤发亮。

4）呕吐亦为常见症状，可能次数不多、量少，但也可为频繁呕吐，并带有胆汁。

（2）体格检查

1）腹胀，腹部隆起，以上腹部最为显著。

2）直肠指诊可及直肠壶腹部空虚无粪，还可激发排便反射，手指拔出时有奇臭胎粪或粪便排出伴有大量气体。

3）肠型隐约可见，腹部扣诊有时在左下腹可触及肠石，听诊肠鸣音往往亢进。

2. 辅助检查

（1）影像学检查：腹部立位平片显示病变肠段以上肠管扩张，内含有气体和液性粪便。X线钡剂灌肠，在病变段与扩张段之间有一明显移行分隔区，大部分患儿有钡剂潴留，超过24~48小时仍未排出。

（2）直肠肛管测压：在先天性巨结肠症患儿，当直肠壁充盈扩张时，不能引起直肠肛门抑制反射。

（3）直肠黏膜乙酰胆碱酯酶组织化学法：在无神经节肠管肌层存在无髓鞘神经纤维增多，并可伸展到黏膜下层和黏膜组织，这些异常的神经纤维属于胆碱能神经。

（4）直肠壁组织学检查：主要观察黏膜下及肌间神经丛中有否神经节细胞（钙视网膜蛋白）与神经节细胞的发育程度（S100，PDP9.5）。

3. 鉴别诊断

（1）单纯性胎粪便秘或称胎粪栓塞综合征。

（2）先天性肠闭锁。

（3）甲状腺功能低下症。

（4）新生儿坏死性小肠结肠炎。

（5）左半小结肠综合征。

【治疗】

1. 非手术治疗 在无条件行根治手术之前，可行扩肛、中西药泻剂、开塞露、灌肠等辅助排便。

2. 手术治疗

（1）适应证：各种类型先天性巨结肠症及巨结肠同源病。

（2）禁忌证：除了一部分短段型和超短段型外，一般均应以根治手术治疗为主。

（3）经典手术方式

1）Swenson 手术：翻出型肛门外吻合巨结肠根治术。经腹腔游离直肠至皮下，由于分离面广，出血及损伤，术后并发症多，如吻合口瘘、吻合口狭窄、尿潴留、盆腔感染、大便失禁等。目前应用改良术式如鸡心领吻合等。

2）Duhamel 手术：直肠后拖出吻合巨结肠根治术。此术式保留了部分无神经节细胞肠管，如果盲袋太长，术后易发生便秘和小肠结肠炎。改良的手术有 Ikada 手术等。

3）Soave 手术：直肠肌鞘拖出吻合巨结肠根治术。应用广泛，此术式的主要缺点是如黏膜未剥除完全，术后易发生鞘内黏液分泌感染。另外，由于肠管回缩和病变直肠痉挛狭窄造成症状复发的内括约肌症状群。目前通过改进后这些并发症明显减少。

4）Rehbin 手术：盆腔内吻合巨结肠根治术。此术式保留了 3～5cm 无神经节细胞的病变肠管，相当于短段型巨结肠，术后常有内括约肌痉挛和便秘复发，另外此术式需在盆腔内吻合，难免污染造成盆腔感染等并发症。目前已淘汰。

（4）微创手术：Swenson 手术、Duhamel 手术和 Soave 手术均可采用腹腔镜手术；Soave 手术和 Swenson 手术可以单纯经肛门拖出完成。利用腹腔镜可完成以上经典巨结肠手术的开腹部分操作，腹腔镜手术近年有进一步的发展，包括经脐部单切口手术、Hybrid 脐部单切口手术、经肛门的 NOTES 手术以及 Da Vinci 机器人手术等。

（5）术后康复

1）胃肠减压，肠功能恢复后拔除。

2）静脉补液，给予广谱抗生素 5～7 天。

3）术后 2 周行肛门指诊，以了解吻合口是否宽大、平滑，制订扩肛程序。

【诊治要点】

1. 要与特发性巨结肠、继发性巨结肠及巨结肠同源病相区别。关键在于病史及辅助检查。

2. 先天性巨结肠症的治疗除了一部分短段型和超短段型外，均应以根治性拖出手术治疗为主。

【健康教育】

术前肠道准备三天，给予肠内营养制剂或易消化、少渣、高蛋白饮食。术后鼻胃管减压，肠功能恢复后拔除，注意肛门清洁，术后两周开始扩肛并持续三个月。

【转诊条件】

不能明确诊断，需要进一步诊治；病情复杂，医疗风险大、难以判断预后的可转诊至上级医院。相关手术需要操作熟练、经验丰富的小儿外科医师进行。

（汤绍涛　张茜）

第十一节　先天性直肠肛门畸形

【概述】

先天性肛门直肠畸形是指胚胎期后肠末端发育异常的一类疾病的总称，是小儿最常见的消化道畸形，其发病率在新生儿中为 1:（1500～5000）。

【诊断要点】

1. 病史与体检

（1）病史

1) 正常肛门位置无肛门开口。

2) 出生后 24 小时无胎粪排出或仅有少量胎粪从尿道、会阴瘘口挤出。

3) 患儿早期即有恶心呕吐，呕吐物初含胆汁，以后为粪便样物。

（2）体格检查

1) 肛门闭锁位置较低者，如肛门膜状闭锁在原肛门位置有薄膜覆盖，通过薄膜隐约可见胎粪存在，啼哭时隔膜向外膨出，闭锁位置较高者，在原正常肛门位置皮肤略有凹陷或没有，色泽较深，婴儿啼哭时局部无膨出，用手指触摸无冲击感。

2) 如有直肠会阴瘘，则见皮肤凹陷处无肛门，但在会阴部，相当于阴囊根部附近或阴唇后联合之间有细小裂隙，有少量胎粪排出。直肠尿道瘘的胎粪不与尿液混合，胎粪排出后尿液澄清。直肠膀胱瘘的尿液内混有胎粪，尿液呈绿色。直肠前庭瘘，瘘口宽大，瘘管短。直肠阴道瘘有粪便从阴道流出，细小的瘘管造成排便困难。

3) 直肠肛门畸形者常常伴发脊椎畸形如有脊椎裂、半椎体畸形等。

2. 辅助检查　先天性直肠肛门畸形的诊断在临床上一般并不困难，但重要的是准确判定直肠闭锁的高度，直肠盲端有无瘘管及瘘管部位，还要注意有无伴发畸形等。

（1）X 线检查：X 线片可判定畸形位置的高低（屈膝屈髋 90°）。但应注意下列情况可能造成误差：检查过早（生后 12 小时以内者），肠道气体尚未充分充盈达到直肠末端；检查时患儿倒置时间少于一分钟；X 线射入角度不合适及在患儿呼气时曝光。

（2）尿道膀胱造影和瘘道造影：对确定诊断有重要价值，对有外瘘的患儿，采用瘘道造影，可以确定瘘道的方向、长度和直肠末端的水平。

（3）B 超检查：可以显示直肠盲端与肛门皮肤之间

的距离，观察瘘管走向、长度。

（4）盆部 MRI、CT：盆部 MRI、CT 三维重建等不但可以了解畸形的位置高低，而且能诊断骶椎畸形及观察骶神经、肛提肌、肛门外括约肌的发育情况，MRI 的优势更明显。

3. 鉴别诊断 通过病史及临床表现，本病诊断较为容易，与其他肛门直肠疾病容易进行鉴别。

【治疗】

先天性肛门直肠畸形的治疗方法，根据其类型及末端的高度不同而不同。

手术治疗

（1）适应证：诊断明确的肛门直肠畸形都需外科手术治疗。

（2）禁忌证：患儿合并其他系统如心血管、消化道、神经系统等疾病，全身情况差不能耐受手术。

（3）术前准备

1）判定畸形类型及肛周肌肉发育情况。

2）进行全面检查，了解是否有其他伴发畸形，特别是有无危及生命的严重畸形。

3）对患儿发育情况及手术耐受力进行充分评估。

4）术前放置导尿管及胃肠减压，并给予广谱抗生素预防感染。

（4）经典手术方式：先天性肛门直肠畸形的主要临床症状为低位肠梗阻。由于病理类型复杂、直肠盲端位置高低、是否合并瘘管及位置不同，其手术时间、方式的选择亦有不同。患儿出生明确诊断后，需观察 16～24 小时，评估一般情况、确定直肠盲端位置及合并瘘管与否，以及有无伴发其他畸形，然后根据检查情况确定手术方式。

1）无肛合并直肠皮肤瘘、直肠前庭瘘或肛门狭窄，可先行扩张，扩张器可逐渐加大保证排便通畅，待 3～6 个月后，根据情况决定采用肛门移位或成形术。

2）无肛未合并瘘管或瘘管极细无法维持排便排气者，尽早行会阴肛门成形术。

3）直肠膜部尿道瘘、直肠前列腺尿道瘘、直肠前庭瘘可选择经后矢状入路手术。

4）直肠前列腺尿道瘘、直肠膀胱瘘、直肠阴道瘘可根据患儿具体情况选择腹腔镜辅助肛门成形术。

5）直肠尿道瘘、直肠膀胱瘘、直肠阴道瘘，患儿一般情况不良，伴发严重的心血管畸形、多发性畸形及延迟诊断者，或医疗条件有限、技术条件不成熟，应先行结肠造口术，建议采用分离式结肠造口。

（5）手术常见并发症

1）肛门狭窄。

2）尿道损伤。

3）肛门括约肌损伤。

4）黏膜外翻。

5）瘘管复发。

6）肛门失禁。

7）便秘。

（6）微创手术：腹腔镜辅助的肛门成形术，适用于直肠前列腺尿道瘘、直肠膀胱瘘、直肠阴道瘘患儿。

（7）术后康复：由于肛门直肠畸形的病理改变很复杂，肛门直肠畸形术后肛门功能与畸形类型及伴发畸形，特别是与伴发脊椎、泌尿生殖系及神经系统发育缺陷有密切关系。

【诊治要点】

1. 先天性肛门直肠畸形的诊断不难，关键是确定闭锁和瘘管的位置。X 线先倒立位拍片、瘘管造影和 MRI 显像可以明确诊断。

2. 扩肛适用于肛门狭窄，根据狭窄开口的大小选用合适扩肛器扩张肛门，每天每次 10～15 分钟，一个月后改为隔日扩肛一次，并逐渐增大扩肛器直径，3 个月为一疗程，一般持续半年左右。

3. 会阴部肛门成形术适用于会阴瘘的瘘口距肛穴较近，直肠远端距会阴皮肤距离近的低位畸形。

4. 后矢状入路肛门成形术（Peña 手术）适用于直

肠尿道瘘，直肠阴道瘘和直肠盲端距皮肤超过 1.0cm 的畸形。

5. 结肠造瘘及位置选择 对于一部分中、高位直肠肛门畸形患儿，由于合并严重先天性畸形或延迟诊断，往往不能耐受一期手术，需先行结肠造瘘。不仅可以降低手术风险，还能有效降低会阴部伤口的感染几率。

6. 一穴肛畸形直肠、阴道和尿道肛门成形术 一穴肛畸形发生在女孩，累及直肠、阴道和尿道发育异常的一组少见的畸形，因为三者汇合成一个共同管开口于会阴，被称为"一穴"肛。一穴肛畸形的矫治手术是小儿外科领域的难点之一，手术目的是把直肠与阴道和阴道与尿道相分离，重建直肠、阴道和尿道，让患儿具有正常女孩会阴部的外观。但是有一定难度，要求术者有丰富的手术经验。

7. 腹腔镜辅助的肛门成形术 适用于直肠前列腺尿道瘘，直肠膀胱瘘，直肠阴道瘘患儿。

8. 其他术式 肛门直肠畸形术后大便失禁再次后纵入路肛门成形术，肛门直肠畸形术后并发巨结肠的后纵入路直肠乙状结肠切除术。

【健康教育】

1. 保持局部清洁干燥。

2. 手术后初期患儿不能控制排便，但随肛门括约肌的收缩能力渐渐恢复可好转。肛门成形手术不是治疗的终结。术后应坚持定期随诊，以便指导排便训练、生物反馈训练及心理咨询。

3. 若患儿 3 岁左右仍不能形成意识自主排便，应行排便训练。即自己进行收缩肛门和排便习惯训练。

4. 对虽经排便功能训练、患儿已 5 岁，仍排便功能障碍者，则应进行生物反馈治疗。

【转诊条件】

本病需要临床医师对小儿盆底部解剖结构有足够的经验。对于基层医院外科医师，小儿外科经验不足，如果为复杂畸形，建议转上级医院小儿外科专科治疗。而且，直肠肛门畸形术后并发症较多，处理不得当会造成较为严重后果。

（汤绍涛　张茜）

第十二节　肛周脓肿及肛瘘

【概述】

肛管、直肠周围软组织内或其周围间隙内发生急性化脓性感染，并形成脓肿，称为肛管、直肠周围脓肿。

【诊断要点】

1. 病史与体检

（1）病史

1）小儿肛周脓肿多继发于肛隐窝感染，好发于1～2个月的新生儿或小婴儿，开始为肛门直肠周围组织反应性蜂窝织炎，以后炎症局限形成脓肿，体温升高可达38～39℃。患儿出现无原因的哭闹不安，仰卧位或排便时哭闹更重。

2）小儿肛瘘多数继发于肛周脓肿。

（2）体格检查

1）肛周脓肿患儿检查可发现肛门局部出现红、肿、热、痛炎症改变。

2）肛瘘初起时脓液稠厚，有粪臭，继而脓液逐渐减少，有稀薄粪液从舟状窝破溃处流出，也有从正常肛门排出，内口位置多在离皮肤黏膜处1～2cm。探针可贯通瘘管。瘘管与膀胱相通可由肛门或瘘口流出尿。

2. 辅助检查

（1）肛周脓肿：临床上多数就诊较晚，有的脓肿已经破溃才就诊。应该注意早期发现，以便及时治疗。

（2）肛瘘

1）直肠指诊：可触及小硬块，硬块的中心凹陷即为内口，多位于肛门后正中线或稍偏一侧。

2）肛门镜检查：常能发现内口，多位于隐窝或黏膜与皮肤交界处。

407

3）探针检查：探针经外口插入，示指在肛管内，触到探针尖处，即为内口的位置。

4）注射 5% 亚甲蓝溶液 1~5ml 入瘘管，直肠内放一块纱布，如纱布沾染蓝色，表示存在内口。

5）瘘管造影可确定瘘管的长度、方向、有无分支等。

3. 鉴别诊断先天瘘如直肠前庭瘘、直肠阴道瘘、直肠会阴瘘等，这些瘘的特点是先天肛门直肠畸形伴发瘘，患儿无瘘便，瘘多为单发。

【治疗】

1. 非手术治疗

（1）肛周脓肿炎症急性期采取保守治疗，用温热水肛门坐浴或用少量温盐水保留灌肠，也可经肛门给予抗感染栓剂；外敷清热解毒中药；口服缓泻剂，使大便通畅。全身应用抗生素，预防并发感染。

（2）肛瘘的保守治疗适用于新生儿、2~3 个月的婴儿以及瘘管尚未完全形成的年长儿，注意防治腹泻和便秘，每日以高锰酸钾溶液坐浴 2~3 次。合并急性炎症时，全身应用抗生素。

2. 手术治疗

（1）适应证

1）肛周脓肿形成期，局部有明显波动或穿刺有脓液，采取切开引流。

2）慢性肛瘘形成后，皮肤反复红肿，瘘口时而愈合，时而破溃流脓，应选择手术治疗。

（2）禁忌证：肛周脓肿及肛瘘的急性炎症期及腹泻未愈者。

（3）经典手术方式

1）肛周脓肿切开引流术，是传统治疗方法，做放射状切口，大小与脓肿一致，放置引流条并保持引流通畅。

2）肛瘘手术主要有以下几种：瘘管切开术、瘘管切除术、挂线疗法、直肠内修补术。

上述术式常见的并发症为切口感染，术后应用1:5000高锰酸钾液清洗；瘘管复发，3～6个月后重新修补。

（4）术后康复

1）肛周脓肿术后，每天排便后用1:5000高锰酸钾溶液坐浴，伤口换药直至伤口愈合；深部脓肿及新生儿患者，应全身应用广谱抗生素。

2）肛瘘术后禁食、静脉补液和抗生素5～7天，亦可要素饮食或TPN，避免排便。

3）出院前做肛门指诊，以了解吻合口是否宽大、平滑，出院后定期扩肛。

【诊治要点】

1. 深部肛周脓肿必须术前B超定位，穿刺引流抽得脓液后再切开，避免找不到脓腔；手指在直肠内引导可避免直肠被捅破，如膀胱充盈，插入导尿管排尽尿液后再切开，可避免膀胱损伤。

2. 低位肛瘘术前夜禁食，术晨灌肠一次；高位肛瘘，术前进少渣食物三天，每天灌肠一次，口服新霉素 [25～50mg/（kg·d）] 和甲硝唑 [25～40mg/（kg·d）]，术晨清洁灌肠。

【健康教育】

新生儿及婴儿应防止尿布污染，防止腹泻及大便秘结。

【转诊条件】

肛周脓肿及肛瘘诊断及治疗并不困难，当病情复杂，医疗风险大时可转诊至上级医院。

（汤绍涛　杨德华）

第十三节　胆道闭锁

【概述】

胆道闭锁是一种肝内外胆管出现阻塞并可导致淤胆性肝硬化而最终发生肝功能衰竭的疾患。

患儿多为足月产，在生后 1~2 周时往往被家长和医生视作正常婴儿，大多数并无异常，粪便色泽正常，黄疸一般在生后 2~3 周逐渐显露，粪便变成棕黄、淡黄、米色，以后成为白色陶土样灰白色。尿色随着黄疸的加重而变深。黄疸出现后，通畅既不消退，且日益加深，皮肤变为金黄色甚至褐色，黏膜巩膜亦发黄。皮肤可因瘙痒而有抓痕。腹部异常膨隆，肝大显著，叩诊肝脏质地坚硬。部分病例脾脏亦肿大。腹壁静脉显露。

【诊断要点】

1. 病史与体检

（1）病史

1）患儿生后出现黄疸，血清胆红素超过 2mg/dl，或者黄疸持续时间超过生后最初 2 周。

2）服用退黄药物或蓝光照射治疗无效，大便颜色持续变浅，甚至呈陶土色，尿色持续加深。

（2）体格检查

1）营养不良，身长、体重不足，动作、反应较正常小儿迟钝。

2）皮肤、巩膜黄染。

3）腹部膨隆，肝脏增大，质地变硬，甚至出现腹水。

2. 辅助检查

（1）血液检查：主要表现为血清胆红素增高，凝血酶原显著减低。尿胆素及粪胆素阴性。尿检中也不含尿胆素和粪胆素。

（2）B 超：对肝门处的胆总管闭锁伴有肝总管囊性扩张的诊断具有诊断价值，但对于大多数Ⅲ型肝门部闭塞的诊断意义有限，但如果能够探及肝门部的三角形纤维块具有诊断特异性。最近研究发现，B 超发现肝包膜下血流对诊断胆道闭锁灵敏度 100%，特异度 96%。

（3）十二指肠引流液分析：胆道闭锁患儿十二指肠引流液不含有胆汁，化验示无胆红素或胆酸，但检查置管令患儿十分痛苦，难以配合。

（4）手术探查及术中胆道造影：为最终确诊的方法，近年来开展腹腔镜下胆道造影术，具有创伤小、恢复快等特点。

3. 鉴别诊断

（1）新生儿肝炎。

（2）先天性胆总管囊肿。

（3）外界压迫所致的梗阻性黄疸。

【治疗】

胆道闭锁是一种严重的疾病，如不治疗，不可避免地发生肝硬化、肝衰竭至死亡。及时诊断、尽早手术对胆道闭锁的治疗至关重要。胆道闭锁最好在出生后 40～60 天手术治疗，3 个月后患儿肝脏损伤已不可逆转，肝硬化进展迅速，手术效果不佳。

（1）适应证

1）确诊者最佳手术日龄是 60 天内，最迟不超过 90 天。

2）黄疸早期 6～8 周时，当胆道闭锁与新生儿肝炎无法鉴别时，可行腹腔镜下或剖腹胆道造影，证实胆道闭锁则行 Kasai 术。

3）术后曾有较好的胆汁引流，因并发胆管炎，非手术治疗无效者可再次手术。

（2）禁忌证：日龄 >90 天，肝功能严重损害的Ⅲ型胆道闭锁，原则上不宜手术。

（3）术前准备：术前准备时间不宜过长，一般 3～5 天。术前准备维生素 B、维生素 C、维生素 K 及护肝治疗，纠正贫血和低蛋白血症，争取血红蛋白达到 100g/L，血浆白蛋白达 30g/L 以上时手术为宜。术前一天口服抗生素，术前 12 小时补液。手术前需要备血。

（4）经典手术方式

1）胆道闭锁 Kasai 手术。

2）首先要进行经胆囊胆道造影术，以明确诊断。

3）可治性胆道闭锁行肝管空肠 Roux-en-Y 吻合；不可治性胆道闭锁行肝门空肠 Roux-en-Y 吻合。

手术常见并发症：①胆管炎；②门脉高压症；③肝功能衰竭；④肝门部胆管梗阻；⑤胆瘘。

（5）术后康复

1）禁食、补液、注意护肝治疗。

2）术后 10 ~ 14 日为胆管炎高发期，要联合应用抗生素。抗生素应用时间不能少于 1 个月，且在必要时更换调整。长期使用抗生素需注意真菌感染，可在 2 ~ 3 周后预防性使用口服抗真菌药物。

3）利胆治疗：术后 1 周开始静脉滴注茵栀黄。并可口服消炎利胆片及去氧胆酸。

4）为防止肝门部瘢痕形成，1 周后加用激素地塞米松 2 ~ 5mg/d，持续 2 周后减量停药。

5）尿少、腹水多时加用利尿药。

【健康教育】

1. 胆道闭锁患儿术后喂养应选择合适的奶粉易于分解吸收，减轻肝脏的负担。

2. 防止食管反流。

3. 建议进食高蛋白、高糖、高能量、低脂肪、低盐饮食。

4. 注意患儿体温、腹胀、黄疸情况，警惕术后胆管炎发生。

【转诊条件】

本病手术复杂，需要临床医师对胃肠、肝胆手术有足够的经验，建议转上级医院小儿外科专科治疗。

（汤绍涛　阳　历）

第十四节　先天性胆管扩张症

【概述】

先天性胆总管囊肿又称先天性胆管扩张症，是小儿常见的胆道发育畸形，临床多表现为胆总管的囊状扩张或梭形扩张。胰胆管合流异常被认为是致病的主要因素，其次还有胆总管远端狭窄及 Oddi 括约肌异常等。其他病因包括胆管发育不良、胆总管远端神经肌肉发育不良、病毒性感染等。治疗本病的最佳术式是囊肿完整切除、肝管空肠 Roux-Y 形吻合胆道重建手术，为小儿外科最复杂的手术之一。

患儿症状多出现在 3 岁左右，少数在出生几个月内发病。腹痛、黄疸和腹部肿块为本病的三个基本症状。

【诊断要点】

1. 病史与体检

（1）病史

1）患儿腹痛间断发作，严重时可伴有皮肤巩膜的黄染，合并感染时可伴有发热及呕吐。

2）给予输液抗感染治疗后腹痛可缓解，黄疸消退，但一段时间后症状可再次发作。

（2）体格检查

1）腹痛时可以发现皮肤、巩膜黄染，未发病时可无黄疸症状。

2）腹部可触及一肿块，年长儿较显著，肿块位于右上腹肋缘下，呈光滑球形，有明显囊性感，巨大者可占全右腹甚至越过腹中线，下缘达脐下；梭形和小的囊性扩张症由于位置较深，不易触及。

2. 辅助检查

（1）血液检查

注意：胆总管囊肿患儿未发病时血常规检查一般无明显变化，白细胞升高常见于囊肿合并感染时。生化检查可发现大多数患儿血、尿、便检查呈梗阻性黄疸改变。血、尿淀粉酶升高提示胰胆管合流异常伴发胰腺炎，尤其是腹痛发作时。可合并不同程度肝功能不良，如碱性磷酸酶、转氨酶值升高，在缓解时可恢复正常。

（2）B超：可显示肝内外胆管有无扩张以及扩张的部位、程度和胆囊壁厚度、囊内有无结石、肝脏有无纤维化、胰管是否扩张以及胰腺有无水肿等。

（3）X线检查

注意：①腹部平片可见右上腹有占位性致密肿物影，

囊肿较大者可明显地将胃和结肠推移；②口服或静脉胆道造影在较大囊肿由于造影剂被稀释，多不能显示囊肿，但有时可以显示肝内胆管囊肿。肝功能严重不良者不宜采用，目前应用较少；③经皮肝穿刺胆管造影（PTC）：对诊断肝内胆管扩张较有价值。由于本检查需要全身麻醉，且有创，多被 ERCP 取代；④纤维内镜下逆行性胰胆管造影（ERCP）：可了解胰胆管汇合情况，是确定有无胰胆管合流异常的重要检查手段；⑤术中胆道造影：可清楚显示肝内外胆道、胰胆管结合部的形态，为术中处理提供依据。

（4）磁共振胰胆管造影（MRCP）：可显示肝内外胆管、胰腺的三维图像结构，但目前对胰胆管合流部位显示不够清晰，有待不断提高。

3. 鉴别诊断

（1）胆道闭锁和新生儿肝炎。

（2）腹部肿瘤。

（3）肝棘球蚴病。

（4）胆道蛔虫病。

【治疗】

手术治疗

（1）适应证：先天性胆总管囊肿是先天性胆管发育异常，多伴有胰胆管合流异常，一经确诊应及时手术治疗。

（2）禁忌证：因严重胆道感染、黄疸、肝功能严重受损、术中出血剧烈、囊肿极度脆弱难以剥离、囊肿穿孔和胆汁性腹膜炎而不能耐受复杂手术者，不宜进行手术。

（3）术前准备

1）患儿全身状态较好，无并发症时，不必做特殊准备即可施行手术。

2）术前常规检查血常规、肝肾功能、凝血功能、血清及尿淀粉酶。

3）出现贫血及低蛋白血症者，术前应予纠正。有黄疸、肝功能及凝血功能受损者，应给予维生素 K 及保肝治疗。术前注意手术备血。

4）术日晨禁食，置胃肠减压管，并灌肠。

5）胆总管囊肿伴有轻度感染时，用广谱抗生素控制后 1～2 周，即可手术治疗。如感染和梗阻症状不能控制，应视病情不失时机施行该手术或做囊肿造口术。

6）胆总管囊肿合并胰腺炎患儿需先行治疗胰腺炎，待血、尿淀粉酶恢复正常后再考虑手术治疗。

（4）经典手术方式

1）扩张胆总管切除、胆道重建术：此术式是目前治疗本病首选的根治手术。将扩张的胆总管连同胆囊全部切除，然后将肝总管与空肠做 Roux-Y 吻合，也有在囊肿切除后，离断一段空肠，间断一段空肠，间置于肝管至十二指肠之间做间置空肠吻合。随着腹腔镜的发展，腹腔镜下囊肿切除、胆道重建术已有许多报道，该手术方法具有微创、出血少、恢复快等优点，适合有条件的医院采用。由于该手术复杂、技术难度大，也是机器人腹腔镜手术的较好选择。

2）扩张胆总管-十二指肠吻合术或与空肠吻合术

注意： 本术式已较少使用，为姑息手术。

3）胆管或胆囊造口术（囊肿外引流术）

注意： 本术式主要用于囊肿穿孔、严重胆道感染等重症病例，难以耐受根治手术，暂行造口术，待 1～3 个月病情好转后再行二期根治手术。

4）手术常见并发症：①术后出血；②胆瘘；③术后肠套叠；④粘连性肠梗阻。

（5）术后康复

1）术后禁食、持续胃肠减压，待肠蠕动恢复后停止胃肠减压，术后 72 小时可开始给流质饮食，4～5 天可进半流质饮食。

2）每天观察腹腔引流液性质与量，如无特殊，可在术后 3～5 天拔出引流管，如有少量胆汁漏出，应适当

4

延长腹腔引流管的留置时间。

3）术后继续应用广谱抗生素控制感染。有肝脏损伤者，应保肝治疗，给予维生素 B、维生素 C、维生素K 等。

4）如出现上腹痛、发热、黄疸等症状，多为食物反流及胆管上行感染所致，应禁食，联合运用广谱抗生素，辅以消炎利胆的中药制剂。

【诊治要点】

1. 肝脏囊肿先天性胆总管囊肿在基层医院较少见，临床医师和影像医师对该疾病的诊断经验不足，加之对本病缺乏足够的认识，容易造成误诊，诊断为肝脏囊肿，直到术中才能明确诊断。

2. 先天性胆总管囊肿伴穿孔先天性胆总管囊肿伴穿孔容易形成弥漫性腹膜炎，患儿一般以剧烈腹痛前来就诊，容易误诊为急性阑尾炎。

【健康教育】

1. 饮食增加营养，给易消化低脂食物，忌油腻油炸食物，饮食要定时、定量、避免过饱。

2. 术后注意保持腹部引流通畅，避免受压、扭曲或拔出，引流袋应低于体位。

3. 伤口护理保持伤口清洁、敷料干燥。

4. 注意观察腹部情况，如出现腹胀、腹痛、呕吐、发热、排便困难等情况，应及时去医院检查，以防发生肠粘连。

5. 出院后若发现以下情况：皮肤及眼白发黄，大便颜色发白，尿色加深，发热，应及时回医院诊治。

6. 注意休息，避免剧烈运动，不宜去公共场所，平时注意卫生，勤换衣服，勤洗澡；保持室内通风、清洁，防止感冒、腹泻等疾病发生。

【转诊条件】

建议转上级医院小儿外科专科治疗。

（汤绍涛　杨德华）

第十五节　急性胰腺炎

【概述】

急性胰腺炎是指因胆道疾病、过量饮酒、十二指肠液反流、细菌病毒感染等多种致病因素诱发的胰酶激活，继以胰腺局部炎症反应为主要特征，伴或不伴有其他器官功能改变的疾病。产生腹痛、腹胀、恶心、呕吐等一系列症状。

【诊断要点】

1. 病史与体检

（1）病史

1）饱餐或饮酒后突发的左上腹痛，有时会向左肩以及左腰背部放射；腹胀。

2）上呼吸道感染或急性腮腺炎伴有上腹部疼痛、腹胀。

3）恶心、呕吐（呕吐物为咖啡色胃十二指肠内容物），吐后腹痛不缓解。

4）后期出现停止排便、排气；皮肤黄染，发热等。

（2）体格检查

1）急性水肿型胰腺炎时，腹部仅有轻度压痛。

2）急性出血坏死性胰腺炎时，腹部：触诊——肌紧张、压痛/反跳痛阳性；听诊——肠鸣音减弱或消失；叩诊——移动性浊音阳性。

3）Grey-Turner 征：腰部、季肋部和下腹部皮肤出现大片青紫色瘀斑；Cullen 征：脐周出现青紫色瘀斑。

2. 辅助检查

（1）实验室检查

1）胰酶：血清、尿淀粉酶测定是最常用的诊断方法。血清淀粉酶 >500U/dl，尿淀粉酶也明显升高，有诊断价值。

2）血清脂肪酶也是比较客观的诊断指标。另外，白细胞增高，高血糖，低钙血症，肝功能异常等。

（2）腹部 B 超：首选的影像学诊断方法。可以发现胰腺肿大、胰周液体积聚。出现粗大的强回声提示有出血、坏死的可能。

（3）胸腹部 X 线片：胸片示左肺下叶不张，左侧膈肌抬高，左侧胸腔积液等征象；腹部平示：十二指肠环扩大，充气明显以及前哨肠袢和结肠中断征。

（4）CT、MRI：增强 CT 不仅可诊断急性胰腺炎，而且对鉴别水肿性和出血坏死性提供很有价值的依据。胰腺弥漫性肿大的背景上若出现质地不均、液化和蜂窝状低密度区则可诊断为坏死。MRI 提供与 CT 相同的诊断信息，但 CT 更常用。

3. 鉴别诊断

（1）急性阑尾炎。

（2）腹膜炎。

（3）肠梗阻：腹痛、腹胀、呕吐、肛门停止排气排便。

【治疗】

4

1. 非手术治疗　适应于急性胰腺炎全身反应期，水肿性及尚无感染的出血坏死性胰腺炎。包括禁食、胃肠减压；静脉输液、补充电解质；纠正酸中毒、预防治疗低血压；镇痛解痉、抑制胰腺分泌、营养支持（TPN）；应用抗生素、中药调理。

2. 手术治疗

（1）适应证

1）诊断不明，不能排除其他外科急腹症时。

2）胰腺以及胰周坏死组织继发感染，胰腺脓肿是外科手术干预的绝对指征。

3）重症病例（暴发性胰腺炎），经过短期（24 小时）保守治疗，多器官功能衰竭仍得不到纠正者。

4）弥漫性腹膜炎穿刺有血性液体者。

5）保守治疗过程中，梗阻性黄疸加重，病情继续恶化者。

6）高热中毒症状重，有休克者。

（2）禁忌证：病理类型为水肿型，内科保守治疗稳定者可行内科保守治疗，一般情况差，重要脏器功能不全，不能耐受手术者。

（3）术前准备

1）完善常规术前检查（包括备血等）。

2）充分补液，积极抗休克治疗，必要时应成分输血支持治疗。

3）抑制胰腺外分泌和胰酶活性生长抑素和其类似物，如奥曲肽。

4）胃肠减压，抑制胃酸分泌（H_2受体拮抗剂和质子泵抑制剂 PPI）。

5）抗生素抗感染、血管活性药物应用；静脉营养支持。

注意： 当出现无法用细菌感染来解释的发热时考虑使用抗真菌药物。

（4）经典手术方式：坏死组织清除加引流术。

1）50% 以上患者合并有胆道疾病，所以需认真探查胆道，并根据病情，考虑行胆总管切开引流或胆囊造瘘术。

2）对明显灶性坏死区予以刮除，以清除坏死胰腺组织，并在胰腺周围及胰床区放置多条引流，术后行腹腔灌洗，可提高生存率。

注意： 包膜下分离注意不要用锐器，以免损伤胰管，造成胰瘘；更不要搔刮，以免损伤血管，造成出血。

手术常见并发症：ARDS、急性肾衰竭、DIC、胰腺周围囊肿、胰瘘。

（5）微创手术：适应于急性胰腺炎出现弥漫性腹膜炎、胰腺假性囊肿形成早期腹部症状体征持续加重，囊肿有持续增大趋势、外伤后弥漫性腹膜炎。利用腹腔镜技术，手术野更清晰，可减少副损伤并获得与开放手术类似的手术效果。

（6）术后康复

1）半坐位，持续胃肠减压，禁饮食。

2）充分补充液体、电解质以及静脉营养，纠正酸碱平衡，维持足够尿量，预防肾衰竭，必要时输注成分红细胞。

3）抗感染治疗，同时予以生长抑素。

4）术后注意伤口的保护，胰液对自身组织有较强的消化作用，应注意避免伤口周围组织被消化而糜烂。

5）动态监测血糖的变化。

【诊治要点】

1. 有饱餐或者饮酒的诱因史，左上腹痛。

2. 血清、尿淀粉酶升高，而且升高的程度明显，结合腹部B超以及CT。

3. B超出现粗大的强回声，CT在弥漫性胰腺肿大的背景上出现质地不均、液化和蜂窝状低密度区，则诊断为坏死型胰腺炎。

4. 尽早诊断，早治疗，避免形成重症胰腺炎。

5. 当已经使用抗生素治疗后，如果仍然存在无法用细菌感染解释的发热，考虑使用抗真菌药物。

6. 对于入院时，诊断标准不明确又难以排除其他外科急腹症的患者早行手术治疗。

【健康教育】

1. 避免进食油腻、过饱，限制入量。

2. 术后注意伤口的护理以及观察。

3. 注意观察腹部情况，以防发生肠粘连。

【转诊条件】

建议转上级医院小儿外科专科治疗。

（汤绍涛　杨德华）

第十六节　胰腺囊肿

【概述】

胰腺囊肿分为假性胰腺囊肿和真性胰腺囊肿。真性胰腺囊肿包括：先天性胰腺囊肿，滞留性囊肿、寄生虫囊肿和表皮样囊肿。临床上最多见的为胰腺假性囊肿。

胰腺假性囊肿是胰腺炎的并发症，由于胰管破裂，胰液流出积聚在网膜囊内，刺激周围组织及器官的浆膜形成纤维包膜（囊内壁无上皮细胞），从而导致上腹逐渐膨隆、腹胀、压迫消化道引起恶心呕吐等一系列症状。合并感染时会出现发热以及触痛。囊肿多位于胰体尾部。

【诊断要点】

1. 病史与体检

（1）病史

1）多继发于胰腺炎或者上腹部外伤后。

2）有胃肠道不适如恶心、呕吐等症状。

3）合并感染时会有发热、触痛等不适。

（2）体格检查

1）腹部的体检：视（腹膨隆）、触（上腹部有时可触及半球形肿物，有压痛）、听、叩。

2）全身皮肤巩膜视诊黄染。

2. 辅助检查

（1）腹部 B 超

注意：单独不可以作为确诊依据，可以确定囊肿的部位与大小。

（2）腹部 CT：具有与 B 超相同的诊断效果，并且可以显示囊肿与胰腺的关系。还可以鉴别是否为肿瘤性囊肿。

3. 鉴别诊断腹膜后肿瘤。

【治疗】

1. 非手术治疗 卧床休息，予以抗感染、对症治疗。

2. 手术治疗

（1）适应证

1）炎症和外伤后形成的假性囊肿，应该经过 2~6 个月后才能手术。

2）胰腺囊肿直径大于 6cm，或者有明显的局部压迫症状时则应尽早手术。

3）真性胰腺囊肿非手术治疗无效或合并感染出血，

囊肿增大，有恶变可能的尽早手术。

4）位于胃上方、胃后方和与胃壁相贴近的囊肿，宜采取胰腺囊肿内引流术。

5）位于胰头部或囊壁与十二指肠肠壁相贴近的囊肿，宜采取胰腺囊肿十二指肠吻合术。

6）位于网膜腔的大而膨胀性以及位于胰头部但又不与十二指肠壁接近的囊肿，宜采取胰腺囊肿空肠吻合术。

（2）禁忌证：炎症急性期，时间小于 2 个月，囊肿壁薄、水肿、炎症，不宜吻合，囊肿并感染期内不宜引流。

（3）术前准备

1）完善常规术前检查。

2）纠正水和电解质的平衡失调，应用抗生素预防感染，并做好输血准备，置胃管行胃肠减压，甚至洗胃。

（4）经典手术方式

1）胰腺囊肿切除术，此为最理想的方式，但往往由于粘连严重而难以实现。

2）胰腺囊肿外引流术。将囊内容物直接引流到腹外，操作简单，但是易造成大量的电解质、蛋白质和胰液丢失，以及皮肤的腐蚀。同时胰瘘发生率高达 28%，因此除了病情危重和囊肿已有继发感染、破裂或囊壁薄且脆难以行内引流，术者才采取此种术式。一般不主张用。

3）胰腺囊肿内引流术（一般需在囊肿形成 2~6 个月后手术）：①囊肿胃吻合术；②囊肿十二指肠吻合术；③囊肿空肠 Roux-Y 吻合术。

手术常见并发症：吻合口狭窄引流不畅；吻合口瘘。

（5）微创手术：近期有报道采用腹腔镜和胃镜完成内引流术。

（6）术后康复

1）术后卧床休息，应用抗生素，以引流液细菌培养指导抗感染。

2）术后 B 超随访，了解囊肿大小，必要时行钡餐辅助了解。

3）胰腺囊肿胃吻合术患儿禁食 2～3 天开始流质饮食，后改为半流质和普通饮食，行肠吻合术患儿需禁食 3～5 天开始流质饮食。每次饮食后注意体位引流，坐、立或俯卧半小时左右，以期食物残渣不致进入囊内。

4）关注腹腔引流情况，保持通畅，注意引流液颜色。

【诊治要点】

1. 有明确的胰腺炎病或者外伤病史。

2. 确诊后完善腹部 B 超和腹部 CT，明确囊肿大小，确定采取何种治疗方式。

3. 严格掌握各种术式的适应证，一般不要采取囊肿外引流术。

【健康教育】

1. 饮食忌油腻、油炸食物，饮食要定时、定量、避免过饱。

2. 术后注意保持腹部引流通畅，避免受压、扭曲或拔出，引流袋应低于体位。观察引流液颜色。

3. 注意观察腹部情况，如出现腹胀、腹痛、呕吐、发热、排便困难等情况，应及时去医院检查，以防发生肠粘连。

4. 儿童时期骑自行车注意避免左侧车把式损伤而导致假性胰腺囊肿。

【转诊条件】

本病若是需要采取手术治疗的话，需要临床医师对胃肠、肝胆手术有足够的经验。对于基层医院外科医师，小儿手术经验不足，建议转上级医院小儿外科专科治疗。而且手术操作时极易损伤胰腺周围脏器血管。

（汤绍涛 李 康）

第十七节 小儿门静脉高压

【概述】

小儿门静脉高压是由于门静脉系统压力持续性增高

所引起的一组临床综合征。临床表现与成人相似，均以胃底食管静脉曲张伴消化道出血、腹水和脾大伴有脾功能亢进为主要症状。

【诊断要点】

1. 病史与体检

（1）病史：消化道出血为最常见、最严重症状，由食管曲张静脉破裂所致。出血常突然发生，表现为大量呕血，有时出血较隐匿，以黑便为首发症状。

（2）体格检查

1）脾大：临床上 1/4 门脉高压患儿因腹部脾大就医。

2）出血：患儿出现贫血、血小板明显减少时会发生皮肤瘀斑，鼻出血、牙龈出血等出血倾向。

3）腹水。

2. 辅助检查

（1）血常规及肝功能检查：脾功能亢进时，血细胞计数减少，以白细胞计数和血小板计数最为明显。肝功能亦有不同程度受损表现。

（2）腹部 B 超：可以显示腹水、肝密度及质地异常、门静脉扩张情况，还可以显示血管开放情况，测定血流量。

（3）食管吞钡 X 线检查：可见曲张静脉的表现。

（4）腹腔动脉造影：其静脉相或直接肝静脉造影可以使门静脉系统和肝静脉显影，了解静脉受阻部位和侧支循环回流情况。

（5）内镜检查：可观察食管、胃底静脉的曲张程度，还可以测定食管曲张静脉压力。

3. 鉴别诊断

（1）特发性门静脉高压（Banti 综合征）。

（2）巴德-吉利亚（Budd-Chiari）综合征。

（3）肝小静脉闭塞症。

（4）脾大性疾病。

第四章 消化系统疾病

【治疗】

1. 非手术治疗

（1）休息、饮食、病因治疗，支持治疗、护肝、降酶、退黄治疗等。

（2）药物治疗可降低门静脉及其曲张静脉压力，需要早期、持续和终身治疗以减少其并发症，降低病死率。

（3）内镜下套扎加小剂量硬化剂联合治疗优于单纯使用硬化剂，且副作用小；再在胃底的曲张静脉延伸部分注射组织粘合剂，效果更好。

（4）介入治疗：包括经颈静脉肝内门体静脉支架分流术（TIPSS）、经皮肝穿刺门静脉分支栓塞术等。

（5）三腔二囊管压迫止血法是传统的治疗食管胃底静脉曲张破裂出血的压迫止血法。由于出血来势凶猛、出血量大，紧急应用三腔二囊管局部压迫止血，可起到较好的暂时疗效，可为内镜、介入或外科手术治疗创造条件。

2. 手术治疗　急性大出血的紧急手术。

（1）适应证

1）静脉高压症上消化道出血，经内科治疗无效者。

2）患儿一般情况较差，不能耐受分流术或年龄太小，不适合行分流术者。

3）如患儿有腹水，可选择经胸腔食管断流术。

4）如无腹水时，可经腹腔做胃底静脉结扎。

（2）禁忌证

1）存在心、肾、肺等实质脏器功能不全的患儿。

2）肝脏功能失代偿患儿。

（3）术前准备

1）发生上消化道大出血，应补足血容量，以防术中发生失血性休克。

2）如患儿肝功能不好，应注意保肝治疗，防止术后发生肝性脑病。

3）应用抗生素，预防感染。

（4）术后康复

1）术后严密监测血压、脉搏等生命体征变化。

2）密切注意腹部体征变化，如有内出血应早期发现。

3）术后禁食，予以静脉补液，注意维持水、电解质和酸碱平衡，必要时给予营养支持。

4）术后常规使用止血药，并及时复查血常规。

5）术后应用抗生素预防感染，定期复查肝、肾功能。

（5）术后常见并发症

1）出血：多由于血管结扎不牢固或线结脱落。严重者可出现贫血、血压下降，甚至休克等表现。因此，关腹前一定详细检查有无出血。

2）吻合口瘘：是术后严重并发症。病症严重者需要再次手术。

3）吻合口狭窄：多由于缝合过紧，术后瘢痕挛缩，造成吻合口狭窄而有吞咽困难。经造影证实后可采用食管扩张术。

（6）肠系膜上静脉-门静脉左支分流术（旁路手术，Rex 手术）

1）适应证：①肝内门静脉左主支及其分支通畅、肝脏门静脉海绵样变的患儿。术中肝内门静脉造影显示肝内门静脉左主支及其分支和门静脉右支通畅；②不能进行肝移植的门静脉栓塞患儿。

2）禁忌证：①肝脏实质内有引起肝内型门静脉高压的病变；②患儿门静脉左主支直径小于 3 mm；③肝功能异常、肝硬化患儿；④肝内门静脉系统阻塞。

3）术前准备：①MRI、CT 血管成像以初步评估静脉的直径和肝内门静脉是否通畅；②必要时肝脏活检以排除肝脏的内在疾病；③凝血试验排除遗传性高凝血状态；④配血及做输血准备；⑤因患儿有食管静脉曲张，术前禁食，不放置胃管。

4）术后常见并发症有：①术中剥离面大、止血不彻底、吻合口不严密引起渗血造成腹腔内出血。如出血量大，出现低血容量性休克，保守治疗无效时，应剖腹探查，手术止血。②血管吻合口狭窄，选择门静脉左支吻合口直径≥5mm，可避免或减少因血管吻合口狭窄造成的手术失败。若出现狭窄，可在放射线引导下行血管成形或二期门腔静脉分流。③血栓形成可致手术失败。精细的血管吻合技术对预防血栓形成至关重要。注意事项：a. 血管吻合口在吻合前要修剪整齐，大小一致，并使其直径≥5mm；b. 吻合血管时，应用放大镜，血管内膜准确精细对合，吻合后内膜平坦；c. 血管吻合应由有丰富血管吻合经验的医生实施。

5）术后康复：①术后平卧位，切忌躁动；②禁食，由静脉补液，同时全身应用抗生素，预防感染，待胃肠功能恢复后由口进食；③密切观察腹部体征变化，如有内出血应及早发现。

（7）脾肾静脉分流术及远端脾肾静脉分流术

1）适应证：①门静脉高压患儿食管静脉曲张破裂反复出血经非手术治疗无效；②患儿一般情况良好，肝功能符合 Child 分级 A、B 级或中华医学会外科分会门静脉高压肝功能分级标准Ⅰ、Ⅱ级者；③年龄在 5 岁以上，脾静脉直径在 6 ~ 8mm 以上。急性大出血停止，一般情况已恢复。

2）禁忌证：急性出血期不考虑进行分流手术，应积极采取措施制止出血。①肝功能不良患儿，合并有低蛋白血症、腹水、黄疸者；②脾脏已切除患儿多合并脾静脉血栓形成，不能行分流手术；③患儿年龄较小，脾静脉直径小于 5mm 者；④孤立肾或有肾功能不全或左肾静脉畸形者。

3）术前准备：①全面查体，了解心、肝、肺功能情况；②通过 B 超和肾造影了解肾脏发育及肾功能情况；③脾门静脉造影，了解门静脉及其分支情况，测量脾静脉及肠系膜上静脉直径以供选择术式参考；④配血及做输血准备；⑤因患儿有食管静脉曲张，术前禁食不放置胃管。

4）术后常见并发症有：①术后腹腔内出血；②膈下感染。

5）术后康复：①术后平卧位，切忌躁动；②禁食，由静脉补液，同时全身应用抗生素，预防感染，待胃肠功能恢复后由口进食；③密切观察腹部体征变化，如有内出血应早期发现；④术后立即测定血红蛋白、红细胞、血小板及血细胞比容作为基础数值，必要时可重复检查。术后第一天可复查彩超，了解吻合血管是否通畅，如有血栓形成短时间内可行溶栓治疗。

（8）肠系膜上静脉-下腔静脉分流术（肠-腔静脉分流术）

1）适应证：①门静脉高压患儿食管静脉曲张破裂反复出血经非手术治疗无效；②患儿一般情况良好，肝功能符合 Child 分级 A、B 级或中华医学会外科分会门静脉高压肝功能分级标准Ⅰ、Ⅱ级者；③患儿年龄较小，脾静脉细伴有畸形、病变或已切除脾脏，门静脉有血栓形成不适合做脾静脉分流手术者；④脾肾静脉分流手术失败后也可考虑行此手术。

2）禁忌证：①急性出血期不考虑进行分流手术，应积极采取措施制止出血；②肝功能不良患儿，合并有低蛋白血症、腹水、黄疸者；

3）术前准备：同脾肾静脉分流术。

4）术后常见并发症：肠系膜上静脉-下腔静脉分流术的术后并发症有些与脾肾静脉分流术后并发症相同，此外还有：①术后下肢水肿：由于下腔静脉或髂静脉被切断，下肢静脉回流受阻，可发生下肢水肿，一般可持续数月。待侧支循环代偿后可减轻症状，并最终消失。术后早期可抬高患肢，下床活动时应用弹力绷带加压包扎。②肝性脑病：腔腔分流术的分流量大，肠系膜上静脉血液不经过肝脏代谢而直接进入体循环，肠道内的氨被吸收后进入全身循环，影响大脑的能量代谢，从而引起肝性脑病。此种现象多发生于术后 15～30 天。

5）术后康复：①术后平卧位，切忌躁动；②禁食，由静脉补液，同时全身应用抗生素，预防感染，待胃肠功能恢复后由口进食；③密切观察腹部体征变化，如有内出血应早期发现；④因下肢血液回流受阻，回心血量暂时减少，应注意血压变化。

【健康教育】

适当的营养、充分休息，对于肝功能的维持有重大的意义。饮食要以高热量、适量蛋白质、丰富维生素为主。保持安静，绝对卧床，尽量少搬动患儿。

【转诊条件】

本病术中解剖复杂、术后并发症较多，基层医院医生小儿外科手术经验不足，本病患儿尽量转至上级医院小儿外科进行相关治疗。

（汤绍涛　张　茜）

4

第五章

泌尿系统疾病

第一节 肾 积 水

【概述】

由于泌尿系统的梗阻导致肾盂与肾盏扩张，其中潴留尿液，统称为肾积水。肾积水最常见的原因为肾盂输尿管连接部梗阻，其治疗的金标准术式是 Anderson-Hynes 离断型肾盂成形术。

【诊断要点】

1. 病史与体检

（1）病史

1）通常产前行超声检查发现。

2）腹部包块：患者往往长时期无症状，包块多在无意中发现，一般有囊性感。

3）腰腹部间歇性疼痛。

4）尿路感染：肾积水并发感染，则有脓尿和全身中毒症状，如寒战、发热、头痛以及胃肠功能紊乱。

5）血尿：可发生于腹部轻微外伤后，或因肾盂内压力增高，肾髓质血管断裂所致，也可能因尿路感染或并发结石引起。

6）高血压：无论小儿或成人均可有高血压，可能因扩张的肾集合系统，压迫肾内血管，引起肾血供减少，产生肾素的原因。

7）肾破裂：尿液流入腹膜后间隙或腹膜腔即引起严重反应，包括疼痛、压痛和全身症状。

8）尿毒症：双侧肾积水或单肾并发肾积水的晚期可有肾功能不全表现。患儿生长、发育迟缓或喂养困难、厌食等消化道紊乱症状。

（2）体格检查

1）积水较大时可触及的腹部包块。

2）合并泌尿系感染或肾结石时有肾区压痛。

2. 辅助检查

（1）泌尿系超声：该检查无创、无放射性，是首选的检查手段，可发现扩张的肾盂肾盏、肾皮质变薄等，还可判断有无合并泌尿系结石。

（2）CT尿路造影（CTU）或磁共振泌尿系水成像检查（MRU）：能进一步显示扩张的肾盂肾盏、肾皮质变薄、有无扩张的输尿管等，可清晰显示梗阻部位。

（3）静脉尿路造影：能显示扩张的肾盂肾盏、有无扩张的输尿管等，可显示肾盂输尿管连接部有无梗阻。在积水严重时，因造影剂稀释可不显影，可加大造影剂剂量并延迟摄片，则可能显示肾盂肾盏扩张的轮廓以及梗阻的部位。但因婴幼儿肠气干扰，需行肠道准备，有可能显示不清。

（4）肾核素扫描：可了解分肾功能，可作为术后对照。

3. 鉴别诊断　一般诊断较明确，需与继发性肾积水相鉴别，由于结石或肿瘤压迫、输尿管反流等引起的继发性肾积水，需解除引起梗阻的原因。

【治疗】

（1）适应证

1）肾积水有明显临床症状者，如疼痛、可触及的包块等。

2）肾盂直径 >20mm 合并肾盏扩张且肾功能 <40% 者。

3）肾盂直径 >30mm 者。

4）全肾功能或分肾功能损害者。

5）肾积水并发泌尿系感染、泌尿系结石、高血压等。

6）长期反复出现消化道症状，如食欲缺乏、恶心、呕吐等。

（2）禁忌证

1）全身出血性疾病；必须在纠正凝血功能异常后才可手术。

2）严重心脏疾病和肺功能不全，无法承受手术者。

3）结石伴随同侧肾肿瘤者。

4）未纠正的急性尿路感染者。

5）未纠正的重度糖尿病和高血压者。

6）脊柱重症后凸畸形者。

7）服用阿司匹林等药物者，需停药 3～4 周才可以进行手术。

严格讲，腹腔镜下肾盂成形术没有绝对的手术禁忌证，有既往腹部手术史，再次肾盂成形术和小的肾内型肾盂在选择手术时需评估腹腔镜手术的可行性。

（3）术前准备

1）完善常规术前检查。

2）泌尿系超声检查，必要时行 CT 尿路造影（CTU）或磁共振泌尿系水成像检查（MRU）检查。肾核素扫描检查可了解分肾功能。

3）术前 24 小时行肠道准备，术中常规留置胃管、尿管。

（4）经典手术方式：开放性 Anderson-Hynes 离断型肾盂成形术。该术式常采用经腹膜途径、腹膜后途径，腹膜后途径因其操作空间狭小而在婴幼儿组不太常用。

手术常见并发症：

1）吻合口漏。

2）出血。

3）感染。

4）术后肾盂输尿管连接部持续梗阻是最常见的长

期并发症。

（5）微创手术：腹腔镜技术成为治疗 UPJO 的主要术式，可减少损伤并获得与开放手术类似的手术效果。近年来，随着微创技术的发展，单孔腹腔镜、单纯经脐腹腔镜及机器人技术逐渐应用于小儿泌尿外科手术领域，但是这些技术的使用都需要经历一定的学习曲线才能够掌握。

（6）术后康复

1）术后注意监测患儿生命体征情况，检测 24 小时尿量。

2）通常术后镇痛 24～48 小时，给予抗生素预防感染。

3）术后 4～6 周拔除输尿管支架。

4）术后 1、3 个月后进行随访，患儿复查泌尿系超声，6～9 个月进行泌尿系超声及肾核素成像检查了解肾脏形态及功能。

【诊治要点】

产前检查发现肾积水需定期监测肾皮质厚度、肾积水程度的变化，出生后 3 天～1 周复查泌尿系超声，肾功能有下降需尽早手术治疗。

【健康教育】
肾积水的手术治疗应早期进行。

【转诊条件】
一般需至小儿泌尿外科专科治疗。

（童强松　梅　红）

第二节　重复肾

【概述】

重复肾是较常见的肾、输尿管先天畸形，重复肾多数融合为一体，多数不能分开，表面有一浅沟，但肾盂、输尿管上端及血管分开，亦有各自的肾盂、输尿管和血管。重复肾可为单侧，亦可双侧。重复肾、重复输尿管多同时存在，重复输尿管可为完全型，亦可为不完全型，可开口于膀胱内，亦可异位开口于尿道、前庭或阴道。

【诊断要点】

1. 病史与体检

（1）病史

1）不完全的重复输尿管畸形，或完全型的重复输尿管畸形，输尿管均开口于膀胱内，且没有并发症。这类病例完全没有临床症状，只有在进行泌尿系全面检查时才被发现。

2）重复肾伴有并发症，出现肾盂肾炎、肾结石、结核、肿瘤、积水等症状表现而进行泌尿系全面检查时为所发现。

3）完全型的双重输尿管畸形，输尿管开口于外阴前庭、阴道等处。致患者自幼年就有遗尿史，夜晚尿湿床铺，白天也经常短裤不干；但患者又有正常的排尿活动。

（2）体格检查

1）一般无明显阳性体征。

2）合并泌尿系感染或肾结石时有肾区压痛。

2. 辅助检查

（1）泌尿系超声：可显示功能良好的重复肾畸形，但对双输尿管及合并积水的重复肾则显示欠佳，且超声难以发现重复输尿管的异位开口位置，且需与肾上极囊肿及双肾盂畸形鉴别。

（2）膀胱镜检查：在完全型者常可看到患侧多一个输尿管口，位于外上方的常是低位肾盂来的输尿管。

（3）静脉尿路造影（IVP）：可清楚显示功能良好的重复肾及双输尿管畸形，对功能不良的重复肾则容易误诊。

（4）CT 尿路造影（CTU）或磁共振泌尿系水成像检查（MRU）：可清晰显示重复肾畸形及合并积水的双输尿管，能更清楚地显示重复肾的内容。

3. 鉴别诊断 一般诊断较明确，需与肾上极囊肿及双肾盂畸形鉴别。

【治疗】

根据相应的肾功能决定治疗，如上肾部功能严重丧失，则做上半肾、输尿管切除。如异位开口于膀胱镜或尿道，肾功能常较好，则做输尿管膀胱再吻合术。以下主要介绍腹膜后腹腔镜的肾部分切除术，无论是进行上极还是下极的肾部分切除术都是适用的。

（1）适应证：常用术式是肾上极部分切除术，适用于功能减退或无功能且伴有肾盂输尿管积水的肾上极部分畸形。

（2）禁忌证

1）全身出血性疾病；必须在纠正凝血功能异常才可手术。

2）严重心脏疾病和肺功能不全，无法承受手术者。

3）未纠正的重度糖尿病和高血压者。

4）相对禁忌证包括：既往腹部手术史；未纠正的急性尿路感染者；脊柱重症后凸畸形者。

（3）术前准备

1）术前常规血液检验包括血常规、凝血功能、血肌酐和血型检测等。常规检测尿常规，排除有无泌尿系感染。

2）术前必须有近期的泌尿系超声和肾核素成像检查等影像检查资料。

3）有尿液反流史的患儿必须行排尿性膀胱造影检查。

4）术前 24 小时行肠道准备，有利于手术视野的暴露。

5）在患儿离开病房或诱导麻醉前，静脉滴注单剂量的敏感抗生素。

6）术中常规留置胃管、导尿管。

（4）经典手术方式：开放性肾部分切除术。

手术常见并发症：

1）腹膜撕裂。

2）球囊破裂。

3）术中出血。

4）尿瘘。

（5）微创手术：腹腔镜技术成为主要术式，可减少损伤、增加美容外观并获得与开放手术类似的手术效果。

（6）术后康复

1）麻醉苏醒后患儿即可进流质食物。需密切注意是否有发生出血。

2）一些病例术中可能发生菌血症，因此手术后应给予抗生素预防感染。

3）术后1、3个月后进行随访，患儿复查泌尿系超声，6~9个月进行泌尿系超声及肾核素成像检查了解肾脏形态及功能。

【诊治要点】

检查发现重复肾伴无肾功能，需尽早手术治疗。

【健康教育】

本症无并发症者通常预后良好。术后需注意保护剩余肾脏功能，避免外伤，多饮水，增加尿量，避免泌尿系结石和泌尿系感染，若有并发症应尽早对症治疗。

【转诊条件】

一般需至小儿泌尿外科专科治疗。在我们临床中心，单纯经脐腹腔镜技术已成为治疗小儿重复肾的首选手术方式，手术创伤小，术后恢复快，术后几乎无明显手术瘢痕。

（童强松　梅　红）

第三节　肾脏囊肿性病变

【概述】

肾脏囊肿性病变是一组以肾实质的部分或全部覆有上皮细胞的囊性形成为特点的疾病，可在任何年龄段发病，单侧或多侧均可发病。原因不同时，患者的形态学特点和临床表现也可不同。在临床常见的有：①单纯性肾囊肿；②肾多房性囊肿；③髓质海绵肾；④婴儿型多囊肾；⑤成人型多囊肾；⑥多房性肾囊性变。其中②④⑥在小儿常见。

肾多房性囊肿可见于任何年龄，常因腹部肿块就诊，表现为肾内多房性囊性肿块，有完整包膜，肿块呈膨胀性生长压迫正常肾组织。单侧发病者可行肾切除术，双侧者需行囊肿剔除或肾部分切除术。

婴儿型多囊肾属常染色体隐性遗传性疾病，发生率约1/10 000，男婴发生率约为女婴的2倍。病理表现为双肾明显增大，外形光滑，切面呈蜂窝状，远端小管和集合管呈梭形囊状扩张，放射状排列。患严重类型的婴儿型多囊肾患儿在围生期和新生儿期常死亡。婴儿型和少年型因症状出现较晚，少数可活至成年。

髓质海绵肾是一种较常见的疾病，男性较女性多见，属于先天性发育异常，目前其具体发病机制尚不明确，常无明显家族史。该疾病多为双侧发病，多无临床症状，肾功能正常；若有症状，常表现为反复血尿、尿路感染，合并髓质内小结石可出现肾绞痛，病变广泛时可损伤肾功能。无症状者和无并发症者常不需要治疗，饮食上注意多饮水，避免泌尿系结石，合并泌尿系感染时对症治疗。

多房性肾囊性变的病因可能与胎儿发育早期输尿管梗阻所致，病理学表现为肾实质仅有初级形态的肾小球和近端小管，因此患肾没有功能，需行肾切除术。

【诊断要点】

1. 病史与体检

（1）病史

1）通常产前行超声检查发现。

2）婴儿型多囊肾严重者多于围生期或出生后数日内因肺发育不良死于呼吸衰竭，这类患儿多有 Potter 面容和羊水过少的病史；新生儿通常少尿，但很少死于肾衰竭，可在出生后数日内出现贫血、脱水、失盐等肾衰竭的症状，随年龄增大逐渐出现肾衰竭。

3）成年型多囊肾发病缓慢，大多数在 40 岁后出现症状，可有持续性或间歇性腰腹痛，60% 患者有高血压，可并发尿路感染、结石，并有慢性肾功能不全，最终出现尿毒症。

4）单纯性肾囊肿大多无明显症状，仅在因其他原因做腹部检查时偶然发现；大的囊肿可能有腹部疼痛、反复泌尿系感染、高血压等。

（2）体格检查

1）一般无明显阳性体征。

2）合并泌尿系感染或肾结石时有肾区压痛，大的囊肿可表现为腹部包块。

2. 辅助检查

（1）泌尿系超声：该检查无创、无放射性，是首选的检查手段

（2）CT 尿路造影（CTU）或磁共振泌尿系水成像检查（MRU）：能进一步显示泌尿系统，可清晰显示囊性变类型。

（3）肾核素扫描：可了解分肾功能，进一步确认患肾无功能及对侧肾功能情况。

（4）静脉尿路造影（IVP）：必要时行静脉肾盂造影（IVP）检查，患肾多不显影，主要了解对侧肾脏形态及功能。

3. 鉴别诊断 一般诊断较明确，单纯性肾囊肿需与肾积水相鉴别。

【治疗】

由于单纯性肾囊肿多无症状，对肾功能和周围组织影响不大，因此不需治疗，只要 6 个月到 1 年随诊。如果囊肿直径较大，超过 5cm 或产生周围组织压迫症状，引起尿路梗阻，则需要行囊液抽吸术并囊内注射硬化剂。如果囊肿巨大，直径超过 10cm 则可能需要手术治疗。以下就多房性肾囊性变需行病变肾切除做介绍。

1. 适应证　没有功能的单侧多房性肾囊性变患者。

2. 禁忌证

（1）全身出血性疾病；必须在纠正凝血功能异常后

才可手术。

（2）严重心脏疾病和肺功能不全，无法承受手术者。

3. 术前准备

（1）完善常规术前检查。

（2）泌尿系超声检查，必要时行 CT 或 MRI 检查、IVP 检查。肾核素扫描检查可了解分肾功能。

（3）术前 24 小时行肠道准备，术中常规留置胃管、导尿管。

4. 经典手术方式

（1）开放性肾切除术。

（2）开放性肾部分切除术。

5. 手术常见并发症

（1）术中出血。

（2）尿瘘。

6. 微创手术　腹腔镜技术成为主要术式，可减少损伤、增加美容外观并获得与开放手术类似的手术效果。单孔腹腔镜、单纯经脐腹腔镜及机器人技术也可用于此疾病的治疗。

7. 术后康复

（1）麻醉苏醒后患儿即可进流质食物。

（2）需密切注意是否有发生出血。

（3）一些病例术中可能发生菌血症，因此手术后应给予抗生素预防感染。

（4）术后 1、3 个月后进行随访，患儿复查泌尿系超声，6~9 个月进行泌尿系超声及肾核素成像检查了解肾脏形态及功能。

【诊治要点】

检查发现肾囊性变，需定期监测肾皮质厚度、肾囊肿程度的变化，肾功能有下降需尽早手术治疗。

【健康教育】

本症无并发症者通常预后良好。术后需注意保护对侧肾功能，避免外伤，多饮水，增加尿量，避免泌尿系结石和泌尿系感染，若有并发症应尽早对症治疗。

【转诊条件】

一般需至小儿泌尿外科专科治疗。

（童强松　梅　红）

第四节　肾发育不良

【概述】

肾发育不良是指组织学上具有胚胎结构的分化不良，包括肾囊肿、异常的肾小管、未分化的间充质或非肾成分的软骨等。其中，如整个肾脏发育不良，以囊肿占优势，则称为多房性肾囊性变。本病无家族性倾向，无明显性别差异，多为单侧发病。

【诊断要点】

1. 病史与体检

（1）病史

1）本病在产前超声检查可以检出。

2）生后超声显示，肾脏由大小不等的囊肿所替代，不能探及正常肾实质的存在。

3）双侧病变在新生儿期可有 Potter 面容，肺发育不良或羊水过少，双侧发病者多在围生期死亡。

4）单侧病变者 5%～10% 的患者可有对侧肾积水，15% 的患者对侧可有膀胱输尿管反流。

（2）体格检查

1）腹部肿块是最常见的症状，是新生儿期腹部肿块最常见原因。

2）合并泌尿系感染或肾结石时有肾区压痛。

2. 辅助检查

（1）泌尿系超声：该检查无创、无放射性，是首选的检查手段。

（2）CT 尿路造影（CTU）或磁共振泌尿系水成像检查（MRU）：能进一步显示泌尿系统，可清晰显示囊性变类型。

（3）肾核素扫描：可了解分肾功能，显示患肾有无功能。

（4）静脉尿路造影（IVP）：必要时行静脉肾盂造影（IVP）检查，患肾不显影，主要了解对侧肾脏形态及功能。

3. 鉴别诊断一般诊断较明确。

【治疗】

因本病具有潜在的恶性倾向，单侧病变应做肾切除术，发生于重复肾者，应做部分肾切除术。手术年龄在6月龄至1岁时进行为宜。手术方式见第三十一章第二节。

【诊治要点】

双侧病变，新生儿期死于呼吸衰竭或肾衰竭。因本病有潜在的恶变倾向，单侧病变应做肾切除术，发生在重复肾者应做上半肾切除术。超声检查一般可确诊，需尽早手术治疗，手术宜在小儿6月龄~1岁时进行。

【健康教育】

未发育的肾脏往往并发输尿管芽分支不全。肾脏小，但有组织学上正常的肾单位。节段性肾发育不良可出现高血压，在对侧肾功能良好情况下，切除患肾，血压多数在术后即恢复正常，视力亦在术后短期内恢复。年龄越小，术后恢复越快，预后越好。

【转诊条件】

一般需至小儿泌尿外科专科治疗。

（童强松　梅　红）

第五节　输尿管畸形

【概述】

输尿管畸形常见的为输尿管异位开口，是指输尿管开口于正常位置以外的部位。异位的输尿管口一般较狭窄，引流不畅，所引流的上肾均有不同程度的积水及肾实质病理改变。单一的输尿管口异位，所引流的肾脏多有发育不良或异常，位于腰椎的一侧，甚至进入盆腔。

【诊断要点】

1. 病史与体检

（1）病史：异位的输尿管口一般较狭窄，引流不畅，所引流的上肾均有不同程度的积水及肾实质病理改变。

（2）体格检查

1）一般无明显阳性体征。

2）合并泌尿系感染或肾结石时有肾区压痛。

2. 辅助检查

（1）泌尿系超声：该检查无创、无放射性，是首选的检查手段。

（2）CT 尿路造影（CTU）或磁共振泌尿系水成像检查（MRU）：能进一步显示泌尿系统，进一步确认患侧有无重复肾。

（3）肾核素扫描：进一步确认患侧肾功能及对侧肾功能情况。

（4）静脉尿路造影（IVP）：必要时行静脉肾盂造影（IVP）检查，主要了解肾脏形态及功能。

3. 鉴别诊断一般诊断较明确。

【治疗】

以下主要介绍重复肾重复输尿管的经腹膜途径腹腔镜部分肾输尿管切除术。

1. 适应证

（1）输尿管异位开口，伴引流的重复肾上肾肾功能严重受损；

（2）重复肾下肾解剖形态、生理功能基本正常，有正常的输尿管口；

（3）对侧肾及输尿管无明显异常。

2. 禁忌证

（1）严重心肺功能不良不能耐受手术者，凝血功能异常需纠正后择期手术治疗。

（2）未纠正的急性尿路感染者。

3. 术前准备

（1）常规行血尿常规、凝血功能、泌尿系超声等相关检查。

（2）术前行 CT 或 MRI 检查及肾放射性核素检查，必要时行静脉肾盂造影（IVP）检查。

（3）术前 24 小时行肠道准备，术中常规留置胃管、导尿管。

4. 经典手术方式输尿管异位开口的手术方法，应根据其所引流的肾脏功能而决定。对重复上肾的肾功能尚好者，可保留上肾行输尿管膀胱再植术；对重复上肾无肾功能者，应行部分肾输尿管切除术。

5. 手术常见并发症

（1）出血。

（2）腹腔感染。

（3）患侧下极肾萎缩。

6. 微创手术经腹膜途径腹腔镜技术及气膀胱技术成为治疗的主要术式，可减少损伤，缩短住院时间。目前也有单孔腹腔镜、单纯经脐腹腔镜及机器人技术应用于此疾病的治疗，取得了满意的手术疗效。

7. 术后康复

（1）术后注意监测患儿生命体征情况，检测 24 小时尿量及腹腔引流管引流量及性质，避免迟发性出血。

（2）通常术后镇痛 24～48 小时，给予广谱抗生素预防感染。

（3）术后 1、3 个月后进行随访，患儿复查泌尿系超声，6～9 个月进行泌尿系超声及肾核素成像检查了解重复肾下极肾脏形态及功能。

【诊治要点】

确诊后需尽早手术治疗，根据肾功能情况选择适当的手术方式。

【健康教育】

本症无并发症者通常预后良好。术后需注意保护剩余肾脏功能，避免外伤，多饮水，增加尿量，避免泌尿系结石和泌尿系感染，若有并发症应尽早对症治疗。

【转诊条件】

一般需至小儿泌尿外科专科治疗。

（童强松　梅　红）

第六节　膀胱外翻

【概述】

膀胱外翻是一种少见而复杂的先天性畸形，是胚胎期泄殖腔膜发育异常，阻碍间充质组织的移行和下腹壁的正常发育，导致膀胱外翻、尿道上裂等一系列先天性异常。

【诊断要点】

1. 病史与体检

（1）膀胱没有闭合，敞开外翻在下腹正中线。

（2）外翻膀胱的下方连接敞开在两个阴茎海绵体之间的尿道，形成完全性尿道上裂。

（3）外翻膀胱的上缘（头侧）为脐尿带附着处，但它不能形成脐孔。

（4）在膀胱外翻的两侧可触及圆滑的左右两耻骨端，距离可达 5～7.5cm，腹直肌固定在耻骨端上，所以腹直肌亦分裂于外翻膀胱的两侧。

（5）在外翻的膀胱壁上，容易查到两侧输尿管的开口处但很少发生逆行肾盂感染和肾盂输尿管积水。

（6）膀胱外翻的婴儿常常合并有腹股沟疝（尤其是男婴）。

（7）女婴的膀胱外翻与尿道上裂的阴蒂位于尿道上裂的两侧，阴唇在腹中线上分为两侧，阴道口往前移，成年后可以经阴道生育。

（8）男婴两阴茎海绵体附近近端附着于耻骨上支，阴茎海绵体向前外侧旋转，加上阴茎与尿道向腹侧上翘，阴茎头的尿道海绵体末端扁平，所以阴茎呈现短而粗。

5

2. 诊断　一般诊断较明确。

【治疗】

需手术治疗。

治疗原则：①恢复膀胱或适当的贮尿器控制排尿；②解除外翻治疗，消除脐外黏膜引起的痛苦；③修复腹壁缺损、阴茎畸形与尿道上裂；④恢复生育能力。

手术治疗目的为：①修复膀胱及腹壁缺损；②矫治尿失禁，控制排尿，保护肾功能；③修复男性阴茎，尽可能获得接近正常的外观和功能。

【诊治要点】

确诊后需根据患儿情况制订修复计划，一般需多次手术。

【健康教育】

膀胱外翻不但给患者精神和生活上带来很大痛苦，而且易并发泌尿系感染，如不治疗，除了患者忍受常人难以想象的疼痛折磨外，半数患者于成年前死于并发症。

【转诊条件】

一般需至小儿泌尿外科专科治疗。

（童强松　梅　红）

第七节　尿道下裂

【概述】

先天性尿道下裂畸形主要的病理解剖是尿道口位置异常，阴茎弯曲和包皮在阴茎头上方堆积。尿道下裂是小儿泌尿系统中的常见畸形。

【诊断要点】

1. 病史与体检

（1）病史：出生后即可发现。

（2）体格检查：观察患者的体形、身体发育、第二性征，外生殖器检查有无阴道，触摸双侧睾丸表面质地、体积。

2. 辅助检查　确诊尿道下裂后需进一步检查有无伴

发畸形，严重的尿道下裂需行进一步泌尿系检查，如排泄膀胱尿道造影，以除外其他泌尿系畸形。当尿道下裂合并双侧隐睾时要注意有无性别异常。

（1）腹部超声；

（2）染色体检查；

（3）尿 17 酮类固醇测定；

（4）腹腔镜检查及性腺活检。

3. 鉴别诊断　尿道下裂是外生殖器畸形，根据典型临床表现和体格检查很容易确诊。重度尿道下裂需与两性畸形相鉴别。

【治疗】

手术矫治的目标包括：即阴茎下弯完全矫正；尿道口位于阴茎头正位；排尿时形成向前的正常尿流；阴茎外观接近正常，成年后能进行正常的性生活。

这些手术实施可以分期完成，也可以一期完成。分期手术主要是先矫正阴茎弯曲，解剖异位尿道口，使其退缩至具有尿道海绵体的部位。并将包皮向阴茎腹侧转移以后再择期进行尿道成形术。

最常见的手术并发症是尿道瘘（5%~15%）和尿道瘢痕增生狭窄，其他还有阴茎下弯复发、尿道狭窄、尿道憩室等。

【诊治要点】

确诊后需手术治疗，根据阴茎情况选择适当的手术方式。

【健康教育】

针对尿道下裂，目前无明确预防的方法及药物。妊娠妇女应在围生期进行科学的围生期保健和规律的产前检查，有助于该疾病的早期发现。选择合适的手术时机和手术方式，有助于患者的顺利康复。

【转诊条件】

一般需至小儿泌尿外科专科治疗。

（童强松　梅　红）

第八节 尿道上裂

【概述】

尿道上裂是一种尿道背侧融合缺陷所致的先天性尿道外口畸形,男性患者表现为尿道外口位于阴茎背侧,女性患者中表现为尿道上壁瘘口,阴蒂分裂,大阴唇间距较宽。由于先天性尿道上裂常与膀胱外翻并发,胚胎学上可视为膀胱外翻的一部分。

【诊断要点】

1. 病史与体检

(1)病史:出生后即可发现。

(2)体格检查

1)尿道开口位置异常:男性尿道开口可位于从耻骨联合至阴茎顶部之间。女性异常的尿道开口位于阴蒂和阴唇之间,远端尿道缺如。

2)尿失禁:男性尿失禁的严重程度主要取决于背侧异位尿道口缺损程度。90%女性患者有尿失禁。尿失禁的原因包括:尿道括约肌的丧失;膀胱发育不良,容量小;尿道阻力降低。

3)外生殖器畸形:男性患者阴茎发育较差,阴茎头扁平,阴茎体短且宽,背侧包皮分裂,常伴有阴茎短缩背翘。女性因耻骨联合分离使阴阜扁平下降,大、小阴唇前联合分开,小阴唇发育差,阴蒂及包皮分裂。

4)耻骨联合分离:左右耻骨间仅有纤维组织相连,坐骨结节之间的距离增宽。

5)反流性肾病:部分患者可合并伴随畸形,出现膀胱输尿管反流。

6)泌尿系感染:大多数患者可合并泌尿系感染。

7)性功能障碍:男性患者由于阴茎头弯向腹壁,大多数不能性交。有的射精功能好,有的因膀胱颈部不能关闭,精液反流入膀胱。

2. 辅助检查 B超可筛查双肾、输尿管是否合并有畸形。尿路造影有助于了解上尿路情况。肾核素扫描能对肾功能、肾血流情况进行全面检查。尿流动力学可了解下尿路功能情况。

3. 鉴别诊断 根据典型临床表现即可诊断。

【治疗】

尿道上裂的外科治疗目的是：重建尿道；控制治疗尿失禁；矫正外生殖器畸形。男性患者手术推荐在3岁以后进行，4～5岁为宜，以便有一个发育好，有适当容量和肌肉的膀胱，男孩青春期的发育有利于尿的控制。女性患者手术可在18个月至2岁期间进行，外生殖器尿道膀胱颈重建可一期完成，也可分期手术，先行外生殖器尿道成形，4～5岁再行膀胱颈成形，此时不仅膀胱容量可达50ml以上，患儿也可接受排尿训练。

【诊治要点】

确诊后需手术治疗，根据阴茎情况选择适当的手术方式。

【健康教育】

针对尿道上裂，目前无明确预防的方法及药物。因此，妊娠妇女应在围生期进行科学的围生保健和规律的产前检查，有助于该疾病的早期诊断和治疗。

【转诊条件】

一般需至小儿泌尿外科专科治疗。

（童强松 梅 红）

第九节 阴茎阴囊转位

【概述】

胚胎9～10周时，男胚尿道嵴形成管状尿道。位于生殖结带前方两翼的阴囊突向尾侧迁移，并在中线融合形成阴囊。若阴囊突向尾侧迁移受到干扰，即导致阴囊位于阴茎上方，即为阴茎阴囊转位，根据程度不同，可分为完全性和不完全性两型。若融合不全，则导致阴囊分裂。阴茎阴囊转位可单独发生，也可并发于先天性尿道下裂。

【诊断要点】

1. 病史与体检

（1）阴囊位于阴茎上方。

（2）可分为完全性和不完全性两型。

（3）常合并尿道下裂、阴茎下曲等畸形。

2. 鉴别诊断一般诊断较明确。

【治疗】

矫正阴茎阴囊转位的手术方法，按其途径不同可以分为两类：一是游离阴茎，经皮下隧道将其置于阴囊的前方；另一是游离阴囊，使之位于阴茎之后。原则上，应选择后者，特别是伴发于近端型尿道下裂者，其阴茎发育的程度较差，加之阴茎脚又比较固定，阴茎显露也比较差，向上游离阴茎比较困难，即使勉强完成，阴茎显露也不满意。

【诊治要点】

确诊后需手术治疗，根据阴茎情况选择适当的手术方式。

【健康教育】

本症无并发症者通常预后良好。

【转诊条件】

一般需至小儿泌尿外科专科治疗。

（童强松　梅　红）

第十节　隐匿性阴茎

【概述】

隐匿阴茎是一种常见的先天发育异常和畸形性疾病，也称埋藏式阴茎。

【诊断要点】

1. 病史与体检

（1）包皮未附着于阴茎体。

（2）若用手指握住阴茎，将其周围皮肤向后推，即可显示隐匿在皮下的阴茎。

2. 鉴别诊断 此病易与肥胖性隐匿性阴茎混淆，后者患儿体重超过正常标准，会阴部脂肪大量堆积，致使阴茎隐匿，隐匿阴茎不宜手术治疗。另一种疾病是阴茎短小症，为阴茎发育不良，其长度低于小儿正常长度的两个标准差以下，或长度在 2.5cm 以下者，亦非手术所能矫正。还需与包茎相鉴别，由于包皮口狭小致阴茎头不能外露。

【治疗】

对隐匿阴茎的治疗及手术年龄有很大争论。如能上翻包皮暴露阴茎头，可不必手术，隐匿阴茎随年龄增长逐渐好转。手术目的是扩大包皮口，暴露阴茎头。应注意不要做简单的包皮环切术。

【诊治要点】

确诊后需手术治疗，根据阴茎情况选择适当的手术方式。

【健康教育】

本症无并发症者通常预后良好。

【转诊条件】

一般需至小儿泌尿外科专科治疗。

（童强松　梅　红）

第十一节　两性畸形

【概述】

两性畸形是在胚胎发育期间分化异常所致的性别畸形，一般根据性染色体、染色质、性腺及外生殖器的不一致，可分型为男性假两性畸形、女性假两性畸形和真两性畸形。

【诊断要点】

1. 病史与体检

（1）病史：家族中有无类似患者，有无不明原因的婴儿死亡、不育、无月经以及多毛患者。母亲妊娠时是否使用过药物，有无男性化现象。

（2）体格检查

1）一般体态，有无脱水、发育生长迟滞及其他并发畸形（如 Turner 或 Klinefelter 综合征）。

2）性腺是否对称或不对称下降，会阴部有无色素增多。

3）测量阴茎长度，观察尿道口位置。

4）腹部触诊及肛诊。

2. 辅助检查

（1）染色体检查；

（2）生化血液检查：包括血糖、血钾、血钠、血氯、二氧化碳结合力及血 pH，血、尿类固醇，绒毛膜促性腺激素实验等；

（3）超声检查：腹部超声可协助辨认有无苗勒系统派生物如子宫、输卵管，也可检查肾上腺有无增大；

（4）生殖道造影：观察泌尿生殖窦及内生殖管道的结构，可协助确定是否苗勒管；

（5）手术探查：包括性腺活体组织检查，确定内生殖管道情况等。

3. 鉴别诊断尿道下裂患者伴有单侧或双侧隐睾应被认为有两性畸形可能，除非被证实有其他原因。

【治疗】

1. 确定性别以年龄越小越好，一般在 2～3 岁即应明确性别。新生儿如不能确定性别，并有脱水，很可能有严重的先天性肾上腺增生，需即刻矫治水电解质失调。

2. 性别取向应结合社会性别、心理性别、生理性别、家长及患者本人的意愿综合决定。原则是首先考虑小儿以后外生殖器的发育，其次才是生育问题。

3. 两性畸形的外科治疗主要是外生殖器的整形，包括阴茎成形、阴道成形、尿道下裂修复、阴蒂阴唇成形及阴道外口增宽等手术。

4. 男性假两性畸形的外科治疗男性外生殖器型按男性性别整形为宜，只需做阴茎矫直、尿道成形，隐睾侧的女性内生殖器在不影响男性生殖器官的情况下予以切除，外生殖器似男非男型者，应根据其阴茎及睾丸发育情况决定性别，按男性或女性做外生殖器成形。睾丸女性化患者在切除两侧睾丸后做阴道成形术。

5. 女性假两性畸形阴蒂肥大者，宜及早施行阴蒂缩小整形术。将肥大阴蒂的腹侧大部切除，仅保留背侧1/3 阴蒂组织及与其相连的神经血管束，塑形缝合成为阴蒂。阴道外口狭窄者行增宽术，切开阴道上口，使之扩大，利用阴唇瓣或阴股沟皮瓣转移插入，修复创面。

6. 真两性畸形如作为男性性别，应切除卵巢组织，同时切除输卵管、子宫和增大的乳房，阴道黏膜剥除后予以封闭。如作为女性性别，需切除睾丸组织，肥大的阴蒂行缩小整形手术。

【诊治要点】

对两性畸形的诊疗仍存在挑战，且有争论。总之，要牢记 Meyer- Bahlburg（1988）提出的两性畸形治疗中进行最佳性别认定时所要考虑的参数：生殖潜能（如果全能达到的话），良好的性功能，最少的医疗操作，总体上性别适当的外表，稳定的性别身份，社会心理健康。

【健康教育】

对两性畸形的评估及最初处理应该被认为是医学上及社会心理上的重大紧急事件，对家庭来说也被视为高度敏感问题。根据诊断、小儿解剖学构造状况、生殖器和生殖窦的潜在功能，征得父母认可，为患儿制订一个合适的性别。

【转诊条件】

一般需要小儿泌尿外科、内分泌学、精神病学以及心理学家等专科的综合治疗。

（童强松　梅红）

第十二节　隐　睾

【概述】

隐睾是指睾丸未下降至阴囊，包括睾丸下降不全和睾丸异位。临床上绝大多数隐睾为睾丸下降不全。诊断双侧无睾症时，必须确认其男性染色体核型，有必要进行内分泌学评估，以助于判断单侧或双侧睾丸是否存在。

【诊断要点】

1. 病史与体检

（1）不育症：隐睾会导致生殖细胞受损，及早行外科处理使睾丸固定于阴囊，以减少生育能力降低的发生风险。隐睾症最早期的产后组织学异常是在出生后第 1 个月即可观察到的间质细胞发育不良。青春期后的单侧隐睾应予以摘除，因其在将来易发生恶变及扭转，绝大部分睾丸都丧失了生育能力。

（2）恶性变：出生时睾丸未降的儿童有发生睾丸恶性肿瘤的风险。有过隐睾症的男性中生殖细胞肿瘤的发病率是正常人的约 40 倍。睾丸未降的位置影响着睾丸发生肿瘤的相对危险度，位置越高，恶性变的风险越大。一半的腹腔内睾丸会发生恶性变。睾丸所致的睾丸肿瘤类型中最常见的是精原细胞瘤。隐睾患者中原位癌的发病率是 1.7%。

（3）疝气：90% 的睾丸未降患者鞘状突未闭。鞘状突通常在睾丸下降后和出生后第 1 个月内闭合，鞘状突未闭伴有更高风险的附睾异常。鞘状突未闭的临床意义是其可以影响隐睾症的激素治疗效果。

（4）睾丸扭转：隐睾可能有睾丸引带、提睾肌附着异常或睾丸鞘膜的附着异常，易于发生睾丸扭转。尽管未下降睾丸很少发生扭转，但在腹痛或腹股沟疼痛伴同侧阴囊空虚者应考虑睾丸扭转。

2. 辅助检查

（1）超声检查：确定睾丸是否存在及其定位，是术前常规检查。CT、MRI 相对 B 超在诊断隐睾的价值上无优势。睾丸动静脉造影及精索静脉造影不推荐使用。

（2）腹腔镜探查：是当前隐睾诊断的"金标准"，在定位时可进行治疗。

（3）双侧或单侧隐睾伴阴茎短小、尿道下裂等，需进行 HCG 刺激试验、雄激素、FSH、LH、MIS/AMH 测定、染色体核型、遗传基因测定等检查。

3. 鉴别诊断 此病与睾丸缺如相鉴别。

【治疗】

1. 激素治疗隐睾可伴有下丘脑-垂体-性腺轴异常，激素治疗采用 HCG、LHRH 或两者合用。指南推荐 β-HCG用于不可触及隐睾或一些重做病例的术前准备，其增加睾丸血供，便于手术。

2. 手术治疗对于出生后 6 个月，睾丸仍未下降至阴囊者，应及早手术。手术适宜为 1.5 岁之前。对于青春期隐睾患者，一经发现及时行睾丸下降固定术，术中如发现睾丸已萎缩或不能下降引入阴囊，必要时可施行睾丸切除术。

（1）适应证

1）先天性隐睾；

2）先天性隐睾伴有斜疝或鞘膜积液；

3）隐睾经激素治疗 1～2 个月无效者；

4）医源性或外伤性隐睾；

5）上升性睾丸。

（2）禁忌证

1）智力发育不全者；

2）可能有射精障碍者；

3）严重内分泌异常和缺陷；

4）青春期后单侧隐睾；

5）单侧隐睾生精或输精管功能缺陷，特别是单侧腹内隐睾，常伴有附睾异常。

（3）术前准备

1）完善常规术前检查。

2）超声检查。

（4）经典手术方式

1）开放手术睾丸下降固定术：可触及隐睾者行睾丸下降固定术。一般进腹股沟入路，在腹股沟行斜切口，游离精索，结扎未闭的鞘状突或疝囊，无张力放置固定睾丸于阴囊。

2）自体睾丸移植：适用于高位隐睾。结扎睾丸血管，将睾丸游离移入阴囊，吻合睾丸血管与腹壁下动脉。这不是广泛采用的方式，不推荐作为常规手术方式。

（5）微创手术：腹腔镜下睾丸下降固定术：适应证：所有不可触及的睾丸；可疑间性的诊断；活检或腹腔内高位睾丸切除。禁忌证：急性感染，凝血异常，既往有腹部手术史，疑有腹膜粘连。

手术常见并发症：

1）睾丸萎缩。

2）睾丸回缩。

3）损伤精索及输精管。

（6）术后康复：术后监测睾丸发育情况。

【诊治要点】

一般超声检查容易确诊，确诊后需手术治疗。

【健康教育】

本症无并发症者通常预后良好。少数未手术隐睾发生睾丸萎缩、坏死。已成功行睾丸下降固定者，9% ~ 15% 单侧和46% 双侧隐睾可发生无精子症。手术不能减少肿瘤的危险，但可以使睾丸更易被检查。

【转诊条件】

一般需至小儿泌尿外科专科治疗。

（童强松　梅　红）

第十三节　鞘膜积液

【概述】

鞘膜积液是指鞘膜腔内积聚的液体超过正常量而形成的囊肿。本病可发生于任何年龄。当鞘膜本身或睾丸、附睾等发生病变时，液体的分泌与吸收失去平衡，形成鞘膜积液。鞘膜内如长期积液、内压增高，可影响睾丸的血运和温度调节，引起患侧睾丸萎缩。根据鞘状突闭合的位置不同，可分为睾丸鞘膜积液、精索鞘膜积液、混合型鞘膜积液、睾丸精索鞘膜积液（婴儿型）、交通性鞘膜积液等五种类型。鞘膜积液有原发性和继发性两种。

【诊断要点】

1. 病史与体检鞘膜积液查体时，类型不同，表现各异：

（1）睾丸鞘膜积液：睾丸鞘膜腔内有较多积液，呈卵圆形或球形，表面光滑，有囊性感，无压痛，睾丸与附睾触摸不清，透光试验阳性。

（2）精索鞘膜积液：囊性积液位于阴囊内睾丸上方或腹股沟内，呈椭圆形或梭形，表面光滑，随精索移动，透光试验阳性，下方可触及睾丸与附睾。

（3）混合型鞘膜积液：睾丸与精索鞘膜积液同时存在，互不交通，可并发腹股沟疝或睾丸未降等。

（4）睾丸精索鞘膜积液（婴儿型）：鞘状突在内环处闭合，精索处未闭合，与睾丸鞘膜腔相通，外观多呈梨形，位于阴囊内，睾丸与附睾触摸不清，外环口因受压扩大，但与腹腔不相通。

（5）交通性鞘膜积液：积液量与体位有关，平卧位积液量减少或消失，站立位时增多，可触及睾丸和附睾，透光试验阳性。若鞘状突与腹腔的通道较大，肠管或大网膜可进入鞘膜突，出现腹股沟斜疝。

2. 辅助检查 B超检查呈液性暗区可确诊。

3. 鉴别诊断

（1）腹股沟斜疝。

（2）睾丸肿瘤。

（3）精液囊肿。

（4）鞘膜积糜。

（5）鞘膜积血。

【治疗】

1. 随访观察适用于病程缓慢、积液少、张力小、长期不增长而无明显症状者。婴儿型鞘膜积液常在2岁前自行消失，不急于进行治疗。因全身疾病引起的积液，

5

当全身疾病痊愈后，积液可逐渐被吸收。

2. 穿刺抽液，注射硬化剂治疗　单纯穿刺抽液易复发，抽液后向鞘膜腔内注射硬化剂，必须排除鞘膜腔与腹腔相通。因其具有局部形成硬块、继发感染等并发症，应用尚有争议。

3. 手术治疗

（1）适应证

1）2 岁以上仍然存在鞘膜积液者。

2）个别女孩亦有腹股沟部鞘膜积液，特称为 Nuck 囊肿，可连同圆韧带一起切除。

（2）禁忌证

1）新生儿鞘膜积液不必急于手术。在生长发育过程中，如未闭鞘膜管继续完成闭塞，鞘膜积液即可逐渐消失。

2）阴囊及腹股沟部有皮疹或炎性者。

3）近期有呼吸道病变者。

4）近期传染病如麻疹、流行性腮腺炎接触者。

5）有腹内压增高的诱发因素，如包茎、包皮口狭窄、便秘者。

（3）术前准备

1）完善常规术前检查。

2）超声检查。

（4）经典手术方式

1）鞘膜翻转术：临床最为常用，操作简便，手术效果好。

2）鞘膜囊肿切除术：主要应用于精索鞘膜囊肿。

3）交通性鞘膜积液：于内环口处高位结扎并切断未闭合的鞘状突，行鞘膜翻转。

（5）微创手术方式：对交通性鞘膜积液者，可采用腹腔镜技术于内环口处高位结扎未闭合的鞘状突，经阴囊小切口行鞘膜切除。

【诊治要点】

超声检查可确诊。鞘膜积液如体积不大，张力不高，可不急于手术治疗，特别是 1 岁以内婴儿，尚有自行消退的机会；如果张力较高，可能影响睾丸血液循环，导致睾丸萎缩者，手术治疗不受年龄限制。

【健康教育】

本症无并发症者通常预后良好。

【转诊条件】

一般需至小儿泌尿外科专科治疗。

（童强松　梅　红）

第十四节　睾丸扭转

【概述】

睾丸通过睾丸系膜与阴囊相连，由睾丸系膜将睾丸固定于阴囊。有的胎儿在发育时会产生一侧或两侧睾丸系膜过长，出生后，睾丸与精索的活动度就很大，如果突然遇上用力或猛烈振荡等情况，睾丸与精索就会发生一定程度的扭转，也叫精索扭转。

【诊断要点】

1. **病史与体检**　睾丸扭转发病急骤，多于睡眠中发病，患者一侧睾丸和阴囊会剧烈疼痛。扭转初起时，疼痛还局限在阴囊部位，以后会向下腹和会阴部发展，同时还会伴有呕吐、恶心或发热，阴部出现红肿、压痛。

1）腹部突然出现剧痛。

2）睾丸出现剧痛。

3）发生扭转的睾丸在阴囊内的位置显得较正常睾丸高一些。

4）患儿可能会出现恶心、呕吐。

5）症状出现数小时后，阴囊会红肿、触痛。

睾丸扭转的临床表现主要是痛、肿。如果发生在小儿身上，往往更不容易诊断，小儿会有不明原因的厌食、躁动不安，病情一般发展较快。

2. **辅助检查**

（1）^{99m}TC 睾丸扫描，显示患睾血流灌注减少。

（2）彩色多普勒超声检查：因精索自身扭转而致睾丸血液循环障碍，表现为患侧睾丸增大，回声减低。彩色多普勒血流图显示，其内血流信号明显减少或消失。

3. 鉴别诊断

（1）急性附睾炎。

（2）阴囊血肿。

（3）鞘膜积液。

【治疗】

凡是阴囊或腹股沟急性疼痛伴阴囊肿胀，扪及疼痛性肿块者，怀疑睾丸扭转时，最好的治疗方法就是进行手术。手术方法包括手法复位和手术复位两种。

1. 手法复位一般在病初可以试行。应先给予镇痛剂及解痉剂，半小时后再将横位并上提的睾丸进行轻柔的手法复位。

2. 手术复位睾丸扭转作出诊断后，应争取时间立即手术复位，争取在症状出现 6 小时内完成手术。将扭转的睾丸复位后观察血运正常，再行睾丸、精索与阴囊内层鞘膜间断缝合固定，以免术后复发。如术中发现睾丸血液循环极差，复位仍仍不能恢复，应切除睾丸。

【诊治要点】

睾丸扭转的早期，用徒手复位即能获得良效。但发病时间一长，只能手术治疗。此外，如果不幸发生睾丸扭转，治疗后要请医生做精液常规检查，以了解患侧睾丸及对侧睾丸的功能，这一点对未婚男青年显得更为重要。

【健康教育】

本症无并发症者通常预后良好。日常生活中，不少患者对睾丸扭转麻痹大意，疼痛时一忍再忍，以致延误了早期治疗，个别人因此丧失生育能力，酿成终生不幸。因此，青春期及其前后的患者如突然出现阴囊肿胀、疼痛，尤其是青少年，应考虑到睾丸扭转的可能，要及时去医院泌尿外科检查诊治。

【转诊条件】

一般需至小儿泌尿外科专科治疗。

（童强松　梅　红）

第十五节　精索静脉曲张

【概述】

精索静脉曲张是男性常见的泌尿生殖系统疾病，也是导致男性不育的主要原因。多见于青壮年。精索静脉曲张是由于包绕精索的精索静脉和蔓状静脉丛的扩张而引起的血管性精子发生障碍。以左侧发病为多，亦可双侧发病或单发于右侧。传统手术采用腹股沟切口，作高位结扎精索内静脉，并切除阴囊内部分扩张静脉。

【诊断要点】

1. 病史与体检

（1）患者常常由于缺乏自觉症状而得不到及时诊治，最终导致部分患者生精能力受损。

（2）少数患者可有立位时阴囊肿胀，局部坠胀疼痛感，可向下腹部，腹股沟区或后腰部放射，劳累或久站后症状加重，平卧休息后症状减轻或消失。

2. 辅助检查　采用染色的方法和严格按照 WHO 标准进行精子形态学分析，有助于对不育患者生育力受损程度进行评价，也有利于规范操作和统一分析标准。所以对精液常规检查示精子密度低下，活率，活力低，畸形率高的患者，均建议进行彩色多普勒血流显像仪（CDFI）检查，CDFI 可直观，准确地观察精索静脉曲张的扩张程度，血流状态，是目前无创、准确的诊断途径。还可选择红外线阴囊测温法，或精索静脉造影。

CDFI 的临床诊断标准为：

（1）临床型 VC：平静呼吸下精索静脉丛中至少检测到 3 支以上的精索静脉，其中 1 支血管内径 > 2.0mm 或增加腹压时静脉内径明显增大，或作 Valsalva 实验后静脉血液明显反流；

（2）亚临床型 VC：精索静脉内径≥1.8mm，平静呼吸不出现血液反流，Valsalva 试验出现反流，反流时相≥800ms。

3. 鉴别诊断　目前应用较多的较准确的诊断方法是彩色多普勒血流显像，一般可确诊。需排除肾肿瘤、肾积水、腹膜后肿瘤、异位血管等继发性因素。行左肾静脉超声排除胡桃夹现象。

【治疗】

手术治疗是主要的治疗方法，可以达到理想的治疗效果。亦有部分采取（或联合）药物治疗。原发性 VC 伴有不育或精液异常者，不论症状轻重均为治疗指征，目前手术治疗有经腹股沟管精索内静脉高位结扎术、腹腔镜手术、经腹膜后精索内静脉高位结扎，精索静脉介入栓塞术等。经腹膜后高位结扎精索静脉相较于经腹股沟管手术和腹腔镜手术具有手术创伤小，不易损伤其他血管，不易漏扎精索静脉，手术时间短，手术费用低及术后并发症，复发率低等优点，是单侧精索静脉曲张的首选治疗方法。手术联合药物治疗者的精液参数改善程度和妊娠率均明显优于单纯手术的治疗。

1. 适应证

（1）明显的精索静脉曲张，可见或可见并可摸及，且婚后不育者。

（2）精子密度或活动度持续低于正常范围者。

2. 禁忌证

（1）近期有呼吸道病变者。

（2）凝血功能异常者。

（3）心肺功能不全不能耐受手术者。

3. 手术方式

（1）精索内静脉高位结扎术：精索内静脉高位结扎术是治疗精索静脉曲张的经典术式，其理论基础是精索静脉曲张存在血液反流，利用高位结扎可有效地阻止这种反流。通常采用经腹股沟或经腹膜后两种途径。

（2）外环下精索静脉显微解剖结扎术：精索静脉外

环下低位结扎，过去认为这一水平静脉太多，难以保证蔓状静脉丛内的梭鱼静脉均被结扎，近年来显微外科技术的应用使这一问题得以解决。理论上通过低位结扎可阻断所有与精索内静脉有吻合的静脉，并且可以同时处理精索内静脉系统以外的静脉。显微解剖技术可以保证结扎效果而又不损伤动脉、淋巴管。

（3）精索静脉曲张转流手术：精索静脉转流术是在精索静脉于内环处高位结扎术同时在圆口附加的血管转流吻合术，该手术遵循血流动力学学说，有利于改善睾丸内环境的微循环灌注不良状态；防止血液倒流；促进血液回流；增加动脉血灌注；对生精受损的睾丸有恢复和保护作用，从而改善精液质量，提高生育力和雄激素水平。

（4）精索静脉曲张高位结扎 + 血管流转术：适用于所有适合精索静脉高位结扎手术者；不育症：精液检查精子数少或死亡率高者，个别无精子症睾丸容积接近正常者。

【诊治要点】

确诊后需手术治疗。

【健康教育】

从症状学讲，儿童期精索静脉曲张患儿极少有自觉症状，可不予治疗或仅用穿着紧身衣裤，为避免睾丸组织长期损害而导致不育，目前认为在儿童期Ⅲ级精索静脉曲张患儿，应手术治疗。

【转诊条件】

一般需至小儿泌尿外科专科治疗。

（童强松　梅　红）

第十六节　睾丸肿瘤

【概述】

睾丸肿瘤是在青年男性中最常见的恶性肿瘤，分为原发性和继发性两类。绝大多数为原发性，分为生殖细胞肿瘤和非生殖细胞肿瘤两大类。

【诊断要点】

1. 病史与体检

（1）睾丸肿大。

（2）疼痛。

（3）转移症状：睾丸肿瘤以淋巴结转移为主，常见于髂内、髂总、腹主动脉旁及纵隔淋巴结。

2. 辅助检查

（1）实验室检查：在病变晚期，可出现贫血，血沉增快，肝功能异常，黄疸指数增高，肾功能损害等。对睾丸肿瘤的诊断灵敏度高和较有特异性的有甲胎蛋白和绒毛膜促性腺激素，90% 患者有一种或两种标记增高。

（2）CT 及 MRI 检查：腹部 CT 可显示肿瘤三维大小及与邻近组织的关系，并能区别肿瘤中心坏死液化与囊肿。MRI 对软组织的对比度较好，可显示血管结构。

3. 鉴别诊断　此病应与鞘膜积液、睾丸附睾炎、睾丸扭转等相鉴别。

【治疗】

1. 放疗

2. 化疗

（1）适应证：不宜手术或不愿手术的 Ⅱ、Ⅲ 期患者；

1）局部肿瘤限于睾丸内，但腹膜后淋巴结清除后组织中有癌浸润者；

2）手术、放疗后，或化疗完全或部分缓解后的维持、挽救治疗。

（2）禁忌证：

1）心、肝、肾等重要脏器功能障碍者；

2）有感染以及发热等严重并发症者；

3）年老体衰或呈恶病质者；有严重骨髓抑制者。

3. 介入放射治疗　介入放射学动脉区域灌注化疗和淋巴管灌注化疗对改善预后尤其是中晚期患者有重要作用。

4. 免疫治疗　在恶性睾丸肿瘤的综合治疗措施之

中，免疫治疗仍可以作为辅助疗法发挥一定的作用。

5. 手术治疗 睾丸切除术适用于任何类型的睾丸肿瘤，所强调的是应当采用经腹股沟途径的根治性睾丸切除术。单纯睾丸切除往往达不到彻底的手术切除效果，需配合施行腹膜后淋巴结清除术，以达到根治的目的。

6. 随访

（1）定期随访 AFP，腹部超声和 CT 检查，并与术前资料对照。随访时间应坚持两年。

（2）AFP 正常值应低于 20ng/ml，其半衰期为 4～5天。如果术后两周 AFP 仍下降不明显或有升高者，提示有转移病灶存在或已复发。但应注意胰腺、胆道、胃或其他消化道新生物。

（3）睾丸卵黄囊瘤切除后，AFP 仍持续不降或继续升高者，当考虑系统化疗或作进一步手术清除。

【诊治要点】

根据患者一般情况选择适当的治疗。

【健康教育】

发现睾丸无痛性增大应警惕睾丸肿瘤可能，需进一步完善相关检查明确诊断。

【转诊条件】

一般需至小儿泌尿外科专科、肿瘤科等治疗。

（童强松　梅　红）

第十七节　泌尿系结石

【概述】

小儿泌尿系结石的发病率低于成人，发病原因复杂，主要与先天性解剖畸形及感染有关，而代谢性疾病和遗传性疾病所致的结石也占一定的比例。

【诊断要点】

1. 病史与体检

（1）病史

1）结石可单发或多发。

2）多数病例可有典型的肾绞痛。

3）出现大量或微量血尿（肉眼血尿或镜下血尿）。

4）婴幼儿则表现为哭闹不安、面色苍白、出冷汗等。

（2）体格检查

1）一般无明显阳性体征。

2）急性发作期有肾区压痛或放射痛。

2. 辅助检查

（1）尿液检查：可以看到有无尿糖、尿蛋白、红细胞、白细胞、结晶物、细菌等。

（2）血液检查：血常规若发现白细胞数过高表示可能有感染，也可抽血检查肾功能和血中的钙浓度。

（3）X线检查：X线检查是诊断尿路结石最重要的方法。包括尿路平片、排泄性尿路造影、逆行肾盂造影、或作经皮肾穿刺造影等。

（4）泌尿系超声：可对肾内有无结石及有无其他合并病变作出诊断，确定肾脏有无积水。

（5）CT尿路造影（CTU）或磁共振泌尿系水成像检查（MRU）：可显示肾脏大小、轮廓、肾结石、肾积水、肾实质病变及肾实质剩余情况，还能鉴别肾囊肿或肾积水；可以辨认尿路以外的引起尿路梗阻病变的原因，如腹膜后肿瘤、盆腔肿瘤等。MRU无放射性，也适合于妊娠妇女及儿童。

3. 鉴别诊断　一般诊断较明确。

【治疗】

首先应对症治疗。如绞痛发作时用止痛药物，若发现合并感染或梗阻，应根据具体情况先行控制感染，必要时行输尿管插管或肾盂造瘘，保证尿液引流通畅，以利控制感染，防止肾功能损害。同时积极寻找病因，按照不同成分和病因制订治疗和预防方案，从根本上解决问题，尽量防止结石复发。

1. 非手术治疗

（1）大量饮水：较小结石有可能受大量尿液的推

送、冲洗而排出，尿液增多还有助于感染的控制。

（2）解痉止痛：M 型胆碱受体阻滞剂、黄体酮、硝苯地平、α 受体阻滞剂。

（3）控制感染。

2. 手术治疗　疼痛不能被药物缓解或结石直径较大时，应考虑采取外科治疗措施。其中包括：①体外冲击波碎石治疗；②输尿管内放置支架，还可以配合 ESWL 治疗；③经输尿管镜碎石取石术；④经皮肾镜碎石术；⑤腹腔镜切开取石术。

（1）术前准备

1）术前完善相关检查。

2）进行尿液分析，肾功能及血清电解质等血生化检查，若有异常积极纠正。必要时可行代谢性检查。

3）控制感染：术前给予抗生素，药物选择可根据细菌培养药敏结果而选择敏感抗生素。

4）必要时备血，防止术中出血。

（2）体外震波碎石术（ESWL）

1）适应证：肾功能良好的肾结石，无先天性泌尿系畸形和其他禁忌证。由于小儿组织薄弱，体积小，腹内脏器相对集中，震波易传导的特点导致正常组织和器官易损伤；此外，儿童碎石术后若形成"石街"，处理也明显难于成人。故应严格掌握适应证。

2）禁忌证：结石远端有尿路梗阻；无法定位结石；肾功能严重受损；合并先天性泌尿系畸形；肾源性囊肿和憩室内结石；巨大和多发结石无法单次完成需反复进行者。

（3）肾切开取石术：

适应证：肾盏结石无法通过肾盏漏斗部者；肾盂肾盏内鹿角形结石行肾窦内肾盂切开取石困难者。

（4）肾盂、输尿管或膀胱切开取石术：适应证：适用于肾盂、输尿管或膀胱内结石。

（5）肾窦内肾盂切开取石术：适应证：适用于肾内型肾盂、鹿角形结石、肾大盏结石，经肾盂取出可能导致肾盂撕裂者。

（6）手术常见并发症

1）出血。

2）尿漏。

3）肾盂、肾实质撕裂。

（7）术后康复

1）术后卧床2周，注意监测血压、脉搏变化，留置导尿管，观察尿量及颜色。

2）保持引流管引流通畅，记录腹腔引流管每日引流量。

3）加强抗感染治疗，静脉给予有效抗生素。术后给予止血药，加强支持疗法。

4）术后7天左右复查超声后拔除引流管。术后3～6个月复查KUB和IVP，了解肾脏功能及肾结石是否复发。

【诊治要点】

一般超声检查可确诊，有明显症状、影响肾功能或导致梗阻性积水者需尽早手术治疗。

【健康教育】

影响结石形成原因有多种，泌尿系结石易复发，平时应以预防为主，多饮食，调整饮食结构，有结石时尽早治疗。

【转诊条件】

一般需至小儿泌尿外科专科治疗。

（童强松　梅　红　敖劲松）

第六章

肿　瘤

第一节　神经母细胞瘤

【概述】

神经母细胞瘤是儿童颅外最常见恶性实体肿瘤之一。神经母细胞瘤由胚胎时期形成交感神经节的原始神经嵴细胞在迁移和分化过程中残留下来异常发育而形成。包括颅内、颈部、后纵隔、肾上腺、腹膜后脊柱旁直至盆腔、骶尾部，但肾上腺及其周围最为多见。

【诊断要点】

1. 病史与体检

（1）病史：全身非特异性的症状包括全身不适感、疲倦、衰弱、易激惹、不规则发热、贫血、腹胀、食欲低下、体重减轻或腹痛等，这些症状常常同时发生。转移性表现有贫血、发热、肢体关节痛，跛行，头痛等。

（2）体格检查：①颈部淋巴结有无肿大；②胸部有无肋骨局限性隆起；③血压有无升高、有无不对称的瞳孔和面部出汗；④有无特征性的瘀斑和皮肤结节；⑤下肢力量及排便、排尿功能有无异常；⑥腹部触诊要深入，大部分肿瘤体积大，仔细触诊可及。

2. 辅助检查：

（1）血液学检查：全血细胞计数、血清电解质、血尿素氮、肌酐、肝功能，进一步的血液学检查包括乳酸脱氢酶、铁蛋白、神经元特异性烯醇化酶（NSE）等，这些指标对诊断和预后均有一定价值，肿瘤进展期，乳酸脱氢酶和 NSE 可以有数倍增高。尿儿茶酚胺代谢产物香草扁桃酸（VMA）和高香草酸（HVA）是标志性的检查，VMA 和 HVA 升高具有诊断意义，而且 VMA/HVA 还具有预后意义。

（2）影像学检查：CT 和 MRI 诊断原发病灶，为临床医生提供更为直观的解剖学信息，有助于了解疾病范围、毗邻关系、有无转移，进而指导制订手术方案。

3. 鉴别诊断

（1）风湿热和幼年型类风湿关节炎。

（2）急性血源性骨髓炎。

（3）急性粒细胞性白血病。

（4）原发骨肿瘤。

（5）肝母细胞瘤。

（6）肝脓肿。

（7）长期顽固性腹泻。

【治疗】

1. 治疗原则　实行的是综合治疗模式，包括肿瘤内科、外科、病理、放射、放疗、麻醉、护理、康复心理等。神经母细胞瘤外科治疗的总体原则与其他儿科肿瘤一致，即局部可切除的早期病变（Ⅰ或Ⅱ期）应行开腹手术完整切除肿瘤，局部进展期病例（Ⅱb或Ⅲ期）或远处转移病例（Ⅳ期）应行新辅助化疗然后再手术。

2. 化学治疗　由于神经母细胞瘤容易发生转移，所以，化学治疗成为一种基本的治疗方法。

（1）术前化疗：对于已有远处转移和局部肿瘤侵犯重要结构而无法完全切除的病例，在手术前使用化疗诱导，消灭全身肿瘤细胞并使局部肿瘤缩小，为手术创造全身和局部条件。

（2）术后化疗：又称辅助化疗，用于手术后维持疗效、预防复发。

3. 手术治疗

（1）适应证：Ⅰ、Ⅱ期神经母细胞瘤患者；Ⅲ、Ⅳ期患者经化疗远处转移灶消失，肿瘤缩小者。

（2）禁忌证：晚期肿瘤伴远处转移，患儿一般情况极差者。

（3）术前准备：掌握详尽的影像学资料并制订切实可行的手术方案。手术前常规检查各系统和脏器功能，纠正贫血和凝血障碍，尽快纠正蛋白质-能量营养不足。接受过多柔比星或其他心脏毒性化疗药物者，全身麻醉前要行心脏超声和心电图检查。手术切开前要预防性使用抗生素。

（4）手术方式及手术要点

神经母细胞瘤手术治疗的原则包括：①首先获得手术野的良好暴露；②确认肿瘤没有明显侵犯主要血管的肌层；③谨慎地切除全部肿瘤；④避免牺牲主要血管和器官。

外科治疗的目标是将肿瘤完全或接近完全切除。对局限的低危险肿瘤，手术切除就意味着治愈。对肿瘤较大或已有转移者，通过手术减轻肿瘤负荷、了解肿瘤的具体状态并获取组织标本建立准确的病理诊断。一般来说，经过化疗以后再进行二次探查手术，多可以将肿瘤切除。

【健康教育】

恶性肿瘤的早期发现和治疗对预后影响极大，要重视儿童体检特别是腹部检查，必要时 B 超检查很有帮助。

【转诊条件】

一旦怀疑恶性肿瘤应立即转上级医院进一步诊治。

（李时望）

第二节 肝母细胞瘤

【概述】

肝母细胞瘤为胚胎性肿瘤，多见于 3 岁以内儿童，为小儿最常见的肝脏原发性恶性肿瘤，病因不明。病理学上一般将肝母细胞瘤分为未分化型、胚胎型、胎儿型及混合型 4 种类型。肿瘤可直接浸润邻近的间质组织，肝外转移多见于肝门淋巴结或经肝静脉转移至肺。中枢神经及骨骼转移少见。

【诊断要点】

1. 病史与体检

（1）病史：早期症状不明显，早期发现比较困难。多以右上腹或右侧腹部肿物就诊。少数患儿可因骨折、性早熟、自发性破溃出血而就诊。早期一般情况良好，可有轻度贫血。肿物可在短时期内生长迅速，很快达脐下或越过中线。少数患儿以腹痛为主要表现。黄疸者罕见，一旦出现黄疸，往往伴有严重的肝功能异常，肿瘤范围广，或是已经发生肝内转移。小婴儿可伴有腹泻。晚期患者常有发热、明显消瘦、贫血、腹水、腹壁静脉怒张、下肢水肿等，一些患儿因肿物巨大而呼吸困难。

（2）体格检查：多数病例于右侧肋缘下触及体积较大的肿物，表面较光滑，边界清楚，少数病例肿物表面凹凸不平，为大结节团块状，肿物中等硬度，随呼吸略上下移动。晚期病例由于肿物巨大则固定不活动。另一重要特点是以手指触诊时，于肿物与肋缘之间触及不到肝脏。

2. 辅助检查

（1）影像学检查：B 超显示肝脏增大，肿物区常呈低回声或回声不均，可确定肿瘤在肝内的位置、大小及其与重要血管的关系、肝门血管的侵犯情况等，有利于指导制订手术方案。CT 通过增强和三维重建技术，可显示肿瘤的范围、内部质地（密度）、周围毗邻关系、肝门侵犯情况等。PET 可显示肿瘤活性，用于肝肿瘤的鉴别诊断、肝内占位性质的判断以及肝肿瘤治疗以后可疑复发灶的诊断等。

（2）实验室检查：血清甲胎蛋白（AFP）测定为肝母细胞瘤常规检查，用于手术前诊断和手术后随访和疗效评价。

（3）活体组织检查：可明确病理组织学分型。对儿童肝脏恶性肿瘤，临床诊断并不困难，故一般很少进行诊断性活检。

3. 鉴别诊断：

（1）肝细胞癌。

（2）间质错构瘤。

（3）肝脏转移瘤。

（4）肝血管瘤。

（5）胆总管囊肿。

（6）右侧肾母细胞瘤。

（7）肝炎。

【治疗】

1. 手术治疗　完整切除肿瘤是最重要的治疗手段。

2. 化学治疗　肝母细胞瘤对化疗敏感，手术前化疗可以使肿瘤有不同程度的缩小。肝母细胞瘤在手术后常规化疗。肝母细胞瘤的化疗主要使用含顺铂和多柔比星的药物组合。化疗期间定期检查腹部 B 超、胸透和甲胎蛋白，以监测肿瘤有无复发及转移。

3. 放射治疗　普通放射治疗不作为肝母细胞瘤治疗的手段。

4. 其他治疗　常用的制剂有淋巴转移因子、短小棒状杆菌菌苗、卡介苗、白介素-2 等。

【健康教育】

恶性肿瘤的早期发现和治疗对预后影响极大，要重视儿童体检特别是腹部检查，必要时 B 超检查很有帮助。

【转诊条件】

一旦怀疑恶性肿瘤应立即转上级医院进一步诊治。

（李时望）

第三节　肾母细胞瘤

【概述】

肾母细胞瘤又称肾胚胎瘤、Wilms 瘤，属胚胎性恶性多形性腺瘤，为婴幼儿期最常见恶性实体瘤之一。

【病理和临床分期】

典型肾母细胞瘤为单个肿瘤，发生于肾的任何部位，有包膜，边界清楚，呈圆形、卵圆形或大结节状。肿瘤压迫破坏肾组织，使肾盂、肾盏变形，少数侵入肾盂，向输尿管内发展，引起血尿及梗阻。晚期突破肾被膜，浸入附近的组织或脏器，发生远处转移。瘤组织主要由3种成分构成，即上皮组织、间叶组织和胚芽组织。

【诊断要点】

1. 病史与体检

（1）病史：腹部肿块或腹胀为主要症状。受巨大肿瘤压迫，常有气促、食欲缺乏、消瘦、烦躁不安甚至贫血和恶病质。

（2）体格检查：肿块位上腹季肋部一侧，表面光滑，中等硬度，无压痛，早期稍活动，迅速长大可越过中线，活动度消失。高血压患儿约占35%~63%。

2. 辅助检查

（1）IVP：为肾母细胞瘤主要诊断方法，患侧肾盂、肾盏被挤压移位、拉长、扩张、变形或破坏，这是肾内占位性病变的特有表现。1/3病例患侧不显影，必要时辅以逆行肾盂造影。在切除患侧肿瘤之前，应通过静脉肾盂造影明确对侧肾脏是否正常。

（2）B型超声：可区分肿块囊实性，测量肿块大小，区别肿块来自肾内或肾外，可明确肾静脉、下腔静脉内有无瘤栓，了解腹膜后有无肿大的淋巴结。

（3）CT及MRI：对确定肿瘤侵犯范围、腹主动脉旁淋巴结转移情况及下腔静脉内有无瘤栓有帮助。

3. 鉴别诊断肾母细胞瘤应与腹膜后神经母细胞瘤、畸胎瘤及肾积水相鉴别。少见的肾肿瘤如肾癌、中胚叶肾瘤和肾错构瘤等则需由组织学来确定。

【治疗】

1. 手术治疗　手术完整切除肿瘤仍是当前肾母细胞瘤治疗成功的重要标志。

2. 化学治疗

（1）术前化疗：巨大肿瘤估计手术切除困难者，应用长春新碱3~4周或长春新碱+放线菌素D6~12周，待肿瘤缩小后手术切除肿瘤，化疗效果不显著者，应加用放疗。

（2）术后化疗：化学治疗应在术后肠功能恢复后立即开始。肾母细胞瘤首选化疗药物有长春新碱、放线菌素D，用于各型、各期。

3. 放射治疗　预后好的组织结构，Ⅰ期患者不做放疗。Ⅱ、Ⅲ、Ⅳ期患者，放疗可防止横膈以下肿瘤复发。放疗期间监测血象，加强支持疗法，必要时输血或血浆，注意预防感染。

【健康教育】

1. 影响预后的主要因素是发病年龄、肿瘤分期、肿瘤的组织结构及合理的治疗。

2. 要重视儿童体检特别是腹部检查，必要时B超检查很有帮助。

【转诊条件】

一旦怀疑恶性肿瘤应立即转上级医院进一步诊治。

（李时望）

第四节　横纹肌肉瘤

【概述】

横纹肌肉瘤源于胚胎间叶组织的横纹肌母细胞，具有分化成骨骼肌的潜能。横纹肌肉瘤可发生于人体骨骼以外的任何部位。骨骼在某些病例是转移的部位。不同部位表现和特点不同。容易发生先天性畸形的一些部位如泌尿生殖道、中枢神经系统、胃肠道和心血管系统，发生横纹肌肉瘤的几率增多。

【诊断要点】

1. 病史与体检

（1）病史：横纹肌肉瘤的临床表现依所在部位不同

而不同，多以肿块和疼痛为特点。若有转移，可出现骨骼痛、肺结节或胸膜浸润而引起呼吸困难、贫血、血小板减少、中性粒细胞减少。

（2）体格检查：①眼眶，眼球突出并转动受限制，呈凝视状；②睾丸旁，阴囊无痛性肿块；③前列腺，排尿困难或排便困难；④子宫、宫颈、膀胱，月经频繁、子宫出血；⑤阴道，息肉样肿物突出，即葡萄状肉瘤；⑥肢体，无痛性肿物；⑦头颈部横纹肌肉瘤往往表现为局部肿胀和肿块并伴有疼痛，可以有牵涉性的张口困难、咀嚼困难，颈部肿瘤压迫神经出现声音嘶哑，颅底肿瘤侵入颅内可出现脑神经麻痹、颅压增高表现；⑧鼻咽腔肿瘤有鼻塞、鼻出血、张口呼吸、吞咽困难、喘鸣甚至呼吸困难等。

2. 辅助检查

（1）实验室检查

1）全血细胞计数；

2）尿常规；

3）肝功能；

4）肾功能；

5）血生化学检查。

（2）影像学检查

1）原发部位和胸部的 X 线检查：可以显示钙化和骨质侵犯以及可能的肺转移。

2）CT 扫描：肺 CT 用以评价转移病变。

3）MRI：可以清晰辨认肿瘤以及对周围组织的侵犯，尤其对四肢、脊柱旁、头颈部和脑膜旁肿瘤。

4）骨扫描：全身检查骨骼转移情况。

5）超声：在腹盆部肿瘤可以做肝脏超声以排除转移。

6）超声心动图：化疗前常规评价心脏功能。

3. 鉴别诊断 该病需要与急性白血病、Ewing 肉瘤和原始神经外胚层瘤、脂肪肉瘤、神经母细胞瘤、淋巴瘤、骨肉瘤等相鉴别。

【治疗】

横纹肌肉瘤的治疗是包括手术、化疗和放疗的综合治疗。

目前，有人认为可手术切除的病例术前也应用辅助化疗，IRS-V将评价化疗有效患者在手术前进行新辅助化疗的作用。

1. 外科治疗 横纹肌肉瘤的外科治疗因肿瘤部位而异。如果不影响美容或损害功能，可以立即手术切除。

（1）原发瘤的处理：因为复发往往发生在肿瘤原发部位，所以，原发部位的控制要充分。化疗、手术和（或）放疗对残留病变的局部控制还是需要的。

（2）淋巴结的处理：对于临床或影像学上认为可能被侵犯的区域淋巴结及引流淋巴结，应该取标本进行活检，以利于提供分期和分组信息，从而制订治疗计划。

（3）外科手术的技术和要求：横纹肌肉瘤患者的术前准备因原发部位和分期而有很大变化。横纹肌肉瘤切除范围依原发瘤的部位而不同，尽管在有可能切除而且不损失器官功能的情况下，一般建议一期完全切除肿瘤，但眼眶、阴道、膀胱部位的肿瘤不提倡一期手术切除。然后进行化疗、放疗等。术后管理依肿瘤原发部位而不同。

2. 化学治疗 治疗横纹肌肉瘤的常用抗肿瘤药物包括长春新碱、环磷酰胺、放线菌素-D、VP-16、异环磷酰胺（ifosfamide）、拓扑异构酶抑制剂等。

3. 其他的综合治疗

（1）放射治疗：大多数横纹肌肉瘤需要放射治疗，进行充分的局部控制。

（2）社会心理治疗。

（3）牙科医师：处理化疗前后可能出现的牙齿问题。

【健康教育】

横纹肌肉瘤的治疗效果已经有很大进步。恶性肿瘤的早期发现和治疗对预后影响极大，要重视儿童体检特别是腹部检查，必要时 B 超检查很有帮助。

【转诊条件】

一旦怀疑恶性肿瘤应立即转上级医院进一步诊治。

（李时望）

第五节　畸胎瘤

畸胎瘤属于生殖细胞源性肿瘤，胎儿出生时即可发现。女性明显多于男性，女：男一般是（3～4）：1。以骶尾部和腹膜后多发。

骶尾部畸胎瘤

【概述】

根据骶尾部肿瘤的病理、大小、形态，所在部位，目前临床上一般通常按 Altman（代表美国小儿外科学组）的分类方法将骶尾部畸胎瘤分为四种临床类型，Ⅰ型即显型，Ⅱ型混合型（肿物上极不超过小骨盆），Ⅲ型混合型（肿物上极超过小骨盆，可达腹腔），Ⅳ型即隐型。

【诊断要点】

1. 病史与体检

（1）病史：排尿、排便困难；肿瘤压迫直肠导致粪便呈扁带状，患儿排便费力，便秘。

（2）体格检查：肛门与尾骨之间可见大小不等的包块，有时包块可蔓延至一侧或两侧的臀部，包块可位于中线或偏于一侧臀部，巨大者可垂于两腿之间，囊性或囊实性。

2. 辅助检查

（1）腹部及骶尾部的超声波检查：可比较清楚地了解肿物的大小、范围、囊实性、血运、内部回声、钙化情况。

（2）X 线及 CT 检查：X 线骶尾部摄片可了解肿物钙化情况、骶尾骨的浸润情况。CT 可以更加清楚地了解肿物的大小、肿物的组成成分、钙化、肿物与周围组织解剖的关系，骶骨受累破坏情况。

（3）MRI：可以较为清楚地判断骶前肿物与骶骨、椎管内肿瘤的关系，此外，对于肿物内脂肪、囊内液体、骨骼等组织有较好的鉴别能力。

（4）实验室检查：甲胎蛋白（AFP）、绒毛膜促性腺激素（hCG）是重要的诊断手段。

3. 鉴别诊断

（1）脊膜膨出。

（2）直肠脓肿。

（3）皮样囊肿。

（4）隐形脊柱裂。

（5）骶尾部盆腔神经母/节细胞瘤。

（6）骶尾部其他恶性肿瘤。

（7）脊索瘤。

【治疗】

要进行良、恶性肿瘤的鉴别，两者治疗策略不尽相同。手术原则包括骶尾部切口同时切除尾骨，结扎骶中动、静脉，经腹骶手术切除，良性肿瘤应避免盆腔重要脏器及组织器官的损伤，盆腔脏器切除术对于未经任何治疗的恶性骶尾部生殖细胞肿瘤的患儿是没有好处的。

1. 良性畸胎瘤的治疗　新生儿病例及良性病例一旦确诊，应及早手术。手术完整切除肿瘤为治疗本病的首要方法。

（1）术前准备：多数患儿一般情况较好，仅做一般术前准备即可，当肿瘤巨大时，应充分备血供术中使用。术前做肠道准备。

（2）麻醉与体位：一般采用气管插管全身麻醉。麻醉后留置导尿管，患儿俯卧位。

（3）手术的关键是完整切除肿瘤并行尾骨切除，以免术后复发。

1）显型肿瘤：经骶尾路手术。于肛门尾骨间靠近尾骨侧做倒 V 字或倒弧形切口，沿肿瘤包膜锐性分离，

——止血，避免损伤，切除肿瘤的同时要切除尾骨，以避免术后肿瘤复发。

2）Ⅳ隐型及Ⅲ混合型肿瘤：Ⅳ隐型肿瘤如上极位置较低，仅限于骶前，手术方法同显型肿瘤。但当肿瘤上极位置较高时，或凸出盆腔甚至已扩展至下腹部，应行腹骶尾路切口切除肿瘤。

3）肿瘤破溃，尤其是新生儿骶尾部巨大畸胎瘤分娩中破溃，应行急诊手术，切除肿瘤，以免因肿瘤继发感染，而形成败血症和（或）拖延手术切除肿瘤的时间。

4）肿瘤表皮擦伤或破裂感染，在以无菌纱布保护好伤口的情况下，也应行急诊手术，切除肿瘤。

5）肿瘤本身已感染，为防止引起脓毒血症或败血症的危险，在应用3天抗生素之后，即在感染的情况下，完整切除肿瘤。

6）有些较小的肿瘤感染，破溃后形成慢性窦道。形成窦道，均须手术完整切除残瘤及尾骨，方可治愈。一般手术前应先行窦道造影，了解瘘管与周围组织情况，再行手术。

2. 恶性骶尾部生殖细胞肿瘤的治疗

（1）综合评判患者的状况，决定不同的治疗策略。

（2）恶性骶尾部生殖细胞肿瘤的确定。

（3）恶性骶尾部生殖细胞肿瘤手术切除的适应证。

1）肿瘤局限、边界较清楚，肛门指诊可及肿物上极。

2）肿瘤无远处血行转移，如肝、肺、骨。

3）肿瘤无腹膜后、盆腔、腹股沟区的淋巴结转移。

4）无瘤栓形成，髂血管内未形成癌栓。

5）结合影像学检查盆腔内肿物与直肠关系、均衡考虑本院的技术水平估计可能完整切除的患者。

（4）恶性骶尾部生殖细胞肿瘤手术切除的禁忌证。

1）肿瘤已发生远处血行转移，如肝、肺、骨。

2）肿瘤已发生较为广泛的腹膜后、盆腔、腹股沟区的淋巴结转移。

3）瘤栓形成，可在髂血管内形成癌栓。

4）影像学检查盆腔内肿物巨大、环绕直肠、均衡考虑本院的技术水平估计完整切除困难的患者，手术当中可能发生不可控制的大出血，最好不要贸然手术，以免给患者带来不必要的损失。

（5）直接手术常有残留、复发，外院及笔者所在医院都有这样的病例，综合判断，笔者所在医院行术前化疗后，原来恶性骶尾部生殖细胞肿瘤手术切除的禁忌证的患者可以再手术，并且取得了较好效果。

对上述患者予以化疗，主要使用 VAdrc（长春新碱、环磷酰胺、多柔比星）、VAC（长春新碱、环磷酰胺、放线菌素 D）、PEB（顺铂、依托泊苷、博来霉素/博来霉素）方案。

儿童恶性生殖细胞肿瘤的化疗方案：PVB（顺铂、长春新碱、博来霉素）、PEB（顺铂、依托泊苷、博来霉素）、JEB（卡铂、依托泊苷、博来霉素）。

3. 恶性骶尾部生殖细胞肿瘤急症的处理

（1）恶性骶尾部生殖细胞肿瘤破坏骶骨侵入椎管压迫脊髓，患儿出现双下肢瘫的症状，应尽快手术切除椎管内瘤体，明确病理诊断，尽可能使脊髓功能恢复，而后一般实施化疗后再延期切除原发部位肿瘤。

（2）尿潴留的处理可予以留置导尿，以免上尿路的继发损伤。

（3）粪便潴留的处理可予开塞露肛注、肛管排气等措施以减轻不适症状。

（4）肿瘤破溃出血肿物多向骶尾部破溃，创面局部压迫填塞止血，臀部加压止血，应用止血药物，在抗感染治疗的同时可应用化疗药物使肿瘤生长得到控制。

【健康教育】

需临床的长期随诊与观察。要重视儿童体检特别是腹部检查，必要时 B 超检查很有帮助。

【转诊条件】

一旦怀疑恶性肿瘤应立即转上级医院进一步诊治。

(李时望)

第六节　血管瘤

【概述】

血管瘤是胚胎性血管发育畸形，以胚胎性原始血管发育畸形为病理基础，以储存循环血液为特点的局限性良性多房囊实性肿物。病理分型有皮内毛细血管瘤、皮下毛细血管瘤、海绵状血管瘤、增生性血管瘤、蔓状血管瘤、血管球瘤及混合性血管瘤。

【诊断要点】

1. 病史与体检　体表软组织血管瘤的临床表现为局部外形、颜色或质地变化。除外形变化之外多无症状。体表血管瘤的临床诊断一般多无困难，红斑不凸出皮肤诊断为葡萄酒斑，红斑凸出皮肤肿物诊为草莓状血管瘤，青紫色囊性肿物为海绵状血管瘤。皮下质软肿物：皮肤正常时难与脂肪瘤、囊性纤维瘤或淋巴管瘤继发囊内出血相鉴别，特别是混合性错构性血管瘤只能根据切除后标本的病理诊断鉴别。

2. 辅助检查

(1) B超及多普勒超声：最常用及首选诊断方法，可鉴别实性肿瘤组织或是血窦为主。还可显示交通的程度或范围。

(2) MRI：对肌肉内血管瘤定位及计划手术切除有帮助。

3. 鉴别诊断

(1) 淋巴管瘤及其他皮下软组织肿物。

(2) 皮下软组织恶性肿瘤。

(3) 下肢静脉曲张。

(4) 肛门血管扩张症。

(5) 颈静脉扩张症。

（6）颈部假性动脉瘤。

【治疗】

1. 非手术治疗 非手术治疗包括各种方法技术有几十种，各有其用，无一能治各种血管瘤，治疗均不满意。

（1）等待自愈：根据血管瘤内血流缓慢易形成血栓的特性，非交通性毛细血管瘤约 80% 在 1 岁内自愈，10% 2 岁自愈，不留痕迹。

（2）局部注射硬化剂：聚桂醇、珍怡、OK432 链球菌素、博来霉素、40% 尿素等。

（3）血窦内栓塞法：主要用于交通性混合血管瘤。

（4）物理疗法：用物理方法造成局部损伤促使纤维化。

（5）放射疗法：利用辐射使深部组织发生炎症纤维化。

（6）全身性药物治疗。

2. 手术治疗

（1）术前准备

1）对于手术病例，术前必须做各种应做的检查，交通性血管瘤患儿术前必须施行血管造影。

2）既要考虑到手术治疗的积极作用，又要考虑到手术中常可发生难以控制的大出血，有一定的危险性。

3）制订周密的手术切除计划，诸如根据不同类型血管瘤，部位及大小，研究并设计既能切除肿瘤，并使毁容达到最低限度的切口。

4）备足够血液，必要时术中开放数个静脉通道，甚至动脉通道，以提高抢救的安全性、可靠性。

（2）手术并发症

1）术后继发出血。

2）假性动脉瘤出血。

3）肿胀。

4）侵害脏器。

【健康教育】

血管瘤是儿童常见病及多发病，累及范围广且有些病例非常复杂，但有些类型血管瘤有自愈趋势，应在医生指导下采取有效措施。

【转诊条件】

复杂病例，尤其是躯干四肢的蔓状血管瘤需转上级小儿外科专科治疗。

（李时望）

第七节 淋巴管瘤

【概述】

淋巴管瘤为多房囊状良性错构组织，囊内充满淋巴液，无血液侵入。病理类型可分为：皮肤内淋巴管瘤、皮下囊性淋巴管瘤、海绵状淋巴管瘤、交通性淋巴管瘤及混合性错构瘤性淋巴管瘤。

【诊断要点】

1. 病史及体格检查 与血管瘤一样，除毁容外，因其所在部位及脏器不同而有不同程度的功能障碍，除此外无其他症状。除并发囊内出血及继发感染外，对健康毫无影响。多数病例仅靠查体即可确诊。部分肿瘤透光检查阳性可以与血管瘤及其他囊肿鉴别。若肿瘤位置较深，可穿刺抽出淡黄色淋巴液与其他皮下软性肿物相鉴别。诊断仍困难者，可配合 B 超进行诊断。

2. 辅助检查

（1）B 超及多普勒超声：最常用及首选诊断方法。

（2）CT 或 MRI：对明确淋巴管瘤范围、定位及计划手术切除有帮助。

3. 鉴别诊断

（1）颈部囊性淋巴管瘤：应与颈部海绵状血管瘤，鳃裂囊肿及脂肪瘤等相鉴别，一般穿刺抽液即可区别。

（2）颏下囊性淋巴管瘤：应与舌下囊肿、甲状腺舌管囊肿及甲状腺囊肿，特别是异位甲状腺囊肿相鉴别，必要时应行放射性核素检查协助确诊。

（3）纵隔淋巴管瘤：颈部淋巴管瘤，特别是锁骨上

6

区淋巴管瘤，腋下淋巴管瘤及部分胸壁淋巴管瘤，可伸延至纵隔或胸膜外胸腔，呼气及憋气X线摄片观察淋巴管瘤与胸腺及胸廓外部淋巴管瘤的关系，可帮助诊断。

（4）腹膜后淋巴管瘤：坠入阴囊可误诊为腹股沟斜疝，特别是可复性腹股沟斜疝者，必须进行透光试验。如透光试验阳性，可复性肿物则首先考虑腹膜后淋巴管瘤脱出，应行进一步检查。

（5）先天性淋巴性肿：常见于四肢、手及足等部位。淋巴性肿之肢体比较均匀粗大，皮肤纹理粗厚如象皮肿样。而淋巴管瘤因淋巴回流正常，淋巴管瘤多呈连续块状，皮肤纹理正常。只是肿瘤部位皮肤因肿瘤撑开牵拉而变薄。

【治疗】

淋巴管瘤为淋巴管网的瘤样畸形，治疗原则上与血管瘤相同。首先强调病情危害性的级别分类与治疗造成危害性的对比价值。

1. 手术治疗　新生儿皮下脂肪组织极少，囊肿与周围组织粘连疏松，易分离，主张尽早手术切除。4~5个月婴儿脂肪丰满，脂肪间纤维组织相对加强，肿瘤与正常组织分离困难。此时浅筋膜层血管变粗增多，分离时出血多，增加了手术危险性且不易完全切除。肿瘤不可能全部切除，残面可涂以2.5%碘酊，破坏内皮细胞以利瘤床粘连愈合。

2. 常见部位淋巴管瘤治疗

（1）皮内淋巴管瘤：手术切除，整形植皮。

（2）囊状水瘤：新生儿囊状水瘤，多位于颈部，腋下，此时因其脂肪组织极少，粘连疏松，分离容易，出血甚少，应争取尽早手术切除。当肿瘤继发囊内出血时应立即全部完整切除。压迫气管而呼吸困难时，应行紧急手术，解除呼吸道梗阻。以抢救生命为原则，手术应简捷，时间宜短。

（3）胸腔及纵隔淋巴管瘤：若颈部或腋下具有外显性淋巴管瘤，而伸延至胸腔或纵隔部的肿物不多，一般可随颈部或腋下淋巴管瘤同时切除。内部部分较大时可先行外部切除，暂时缝合，二期再行开胸手术切除。

（4）头皮下交通性淋巴管瘤：皮下疏松组织中含淋巴液较多，深层直达帽状腱膜，手术需将皮肤以下至部分帽状腱膜切除，四周尽量达到正常皮下组织，然后将头皮缝合并注意美容效果。

（5）四肢淋巴管瘤：多为海绵状淋巴管瘤，术时常需用止血并广泛切除。淋巴管瘤皮肤基本正常，多可皮下切除，一期皮肤缝合。

【注意要点】

1. 颈纵隔淋巴管瘤手术时，应避免损伤胸导管，严密结扎，防止不可控制的淋巴管漏。

2. 引流管必须妥善固定，拔除时间视引流量而定，宜晚不宜早。

【健康教育】

淋巴管瘤为儿童常见病及多发病，累及范围广且有些病例非常复杂，应尽量避免外伤致囊内出血，尽早诊治。

【转诊条件】

复杂病例需转上级小儿外科专科治疗。

（李时望）

6

第七章

小儿神经外科

第一节　脑、脊膜膨出

脑、脊膜膨出是最常见的先天性神经系统发育畸形，在我国出生缺陷中发生率居第二位，发病率约为 1/1000～3/1000。根据发病部位不同，可分为脑膜膨出及脊膜膨出。根本原因为先天性或获得性因素致神经管发育缺陷。

一、脑膜膨出

【概述】

脑膜膨出是先天性颅骨缺损，分为隐性及显性两类，好发于颅骨的中线部位，少数可偏于一侧，以枕部及鼻根部最多见。可分为隐性及显性脑膜膨出，发生于颅底部的多为隐性脑膜膨出。

隐性脑膜膨出只有颅骨缺损而无颅腔内容物的膨出。重症患儿发生于颅底，可引起眼距增宽，眼球突出，呼吸、吞咽困难等症状。

显性脑膜膨出指颅腔内容物自颅骨缺损处囊样膨出。根据膨出物内容，可分为：①脑膜膨出：膨出物为脑膜及脑脊液；②脑膨出：膨出物为脑膜及脑实质，无脑脊液；③脑膜脑膨出：膨出物为脑膜、脑实质及脑脊液。

可同时合并胼胝体发育异常、视路结构异常及脑积水等其他神经系统发育畸形。另外，还可有小颅畸形，鼻、腭裂，四肢畸形及心血管系统发育畸形等。

【诊断要点】

1. 病史与体检头部肿块常发于颅骨中线部位，少数偏于一侧。表面皮肤变薄、糜烂或有溃疡形成，头发稀疏或异常增生。颅底部的脑膜膨出形状变异多：鼻根部膨出者可致眼距增宽及眼眶变小，如鼻腔被压则呼吸困难并可引起泪囊炎；自筛板膨出至鼻腔者，类似鼻息肉，可出现鼻闭、脑脊液鼻漏等。少数患儿可有智力低下、抽搐、脑瘫等表现。

2. 辅助检查

产前诊断：主要手段为超声检查，特别是超声三维成像提高了准确率。部分医院已开展胎儿 MRI 检查，可提供更精准的诊断。羊膜腔穿刺术检查甲胎蛋白及乙酰胆碱酯酶亦可辅助诊断。

产后患儿通过高分辨 CT 及 MRI 均可准确诊断此疾病，不仅可以显示病变部位、膨出物内容，还可以显示胼胝体发育不全、小脑发育不全、无脑回畸形、灰质异位、脑积水及其他静脉引流异常；磁共振动脉成像（MRA）及磁共振静脉成像（MRV）有助于描绘静脉窦引流部位，为手术提供重要参考；头颅 X 线仅可以提供初步诊断。

3. 鉴别诊断　脑膜膨出较易诊断。但应关注其伴随表现，特别是脑膨出及脑膜脑膨出患儿，常包含脑实质的发育畸形或发育不全及相关联综合征，如 Meckel-Gruber 综合征，Knobloch 综合征及 Walker-Warburg 综合征。

【治疗】

手术时机的选择取决于脑膜膨出本身，皮肤缺损、出血、脑脊液漏、溃疡形成、气道梗阻及视觉损害是需要早期干预的适应证。但当这些缺损合并复杂的头面部畸形时，治疗可能被延迟，直到患儿的年龄及身体条件被认为达到最佳时。

大多数脑膜膨出能够被有效修补。手术原则：切除囊袋，保留神经组织功能，硬膜修补尽量做到无渗漏缝合，大的颅骨缺损可用自体骨瓣或人工材料修补，利用发育正常的皮肤缝合切口。

如果囊内发育不良的脑组织超过颅内脑组织，术后会产生神经功能障碍，可以选择不进行手术。但应与患儿家长充分沟通后决定。

术后需观察颅内出血、脑积水及颅内感染的发生。

二、脊膜膨出

【概述】

脊膜膨出最常见的有三种类型：脊髓脊膜膨出、脂肪脊髓脊膜膨出及单纯脊膜膨出。

脊神经管闭合不全是指所有类型的脊柱裂。开放性脊柱裂是指脊柱中线的病变，使脊髓与外环境交通。隐性脊柱裂是指被皮肤覆盖的脊柱裂，可有隐匿的神经组织变性。

1. 脊髓脊膜膨出　指膨出的脊膜囊内含有神经组织，并黏附于囊壁。此扁平板状神经组织被称为神经基板，是脊髓背侧在初级神经胚形成时没有融合而形成。可发生在背部中线任何位置。

2. 脂肪脊髓脊膜膨出　指椎管局部缺损，脂肪瘤与膨出的脊髓及硬脊膜混合生长，通过缺损向背侧突出。脊髓被牵拉、栓系。

3. 单纯脊膜膨出　指脊膜自椎管缺损处向外膨出，囊内含脑脊液，无脊髓及马尾松神经。

【诊断要点】

1. 病史与体检

（1）脊髓脊膜膨出：外观上有背部肿块，肿块表面有一薄壁，由硬脊膜、蛛网膜、软脊膜及发育畸形的脊髓组成，无皮肤覆盖。

（2）脂肪脊髓脊膜膨出：患者80%以上可见背部肿块，但表面被覆正常皮肤；体积随年龄增长逐渐增大或短期内迅速增大；通常为圆形，体积大者呈不规则形，多为宽基底，也有基底为细蒂者；50%以上患者有特定皮肤异常，即闭合不全标志，包括多毛症、毛细血管瘤、毛细血管扩张、色素沉着或脱失、皮肤凹陷或窦道等。

（3）单纯脊膜膨出：外观与脂肪瘤型脊髓脊膜膨出相同。极少数囊肿向骶骨腹侧膨出，注意鉴别。单纯型一般无神经损害症状。

2. 辅助检查　产前诊断：主要手段为超声检查，羊膜腔穿刺术检查甲胎蛋白及乙酰胆碱酯酶亦可辅助诊断。

产后患儿根据囊性肿块等临床表现一般易于诊断。脊柱 X 线片，很少作为确诊手段，但可用来定位脊柱裂体表投影以辅助手术；MRI 对于绝大多数病例可以提供明确诊断及有价值的术前信息；CT 脊髓成像（CTM）可以显示 MRI 不能显示的复杂结构，如瘤髓界面不对称的病例，可以使用薄层、连续轴位 CTM 成像和骨骼计算法。对于已有神经功能障碍患儿，需行直肠肛门测压、尿流动力学检查、体感诱发电位及其他电生理检查以评估其神经功能状态。

【治疗】

1. 手术指征　脊髓脊膜膨出患儿应在产后 72 小时内进行脊髓脊膜修补术；超过 72 小时需行神经基板细菌培养，若已出现感染需行脑室外引流同时进行脊髓脊膜修补术。大于两个月且其他系统无症状的脂肪脊髓脊膜膨出；先天性腰骶部脂肪脊髓脊膜膨出患儿出现神经系统、肢体畸形、泌尿系统功能损害逐渐加重。单纯脊膜膨出在六个月内完成修补术最理想的。

2. 手术要点（以脂肪脊髓脊膜膨出为例）　横断脂肪瘤蒂和切除脂肪瘤及其他所有致栓系异常结构（如肥厚的终丝、迷走的纤维束及异常的神经根）；尽量切除脂肪瘤的团块以减轻其对马尾及脊髓的压迫，重建脊髓背侧面，改善外观；用软膜及蛛网膜封闭脊髓裂，并重建脊髓后半部分使中央管获得完整覆盖，减轻再发栓系的风险；防止新神经损伤；减轻脂肪瘤相关的严重的疼痛；预防性切除所有同时发生的脂肪瘤及脊髓栓系，以使将来纠正脊柱侧弯及其他畸形时更加安全。

3. 手术并发症

（1）伤口裂开；

（2）脑脊液漏；

（3）伤口感染及中枢神经系统感染；

（4）新的神经损伤（1.6%）；

（5）Chiari 畸形及脑积水；

（6）再次栓系（10% ~ 20%）。

（汤绍涛　李　帅）

第二节　脊髓拴系综合征

脊髓拴系综合征多见于新生儿和儿童，成人少见，女性多于男性。儿童患者的疼痛部位常难以定位或位于腰骶区，可向下肢放射。疼痛常因久坐和躯体向前屈曲而加重，很少因咳嗽、喷嚏和扭曲而加重。下肢进行性无力和行走困难，皮肤感觉麻木或感觉减退。膀胱和直肠功能障碍常同时出现。前者包括遗尿、尿频、尿急、尿失禁和尿潴留，后者包括便秘或大便失禁。儿童以遗尿或尿失禁最多见。

1. 各种先天性脊柱发育异常　如脊膜膨出、脊髓裂、脊髓脊膜膨出等由于神经管末端的闭锁不全所引起。出生后大部分的病例在数天之内施行了修复手术，目的是将异常走行的神经组织，尽可能地修复到正常状态。随后，脊髓硬脊膜管再建后的愈合过程中，产生的粘连，可以引起脊髓末端的拴系。

2. 脊髓脂肪瘤及硬脊膜内外脂肪瘤　是由于神经外胚叶与表皮外胚叶的过早分离所引起，中胚叶的脂肪细胞进入还没有闭锁的神经外胚叶中。脂肪组织可以进入到脊髓的中心部，也可通过分离的椎弓与皮下脂肪组织相连接，将脊髓圆锥固定。并且在幼儿期以后的病例与存在于蛛网膜下腔的脂肪发生炎症，造成神经根周围的纤维化、粘连瘢痕化而致的拴系有关。

3. 潜毛窦　是神经外胚叶与表皮外胚叶未能很好地分化，而在局部形成的索条样组织从皮肤通过皮下、脊椎，造成对脊髓圆锥的拴系。也可由潜毛窦壁的组织扩大增殖而产生皮样囊肿和表皮样囊肿及畸胎瘤，它们可包绕或牵拉脊髓神经而导致拴系。

4. 脊髓纵裂　脊髓纵裂的发生机制可能是神经以外的因素即脊椎骨的发育异常所造成；也可以是神经的发生异常，随后造成的脊椎骨发育的异常而产生。脊髓被左右分开，有硬脊膜管伴随着分裂和不分裂这两种类型。亦即Ⅰ型：双硬脊膜囊双脊髓型，即脊髓在纵裂处，被纤维、软骨或骨嵴完全分开，一分为二，各有其硬脊膜和蛛网膜，脊髓被分隔物牵拉，引起症状。Ⅱ型：共脊膜囊双脊髓型，脊膜在纵裂处，多被纤维隔分开，但有共同硬脊膜及蛛网膜，一般无临床症状。

5. 终丝紧张　是由于发育不成熟的脊髓末端部退行变性形成终丝的过程发生障碍，而使得终丝比正常的终丝粗，残存的部分引起脊髓拴系。

6. 神经源肠囊肿　所谓神经源肠囊肿是由于脊索导管的未闭而使得肠管的肠系膜缘与脊柱前方的组织形成交通的状态。根据脊索导管未闭和相通的程度，可以伴有脊椎前方骨质缺损，称为脊肠瘘和脊柱管内外的肠囊肿等表现形式。

【诊断要点】

1. 病史与体检　脊髓拴系综合征的临床表现较复杂。由于脊髓拴系综合征患者出现症状的时间不同、各种症状的组合不同以及合并的先天畸形不同，使得其临床表现复杂，但这些临床表现都可归结为在不同的病因和诱因的作用下，脊髓圆锥受牵拉的时间和程度不同而出现的不同神经功能障碍。常见临床症状和体征有：

（1）疼痛。

（2）运动障碍。

（3）膀胱和直肠功能障碍。

（4）皮下肿块。

（5）加重因素：①儿童的生长发育期；②成人见于突然牵拉脊髓的活动，如向上猛踢腿、向前弯腰、分娩、运动或交通事故中髋关节被迫向前屈曲；③椎管狭窄；④外伤，如背部外伤或跌倒时臀部着地等。

2. 辅助检查

（1）MRI 是诊断脊髓拴系综合征最佳和首选的检查手段。它不仅能发现低位的脊髓圆锥，而且能明确引起脊髓拴系综合征的病因。

（2）CT 脊髓造影能显示脂肪瘤、脊髓圆锥、马尾神经和硬脊膜之间的关系，对制订手术入路有指导作用。

（3）X 线片由于 MRI 和 CT 椎管造影已成为本病的主要诊断方法，X 线片和常规椎管造影已少应用。

（4）神经电生理检查可作为诊断脊髓拴系综合征和判断术后神经功能恢复的一种手段。

（5）B 超可显示脊髓圆锥，并且可根据脊髓搏动情况来判断术后有否再拴系。

（6）膀胱功能检查包括膀胱内压测定、膀胱镜检查和尿道括约肌肌电图检查。

3. 鉴别诊断 对有下列临床表现者，特别是儿童，应警惕本病可能：①腰骶部皮肤多毛、异常色素沉着、血管瘤、皮赘、皮窦道或皮下肿块；②足和腿不对称、无力；③隐性脊柱裂；④原因不明的尿失禁或反复尿路感染。

【治疗】

对本病治疗的唯一手段就是手术松解，手术的目的是为了清除骨赘、纤维间隔、硬脊膜袖和松解纤维神经血管束及其粘连，解除对脊髓的拴系，纠正局部的扭曲和压迫，恢复受损部位的微循环，促使神经功能最大限度地恢复。脊髓拴系综合征的患者，持久的站立，腰部弯曲活动都可以对脊髓造成潜在的损伤，使症状加重。手术将拴系松解后，脊髓局部的血运明显改善。除有严重的脑积水和其他严重并发症的患儿以外，诊断一经确定，就应及时采用手术治疗，且越早手术越好。

（汤绍涛　李　帅）

第四部分

分　册

第一章

骨 科

第一节　骨折概论

【概述】

骨折是指骨的完整性破坏或连续性中断。其成因主要包括：暴力作用（直接暴力和间接暴力）、积累性劳损和骨骼疾病（骨髓炎、骨肿瘤等）。

【分类】

1. 依据骨折处是否与外界相通可分为

（1）闭合性骨折：骨折处皮肤或黏膜完整，不与外界相通；

（2）开放性骨折：骨折附近的皮肤或黏膜破裂，骨折处与外界相通。

2. 依据骨折的程度及形态可分为

（1）不完全骨折：骨的完整性或连续性仅有部分破坏或中断。①裂纹骨折：多见于颅骨、髂骨；②青枝骨折：多见于儿童。

（2）完全骨折：骨的完整性或连续性全部破坏或中断，管状骨多见。包括：①横形骨折；②斜形骨折；③螺旋形骨折；④粉碎性骨折；⑤嵌插骨折；⑥压缩骨折；⑦骨骺分离，又称骨骺滑脱。

3. 依据骨折复位后是否稳定可分为

（1）稳定性骨折：包括横形骨折、青枝骨折、嵌插骨折、裂纹骨折等；

（2）不稳定性骨折：包括斜形骨折、螺旋形骨折、粉碎性骨折等。

【临床表现】

（一）全身表现

1. 休克 多见于多发性骨折、股骨骨折、骨盆骨折、脊椎骨折和严重的开放性骨折。

2. 发热 骨折后一般体温正常，有大量内出血、血肿吸收时，体温略有升高，通常不超过38℃。如出现持续性发热，应考虑有感染。

（二）局部表现

1. 骨折的一般表现 ①疼痛与压痛；②局部肿胀与瘀斑；③功能障碍。

2. 骨折的专有体征 ①畸形：短缩、成角、旋转畸形；②反常活动；③骨擦音或骨擦感。

（三）影像学检查

1. X线检查 须拍摄正、侧位，并包括邻近关节，必要时应拍摄特殊位置或健侧对应部位以利于比较。

2. CT检查 CT检查在复杂骨折或深在部位的损伤，如髋关节、骨盆、脊柱的骨折脱位，判断骨折破坏程度、移位状态等诊断中具有优势。

3. MRI检查 MRI适用于了解软组织的病理变化，对明确脊柱骨折合并脊髓损伤情况、膝关节半月板及韧带损伤，关节软骨损伤等具有独特的优势。

【骨折的并发症】

（一）早期并发症

1. 休克 多见于严重创伤。

2. 感染 多见于开放性骨折。

3. 重要内脏器官损伤 ①肺损伤：多见于肋骨骨折；②肝、脾破裂：下胸壁或上腹部受到强大暴力损伤时发生；③膀胱、尿道损伤：多见于骨盆骨折；④直肠损伤：多见于骶尾骨骨折。

4. 重要血管损伤　例如伸直型肱骨髁上骨折的近折端可能伤及肱动脉；股骨髁上骨折的远折端可能伤及腘动脉；胫骨上段骨折可能伤及胫前或胫后动脉。

5. 神经损伤　①脊髓损伤：多发生在颈段和胸、腰段脊柱骨折、脱位时。②周围神经损伤：例如上肢骨折可能损伤桡神经、正中神经和尺神经；腓骨头、颈骨折时，腓总神经常同时受伤；髋臼后缘骨折合并股骨头后脱位时可能损伤坐骨神经。

6. 脂肪栓塞综合征　多见于成人。典型的临床表现：①呼吸系统症状：急性呼吸功能不全，肺通气障碍和进行性低氧血症；②神经系统症状：神志不清、昏迷、抽搐等；③肺部 X 线片：典型者呈暴风雪样改变。

7. 骨筋膜室综合征　详见本章第十节。

（二）骨折中晚期并发症

1. 坠积性肺炎　常见于老年、体弱或患有慢性疾病的患者。

2. 压疮　常见于截瘫和严重外伤的患者。

3. 下肢深静脉血栓形成　多见于髋部骨折和下肢人工关节置换术后。

4. 骨化性肌炎　又称为损伤性骨化，多发生于肘关节。

5. 创伤性关节炎。

6. 关节僵硬。

7. 急性骨萎缩　常发生在手、足部位。表现为疼痛、肿胀、关节活动受限。

8. 缺血性骨坏死　常见有股骨颈骨折后股骨头缺血性坏死。

9. 缺血性肌挛缩　常为骨筋膜室综合征的严重后果。

10. 骨发育障碍　常见于小儿发生骨折，生长软骨的骺板受到破坏。

【骨折愈合】

（一）骨折愈合标准

1. 局部标准　局部无反常活动，无压痛及纵向叩击痛。

2. 影像学标准 X线片显示骨折线模糊，有连续性骨痂通过骨折线。

3. 拆除外固定后，上肢可向前平举 1kg 重物持续达 1 分钟；下肢，不扶拐能在平地连续步行 3 分钟，并且不少于 30 步；连续观察 2 周骨折处不变形。

（二）影响骨折愈合的因素

1. 全身因素 ①年龄；②健康状况。

2. 局部因素 ①骨折的类型和数量；②骨折部位的血液供应；③软组织损伤；④感染；⑤软组织嵌入。

3. 治疗方法不当 ①反复多次的手法复位；②不适当的切开复位；③过度牵引；④固定不确实；⑤清创不当：包括清创不彻底和过度清创；⑥过早或不适当的功能锻炼。

【治疗原则】

（一）骨折的复位

1. 复位标准

（1）解剖复位：恢复了正常解剖关系，对位（指两骨折端的接触面）、对线（指两骨折端在纵轴上的关系）完全良好。对于关节部位，为防止术后创伤性骨关节炎，要强调解剖学复位。

（2）功能复位：由于各种原因，未能达到解剖复位，但骨折愈合后对肢体功能无明显影响者。复位标准：①旋转、分离移位：必须完全纠正。②缩短移位：成人下肢骨折缩短移位不应超过 1cm，上肢不应超过 2cm。儿童下肢骨折缩短在 2cm 以内。③成角移位：具有生理弧度的骨干，可允许与其弧度一致的 10° 以内的成角。④侧方移位：长骨干骨折端对位至少应达 1/3，干骺端骨折对位应不少于 3/4。

2. 复位方法 包括闭合复位和切开复位 ①闭合复位：包括手法复位和牵引复位。②切开复位：通过手术，直视下将骨折复位。

适应证：①骨折断端间有肌肉、肌腱等软组织嵌入；

②关节内骨折，手法复位后对位不理想；③手法复位与外固定难以维持骨折复位，达不到功能复位的标准；④骨折并发主要的神经血管损伤；⑤多发性骨折；⑥骨折畸形愈合及骨不愈合。

（二）骨折的固定

1. 外固定　　目前临床上常用方法有石膏绷带固定、小夹板固定、牵引固定、外固定器固定和外展架固定等。

2. 内固定　　常用的内固定器材有各种接骨板、螺钉、髓内针、骨圆针（斯氏针、克氏针等）、钢丝、可降解材料等。

（三）康复治疗

1. 骨折早期　　一般是伤后 1～2 周内。主要形式是患肢肌肉做舒缩活动，骨折部上下关节暂不活动，而身体其他各关节均应进行功能锻炼。

2. 骨折中期　　一般指骨折 2 周以后，肿胀基本消退，局部疼痛缓解的一段时间。在医护人员的帮助下或借助于功能康复器逐步活动骨折处的上下关节。动作要缓慢轻柔，逐渐增加活动次数、运动幅度和力量。

3. 骨折后期　　骨折已达临床愈合标准，内外固定已拆除。功能锻炼的主要形式是加强患肢关节的主动活动，并辅以各种物理和药物治疗，尽快恢复各关节正常活动范围和肌力。

（四）辅助治疗

骨折患者在进行功能锻炼的同时，可配合实施辅助治疗方法，促进骨折愈合：

1. 物理疗法　　常用的有以电、热、磁、光、波、水等为主要原理的仪器。

2. 中医治疗　　以中药、推拿、按摩、针灸为主要手段，通过舒筋活络，改善局部血液循环，促进骨折愈合。

3. 药物治疗　　常用于消炎、止痛、消肿。

4. 营养治疗　　通过调节饮食，补充有利于骨折愈合的营养成分。

（邢　欣）

第二节 骨折急救

【概述】

骨折患者一般都有明确的外伤史（严重骨质疏松者除外），如跌倒、坠落伤或交通伤。骨折后除局部症状，如疼痛、肿胀、反常活动和功能障碍外，患者还可伴有休克、昏迷、低氧血症，甚至低体温、凝血障碍、酸中毒等全身表现。所以，对所有发生骨折的患者，都应先按多发伤的抢救程序，即高级生命支持系统（ATLS）进行评估和救治，并按损伤控制原则合理安排手术顺序和节奏，避免二次打击，这样才能达到最佳处理效果。

【诊断要点】

（一）病史与查体

1. 病史一般都有明确的外伤史（严重骨质疏松者除外），如跌倒、坠落伤或交通伤等。

2. 体格检查 ①局部体征：肿胀、局部伤口、反常活动、功能障碍。②全身表现：发热（多在38℃以下）、休克等。

（二）辅助检查

包括CT、超声、MRI、血管造影等。

（三）并发症诊断

1. 休克 休克的诊断标准，包括：

（1）主要条件：①收缩压 < 90mmHg；②脉压 ≤ 20mmHg；③高血压病患者收缩压下降30%以上。

（2）次要条件（具备 2~3 条）：①意识障碍；②脉细速 > 100 次/分；③尿量 < 30ml/h；④四肢湿冷、结膜苍白、皮肤发黄、口唇发绀、甲床红白反应差。

（3）早期表现：兴奋、烦躁、结膜苍白、四肢发凉、心率 > 100 次/分、血压正常甚至偏高，脉压 < 30mmHg。但不能以血压作为唯一的判断标准。

2. 脂肪栓塞综合征 股骨干或骨盆骨折后数天，患者呼吸频率快（ > 35 次/分），氧分压降低，嗜睡，昏迷，皮下出血点，肺部 X 线片广泛渗出（暴风雪样征）。

3. 重要内脏器官损伤　包括肝、脾破裂，肺损伤，膀胱和尿道损伤，直肠损伤等。

4. 重要周围组织损伤　包括重要血管损伤，周围神经损伤，脊髓损伤等。

5. 骨筋膜室综合征　各种原因引起的骨筋膜室内压力升高导致的骨筋膜室内血运障碍而出现的综合征，主要表现为肌肉坏死神经缺血。

早期诊断指标：与创伤不相称的疼痛，压痛明显，手指（脚趾）被动牵拉痛，筋膜室压力 > 30mmHg（下肢）、> 20mmHg（上肢）。诊断一旦确立，应立即行筋膜室切开减张。

【治疗】

按多发伤的抢救程序，即高级生命支持系统进行救治，即按气道（A，airway），呼吸（B，breathing），循环（C，circulation），神经系统障碍（D，disability），充分暴露（E，exposure），这一程序进行治疗。

1. 首先保持气道通畅（必要时气管插管），吸氧。如果胸腔大量积液或有气胸，要及时引流。稳定胸壁，防止反常呼吸。维持血氧浓度在 90% ~ 95% 以上。先在半小时内输入 2000ml 晶体液，如血压仍不稳定，则应输血。如腹部有内脏损伤，要及时剖腹探查。如尿管插不进，则高度怀疑尿道断裂。对尿道损伤一般先行膀胱造瘘，二期做尿道会师。如出现血尿，要排除是否有肾脏或膀胱的损伤。

2. 复苏的评估　首要目标是将心率降至 120 次/分以下，收缩压升至 90mmHg 以上，并不断上升。成人尿量达到 0.5ml/（kg·h）、Hb > 100g/L，不需输血；Hb < 90g/L，需要输血；Hb < 70g/L，一定要输血。

3. 持续性的血压不稳　输血、输液后血压仍然不稳，主要原因是存在持续性出血，如肢体损伤出血、胸腔出血、腹腔、骨盆骨折合并出血、尿道等，要及时止血。

4. 防止和纠正凝血功能异常　24 小时输血大于 10U 则为大输血。有研究表明，在输血 > 10U/24h 的患者中，有 47% 发生凝血异常。凝血异常可导致患者出血量增加 25% ~ 50%，从而导致死亡率增高。

外伤性凝血功能障碍的诊断标准：①PT > 17 秒，或为正常值的 1.5 倍以上；②APTT > 50 秒，或为正常值的 1.5 倍以上；③血小板计数 < 50×10^9/L（90×10^9/L）；④纤维蛋白原 < 0.8g/L。

大量输血的方案：对需要大输血的患者应以新鲜血浆（FFP）、血细胞比容（PRBC）、血小板（PLT）1∶1∶1 的比例输入，可减少凝血异常的发生率。资料显示，按此方案输血，死亡率可从 45% 降至 19%。

我们的经验是每输入 12U 的血细胞比容，补充 12U 浓缩血小板和 12U 的冷沉淀，凝血功能在血液制品输注完毕后即恢复正常。

5. 终止复苏的指征　血流动力学稳定，无低氧血症和高碳酸血症，血乳酸 < 2mmol/L，凝血功能正常，无低体温，尿量 > 0.5ml/（kg·h），不需要血管活性药或升压药维持血压。

6. 损伤控制的基本原理　患者受伤时受到的创伤称为首次打击，可激发全身炎症反应综合征（SIRS）。长时间的手术、麻醉、低血压、低体温称为二次打击。两次打击相互叠加，加重了全身炎症反应，可形成多器官功能障碍综合征（MODS），或多器官衰竭（MOF）。因此，对无失血性休克，一般情况稳定的患者，可早期进行骨折的内固定。但对合并休克或损伤严重的患者，早期只进行止血、引流、骨折外固定，待病情稳定后，再进行骨折的内固定，这样可避免二次打击，防止发生 MODS 或 MOF。

目前没有实施损伤控制统一的标准，以下是较公认的几个指征：

（1）具有 1 个或多个死亡三联征者；

（2）在第 1 项的基础上 ISS > 25，骨折较复杂，预

计手术时间 >6 小时，手术出血量较多；

(3) 严重颅脑外伤，GCS <8，有颅内出血或水肿；

(4) 胸部损伤 AIS≥3，双侧肺挫伤；

(5) 骨盆骨折合并大出血；

(6) 老年多发伤的患者。

【诊治要点】

简单骨折的治疗，大多局限在骨折的局部，稳定骨折常采取保守治疗。严重骨折或多发伤患者的急救常需多学科协作，它代表了医院对创伤治疗的综合水平。要严格按照高级生命支持系统（ATLS）进行评估和治疗，尽快复苏、及时诊断和处理合并损伤，防止和治疗凝血功能异常，按损伤控制原则安排手术顺序和节奏，避免二次打击，这样才能最大限度地提高患者的生存率。

（彭阿钦）

第三节　开放骨折及四肢血管损伤

一、开放骨折

【概述】

开放骨折是指骨折处皮肤黏膜不完整，骨折端与外界相通。其基本处理原则是清创、固定、闭合伤口及合理使用抗生素。如处理不当，常发生伤口感染，骨髓炎、骨不连接等并发症，为后续治疗带来很多困难。正确掌握开放骨折的治疗原则，对提高诊疗效果，具有重要意义。

【诊断要点】

（一）病史与查体

1. 病史　开放骨折常由高能量损伤所致，其中交通伤、坠落伤、砸伤最为常见。

2. 体格检查　骨折端和外界相通，患肢畸形，反常活动及功能障碍。

（二）　辅助检查

主要包括 CT、超声、MRI、血管造影等。

（三）　合并伤

常合并休克、神经血管损伤、胸腹及泌尿生殖系统损伤等。

【开放骨折的分型】

目前最常用的是 Gustilo 分型（1984）：

Ⅰ型：伤口长度小于 1cm，一般为比较干净的穿刺伤，骨折尖端自皮肤内穿出，软组织损伤轻微，无碾挫伤，骨折较简单，为横断或短斜形，无粉碎；

Ⅱ型：伤口超过 1cm，软组织损伤较广泛，但无撕脱伤，软组织有轻度或中度碾挫伤，伤口有中度污染，中等程度粉碎性骨折；

Ⅲ型：软组织损伤深而广泛，包括肌肉、皮肤及血管、神经损伤，有严重污染，骨折粉碎。

ⅢA 型：尽管有广泛的撕脱伤及组织瓣形成，或为高能量损伤，不管伤口大小，但骨折处有适当的软组织覆盖；

ⅢB 型：广泛的组织损伤和丢失，伴有骨膜剥脱和骨暴露，这种类型的开放型骨折常伴有严重污染；

ⅢC 型：伴有需要修复的动脉损伤。

【治疗】

（一）　急诊室处理

患者到达急诊室后，立即按 ATLS 原则对患者进行全面检查和处理，及进行必要通气、心肺复苏和抗休克治疗。如有活动出血，应该找到血管钳夹止血或加压包扎。

如果关节脱位或骨折端的移位使血管扭曲而导致脉搏消失，应及时纠正关节脱位和骨折造成的畸形，以恢复血流灌注。复位后应重新检查脉搏，如不恢复且末梢血运无改善，必须行血管造影或血管探查。

伤口应无菌包扎、固定并拍摄即时成像照片，到达手术室后伤口的无菌敷料才能去除。患者必须接受抗破

1

伤风的预防治疗。

（二）清创术

1. 清创时机　伤后 6 ~ 8 小时细菌停留在伤口的表面，称为潜伏期，大多数医生认为应在 6 小时内开始清创。

2. 清洗　目前，对使用冲洗液的种类、用量及冲洗的压力都没有足够的临床证据支持。但有一点是明确的，即稀释是清除污染的好方法。

3. 清创的基本概念　清创是去除受污染和失活的组织。因为只有活组织才能抵抗感染。血肿周围的软组织血运差，或者发生坏死，如不及时去除，可成为细菌良好的培养基。清创要按一定的顺序，按解剖层次，由浅入深，逐渐扩大手术范围。

4. 清创的步骤

（1）沿肢体纵轴扩大皮肤切口，切除已被挫灭或失去活力的皮肤，同时清除已剥脱皮瓣的皮下脂肪。

（2）沿肢体纵轴切开深筋膜，以防止组织肿胀，内压增加导致组织缺血。

（3）根据 4C 原则（contractility，收缩性；color，颜色；consistency，张力；capacity to bleed，出血状态）判断肌肉活力，失去活力的肌肉应彻底清除，否则极易发生感染，最常见的错误就是在清创时低估肌肉的损伤程度。

（4）污染严重失去生机的肌腱也应一并切除。

（5）重要血管损伤，在骨折固定后一期修补缝合。

（6）神经损伤可行一期或二期修复。

（7）骨皮质污染深度不会超过 0.5 ~ 1mm，骨松质和骨髓腔至多渗透 1cm 左右，因此污染骨折端，要用刀片刮除。骨髓腔内如有污染，可用刮匙伸入髓腔 1 ~ 2cm 将其刮除。

大块的关节面应予保留，复位后用拉力螺钉固定。位于干骺端和骨干部的游离骨折片要全部去除，因为抗生素无法到达无血运的游离骨片，这些血游离死骨片的存在会大大增加感染的概率。死骨片去除后形成的骨缺损应留在二期修补。

和软组织相连的有血运的活骨片应予保留，处理原则和闭合骨折相同。

5. 止血带的使用 清创术时，一般不应使用止血带，以便辨认组织活力和防止组织进一步缺血。如果出血较多，止血带也可应用，术者要灵活掌握。

6. 重复清创 凡污染较重的伤口，一次清创很难彻底，术后48~72小时内应重复清创。术中拆除缝线，打开伤口后，如创面很干净，即使用盐水将创面重新清洗一遍，也可减少伤口感染的概率。

7. 清创中易犯的错误 伤口延长的不充分、深筋膜没切开减张、坏死的肌肉切除不彻底、游离骨片未去除、未重复清创。

（三）骨折的固定

骨折固定方式取决于伤口损伤和污染的程度：

1. Gustilo Ⅰ、Ⅱ型损伤 彻底清创后可按闭合骨折处理，行接骨板、扩髓或非扩髓的实心髓内钉固定。

2. Gustilo ⅢA型损伤 既可使用非扩髓且实心的髓内钉内固定，也可使用外固定。

3. Gustilo ⅢB、ⅢC型损伤 应该使用外固定架固定。

（四）伤口的闭合

1. 对 Gustilo Ⅰ、Ⅱ型的患者，伤口可一期闭合；如皮肤肿胀较明显，也可在术后5~7天，皮肤肿胀减退后行伤口的延迟一期闭合。

2. 对 Gustilo Ⅲ型患者，即使伤口不能直接缝合，暴露的韧带、关节和骨应该用邻近的软组织覆盖以防止干燥坏死。

3. 对 Gustilo ⅢB和ⅢC的患者，在重复清创，伤口清洁后，要及时用局部转移皮瓣、带筋膜蒂或血管的岛状瓣，以及游离皮瓣覆盖创面。创面最好在7天内闭合。

1

（五）抗生素的应用

细菌侵入人体后一般经 6～8 小时由污染变为感染。因此，抗生素应早期应用，即在入院后便开始使用。伤口闭合后使用不超过 24 小时，延长使用时间，并不降低感染率。即使Ⅲ型骨折，使用也不宜超过 72 小时。

造成开放性骨折感染的致病菌来源于医院内。过去致病菌主要是革兰阳性细菌，现在主要是革兰阴性细菌。随着住院时间的延长，革兰阴性细菌所占比例越来越高，最高可达 87%，其中以鲍曼不动杆菌最常见。

Gustilo 推荐的抗生素使用方法：①对于Ⅰ型开放伤，入院时即静脉给 2g 头孢类抗生素，以后每 6～8 小时给 1g，共持续 48～72 小时。②对Ⅱ型和Ⅲ型损伤，要同时预防革兰阳性和阴性菌感染，头孢类抗生素使用方法同上，再给予氨基糖苷类抗生素（如妥布霉素）1.5mg/kg，然后按 3.0～5.0mg/（kg·d）的剂量，分 2～3 次给完。如果怀疑有梭状芽孢杆菌感染，要给予 1×10^8 U 青霉素。③每次后续手术后都要按上述方法重复使用抗生素。④还要注意预防破伤风。

抗生素的使用极大地降低了开放性骨折的感染率，但由于决定感染发生的最主要因素是开放性骨折的软组织损伤和污染程度，所以以重复清创，骨折的稳定固定和合理的伤口闭合是预防感染的最根本的步骤。

【诊治要点】

开放骨折处理常见的错误是医生思想上不重视，清创不及时、不彻底，术中不更换手术器械，不重复清创，总想一次性解决所有问题，及清创、固定、植骨、闭合伤口一次完成。一定要告知患者，复杂开放骨折首次清创只是一系列复杂手术的开始，往往需要后续重复清创，软组织与骨组织重建等多次手术才能治愈。术者的经验积累，对最终的治疗结果有重要影响。

二、四肢血管损伤

【概述】

骨折伴四肢血管损伤较为常见，如处理不及时，可危及生命和肢体存活，应引起高度重视。儿童肱骨髁上骨折，成人股骨干骨折、股骨髁上骨折、胫骨近段骨折和胫腓骨开放骨折常合并血管损伤。血管损伤后患肢有时表现为完全缺血，有时表现为部分缺血，后者最易发生漏诊而造成悲剧性后果。对完全性血管损伤，在 6~8 小时内将血管接通，恢复患肢供血，才能最大限度地保留肢体功能。

【诊断要点】

（一）病史与查体

1. 病史 一般都有明确的外伤史，以交通伤、坠落伤、砸伤、火器伤和刀刺伤最常见。

2. 查体 患肢有开放伤口，动脉损伤出血为鲜红色。患者常有失血性休克，肢体远端动脉搏动触摸不清，患肢苍白、发凉、功能障碍。只要患肢皮温较健侧低，就应该怀疑有动脉损伤发生。

（二）辅助检查

超声检查、CTA 可作为参考，动脉造影为诊断的金标准。

（三）鉴别诊断

1. 首先要排除低血压造成的远端动脉触摸不清，它往往是双侧动脉同时触摸不清。当血压恢复正常后，一侧动脉搏动仍然触摸不清，则应高度怀疑有动脉损伤。

2. 骨折与关节脱位压迫动脉，使其远端搏动触摸不清。最常见于儿童肱骨髁上骨折压迫肱动脉，成人股骨髁上骨折、膝关节脱位压迫腘动脉，造成远端动脉触摸不清。当骨折复位或关节脱位纠正后，远端动脉搏动大都很快恢复。儿童肱骨髁上骨折压迫肱动脉，当骨折复位后，桡动脉搏动有时数天后才恢复。

3. 股骨近端骨折术后股深动脉损伤、骨盆骨折合并髂内动脉损伤常无特异性体征，只有肿胀、疼痛、贫血、低血压等一般症状和体征，需要动脉造影才能确诊。

【血管损伤的分型】

1. 血管断裂 包括完全断裂和部分断裂。
2. 血管痉挛。
3. 血管壁挫伤。
4. 血管受压。
5. 假性动脉瘤。
6. 动静脉瘘。

【治疗】

1. 止血 局部压迫及加压包扎是最有效的止血方法。对四肢大动脉喷射状出血，要用止血钳钳夹止血。如用止血带止血，要定时开放，防止肢体坏死。不稳定骨盆骨折合并髂内动脉损伤，要用床单将骨盆加压包扎，缩小骨盆容量，提高腹膜后血肿压力，从而达到止血的目的。

2. 治疗休克和其他合并伤。

3. 修复血管 采用桥接或直接吻合的方法尽快恢复肢体远端供血。一般的顺序是先清创，固定骨折，再吻合血管。为减少患肢缺血时间，有时可先用输液管临时接通损伤的动脉，恢复肢体远端供血，再进行清创，固定骨折，最后修复动脉损伤，这样可最大限度地减少患肢缺血时间。吻合血管时，如远端动脉出血较差，要常规用血管探子试行取栓。吻合血管前清创要彻底，否则伤口感染可侵蚀血管，形成血栓或造成血管破溃。对胫腓开放骨折，如软组织损伤较重，可先行患肢短缩，这样既有利于血管吻合，也有利于改善吻合口周围软组织条件。肢体成活后，再行患肢短缩。

4. 深筋膜切开 对患肢完全缺血的患者，动脉接通后，深筋膜做常规减张，防止肌肉坏死。对侧支循环较好者则应灵活掌握。

【术后处理】

术后用石膏或外固定架将关节固定在半屈曲位，4～

5 周后逐渐伸直。抗生素预防感染，严密观察患肢血运。如怀疑吻合口血栓形成，则应及时探查。如血管修复不完善或发生感染，可在伤后 7～14 天发生继发出血，要严密观察，及时处理。

【血管危象处理】

1. 动脉痉挛　术后 24 小时最多发，表现为患肢循环变差。要给予止疼，保温和肌注罂粟碱解痉，如无效，则应手术探查。

2. 动脉栓塞　常发生于术后 1～3 天，临床症状和动脉痉挛很相似，保守治疗半小时无效，则应考虑手术探查。

3. 静脉栓塞　术后 3 天，皮肤由红润出现瘀斑、发紫，皮温低并出现水疱。则需手术探查。

【治疗要点】

动脉损伤常合并四肢骨折或关节脱位。对完全缺血的患者，要争取在 6～8 小时内将血管接通，恢复患肢供血；对部分缺血的患者，血管探查可适当延迟。动脉造影是诊断动脉损伤的金标准，但它耗时较长，增加患肢缺血时间，也不是每个医院都具备这一条件。对明确的血管损伤，也可直接探查，绝大多数在术中都能很快找到损伤部位。不具备诊疗条件的医院，要将患者尽快转院，切不可耽误时间。对完全缺血大于 6～8 小时的肢体，强行吻合血管有较大的风险，严重者可导致多器官衰竭和死亡。此时，医生要权衡利弊，做出明智选择。

（彭阿钦）

第四节　上肢损伤

上肢损伤占全身创伤的 1/3。约 37.5% 需急诊处理，3% 需要住院治疗。上肢损伤处理不当往往给患者带来严重的并发症，导致上肢功能严重受损，需充分重视上肢损伤的复杂性、特殊性和重要性。本节将根据损伤部位，依次阐述常见上肢骨折及脱位的规范化诊断及治疗。

一、锁骨骨折

【概述】

锁骨骨折是临床常见的骨折之一，约占所有骨折的5%，肩胛带损伤的44%。锁骨不同部位骨折的发病率有显著差别，其中锁骨中段骨折最为常见，约占75%；锁骨远端骨折占21%，锁骨近端骨折仅占3%。锁骨骨折的受伤机制多为摔倒时肩部着地，锁骨外端遭受直接撞击导致骨折，而不是摔倒时手部前伸产生的传导应力。

锁骨为 S 形细长管状骨，外侧端向后弯曲，呈凹形，内侧向前凸。外 1/3 截面呈扁平状，内 1/3 近似三棱形，中 1/3 是其移行部，直径最小，是锁骨的力学薄弱点。当轴向负荷作用于弯曲的锁骨时，锁骨中 1/3 段就是最常见的骨折部位。锁骨的血供丰富，其主要来源于滋养动脉、骨膜动脉、肩胛上动脉及胸肩峰动脉，骨滋养动脉由锁骨中 1/3 后方进入骨中，骨膜动脉主要由两端进入骨中。锁骨由胸前神经及锁骨上神经的分支支配。锁骨时肩胛带与躯体的唯一骨性连接结构，借助肌肉和韧带的附丽，可以加强上肢带的稳定作用，尤其是上肢的支撑和举重物时发挥重要作用。

分类：

（1）Allman 分类是最常用的分类方法。锁骨骨折分为三组：Ⅰ组表示锁骨中 1/3 骨折；Ⅱ组表示锁骨远端 1/3 骨折；Ⅲ组表示锁骨内侧 1/3 骨折。每一组又分为三个亚组：a. 亚组代表骨折无移位，b. 亚组代表骨折有移位，c. 亚组代表粉碎骨折。

（2）OTA 分类法中，锁骨代码为 15，将锁骨骨折分为内侧端骨折，骨干骨折和外侧端骨折。骨干骨折按照长骨骨干的分型方法，分为 A、B、C 型（简单、楔形、复杂），共 9 个亚型。

【诊断要点】

1. 外伤史　锁骨骨折一般均有明确的外伤史，中等和低能量损伤就可导致锁骨骨折，而高能量损伤往往导致多发伤和复合伤，锁骨骨折需要详细的物理检查，以免漏诊。

2. 查体 患者常常有肩部疼痛、肩关节活动受限、肩部畸形，局部骨擦音和骨擦感，可伴有血管和臂丛损伤，需仔细查体，全面评估。

3. 影像学评估 锁骨的前后位摄片可确诊大多数锁骨骨折，并且能评估锁骨骨折的移位程度。但是有时锁骨骨折的重叠及隐匿性骨折，在锁骨正位片上表现并不明显，需要进一步拍摄向头侧倾斜45°和向尾侧倾斜45°的斜位片。Neer建议使用应力位摄片（摄片时双手各施加4.5kg的重力）以评估喙锁韧带的完整性，加拍斜位片以准确评估骨折移位。CT及二维和三维重建可协助诊断微小骨折和隐匿性骨折，更准确的评估骨折移位和粉碎程度。

鉴别诊断：锁骨骨折诊断比较明确，需要注意不要漏诊锁骨骨折的合并损伤，如喙锁韧带、肩锁韧带损伤，肩胛骨骨折和肋骨骨折。

【治疗】

1. 保守治疗 对于简单的、移位不明显的锁骨骨折可行保守治疗，复位后行8字绷带固定，或肩肘带外固定。有学者认为，保守治疗时使骨折达到准确闭合复位和制动是既不必需也不可能的，肩肘带外固定可提高舒适度，达到相同的固定效果。

2. 手术治疗 尽管大部分锁骨骨折可采用保守治疗，并取得很高的愈合率和良好的肩关节功能，但是对于某些特定类型的骨折，保守治疗的效果并非满意，手术治疗可取得满意的疗效。锁骨骨折切开复位内固定的指征包括：开放性骨折、伴发血管损伤、进行性神经功能缺失、移位明显导致皮肤激惹、明显的肩带内移、远端骨折伴喙锁韧带断裂、浮肩（同侧锁骨骨折合并肩胛骨骨折）、多发伤及双侧锁骨骨折。

手术方式：锁骨中段骨折最常用的内固定材料是3.5mm的接骨板螺钉系统，接骨板可放置于锁骨上方也可放置于锁骨前方，生物力学测试表明前者优于后者。目前认为应选择较长的解剖接骨板，骨折两端各需至少3枚双皮质螺钉固定，才能提供足够的稳定性。克氏针内固定创伤较小，但是可发生克氏针游走进入胸腔、肺、肺动脉等严重并发症，目前已很少使用，已被钛制的弹性髓内钉所替代。锁骨远端骨折可选用3.5mmT形接骨板或锁骨钩接骨板，以及经喙突的Endbutton固定。锁骨内侧骨折非常少见，一般选择保守治疗，如果疼痛不适持续存在，可考虑手术切除锁骨内侧端。

【诊治要点】

锁骨骨折治疗的并发症比较少，但也应引起充分重视，常见的并发症包括：

1. 骨折延迟愈合及不愈合　锁骨具有较高的愈合能力，延迟愈合及不愈合发生率低，多数与骨折时创伤的程度和手术中对锁骨血运破坏有关，应根据具体情况采用适宜的治疗措施，包括局部清理、自体骨植骨及更换更稳当的内固定。

2. 血管神经损伤　血管神经损伤通常是由胸廓出口处狭窄造成的。骨折对线不良或畸形愈合是产生的肥厚骨痂，以及假性动脉瘤压迫导致臂丛功能障碍。如果发生需尽早探查，解除压迫。

3. 手术并发症　术中并发症比较少见，如锁骨下静脉撕裂、气胸、空气栓塞和臂丛损伤，需仔细操作，避免发生。骨折不愈合可导致内固定失效，接骨板断裂，螺钉拔出，需行翻修手术。

【健康教育】

锁骨骨折只要治疗合理及时，保守及手术均可取得令人满意的效果。正规的康复治疗可进一步减轻患者的不适，提高治疗效果，可门诊随访予以指导，并与康复医师共同提供有效的康复治疗。肩关节的康复过程需遵循动作轻柔、主动与被动相结合、循序渐进的原则，在骨科医师或康复科医师指导下进行。

【转诊条件】

锁骨骨折一般不需要转诊，但是当锁骨骨折为浮肩损伤的一部分是，治疗重建难度不仅是锁骨骨折本身，而需重建肩关节的稳定性，恢复肩关节的功能，患者功能要求高时，需充分评估医院及手术医师的技术和能力，当手术条件不具备时，可考虑转诊更有经验的上级医院。

二、肩胛骨骨折

【概述】

肩胛骨骨折是位于胸壁后上方的复杂骨性结构，其功能是连接锁骨与上肢悬吊结构。肩胛骨为不规则扁骨，位于胸廓后上方两侧，前后肌肉包绕，不易受伤。肩胛骨骨折多由高能量直接暴力所致，好发于 25～40 岁，男性多于女性，其合并损伤的发生率为 76%～100%，常危及生命。在损伤早期，均关注于抢救患者生命，往往忽视肩胛骨骨折的诊断和治疗。肩胛骨骨折约占肩部骨折的 3%～5%，全身骨折的 1%。按其骨折发生部位进一步可分为：肩胛体部骨折约占 45%，其次为肩胛颈骨折约占 25%，肩胛盂骨折约占 10%，肩峰骨折约占 8%，喙突骨折约占 7%，肩胛冈骨折约占 5%。

【分型】

肩胛骨骨折分型方法很多，常用的有 AO/OTA 分型和 Ada-Miller 分型。

AO/OTA 分型　将骨折分为关节盂骨折、凸起部骨折和体部骨折，直接以部位命名分型，各型再分亚型。

1. 关节盂骨折　①未累及体部的关节面骨折；②关节盂劈裂骨折；③复杂关节内骨折。

2. 肩胛体骨折　①体部无贯穿的骨折线，或贯穿骨折线仅 1 条；②体部贯穿骨折线多于 2 条。

3. 凸起部骨折　①喙突骨折；②肩峰骨折；③喙突合并肩峰骨折。

Ada-Miller 分型　此分型根据骨折部位的解剖形态将肩胛骨骨折分为四型。

1

Ⅰ型：突起部骨折，分三种亚型：①Ⅰa型为肩峰骨折；②Ⅰb型为肩峰基底部或肩胛冈骨折；③Ⅰc型为喙突骨折。

Ⅱ型：为颈部骨折，分三种亚型：①Ⅱa型为颈部垂直骨折线，位于肩峰基底和肩胛冈外缘；②Ⅱb型为颈部斜行骨折线，穿越肩峰基底和肩胛冈外缘；③Ⅱc型为喙突骨折。

Ⅲ型：为关节内骨折。

Ⅳ型：为体部骨折。

【诊断要点】

1. 病史　肩胛骨骨折多由高能量损伤所致。常见的外伤原因包括交通伤和高处坠落伤，多数肩胛骨骨折合并颅脑外伤、胸部外伤、腹部外伤以及其他部位的骨折，部分患者合并血管损伤和同侧臂丛损伤。

2. 物理检查　患侧肩部肿胀，伴有明显的疼痛，局部压痛，可见瘀斑，肩关节活动受限，主动和被动活动可诱发疼痛。

3. 影像学检查

（1）肩胛骨系列X线片：是判断肩胛骨骨折的基本检查，包括真正的肩胛骨正位、侧位和腋位片。所有怀疑肩胛骨骨折的患者均需要拍摄肩胛骨系列片。

（2）CT平扫及二维和三维重建：肩胛骨骨折患者往往是多发伤和复合伤患者，不能配合完成肩胛骨系列片的拍摄时，肩胛骨CT平扫及二维和三维重建可很好的评估骨折及其移位程度。

（3）MRI已经用于评估肩胛骨骨折，但更多的是应用于评估肩袖及肩关节周围肌肉等软组织的损伤。

鉴别诊断：通过详细询问病史，仔细物理检查结合全面的影像学检查，一般诊断肩胛骨骨折并不困难，但需要注意的是不能漏诊相关的合并损伤，及其他部位的损伤。

【治疗】

1. 非手术治疗　大多数肩胛骨骨折为关节外骨折，

对移位不大的肩胛骨骨折可行保守治疗，一般肩关节悬吊制动 3～4 周，防止骨折再移位，疼痛减轻后，逐渐行肩关节功能锻炼。肩胛骨骨折不愈合很少见，大多数可恢复良好的肩关节功能。

2. 手术治疗　骨性突起部骨折大多数也可保守治疗，只有当骨折移位严重或合并其他骨折时，考虑手术治疗：移位 >1cm，浮肩及悬肩负合体多处损伤，肩胛颈骨折成角移位 >40°等。关节内骨折，即肩胛盂骨骨折关节面台阶 >2mm，或移位 >5mm，需要手术治疗。

肩胛骨骨折的手术入路可根据骨折部位选择，常用的手术入路包括：肩前方三角肌-胸大肌间隙入路适用于肩胛盂前部及下部骨折以及喙突骨折；Judet 入路及改良 Judet 入路是肩胛骨盂窝、肩胛颈和肩胛体骨折；上方入路适用于肩胛盂上方骨折及肩胛骨外侧缘入路适用于肩胛颈、肩胛冈及肩峰骨折。

【健康教育】

肩胛骨骨折只要治疗合理及时，保守及手术均可取得令人满意的效果。正规的康复治疗可进一步减轻患者的不适，提高治疗效果，可门诊随访予以指导，并与康复医师共同提供有效的康复治疗。肩关节的康复过程需遵循动作轻柔、主动与被动相结合、循序渐进的原则，在医师指导下进行。

【转诊条件】

肩胛盂骨折导致关节面重建困难时，对手术复位技术要求高，并需要植骨修复骨缺损，治疗重建难度不仅是骨折本身，而且需重建肩关节的稳定性，恢复肩关节的功能，患者功能要求高时，需充分评估医院及手术医师的技术和能力，当手术条件不具备时，可考虑转诊更有经验的上级医院。

三、肱骨近端骨折

【概述】

肱骨近端骨折是常见的骨折类型之一，占到全身骨折的 4% ~5%。著名的 Hippocrates 在其著作中就提到这种类型的骨折及其治疗方法。根据最新的统计，在老年患者是继髋部骨折、桡骨远端骨折之后，第三位高发的骨折类型。肱骨近端骨折的发病率大约占所有骨折的5% 左右。发病机制主要是在跌倒时上肢伸直，女性患者较多（男：女 = 1:3），而且发病率随年龄增长而增长。接近 3/4 的肱骨近端骨折发生于 60 岁以上的患者，常常是由于低能量的损伤引起的，诸如行走不慎而摔倒。其次是多见于年轻患者中，由于较高能量（如车祸）等引起的单发或多发伤、电击伤、癫痫发作产生的损伤。而这类较高能量的损伤还常常伴有其他的并发症。还有一些肱骨近端的骨折出现在肿瘤转移或严重的骨质疏松患者中。在老年人中，伴随肱骨近端骨折特殊的高危险因素，包括骨密度降低、视觉和平衡性的损伤、缺少激素替代治疗、有骨折史、有 3 或 4 种慢性病和吸烟史等。骨量减少，跌倒和过度虚弱等已知因素外，左手优势、癫痫、听力障碍等因素也与骨折的发生有相关性。

肱骨近端骨折的分型系统：肱骨近端骨折的分型系统有许多种，好的分型简洁而且重复性高，不但有利于理解骨折的机制，而且有助于治疗。最常用的分型有 Neer 分型和 AO 分型。

1. Neer 的分型系统　40 年前，Neer 提出了四部分骨折的分型系统，它是以骨折块的移位来进行划分的，而不是骨折线的数量。Neer 把肱骨近端分为四个部分：肱骨头、大结节、小结节和肱骨干。这种分型既包括了骨折病例，也包括了骨折脱位的病例，可以很好地阐明骨块与附着肌肉地关系，也可判断肱骨头的血供情况。其采用骨块移位 >1cm 或成角 >45° 作为移位标准，来诊断几部分骨折。但是，移位是一个持续地过程，临床上要定期复查。Neer 分型对肱骨近端骨折的类型有相对严格的标准：如果骨折块或骨折所涉及的区域移位 <1cm 或成角 <45°，就被定义为一部分骨折；而两部分骨折则分为：两部分解剖颈、两部分外科颈、两部分大结节、

两部分小结节；三部分骨折中力学平衡被打破，外科颈骨折块会产生旋转移位，分为三部分大结节骨折、三部分小结节骨折；四部分骨折分为外展嵌插型、真正的四部分骨折。Neer 在后期又对分型补充了骨折脱位，头劈裂和头压缩的分类类型。骨折脱位的分型是根据肱骨头和移位的骨折块脱位的方向（前方或后方）。肱骨头劈裂和压缩是特殊类型的累及关节面的骨折，并且根据累及的程度分为亚型（小于 20%，25%～40% 和大于45%）以便于治疗。这些损伤的分型是依赖于正确的影像学摄片（AP、肩胛骨切线位和腋路位）以及肱骨近端的解剖知识（包括肩袖止点位置）而总结出来的。但是在临床工作中，骨折常常会出现一定的变异性。有些作者试图通过 CT 的图像来改良 NEER 的分型，但是没有证据证实其可以降低变异性。

2. AO Muller 肱骨近端骨折分型 Jakob 和 Ganz 来自 AO 组织，他们基于关节面的累及程度，骨折的位置，粉碎和移位的程度提出了一种包含有 27 个亚型的分型系统。该系统把骨折的类型分为 A、B、C 三种：

A 型骨折：为关节外单一骨折。其中还分为 A1 型关节外大结节骨折；A2 型关节外单一干骺端嵌插骨折；A3 型关节外单一干骺端无嵌插骨折；

B 型骨折：为关节外两处骨折。其中 B1 型为关节外两处骨折，干骺端有嵌插；B2 型为关节外两处骨折，干骺端无嵌插；B3 型为关节外两处骨折伴盂肱关节脱位。

C 型骨折：为关节内骨折。C1 型有轻度移位；C2 型有明显移位；C3 型为骨折脱位。

与 Neer 的分类相比，该分类系统较复杂，因此阻碍了其常规的应用。

【诊断要点】

1. 病史和体检 病史中需要包括损伤的类型、损伤的暴力大小、有无伴随的损伤。对于肱骨近端骨折来说，常常伴有肩胛盂、肩胛骨、锁骨等肩胛带的损伤；也可能有肋骨骨折，血气胸的产生。对于患者的背景也要了解，如职业，受伤之前的功能，有无恶性疾病的病史。特别对于老年患者，需要了解其骨质疏松的程度，日常的活动程度，在术前需要附加进行肺功能和心脏超声检查。有作者发现，在老年肱骨近端骨折中（特别是骨折脱位），肩袖损伤也有一定的发生率，因此有时也需要进行肩关节 MRI 的检查。在体格检查过程中，除了检查肿胀情况，有无受损的软组织，皮下的瘀斑范围和是否存在骨折畸形。对神经血管检查也是必需的，主要包括对腋神经、臂丛和腋动脉的检查。骨折后脱位可以表现出肩前部方肩，而骨折前脱位则表现正好相反。在肱骨头有腋下脱位的情况下，外科医生应该假定存在有血管的损伤（即使目前检查为阴性）。

2. 辅助检查　对于肱骨近端骨折的影像学检查，主要的手段还是 X 线检查。对患肩在进行手术决定前，需要拍摄肩关节创伤系列位片，包括前后位、腋路位和肩胛骨切线位。

真正的前后位需要患者站立位，坐位或仰卧位，患肢吊带悬挂。盂肱关节既不在冠状位，也不在矢状位。肩胛盂与前方呈 35°～40° 的角度。为了获得真正的前后位影像，健侧肩部需要旋转 40°，这样，患侧就直接对着 X 线的平面。目前大多数医院所拍摄的为肩关节的后前位片，其拍摄时只是要求患者肢体平行于摄片箱，而拍摄的球管垂直于肢体平面。真正的前后位摄片可以描绘出肱骨头和肩胛盂的关系以及肩胛盂有无骨折的情况。

肩胛骨的切线位是把患肩靠在前方的 X 线片盒上，健侧旋转 40° 进行拍摄。而腋路位摄片则是从另一个角度来评估肱骨头与肩胛盂关节面的关系。摄片时可以坐位、站位或仰卧位。上臂通常需要与后上方的 X 线片盒保持 30° 外展角度。X 线球管直接从头侧朝向患者的平面。但是，对于急性创伤的患者，常常不能或者不愿意进行外展的腋路位摄片。Velpeau 腋路位就是针对创伤患者的一种非常好的改良方法。在摄片时，X 线球管位于上部，患者上臂悬吊，斜靠在 X 线盒上。

随着 CT 技术的发展和成熟，螺旋 CT 乃至多排 CT 的出现，计算机软件技术的发展，目前许多医院已经能够利用三维成像技术来进行手术前骨折的评估，同时也是由于该技术的广泛运用，使得肩关节真正前后位和腋路位片的拍摄显得不那么重要了。磁共振（MRI）检查很少用于急性损伤。如果是原发的或转移的恶性病变，MRI 可能对疾病的分级有用。但是目前有学者认为，对于肱骨近端骨折，特别是有脱位病史的老年患者，可能有并发肩袖破裂的风险。因此，建议在手术之前进行 MRI 的检查。

【治疗】

1. 一部分骨折　80%的肱骨近端骨折属于一部分骨折。骨折块有较好的软组织包裹，可以允许早期锻炼。有时会由于肌肉的萎缩出现暂时的半脱位现象。也有文献报道，除非有良好的随访以及康复治疗，否则一部分骨折的结果仍然令人不满意，甚至会引起晚期的缺血和坏死及创伤后关节炎。在一部分骨折的类型中，有些骨折会涉及结节间沟处。值得注意的是通过特殊位置的影像学摄片发现，结节间沟处的骨折其实比较常见，而且在一部分骨折中，肱骨头缺血坏死的发生率非常少见。有学者认为缺血坏死就是由于结节间沟处的骨折造成了旋肱前动脉分支的损伤。

一部分骨折的康复计划，可以使用三角巾或颈腕吊带 7~10 天，同时患者要主动进行手、腕、肘的操练。2 周后在康复师的指导下，进行被动活动和钟摆样的操练。同时拍摄影像学检查。6 周后可以进行抗部分阻力的操练。

2. 两部分骨折

（1）外科颈骨折：外科颈骨折的发生率大约有 60%~65%。而其中的绝大部分是微小移位而只需要非手术治疗。手术治疗的指征包括移位、多发性创伤、同侧上肢的损伤、血管并发症、开放性骨折以及患者能够适应术后的治疗。年轻的高能量损伤的男性，和年老的低能量损伤的女性患者，如果存在相同的骨折，也需要采用不同的治疗方法。典型的年轻患者有非常好的骨质，而且能够承受手术的治疗。在老年患者中，骨质较差，小的创伤都会产生粉碎性骨折。在他们中，有时大于肱骨干直径 50% 的移位和大于 45° 的成角也可以被接受。外翻畸形、内翻畸形、粉碎骨折和 100% 移位的外科颈骨折是不稳定并需要手术干预的。对于有移位（小于 50%）但没有压缩的骨折，可以在使用镇静剂或血肿阻止麻醉下采用闭合手法复位。如果手法复位不成功，就需要怀疑有否软组织嵌入其中，比如肌肉、关节囊或二头肌长头等阻碍了复位。如果手法复位成功了，可以悬吊制动，并每周进行检查和影像学评估。外科颈骨折的治疗要考虑到骨折的移位程度、骨的质量、患者的功能要求，以及患者的精神状态。闭合复位并制动通常是适应于很小或小于 50% 移位的外科颈骨折患者，但并不是所有的患者都能成功；Chun 等报道了在 56 例外科颈骨折非手术治疗患者中优良率达到 55%，平均的前屈为 104°。在活动要求高的患者中，移位的骨折需要进行切开复位内固定。

两部分外科颈骨折的手术方式有多种，有学者采用闭合复位经皮穿针的固定技术，也有学者采用切开复位接骨板内固定，都取得不错的效果。经皮穿针需要有良好的复位技术，外科颈骨折块由于胸大肌和三角肌的联合作用，远端常常朝内侧、朝上方移位，常形成骨折端的压缩。因此，如果需要进行经皮克氏针固定就需要使骨折端有良好的复位位置，有时需要采用内侧的小切口，用骨膜剥离器维持内侧柱长度。

两部分骨折采用接骨板内固定时，可采用标准的胸大肌三角肌入路。小心分离出头静脉，同时把头静脉拉向内侧，暴露出外科颈的骨折端。对有内侧有压缩的骨折类型，需要注意恢复内侧柱的高度，防止出现颈干角的丢失，造成后期螺钉的切割和手术的失败。同时，对于两部分外科颈骨折中由于胸大肌和肩袖组织的相互作

1

用，肱骨头常常会出现内翻而肱骨干则出现向内侧的移位。在复位时比三、四部分的骨折复位相对困难，固定的牢固性直接和手术的成败相关。

（2）肱骨大结节骨折：单纯的大结节移位骨折在肱骨近端骨折中占一小部分。对于大结节骨折的患者是否需要手术，就取决于骨折的移位程度和移位的方向。根据 Neer 的移位标准，大多数作者认为两部分大结节骨折是需要手术治疗的。而 McLaughlin 认为大结节移位超过 5mm 就会引起撞击和肩袖的功能失调。有作者认为在手工劳动者或运动员中，3mm 的移位就需要手术进行复位。大结节移位的角度也同样重要。大结节移位方向通常有两种：上方和后方的移位。后方的移位会影响外旋，上方的移位常常会导致肩峰下的撞击。

1）治疗：对无移位和微小移位的大结节骨折需要悬吊制动 1~2 周，在无痛的情况下进行被动操练。6 周后开始进行主动的活动度和逐渐开始力量的训练。

手术治疗：适合于大结节骨折移位超过 5mm 的患者。切开复位内固定的手术可以采用三角肌入路或三角肌胸大肌入路。三角肌入路相对容易辨识移位的大结节骨块。但是有一定的腋神经损伤的风险。三角肌胸大肌入路避免了剥离三角肌，而且在伴有肱骨干骨折时可以暴露外科颈。螺钉和缝合固定是两种用于大结节内固定的技术。单纯的螺钉固定有时是不足够的，这取决于大结节骨折块的大小。螺钉容易使小的结节骨块碎裂。目前有许多作者对小的骨折块，采用关节镜技术，在肩袖的肌腱和大结节的界面安置多股铆钉缝线，运用 8 字张力带原理和桥氏缝合技术，对大结节骨折进行固定并取得良好的效果。对于大块的大结节骨折同时合并有无移位的外科颈骨折，也可以采用接骨板进行固定。

2）术后康复：术后第 2 天，在无痛状态下进行被动的钟摆样运动和被动的前屈运动。6 周以后开始主动的活动范围训练，同时在各个平面进行被动的伸展练习。力量的训练需要到术后 10~12 周开始。僵硬、畸形愈合

和不愈合仍然是在大结节骨折手术或非手术治疗后最常
见的并发症。肩关节的僵硬可能通过早期的积极的被动
伸展练习而得以治疗，但是对于创伤后的撞击征可能需
要进行关节镜下的关节囊松解及肩峰成形术。切除畸形
愈合的大结节骨折块获得的预后结果不可知。

（3）肱骨小结节骨折：独立的小结节骨折非常少
见。由于肩胛下肌的止点关系，小结节的骨块会向内侧
移位。如果骨块较小，移位不多，而且没有阻碍内旋动
作，可以适当在轻度外旋位制动一小段时间。通常情况
下，肩关节后脱位累及的小结节骨折，如果在 2 周内，
闭合复位制动的方法也是适合的。对于有移位的或伴有
累及关节面的小结节骨折，需要手术复位治疗。

（4）解剖颈骨折：单纯的两部分解剖颈骨折，更是
非常少见。一旦通过影像学检查确诊为解剖颈骨折，那
么由于解剖学上的特点，该部位骨折引起肱骨头缺血坏
死的几率非常高。故此，通常采用关节置换术，而非内
固定手术或保守治疗。

3. 三部分骨折　在肱骨近端骨折中占 10%。老年人
和骨质疏松患者发病率较高。三部分骨折中，依据骨折
线通过外科颈和大结节或小结节，分别分为三部分大结
节骨折和三部分小结节骨折，其中三部分大结节骨折较
为常见。移位的方向是由附着其上的肌腱组织决定。大
结节由于附着在其上的冈上肌、冈下肌和小圆肌的牵引
向后上方移位。肱骨干则由于胸大肌附着点的原因，向
前内侧移位时，肱骨头由于肩胛下肌的牵拉向内旋。如
果骨折累及小结节，肩胛下肌牵引骨块向内侧移位。完
整的大结节和关节面骨块被拉向内收及外旋位，而肱骨
干被拉向前内侧方向。

三部分骨折的治疗包括手术治疗和保守治疗。保守
治疗适合于无条件进行医学治疗的患者，闭合复位的成
功率不高，如果复位成功了，患者需要上肢悬吊 2 周左
右，并随后在患者可以忍受的情况下进行物理治疗。
1970 年 Neer 报道了采用闭合复位治疗 39 例三部分肱骨

近端骨折的经验。在他的标准中，只有 3 例患者满意。错误的复位、不连接、肱骨头吸收和骨坏死均可导致治疗失败。Lill 和 Zyto 等学者的研究显示，这类骨折采用非手术治疗可能会取得好的功能预后。

大多数的三部分肱骨近端骨折需要手术固定或半肩置换，因为残留的肱骨畸形和功能缺陷会阻止患者恢复到之前的运动水平。三部分骨折的手术治疗包括闭合复位经皮内固定、髓内钉结合缝合技术、接骨板内固定、半肩置换术。

4. 四部分骨折 四部分肱骨近端骨折的非手术治疗只适用于不适合医学治疗的患者。由于非手术治疗会产生预后差和很高的并发症（骨坏死、畸形愈合、不愈合以及创伤后关节炎），所以大多数都采用手术治疗。手术方式包括切开复位内固定和关节置换术。非手术治疗针对于自身条件妨碍手术的老年人和需要久坐的患者。经皮复位内固定对于骨质好和粉碎程度小的急性损伤（小于 7 ~ 10 天）是一种积极的选择。无法闭合复位的骨折，粉碎性骨折和损伤在 10 天 ~ 4 个月的患者通常需要进行切开复位。

在四部分骨折中，需要注意嵌插外翻的四部分骨折，这是一种比较特殊的类型其他的多部分肱骨近端骨折相比较，这种类型损伤的保存了内侧关节囊部位的血供，所以通常采用切开复位内固定的方法，而预后也比较好。对于解剖颈的出现的骨折，由于这一骨折的类型坏死的发生率较高，所以一般手术采用半肩置换的方法。

5. 骨折脱位肩关节的骨折脱位，是 Neer 分型中另一部分比较特殊的部分。其可以分为两部分，三部分和四部分的骨折脱位。两部分的骨折脱位包括前脱位伴大结节骨折或后脱位伴小结节骨折，其中肩关节前脱位伴大结节骨折的发生率较高。约占前脱位的 1/3 以上。通常，有时遇见的脱位在就诊前已经自行复位了，有些则需要进行手法复位。大多数情况下，由于大结节骨块是肩袖的附着点，所以通常在 X 线上，可以看见骨块与肱骨头

1

是分离的。如果单纯由于冈上肌的牵引，大结节通常往后上方向移位。两部分骨折脱位需要切开复位内固定由附着于完整的结节上的软组织所提供的血供完整性。牵涉关节面的三部分和四部分骨折脱位同样需要手术干预。反复的闭合复位和延迟切开复位内固定会引起骨化性肌炎。四部分肱骨近端骨折脱位的内固定预后不佳，半肩置换术是对这种损伤适合的治疗方法。闭合复位仅仅适用于濒死的患者。

【诊治要点】

肱骨近端骨折后期的并发症：肱骨近端骨折常见的后期并发症包括肩关节僵硬、骨坏死、畸形愈合、不愈合和异位骨化。

1. 肩关节僵硬　是肱骨近端骨折的最常见并发症之一。严重的损伤，长时间关节制动，关节面畸形愈合和不正规康复锻炼是导致肩关节僵硬的因素。

许多学者都证实了对肱骨近端两部分骨折进行早期物理治疗的必要性，研究显示固定 3 周以上的患者康复时间明显延长，对于手术或非手术处理的骨折患者行早期康复治疗会减小肩关节僵硬程度。

2. 骨坏死　常常和损伤的严重程度及外科手术相关。解剖颈骨折，或三部分和四部分骨折及骨折脱位后时有发生肱骨头缺血骨坏死。在诊断手段中，普通的 X 线只能在晚期发现肱骨头的坏死、变形，而 MRI 则能早期诊断骨坏死。

3. 畸形愈合　常见于保守治疗的患者或手术失败的患者。但是，出现了畸形愈合并不等于明显影响功能或导致疼痛。最常见的畸形愈合发生在大结节和外科颈两处。大结节畸形愈合可以引起肩峰撞击，从而导致疼痛、乏力和上举度数受限。如果畸形愈合的大结节移位超过 5mm，并伴有功能受限和疼痛，则需要重新手术复位固定。对于有症状但是移位较轻的畸形愈合大结节，可以选择切除结节部分，进行肩峰成形术和松解粘连。

两部分外科颈骨折畸形愈合较少引起疼痛和功能受

限。偶尔发生的内翻的畸形愈合可以导致撞击征，需要
在关节镜下行肩峰成形术或者结节成形术。

4. 不愈合　肱骨近端骨折的不愈合较少见，通常与
骨折的移位有关。症状明显者需要进行手术。内固定或
假体置换都是可以根据具体情况而定

5. 异位骨化形成　肱骨近端骨折和骨折移位患者的
X线片上可以经常见到异位骨化。引起异位骨化的因素
包括软组织损伤程度、重复使用和延迟复位（损伤后超
过7天）。在异位骨形成导致关节僵直的情况下，手术切
除有利于恢复活动功能。

【健康教育】

肱骨近端骨折只要治疗合理及时，保守及手术均可
取得令人满意的效果。正规的康复治疗可进一步减轻患
者的不适，提高治疗效果，可门诊随访予以指导，并与
康复医师共同提供有效的康复治疗。肘关节的康复过程
需遵循动作轻柔、主动与被动相结合、循序渐进的原则，
在医师指导下进行。

【转诊条件】

三部分和四部分肱骨近端骨折，骨折块移位复杂，
复位难度大，对手术复位技术要求高，并需要植骨修复
骨缺损，当内固定困难以及需要行人工肱骨头置换术时，
需充分评估医院及手术医师的技术和能力，当手术条件
不具备时，可考虑转诊到更有经验的上级医院。

四、肱骨干骨折

【概述】

肱骨干骨折是指肱骨外科颈以下 2cm 至肱骨髁上
2cm 之间的骨折，约占全身骨折的 1%～3%。大多数肱
骨骨折可通过保守治疗获得良好的疗效，随着内固定技
术及内固定材料的发展，手术治疗可相当程度上避免保
守治疗时间长、生活质量差以及容易出现肩肘关节僵硬
等缺点。目前手术治疗的适应证有扩大的趋势，手术方
法有了很大改进，治疗原则由解剖复位、坚强固定的 AO

原则转变为闭合复位、弹性固定及微创的生物学固定 BO 原则。

肱骨干骨折可根据不同的分类因素构成多种分类方式。AO 及 OTA 根据损伤的位置及骨折特点来定义分型，基本原则是：每一骨折先分为三类，然后将每类再分为三组，每一组又分为三个亚组，一共三类，9 组。A 型为简单骨折，B 型为粉碎性骨折，C 型为复杂骨折。

【诊断要点】

肱骨干骨折患者多有直接暴力或间接暴力外伤史，旋转暴力也很常见，常常表现出长骨干骨折的典型特征：疼痛、肿胀、局部压痛、畸形、反常活动及骨擦音和骨擦感。对所有怀疑肱骨干骨折的患者都必须拍摄 X 线片，拍片范围包括整个肱骨干及邻近的肩关节和肘关节，如果累及关节，需进一步加做 CT 及二维和三维重建。如肱骨中远端骨折合并桡神经损伤可表现为垂腕、拇指背伸不能、虎口区皮肤减弱等。

【治疗】

1. 保守治疗　目的是：①对骨折早期制动；②减轻疼痛；③减轻出血及水肿。

保守治疗的指征：向前成角小于 20°，内翻成角小于 30°，旋转畸形小于 40°，以及短缩畸形小于 3cm。大多数肱骨干骨折，特别是横行及短斜行骨折，都可以通过保守治疗获得良好的疗效。

保守治疗的方法，包括石膏、夹板、支具及颈腕吊带等，可根据医院条件和医生的习惯选择。

保守治疗的禁忌证，包括卧床患者、过度肥胖、多发伤或不能配合、无法维持复位、严重软组织损伤、骨缺损、伴有神经和血管损伤者。

2. 手术治疗　尽管大多数肱骨干骨折可保守治疗，但仍有部分骨折需要手术治疗。手术治疗的指征，包括开放性骨折、漂浮肩、漂浮肘、合并血管损伤、双侧肱骨骨折、伴随桡神经损伤、保守治疗无法维持复位、病理性骨折等。值得注意的是肱骨干粉碎性骨折不是手术

1

指征，因为有研究显示肱骨干粉碎性骨折的愈合时间较横行骨折短，粉碎性骨折行切开复位内固定可产生骨折延迟愈合与不愈合，而保守治疗可避免。

肱骨干的手术治疗可选择：髓内钉和接骨板。髓内钉是目前治疗肱骨干骨折的首选内固定方式。其优点是手术切口小，生物力学性能好。根据髓内钉植入方向不同可分为顺行髓内钉和逆行髓内钉。顺行髓内钉的常用切口位于肩峰前外侧角的下方，纵向劈开三角肌，需注意保护腋神经，髓内钉的进钉点通常是肱骨头最高点或大结节内侧沟。逆行髓内钉可用于肱骨中远段骨折，切口一般位于尺骨鹰嘴近端 4～5cm 处，切开肱三头肌肌腹和骨膜，入钉点一般位于尺骨鹰嘴窝上方 1.5～2cm 处。

接骨板内固定是治疗肱骨干骨折的另一主要方式。横行或短斜行简单骨折可选择加压接骨板，粉碎性骨折可选择桥接接骨板和锁定接骨板，骨质疏松粉碎性骨折可选择锁定接骨板和中和接骨板。肱骨干骨折的手术切口可选择前外侧切口与后侧切口。这两种切口各有优缺点，取决于手术医师的习惯，骨折的部位和桡神经损伤的情况。前外侧切口可显露肱骨干中段和近端的骨折，其主要优点是必要时可向两端延伸，基本不干扰桡神经。后侧切口可对肱骨远端 1/3 骨折进行良好的显露，必要时可向远端延伸。

【诊治要点】

1. 骨不连 肱骨干骨折无论是保守治疗还是手术治疗都有一定的骨不连发生率，总体而言，肱骨干骨不连可分为肥大型骨不连、萎缩性骨不连和感染性骨不连，其中萎缩性骨不连发生率最高，其原因往往是局部血供破坏，骨折端血供不足。必要时可予以植骨，更换内固定方式，促进骨折愈合。

2. 桡神经损伤 闭合性肱骨干骨折中，约 18% 合并桡神经损伤，此类桡神经损伤不需要特殊治疗，90% 以上可恢复神经功能。但闭合复位保守治疗导致神经麻痹，

1

开放性骨折合并桡神经损伤，肱骨干中远端长斜行或螺旋形骨折合并桡神经损伤时需要手术探查。

【健康教育】

肱骨干骨折只要治疗合理及时，保守及手术均可取得令人满意的效果。正规的康复治疗可进一步减轻患者的不适，提高治疗效果，可门诊随访予以指导，并与康复医师共同提供有效的康复治疗。肘关节的康复过程需遵循动作轻柔、主动与被动相结合、循序渐进的原则，在医师指导下进行。

【转诊条件】

肱骨干骨折治疗重建难度不是骨折本身，而且需避免医源性桡神经损伤，需充分评估医院及手术医师的技术和能力，当手术条件不具备时，可考虑转诊到更有经验的上级医院。

五、肱骨远端骨折

【概述】

肱骨远端骨折占全身骨折的 2% ~ 6%，占成人肘部骨折的 30%。肱骨远端骨折的发病率在年龄和性别分布上有两个高峰，即年轻男性和老年女性。年轻人多为交通伤等高能量损伤，老年人为摔倒等低能量损伤，肘部撞击地面，或手部撑地，力量传导至肘关节所致。大多数是关节外骨折，但关节内骨折的损伤暴力更大，复位要求更高。关节内骨折经有效手术治疗后，可以和关节外骨折一样获得较好的预后，而完全关节内骨折、多段骨折、开放性骨折和伴有血管损伤的骨折预后较差。治疗不合理或术后长时间制动都可导致肘关节僵直、畸形和疼痛。

分型：肱骨远端骨折可分为肱骨髁上骨折和髁间骨折。常用 AO 分型：A 型为关节外骨折，B 型为部分关节内骨折，C 型为关节内骨折。肱骨髁上骨折属于 AO 分型的 A 型骨折，包括伸直型和屈曲型。其中伸直型可分为伸直尺偏型和伸直桡偏型两个亚型，屈曲型比较少见。

1

B型骨折为部分关节内骨折，分为B1外侧矢状面骨折，B2内侧矢状面骨折，B3额状面骨折。C型为关节内骨折，根据骨折移位和粉碎程度又分为各个亚型，其中C1为关节内和干骺端的简单骨折，C2型为关节内简单骨折、干骺端粉碎骨折，C3型为关节内及干骺端均为粉碎性骨折。临床常用分型还有Jupiter分型，是Jupier在Riseborough和Radin工作的基础上，修订了基于肱骨远端双柱理论建立的Mehne-Matta分型。Jupiter分型将肱骨远端骨折分为：高位T形骨折、低位T形骨折、Y形骨折、H形骨折、内侧λ形骨折、外侧λ形骨折和多平面骨折。

【诊断要点】

1. 外伤史 患者均有明确的外伤史。对于老年骨质疏松症患者而言，一次轻微的外伤就可导致严重的骨折，受伤后肘关节疼痛、活动受限，可能伴发血管神经损伤，肿胀严重时需要警惕骨筋膜室综合征的发生。

2. 物理检查 肘关节局部肿胀、压痛、活动受限、局部可有骨擦音及骨擦感。肿胀严重时，可有手及前臂的麻木和牵拉痛。

3. 影像学检查 X线检查是肱骨远端骨折最常用的检查，除正侧位片外，必要时加拍斜位片。侧位片上的脂肪垫征，提示覆盖在关节囊上的脂肪垫因为关节内出血而移位。必要时可加拍对侧X线片，对照排除异常。患者因为疼痛，往往很难拍摄标准的正侧位片，CT平扫及二维和三维重建可清楚的显示骨折移位情况，对于B型和C型骨折应作为常规检查。MRI可进一步显示肘关节韧带的损伤情况，肌电图和血管造影对合并的血管神经损伤具有诊断价值。

【治疗】

1. 保守治疗 对于无移位或轻度移位的肱骨髁上骨折和髁间骨折，以及严重粉碎性骨折且基础条件差，伤前即功能受限，不能耐受手术的高龄患者，可手法复位石膏外固定。可选择长臂石膏托，或石膏管型外固定2～

4 周后，更换可调式肘关节固定支具。需要注意严密观察肘关节肿胀、前臂及手感觉和麻木情况，避免发生骨筋膜室综合征及 Volkmann 缺血性挛缩。尺骨鹰嘴骨牵引，因效果差，患者不能耐受，现在已经很少使用。

2. 手术治疗 治疗原则是解剖复位，有效固定，早期功能锻炼。手术指征包括：骨折移位明显、青壮年的不稳定骨折、合并血管神经损伤、非手术治疗失败。根据骨折部位和类型选择合理的手术入路：①外侧入路：向近端延伸的 Kocher 入路，沿肱三头肌和肱桡肌分离，显露肱骨外侧柱。②内侧入路：可完全显露肱骨远端内侧柱，内上髁及肱骨滑车的骨折，也可联合外侧切口显露复杂的合并肱骨小头骨折的滑车骨折。③后侧入路：对于复杂的双柱骨折可采用尺骨鹰嘴旁正中切口，尺骨鹰嘴截骨或劈肱三头肌入路显露肘关节内关节面，直视下复位骨折。肱三头肌蛇形瓣或改良型蛇形瓣因其并发症较多，应用逐渐减少。④前侧入路：肘关节前侧入路，因其显露内外侧柱均有限，故应用较少。近年来有改良前侧入路，辅助复位复杂关节内骨折。

手术的难点是复位，需要术前充分计划，选择合适的手术入路，充分显露，选择复位钳和克氏针临时固定后，根据骨折类型选择螺钉或接骨板固定，重建肱骨远端的解剖结构，恢复肘关节稳定性。累及双柱的骨折，需要两块接骨板固定，可垂直固定也可平行固定。肱骨远端骨折内固定应遵循以下原则：①每个螺钉都应通过接骨板；②每个螺钉都需固定对侧骨折块；③每个螺钉都应尽可能长；④每个螺钉应固定尽可能多的关节内骨折块；⑤远端骨折块置入尽量多的螺钉；⑥固定远端骨折块的螺钉应尽量交叉固定，实现内外侧柱间的拱形结构的角稳定；⑦接骨板要加压固定肱骨髁上骨折；⑧接骨板要有足够的强度和刚度，避免髁上骨折愈合前发生断裂和移位。

全肘关节置换仅适用于对肘关节功能活动要求不高或已存在肘关节炎的病例。全肘关节置换早期结果是满意的，具有手术操作简单，术后恢复快，肘关节活动度较内固定好等优点。但是也存在以下问题：严格的活动限制，负重<5kg，随着时间的推移，不可避免存在假体失效的风险，严重的并发症包括假体周围骨溶解等。决定是否选择全肘关节置换，往往不是骨折的特征，而是患者自身的因素。需慎重考虑，充分权衡后决定。

术后根据术中复位及内固定的稳定程度，决定是否需要加石膏托或肘关节支具外固定，外固定时间不宜超过3周，以降低肘关节僵硬的风险。如果固定确实，可早期持续被动功能锻炼（CPM）和主动功能锻炼，包括肘关节伸直和屈曲、前臂的主动和被动的旋前及旋后练习。

【诊治要点】

肱骨远端骨折常见并发症包括：①肘关节僵硬；②骨不连（包括尺骨鹰嘴截骨的骨不连，其发生率为5%～15%）；③创伤性关节炎；④感染；⑤尺神经麻痹；⑥异位骨化；⑦内固定松动失效。关节内肱骨远端骨折，即C型骨折是具有较高挑战性的，需要术前充分评估，选择合理的治疗策略，正确的手术入路，术中仔细操作，准确复位，有效固定。术后合理的功能锻炼及康复治疗，以降低并发症风险。

【健康教育】

肱骨远端骨折只要治疗合理及时，保守及手术均可取得令人满意的效果。正规的康复治疗可进一步减轻患者的不适，提高治疗效果，可门诊随访予以指导，并与康复医师共同提供有效的康复治疗。肘关节的康复过程需遵循动作轻柔、主动与被动相结合、循序渐进的原则，在医师指导下进行。

【转诊条件】

肱骨远端骨折导致关节面重建困难时，对手术复位技术要求高，并需要植骨修复骨缺损，治疗重建难度不仅是骨折本身，而且需重建肘关节的稳定性，恢复肘关节的功能。患者功能要求高时，需充分评估医院及手术医师的技术和能力，当手术条件不具备时，可考虑转诊到更有经验的上级医院。

六、尺骨鹰嘴骨折

【概述】

尺骨近端后方位于皮下的突起为鹰嘴，与前方的尺骨冠状突构成半月切迹。此切迹与肱骨滑车形成肱尺关节。肱尺关节只有屈伸活动，尺骨鹰嘴骨折是波及半月切迹的关节内骨折。尺骨鹰嘴因其位置表浅而容易受伤，单纯尺骨鹰嘴骨折约占肘部骨折的 10%。直接暴力和间接暴力都是导致尺骨鹰嘴骨折的常见原因。直接暴力如钝器直接打击鹰嘴后方或摔倒时肘关节后方着地，间接暴力如摔倒时肱三头肌强力收缩产生尺骨鹰嘴撕脱骨折，以及前臂近端后方受到暴力时，鹰嘴基底部撞击滑车导致骨折。

尺骨鹰嘴骨折的常见分型，包括 Colton 分型、Schatzker 分型及 Mayo 分型。

1. Colton 分型　根据骨折移位程度和骨折形态对尺骨鹰嘴骨折进行分型。

Ⅰ型：骨折无移位。其定义是骨折移位小于 2mm，屈肘 90°或抗重力伸肘时骨折分离仍然小于 2mm，患者可主动抗重力伸肘。

Ⅱ型：移位骨折。进一步分为以下亚型：

（1）撕脱骨折：撕脱骨折是指鹰嘴尖端有一小的骨折块与鹰嘴的主骨分离，多见于老年患者；

（2）斜行和横行骨折：斜行和横行骨折是指骨折线的走向，自接近于半月切迹的最低处开始，斜向背侧和近端，可以是一简单的斜形骨折也可以是矢状面骨折或关节面压缩骨折所导致的粉碎性骨折线的一部分；

（3）粉碎骨折：粉碎性骨折指包括鹰嘴所有部分的骨折，常因直接暴力所致；

（4）骨折脱位：在冠状突或接近冠状突部位发生鹰嘴骨折，通过骨折端和肱桡关节的平面产生不稳定，使尺骨远端和桡骨头一起向前脱位。

2. Schatzker 分型 将鹰嘴骨折分为六型：①A 型：简单横形骨折；②B 型：横形骨折伴中央关节面塌陷；③C 型：简单斜形骨折；④D 型：鹰嘴粉碎骨折；⑤E 型：骨折线位于滑车切迹以远的斜行骨折；⑥F 型：鹰嘴骨折伴有桡骨头骨折，通常合并有内侧副韧带撕裂。

3. Mayo 分型 根据肘关节的稳定性、骨折移位以及粉碎的程度分为三型：①Ⅰ型：为无移位或轻度移位的骨折；②Ⅱ型：是骨折移位但肘关节稳定性良好；③Ⅲ型：鹰嘴关节面存在较大的骨折块，肘关节不稳。每一型又进一步分为 A、B 两个亚型，分别代表非粉碎性骨折和粉碎性骨折。

【诊断要点】

尺骨鹰嘴骨折一般均有明确的肘部外伤史，伤后肘关节后方明显肿胀，可有皮下淤血，肘关节呈半屈状，伸屈活动时可诱发疼痛。尺骨鹰嘴区触诊可有空虚感，可触及向近端移位的骨块，正常的肘后三角消失，肘关节主动伸直功能减弱或消失。严重粉碎的尺骨鹰嘴骨折可伴有尺神经损伤，而表现为患侧手尺侧两个半手指和手背尺侧的感觉异常，手指精细活动能力下降。

影像学检查：标准的肘关节正侧位 X 线片可提供骨折的基本情况，对于简单骨折而言已经足够。应根据 X 线片尽可能获得更多的信息，如骨折线走向、骨折累及范围及骨折块移位情况等。对于尺骨鹰嘴粉碎性骨折，以及伴有肘关节脱位、尺骨冠状突骨折、桡骨头骨折、肱骨远端骨折以及侧副韧带损伤的复杂肘关节骨折则需要进一步行肘关节 CT 及二维和三维重建以更全面了解骨折，肘关节 MRI 以了解软组织损伤。可疑神经损伤时，可行肌电图检查。

【治疗】

尺骨鹰嘴骨折的治疗目标：①重建关节的完整性；②保护伸肘动力；③重建肘关节稳定性；④恢复肘关节活动范围；⑤避免和减少并发症；⑥快速康复。应根据骨折类型，患者年龄、体质、骨质和对肘关节的功能要求选择个性化的合理的治疗方法。

1. 非手术治疗　无移位骨折（Mayo 和 Colton Ⅰ型），因伸肘功能完好，屈肘至功能位不会导致骨折端分离，可行非手术治疗，制动 7~10 天后进行主动活动。6~8 周内限制抗阻力主动伸肘和持重，之后根据耐受程度逐渐增加这些运动。在第 1 周、第 2 周和第 4 周密切随访，行 X 线检查，评估骨折是否移位以及是否需要进一步手术治疗。建议青壮年及儿童用旋后中立位长臂石膏托屈肘位固定 3~4 周，此后保护下功能锻炼，影像学显示骨折愈合（通常 6~8 周）前，避免屈肘超过 90°，老年人易发肘关节僵硬，可适当缩短制动时间。

2. 手术治疗　尺骨鹰嘴骨折手术的适应证为移位骨折，经手法复位失败或不宜手法复位者，手术应达到以下目的：①恢复鹰嘴的纵向对线，并获得充分的稳定，以允许早期活动，预防退行性骨关节炎；②鹰嘴的关节面应解剖复位，有缺损时应植骨；③维持冠突的高度，以构成关节面的远端限制，恢复肘关节稳定性；④确保伸肘装置的完整。其中，解剖复位非常重要，复位后关节面"台阶" >2mm 可造成术后肘关节功能不良，可致骨关节炎，故尺骨鹰嘴骨折要求尽可能解剖复位。手术方式有克氏针钢丝张力带固定、松质骨螺钉髓内固定、接骨板螺钉固定、可吸收钉固定或骨块切除术，可根据骨折类型选择最合理的手术方式。

内固定方式选择：

克氏针钢丝张力带是最常用的非粉碎性移位骨折内固定方式，张力带可将活动时通过骨折端的张应力转化为压力。由于软组织和骨膜剥离较少，张力带比接骨板螺钉更受青睐，不过也存在固定技术上的挑战和术后并发症。由于鹰嘴位于皮下，内固定物突出产生疼痛是一突出问题，但是正确使用张力带技术，其优良率超过 97%。

有学者对经典 AO 张力带技术（2 枚平行克氏针从

冠状突前皮质穿出）进行了改进，形成了改良 AO 张力带技术（沿尺骨长轴穿入 2 枚长度达尺骨茎突的平行克氏针），希望使内固定失效的载荷增大，容易操作和并发症发生率下降。但生物力学实验表明两组内固定失效机制相似，引起失效的载荷无显著性差异。

接骨板螺丝钉固定是目前常用的内固定方法，有多种类型解剖锁定钉板系统可供选择，其优点是具有张力带和支撑固定的生物学效应。对于粉碎性骨折，特别是伴有骨缺损和骨质疏松的老年患者，锁定接骨板系统是比较好的选择，具有并发症发生率低，术后恢复快等优点。

髓内螺钉固定尺骨鹰嘴骨折，目前存在一定争议。有学者认为其失效率高于克氏针张力带，但也有生物力学实验表明髓内钉具有更大的失效载荷，更稳定。髓内螺钉固定时还需要考虑置入螺钉时尺神经和肱三头肌的潜在影响。

可吸收螺钉固定物是较理想的内固定方法，可避免再次取内固定的二期手术，因为金属内固定物常常突出皮下，刺激皮肤，引起疼痛。有学者比较了应用可吸收螺钉和普通金属内固定物 2 次手术的总费用，只有当内固定物取出率 >46% 时，应用可吸收螺钉才有利。

如果骨折固定牢靠，最好在术后 1～2 天即开始功能锻炼，而对于固定不牢靠或严重骨质疏松性骨折，以及伴有肘关节脱位及侧副韧带损伤的患者，需支具外固定制动 3～4 周。然后进行合理、有效的功能锻炼。

【诊治要点】

1. 早期内固定失效　克氏针张力带被错误的应用于粉碎性骨折中容易发生早期内固定失效，简单骨折术后过早进行过度强力的主动活动也可能导致内固定早期失效。钉板系统失效的主要原因是骨质疏松和内固定位置不当。早期内固定失效应尽快再次手术，一般选择解剖锁定接骨板系统再次固定，骨缺损必须植骨，必要时可加支具外固定保护。

2. 骨折延迟愈合及不愈合 尺骨鹰嘴骨折发生延迟愈合及不愈合的几率很低，即使发生也可通过再次手术解决。手术方式可选择锁定钉板系统加自体松质骨植骨。

3. 感染 感染主要发生于复杂的开放性骨折，闭合性骨折很少发生。如果内固定稳定，可不必急于取出，彻底清创，有效的软组织覆盖，针对性应用抗生素都能取得良好效果。

4. 尺神经损伤 尺神经损伤多发生于严重的肘关节创伤，简单尺骨鹰嘴骨折少见。尺骨鹰嘴骨折术后发生肘关节僵硬，患者不适当的肘关节屈伸练习可诱发尺神经损伤。尺神经损伤的症状可在术后很快出现，称为急性损伤；也可在术后 4~6 周出现，称为亚急性损伤；慢性尺神经损伤多因创伤后导致的尺神经卡压所致。

5. 肘关节僵硬和异位骨化 骨折固定不稳定，需要术后制动，以及患者不能有效进行正确的功能锻炼是导致肘关节僵硬的主要原因。异位骨化导致的肘关节活动障碍，可在骨化成熟后切除。主动活动可缓解关节囊挛缩导致的关节僵硬，如保守治疗无效，可行关节囊松解术。

6. 克氏针张力带与钉板系统的比较 克氏针张力带与钉板系统对于大多数尺骨鹰嘴骨折都可以取得良好的临床疗效。有前瞻性的临床研究表明，钉板系统的骨折复位维持率、临床结果优良率和影像学优良率分别是 95%、63% 和 86%，而克氏针张力带组的对应结果分别是 47%、37% 和 47%，钉板系统具有明显的优势。术后 6 个月两组肘关节活动度无明显差异，但张力带组内固定刺激症状的发生率更高。尸体模型的生物力学研究表明，对于横行骨折，克氏针张力带是最稳定的固定方式，单独松质骨螺钉或松质骨螺钉钢丝张力带不能提供有效的稳定性，斜行或粉碎性骨折钉板系统的稳定性最好。对于所有类型的尺骨鹰嘴骨折，克氏针张力带和钉板系统都可以提供足够的固定强度，以抵抗肘关节主动运动所产生的应力。所以，这两种方法只要应用得当都可以获得满意的临床疗效。

【健康教育】

尺骨鹰嘴骨折只要治疗合理及时，保守及手术均可取得令人满意的效果。正规的康复治疗可进一步减轻患者的不适，提高治疗效果，可门诊随访予以指导，并与康复医师共同提供有效的康复治疗。肘关节的康复过程需遵循动作轻柔、主动与被动相结合、循序渐进的原则，在医师指导下进行。

【转诊条件】

尺骨鹰嘴粉碎性骨折导致关节面重建困难时，对手术复位技术要求高，并需要植骨修复骨缺损，治疗重建难度不仅是骨折本身，而且需重建肘关节的稳定性，恢复肘关节的功能，需充分评估医院及手术医师的技术和能力，当手术条件不具备时，可考虑转诊到更有经验的上级医院。

七、桡骨头骨折

【概述】

桡骨头骨折是成人肘部最常见的骨折，其发生率为全身骨折的 1.7% ~ 5.4%，占肘部骨折的 33%。桡骨头骨折通常发生于摔倒时，手以伸展姿势撑地，前臂轻度屈曲、旋前，力量由掌心传递至肱桡关节，桡骨头与肱骨小头发生撞击产生骨折。骨折类型从无移位骨折、简单骨折到粉碎性骨折，常常合并肘关节脱位及相关软组织损伤。

分类：桡骨头骨折常用分类为改良 Mason 分型，又称 Mason-Johnston 分型，将桡骨头骨折分为四型：① Ⅰ型：无移位骨折，或轻微移位 <2mm；② Ⅱ型：骨折移位 >2mm；③ Ⅲ型：粉碎性骨折；④ Ⅳ型：桡骨头骨折合并肘关节脱位。

【诊断要点】

1. 外伤史　有明确的外伤史，一般为低能量损伤，如摔倒。肘关节高能量损伤导致桡骨头骨折时，往往合并肘关节其他部位的骨折韧带损伤,是复杂肘关节损伤,如肘关节恐怖三联症的一部分。

2. 物理检查 肘关节肿胀,外侧压痛,前臂主动及被动旋转活动均受限。

3. 影像学检查 常规肘关节正侧位片可发现大多数桡骨头骨折,但是当微小骨折时,或高度怀疑桡骨头骨折时,可加拍桡骨头斜位片。CT平扫和二维及三维重建可准确判断桡骨头骨折移位的程度,以及肘关节其他部位的骨折,如尺骨冠状突骨折、肘关节脱位等,指导制订治疗方案。MRI除可评估骨性结构损伤外,更大的优势在于评估肘关节内外侧副韧带损伤。当然,术中应力位摄片可更准确的评估肘关节的稳定性。

【治疗】

治疗目的是恢复肘关节的伸屈活动及前臂的旋转功能。

1. 保守治疗 Ⅰ型骨折应行非手术治疗。急性期可抽吸肘关节内积血,同时注入局麻药,以更准确的评估桡骨头骨折对前臂旋转功能有无机械性阻挡,可行舒适的吊带或支具制动。骨折制动1周后,疼痛减轻,即可开始主动和被动功能锻炼。Ⅱ型骨折为非粉碎性骨折,其保守治疗指征为:不固定骨折并不影响肘关节稳定性,且对肘关节活动无机械性阻挡。

2. 手术治疗 Ⅲ型和Ⅳ型桡骨头骨折,以及骨折块超过桡骨头1/3的不稳定Ⅱ型骨折,均需手术治疗。桡骨头骨折尽可能解剖复位,选择小规格的螺钉、空心钉及可吸收螺钉固定。所有螺钉均需要做埋头处理,避免影响前臂旋转功能。但桡骨头骨折合并桡骨颈骨折时,可选择T形接骨板或解剖接骨板固定,接骨板固定需要避开非安全区,以免撞击,影响前臂旋转功能。当骨折块>3块,无法完成复位内固定,或累及桡骨颈的粉碎性桡骨头骨折,无法重建桡骨头时,可选择桡骨头置换。桡骨头不可轻易切除,当合并肘关节不稳定或前臂轴向不稳定时,切除桡骨头会产生肘关节外翻不稳定,上下尺桡关节脱位等严重后果，必须予以重建或行桡骨头置换。单纯桡骨头切除术，仅适用于无肘关节不稳且对肘部功能要求较低的老年患者。对这类患者，桡骨头切除可显著改善肘关节活动范围和前臂旋转功能，缓解疼痛，但是也存在手握力下降、前臂旋转肌力减弱和下尺桡骨关节脱位引发腕关节疼痛等并发症。

【诊治要点】

常见并发症包括复位丢失、肘关节僵硬、骨不连、异位骨化、肘关节不稳等。手术患者还存在桡神经深支损伤，内固定失败以及假体松动等风险。单纯切除桡骨头的并发症，包括肘外翻畸形、手部握力下降、肘关节不稳、肘关节创伤性关节炎、下尺桡关节继发性脱位等。

【健康教育】

桡骨头骨折只要治疗合理及时，保守及手术均可取得令人满意的效果。正规的康复治疗可进一步减轻患者的不适，提高治疗效果，可门诊随访予以指导，并与康复医师共同提供有效的康复治疗。肘关节的康复过程需遵循动作轻柔、主动与被动相结合、循序渐进的原则，在医师指导下进行。

【转诊条件】

肘关节恐怖三联症的桡骨头骨折，治疗重建难度不在桡骨头骨折本身，而是重建肘关节的稳定性，恢复肘关节的功能，需充分评估医院及手术医师的技术和能力，当手术条件不具备时，可考虑转诊到更有经验的上级医院。

八、肘关节脱位

【概述】

肘关节脱位的发生率约为6/10万，约占全部关节脱位的20%，居于第二位，仅次于肩关节脱位。大部分肘关节脱位没有合并骨折，称为单纯脱位，经闭合复位后早期功能锻炼，再脱位的发生率很低，预后良好。合并骨折的肘关节脱位，称为复杂脱位，需要手术治疗以获得足够的肘关节稳定性，允许肘关节早期功能锻炼。当肘关节脱位合并桡骨头骨折和尺骨冠状突骨折时，称为肘关节恐怖三联症，以往治疗效果很差，随着对其认识的加深，手术治疗的效果大为改善，只要处理得当，也可获得满意的疗效。

分类：肘关节脱位可分为简单脱位和复杂脱位，如前所述。简单肘关节脱位根据脱位方向可分为前侧脱位、后外侧脱位、内侧脱位和外侧脱位。其中后外侧脱位最为常见。复杂肘关节脱位可分为经尺骨鹰嘴骨折脱位、后外旋转不稳定和内翻-后内侧旋转不稳定。

【诊断要点】

1. 外伤史　肘关节脱位有明确的外伤史，多数肘关节脱位因肘关节伸直位跌倒所致。

2. 体格检查　肘关节畸形伴肿胀，肘后三角变形，肘关节处于内翻位，前臂固定于旋前位或旋后位，肘关节伸屈活动受限。需要注意桡动脉搏动，尺神经和正中神经支配区的感觉减退。

3. 影像学检查　标准的肘关节正侧位片，可判断肱尺关节和肱桡关节的对合情况，当怀疑骨折时需进一步行 CT 平扫及二维和三维重建，以免漏诊。当怀疑肘关节韧带损伤时，需要进一步行 MRI，全面评估肘关节软组织损伤。肌电图可证实合并存在的神经损伤，但早期肌电图并非可靠。

【治疗】

1. 保守治疗　简单肘关节脱位需要在麻醉下复位后评估肘关节的稳定性。复位后，肘关节的稳定性可在前臂中立位、旋前位及旋后位时屈伸关节来评估，肘关节伸直到肘关节屈曲 30°时能保持不脱位，可视为肘关节稳定。大多数简单脱位复位后可获得稳定，行保守治疗。对于伴发骨折小，不影响肘关节稳定性，能早期功能锻炼的复杂肘关节脱位也可行保守治疗。保守治疗方式是石膏、支具及吊带外固定。生物力学实验表明，外侧副韧带损伤的患者前臂应维持在旋前位，内侧副韧带损伤

1

的患者前臂应维持在旋后位，同时存在内、外侧副韧带损伤的患者需固定于中立位。

2. 手术治疗 复杂肘关节脱位时，骨折导致肘关节不稳定，需仔细评估肘关节损伤范围和程度，以及血管和神经损伤。麻醉下复位后，透视下行内翻应力实验及外翻应力实验，再次评估肘关节的稳定性。几乎所有的复杂肘关节脱位，都需要根据损伤特点，手术重建损伤的骨性结构和韧带，恢复肘关节的稳定性。

3. 康复治疗 无论简单肘关节脱位还是复杂肘关节脱位手术修复后，均需规范、合理、循序渐进的康复锻炼，以最大限度地恢复肘关节的稳定性和肘关节的功能。同时，应考虑损伤范围和特点，制订个体化的康复计划。

【诊治要点】

肘关节脱位的早期并发症，包括神经血管损伤、骨筋膜室综合征、手术切口感染及外固定支架钉道感染等。肘关节脱位的远期并发症，包括肘关节僵硬、复发肘关节不稳和异位骨化。

【健康教育】

肘关节脱位只要治疗合理及时，保守及手术均可取得令人满意的效果。正规的康复治疗可进一步减轻患者的不适，提高治疗效果，可门诊随访予以指导，并与康复医师共同提供有效的康复治疗。肘关节的康复过程需遵循动作轻柔、主动与被动相结合、循序渐进的原则，在医师指导下进行。

【转诊条件】

肘关节恐怖三联症治疗重建难度大，功能恢复较困难，患者功能要求高时，需充分评估医院及手术医师的技术和能力，当手术条件不具备时，可考虑转诊到更有经验的上级医院。

九、尺桡骨干骨折

【概述】

直接暴力和间接暴力均可造成尺骨骨折和桡骨骨折，

以及尺桡骨双骨折。尺骨单骨折约占前臂骨折的54%，多因直接暴力所致。桡骨单骨折比较少见，约占前臂骨折的12%。而尺桡骨双骨折比较常见，可发生于尺桡骨任意节段，可由直接暴力、间接暴力或扭转暴力引起。

　　分类：最常用的分类是AO/OTA分类。单纯尺骨干骨折对应于AO分型的22-A1型（A1.1尺骨干斜行或螺旋形骨折，A1.2尺骨干横行骨折），22-B1型（B1.1尺骨干完整楔形骨折，B1.2尺骨干粉碎楔形骨折）和部分C1.1型（尺骨干粉碎性骨折）。单纯桡骨干骨折对应于AO分型的22-A2型（A2.1桡骨干斜行或螺旋形骨折，A2.2桡骨干横行骨折）和22-B2型（B2.1桡骨干完整楔形骨折，B2.2桡骨干粉碎楔形骨折），C2.1型（桡骨干粉碎性骨折）。尺桡骨双骨折对应于该分型的22-A3（尺桡骨简单骨折，A3.1，A3.2，A3.3分别对应近段、中段和远段骨折），22-B3（B3.1尺骨干楔形骨折，桡骨干简单骨折；B3.2桡骨干楔形骨折，尺骨干简单骨折；B3.3桡骨干和尺骨干均为楔形骨折）和22-C1.2（尺骨干粉碎性骨折，桡骨干简单或楔形骨折）、C1.3（尺骨干不规则骨折，桡骨干简单或楔形骨折）、C2.2（桡骨干粉碎性骨折，尺骨干简单或楔形骨折）、C2.3（桡骨干不规则骨折，尺骨干简单或楔形骨折）、C3.2和C3.3（尺骨干和桡骨干均为复杂的粉碎性骨折）。

【诊断要点】

　　结合病史、物理检查和影像学检查基本可以诊断。

　　1. 外伤史　直接暴力、间接暴力和旋转暴力均可导致尺骨和桡骨的单骨折或双骨折，年轻人多是直接暴力或运动损伤所致，而老年人多是摔倒撑地所致。

　　2. 临床表现　主要表现为局部肿胀、疼痛，前臂活动受限，可有骨擦音及异常活动，前臂可有畸形。

　　3. 影像学检查　通常需要包括前臂全长的正侧位X线片确诊，X线片要包括肘关节和腕关节。注意是否合并下尺桡关节或桡骨头脱位。

　　鉴别诊断：尺桡骨骨折需特别注意是否合并下尺桡

关节或桡骨头脱位。尺骨上 1/3 骨折合并桡骨头脱位，称为孟氏骨折（Monteggia 骨折）；桡骨中下 1/3 骨折合并下尺桡关节脱位，称为盖氏骨折（Galeazzi 骨折）。摄片时必须包括腕关节和肘关节，以免漏诊。

【治疗】

1. 尺桡骨骨干的治疗原则　成人前臂双骨折不应作为一般骨折来处理，而应作为一种关节内骨折来处理，因为尺桡骨骨折后需重建肢体长度、维持尺骨和桡骨的对位对线，以维持前臂的旋转功能。

2. 保守治疗　手法复位后石膏或夹板外固定，必须注意前臂骨筋膜室综合征的风险。目前已很少使用。

3. 手术治疗　根据骨折的部位选择合适的手术切口，充分显露骨折端，解剖复位后，选择 3.5mm 接骨板螺钉系统，分别固定尺骨和桡骨，是目前最常见的方法。也可根据骨折移位程度，选择髓内钉固定，关键是选择粗细合适的髓内钉和合理的穿针方向。

【诊治要点】

1. 骨筋膜室综合征　肢体受压和内部组织肿胀是发生前臂骨筋膜室综合征的常见原因，其诊断需要丰富的临床经验。与影像学不符的严重疼痛、手指严重的被动牵拉痛和手部感觉异常为重要体征。高能量创伤导致的骨折，需特别注意，一旦怀疑骨筋膜室综合征，需立即有效减压。

2. 尺桡骨骨性连接　保守治疗和手术治疗均可发生尺桡骨骨性连接，孤立的尺骨或桡骨骨折较少发生，多见于尺桡骨双骨折，尤其是尺桡骨骨折处于同一水平或处于前臂近端 1/3。前臂骨折接骨板内固定后发生骨性连接的几率为 2%～9%，其危险因素包括：①单一切口固定尺桡骨双骨折；②骨间膜存在碎骨块；③螺钉过长，穿过对侧皮质进入骨间膜；④合并颅脑损伤。为避免此并发症风险，手术时需注意以下细节：①双切口分别固定尺骨和桡骨；②避免对骨间膜的损伤；③避免植骨块放置在骨间膜处；④使用电钻时，避免穿入对侧骨皮质。

1

3. 畸形愈合　骨折复位欠佳可发生尺桡骨的成角畸形和旋转畸形，导致前臂旋转功能丧失，下尺桡关节疼痛，需要术前详细计划，截骨矫形，恢复前臂的旋转功能。

4. 再骨折　接骨板取出后发生再骨折并非罕见，其主要原因是使用的螺钉过粗，取出后钉孔过大，取出接骨板时间过早。通过以下方法可预防再骨折的发生：①不建议取出接骨板，如果坚持要求取出，应至少术后 2 年再取出；②接骨板取出后需前臂石膏托或支具保护 6 周，半年内避免旋转暴力。

【健康教育】

尺桡骨双骨折是复杂的前臂骨折，应视为关节内骨折，需解剖复位，有效固定，只要治疗合理及时，保守及手术均可取得令人满意的效果。正规的康复治疗可进一步减轻患者的不适，提高治疗效果，可门诊随访予以指导，并与康复医师共同提供有效的康复治疗。

【转诊条件】

复杂得多节段尺桡骨双骨折，重建难度大，患者功能要求高时，需充分评估医院及手术医师的技术和能力，当手术条件不具备时，可考虑转诊到更有经验的上级医院。

十、桡骨远端骨折

【概述】

桡骨远端骨折是指距桡骨远端关节面 3cm 以内的骨折。桡骨远端骨折是最常见的骨折之一，占骨折总数的 1/6。桡骨远端骨折的发病率有两个高峰，一个是年轻人的高能量损伤，另一个是老年人的骨质疏松性骨折。后者增加更快，因为现代社会已经进入老龄化社会，老龄人口大量增加，人均寿命大幅延长，而且现在的老人比他们的前辈更活跃。

根据损伤机制、骨折移位方向、涉及桡骨远端关节面及腕关节脱位。以往将其分为：

1. 伸直型桡骨远端骨折（Colles 骨折）　腕关节处于背伸位，手掌着地，前臂旋前时受伤；

2. 屈曲型桡骨远端骨折（Smith 骨折）　腕关节屈曲手背着地受伤引起，也可因腕背部直接暴力打击所致；

3. 桡骨远端关节面骨折伴腕关节脱位（Barton 骨折）：

（1）背侧 Barton 骨折：为腕关节处于背伸位，手掌着地，前臂旋前时受伤。桡骨远端关节面背侧骨折，腕关节随之背侧移位；

（2）掌侧 Barton 骨折：为受伤时腕关节屈曲、手背着地受伤，致掌侧关节面骨折，腕关节随骨折块一起向掌侧、近侧移位。

随着解剖学和生物力学的发展，对桡骨远端骨折发生机制的研究不断深入，桡骨远端骨折的分类也不断完善。常用的分类包括 Frykman 分类、Melone 分类、Mayo 分类和 AO 分类。各种分类方法，各有侧重，如 Melone 分型和 Mayo 分型强调关节内骨折；Fermandez 分型是根据腕关节创伤机制进行分类；Frykman 分型则考虑到下尺桡关节损伤。虽然桡骨远端骨折分类方法众多，目前受到广泛应用的分型仍然是 AO 分型。AO 分型较其他分型方法更全面，几乎涵盖了桡骨远端所有的骨折类型。每一种分类都有各自的优缺点，目前还没有一种完美的分类能够实现：①在临床研究中被广泛接受并应用；②精确的描述每一种损伤并判断预后；③指导医生对每一种特殊的骨折类型选择合适的治疗方法。

【诊断要点】

1. 外伤史　患者有明确的外伤史，青壮年多为交通伤和运动损伤等高能量损伤，而老年人多为低能量损伤导致的骨质疏松性骨折。

2. 体征　腕部肿胀，典型畸形：可见侧面看呈银叉畸形，正面看呈枪刺样畸形。桡骨远端有压痛，可触及骨擦感及异常活动。

3. 影像学检查

（1）X 线检查：是评估桡骨远端骨折的基本步骤，

大部分的桡骨远端骨折可通过标准 X 线片进行初步的判断。标准前后位 X 线片的投照方法是：手掌向下水平放置，肘关节外展与肩关节同高，屈曲 90°，前臂与腕关节位于旋转中立位。标准侧位 X 线片的投照方法是：腕伸肌间沟与尺骨的尺侧面轮廓相吻合，同时掌骨与桡骨位于同一轴线。在标准的前后位和侧位 X 线片上，可以测量出桡骨远端的掌倾角、尺偏角和桡骨高度等重要参数。必要时，还需拍对侧腕关节进行对照。

(2) CT 检查：CT 检查特别是二维重建和三维重建对桡骨远端骨折的诊断和分型起着重要的作用。CT 检查可明确骨折块移位的方向、角度、关节面的塌陷程度，发现隐匿性的腕骨骨折，提高诊断的准确性。累及舟骨窝、月骨窝的桡骨远端骨折，由于骨块重叠，传统的 X 线检查只能依靠观察舟骨窝、月骨窝边缘和桡骨尺、桡侧缘的连续性改变来判断舟骨窝、月骨窝骨折。但是中央部分的塌陷、分离和半脱位则往往不易发现，导致漏诊。复位后，由于损伤导致的畸形得到部分纠正，同时骨折块的重叠，石膏影的干扰以及石膏固定后正侧位不够标准，会影响 X 线片对骨折移位程度的判断。有学者指出，CT 平扫及二维重建和三维重建的应用可使约 50% 桡骨远端骨折病例的治疗方案发生改变。所以，对桡骨远端骨折进行 CT 检查是非常有必要的。

(3) MRI 检查：在评估软组织损伤方面具有不可替代的优势。MRI 检查是评估桡腕骨间韧带撕裂、三角纤维软骨（TFCC）损伤、关节面软骨损伤以及肌腱损伤最准确的评估手段。

【治疗】

对于桡骨远端骨折的治疗，目前仍然存在一些争议。保守治疗还是手术治疗对于桡骨远端骨折的预后并非呈现相关关系，保守治疗的预后并非较手术治疗效果差。应根据患者的年龄、骨折类型、骨质疏松程度及患者的预期，选择合理的、个性化的治疗方案。治疗原则：精确重建关节面、可靠的固定及早期功能锻炼。保守治疗包括：麻醉下手法复位，石膏或夹板外固定。手术治疗包括：经皮克氏针固定、桥接或非桥接外固定支架固定、切开复位接骨板螺钉内固定。

解剖复位是指恢复桡骨的长度，掌倾角及尺角，桡腕关节面及下尺桡关节面无台阶。功能复位指掌倾角 $10° \sim 15°$，尺偏角 $> 15°$，桡骨缩短不超过 5mm，关节面骨折块台阶或分离不超过 2mm，桡骨远端乙状切迹及尺骨头基本完整。

1. 保守治疗　手法复位外固定：除开放性损伤外，早期手法复位外固定疗效可靠。采用石膏或小夹板固定。根据骨折的稳定程度和骨折愈合进度，4 ~ 6 周拆除外固定，进行功能锻炼。

（1）适应证：骨折移位程度较轻，高龄患者，无法耐受手术的患者，以及不伴有血管神经损伤的闭合性桡骨远端骨折，手法复位能达到稳定性桡骨远端骨折的标准：①正位片尺偏角≥15°；②正位片桡骨茎突长度超过尺骨茎突≥7mm；③侧位片背侧成角 <15°或掌侧成角 <20°；④关节面台阶 <2mm。如果闭合复位达不到上述标准，须手术治疗。

（2）用药：根据患者病情可酌情使用消肿药、止痛剂及促进骨折愈合的药物。

2. 手术治疗

（1）适应证：①严重粉碎骨折移位明显，手法复位失败、关节面破坏不稳定性骨折，手法复位无法达到稳定骨折的标准，外固定难以维持复位者；②腕部软组织损伤严重、肿胀明显，石膏或夹板固定需要经常调整，易导致骨折再次移位，反复复位加重损伤；③合并神经血管损伤；④开放性骨折。

（2）手术方式：

1）切开复位内固定术：桡骨远端骨折切开复位内固定术的入路选择需根据骨折类型合理选择。

掌侧入路：也称 Henry 入路。取腕掌侧纵向切口，经桡侧腕屈肌与桡动脉的间隙，牵开指屈肌腱，保护正中神经，切开旋前方肌，显露桡骨远端。掌侧入路是目前最常用的入路，具有以下优点：桡骨远端掌侧为张力侧，通常皮质较完整，可作为粉碎性骨折的复位标志；桡骨远端掌侧较平坦，有利于接骨板的放置；掌侧表面有旋前方肌覆盖，减少了内植物对软组织的激惹；符合张力带原则，固定稳定；避免了背侧入路 Lister 结节对接骨板的影响。

背侧入路：掌侧入路并不能解决所有类型的桡骨远端骨折，对于月骨关节面向背侧移位而掌侧不能复位、合并舟状骨骨折的桡背侧骨折、桡骨茎突剪力型骨折以及桡腕关节脱位者均可考虑选择背侧入路。其缺点是对伸指肌腱的激惹可导致断裂，尤以拇长伸肌腱断裂的发生率最高。

桡侧入路：随着三柱理论的提出，在复杂骨折及骨质疏松患者，桡侧固定显得更重要了，因为可靠的桡侧固定可更好的维持桡骨的尺偏角和桡骨高度，避免术后复位丢失。对部分桡侧柱骨折，可选择桡侧入路。

内固定选择：根据骨折类型，手术入路可选择掌侧锁定接骨板螺钉系统、背侧 π 形接骨板以及三柱接骨板系统。

2）外固定支架固定：外固定支架是治疗尺桡骨远端粉碎性不稳定骨折的有效方法，具有便捷，允许早期功能锻炼的优点。对于固定欠稳定的复杂骨折及开放性骨折局部皮肤条件差的患者是最佳选择。外固定支架可作为开放性骨折的临时固定或终极治疗，也可与内固定结合使用，术中临时牵引复位或作为内固定的补充增加固定的稳定性和有效性。

3）闭合复位克氏针及弹性钉固定：对于儿童桡骨远端骨折，因保护骨骺，以避免对桡骨生长发育的影响，通常透视下行闭合复位予以克氏针或弹性钉固定，辅以石膏管型外固定。儿童骨折的塑形能力强，通常能获得很好的效果。但是需要注意是，儿童桡骨远端骨折可能损伤骨骺导致创伤性马德隆（Madelung）畸形，通过骨骺的克氏针必须直径 < 2.0mm，避免对骨骺的医源性损伤。

【诊治要点】

切开复位内固定的并发症主要包括：拇长伸肌腱断裂、伸指肌腱断裂、伸肌屈肌肌腱炎、腕管综合征、畸形愈合、骨折延迟愈合与不愈合以及内固定失效。术前应充分向患者说明病情，术后定期随访，及时发现问题并妥善解决，减少患者功能丧失的风险。

【健康教育】

桡骨远端骨折是急诊最常见的骨折之一。只要治疗合理及时，保守及手术均可取得令人满意的效果。正规的康复治疗可进一步减轻患者的不适，提高治疗效果。可门诊随访，指导，并与康复医师共同提供有效的康复治疗。

【转诊条件】

复杂的关节内桡骨远端骨折，重建难度大，患者功能要求高时，需充分评估医院及手术医师的技术和能力，当手术条件不具备时，可考虑转诊到更有经验的上级医院。

（王　蕾）

第五节　骨盆、髋臼骨折

一、骨盆骨折

【概述】

骨盆骨折占成人全身骨折的 2.86%，其中 3.9% ~ 7.5% 由高能量损伤所致。随着交通事故的不断增多，高能量损伤的骨盆骨折呈逐年增加的趋势，骨盆骨折在交通创伤常见致死原因中列第 3 位。骨盆骨折常发生血流动力学不稳定，且常伴发内脏、泌尿系统和神经系统损伤。以往对骨盆骨折多采取保守治疗，如牵引、骨盆悬吊、石膏固定等方法，致残率较高，约为 50% ~ 60%。

20世纪80年代以来，骨盆骨折已经广泛开展切开复位内固定治疗，取得了满意的疗效。

【诊断要点】

（一）病史与体检

1. 病史

（1）多有强大暴力外伤史，主要是车祸、高空坠落和工业外伤。

（2）疼痛广泛，活动下肢或坐位时加重。局部压痛、淤血，下肢旋转、短缩畸形，可见尿道口出血，会阴部肿胀。

（3）多存在严重多发伤，常合并低血压和休克。

（4）如为开放性损伤，病情更为严重。

2. 体格检查

（1）骨盆分离试验与挤压试验阳性。

（2）肢体长度不对称。

（3）会阴部的瘀斑是耻骨和坐骨骨折的特有体征。

（二）辅助检查

1. X线检查　如存在明显的血流动力学不稳，可仅拍骨盆正位片，尽快排查可能的血管损伤来源。一旦血流动力学稳定和排除其他重要脏器损伤后，可允许拍摄骨盆正位、入口位、出口位。

（1）骨盆正位X线片：可显示构成骨盆诸骨的骨折，以及耻骨联合、骶髂关节骨折脱位。但骨盆正位片不能显示细小的骨折片、骨折或关节移位的程度和隐匿的后环损伤。

（2）骨盆入口位X线片：投照光线自头侧斜向足侧与垂线约呈40°，对准骨盆中心，使射线垂直于骨盆的入口，可显示骨盆真正入口。入口位有助于观察骶髂关节及耻骨支骨折的前后移位。

（3）骨盆出口位X线片：投照光线从足侧向头侧与垂线约呈40°，中心对准耻骨联合。出口位X线片应使耻骨联合和第2骶骨体在同一水平。出口位有助于观察骨盆骨折的上下移位、通过或接近骶孔的骨折。

2. CT 检查 普通 X 线片不能完全或明确诊断的骨盆骨折或有可疑骨折时，应进行 CT 检查。CT 三维重建可获得任意平面的图像及任意旋转的三维立体图像，提供直观立体的图像，为骨折类型的诊断和手术设计提供了很大的帮助。CT 在显示旋转和前后移位方面明显优于普通 X 线片，但在垂直移位的诊断上，X 线片要优于轴位 CT 片。

3. 血管造影 骨盆骨折常合并盆腔大出血，由于出血量大、出血迅猛，导致患者出现失血性休克，病死率高。对于动脉损伤，采用介入治疗方法，根据造影结果进行栓塞治疗，可迅速有效止血，疗效显著。

（三）并发症

骨盆骨折常伴有严重并发症，而且常较骨折本身更为严重，应引起重视。常见有：①腹膜后血肿与失血性休克；②盆腔内脏器损伤；③神经损伤；④脂肪栓塞与静脉栓塞。

【治疗】

（一）血流动力学稳定性的诊断和治疗

骨盆骨折常合并腹腔脏器和血管损伤，造成血流动力学不稳定，引起休克。骨盆骨折早期可根据全身情况将患者分为血流动力学稳定型和不稳定型。对于血流动力学不稳定型骨盆骨折患者，治疗应分为两个阶段：首先应抢救危及生命的脏器损伤及出血，其次再对骨折本身进行最终治疗。CT、B 超是鉴别骨盆骨折是否合并腹腔脏器和血管损伤的主要手段，一旦明确合并腹腔脏器损伤应及时请相关科室会诊处理。骨折端及骨盆动、静脉出血是造成骨盆骨折合并血流动力学不稳的常见原因。医生接诊患者后快速输入 800ml 全血，如不能维持血压稳定则提示病患为血流动力学不稳定型。

血流动力学不稳定性骨盆骨折抢救的措施和步骤至关重要，及时、有效地止血、补血和补液是成功的关键。骨盆大出血的救治必须分秒必争、多科室协同合作、医生训练有素，这是提高抢救成功率的基础。建立一套规范化、程序化的救治标准是成功救治的关键和保证。

1. 院前急救 一旦确定有不稳定骨盆骨折，应立即使用骨盆兜、充气塑形床垫等简便而有效的外固定器具及腹部加压措施（如沙袋）进行治疗，以缩小骨盆容积，提高腹膜后压力；同时防止转运过程的再损伤，减少出血。

2. 院内急救 给予快速补充血液和血浆替代品，并视情况可改换为外固定支架固定。其优点是：①通过减小盆腔容量，增加后腹膜腔的压力，对腹膜后血肿产生填塞作用；②减少骨折面的活动，更有效地促进凝血块形成，同时减轻疼痛；③便于搬运。骨盆架是临时固定，应在 5 天内去除。

3. 介入治疗 经快速输血或血浆替代品 800ml 后，如患者血压等生命体征仍然不稳定，在有条件的医院则可在骨盆外固定架固定后，立即行髂内动脉造影，以确定是否伴动脉损伤，如有损伤需进行栓塞治疗。

4. 骨盆填塞 在没有造影条件的医院而患者又无法转运时，则直接进行骨盆填塞，以抢救生命，但必须采用外固定架稳定骨盆，缩小骨盆容积。对动脉造影未发现明显出血的患者，其出血来源可能来源于静脉丛或骨折端出血，则可继续行骨盆填塞，增加盆腔内压力，控制出血。骨盆骨折大出血的黄金救治时间一般为伤后 1 小时，每延误 3 分钟，患者的死亡率就会增加 1%。

（二）治疗措施

1. 非手术治疗 ①保守治疗常适用于院前抢救及复苏期。②骨盆稳定，移位不显著的骨盆骨折。③作为严重骨盆骨折的术前治疗。④作为手术治疗后的辅助治疗。⑤陈旧性骨盆骨折的治疗措施之一。⑥虽有手术指征，但有明显内科禁忌证或严重外科并发症，不能耐受手术。⑦因设备和技术条件所限，暂无法实施手术。

常见的非手术治疗方法有卧床、骨盆束带、石膏外固定、骨牵引、抗休克裤和手法复位等。

2. 外固定手术治疗

（1）严重骨盆骨折患者急诊时控制出血和临时固定。

（2）多发伤患者早期固定有利于护理及减轻患者痛苦。

（3）某些骨盆骨折内外固定联合治疗方法之一。

（4）伴有软组织条件不良，外固定是维持复位的最终办法。

3. 内固定手术治疗

（1）适应证：①不稳定型骨盆骨折。②多发伤合并有明显移位骨盆骨折。③耻骨联合分离 > 2.5cm。④骶髂关节脱位 > 1cm。⑤无严重污染的开放性骨盆骨折。⑥外固定后残留移位。

（2）禁忌证：①患者一般情况差，不具备手术条件者。②骨盆局部软组织条件差。③腹部有潜在的感染因素。④高龄骨盆骨折并有严重骨质疏松者。

（3）术前准备：①完善常规术前检查。②骨盆正位、入寇位、出口位 X 线片，CT 及三维重建。③备血。④抗生素。

（4）手术方式：

1）骨盆后环固定：①利用骶骨棒或骶骨接骨板将损伤侧髂骨后棘固定对侧的骨盆；②接骨板固定骶髂关节前方；③松质骨螺钉通过骶髂关节固定骶髂关节脱位或骶骨骨折；④骶骨撑开器固定骶骨骨折脱位。

2）骨盆前环的固定：①接骨板固定耻骨联合或耻骨支；②长螺钉固定耻骨支。

（5）手术并发症：①早期死亡；②感染；③神经损伤；④血管损伤；⑤深静脉血栓形成；⑥内固定失败；⑦骶髂关节复位不良；⑧骨盆骨折畸形愈合；⑨骨不连。

（6）术后康复（详见髋臼骨折部分）。

【诊治要点】

1. 骶髂关节前脱位　张英泽教授在国内外首次发现并报道了一种新的骨盆损伤类型，骶髂关节前脱位，即髂骨移位至骶骨的前面。根据骨盆环是否稳定以及是否合并骨盆环其他部位骨折，将骶髂关节前脱位细分为两亚型：a 型：骶髂关节前脱位，不伴有骨盆其他部位骨折或合并骨盆环稳定损伤；b 型：骶髂关节前脱位，合并骨盆环不稳定损伤或对侧骶髂关节损伤。

2. 骶骨 Denis Ⅱ区骨折新分型 Denis 分型是临床应用最为广泛的骶骨骨折分型方法，将骶骨骨折分为Ⅰ、Ⅱ、Ⅲ区，未再细分。张英泽教授等根据骶骨Ⅱ区骨折在冠状面上的两种移位形式，将其细分为 A 型分离骨折和 B 型压缩骨折两个亚型。A 型骨折通常由于骨盆环受到前后方暴力导致，垂直暴力在导致骶骨垂直移位的同时往往也会造成分离移位；B 型骨折往往由侧方暴力导致。23.5% ~34.7% 的骶骨Ⅱ区骨折伴有神经损伤。压缩骨折的压缩程度与神经损伤有显著相关性，伴有前后移位或骨折断端旋转移位，更易伴发神经损伤。分离骨折的分离程度与骶神经损伤无显著相关性。但是，分离骨折同时伴有断端旋转移位时，易造成骶神经损伤。

3. 可调式微创骨盆后环接骨板 根据骨盆后环的解剖和功能特点设计了可调式微创骨盆后环接骨板。该接骨板由两侧的 Z 形装置和中间连接杆组成。Z 形装置由上方板、下方板和侧板构成。连接杆由套筒和两侧螺杆组成，螺杆内侧有螺纹，与套筒内螺纹匹配；螺杆外侧环形结构与下方板的立柱连接。该接骨板具有横向伸缩功能，通过调节连接杆长度可复位骨盆后环骨折压缩或分离移位。

4. S_1 椎弓根轴位 X 线投照技术指导骶髂螺钉置入 传统的骶髂螺钉置入手术需在骨盆正位及出、入口位等透视监测下进行。人体标本实验影像学研究证实，当 X 线在水平面上与腹侧呈 38.3°、在冠状面上与头侧呈 29.6° 投照骶髂关节，可找到 S_1 椎弓根轴位所形成的影像学标志。以此角度经骶髂关节置放克氏针，能够安全坚强的固定骶髂关节并避免损伤周围神经血管。

二、髋臼骨折

【概述】

髋臼骨折是由强大暴力作用于股骨头和髋臼之间造

成的。常见于青壮年，可为单纯的髋臼骨折，也可为骨盆骨折的一部分，损伤重、致残率高、并发症多。髋关节为人体最大的负重关节，而且髋臼骨折属于关节内骨折，应该严格按照关节内骨折的治疗原则，即解剖复位，牢靠固定，早期功能锻炼。

【诊断要点】

（一）病史与体检

1. 病史 ①髋关节局部疼痛、肿胀；②患肢活动受限不能站立和行走。

2. 体格检查

（1）如并发股骨头脱位则表现为相应的下肢畸形与弹性固定。

（2）当发生髋关节中心性脱位时，其疼痛及功能障碍程度均不如髋关节前、后脱位，体征也不明显，脱位严重者可表现为患肢缩短。

（二）辅助检查

1. X 线检查

（1）前后位 X 线片：观察对比双侧髋关节，了解髋关节的髂耻线、髂坐线、U 形线、髋臼顶线、髋臼前唇线和髋臼后唇线。

（2）闭孔斜位 X 线片：拍片时患侧骨盆抬高，向健侧倾斜 45°，可清楚的显示从耻骨联合到髂骨下棘的整个前柱以及髋臼的后缘，可观察前柱以及后唇或后壁骨折。

（3）髂骨斜位 X 线片：拍片时健侧骨盆太高，向患侧倾斜 45°，可清楚显示从坐骨切迹到坐骨结节的整个后柱，后柱的后外缘和髋臼前缘，可观察后柱以及前唇或前壁骨折。

2. CT 检查 CT 扫描及三维重建技术对髋臼骨折的诊断价值更大，可以更好地显示髋臼顶骨折、边缘压缩骨折、关节内游离体、股骨头损伤、前后柱及四边体移位骨折。

（三）并发症

1. 盆腔内大出血；

2. 尿道损伤；

3. 神经损伤；

4. 骨盆环断裂；

5. 同侧下肢骨折。

【治疗】

（一）非手术治疗

主要是卧床和牵引。

适应证：无移位或移位＜3mm；严重骨质疏松者；局部或其他部位有感染者；没有手术禁忌证，如伴有其他系统疾患，不能耐受手术者；闭合复位且较稳定的髋臼骨折。

（二）手术治疗

1. 适应证　①髋臼负重顶骨折，骨折移位＞3mm。②髋臼内有小碎骨块，头臼不匹配。③股骨头后脱位伴后壁骨折，骨折不稳定。④横断骨折伴髋关节后脱位。⑤后壁骨折伴坐骨神经损伤。⑥伴同侧股骨颈骨折或股骨干骨折。

2. 禁忌证　严重的骨质疏松内固定难以维持；严重的多发伤使患者属于休克状态；患者患有严重的心、肺、肝、肾疾病难以耐受手术；局部软组织问题，如术野开放伤、广泛钝挫伤等，不宜早期进行切开复位内固定术；严重的髋臼粉碎骨折，非手术治疗为权宜选择；手术医师技术经验不足等。

3. 手术时机　全身情况允许而又有急诊手术指征者，应该积极手术；由于髋臼骨折多合并骨盆骨折和（或）其他合并伤，且出血较多，所以，应该在病情稳定、出血停止后再手术。最佳手术时机多为伤后4～7天。

4. 术前准备　主要是肠道准备和患肢准备，还应根据骨折类型、术者的手术技术和医院条件、手术器材选择作适当准备。

5. 手术方式

（1）切开复位重建接骨板内固定。

（2）微创或导航下空心钉固定。

（3）全髋关节置换术。

6. 并发症　①死亡；②静脉血栓；③急性感染；④神经损伤；⑤血管损伤；⑥复位不良和内固定失败；⑦内固定物刺入关节；⑧异位骨化；⑨骨缺血性坏死；⑩骨不连；⑪创伤性关节炎；⑫关节软骨坏死；⑬慢性（迟发）感染。

7. 术后康复

（1）早期：伤后 2 周内。①股四头肌及髋部肌肉等长收缩运动，随着疼痛减轻，逐步增加轻度等张收缩、助力运动和髋关节持续被动活动（CPM）以及患侧膝、踝关节主动运动。②辅以物理疗法。

（2）中期：伤后 2 周至骨折的临床愈合。①由被动活动转为主动活动，若骨折较轻，应尽早起床进行全身活动。②伤后 5~6 周，骨折处有足够骨痂形成，由一个关节到多个关节扩大活动范围和力量。③健肢和躯干应维持正常活动。④合理物理治疗配合针灸、推拿、按摩等传统康复治疗技术。

（3）后期：骨折已达临床愈合或已除去外固定。加强患肢关节的主动活动和负重练习，恢复各关节正常活动范围，最大限度恢复肌力，恢复正常生活活动能力和工作能力。

【诊治要点】

1. 髋臼顶弧角　测量髋臼骨折的前后位、髂骨斜位和闭孔斜位的顶弧角来确定是否具有手术适应证。从股骨头的中心点画一条通过髋臼顶的垂线，另一条自中心点与髋臼骨折断点的连线，两线交角为顶弧角。前后位 X 线片所测为内顶弧角，闭孔斜位顶弧角称为前顶弧角，髂骨斜位顶弧角称为后顶弧角。髋臼顶弧角是用来定量测量髋臼骨折移位后，髋臼负重区的剩余量，髋臼覆盖股骨头为保持稳定有一个最低值，30°、40°和50°分别为髋臼内、前、后方负重顶区的最低值。若顶弧角大于最低值，提示髋臼负重顶区完整，若内、前、后顶弧角分别小于30°、40°和50°，说明髋臼骨折已累及负重顶区。凡累及负重顶区的骨折，移位＞3mm，必须行手术复位。未累及负重顶区的骨折，或累及负重顶区的骨折无移位或移位＜3mm，可行保守治疗。此法适用于双柱和后壁骨折以外的骨折类型。

2. W形髋臼安全角度接骨板　重建接骨板在治疗髋臼后柱/后壁骨折具有局限性，反复预弯降低接骨板强度，延长手术时间，家中手术创伤，螺钉方向不易控制，易误入髋关节，并且髋臼粉碎骨折需多块接骨板固定。张英泽教授研发的W形髋臼安全角度接骨板解决了这一难题，双排螺孔设计，呈W形，加宽有效固定面积，固定更牢靠；螺钉方向与接骨板长轴垂直，易于控制螺钉方向；螺钉角度避开髋臼危险区，避免螺钉进入关节；与髋臼后柱适形，无需预弯，简化了操作。

（侯志勇）

第六节　下肢损伤

一、股骨颈骨折

【概述】

股骨颈骨折是常见的下肢骨折。占成人骨折的3.6%，股骨骨折的28.21%，股骨近端骨折的40%。

股骨颈骨折多见于老年人，属于低能量损伤。发病平均年龄男性72岁，女性77岁。而年轻患者的股骨颈骨折多由高能量损伤引起。

股骨颈骨折属于囊内骨折，不愈合、缺血坏死发病率非常高。无移位骨折和移位骨折的不愈合率分别为5%、25%，缺血坏死率分别为10%、27%。

老年患者卧床并发症发生率高，多选择半髋置换治疗，可减少卧床并发症及降低下肢深静脉血栓形成的风险。年轻患者，多选择内固定空心钉、保头治疗。

【诊断要点】

明确外伤史，年轻人多为直接暴力，如高处坠落或车祸；老年患者多为摔倒髋部着地所致。

临床表现为髋部疼痛、活动受限，患肢有外旋、外展、短缩畸形。

常规髋关节正侧位 X 线片即可确诊，牵引位 X 线可以帮助判断骨折的稳定程度；CT 可判断股骨颈移位、成角程度；MRI 对股骨头血运判断有一定帮助。

骨扫描用于 X 线阴性嵌插骨折鉴别，延迟 48～72 小时可有阳性结果。

【鉴别诊断】

按骨折移位程度及对股骨头血运的影响程度分为：①Ⅰ型：不完全或外展嵌插型骨折；②Ⅱ型：完全骨折但无移位；③Ⅲ型：完全骨折、部分移位，主要压力骨小梁断裂、内翻移位、股骨头与股骨颈有部分接触；④Ⅳ型：完全移位骨折。

通常 Ⅰ 型、Ⅱ 型为无移位骨折；Ⅲ 型、Ⅳ 型为移位骨折。移位骨折发生股骨头缺血性坏死、内固定失败、骨不连发生率均高于无移位骨折。

【治疗】

1. 保守治疗 仅适用于无法耐受手术的患者，或无活动能力的老年痴呆患者，由于长期卧床可导致下肢深静脉血栓、肺部感染、压疮等并发症，老年患者的死亡率会大大增加。

2. 手术治疗 ①年龄＜65 岁者：应首选闭合复位内固定，如果复位不满意，则辅助切开复位内固定术。②年龄在 65～75 岁之间：如果骨质良好，且伤前活动良好，也可以先行闭合复位内固定术。如果患者预期寿命较长、伤前活动良好者，或者合并髋关节疾病者，行全髋关节置换术；反之可行人工股骨头置换术。③年龄＞75 岁者：多采取半髋置换术，高龄患者假体大多采取单极或双极股骨头。

常见并发症：①骨折不愈合：如果股骨头尚完整，股骨颈缺损不大，颈干角基本正常可考虑植骨促进愈合；若股骨颈短缩、内翻，股骨头血运完好，可考虑截骨矫形；若股骨头血运丧失、坏死、变形，则行人工关节置换手术。②假体周围骨折：手术更换假体，或接骨板螺钉内固定治疗。③假体松动：需行关节翻修术。

3. 术后康复

（1）空心钉固定：术后防旋鞋固定，平卧位。每日多次趾和踝的主动运动，股四头肌和臀大肌的等长收缩，每月复查 X 线判断愈合情况，根据愈合情况确定下地负重时间。

（2）关节置换手术：早期每日多次趾和踝的主动运动，股四头肌和臀大肌的等长收缩，术后 5～7 天，可考虑助行器及双拐保护下下地活动，术后半年内禁止弯腰拾物及坐矮板凳。

【诊治要点】

围术期处理：术前术后预防性应用抗血栓药物。老年人注意湿化气道，术前常规监测血气指标，评估肺功能。股骨头置换术后可鼓励患者尽早下地活动。

假体的选择：对于伤前活动好，预期寿命长的患者，应一期进行全髋关节置换，避免对髋臼的过度磨损。而对于活动要求低，预期寿命较短的患者，或者存在认知障碍，不能配合功能锻炼的患者多选择半髋关节置换，一般选用双动头假体。

骨水泥反应的处理：骨水泥聚合单体有一定毒性，凝固前入血造成骨水泥反应，表现为低血压、低氧，甚至心脏停搏。因此，在骨水泥植入时要严密观察患者的生命体征，适当提高血压或应用糖皮质激素药物。

对于年轻股骨颈骨不连、同时经 MRI/核素骨扫描/血管造影证实没有发生股骨头坏死，可通过转子间外翻截骨内固定治疗将骨折大的 pawel 角减少到 30～50°之间，变骨折部位剪切应力为有利于骨折愈合的垂直压应力，同时大转子植骨增加臀中肌的 offset、加大臀中肌的力臂，可以避免骨折愈合后的鸭步和肢体的短缩。

【健康教育】

1. 术前宣教

（1）心理指导、饮食指导：患者受伤后，会产生紧张、焦虑、恐惧等特殊心理变化，担心会不会致残，要不要手术而流露出烦躁不安、感觉过敏或夸大伤痛等情绪。应向患者讲解手术或非手术治疗的相关知识，介绍骨折愈合的一般规律及治疗、护理、康复要点，告知患者正确认识疾病，积极配合治疗。告知患者术前应进食高蛋白、高营养、高钙及粗纤维的饮食，以增进营养，促进骨折愈合。嘱待行全麻手术的患者术前 12 小时禁食水。

（2）术前准备指导：指导患者选择正确的卧位，鼓励患者自行抬臀运动，防止发生骶尾部压疮，嘱患者预防感冒，保持皮肤清洁。指导患者平卧硬板床，忌外旋、内收，不宜侧卧，嘱家属尽量避免搬动髋部；足跟部垫一软枕，每小时更换部位 1 次，避免一个部位持续受压超过 2 小时，定时自行抬足跟、活动踝关节、抬臀、做股四头肌的静力收缩练习等。

2. 术后宣教

（1）体位指导：指导患者术后取舒适卧位，置患肢于外展中立位，避免患肢外旋、内收，仰卧时在两大腿之间置软枕或三角形厚垫。

（2）饮食指导：同前。

（3）病情观察指导：指导患者注意观察患肢末梢皮肤温度、颜色、肿胀程度、感觉运动情况，若发现患肢远端肿胀甚至发凉、剧痛、感觉麻木，应及时报告医生做相应的处理。有伤口引流装置者应向患者及家属说明需保持引流通畅，防止感染。告知空心钉螺钉内固定的患者应注意观察体位是否正确，保持患肢外展中立位，穿抗外旋鞋，严禁侧卧及患肢内收、外旋、盘腿坐，以防移位或畸形愈合。

1

（4）并发症预防指导：向患者及家属说明术后常见的并发症为出血、切口感染、下肢静脉血栓、呼吸或泌尿系感染、压疮、便秘、尿潴留、足下垂等。指导患者及早进行主动及被动功能锻炼，对为固定的肢体进行肌肉按摩，鼓励利用床上牵引架抬起上身，做深呼吸、咳嗽、排痰训练，避免局部骨隆突处长期受压，禁止在腓骨小头部垫物，以免引起神经损伤，发生足下垂。

（5）功能锻炼指导（适用于关节置换患者，空心螺钉患者维持卧床 3 个月）：

1）术后 1 日：可做深呼吸，进行健肢和上肢练习，做患肢肌肉收缩，进行股四头肌等长收缩和踝关节屈伸，收缩与放松的时间均为 5 秒钟，每组 20~30 次，每日 2~3 组。

2）术后 2~3 日：继续以上练习。拔出伤口引流管后，拍片复查显示髋关节位置良好，可协助患者床上坐起，床头抬高 30°~45°，每日 2 次。

3）术后 3 日：继续做患肢肌力训练，遵医嘱增加髋部屈曲练习。患者仰卧伸腿位，收缩股四头肌，缓缓将患肢足跟向臀部滑动，使髋屈曲，足尖保持向前，注意防止髋内收、内旋，屈曲角度不宜过大，以免引起髋部疼痛和脱位。保持髋部屈曲 5 秒后复原，放松 5 秒，每组 20 次，每日 2~3 组。

4）术后 4 日：继续患肢肌力训练。指导患者双手支撑床坐起，屈曲健肢，伸直患肢，移动躯体至床旁，患肢保持轻度外展中立位。站立时，指导患者患肢向前伸直，用健肢着地，双手用力撑住助行器挺髋站立。告知患者坐下前，脚应接触床边。

5）术后 5 日：继续患肢肌力训练和器械练习。指导患者在助行器协助下做站立位练习，包括外展和屈屈髋关节。指导患者在助行器协助下练习行走。

6）术后 6 日：嘱患者继续进行患肢肌力、器械和步行训练。在患者可以耐受的情况下，加强髋关节的活动度，逐渐恢复髋关节的功能。

【出院健康指导】

1. 告知患者保持良好的心理状态，避免紧张激动地情绪。

2. 向患者说明疾病恢复期营养丰富，清淡易消化的食物，注意粗细粮搭配，注意多饮水。

3. 嘱患者保持患肢外展中立位，防止外旋，以免脱位。

4. 嘱患者继续功能锻炼，避免增加关节负荷的运动，如体重增加、长时间的步行和跑步等。

5. 日常生活中的洗澡用淋浴而不用浴缸，如厕用坐式而不用蹲式。不要做盘腿的动作，不坐矮椅或沙发，不要弯腰拾物，禁止爬坡。

6. 告知患者术后前 3 个月每月拍片复查，之后每 6 个月摄 X 线片 1 次，股骨头密度增高是股骨头缺血性坏死的表现，若有囊性变应立即停止活动。

7. 向患者说明若骨折愈合，已恢复正常生活和工作一段时间后又觉髋部疼痛，说明股骨头有坏死的可能，应及时就诊，以便早期治疗。必要时行人工髋关节置换术。

8. 告知患者本病需连续观察 5 年，5 年后股骨头缺血性坏死极少。

【转诊条件】

患者出现以下情况应考虑转上级医院：①患者出现空心螺钉后股骨颈骨折不愈合；②关节置换术后感染无法控制；③关节置换术后假体松动无法处理的情况。

（唐佩福　陈　华　李　佳）

二、股骨转子间骨折

【概述】

转子间骨折占成人总骨折的 3.13%，占成人股骨骨折的 24.56%，占股骨近端骨折的 50%。

老年人多发，平均发病年龄是 66 ~ 76 岁。男女发病比例：1∶（2 ~ 8），女性的高发病率与绝经后骨骼的代谢异常密切相关。

转子间骨折属于囊外骨折，很少影响股骨头供血，骨折部位为松质骨结构，血运丰富。因此，与股骨颈骨折不同，转子间骨折发生骨不连和股骨头坏死的几率很低。

转子间骨折与股骨颈骨折相比，患者的年龄更大，合并的内科疾病更多，日常生活的依赖性更强，而且经常会有其他部位的骨折病史。

转子间骨折多为老年患者，常合并多种内科疾病，手术进行坚强的固定，可以使患者早期活动，减少卧床并发症，降低死亡率，改善生活质量。

老年转子间骨折患者的围术期综合治疗逐渐受到骨科医生的重视，是股骨转子间骨折治疗成败的关键因素之一。

【诊断要点】

1. 病史与体检

外伤后髋部疼痛，活动受限，无法站立或行走。

典型表现：下肢短缩，外旋畸形通常大于45°。

患侧大转子部可出现肿胀或瘀斑，转子部压痛明显，轴向叩击足跟可引发髋部剧烈疼痛。

常合并有桡骨远端骨折、肱骨近端骨折、肋骨骨折、脊柱压缩骨折，应加以排除。

转子间骨折稳定性的评估：绝大多数的失败病例源于不稳定性骨折，区别转子间骨折的稳定性，对指导治疗至关重要。如下临床表现提示骨折不稳定：①严重的旋转畸形，或严重的肢体短缩畸形。②股骨近端后内侧失去支撑：影像学可见小转子骨折块较大。③股骨头颈与股骨干之间明显移位：影像学可见股骨头颈部和股骨干失去接触。④逆转子骨折：臀中、小肌向外、上方牵拉近端骨块，内收肌向内侧牵拉远端的股骨干，骨折端形成较大的剪力，属于极不稳定的骨折。⑤严重骨质疏松：Singh- index评估低于－3。⑥骨折粉碎：影像学可见骨折粉碎，骨块分离。有时正位相并不明显，但在侧位相上会看见明显粉碎的骨折。往往是在手术中透视侧位相时发现。

2. 辅助检查

骨盆正位及髋关节侧位：常规检查，一般能够确诊。

CT检查及三维重建：可进一步判断骨折移位程度和方向，观察隐匿性骨折线，排除肿瘤病变。

磁共振检查：可发现一些隐匿性的转子间骨折，排除肿瘤等导致的病理性骨折。

股骨转子间骨折会伴有隐性失血，入院后注意评估和监测患者的血流动力学情况及检验指标。

老年患者在入院前及入院后，常常会有延误，饮食摄入减少。因此入院后还应注意患者的生化检查，评估水、电解质情况，避免脱水、电解质紊乱、应激性溃疡等。

术前应行下肢静脉超声检查，评估下肢静脉血栓情况，术前、术后应用低分子肝素、Xa因子抑制剂等进行抗凝血治疗，避免下肢深静脉血栓脱落造成肺栓塞。

3. 鉴别诊断

（1）Evans分型：

Ⅰ型：骨折线顺转子间骨折。分为四个亚型：

a：二块型骨折：无移位，稳定；

b：三块型骨折：有轻度移位但可以复位，内侧皮质可以获得支撑，复位后稳定；

c：三块型骨折：有移位难以复位，内侧皮质不能获得支撑，不稳定；

d：粉碎型骨折：通常为四块或以上，内侧皮质破碎，不能获得支撑，不稳定。

Ⅱ型：逆转子间骨折，不稳定骨折。

（2）AO分型：AO分型既强调转子间骨折后内侧皮质的粉碎程度，同时也强调骨折是否累及外侧皮质的重要性。AO将转子间骨折归为股骨近端骨折中的31—A类型，分为A1、A2、A3三种类型，每型中根据骨折形态又分为三个亚型。

1

A1 型骨折：简单的两部分骨折。骨折线从大转子到远端内侧皮质，内侧皮质只在一处断开。

A1.1 型骨折：表现为内侧皮质骨折恰位于小转子上。

A1.2 型骨折：表现为内侧皮质骨折有嵌插。

A1.3 型骨折：表现为骨折线延伸至小转子下。特点是小转子与近端骨折连为一体，受髂腰肌的牵拉近端骨块容易发生旋转移位。

A2 型骨折：经转子的多块骨折，内侧皮质至少两处断开。根据骨折块的数目和后侧粉碎的程度进一步分型。

A2.1 型骨折：转子间有一个中间骨折块。

A2.2 型骨折：转子间有多个中间骨折块。

A2.3 型骨折：骨折延伸超过小转子下 1cm。

A3 型骨折：骨折线向小转子下延伸或反斜形骨折，又称为逆转子间骨折。A3 骨折难以复位和固定。

A3.1 型骨折：斜行骨折。

A3.2 型骨折：横行骨折。

A3.3 型骨折：粉碎型骨折。

根据 AO 分型，转子间骨折的不稳定性主要表现在股骨近端的后内侧皮质粉碎、骨折线延伸至转子下以及逆转子骨折。因此，A1.1、A1.2、A1.3、A2.1 为稳定型骨折；A2.2、A2.3、A3.1、A3.2、A3.3 均为不稳型骨折。

【治疗】

1. 转子间骨折的保守治疗 转子间骨折的保守治疗比手术治疗的死亡率明显增高。原因是卧床使原有的内科疾病加重，同时还可以引起坠积性肺炎、压疮、静脉血栓等并发症。

保守治疗仅适用于内科疾病重，不能耐受麻醉和手术的患者。对于意识不清，不能自主活动的患者，或者伤前已经失去活动能力的患者，应该给予保守治疗。

伤前能够行走，但因内科疾病不能实施手术的患者，应进行牵引治疗，并通过穿戴防旋鞋等，避免患肢短缩、外旋畸形愈合。持续牵引8~12周后复查X线片，若骨折愈合，则逐步负重行走。

伤前失去行走能力的患者，可以在控制疼痛的基础上，鼓励患者早期坐轮椅活动，以避免卧床导致的全身并发症。

2. 转子间骨折的手术治疗

（1）适应证：转子间骨折或者多为老年人，长期卧床会引起各种并发症。因此，只要患者能够耐受手术，均应接受手术治疗。

（2）手术时机：一旦患者病情稳定，应尽快进行手术。①无内科疾病：或内科疾病较轻者，手术风险较小，应该在48小时内尽快完成手术。②内科疾病较重：手术风险较大，需进行内科调整。一旦病情允许，应尽快手术。③内科疾病严重：手术风险非常大，或不能耐受手术，应该放弃手术，否则会加速患者的死亡。

（3）术前准备：①完善常规术前检查。②骨盆正位及髋关节侧位、CT检查及三维重建。③做好术前备血。

（4）经典手术方式：①股骨转子间骨折动力髋螺钉固定术。②股骨转子间骨折闭合复位髓内钉内固定术。③股骨转子间骨折人工股骨头置换术。

手术相关并发症：内固定失效、骨不连、旋转不良畸形、大转子骨折、小转子骨折、假体感染、假体松动、假体周围骨折。

（5）术后康复：早期每日多次趾和踝的主动运动，股四头肌和臀大肌的等长收缩。术后3~5天，复查X线片后，结合术中情况可考虑助行器及双拐保护下下地活动，若为极不稳定性骨折，在床上行功能锻炼，术后4~6周复查X线后明确是否能下地。

【诊治要点】

围术期处理：术前术后预防性应用抗血栓药物。老年人注意湿化气道，术前常规监测血气指标，评估肺功能。股骨头置换术后可鼓励患者尽早下地活动。

手术方式的选择：稳定性骨折可选用DHS或髓内

钉；不稳定骨折可选用髓内固定或关节置换术。

骨水泥反应的处理：骨水泥聚合单体有一定毒性，凝固前入血造成骨水泥反应，表现为低血压、低氧，甚至心脏停搏。因此在骨水泥植入时要严密观察患者的生命体征，适当提高血压或应用糖皮质激素药物。

手术中经验与教训：

1. 髓内固定 ①先复位后扩髓：骨折尚未复位，切勿扩髓。②准确的入钉点：确保大转子顶点入钉。③避免骨折端分离。④避免软组织过度损伤：髓内钉应该采用微创式植入，骨折块不需要解剖复位、固定。开放复位髓内钉固定必然会破坏骨折愈合的生物环境，造成骨不连等并发症。

2. 股骨转子 DHS 经验与教训

（1）使用加压螺钉时，松质骨螺钉在加压过程中可产生 5mm 的加压移动，或在螺钉杆退出套筒之前产生 5mm 的压缩。需要在透视下核实正侧位螺钉位置。加压螺钉产生的动力与骨的质量有关，骨质疏松的患者在加压时需要谨慎，避免螺钉从股骨头内拔出。

（2）对逆转子间骨折或转子下骨折而言，因内收肌的牵拉作用致使骨折远端向内侧移位，臀中、小肌等的牵拉作用，致使骨折近端屈曲、外旋、外展移位，骨折端产生较大的剪力，内固定很容易失效或折断。应用 DHS 固定失败的几率非常高，文献报道高达 24% ~ 56%，应视为 DHS 内固定的禁忌证。

3. 关节置换

（1）转子间骨折进行关节置换时，需要对大小转子复位，并通过环扎钢丝等进行固定，手术创伤大、出血多、时间长，与内固定相比手术风险更大。因此，需要严格控制手术适应证，不作为常规方法推荐使用。

（2）选择骨水泥固定：老年患者合并严重的骨质疏松，骨脆性增强，骨与假体之间的机械嵌合力差，不宜采用生物型固定，应该使用骨水泥固定。否则会出现假体松动下沉等并发症。

（3）选择合适的假体。

【健康教育】

基本同股骨颈骨折。

【转诊条件】

患者出现以下情况应考虑转上级医院：①患者出现转子间骨折不愈合；②关节置换术后感染无法控制；③关节置换术后假体松动无法处理的情况；④头钉切出。

三、股骨转子下骨折

【概述】

转子下骨折是发生于股骨小转子及其远端 5cm 之内的骨折。属于较为常见的骨折，占所有髋部骨折的 10% ~30% 。应当引起注意的是该区域多发生病理性骨折，据统计 17% ~35% 的转子下骨折是病理性骨折。

转子下骨折不同于邻近的转子间骨折，该区域内骨不连的发生率较高。其原因如下：①股骨转子下区是应力集中区，骨折极不稳定；②股骨转子下区主要由皮质骨构成，血供相对转子间区域少，骨折的愈合能力相对弱；③多为高能量损伤，周围软组织损伤严重；④选用切开复位内固定的治疗方式，骨折复位过程中避免显露内侧骨折块。

【诊断要点】

1. 病史与体检

典型表现为活动障碍和明显的下肢畸形。

对于高能量损伤患者，应当行全面创伤评估，除外合并其他部位损伤。

接诊患者时，应拆除现场的包扎固定物，除外开放性骨折。

股骨转子下骨折较少合并血管神经损伤，但仍应检查。

仔细询问患者合并病史，除外肿瘤转移造成的病理性骨折。

股骨转子下骨折往往合并较大量出血，入院后应注

1

意患侧下肢腿围变化，动态监测血红蛋白及血容量的变化，预防休克的发生。

2. 辅助检查

（1）骨盆正位片。

（2）患侧髋关节侧位片：包括膝关节的股骨全长片，除外合并损伤。

（3）由于骨折近端出现屈曲、外展、外旋畸形，骨折块重叠会影响术前影像学评估的准确性，故术中复位后，应再次影像评估，指导内固定的方式。

（4）髋关节三维 CT。

3. 鉴别诊断 Seinsheimer 分型法根据大骨片的数量、骨折线的形状与位置，将骨折分为五种类型。其优势在于强调了后内侧皮质的支撑结构，及其对骨折稳定性的影响，其中Ⅲ A 型、Ⅳ型由于该结构破坏，发生内固定失败几率高。

Ⅰ型：无移位的骨折；

Ⅱ型：两块骨折（a. 横形骨折；b. 螺旋形骨折，小转子与近侧断端相连；c. 螺旋形骨折，小转子与远侧断端相连）；

Ⅲ型：三块螺旋形骨折（a. 小转子形成一单独骨片；b. 股骨近端形成一单独的蝶形骨片，但不包括小转子）；

Ⅳ型：粉碎骨折，四块以上骨片者；

Ⅴ型：转子下-转子间骨折，任何转子下骨折伸展到大转子者。

【治疗】

1. 手术治疗适应证

（1）除儿童和全身状况不允许麻醉及手术的患者，应当选择手术治疗；

（2）非手术治疗采取屈髋 90°的股骨髁上牵引。

2. 术前准备

（1）完善常规术前检查；

（2）完善骨盆正位 X 线片、髋关节侧位及髋关节三维 CT。

3. 经典手术方式

（1）闭合复位髓内钉内固定；

（2）切开复位接骨板螺钉内固定；

（3）动力髁螺钉（DCS）。

手术常见并发症：股骨转子间骨折术后内翻畸形、骨不连、内固定失效、感染。

4. 术后康复

（1）术后早期疼痛稍减轻后，患者即可开始练习股四头肌静止收缩，髋、膝、踝、趾关节主动运动；

（2）固定后 3～5 天可两腿直腿抬高和膝关节屈伸运动，扶拐进行患肢负重练习。

【诊治要点】

手术中经验与教训：

1. 关于闭合复位髓内钉内固定的扩髓问题

（1）扩髓后可以使用更粗的髓内钉，从而提供更好的初始稳定性。有研究表明，扩髓可以减少愈合不良和骨不连的发生率。

（2）扩髓减少了植入髓内钉时候所需要的力量，减少了脂肪栓塞的发生几率。

（3）扩髓过程中的技术误区：

1）偏心扩髓：可以导致一部分骨皮质的薄弱，从而影响愈合甚至导致疲劳骨折。

2）转速慢导致扩髓钻卡住：如果扩髓钻卡住，应由有经验的医师取出，因为扩髓钻头在髓腔内断裂是严重的并发症。

3）过度扩髓导致热坏死：对于股骨干中部髓腔狭窄的患者（9mm 或以下），应当避免过度扩髓，否则可能导致髓腔内细胞的过热坏死。

4）系统性脂肪栓塞：扩髓时应慢慢插入扩髓钻，并且在每次扩髓之间停留足够的时间，保证髓腔内压力恢复正常。快速插入扩髓钻可以会导致髓腔内压力升高。这有可能导致肺部的脂肪栓塞，造成肺功能衰竭。

2. 顺行插入髓内钉不要用锤子强行砸入髓内钉。

（1）髓内钉应当徒手轻轻旋转插入髓腔，不能用锤子敲入髓内钉，更不能强行砸入。否则不仅可能导致医源性骨折，或反复敲打导致把持器与髓内钉之间连接松动，影响操作的准确性。

（2）插钉困难时应仔细分析原因，有时因髓内钉与弓形的股骨干不匹配，髓内钉的尖端顶在股骨前方皮质上，阻碍了髓内钉的进入。此时需要对股骨干进一步扩髓，或选用直径较细的髓内钉来解决该问题。

3. 接骨板螺钉固定理念

（1）对于简单的骨折：①可以采取加压接骨板或者拉力螺钉在骨块间加压，获得绝对稳定；②或者应用桥接接骨板长板少钉的固定方法，获得相对稳定；③不能应用桥接接骨板却在骨折线两端的螺钉固定距离过短，这将导致应力集中甚至使接骨板断裂。

（2）对于粉碎骨折：可以采取桥接接骨板，近端、远端螺钉相距较远，获得相对稳定。

4. 内侧骨块的血运保护　对于后内侧皮质粉碎的股骨转子下骨折，无论是有限切开髓内钉内固定，还是切开复位接骨板螺钉内固定，都应该避免在复位时对内侧骨块使用较大的拉钩，或者直接分离其表面的软组织，否则将造成该部位缺血坏死，从而引起愈合不良或者骨不连。

【健康教育】

同股骨转子间骨折。

【转诊条件】

患者出现以下情况应考虑转上级医院：①患者出现骨折不愈合；②头钉切出；③内固定失效。

四、股骨干骨折

【概述】

股骨干骨折是发生于股骨小转子远侧 5cm 以远，至距股骨内收肌结节 5cm 以内的骨折。

股骨干骨折占成人股骨骨折的 36.27%，主要见于 21～30 岁年轻男性和 31～40 女性。中段骨折最常见，开放性骨折少见。

双侧股骨干骨折者往往合并其他系统的损伤，死亡率高达 1.5%～5.6%。

少数股骨干骨折会伴有内侧血管的损伤。

【诊断要点】

1. 病史与体检

询问病史，判断受伤机制。

典型表现：疼痛、畸形、肿胀、活动受限、患肢短缩等。

对于高爆力造成的骨折，需重点排除脊柱、骨盆、股骨颈、股骨转子部、盆腹腔实质或空腔脏器、血管神经等合并伤。

股骨干骨折平均失血量可大于 1200ml，监测患者的生命体征，评估血流动力学稳定性。

2. 辅助检查　①常规行包含膝关节和髋关节的股骨全长 X 线摄片。②如无法拍摄全长 X 线片，则应分别对髋关节、股骨干以及膝关节正、侧位进行拍摄。③必要时可以进行股骨 CT 扫描，详细了解骨块情况。④怀疑血管损伤者可以行血管造影或增强 CT 血管重建检查以明确诊断。

3. 鉴别诊断　股骨干骨折常用的分型系统为 AO- OTA 分型系统，分为三型。

A 型为简单骨折：A1 亚型为螺旋骨折，A2 亚型为短斜形骨折，A3 亚型为横断骨折。

B 型为楔形骨折：B1 亚型为螺旋形蝶形骨块；B2 亚型为斜行蝶形骨块；B3 亚型为粉碎性蝶形骨块。

C 型为复杂骨折：C1 亚型为复杂螺旋形骨折；C2 亚型为节段性骨折；C3 亚型为复杂不规则形骨折。

【治疗】

1. 保守治疗　除非为无移位的骨裂，所有股骨干均为不稳定骨折。

2. 手术治疗

（1）适应证：①任何股骨干骨折，除了无移位的骨裂，都是不稳定骨折。②除了不能耐受手术的患者外，所有的股骨干骨折均应手术治疗。

（2）术前准备：①完善常规术前检查。②常规行包含膝关节和髋关节的股骨全长X线摄片、必要时可股骨全长关节三维CT。

（3）经典手术方式：①顺行髓内钉内固定技术。②逆行髓内钉内固定技术。③股骨干骨折切开复位内固定术。

常见术后并发症：①髓内钉固定股骨干骨折并发症的防治：在肥胖的患者，由于软组织影响进针点的准确性，有可能增加畸形愈合或不愈合的风险；对于股骨干近端1/3的骨折，由于肌肉牵拉的不平衡，受臀中、小肌和髂腰肌的牵拉，近端骨块出现外展、屈曲、外旋畸形，此时应特别注意扩髓前的复位和进针点的准确性，如进针点偏外，有可能造成内翻畸形；在扩髓时应维持复位的稳定，否则有可能造成新的骨折或者髓内钉沿偏心的方向插入导致畸形愈合；对于粉碎性骨折，且存在长斜行或长螺旋形骨块的患者，如果骨块剩余不足2/3环周，髓内钉固定后的稳定性较差。②接骨板螺钉固定理念错误可能造成骨折不愈合。③内侧骨皮质缺失可导致接骨板螺钉断裂失败。

（4）术后康复：①骨折早期，做下肢股四头肌静止收缩，踝关节伸屈活动。②4周后可以练习坐在床边进行髋、膝、踝部的主动运动（锻炼方法同股骨颈骨折）。

【诊治要点】

经验与技巧：

1. 阻挡钉技术　对于横行骨折，可选择两枚阻挡钉；对于斜行骨折，应分析其移位方向，可应用1枚阻挡钉；粉碎性骨折根据其移位趋势以及髓腔的大小，也可以应用阻挡钉技术。

2. 远端锁钉的长度及透视技术　以横行锁钉为例，

在远端锁定时，如果正位像观察锁定钉尖位于皮质骨下，则实际超出皮质，有可能造成术后的疼痛，此时应将患肢远端内旋30°，此时为钉尖的切线位，可以避免锁定过长。

3. 股骨干骨折合并股骨颈和膝关节韧带损伤

（1）股骨干骨折合并股骨颈骨折的处理原则和策略见股骨颈骨折相关章节。回顾性研究发现27%～48%的股骨干骨折患者合并有膝关节韧带损伤，且诊断膝关节不稳的平均时间在伤后1年以上。

（2）股骨干骨折合并膝关节韧带损伤在患者就诊时由于疼痛无法行相关的查体检查，应在手术固定股骨干骨折后，检查膝关节的稳定性。

【健康教育】

同股骨颈骨折。

【转诊条件】

患者出现以下情况应考虑转上级医院：①患者出现骨折不愈合；②全身多发伤，血流动力学不稳定；③内固定失效。

五、股骨远端骨折

【概述】

股骨髁上骨折指距股骨最远端9～15cm范围内的骨折，股骨髁骨折指股骨最远端9cm内的骨折。约占股骨骨折的7%，其中开放性骨折占5%～10%。发病呈双峰分布，青年男性多因高能量创伤所致，老年患者多为低能量损伤所致。

膝关节置换术后的假体周围骨折的发生率正在逐渐增多。

股骨远端骨折累及膝关节关节面可能造成创伤后关节炎。

【诊断要点】

1. 病史与体检

接诊患者首先应询问致伤机制，明确为高暴力或低

1

暴力损伤。

股骨远端骨折的典型表现为疼痛、肿胀、畸形、活动受限。

股骨远端骨折患者应仔细进行血管、神经评估，特别是骨折向后移位的患者：①腘窝部位肿胀，肢体苍白，皮温下降，足背脉搏消失提示血管可能损伤，须行血管超声或增强 CT 检查；②肢体麻木、感觉异常、双下肢感觉不对称等均提示神经损伤。

骨筋膜室综合征在股骨远端骨折患者中不常见，与大量出血有关。

股骨远端骨折常合并的骨折为髌骨骨折、胫骨平台骨折、胫骨干骨折、股骨颈骨折、髋臼骨折；因此对行动迟缓老年患者与多发伤患者要评估是否伴有上述骨折。

应注意检查髌骨近端区域是否存在开放伤口，股骨髁上骨折断端多在此区域刺穿股四头肌，形成开放伤；

开放性骨折要评估是否与关节腔相通，方法是：从关节腔远端注入生理盐水，观察是否从开放骨折处流出。

2. 辅助检查

（1）X 线检查：常规检查，膝关节正、侧位及双斜位像；股骨的全长片检查更有助于进行评估；骨折牵引位片有助于判断骨折类型；健侧肢体侧位片有助于制订术前治疗计划。

（2）CT 及三维重建：明确关节内骨折的粉碎性骨折块情况，有助于诊断及制订术前治疗计划。

血管超声及血管造影：股骨髁上骨折明显向后成角者有可能损伤腘动脉，对于怀疑血管损伤的患者，行血管超声、血管造影、增强 CT 血管重建有助于判断血管压迫及损伤情况。

3. 鉴别诊断 AO 分型 目前临床最常用的分型，根据骨折是否累及股骨远端关节面分为 A、B、C 三型，进一步依靠骨折线的位置、形态、复杂程度分成亚型和亚亚型：

A 型为不累及关节面的干骺端骨折；

A1 型为干骺端简单骨折：A1.1 型为内上髁或外上髁的撕脱骨折；A1.2 型为干骺端的斜行或螺旋形骨折；A1.3 型为干骺端的横行骨折。

A2 型为干骺端的蝶形骨折：A2.1 型为内侧或外侧干骺端的蝶形骨片完整的骨折；A2.2 型为外侧干骺端蝶形骨片粉碎性骨折；A2.3 型为内侧干骺端蝶形骨片粉碎性骨折。

A3 型为干骺端复杂骨折：A3.1 型为伴有纵向劈裂的干骺端骨折；A3.2 为仅限于干骺端的复杂骨折；A3.3 为累及骨干的复杂骨折。

B 型为累及部分关节面的骨折：

B1 型为外侧髁沿矢状线方向的骨折：B1.1 型为经过髁间窝的外侧髁骨折；B1.2 型为经过关节面的外侧髁骨折；B1.3 型为外侧髁粉碎性骨折；

B2 型为内侧髁沿矢状线方向的骨折：B2.1 型为经过髁间窝的内侧髁骨折；B2.2 型为经过关节面的内侧髁骨折；B2.3 型为内侧髁粉碎性骨折；

B3 型为股骨髁沿冠状线方向的骨折：B3.1 型为股骨髁前方的骨折；B3.2 型为一侧后髁骨折（Hoffa 骨折）；B3.3 型为双侧后髁骨折；

C 型为完全的关节内骨折：

C1 型关节面、干骺端均为简单骨折：C1.1 型为 Y 形骨折，无明显移位；C1.2 型为 Y 形骨折伴有明显移位；C1.3 型为 T 形骨折；

C2 型关节面为简单骨折，干骺端为复杂骨折：C2.1 型为干骺端蝶形骨片完整的骨折；C2.2 型为干骺端蝶形骨片粉碎性骨折；C2.3 型为干骺端复杂骨折；

C3 型为关节面粉碎性骨折：C3.1 型干骺端为简单骨折；C3.2 型干骺端为粉碎性骨折；C3.3 型干骺端为粉碎性骨折并且累及股骨干。

【治疗】

手术治疗：

（1）适应证：如患者一般情况允许，无明显的手术

1

禁忌，所有的股骨远端骨折都应手术治疗。

（2）术前准备：①完善常规术前检查；②完善膝关节正侧位 X 线片、必要时可膝关节三维 CT；③年岁较大、伴有血管损伤患者建议备血。

（3）经典手术方式：①股骨远端骨折切开复位内固定术；②股骨近端骨折逆行髓内钉内固定术。

手术常见并发症：①畸形愈合；②骨不连；③髓内钉相关并发症：髌骨与交叉韧带起点损伤，膝疼痛；④闭合性血管损伤。

（4）术后康复：①骨折早期，做下肢股四头肌静止收缩，踝关节伸屈活动。②4 周后可以练习坐在床边进行髋、膝、踝部的主动运动（锻炼方法同股骨颈骨折）。

【诊治要点】

经验与教训：

应用 LISS 接骨板近端螺钉容易出现的错误：

（1）应该避免近端锁定螺钉偏心固定，否则螺钉的工作距离减少，容易导致螺钉切出；为避免发生，可以在近端取小切口，确认接骨板位置，同时接骨板远端位置应放置正确，避免偏前或偏后；

（2）关于单皮质螺钉和双皮质螺钉的选择：锁定接骨板按照设计仅单皮质螺钉即可达到坚强固定，然而在骨质疏松患者，其骨皮质变薄，单皮质螺钉有效工作距离随之减少，螺钉切出的风险随之提高，此时应该采取双皮质固定风险更小。

【健康教育】

1. 术前宣教

（1）心理指导：同股骨颈骨折。

（2）术前准备指导：指导患者选择正确的卧位，抬高患者以消除水肿。教会患者正确的翻身法，以免引起其他损伤，指导患者进行床上大小便训练及肢体功能锻炼。

（3）石膏护理指导：指导患者注意观察患肢的疼痛情况有无麻醉感，石膏固定 24 小时内应注意足趾的背伸和跖屈的情况，以判断腓总神经是否受压，有异常及时通知医护人员。

2. 术后宣教

（1）体位指导：嘱患者取患肢抬高，外固定器固定的患者应保持患肢中立位，严禁外旋，为防止足跟压伤，可在踝部垫小软枕，以使足跟悬空。告知患者术后6小时可侧翻身，防止压疮。向患者说明在内固定或外固定坚固的情况下，可遵医嘱早期下床，适当给骨折端以用力刺激，促进骨骼愈合。

（2）石膏护理指导：告知患者及家属石膏外固定后应抬高患肢，保持肢体摆放舒适，以促进静脉回流的同时不引起石膏断裂和压迫局部软组织为原则。嘱患者石膏未干前，避免移动肢体，勿用手指托起石膏，以免导致石膏凹陷引起局部皮肤压疮或血液循环障碍。

（3）功能锻炼指导：鼓励患者早期进行床上活动，如股四头肌的静力收缩练习，足跖主动伸屈和髌骨被动活动。行跟骨牵引者，还应做髌骨被动活动及抬臀运动，防止跟腱挛缩。内固定术后第3天可做膝关节的屈曲活动；外固定术后5~7天可扶拐患肢不负重下床活动，外固定除去后充分练成各关节活动，逐渐负重活动。嘱患者禁止做患肢旋转活动，以免影响骨折端的稳定，导致骨不连接。

（4）出院健康指导：①嘱患者定期复查，如发现患肢血液循环、感觉、感觉活动异常，应及时就诊。②告知患者加强营养，多食动物内脏，如心、肝、肾、排骨汤以及新鲜蔬菜、水果等，以促进骨折愈合。③嘱患者禁止吸烟，以免导致骨折不愈合。④指导患者保持心情愉快，劳逸适度。⑤指导患者加强患肢功能锻炼，先扶拐下床活动患肢不负重锻炼，防止摔倒。加强患肢膝、踝关节伸屈锻炼，如有踝关节功能障碍可做踝部旋转，斜坡练步等功能锻炼。踝关节僵硬者可做踝关节下蹲背伸和站立屈膝背伸等。⑥嘱患者出院后3个月、6个月、1年复查X线片了解骨折愈合情况，如有异常及时就诊。

【转诊条件】

多发伤合并重要脏器损伤、骨折不愈合、内固定失效、损伤较重的开放性骨折等。

六、胫骨平台骨折

【概述】

并不罕见的骨折，占全身骨折的 1%～2%；其中单独外侧平台骨折占 55%～70%，单独内侧平台骨折占 10%～25%，双侧平台骨折占 10%～30%。

开放性骨折占胫骨平台骨折 1%～3%；软组织损伤重，容易受到手术的二次打击。

可合并股骨远端骨折、腓骨小头骨折、膝关节韧带损伤和腓总神经损伤。

胫骨近端前内侧软组织覆盖较差，容易出现开放性骨折、水肿、张力性水疱，如果手术时机和方法不当，术后容易出现切口并发症。

【诊断要点】

1. 病史与体检

接诊后应询问病史，判断损伤机制为高能量损伤或低能量损伤；

典型症状：膝关节疼痛、肿胀、功能受限、无法负重；

应除去现场的包扎物，评估皮肤完整性，除外开放性损伤，检查皮肤情况包括水肿、张力性水疱等；

检查下肢皮肤的颜色、温度、动脉搏动情况，判断是否存在血管损伤；

检查患肢的感觉与健侧肢体是否一致，以及患侧足的背伸功能，判断是否存在神经损伤；

检查患肢软组织张力，排除骨筋膜室综合征，尤其是高能量损伤导致的骨折；

软组织开放性损伤时，明确是否与关节囊相通，可采取以下方法：远离开放创口向关节腔内注入 50～70ml 生理盐水，如有液体自开放创口外溢，则明确关节囊

开放;

在麻醉的情况下，检查有无胫、腓侧副韧带、内、外侧半月板及前、后交叉韧带损伤。

2. 辅助检查

（1）X线：常规检查，膝关节前后位、侧位和双斜位。

血管造影检查：对于怀疑有血管损伤的患者，虽然血管造影检查可以明确损伤的位置，但此时应尽早安排手术，或在手术室进行造影检查，避免因为等待检查而造成的延误。

（2）CT扫描：胫骨平台骨折属于关节内骨折，应行CT检查，获得较X线片更多的细节。

（3）磁共振成像：可用于评估软组织结构和骨性结构。

（4）超声检查：超声检查多用于怀疑血管受累的胫骨平台骨折，评估血管损伤情况。

3. 分型 Schatzker分型：临床最常用的胫骨平台骨折分型方法，按照胫骨平台骨折所累及的区域和损伤类型进行分类。根据该分型，可以决定手术的入路和固定方法，但该分型对于胫骨平台后髁的冠状面骨折没有描述。

Ⅰ型为外侧平台劈裂骨折；

Ⅱ型为外侧劈裂压缩骨折；

Ⅲ型为外侧中央型压缩骨折，压缩部分可涉及前方、后方或全平台，需要抬高被压缩的关节面，植骨后给予接骨板螺钉支撑固定；

Ⅳ型为内侧平台劈裂或凹陷骨折；

Ⅴ型为双侧平台骨折，胫骨近端干骺端连续性仍然完好；

Ⅵ型骨折干骺端连续性被破坏。

【治疗】

手术治疗：

（1）适应证：开放骨折、骨筋膜室综合征、合并血

1

管损伤的胫骨平台骨折需要急诊手术；大部分的胫骨平台骨折应行手术治疗。手术指征为：①移位的双侧和内侧平台骨折；②外侧平台骨折合并膝关节不稳或关节面移位；③骨折合并膝关节内翻、外翻超过 10°；④骨折合并平台增宽超过 5mm；⑤膝关节脱位；⑥多发伤患者合并胫骨平台骨折。

（2）术前准备：①完善常规术前检查，若合并血管损伤，应急诊给予备血；②完善膝关节正侧位 X 线片、膝关节三维 CT。

（3）经典手术方式：①胫骨平台骨折跨膝关节外固定架临时固定术；②胫骨平台骨折闭合复位，Hybrid 外固定架固定术；③胫骨平台骨折切开复位内固定术。

手术常见并发症：感染、畸形愈合、内固定失败。

（4）术后康复：①外固定后早期，疼痛减轻即刻进行股四头肌静止收缩运动，髌骨被动活动及足部跖趾关节和趾间关节活动。②外固定去除后，伤口愈合，可充分练习下肢各个关节活动，并逐步去拐行走。③增加髋、膝、踝关节活动练习，可做起立与坐下练习，健肢站立，患肢做髋屈伸、内收。外展活动，膝、踝关节屈伸活动，踝关节内外翻抗阻活动。

【诊治要点】

手术治疗时经验及教训：

1. 应避免将接骨板直接放置在切口下方。

2. 在深筋膜以下剥离皮肤，避免破坏皮肤血运。

3. 屈屈膝关节能够松弛内外侧副韧带，有利于手术暴露和骨折复位。

4. 透视射线角度尾倾 10°以获得胫骨平台像，观察关节面复位情况。

5. 植骨材料填充仅起骨传导和支撑作用，可选用多种植骨材料：①自体髂骨、同种异体骨、异种骨、骨替代品：羟基磷灰石，硫酸钙、磷酸钙等；②有文献表明磷酸钙、羟基磷灰石等植骨材料效果与自体松质骨相当，强于硫酸钙。

6. 切开的关节囊应当予以缝合　①在切开关节囊时应当预留缝合空间；②部分接骨板近端设计有关节囊缝合孔，协助关闭关节囊。

7. 关闭切口时，应当给予内植物（尤其是接骨板）足够的软组织覆盖。

8. 间接复位治疗是干骺端骨折最佳的治疗方法，特别是针对粉碎性骨折，可最大限度地保护软组织血运。

【健康教育】

同股骨干骨折。

【转诊条件】

如患者多发伤、胫骨平台开放骨折合并血管损伤，或医院无条件处理情况下，给予临时清创＋石膏或支具外固定、积极抢救生命、维持生命体征，同时转上级医院。

七、髌骨骨折

【概述】

较为常见的骨折，占全身骨折总数的1%。

男女比例为2：1，患者年龄大部分在20～50岁之间，双侧少见。

【诊断要点】

1. 病史与体检

（1）典型表现：急性疼痛和典型外伤史，行走能力受限或丧失，伴膝关节肿痛。

（2）典型体征：①髌骨表面触及骨折裂痕或凹陷；②浮髌试验可为阳性，关节囊破裂可不出现。

（3）注意排查同侧肢体其他部位的损伤。

（4）判断伸膝装置的完整性，可通过髌骨位置、触诊股四头肌肌腱或髌韧带来辨别，主动伸膝功能检查，应该在膝关节穿刺，抽出积血，并注入利多卡因进行局部麻醉出外疼痛的影响后检查，阳性结果应与股神经麻痹相鉴别。

（5）评估膝关节稳定性，排除交叉韧带或周围韧带损伤。

（6）评估是否为开放性骨折，关节腔内注入 50ml 生理盐水，观察关节与伤口是否相通。

2. 辅助检查　正、侧位像、轴位像（Merchant 位）。

3. 鉴别诊断　髌骨骨折多依靠骨折线的走行、位置进行描述性分类，需要描述的内容如下：

（1）开放性骨折、闭合性骨折；

（2）合并脱位、不合并脱位的骨折：

（3）横行骨折、纵行骨折、边缘骨折、粉碎骨折、骨软骨骨折、上下极骨折。

【治疗】

1. 保守治疗　若为骨折无移位，可给予石膏固定 4～6 周，根据复查情况确定下地时间。

2. 手术治疗

（1）适应证：①髌骨骨折伴移位，由于伸膝装置破坏，丧失主动伸膝和膝关节的伸直锁定功能，因此必须手术修复，否则患者将不能行走及上下台阶。②其他手术指征，包括关节内骨折，关节面台阶＞2mm；或者骨折块移位＞3mm；③开放性骨折。

（2）术前准备：①完善常规术前检查；②完善膝关节正侧位 X 线片，必要时可行膝关节三维 CT。

（3）经典手术方式：①髌骨骨折切开复位张力带内固定术：克氏针钢丝张力带技术；Cable- Pin 张力带技术：②部分髌骨切除术；③全部髌骨切除术。

手术常见并发症：感染、畸形愈合和内固定失败、内植物相关并发症。

（4）术后康复：①术后早期疼痛稍减轻后，患者即可开始练习股四头肌静止收缩，髋、膝、踝、趾关节主动运动。②固定后 3～5 天可两腿直腿抬高和膝关节屈伸运动，扶拐进行患肢负重练习。③石膏固定 4～8 周可去除石膏。此时，可做髌骨倾向被动活动及做主动屈膝活动练习，6～8 周可负重行走。

【诊治要点】

手术中经验与教训：

1. 应该避免髌骨的轴向旋转，会影响髌骨轨迹。

2. 张力带用于稳定横行骨折，更复杂的骨折可以先用螺钉或克氏针将更小的骨折转换为横行骨折，再进行张力带固定。

3. 维持关节面复位，条件允许的情况下可用手指触诊复位；髌骨侧位像透视有助于明确骨折及关节面复位并置入克氏针。

4. 克氏针在髌骨关节软骨下骨的下方约 5mm 较为理想，克氏针应在髌骨下极修剪并保留约 1cm。

5. 环扎钢丝通过克氏针，紧靠髌骨上下极，避免此处张力带钢丝压迫股四头肌肌腱和髌腱，所以此处钢丝最好穿行于韧带内部。

6. 为了确保高张力以及受力均匀，建议两侧同时拧紧加压，要轻柔均匀地拧紧，应保证骨折端适当加压、避免过度加压致骨折再移位。

7. 髌骨下极撕脱骨折可去除不能重建的骨折碎片，小的粉碎性下极骨折块去除后对关节面或固定强度影响不大。

8. 股四头肌和髌韧带必须重新附着到髌骨，不能造成低位或高位髌骨。

9. 贴近关节面修复髌韧带可预防髌骨倾斜。

10. 尽可能地保留关节面部分。

11. 注意应尽量保留髌骨大的骨块，哪怕只有一个大骨块，都有助于维持髌骨的力臂。

【健康教育】

同股骨远端骨折。

【转诊条件】

陈旧髌骨骨折、髌腱陈旧撕脱。

八、胫腓骨干骨折

【疾病概述】

最常见的长骨干性骨折，年发病率为 26/10 万。

成人多见于 15 ~ 19 岁的青年男性和 90 ~ 99 岁的老

年女性患者，年发病率分别是 109/10 万和 49/10 万。

胫骨干骨折平均发病年龄 37 岁，其中男性 31 岁，女性 54 岁。

胫骨前内侧软组织覆盖较差，经常出现肿胀、张力性水疱和开放性骨折等。因此，应注意手术时机和手术方式的选择，否则容易出现手术切口并发症。

该部位骨折骨不连的发生率在全身长骨干性骨折是最高的。

【诊断要点】

有明确的外伤史，多为直接暴力打击，如砸伤或摔伤。

局部出现疼痛、肿胀、活动受限、无法负重。

常规小腿正侧位 X 线可以确诊。

评估神经血管功能状态，特别是胫后动脉、足背动脉的搏动情况，以及腓总神经和胫神经的完整性。

评估软组织损伤情况，皮肤水疱是早期手术切开复位的禁忌。

排除筋膜间室综合征。

【鉴别诊断】

胫腓骨骨折由于特殊的解剖特点和损伤机制，往往合并以下损伤需要排除：

1. 筋膜间室综合征　骨髓腔出血，或肌肉损伤出血、或血管损伤出血，造成骨筋膜间室高压，导致肌肉缺血坏死，后期成纤维化，将严重影响下肢功能。与损伤程度不一致的剧烈疼痛要高度怀疑；测量间室压力，若间室压力与舒张压差值小于 30mmHg 即有筋膜间室切开减压的指征。

2. 胫后动脉损伤　腘动脉在分出胫前动脉后，穿过比目鱼肌腱向下行走。此处血管相对固定，胫骨上 1/3 骨折容易出现胫后动脉损伤。

3. 腓总神经损伤　在腓骨颈，腓总神经由腘窝后外侧斜向下外方，经腓骨颈进入腓骨长短肌及小腿前方肌群，腓骨颈有移位的骨折可以引起腓总神经损伤。

【治疗原则】

治疗目标：矫正成角、旋转畸形，恢复胫骨上下关节面的平行关系，恢复肢体的长度。

临床上通过手法实现功能复位，可以进行保守治疗：小于5°内翻或外翻畸形；小于10°的向前或向后成角；小于10°的旋转畸形（宁可外旋不要内旋）；小于1cm的短缩畸形；皮质接触面积超过50%。

对于手法复位失败、严重粉碎性骨折或双段骨折、污染不重受伤时间较短的开放性骨折，可以采取切开复位内固定，如接骨板螺钉或髓内钉固定；

若软组织损伤严重，在进行彻底清创术后，选用接骨板螺钉或髓内钉固定，同时做局部皮瓣或肌皮瓣转移覆盖创面，不使内固定物或骨质暴露，或在复位后，采取外固定器固定，稳定骨折便于伤口换药。

开放骨折、骨筋膜室综合征、合并血管损伤的胫骨骨折均需要急诊手术。

术后康复：①外固定后早期，疼痛减轻即刻进行股四头肌静止收缩运动，髌骨被动活动及足部跖趾关节和趾间关节活动。②外固定去除后，伤口愈合，可充分练习下肢各个关节活动，并逐步去拐行走。③增加髋、膝、踝关节活动练习，可做起立与坐下练习，健肢站立，患肢做髋屈伸、内收。外展活动，膝、踝关节屈伸活动，踝关节内外翻抗阻活动。

【并发症处理】

（1）术后感染：开放骨折、严重软组织损伤都是术后感染的危险因素；及时、充分的清创与冲洗，获得软组织被覆，抗生素预防以及良好的后期护理，可以减少术后感染的发展；出现深部感染后，如果内固定物在位，并且仍然有功能，可以暂时不去除，进行感染处的细菌培养，全身应用抗生素治疗；如果出现脓腔、组织坏死、或者伤口开放，需要再次清创；感染难以控制，或取出内固定物，若骨折不稳定，可以应用外固定架。

（2）骨不连危险因素包括：①患者本身因素：如糖

尿病、营养不良、吸烟；②损伤的因素，如开放性损伤、骨块丢失、软组织损伤；③手术因素：如复位不良、手术对软组织的破坏等。

【实践经验】

胫骨干感染性骨不连或骨缺损：自 2000 年开始，中国人民解放军总医院应用骨牵张延长技术治疗 300 余例该类患者，一期感染病灶彻底清创，然后胫骨近端或远端截骨、外固定架固定，实现骨的牵张延长。

【健康教育】

同股骨远端骨折。

【转诊条件】

小腿筋膜间室综合征，开放骨折伴血管神经损伤。

（唐佩福 李志江 李 佳）

九、踝关节骨折

【概述】

常见的关节内骨折，老年女性发病率最高。

肥胖和吸烟是踝部骨折的危险因素。

大部分踝关节骨折是单踝骨折，约占 66%；双踝骨折占 25%；三踝骨折占 7%；开放性骨折很少见，只占踝骨折的 2%。

踝是负重关节，治疗需要解剖复位、牢固固定。

【诊断要点】

有明确的外伤史，多为间接暴力损伤。

典型表现包括疼痛、肿胀、畸形以及压痛。

皮肤及软组织评估：对于出现局部皮肤血疱或水疱，表明软组织损伤严重，不宜手术；待消肿后，方可手术治疗。评估远端足趾的血供情况，判断有无血管损伤。

常规拍摄踝关节前后位、侧位和踝穴位 X 线片。

三维 CT 重建能够更直观地显示骨折块的大小和位置；可以双侧对比下胫腓联合增宽的情况，判断韧带是否断裂。

【鉴别诊断】

1. 传统的 Lauge-Hansen 分型 据损伤时足的位置（旋前位/旋后位）以及踝关节暴力移位（外旋/内外翻力）方向，分为旋后/外旋、旋后/内翻、旋前/外旋、旋前/外翻四型。

2. 踝关节骨折的 AO 分型 临床常用。借鉴了 Weber 分型系统，以腓骨骨折位置与下胫腓联合之间关系进行分型：A 型：下胫腓联合水平以远的外踝骨折；B 型：下胫腓联合水平的外踝骨折；C 型：下胫腓联合近端的外踝骨折，强调了外踝在踝关节稳定性中的重要性，对于术中下胫腓联合的固定有指导意义。

3. 踝关节稳定性的判断 稳定性骨折包括骨折发生于下胫腓联合远端，移位 <5mm，无内侧副韧带损伤或距骨移位且无腓骨短缩的单纯外踝骨折、单纯内踝骨折。不稳定性骨折包括骨折位于下胫腓联合以上、合并韧带损伤、距骨移位，腓骨短缩或移位超过 5mm 的外踝骨折、双踝骨折、三踝骨折。

【治疗原则】

1. 保守治疗 单纯外踝骨折、无移位或稳定的骨折、无需反复整复可达到并维持解剖复位的移位骨折以及因全身或局部条件的影响，不能接受手术治疗者。

2. 手术指征 因软组织嵌入手法复位失败者、距骨移位或踝穴增宽的不稳定型骨折、下胫腓联合分离、开放性骨折、垂直压缩型骨折以及累及关节面超过 1/4，移位超过 2mm 的后踝骨折。

【并发症处理】

1. 骨折畸形愈合 骨折复位不良，包括胫骨短缩或延长、腓骨远端骨块的旋转、内踝及下胫腓复位不良。术中应根据具体情况决定手术顺序，必要时向远端延长切口，正确使用拉力螺钉及应用防滑接骨板技术，注意下胫腓螺钉置入位置，以尽可能避免此类并发症。

2. 创伤性关节炎 其发生与骨折严重程度、距骨复位不良或踝关节不稳定及骨折时软骨损伤有关。部分患者 X 线表现明显而疼痛不严重，可以适当推迟踝关节融合的手术时机。

3. 感染　内、外踝皮肤菲薄，骨折造成严重的软组织创伤，术后易出现软组织并发症，宜延后手术。术中应尽量避免将内固定物放置在切口正下方，尽量使用微创操作并应用较小的内固定物。

4. 术后康复。

【诊治要点】

1. 腓骨优先原则　对于新鲜骨折，应当首先复位外踝，恢复腓骨长度；但腓骨严重粉碎骨折，应先复位内踝。

2. 外踝的复位和固定　前外侧切口避免损伤腓浅神经；放置腓骨接骨板应考虑韧带联合固定部位，固定外踝（腓骨）后检查韧带联合。

3. 内踝的复位和固定　通常使用 2 枚 4.0mm 空心螺钉扩孔后拧入，防止扩孔后骨折块出现移位；螺钉垂直骨折线以获得最佳加压效果。

4. 下胫腓联合的固定　使用 3.5mm 全螺纹螺钉；如果用外侧接骨板，经接骨板钉孔置入螺钉；如果使用后侧接骨板，下胫腓螺钉要在接骨板外的外侧皮质打入。

【健康教育】

1. 术前宣教

（1）心理指导、饮食指导：同股骨颈骨折。

（2）功能锻炼指导：指导患者早期进行功能锻炼，骨折复位固定后即可做小腿肌肉收缩活动及足趾屈伸活动，3~4 周可做踝关节屈伸活动；去除固定后，加强踝关节功能锻炼并逐渐负重行走。

（3）术前准备指导：指导患者选择正确的卧位，抬高患肢，使患肢高于心脏水平 20cm，以消除水肿。使用夹板或石膏固定前，应在骨突处衬棉垫，防止踝部发生溃疡。教会患者正确翻身法，以免引起其他损伤，指导患者进行床上大小便训练及肢体功能锻炼。

2、术后宣教

（1）体位指导：告知患者及家属腰麻后6小时去枕平卧，以免发生头痛、恶心、呕吐等颅压减低的症状。6小时后卧床休息。术后应置患者于功能位，抬高患肢高于心脏15～20cm，促进血液循环以利消肿。定时自行抬足跟、抬臀、活动踝关节、足趾，做股四头肌的静力收缩练习。

（2）饮食指导：同股骨颈骨折。

（3）疼痛护理指导：患者受伤后即感到疼痛，告知患者疼痛时应用止痛药物，在行手法复位。一般术后第1日疼痛明显，第2日开始逐渐减轻，3日后基本无明显痛感。

（4）功能锻炼指导：指导患者及家属，麻醉消退后，即对肿胀足背进行按摩，并鼓励患者主动活动足趾、踝背伸和膝关节屈曲等活动，以促进血液循环，减轻水肿，促进功能恢复，但应限制踝关节跖屈，以免导致骨折处稳定。双踝骨折从第2周开始，加大踝关节自主活动范围，并辅以被动活动。被动活动时，只能做背伸及跖屈活动，不能旋转及翻转，以免导致骨折不愈合；2周后可扶拐下地轻负重步行；三踝骨折时上述活动步骤可稍晚1周，以预防踝关节僵硬；对于骨质疏松、粉碎性骨折或有明显关节面骨折者，应进行不负重练习，通常3个月以后进行负重练习。

（5）出院健康指导：

1）告知患者进食营养丰富、富含钙质的食物，以促进骨骼的愈合。

2）嘱患者禁止吸烟，以免导致骨折不愈合。

3）指导患者保持心情愉快，劳逸适度。

4）对因踝部存在骨质疏松的骨折患者，每日到户外晒太阳1小时或补充鱼肝油滴剂或维生素D奶、酸奶，以促进钙吸收。

5）向患者讲解功能锻炼的重要性，鼓励患者主动活动足趾，自我练习踝背伸蹬腿或踝背伸膝关节伸屈、抬举等活动。

6）指导患者如关节有僵硬或疼痛，在锻炼的基础上可辅以按摩及理疗，定期摄 X 线片检查，根据骨折愈合情况，确定取出内固定的时间。

【转诊条件】

踝开放骨折伴血管神经损伤，合并全身重要脏器损伤

（唐佩福　王　宁　李　佳）

第七节　上肢周围神经损伤

一、臂丛损伤

【概述】

臂丛损伤多由于臂丛遭遇牵拉暴力所致。其损伤类型通常可分为上干型损伤、下干型损伤和全臂丛损伤。臂丛由颈$_{5\sim8}$神经及胸$_1$神经的前支组成，其中颈$_{5,6}$神经组成上干，颈$_7$神经形成中干，颈$_8$、胸$_1$神经组成下干，经反复组合最终形成腋神经、肌皮神经、桡神经、正中神经和尺神经支配上肢的感觉和运动功能。臂丛损伤致残率高，常伴发于某些高能量损伤，临床诊疗中应给予高度的重视。

【诊断要点】

（一）病史与体检

1. 病史　①成人臂丛损伤往往有明确的外伤史，如车祸伤，皮带牵拉伤，高空坠落等。②小儿臂丛损伤常可追及体重过大、产程不顺、宫内缺氧、产钳助产等病史。③患肢感觉活动受限症状自受伤后无明显改善或部分改善后再无进展。

2. 体格检查　①患肢肌肉萎缩，周径变细，可有方肩畸形，铲形手畸形等。②患肢感觉减退：沿三角肌表面→上臂桡侧→前臂尺、桡侧→各手指依序进行，采取双侧对比，记录感觉减退的具体区域及程度。③患肢运动障碍：沿耸肩→肩外展、内收→屈伸肘、腕→前臂旋

前、旋后→各指屈、伸、内收、外展→拇指屈伸、外展、对掌依序进行，采取双侧对比，记录各主要肌肉肌力减退程度。④锁骨上或锁骨下臂丛损伤处 Tinel 征（＋）。⑤存在根性损伤或节前损伤时，可有 Horner 征（＋）：患侧眼睑下垂、眼裂变窄、瞳孔缩小、额面部无汗。

（二）辅助检查

1. 肌电图 电生理检查对臂丛损伤的诊断有重要意义。检查中，应对臂丛干、束所支配肌肉、肩胛带肌群、肢体肌群做全面检查。此外，还应对膈神经、副神经进行功能测定，以辅助诊断和治疗。

2. 臂丛 MRI 神经根撕脱、鞘膜囊破裂时，椎管内的脑脊液会由蛛网膜下腔流出，沿臂丛根扩散至椎管外，臂丛 MRI 检查中可见患侧脑脊液漏及臂丛束中断或损伤征象。

（三）鉴别诊断

1. 臂丛炎 多见于小儿，一般无外伤史。在症状出现前常有特殊病史，如发热、手足口病等。

2. 周围神经卡压性疾病 无外伤史。多表现为单一神经受累症状，且症状明显轻于臂丛损伤，肌电图检查多可明确提示神经卡压部位。

3. 中枢性疾病 有相关脑出血、脑梗死等病史。多有其他肢体受累表现，肌电图检查可予鉴别。

【治疗】

（一）非手术治疗

对常见的牵拉性臂丛节后损伤，早期以保守治疗为主，可行神经营养治疗（维生素 B_1、维生素 B_6、维生素 B_{12} 等），局部理疗（电刺激、磁疗等），并进行患肢功能锻炼，防止关节挛缩。观察时期一般在 3 个月左右。

（二）手术治疗

1. 适应证 ①开放性损伤，切割伤、枪弹伤、手术伤、药物性损伤。②对撞伤、牵拉伤、压砸伤，如已明确为节前损伤者。③下述情况的节后损伤：保守治疗 3 个月无明显功能恢复；跳跃式功能恢复；功能恢复过程中3个月无任何进展。④产伤者：出生后3～6个月内肱二头肌无恢复或仅部分恢复。

2. 术前准备 ①完善常规术前检查；②患肢肌电图检查；③患侧膈神经、副神经功能测定。

3. 手术方式（表4-1-1）

表4-1-1 臂丛损伤手术方式

$C_{5,6}$ 根性撕脱	膈神经→上干前股或肌皮神经
	副神经→肩胛上神经
	颈丛神经运动支→上干后股或腋神经
$C_{5,6,7}$ 根性撕脱	膈神经→上干前股或肌皮神经
	副神经→肩胛上神经
	颈丛神经运动支→上干后股或腋神经
	肋间神经→胸背神经或桡神经
	（当该两神经功能丧失时才能应用）
C_8、T_1 根性撕脱	膈神经→正中神经内侧根
	第3、4、5、6肋间神经感觉支→正中神经外侧根
	第3、4、5、6肋间神经运动支→尺神经
	颈丛神经运动支、副神经→前臂内侧皮神经
$C_{7,8}$、T_1 根性撕脱	膈神经→正中神经内侧根
	第3、4、5、6肋间神经感觉支→正中神经外侧根
	第3、4、5、6肋间神经运动支→尺神经
	颈丛神经运动支、副神经→前臂内侧皮神经
	第7、8肋间神经→胸背神经

续表

全臂丛撕脱	膈神经→上干前股或肌皮神经
	副神经→肩胛上神经
	颈丛神经运动支→腋神经
	第 3、4、5、6 肋间神经→桡神经
	第 7、8 肋间神经→胸背神经或前臂内侧皮神经
	健侧颈 7 神经根→患侧尺神经远端（Ⅰ期）
	尺神经近端→正中神经（Ⅱ期）

【诊治要点】

术前应明确臂丛损伤是否存在、损伤部位及损伤性质：

1. 臂丛损伤的诊断标准　①上肢五大神经中任何两组的联合损伤（非同一平面的切割伤）②手部三大神经中任何一根合并肩关节或肘关节功能障碍（被动活动正常）③手部三大神经中任何一根合并前臂内侧皮神经损伤（非切割伤）。

2. 损伤部位　主要对损伤位于锁骨上还是锁骨下进行定位。体格检查中，注意分别检查胸大肌锁骨部、胸肋部及背阔肌的功能，临床上一般以胸大肌锁骨部代表颈$_{5,6}$神经根，胸大肌胸肋部代表颈$_8$胸$_1$神经根，背阔肌代表颈$_7$神经根。通过检查胸大肌和背阔肌功能对臂丛损伤部位做出预估。当胸大肌锁骨部的肌张力正常时，一般认为臂丛损伤部位在外侧束以下，如肌张力明显减弱或肌肉萎缩，考虑上干或颈$_{5,6}$神经根损伤。当胸大肌胸肋部的肌张力正常时，一般认为臂丛损伤部位在内侧束以下，如有功能障碍，则损伤考虑在内侧束以上。当背阔肌肌张力正常时，损伤部位考虑在后束以下。此外，也可参考冈上、下肌功能，如其功能异常，则考虑臂丛根以上损伤。

1

3. 定位诊断　通过检查各块肌肉运动功能及各区皮肤感觉功能，先将损伤定位于各单一神经，再按照各神经在臂丛中的来源，进行组合诊断，将损伤定位于具体部位。如腋神经合并肌皮神经损伤症状时，考虑臂丛上干损伤；腋神经合并桡神经损伤症状时，考虑后束损伤；肌皮神经合并正中神经损伤症状时，考虑外侧束损伤；正中神经合并尺神经损伤症状时，考虑内侧束或下干的损伤。

4. 鉴别节前、节后损伤　节前损伤唯一的治疗方法为早期行神经移位，而节后损伤，除明确的完全性断裂外，均可行 3 个月的保守治疗，因而在诊断中应予明确。节前损伤的病史往往暴力严重，伴有昏迷史，损伤后烧灼性疼痛严重，斜方肌可有明显萎缩，耸肩受限，Horner 征（＋）。肌电图检查中可见 SEP 消失而 SNAP 存在。

【健康教育】

对于符合手术适应证的患者，应予教育，明确该类臂丛损伤在保守治疗条件下，无功能恢复的可能，需行手术治疗。且手术应及早进行，避免损伤时间过长，神经运动终板变性，失去功能恢复的机会。

决定接受手术的患者，应充分告知其臂丛损伤的严重性，避免患者对预后的预期过高。且术后恢复时间较长，疗效不一，恢复的效果与患者康复训练的情况有密切的关系，应嘱其在术后尽可能进行系统的、长期的、专业的功能康复训练，并配合建立完善的随访体系。

【转诊条件】

一般来说，臂丛损伤患者转诊不需要特殊条件，患者神清，有自理能力，往往可自行来院就诊。对于车祸、坠落或机器伤所致的新发臂丛损伤，患者可能存在其他合并损伤，如脏器破裂、多发骨折、颅脑损伤、失血休克或其他危及生命的情况，转诊时应予对症处理。此外，如新发臂丛损伤疼痛剧烈，造成患者躁动，对于其转诊时安全有影响者，可行必要的镇静或镇痛处理。

二、桡神经损伤

【概述】

桡神经来自臂丛后束，行腋动脉之后，在肩胛下肌、大圆肌表面斜向后下，经肱骨桡神经沟至臂外侧，沿肱三头肌外侧头下行，然后在肱肌与肱桡肌之间至肘前外侧，于肱肌与桡侧腕长伸肌之间进入前臂，分成深、浅两支。浅支与桡动脉伴行，在肱桡肌深面于桡骨茎突上5cm转向背侧，至手背桡侧及桡侧三个半手指皮肤。深支又称骨间背侧神经，绕桡骨颈、穿旋后肌入前臂背侧。桡神经在上臂分支支配肱三头肌，在肘部支配肱桡肌、桡侧腕长伸肌，其深支配桡侧腕短伸肌，旋后肌、尺侧腕伸肌、指总伸肌、示指和小指固有伸肌、拇长展肌和拇长、短伸肌。

【诊断要点】

（一）病史与体检

1. 桡神经在肱骨桡神经沟处紧贴骨面，该处骨折时容易引起桡神经损伤，桡神经深支在桡骨颈处紧贴骨面，孟氏骨折及桡骨上1/3处发生骨折处容易损伤桡神经深支。

2. 桡神经在肱骨中、下1/3处桡神经沟处紧贴骨面，该处骨折时容易引起桡神经损伤，表现为伸腕、伸拇、伸指、前臂旋后障碍及手背桡侧（虎口区）感觉异常。典型的畸形是垂腕。若为桡骨头脱位所致的桡神经深支损伤，因桡侧腕长伸肌功能完好，伸腕功能基本正常，而仅有伸拇、伸指障碍，无手部感觉障碍。

（二）辅助检查

肌电检查和体感诱发电位对于判断神经损伤的部位和程度、帮助观察损伤神经再生及恢复情况有重要价值，对于闭合神经损伤可利用超声检查确定连续性是否存在。

（三）鉴别诊断

桡神经闭合损伤区别于前臂其他神经损伤可依靠肌电图。桡神经在肘上损伤时，表现为伸腕、伸拇、伸指、

1

前臂旋后障碍及手背桡侧（虎口区）感觉异常。典型的畸形是垂腕。桡神经深支损伤，因桡侧腕长伸肌功能完好，伸腕功能基本正常，而仅有伸拇、伸指障碍，无手部感觉障碍，桡神经浅支损伤时其支配的虎口区皮肤麻木为典型症状。尺神经损伤典型临床表现是尺侧一个半手指感觉减退，环、小指爪形手畸形及手指内收、外展障碍和 Froment 征（＋）。肘上损伤除以上表现外另有环、小指末节屈曲功能障碍，一般仅表现为屈曲无力。正中神经损伤的典型临床表现是手指桡侧三个半手指掌侧感觉减退，腕部损伤时所支配的鱼际肌和蚓状肌麻痹及所支配的手部感觉障碍。临床表现主要是拇指对掌功能障碍，肘上损伤则所支配的前臂肌亦麻痹。除上述表现外，另有拇指、示指和中指的屈曲功能障碍。

【诊治要点】

根据病史及典型体征可诊断开放性桡神经损伤，闭合性损伤除参考临床表现外，桡神经支配区域的肌电图对于确定桡神经的损伤水平具有重要意义。

【治疗】

肱骨骨折所致桡神经损伤多为挤压、挫伤，应首先复位骨折、固定，观察 2~3 个月。若肱桡肌功能恢复，则可继续观察，否则应手术探查。晚期功能不恢复者，可行肌腱移位重建伸腕、伸拇、伸指功能，效果良好。

【健康教育】

患者神经损伤时手术应及早进行，争取一期修复，避免损伤时间过长，神经运动终板变性，失去功能恢复机会，所以患者外伤时，如果出现相应的神经症状，需及时到医院就诊。神经修复后需要 1 个月才能通过吻合口，以后以 1mm/d 的速度向远端长入，故损伤部位越高，恢复时间越长，当神经长入靶肌肉时支配该肌肉的运动终板已变性，肌肉发生不可逆萎缩，将遗留功能障碍，必要时需行功能重建，如伸腕伸指伸拇功能重建。神经损伤修复后支配区感觉一般可恢复。

【转诊条件】

桡神经浅支支配虎口区感觉，单纯桡神经浅支损伤的手术修复要求较低，其他位置的桡神经损伤会影响到上肢的功能，应由专业手外科医生治疗。

三、正中神经损伤

【概述】

正中神经由臂丛内、外侧束的正中神经内、外侧头组成，于喙肱肌起点附近移至腋动脉前方，随后行肱动脉内侧与之伴行。在肘前方，通过肱二头肌腱膜下方进入前臂，经过旋前圆肌肱骨头与尺骨头之间，下行于指浅屈肌与指深屈肌之间，至前臂远端于桡侧腕屈肌腱与掌长肌腱之间经腕管到手掌。正中神经上臂段无分支，前臂段有很多分支，支配旋前圆肌、指浅屈肌、桡侧腕屈肌、掌长肌、示、中指指深屈肌、拇长屈肌、旋前方肌。在手掌部支配拇短展肌、拇短屈肌外侧头、拇指对掌肌和1、2蚓状肌。3条指掌侧总神经支配桡侧3个半手指掌面和近侧指关节以远背侧的皮肤。

【诊断要点】

（一）病史与体检

1. 正中神经于腕部及肘部位置表浅，易受损伤，特别是腕部切割伤较多见。

2. 正中神经在肘上无分支，其损伤可分为高位损伤（肘上）和低位损伤（腕部）。腕部损伤时所支配的鱼际肌和蚓状肌麻痹及所支配的手部感觉障碍，临床表现主要是拇指对掌功能障碍和手的桡侧半感觉障碍，特别是示、中指远节感觉消失，而肘上损伤则所支配的前臂肌亦麻痹。除上述表现外，另有拇指、示指和中指的屈曲功能障碍。

（二）辅助检查

肌电检查和体感诱发电位对于判断神经损伤的部位和程度、帮助观察损伤神经再生及恢复情况有重要价值，对于闭合神经损伤可利用超声检查确定连续性是否存在。

（三）鉴别诊断

正中神经闭合损伤区别于前臂其他神经损伤可依靠肌电图，正中神经损伤的典型临床表现是手指桡侧三个半手指掌侧感觉减退，腕部损伤时所支配的鱼际肌和蚓状肌麻痹及所支配的手部感觉障碍，临床表现主要是拇指对掌功能障碍，肘上损伤则所支配的前臂肌亦麻痹。除上述表现外，另有拇指、示指和中指的屈曲功能障碍。尺神经损伤典型临床表现是尺侧一个半手指感觉减退，环、小指爪形手畸形及手指内收、外展障碍和 Froment征（+），肘上损伤除以上表现外另有环、小指末节屈曲功能障碍，一般仅表现为屈曲无力。桡神经在肘上损伤时，表现为伸腕、伸拇、伸指、前臂旋后障碍及手背桡侧（虎口区）感觉异常。典型的畸形是垂腕。桡神经深支损伤，因桡侧腕长伸肌功能完好，伸腕功能基本正常，而仅有伸拇、伸指障碍，无手部感觉障碍。桡神经浅支损伤时其支配的虎口区皮肤麻木为典型症状。

【诊治要点】

根据病史及典型体征可诊断开放性正中神经损伤，闭合性损伤除参考临床表现外，正中神经支配区域的肌电图对于确定正中神经的损伤水平具有重要意义。

【治疗】

正中神经挤压所致闭合性损伤，应予短期观察，如无恢复表现则应手术探查。如为开放性损伤应争取一期修复，错过一期修复者，伤口愈合后应尽早手术修复。神经修复后感觉功能一般都能恢复，拇示中指的屈曲及拇指的对掌功能不能恢复者可行肌腱移位修复。

【健康教育】

患者神经损伤时手术应及早进行，争取一期修复，避免损伤时间过长，神经运动终板变性，失去功能恢复机会，所以患者外伤时，如果出现相应的神经症状，需及时到医院就诊。神经修复后需要 1 个月才能通过吻合口，以后以 1mm/d 的速度向远端长入，故损伤部位越高，恢复时间越长，当神经长入靶肌肉时支配该肌肉的运动终板已变性，肌肉发生不可逆萎缩，将遗留功能障碍，必要时需行功能重建，如拇对掌功能重建。神经损伤修复后支配区感觉一般可恢复。

【转诊要求】

正中神经损伤后如处理不及时易导致手的功能受影响，修复损伤的正中神经要求较高，尤其对于外伤所致的正中神经完全断裂应在显微镜下进行修复，对于无手外科专业医生及显微设备的医院应转诊具备相关条件的医院。

四、尺神经损伤

【概述】

尺神经为臂丛内侧束延续，于肱动脉内侧下行，在上臂中段逐渐转向背侧，经肱骨内上髁后侧的尺神经沟，穿尺侧腕屈肌尺骨头与肱骨头之间，于尺侧腕屈肌与指深屈肌间进入前臂掌侧，再与尺动脉伴行，在前臂段分支支配尺侧腕屈肌、环、小指指深屈肌。在尺侧腕屈肌桡侧深面至腕部，在腕上5cm发出手背支支配手背尺侧皮肤。尺神经穿豌豆骨与钩骨之间的腕尺管（Guyon管）即分为深、浅支，深支穿小鱼际肌进入手掌深部，支配小鱼际肌、全部骨间肌及3、4蚓状肌及拇收肌和拇短屈肌内侧头，浅支支配手掌尺侧及尺侧一个半手指的皮肤感觉。

【诊断要点】

（一）病史与体检

1. 尺神经于腕部及肘部位置相对表浅，易受损伤，特别是腕部切割伤较多见。

2. 尺神经腕部损伤主要表现为骨间肌、蚓状肌、拇收肌麻痹所致环、小指爪形手畸形及手指内收、外展障碍和 Froment 征（＋）以及手部尺侧半和尺侧一个半手指感觉障碍，特别是小指感觉消失。肘上损伤除以上表现外另有环、小指末节屈曲功能障碍，一般仅表现为屈曲无力。

（二）辅助检查

肌电检查和体感诱发电位对于判断神经损伤的部位和程度、帮助观察损伤神经再生及恢复情况有重要价值，对于闭合神经损伤可利用超声检查确定连续性是否存在。

（三）鉴别诊断

尺神经闭合损伤区别于前臂其他神经损伤可依靠肌电图。尺神经损伤典型临床表现是尺侧一个半手指感觉减退，环、小指爪形手畸形及手指内收、外展障碍和Froment 征（＋），肘上损伤除以上表现外另有环、小指末节屈曲功能障碍，一般仅表现为屈曲无力。正中神经损伤的典型临床表现是手指桡侧三个半手指掌侧感觉减退。腕部损伤时所支配的鱼际肌和蚓状肌麻痹及所支配的手部感觉障碍，临床表现主要是拇指对掌功能障碍。肘上损伤则所支配的前臂肌亦麻痹，除上述表现外，另有拇指、示指和中指的屈曲功能障碍。桡神经在肘上损伤时，表现为伸腕、伸拇、伸指、前臂旋后障碍及手背桡侧（虎口区）感觉异常。典型的畸形是垂腕，桡神经深支损伤，因桡侧腕长伸肌功能完好，伸腕功能基本正常，而仅有伸拇、伸指障碍，无手部感觉障碍，桡神经浅支损伤时其支配的虎口区皮肤麻木为典型症状。

【诊治要点】

根据病史及典型体征可诊断开放性尺神经损伤，闭合性损伤除参考临床表现外，尺神经支配区域的肌电图对于确定尺神经的损伤水平具有重要意义。

【治疗】

尺神经损伤修复后手内在肌功能恢复较差，特别是高位损伤，除应尽早修复神经外，腕部尺神经运动与感觉已分成束，可采用神经束缝合，以提高手术效果，晚期功能重建主要是纠正爪形手畸形。

【健康教育】

患者神经损伤时手术应及早进行，争取一期修复，避免损伤时间过长，神经运动终板变性，失去功能恢复机会，所以患者外伤时，如果出现相应的神经症状，需及时到医院就诊。神经修复后需要 1 个月才能通过吻合口，之后以 1mm/d 的速度向远端长入，故损伤部位越高，恢复时间越长，当神经长入靶肌肉时支配该肌肉的运动终板已变性，肌肉发生不可逆萎缩，将遗留功能障碍，必要时需行功能重建，如纠正爪形手畸形。神经损伤修复后支配区感觉一般可恢复。

【转诊要求】

相对于其他外周神经损伤，尺神经损伤后的恢复效果最差，尤其尺神经在腕部分为感觉支和运动支，神经修复要求极高，一般确诊尺神经损伤后应由专业手外科治疗。

（邵新中）

第八节　骨筋膜室综合征

【概述】

骨筋膜室是由骨、骨间膜、肌间隔及深筋膜所构成。骨筋膜室综合征是指骨筋膜室内的肌肉和神经因急性缺血、缺氧而产生的一系列早期症候群。又称急性筋膜间室综合征、骨筋膜间隔区综合征。最多见于前臂掌侧和小腿。

【诊断要点】

（一）病史与体检

1. 病史

（1）外伤史：例如挤压伤、重物打击以及肢体长时间受压，骨折。

（2）主要症状：骨筋膜室综合征临床表现以局部疼痛为主，创伤后肢体持续性剧烈疼痛，且进行性加剧，为本征最早期的症状，是骨筋膜室内神经受压和缺血的重要表现。只在肌肉缺血较久，已发生广泛坏死时，才出现全身症状，体温升高、脉率增快、血压下降，白细胞计数增多，血沉加快，尿中出现肌球蛋白等。

2. 体格检查

（1）患肢感觉异常：神经组织对缺血最敏感，感觉纤维出现症状最早，必须对此予以足够重视，及时诊断和处理。至晚期，当缺血严重，神经功能丧失后，感觉即消失，即无疼痛。

（2）被动牵涉痛：被动牵拉受累肌肉出现疼痛（肌肉被动牵拉实验阳性）。指或趾呈屈曲状态，肌力减弱。被动牵伸指或趾时，可引起剧烈疼痛，为肌肉缺血的早期表现。

（3）肌肉在主动屈曲时出现疼痛。

（4）筋膜室即肌腹处有压痛。

（5）缺血性肌挛缩和坏疽。以上情况如未处理，症状和体征也将随之改变，出现缺血性肌挛缩的五个主要临床表现，可记成5个"P"字：①由疼痛（pain）转为无痛；②苍白（pallor）或发绀、大理石花纹等；③感觉异常（paresthesia）；④麻痹（paralysis）；⑤无脉（pulselessness）。

根据缺血程度，分为：①濒临缺血性肌挛缩——缺血早期，及时处理恢复血液供应后，可不发生或仅发生极小量肌肉坏死，可不影响肢体功能。②缺血性肌挛缩——较短时间或程度严重的不完全缺血，恢复血液供应后大部分肌肉坏死，形成挛缩畸形，严重影响患肢功能。③坏疽——广泛、长时间完全缺血，大量肌肉坏疽，常需截肢。如有大量毒素进入血液循环，还可致休克、心律不齐和急性肾衰竭。

（二）辅助检查

1. X线：肌肉丰富部位粉碎骨折。

2. 白细胞计数增多，血沉加快，尿中出现肌球蛋白等。

【治疗】

骨筋膜室综合征一经确诊，应立即切开筋膜减压。早期彻底切开筋膜减压是防止肌肉和神经发生缺血性坏死的惟一有效方法。切不可等到出现"5P"征之后才行切开减压术，从而导致不可逆的缺血性肌挛缩。切开的皮肤一般多因张力过大而不能缝合。可用凡士林纱布松松填塞，外用无菌敷料包好，待消肿后行延期缝合，或应用游离皮片移植闭合伤口。切不可勉强缝合皮肤，失去切开减压的作用。

局部切开减压后，血循环获得改善，大量坏死组织的毒素进入血液循环，应积极防治失水、酸中毒、高血钾症、肾衰竭、心律不齐、休克等严重并发症，必要时还得行截肢术以抢救生命。

（李计东）

第九节 颈 椎 病

一、神经根型颈椎病

【概述】

神经根型颈椎病临床较为常见，主要是指由于颈椎间盘、椎间关节退行性改变累及相应节段颈神经根而出现的根性压迫或刺激的症状和体征。其中退行性改变的病理特征主要为颈椎间盘退变突出、相应节段椎体后缘骨赘形成或钩椎关节骨质增生等。其发病多为单侧，亦可为双侧，起病缓慢，以长期伏案工作、机动车驾驶员及长时间低头等不良姿势者多发。表现为与颈脊神经根分布相一致的感觉、运动及反射障碍。

【诊断要点】

（一）病史与体检

1. 病史

（1）存在定位性神经根性压迫表现，典型的神经根性症状；

（2）范围与神经根所支配区一致；

（3）神经根挤压明显者一般止痛药物无效。

2. 体格检查

（1）受累神经根所支配区与感觉改变、肌力减弱、肌肉压痛、腱反射减弱或消失，痛点封闭无明显效果。

（2）颈部僵直、活动受限，患侧颈部肌肉紧张，棘突、棘突旁、患侧背部肌肉可有压痛，椎间孔部压痛并向患侧上肢放射。

（3）臂丛神经牵拉试验阳性。

（4）压颈试验/椎间孔挤压试验阳性。

（5）头部叩击试验阳性。

（6）定位神经根受压所导致的神经所害。

（二）辅助检查

1. 颈椎正侧位、颈椎过屈过伸位　病变节段椎间隙变窄，椎体上、下缘及钩椎关节骨质增生骨赘形成；侧位片可见颈椎序列改变；过伸过屈侧位片可有颈椎不稳定；双斜位片可见颈椎椎间孔骨质增生或变窄。

2. CT、MRI、椎间盘造影　CT 可以显示病变节段椎体后缘、钩椎关节骨质增生骨赘形成以及是否存在后纵韧带骨化。MRI 病变节段椎间盘退变突出，后纵韧带、黄韧带增厚，椎体后缘、钩椎关节骨质增生骨赘形成、一侧或双侧神经根及部分硬膜囊受压，可观察到脊髓局部高信号改变。椎间盘造影已被 MRI 所取代。

3. 四肢肌电图＋胸锁乳突肌肌电图＋体感诱发电位　对于 MRI 提示多节段病变患者，有助于明确责任神经节段；并有助于与其他神经病变相鉴别。

（三）鉴别诊断

1. 脊髓型颈椎病　单侧或双侧感觉异常、肌张力高、腱反射亢进、病理征阳性。

2. 颅脑病变　头颅 MRI 和 CT 可行鉴别诊断。

3. 颈椎结核　早期局限性结核可刺激神经根引起上肢放射痛。

鉴别要点：结核有全身反应，X 线或 CT 可见椎体或椎弓根破坏。

4. 椎体肿瘤　痛疼剧烈，夜间加重，患者体质差，影像学可见椎体溶骨性破坏。

5. 椎管内肿瘤　慢性进行性疾病，脊髓 MRI 可助诊断。

【治疗】

（一）非手术治疗

1. 适应证

（1）初次发作或病程较短者；

（2）症状较轻，休息后症状可自行缓解者。

2. 方法

（1）营养神经药物治疗；

（2）颈部制动，颈托固定；

（3）神经功能康复、颈部理疗；

（4）可试行颈椎牵引、加强颈项肌功能锻炼。

（二）手术治疗

1. 适应证

（1）非手术治疗无效或复发，症状较重，影响生活和工作。

（2）神经症状明显，且有加重趋势。

（3）椎间盘纤维环完全破裂，髓核碎片突出至椎管。

2. 禁忌证

（1）严重基础疾病（心功能差 - EF < 50%、严重 COPD、电解质紊乱等）；

（2）合并肿瘤、结核、布鲁氏杆菌病；

（3）椎间盘炎。

3. 术前准备

（1）完善常规术前化验：血常规、尿常规、生化全项、血凝分析、血型、术前八项。

（2）影像学检查：胸片、心电图、颈椎正侧位及颈椎过伸过屈位片、颈椎间盘 CT、颈椎 MRI（间盘）、四肢肌电图 + 体感诱发电位、双下肢深静脉彩超、颈动脉彩超（除外动脉斑块）、头颅 MRI + MRA（排除颅脑病变）。

（3）禁食水 6 小时以上、适当补液；对于高血压病患者，口服利血平为手术禁忌，术前停药至少1周（长期服用利血平，通过耗竭神经递质产生降压效果，引起严重低血压，用麻黄碱与多巴胺无效，同时利血平可加重中枢镇静。术中出现大出血或低血压时，术前没有及时停利血平，血压将很难提升与维持，可导致严重后果）。

4. 经典手术方式

（1）颈椎前路椎间盘切除减压融合内固定术（ACDF）。

（2）颈椎前路椎体次全切除减压融合内固定术（ACCF）。

（3）颈前路椎间盘切除减压人工间盘植入术。

（4）颈椎后路椎板切除术。

（5）颈椎后路椎板成形术。

（6）颈后路减压内固定术。

（7）颈椎经皮微创手术：通过经皮微创椎间盘切除、椎间盘射频消融、经皮后路微创神经根管减压椎间盘切除术可彻底治疗的神经根型颈椎病。

5. 手术常见并发症

（1）感染：是较为严重的并发症，处理及时可以治愈且无后遗症。保守治疗无效，需再次手术冲洗椎间隙。

（2）喉返神经及喉上神经损伤：呛水和吞咽困难、声音嘶哑、发音不清。

（3）甲状腺中动脉及甲状腺上动脉损伤：损伤后可能引起甲状腺及脊髓功能的不正常，进而产生一系列临床表现。

（4）椎动脉的损伤：椎动脉损伤若出现大出血而不能修补者，则可行结扎性手术，对侧会逐渐代偿。

（5）神经根和脊髓的损伤：术中及时大剂量激素的应用会减少脊髓的损伤。

（6）脑脊液瘘：若术中发现或认为有可能发生CSFL，要仔细修补硬脊膜，多层严密缝合，并常规放置引流管引流。

6. 术后康复

（1）术后第 1 天颈托固定下地活动。

（2）颈后路患者术后 6~7 天下地活动。

（3）术后 2~3 个月可恢复轻度工作，术后半年应避免重体力劳动。

【诊治要点】

1. 诊断要点 单侧或双侧感觉异常、肌张力高、腱反射亢进、病理征阳性。

2. 影像学检查 MRI 和 CT 较 X 线更好的显示病变的位置和程度。

3. 保守治疗为首选，无效时选择手术。

4. 根据患者病变特点、基础疾病情况等综合考虑手术方案。

5. 手术要点 减压时需谨慎，避免伤及血管及神经根；若发生硬膜损伤，需严密缝合，避免术后脑脊液漏。

【健康教育】

1. 心理指导 本病为慢性过程，症状逐渐加重或时好时坏，患者随病情变化而出现不同的情绪波动，产生焦虑、紧张情绪，安慰患者，告知该病的病因、预防、治疗及护理方法以取得信任及配合。

2. 饮食指导 少食多餐，多吃蔬菜，水果及豆类食品，肉及脂肪含量较高的食物尽量不吃。少食刺激性食物，如辣椒、蒜等。戒烟、戒酒。

3. 卧床休息 缓解颈椎承受的纵向压力。

4. 颈椎牵引 可缓解颈部肌肉痉挛，利于脱出的椎间盘还纳。

5. 佩戴颈托 减少颈部活动，减轻颈部肌肉劳损，缓解间隙压力。

6. 介绍用药情况 根据不同时期病情严重程度选用镇痛剂、抗生素、糖皮质激素、维生素、血管扩张剂及免疫制剂等。

1

7. 肌肉功能锻炼指导　功能锻炼时，血液循环加速，促进局部消肿及神经肌肉活动功能的恢复。

8. 出院指导　停止治疗后应继续休息 1～2 个月，期间坚持四肢活动及肌肉功能锻炼。教会出院患者正确的生活姿势，杜绝无准备的低头、持重物、急转、猛蹲、骤起等动作，防止再次受伤。体力劳动者、长途旅行时应戴颈托，减少同一体位工作时间，注意劳逸结合的原则，避免易引起复发的因素，从而有效地降低复发率。

【转诊条件】

1. 老年患者，基础疾病严重，无法耐受长时间手术；

2. 椎间盘脱出致椎间孔，神经症状较重，前路手术或后路手术取出困难；

3. 术后感染控制不佳；

4. 术后发生脑脊液漏，反复换药无好转，有可能发生颅内感染者。

二、脊髓型颈椎病

【概述】

脊髓型颈椎病是由于颈椎间盘退变、突出刺激或压迫脊髓而出现的一系列包括四肢感觉、运动、反射以及大小便功能障碍综合征。

【诊断要点】

（一）病史与体检

1. 病史

（1）四肢或单侧肢体运动障碍；

（2）四肢或单侧肢体麻木：由于脊髓丘脑束同时受累所致。该束纤维排列顺序与前者相似，自内向外为颈、上肢、胸、腰、下肢和骶部的神经纤维；

（3）大小便功能障碍。

2. 体格检查

（1）颈部活动受限；

（2）单侧或双侧肢体感觉异常；

（3）肌张力高、腱反射亢进（肱二头肌、肱三头肌腱反射；膝腱反射）；

（4）病理征阳性：Hoffmann 征、Babinski 征；踝阵挛、髌阵挛阳性；

（5）屈颈试验（＋）。

（二）辅助检查

同"神经根型颈椎病"。

（三）鉴别诊断

神经根型颈椎病 存在定位性神经根性压迫表现，典型的神经根性症状，且范围与神经根所支配区一致。神经根挤压明显者一般止痛药物无效。

其他需要鉴别的疾病同"神经根型颈椎病"。

【治疗】

（一）非手术治疗

同"神经根型颈椎病"。

（二）手术治疗

经典手术方式

（1）颈椎前路椎间盘切除减压融合内固定术（ACDF）。

（2）颈椎前路椎体次全切除减压融合内固定术（ACCF）。

（3）颈前路椎间盘切除减压人工间盘植入术。

（4）颈椎后路椎板切除术。

（5）颈椎后路椎板成形术。

（6）颈后路减压内固定术。

适应证、禁忌证、术前准备、手术常见并发症、术后康复同"神经根型颈椎病"。

【诊治要点、健康教育】

同"神经根型颈椎病"。

【转诊条件】

1. 老年患者，基础疾病严重，无法耐受长时间手术；

2. 脊髓压迫严重，出现 MRI 高信号等缺血变性表现；

3. 术后感染控制不佳；

4. 术后发生脑脊液漏，反复换药无好转，有发生颅内感染可能者。

（丁文元　王　辉）

第十节　腰椎间盘突出症

【概况】

腰椎间盘突出症（LDH）是指腰椎间盘脱水退行性改变后，在外力因素下纤维环破裂，髓核组织从破裂处突出于后方椎管内，导致相邻神经根遭受化学炎症刺激或物理压迫，从而产生腰部疼痛，下肢麻木、疼痛等一系列症状。临床以腰$_{4\sim5}$、腰$_5\sim$骶$_1$发病率最高。

【诊断要点】

1. 临床诊断依据

（1）病史：腰痛伴一侧下肢后方的放射痛，往往有外伤史或者弯腰活动等诱因；弯腰、咳嗽等均加重腰痛和放射痛；活动后疼痛加剧，休息后减轻，多数患者习惯采用侧卧位并屈曲患肢以减轻疼痛。

（2）体格检查：①直腿抬高试验阳性；②脊柱活动受限，前后屈伸时出现一侧的下肢放射痛；③腰部压痛伴放射痛，椎间盘突出部位患侧棘突旁有局限性压痛伴同侧下肢放射痛；④腰肌保护性紧张，腰椎前凸减小，可伴侧凸畸形；⑤神经系统查体：相应节段感觉减退，肌力减弱，腱反射及病理反射异常。

2. 辅助检查

（1）腰椎正侧位及屈伸动力位片：平片不能作为确诊依据，用于排除腰椎结核、骨关节炎、骨折、肿瘤、腰椎滑脱等疾病，并可助于判断是否存在峡部裂及腰椎不稳。

（2）CT、MRI、椎间盘造影：结合临床可明确诊断及突出部位。

3. 鉴别诊断

（1）腰椎小关节紊乱：腰椎上下关节突关系不正常时，由于滑膜炎症产生腰痛，有时可伴有放射痛，多数不超过膝关节，不伴神经体征。鉴别困难时可对病变小关节突予诊断性封闭治疗。

（2）腰椎管狭窄：间歇性跛行症状明显，主诉多而体征少。

（3）腰椎结核：早期局限性腰椎结核可刺激神经根引起下腰痛及下肢放射痛。结核有全身反应，X 线或 CT 可见椎体或椎弓根破坏。

（4）椎体肿瘤：疼痛剧烈，夜间加重，患者体质差，影像学可见椎体溶骨性破坏。

（5）椎管内肿瘤：慢性进行性疾病，脊髓 MRI 可助诊断。

【治疗】

1. 非手术治疗 卧硬板床休息，加强腰背肌锻炼。辅以理疗、NSAIDS 类药物及牵引治疗。

2. 手术治疗

（1）适应证：非手术治疗无效或复发，症状较重，影响生活和工作；神经症状明显，且有加重趋势；椎间盘纤维环完全破裂，髓核碎片突出至椎管者；马尾综合征，中央型腰椎间盘突出伴有会阴区麻木，大小便障碍者；合并明显腰椎管狭窄患者。

（2）术前准备：完善常规术前检查，行腰椎正侧位、CT、MRI，必要时加做腰椎双斜位及前屈后伸相，影像学检查结合临床明确病变节段。

（3）经典手术方式：单纯椎间盘突出患者行髓核摘除术，合并椎管狭窄患者需根据椎管狭窄情况做充分减压，若术前合并脊柱不稳或减压手术后脊柱不稳者可行内固定。

（4）腰椎间盘突出症的微创手术治疗：利用显微

1

镜、椎间盘镜或者椎间孔镜切除突出的椎间盘，可减少损伤并获得与开放手术类似的手术效果。

（5）术后康复：髓核摘除术后1天可下地活动；椎管减压内固定患者术后2～3天下地活动；术后2～3个月可恢复轻度工作，术后半年应避免重体力劳动。

【注意要点】

1. 特殊类型腰椎间盘突出症　极外侧型椎间盘突出症，脱出或突出的椎间盘组织位于椎弓根内外缘之间或椎弓根外缘以外，压迫了自同一椎间隙水平发出的神经根，从而造成同节段神经根支配区剧烈的下肢放射痛伴腰骶部疼痛，同时还伴有受损神经根支配区不同程度的皮肤感觉或运动功能损伤。好发于 $L_{4/5}$ 节段，其次为 $L_{3/4}$，而 L_5/S_1，$L_{2/3}$ 较少发生。由于以往对这一特殊病症认识不足，故临床上常漏诊、误诊，随着 CT、MRI 等影像学技术的发展，极外侧型椎间盘突出症的确诊率已大幅提高。

2. 马尾综合征患者应急诊手术，术后疗效较普通椎间盘突出症差。

3. CT 检查可以了解腰椎间盘突出的方向，压迫的程度及与脊髓神经根的关系；MRI 可以确定椎间盘与神经根之间的关系，了解椎间盘及椎体本身的退变，排除其他椎管内占位病变。

（郜　勇）

第十一节　腰椎管狭窄症

【概述】

腰椎管狭窄症是指由于先天或后天因素所致的腰椎椎管或椎间孔狭窄，进而引起腰椎神经组织受压、血液循环障碍，出现以臀部或下肢疼痛、神经源性跛行、伴或不伴腰痛症状的一组综合征。

【诊断要点】

一、病史与体检

1. 病史

（1）神经源性间歇性跛行。

（2）弯腰、咳嗽等均加重腰痛和放射痛。

（3）活动后疼痛加剧，休息后减轻。

（4）单侧或双侧下肢疼痛、麻木、酸胀等不适。

2. 体格检查

（1）脊柱活动受限，腰部压痛伴放射痛。

（2）棘突旁有局限性压痛，伴或不伴下肢放射痛。

（3）腰肌保护性紧张，腰椎前凸减小，可伴侧凸畸形。

（4）神经系统查体：相应节段感觉减退，肌力减弱，腱反射及病理反射异常。

（5）直腿抬高试验及加强试验（–）。

（6）股神经牵拉试验（–）。

二、辅助检查

1. 腰椎正侧位及屈伸动力位片　　X线片不能作为确诊依据，用于排除腰椎结核、骨关节炎、骨折、肿瘤、腰椎滑脱等疾病，并可助于判断是否存在峡部裂及腰椎不稳。

2. CT、MRI、椎间盘造影　　不可单独使用作为确诊依据，必须结合临床可明确诊断及突出部位。

3. 双下肢肌电图＋体感诱发电位　　不可单独使用作为确诊依据，为临床诊断提供辅助。

三、鉴别诊断

1. 腰椎小关节紊乱　　腰椎上下关节突关系不正常时，由于滑膜炎症产生腰痛，有时可伴有放射痛，多数不超过膝关节，不伴神经体征。

鉴别要点：鉴别困难时可对病变小关节突予诊断性

封闭治疗。

2. 腰椎间盘突出症　腰痛伴下肢神经刺激症状，如疼痛、麻木、酸胀。

鉴别要点：直腿抬高加强试验（＋）或股神经牵拉试验（＋），间歇性跛行不明显。

3. 腰椎结核　早期局限腰椎结核可刺激神经根引起下腰痛及下肢放射痛。

4. 椎体肿瘤　痛疼剧烈，夜间加重，患者体质差，影像学可见椎体溶骨性破坏。

5. 椎管内肿瘤　慢性进行性疾病，脊髓 MRI 可助诊断。

【治疗】

一、非手术治疗

1. 适应证

（1）初次发作或病程较短者；

（2）症状较轻，休息后症状可自行缓解者。

2. 方法

（1）营养神经药物治疗；

（2）腰部制动，腰围固定；

（3）神经功能康复、腰部理疗；

（4）可试行腰椎牵引；

（5）加强腰背肌功能锻炼。

二、手术治疗

1. 适应证

（1）非手术治疗无效或复发，症状较重，影响生活和工作。

（2）神经症状明显，且有加重趋势。

（3）椎间盘纤维环完全破裂，髓核碎片突出至椎管。

（4）马尾综合征，中央型腰椎间盘突出伴有会阴区麻木，大小便障碍。

2. 禁忌证

（1）严重基础疾病（心功能差-EF＜50%、严重COPD、电解质紊乱等）

（2）合并肿瘤、结核、布鲁氏杆菌病

（3）椎间盘炎

3. 术前准备

（1）完善常规术前化验：血常规、尿常规、生化全项、血凝分析、血型、术前八项。

（2）影像学检查：胸片、心电图、腰椎正侧位及腰椎过伸过屈位片、腰椎间盘 CT、腰椎 MRI（间盘）、双下肢肌电图＋体感诱发电位、双下肢深静脉彩超、颈动脉彩超（除外动脉斑块）、头颅 MRI＋MRA（排除颅脑病变）。

（3）禁食水 6 小时以上、适当补液；对于高血压病患者，口服利血平为手术禁忌，术前停药至少一周（长期服用利血平，通过耗竭神经递质产生降压效果，引起严重低血压，用麻黄碱与多巴胺无效，同时利血平可加重中枢镇静。术中出现大出血或低血压时，术前没有及时停利血平，血压将很难提升与维持，可导致严重后果）。

4. 经典手术方式

（1）全椎板减压术

（2）经椎间孔入路腰椎椎间融合术（TLIF）

（3）全椎板减压椎间植骨融合内固定术（PLIF）

（4）通道辅助下经椎间孔入路减压腰椎间融合术（MIS-TLIF）

（5）经椎间孔途径内窥镜下腰椎间盘切除术（TELD）

5. 手术常见并发症：

（1）感染：是较为严重的合并症，处理及时可以治愈且无后遗症。尤其是椎间隙感染给病人带来的痛苦很大，恢复时间长，主要表现是：原有的神经痛和腰腿痛症状消失，5～14 天后发生剧烈的腰痛伴臀部或下腹部

1

抽痛和肌肉痉挛，不能翻身。化验检查往往血沉加快，血象高。MRI可见椎间隙高信号。主张再次手术冲洗椎间隙，术后抗生素使用两周，停药后体温正常，血沉、血象恢复即可拆线出院。

（2）血管损伤：腰椎间盘突出症手术时血管损伤，主要发生在经后路手术摘除椎间盘时造成。血管损伤的原因，多因医生解剖不熟，操作粗暴，髓核钳过深地向前方摘除椎间盘组织，钳夹大血管后造成血管撕裂伤。判断方法为椎间隙内大量出血（有时不明显），持续血压下降。如还不能判断，则应改变体位后行腹腔诊断性穿刺。如有不凝血，应立即在补液输血的同时，开腹行血管修补术。

（3）神经损伤：腰椎间盘突出时，受压神经根本身即因椎间盘组织的压迫，髓核物质的化学性刺激而充血、水肿、粘连等呈不同程度的神经损伤，有的则是因手术操作而引起的神经损伤。神经损伤可分为：硬膜外单根或多根神经损伤、硬膜内马尾神经或神经根损伤，麻醉药物损伤。一旦损伤轻者可在数周内恢复，重者往往需要数月到半年的恢复期。避免方法应是医生的仔细操作。被关节突压紧的神经根，不要再伸进椎板咬骨钳，否则会加重损伤。正确的方法是将关节突磨薄后用神经剥离子掀开最后一层。

1

（4）脏器损伤：腰椎间盘摘除时，单纯脏器损伤少见，几乎均是血管损伤时伴有其他脏器损伤，如输尿管、膀胱、回肠、阑尾等。此并发症偶见于年轻的初学医师。预防方法还是熟悉解剖，轻柔操作。一旦发现损伤应及时修补。

（5）腰椎不稳：在行腰椎间盘切除术的一部分患者中，坐骨神经痛消失而腰痛持续存在，其中一些原因是由于腰椎不稳，表现在腰椎前屈时出现异常活动。所以对于腰痛症状严重的，在功能性运动腰椎摄片时，有明显脊柱异常活动的患者，应行脊柱融合术，解决脊柱不稳定所致的腰痛。

（6）脑脊液瘘或脊膜假性囊肿：多由于经硬膜内手术，硬膜缝合不严，或硬膜切口处不缝合而用明胶海绵覆盖硬膜切口处。脑脊液瘘多在术后第 3 ~ 4 天内发生，除应用大剂量抗菌素及保持切口敷料干净外，局部采取加压包扎措施，即在更换敷料后，将其四周及中央用宽胶布加压固定，约 2 ~ 3 天后可停止，不留后遗症。硬脊膜假性囊肿多在术后几个月内出现腰腿痛，在手术疤痕处或腰骶部有球形囊样物与硬膜粘连。肿物囊壁薄而发亮，呈粉红色，肿物边缘增厚，肿物有微孔和椎管由硬膜下腔相通。压迫囊样肿物，可引起坐骨神经痛。发现脊膜囊样肿物应防止破溃引起蛛网膜下腔感染，并应行硬膜修补术。术后卧床取头低足高位 7 ~ 8 天，待硬膜修补处愈合，手术效果良好。

6. 术后康复

（1）术后第 1 天开始直腿抬高训练，预防神经根粘连，1 周腰围保护下地活动。

（2）椎管减压内固定患者术后 2 ~ 3 天下地活动。

（3）术后 2 ~ 3 个月可恢复轻度工作，术后半年应避免重体力劳动。

【诊治要点】

1. 诊断要点　神经源性间歇性跛行是典型临床表现，直腿抬高试验及加强试验和股神经牵拉试验多为阴性。

2. 影像学检查　MRI 和 CT 较 X 线更好的显示病变的位置和程度。

3. 保守治疗为首选，无效时选择手术

4. 根据患者病变特点、基础疾病情况等综合考虑手术方案。对于稳定性差、减压范围大，合并腰椎不稳患者，需要实施固定融合手术。

5. 手术要点　减压时需谨慎，避免伤及神经根；若发生硬膜损伤，需严密缝合，避免术后脑脊液漏。

【健康教育】

1. 心理指导　本病为慢性过程，症状逐渐加重或时好时坏，患者随病情变化而出现不同的情绪波动，产生焦虑、紧张情绪，护士应安慰患者，告知该病的病因、预防、治疗及护理方法以取得信任及配合。

2. 饮食指导　少食多餐，多吃蔬菜，水果及豆类食品，肉及脂肪含量较高的食物尽量不吃。少食刺激性食物，如辣椒、蒜等。戒烟、戒酒。

3. 卧床休息　卧床可消除体重对椎间盘压力，解除腰椎周围肌肉、韧带对突出间盘挤压、椎间孔扩大，改善局部血液循环，以利病损的修复。方法：睡木板床，铺厚垫，仰卧位休息 1～2 周。卧床期间鼓励患者下床大小便，介绍直线翻身及侧身起床的方法。

4. 腰椎牵引　可缓解腰部肌肉痉挛，利于脱出的椎间盘还纳。

5. 佩戴腰围　减少腰部活动，减轻腰部肌肉劳损，缓解椎间隙内压力。

6. 介绍用药情况　根据不同时期病情严重程度选用镇痛剂、抗生素、糖皮质激素、维生素、血管扩张剂及免疫制剂等。

7. 腰背肌功能锻炼指导　功能锻炼时，血液循环加速，促进局部消肿及神经肌肉活动功能的恢复，同时增强腰背肌力。

8. 出院指导　停止治疗后应继续休息 1～2 个月，期间坚持四肢活动及腰背肌锻炼。有些患者病情稍有好转就投入到工作中，导致治疗效果不佳或愈后复发，为了提高疗效、减少复发，教会出院患者正确的生活姿势，杜绝无准备的弯腰、持重物、急转、猛蹲、骤起等动作，防止再次受伤。体力劳动者、长途旅行时应戴腰围以保护腰部，减少同一体位工作时间，注意劳逸结合的原则，避免易引起复发的因素，从而有效地降低复发率。

【转诊条件】

1. 老年患者，基础疾病严重，无法耐受长时间手术；

2. 椎管狭窄严重，术前发生马尾功能障碍；

3. 术后感染控制不佳;

4. 术后发生脑脊液漏, 反复换药无好转, 有可能发生颅内感染者。

(丁文元)

第十二节 腰椎滑脱

【概述】

脊椎滑脱 (spondylolisthesis) 是由希腊文 spondylo (椎体) 和 listheheis (滑移) 结合而成, 表明上位椎体在下位椎体之上向前滑移。其定义为: 由于先天性发育不良、创伤、退行性变等原因使得上位椎体及椎弓根、横突和上关节突一起在下位椎体上方向前 (或向后) 移位者。以腰椎最为常见, 由此引起一系列临床症状者, 称为腰椎滑脱。简单地说, 正常人的腰椎排列整齐, 如果由于先天或后天的原因, 其中一个腰椎的椎体相对于邻近的腰椎向前滑移, 即为腰椎滑脱。

【诊断要点】

1. 危险因素

(1) 肥胖: 肥胖人群中发生腰椎滑脱的比例高于普通人群, 尤其是中年女性。因肥胖本身增加了下腰椎的负载, 另外腹部脂肪堆积及妇女在孕期也导致负载重心前移, 使得腰椎之间力臂增大, 下腰椎有前倾倾向, 易发生滑脱。

(2) 腰骶角增大: 欧洲人种臀部后翘, 腰骶角大, 增加了腰骶前滑的趋势。

(3) 腰椎骶化: 在 L_5 椎体骶骨化的患者中, 发生 L_4 滑脱者多件, 原因为 L_5 骶骨化后, $L_{4\sim5}$ 椎间隙负荷增大所致。

(4) 髂横韧带增厚: 即髂腰韧带增厚, 该韧带对 L_5 起辅助固定作用, 如果该韧带过于强大, 则 $L_5\sim S_1$ 相对固定, 从而可导致 L_4 椎体容易滑脱。

(5) L_5 椎体位置异常: L_5 椎体相对于髂骨的位置

异常亦是引起腰椎滑脱的一个好发因素，L_5 低位或 L_5 椎体高位的人群易发。

2. 临床症状及体征

（1）疼痛：疼痛的原因主要是崩裂峡部局部的异常活动或纤维组织增生刺激周围神经末梢所致。腰椎滑脱早期不一定有临床症状，部分患者可表现为下腰部酸胀不适，部位较深，可位于骶髂正中，也可偏向一侧。程度大多较轻微，多在劳累后加剧，也可因轻度外伤后而引起。适当休息和服用止疼药后好转，故病史多较长。疾病中期，腰痛从间歇性转为持续性，严重影响患者生活质量，休息不能缓解，疼痛可同时向骶尾部、臀部或大腿后侧放射。

（2）腰椎不稳及下坠感：患者多腰部酸胀及下坠感，主诉如腰部无力，难以支撑躯体，尤其在久站或行走之后。

（3）下肢神经症状：主要由于局部椎节松动导致对神经根的刺激引起，其特点是平卧后消失或明显减轻。

（4）体格检查：卧位检查时体征常不多，仅在棘突、棘间或棘突旁略有压痛，但峡部崩裂者多有深部叩击痛。腰部活动略受限。已出现明显腰椎滑脱者，可出现腰向前凸，臀部后翘等特殊体征。

3. 像学表现疼痛

（1）X 线：本病的诊断和程度的确定主要依靠 X 线检查。凡拟诊本病者均应进行正侧位、过伸过屈侧位片。正位片可见一般难以直接显示椎弓崩裂或滑脱，侧位片上可对滑脱进行测量和分度：Ⅰ度指椎体向前滑动不超过椎体中部矢状径 1/4 者，Ⅱ度指超过 1/4，但不超过 2/4 者，Ⅲ度指超过 2/4，不超过 3/4 者，Ⅳ度指超过椎体中部矢状径 3/4 以上者。

（2）CT 及磁共振：一般情况下 X 线可确诊，但对于平片显示欠佳者，如骶骨位置较高，行 CT 检查可显示椎弓峡部及椎管大小，而磁共振有助于判断神经受压情况。

【治疗】

1. 非手术治疗 除了少数无症状的腰椎滑脱之外，大部分腰椎滑脱患者均应进行手术治疗，但非手术治疗是有效的，应遵循一定的治疗原则：非手术疗法方案应个体化，非手术疗法应采取综合措施，非手术疗法应正规、足够疗程。其治疗方法包括腰背部肌肉锻炼，避免腰部外伤、重负荷及剧烈运动、理疗按摩等。适用于单纯崩裂、无明显滑脱、临床症状较轻微者。

2. 手术治疗

（1）基本原则：稳定，即在适度复位的基础上进行植骨融合并辅以相应的内固定以保持病变椎节的稳定；复位，即恢复脊柱三柱结构的连续性；减压，对于有神经压迫症状者需要进行手术减压。

（2）常见手术方式

1）单纯后路植骨融合术。

2）椎弓峡部植骨融合固定术。

3）后路减压、复位即椎弓根螺钉固定（融合）术。

4）后路椎体间融合植骨内固定术（PLIF）。

5）经关节突入路行后路椎体间融合术（TLIF）。

6）前路椎体间融合术。

7）前后联合入路手术。

（3）术后康复：术后 3～5 天可带腰围逐渐下地活动

【健康教育】

1. 增强腰背肌肉锻炼。腰背部肌肉韧带会对腰椎起到保护作用，增加腰椎的稳定性，抵抗腰椎向前滑脱。

2. 保护腰部。日常生活中，应尽量避免进行腰部的过度旋转、蹲起等运动，以防腰部过度负重。

3. 患者可根据自身条件，选择性地练习太极拳，进行适度运动，对腰椎滑脱引起的腰背部疼痛的康复有治疗作用。

（杨 操）

1

第十三节 腰椎不稳定

【概述】

正常情况下，腰椎相邻椎体之间存在屈伸、旋转、左侧屈和右侧屈，以及复合运动等，此属于正常的位移运动，并有一定的限度。超过生理限度的位移，则被称之为不稳。腰椎不稳后患者出现经常性腰痛或腿痛等一系列临床症状和体征，则称为腰椎不稳症。椎体之间虽有异常的位移和过度运动，却无任何不适感觉，这种脊柱"正常"活动范围随着年龄、训练水平不同而有所差异。因此，腰椎不稳的含义，必须结合临床特点，不能仅仅理解为机械不稳。

【诊断要点】

1. 临床表现

（1）临床症状：

1）疼痛：轻重不一，持续时间短，经休息、制动后4~5天可缓解，如果椎节的松动程度大，则易使脊神经根受牵拉而出现根性放射性疼痛，平卧后缓解，疼痛常为双侧性，但两侧疼痛的程度可以不同，另外，由于患者椎节松动及疼痛而不敢弯腰，可在腰椎从前屈位转为伸直位时出现类似半月板时的交锁征而将腰椎固定在某一角度，需稍许活动后方可"开锁"而恢复正常。

2）腰部酸、胀及无力：患者常主诉腰部似折断样，以久站后明显。

3）惧站立、喜依托或平卧：由于腰椎椎体间松弛，多不愿意长久站立，或是站立时依靠在现场可以借用依托之处，以减轻腰部负荷。

4）可有急性发作：原来可有慢性腰痛病史，发作时有明显的外伤诱因。

5）拒负重：因腰椎不稳，多伴有腰肌萎缩。

（2）体格检查：①骶棘肌的外形：站立时骶棘肌紧张条索状，俯卧时其硬度明显下降。②观察腰部屈伸活动的整个过程：结合年龄、职业等综合分析。若表现为髋关节前屈或突然出现髋抖动，或活动突然停止，说明退变节段已十分软弱。

2. 影像学特点

（1）腰椎平片：表现为小关节、棘突的不对称排列，小关节增生、肥大及半脱位等异常所见。由于腰椎不稳时相邻椎体出现异常活动，椎间盘纤维环的外层纤维受到牵张性劳损，可在椎体前方或侧方出现牵张性骨刺。另外，椎间隙狭窄也是腰椎不稳的患者中常见的。

（2）CT 和 MRI：可详细地观察到神经根和马尾神经压迫有关的改变，包括关节囊钙化、黄韧带肥厚、神经根管狭窄、椎管变形或狭窄等改变，这些征象有助于解释临床症状和体征。在创伤性腰椎不稳的诊断方面，CT 检查能够提供更加优越的作用，因为 CT 不但能显示椎旁血肿，还可以检查出微小的排列紊乱和小关节交锁。MRI 不仅能够显示骨性结构、椎间盘、小关节等，还能直观地显示脊髓、圆锥、马尾和神经根的改变以及神经组织与周围结构间的相互关系。

3. 鉴别诊断　本病需与其他可引起腰部酸胀、疼痛不适的疾病相鉴别，如腰肌劳损、腰椎管狭窄、腰椎结核或肿瘤等。

（1）本病疼痛的特点表现为动力性痛，平卧后症状可缓解或消失，腰椎伸屈侧位 X 线片可见腰椎间不稳的征象。

（2）而腰肌劳损常见于重体力劳动者，有明显的职业特点，症状一般局限在腰部疼痛，或放射至臀部，不沿坐骨神经走行放射。

（3）腰椎管狭窄症表现为间接性跛行，CT 或 MRI 可见腰椎管矢状径或横径减小。腰椎结核，除了有结核中毒症状外，红细胞沉降率一般快，多超过 50mm/h，严重者 CT 或 MRI 可见腰大肌脓肿。

（4）腰椎肿瘤，无论原发性还是转移性，早期仅仅表现为腰背部疼痛，如果仔细查体，结合全身骨扫描，可与腰椎不稳做出鉴别。

【治疗】

1. 非手术治疗 ①减少腰部活动，尤其是避免腰部的旋转和屈曲动作。②控制体重：适度减肥，防止过多的体重局限在腹部。③腰围制动：可以临时制动减缓疼痛，但是不可长时间固定，容易导致腰背肌肉萎缩。④腰背肌锻炼：强有力的腰背肌在一定程度上可以恢复并维持不稳定节段的稳定性。

2. 手术疗法

（1）腰椎椎节融合术的基本要求：恢复腰椎正常序列，重建受累腰椎椎节的稳定。对于发生畸形者，需要矫正畸形和防止畸形继续发展。椎间隙狭窄者要求恢复到椎间正常高度。

（2）常见手术方式包括：①腰椎后路融合术：包括后方椎板融合术、后外侧融合术、经后路椎体间融合术。②腰椎前路融合术：与后路相比，具有节省时间，减少出血，彻底清除椎间盘组织及保留腰椎后方结构稳定的优点。③经椎间孔腰椎间融合术（TLIF）。

【健康教育】

1. 注意腰部的保暖，避免受凉。

2. 保持腰椎的正确姿势，坐姿时应选择高且有靠背的椅子，卧位时应选择硬板床。

3. 在一定的时间内应随时调节体位，不要长时间处于一种姿势。

4. 控制体重，养成良好的生活方式。

5. 适度的功能锻炼，练习腰背部的肌肉力量。

（杨 操）

第十四节 脊柱骨折

一、颈椎骨折

【概述】

颈椎外伤占整个脊柱外伤的50%以上，大部分与高能损伤有关，其中交通事故伤约占 45%，坠落伤约占 20%。在所有钝性损伤中，颈椎外伤占 2%~6%。大约 40% 的颈椎外伤患者合并神经功能损伤。既往，颈椎外伤尤其是骨折脱位后，经保守治疗后死亡率及致残率均较高，现在随着诊断及治疗手段的提高和内固定技术的发展，颈椎外伤的死亡率及致残率有了显著的改善。

【诊断要点】

（一）病史与体检

1. 病史

（1）外伤史：例如高速车祸、高处坠落、重物打击以及体育运动；老年人跌倒、头颈部钝器伤、车祸追尾事故也可导致骨折；

（2）主要症状：颈部疼痛、呼吸困难、吞咽困难，脊髓损伤表现，如四肢无力、麻木，二便功能障碍等。

2. 体格检查 ①局部压痛；②脊髓损伤体征：针刺觉下降、肌力下降、腱反射改变；③生命体征改变：血压、心率、呼吸频率、体温。

（二）辅助检查

1. X线 压痛区域的正、侧位 X 线片，必要时加摄斜位片（椎弓峡部骨折）或张口位片（上颈椎骨折）。

2. CT 压痛区域的 CT 及三维重建，必要时可拍摄脊柱全长 CT 三维重建。

3. MRI 怀疑有脊髓、神经损伤或椎间盘损伤时进行相应部位的 MRI 检查。

【治疗】

（一）上颈椎骨折

1. 寰椎骨折

（1）非手术治疗：①围领：侧块骨折无明显移位。②枕颈胸支具：寰椎侧块分离小于 6.9mm。③头环牵引复位 + 头环背心：侧块分离超过 6.9mm。

（2）手术治疗：寰枢椎后路融合术。

手术指征：保守治疗拆除外固定后，寰齿前间隙持续增大。

2. 齿状突骨折

（1）骨折分型：Anderson 分型 Ⅰ 型（齿突尖骨折）、Anderson 分型 Ⅱ 型（齿突基底部骨折）、Anderson 分型 Ⅲ 型（涉及枢椎体的齿突骨折）。

（2）非手术治疗：①Anderson Ⅰ 型：颈部围领或者枕颏胸支具；②Anderson Ⅲ 型：头环背心；③Anderson Ⅱ 型：头环牵引复位 + 头环背心。

（3）手术治疗：①齿突螺钉：骨折面是横的，或是从前上向后下的。②寰枢椎后路融合术：保守治疗骨折不愈合或者骨折从前下到后上。

3. 枢椎椎弓骨折　发生于枢椎椎弓峡部的垂直或斜行的骨折，它可使枢椎椎弓和椎体分离，进而引发枢椎体向前滑移，所以也称为创伤性枢椎滑脱。

（1）非手术治疗：①费城围领或者枕颏胸支具：用于没有移位的骨折。②头环牵引复位 + 头环背心：颈$_2$相对于颈$_3$前移 4mm 或有 11° 以上的成角，且可以通过牵引复位。

（2）手术治疗：牵引无法复位或者骨折不愈合或合并颈$_{2,3}$关节突关节脱位的病例。①后路枢椎椎弓根螺钉固定：单纯枢椎椎弓骨折分离不合并颈$_{2,3}$椎间关节的损伤；②前路颈$_{2,3}$椎间关节植骨加椎体间接骨板螺钉固定：枢椎椎弓骨折分离合并颈$_{2,3}$椎间关节的损伤。

（二）下颈椎骨折

1. 前期处理

（1）维持生命体征。

（2）激素冲击以及神经节苷脂：

甲泼尼龙：仅在伤后 8 小时内给药有效。首次剂量 30mg/kg，15 分钟内给入，如伤后少于 3 小时，用法为 5.4mg/（kg·h），持续 24 小时，如伤后超 3 小时但仍在 8 小时内，用法为 5.4mg/（kg·h），持续 48 小时。

GM-1：仅在伤后 72 小时内给药有效，用法为 100mg/d，持续 18 ~ 32 天。

2. 复位　爆散骨折或有脱位的患者早期必须进行牵

引复位，包括全麻下颅骨牵引复位和床旁牵引复位。

3. 手术治疗

（1）手术指征：脊髓损伤，椎体滑移≥3.5mm，后突成角≥11°，椎体高度丢失≥25%，椎间盘损伤，任何形式的脱位，双侧关节突、椎板、椎弓骨折，后方韧带结构损伤伴前方或后方骨性结构损伤。

（2）手术时机：①不完全脊髓损伤24小时内进行；②完全性脊髓损伤72小时内进行。

4. 手术入路

（1）前路（颈椎间盘切除或者椎体次全切除，固定融合术）：单纯前方结构损伤、椎体骨折椎间盘损伤；前方结构损伤合并后方单侧骨折（椎板、椎弓、关节突）或单一韧带结构损伤（棘间韧带、棘突）；小关节脱位。

（2）后路（椎板切除术、椎板成形术、侧块螺钉接骨板内固定及椎弓根内固定术）：小关节脱位、后方双侧骨性结构损伤（椎板、椎弓、关节突）。

（3）前后路联合入路：用于前方结构损伤后并后方双侧骨性结构损伤，一般先行前路手术复位及固定骨折脱位，再行后路减压固定。强直性脊柱炎的骨折脱位也应行前后固定。

5. 并发症处理

（1）多尿及低钠、低钾：对症补充电解质，以及尿崩停治疗。

（2）中枢性高热：对症控制体温，全身支持治疗以及糖皮质激素的应用。

二、胸腰椎骨折

【概述】

对于胸腰椎脊柱外伤的患者，治疗的主要目的是保护生命，保护神经功能，除此之外还包括重建并维持脊柱的顺列和稳定性。由于胸腰椎骨折的患者常伴有其他损伤，因此处理这些患者时如何掌握以上原则是极富挑战性的。此外，合并有神经损伤或脊柱不稳定的患者必须得到最及时的治疗，这亦增加了医师治疗的复杂性。然而，如果医师能掌握脊柱的解剖，了解外伤的生命力学，熟悉脊柱外伤的各种治疗方法的进展，治疗成功的机会也是非常大的。

【诊断要点】

（一）病史与体检

1. 病史　①外伤史：例如高处坠落伤、车祸伤及重物打击等；②主要症状：腰背部疼痛、呼吸困难、站立及翻身困难、脊髓损伤表现：如下肢无力、麻木，二便功能障碍等；③严重者可合并有颅脑、胸、腹脏器的损伤。

2. 体格检查

（1）局部压痛；

（2）脊髓损伤体征：损伤平面以下运动、感觉功能障碍。运动障碍主要表现为髋部以下周围性瘫痪，视脊髓损伤程度不同而表现为完全性或不全性瘫；感觉障碍主要表现为臀、髋部以下出现温觉、痛觉等浅感觉障碍；中枢性排尿障碍；胃肠道功能障碍主要由于腹膜后血肿对自主神经的刺激，肠蠕动减慢，常出现腹胀、腹痛、大便秘结等症状。

（二）辅助检查

1. X线　胸椎正、侧位X线片，必要时加摄斜位片（椎弓峡部骨折）。

2. CT　压痛区域的·CT及三维重建，必要时可拍摄脊柱全长CT三维重建。

3. MRI　怀疑有脊髓、神经损伤或椎间盘损伤时进行相应部位的MRI检查。

4. 其他　如超声检查腹膜后血肿、电生理检查双下肢神经情况等。

【治疗】

（一）非手术治疗

1. 适应证　适用于稳定性胸腰椎骨折，如：①脊柱三柱至少两柱完整的骨折；②不伴有神经症状的稳定性骨折；③椎体前部压缩小于 50% 的压缩性骨折；④椎管内侵入小于 30% 的骨折；⑤后凸畸形小于 20° 的骨折；⑥单纯附件骨折等。

2. 复位方式 要求者仰卧于硬板床，腰背部后伸，伤椎后背部垫一软垫，维持胸腰椎后伸位，根据椎体压缩程度和后凸成交程度及患者耐受力逐步增加其高度，争取椎体前部高度恢复至正常的 80% 以上。临床上很大一部分患者可自行达到体位复位。稳定性胸腰椎骨折患者要求保持卧床 3 个月，此后可下地逐渐行走，不提倡过早的下地行走，易造成骨折及后凸畸形复发加重，远期可导致腰背部顽固性疼痛。

（二）手术治疗

1. 适应证 当胸腰椎不稳定性骨折伴神经功能障碍，有明显神经受压影像学表现时，可以选择外科手术治疗。包括骨折伴进展性神经功能障碍、骨折脱位或平移性不稳定、后凸畸形伴明显神经症状、影像学提示椎管内侵犯 >50%、椎体高度丢失大于 50%、后凸畸形大于 30°、开放性脊柱骨折等。年龄、骨质疏松程度及全身机体状况亦是手术治疗需要考虑的因素。从 AO 分型角度，包括所有的 C 型骨折和 A3 型骨折，以及 B 型骨折中成角超过 30°、椎体压缩超过 50% 或椎管内侵犯 >30% 的患者均需手术治疗。依据美国脊柱损伤研究组制定的胸腰椎损伤分类及严重程度评分（TLICS），凡综合评分≥5 分者应接受手术治疗，≤3 分者接受非手术治疗，4 分者可选择手术或非手术治疗。

2. 手术方式 主要为切开复位内固定，合并有脊髓损伤患者需行手术减压。

（1）前路手术：是指在椎体前方和侧方进行手术，具有直视下减压、重建椎体前中柱稳定性、对后柱稳定性无损伤、融合率高等特点。

适应证包括：①不完全性脊髓损伤，X 线提示前方有压迫，而后方无骨折块突入椎管内；②爆裂型骨折或椎体者；③进行性后凸畸形伴或不伴有神经症状者；④陈旧性爆裂型骨折伴后凸畸形，晚期并发瘫痪者；⑤前柱、中柱分离者；⑥后路减压术后，前方仍有压迫，症状不缓解者；⑦矢状位椎管内侵入 >50%，椎体高度丢失 >70% 者。

（2）后路手术

适应证主要包括：①胸腰椎骨折伴不完全性神经功能损伤者；②下腰椎骨折伴硬膜囊撕裂者；③前缘高度压缩 >50% 的压缩性骨折，椎管占位 <50% 的爆裂骨折、骨折脱位、屈曲分离损伤；④椎板骨折下陷或前移压迫神经；⑤伴有后方韧带复合体损伤、致压物来自椎管后方；⑥保守治疗后脊柱后凸角度恢复不明显，仍 >20°；⑦伴有后凸畸形的陈旧性胸腰椎骨折。

（3）前后联合入路：主要适用于不稳定的三柱骨折合并不全瘫患者。

（4）经皮微创椎弓根螺钉固定术

手术适应证：①神经症状较轻或无神经症状的胸腰椎骨折；②不稳定性胸腰椎骨折；③损伤以前柱压缩性骨折为主，椎管内无侵犯，且上下椎间盘无损伤；④椎管内无血肿、脊髓无变性。

（5）经皮椎体成形术：主要适用于具有疼痛症状的原发或继发性的新鲜胸腰椎骨质疏松性压缩骨折和转移性肿瘤所致病理性骨折。

当胸腰椎骨折患者合并以下情况时，不建议行经皮椎体成形术：①压缩骨折合并小关节或椎间关节脱位者；②骨折线越过椎体后缘、后壁骨质破坏或不完整；③椎体骨折合并神经损伤；④全身情况不能耐受手术；⑤凝血功能障碍，有出血倾向。

3. 术后并发症　①术中出血及血管损伤；②脊髓及神经根损伤；③硬脊膜撕裂；④内固定失败；⑤术后感染；⑥压疮；⑦深静脉血栓；⑧其他脏器损伤。

【转诊条件】

脊柱骨折相关诊疗需要高度的专业化，一旦发现相关疾病，建议转至上级医院。

（周方 陈亮 吕杨）

第十五节 脊柱侧凸

【概述】

最先描述脊柱侧凸的是 Hippocrates。脊柱矢状面有四个生理弯曲，冠状面不应该有任何弧度，国际脊柱侧凸研究学会（SRS）提出：采用 Cobb 法测量站立全脊柱正位 X 线片的脊柱侧方弯曲，大于 10° 为脊柱侧凸。脊柱侧凸分为非结构性脊柱侧凸和结构性脊柱侧凸。

1. 非结构性脊柱侧凸 指脊柱及其支持组织无异常，侧方弯曲像或牵引像上畸形可矫正，针对病因治疗后，脊柱侧凸即能消除。非结构性脊柱侧凸可由下列原因引起：①姿势性脊柱侧凸；②癔症性脊柱侧凸；③神经根受刺激；④炎症；⑤下肢不等长；⑥髋关节挛缩。

2. 结构性脊柱侧凸 指伴有旋转结构固定的侧方弯曲，侧弯不能通过平卧或侧方弯曲自行矫正，或虽矫正但无法维持，受累的椎体被固定于旋转位。结构性脊柱侧凸根据不同病因可分为：①特发性脊柱侧凸；②先天性脊柱侧凸；③神经肌肉型脊柱侧凸；④神经纤维瘤病合并脊柱侧凸；⑤间叶组织异常并脊柱侧凸；⑥骨软骨营养不良合并脊柱侧凸；⑦代谢性障碍合并脊柱侧凸；⑧脊柱外组织挛缩导致脊柱侧凸；⑨其他原因引起的脊柱侧凸：如骨折、胸廓成形术、放射治疗后等。

【诊断要点】

（一）病史与体检

1. 病史 ①身高不及同龄人；②双肩不等高；③胸廓不对称；④剃刀背畸形，影响心肺发育；⑤神经系统牵拉或压迫的相应症状。

2. 体格检查 ①皮肤色素沉着或皮下组织肿物，背

部有无异常毛发及囊性物；②乳房发育情况，胸廓是否
对称；③让患者向前弯腰，观察其背部是否对称，若一
侧隆起，说明肋骨及椎体旋转畸形；④注意观察两肩对
称情况；⑤沿 C_7 棘突置铅垂线，测量臀部裂缝至垂线的
距离，观察躯干是否失代偿；⑥检查脊柱活动范围和神
经系统。

（二）辅助检查

1. X 线检查

（1）站立位全脊柱正侧位像：是诊断脊柱侧凸的基
本方法。

（2）仰卧位最大左右弯曲位（bending）像、重力悬
吊位牵引（traction）像及支点反向弯曲（fulcrum）像、
均可了解侧凸脊柱的内在柔韧性，对指导治疗具有重要
的价值。

（3）侧凸角度测定：Cobb 法最常用，确定侧凸脊柱
的上下端椎体，头侧端椎上缘的垂线与尾侧端椎下缘垂
线的交角即为 Cobb 角。

（4）椎体旋转的测量（Nash-Moe 法）：根据正位 X
线片上椎弓根的位置，将其分为五度：0°：椎弓根对称；
Ⅰ度：凸侧椎弓根移向中线，但未超出第一格，凹侧椎
弓根变小；Ⅱ度：凸侧椎弓根已移至第二格，凹侧椎弓
根消失；Ⅲ度：凸侧椎弓根移至中央，凹侧椎弓根消失；
Ⅳ度：凸侧椎弓根越过中央，靠近凹侧。

2. 特殊影像学检查

（1）脊髓造影：先天性脊柱侧凸应作常规脊髓造影
检查，以除外神经系统的畸形。

（2）计算接断层扫描（CT）：CT 扫描对脊椎、脊
髓、神经根病变的诊断有明显的优越性，尤其对普通 X
线显示不清的部位（枕颈、颈胸段等）更为突出，能清
晰地显示椎骨、椎管内、椎旁组织的细微结构。特别是
脊髓造影 C′I 扫描（CTM），可以了解椎管内的真实情
况以及骨与脊髓、神经的关系，为手术治疗提供资料。

（3）磁共振（MRI）：对椎管内病变分辨力强，不

仅能提供病变部位、范围，对其性质如水肿、血肿、脊髓变性等分辨力优于 CT。

【治疗】

脊柱侧凸治疗的目的包括：①矫正畸形；②获得稳定；③维持平衡。对于不同类型的脊柱侧凸，其治疗原则与方法也不尽相同。现以青少年型特发性脊柱侧凸介绍治疗。

青少年型特发性脊柱侧凸治疗原则：①侧凸 Cobb 角小于 25°，应严密观察，如每年进展大于 5°且 Cobb 角大于 25°，应行支具治疗；②胸椎侧凸 Cobb 角在 25°～40°之间行支具治疗；胸腰段或腰段侧凸者慎重考虑；③Cobb 角大于 40°，支具治疗每年加重 >6°，应手术治疗；④胸腰段、腰段侧凸 >35°行手术治疗。

1. 支具治疗　支具治疗强调正规治疗，每天除了洗澡等活动外，至少应佩戴 20～22 小时，3～6 个月随诊一次，每年更换支具。根据 X 线片评价疗效；如果支具治疗有效女孩应佩戴至初潮后 2 年、Risser 征Ⅳ°，男孩佩戴至 Risser 征 V°，才停止支具治疗并继续随访数年。

2. 手术治疗　手术分两个方面：侧凸矫形和脊柱融合。矫形方法基本上可分前路矫形和后路矫形，有时需前后路联合手术。脊柱融合的目的是保持矫形效果，维持脊柱的稳定。在特发性脊柱侧凸的手术治疗中，如何正确选择矫形及融合的范围与手术治疗的效果密切相关，融合太短将导致代偿弯曲弧度加重，畸形更严重。融合过长则使脊柱活动不必要地受限，大大影响脊柱的生理功能。

【健康教育】

脊柱侧凸的预防与早期发现：

1. 产前或孕前检查，因为这是脊髓脊膜膨出发生的时期。

2. 早期诊断，例如学校特发性侧凸的筛查，胸腰椎爆裂或压缩性骨折后常规的放射学随访。

3. 手术操作，例如行后路减压时若超过 50% 关节突关节或峡部结构被破坏时需要融合。

【转诊条件】

脊柱侧凸类型繁多，相关诊疗需要高度的专业化和个性化，一旦发现相关疾病，建议转至上级医院。

（李 明　陈 誉）

第十六节　脊柱后凸

【概述】

脊柱后凸畸形定义为脊柱在矢状面上的向后凸出；正常情况下，脊柱的胸段及骶段向后凸出，而颈段和腰段向前凸出。在正常人群中，如颈段脊柱出现后凸，则视为异常；胸、骶椎后凸过度则亦视为异常。正常人胸椎生理性后凸小于 $50°$，后凸顶点在 $T_{6~8}$ 处，与腰前凸形成平衡的生理弧度，此时矢状面重力垂线经过 C_1、C_7、T_{12} 和 S_1，维持最佳生理曲线和身体平衡，保证人体能正常前视。

【诊断要点】

（一）病史与体检

1. 病史　①双肩不对称；②头部较身体其他部位更向前突出；③向前弯腰时后背的高度异常；④大腿后方肌肉紧张；⑤部分患者出现腰背疼痛、下肢神经症状和大小便异常；⑥严重者出现心肺功能受损。

2. 体格检查　①胸椎后凸畸形；②皮肤色素沉着或皮下组织肿物，背部有无异常毛发及囊性物；③乳房发育情况，胸廓可以变矮，前方也突出，常为鸡胸；④注意观察两肩对称情况；⑤肋骨成蜘蛛状，不是由后上方斜向下前方，而是呈水平位或放射状；⑥检查脊柱活动范围和神经系统。

（二）辅助检查

1. X 线片检查判断胸腰椎后凸/侧后凸畸形，椎体形成障碍、分节不良。

2. 计算机断层扫描（CT）可以进行脊柱横断面扫

描，并进行矢状面、冠状面以及三维重建，细致观察脊柱的骨质情况，畸形变化的特点，椎节倾斜和旋转的方向，为手术方式的选择和术中操作提供重要帮助。对于严重畸形者，还可根据 CT 数据制作大体模型，对畸形进行直观评价。

3. 磁共振（MRI）扫描可发现脊髓纵裂、马尾终丝栓系等脊髓的发育性畸形。

【治疗】

脊柱后凸畸形是脊柱矢状位的畸形，多发生在胸椎或腰椎，有时伴有脊柱侧凸，形成侧凸后凸畸形。脊柱后凸可以引起腰背痛、不能直视前方以及胸腹脏器功能受限，严重僵硬的脊柱后凸畸形可伴有脊髓或神经根受压症状。

脊柱后凸的矫正常常需要进行截骨矫形。截骨可分为后路截骨、前路截骨以及前后路联合截骨，其中后路截骨方式可以分为单节段、多节段椎板后方截骨以及经椎体截骨。矫形通常需要在内固定器械辅助下完成，内固定器械不仅在截骨的过程中保护截骨部位，防止脊髓神经受到牵拉剪切损伤，还可以在截骨完成后进行加压，闭合截骨形成的间隙，矫正脊柱后凸畸形，稳定截骨的节段，利于植骨融合。截骨手术通常时间较长、创伤较大、失血较多，特别是多段截骨和前后路联合手术，时间更长，失血更多，加之在脊髓神经周围操作，手术风险大。

【健康教育】

脊柱后凸的预防与早期发现：

1. 产前或孕前检查 因为这是脊髓脊膜膨出发生的时期。

2. 早期诊断 例如学校特发性侧凸的筛查，胸腰椎爆裂或压缩性骨折后常规的放射学随访。

3. 手术操作 例如行后路减压时若超过 50% 关节突关节或峡部结构被破坏时需要融合。

【转诊条件】

脊柱后凸畸形为严重脊柱畸形，相关诊疗需要高度的专业化，一旦发现相关疾病，建议转至上级医院。

（李　明　陈　誉）

第十七节　脊柱肿瘤

【概述】

脊柱肿瘤通常可分为原发性和转移性肿瘤，其中以转移性脊柱肿瘤常见。研究证实约有 40% 以上死于恶性肿瘤的患者发生脊椎转移。由于脊柱肿瘤特殊的解剖位置，其侵袭性生长及所造成的病理性骨折，可造成患者进行性神经功能障碍，甚至引起瘫痪、死亡，因此脊柱肿瘤严重地影响了患者的生存明和生存质量。

【分类】

1. 原发性脊柱肿瘤　较为少见，占所有肿瘤发病率的 0.4%。其中累及胸腰椎较为常见，颈椎则较少见。脊柱原发性肿瘤的类型与四肢肿瘤并不一致。在四肢中多见的骨软骨瘤、内生软骨瘤、骨肉瘤及尤因肉瘤等，在脊柱的发病率低。我国脊柱肿瘤中：

（1）原发良性肿瘤主要为：骨软骨瘤、骨血管瘤、骨母细胞瘤、软骨瘤、神经纤维瘤、骨样骨瘤、软骨母细胞瘤、神经鞘瘤等、嗜酸性肉芽肿、动脉瘤样骨囊肿、纤维异样增殖症、孤立性骨囊肿等

（2）主要的原发恶性肿瘤为：骨巨细胞瘤、脊索瘤、骨髓瘤、恶性淋巴瘤、软骨肉瘤、恶性纤维组织细胞瘤和骨肉瘤等。

2. 脊柱转移性肿瘤　远较原发性脊柱肿瘤常见，其发病率是原发性肿瘤的 35～40 倍，其中以胸腰椎为多见，其次为颈椎。据统计，转移至脊椎的恶性肿瘤仅次于肺和肝脏，居第 3 位。研究表明，约有 40% 以上死于恶性肿瘤患者发生脊柱转移。脊柱转移性肿瘤是指原发于骨外的恶性肿瘤，通过血行、淋巴等途径转移至脊柱，

并继续生长。由脊柱邻近的软组织肿瘤直接侵犯脊柱而发生继发性骨损害者不属于脊柱转移性肿瘤。容易产生脊椎转移的恶性肿瘤依次为：乳腺癌、肺癌、前列腺癌、肾癌、甲状腺癌、胃肠道肿瘤、妇科肿瘤和黑色素瘤，其中乳腺癌、肺癌、前列腺癌最为多见。

【诊断要点】

1. 病史与体检 无论是原发性或转移性脊柱肿瘤，其典型的临床表现是局部疼痛、神经功能障碍、局部包块或脊柱畸形。而无症状的脊柱肿瘤通常在常规体检中被发现，这种情况并不少见。由于脊柱肿瘤早期缺乏特征性的临床表现，早期难以发现，易出现误诊漏诊，大部分患者就诊时往往已处于中晚期，给治疗带来一定的困难，并影响疗效。

(1) 疼痛：疼痛是脊柱肿瘤患者最常见、最主要的症状，有时是唯一症状。脊柱肿瘤疼痛的机制可能包括：骨的浸润和破坏（尤其是骨膜的膨胀）、骨病变组织的压迫、病理性骨折、脊柱椎节不稳、脊髓神经根或神经丛的压迫和侵蚀等。脊柱肿瘤患者的疼痛通常为病变椎节区域持续性钝痛或酸痛，较局限。随着病情的发展，疼痛呈进行性加重，出现夜间痛。其加重的速度根据病变的性质和侵犯部位的不同而有所差异。

(2) 肿块：以肿块为首发表现的患者并不常见，主要见于颈椎或脊柱后部附件结构的肿瘤。

(3) 畸形：常见的脊柱畸形有脊柱侧凸或后突畸形。

(4) 神经功能障碍：当肿瘤压迫或侵犯脊髓、神经根或椎旁神经丛时会出现相应的神经功能障碍，通常表现为神经支配区域的疼痛、感觉与运动功能的障碍及自主神经功能紊乱等。

2. 辅助检查

(1) 实验室检查：①一般实验室检查：血沉、肝肾功能、电解质等；②生化标志物：酸性磷酸酶（ACP）、碱性磷酸酶（AKP）、本-周蛋白、甲状旁腺激素等；③肿瘤标志物：多发性骨髓瘤患者可出现尿和血清中 M 蛋白。转移性肿瘤，如直结肠癌 CEA、CA19-9、CA12-5 多位阳性，前列腺癌血清 PSA 多为阳性。

（2）影像学检查：

1）X 线检查：X 线片简便、低廉，仍是目前骨肿瘤诊断主要的、首选的常规检查方法。脊柱肿瘤可在 X 线片上出现成骨性、溶骨性和混合性表现。椎弓根破坏常提示恶性肿瘤侵犯。但骨肿瘤来源复杂，种类繁多，大多数肿瘤的 X 线表现并无特征性。

2）CT 检查：CT 扫描图像具有较高的密度分辨率，可直接显示 X 线片无法显示的器官和病变，是诊断骨肿瘤的重要手段。CT 在脊椎肿瘤诊断中的主要优点为：①较平片更清楚、更早期显示肿瘤对骨皮质、骨松质等部位的侵蚀破坏以及肿瘤突破皮质形成瘤性软组织肿块等表现；②能通过 CT 值的测量和分析初步判断肿瘤的性质；③CT 能显示横断面结构，较 X 线片充分显示病变的解剖位置、范围及与邻近结构，如与肌肉、脏器、血管、神经之间的关系；④有助于手术入路的选择。

3）MRI 检查：对于脊椎肿瘤是一种重要的诊断手段。其主要优点为：①MR 是一种无创性的检查方法；②分辨率高，能清晰地显示髓内病变如水肿、出血、胶质增生、肿瘤、炎症等；同时也能清晰地显示肿物与其周围组织的关系，从而很容易了解肿瘤的界面、侵犯范围，对手术治疗方式选择手术范围的确定及放化疗后的疗效观察极有帮助；③有助于早期发现骨髓病变，MRI 很容易发现占据正常骨髓的病变；④是诊断脊柱转移性肿瘤的重要手段，MRI 像上出现的多发椎体跳跃性受累、椎间盘嵌入征、椎间隙扩大征及附件受累是诊断脊柱转移肿瘤的有力依据之一；⑤MR 对于界定肿瘤的反应区也有重要的意义，能为确定手术范围提供依据。

4）放射性核素检查：放射性核素骨显像（bone scintigraphy）对于骨与软组织肿瘤的诊断有高灵敏度和高特异性，同时具有安全、简便等优点，便于临床应用，目前已成为临床诊断脊柱肿瘤（尤其是骨转移瘤）和随访治疗效果的重要手段。

5）PET-CT 检查：随着近年脊柱肿瘤外科的迅速发展，常用的 X 线片、CT、MRI、ECT 等影像学检查已不能满足临床需求，而 PET-CT 以其高敏感性、高特异性、定位准确等优点逐渐被临床医生所接受。其主要应用于脊柱病灶筛查、良恶性病变鉴别、原发瘤与转移瘤鉴别及原发灶寻找、患者全身状况评估等，为脊柱肿瘤患者治疗决策提供非常重要的信息。

6）数字减影血管造影（digital substracton angiography，DSA）：DSA 血管介入治疗在脊椎肿瘤中应用较为广泛。不仅可以对肿瘤供血血管进行精确显影，还可行动脉内灌注、栓塞肿瘤的供养血管，导致肿瘤组织的液化和坏死。

（3）病理检查：脊柱肿瘤的病理学检查在其诊断和治疗中有重要的意义。在做出一个正确的骨肿瘤诊断时应严格掌握临床、影像和病理三结合的原则。术前行病理活检，既有助于明确病变的类型、原发肿瘤或转移肿瘤，同时也能为制定化疗、放疗、手术方案及评估预后提供依据。

3. 鉴别诊断

（1）肿瘤与非肿瘤病变的鉴别：

1）脊柱结核：脊柱炎症性疾患中结核最为常见。结核可有局部持续性钝痛，活动受限，可发生病理性骨折，高位脊髓受压时可危及生命。主要鉴别点为：①结核常伴有全身中毒症状，如全身不适、倦怠乏力、身体消瘦、午后低热及夜间盗汗等。患者可合并有肺结核、泌尿系结核等其他部位的结核。②颈部结核疼痛常在卧床休息后减轻，夜间痛不明显。③影像学为椎前软组织阴影增宽，气管可被推向前方或偏于一侧，可见脓肿形成，晚期脓肿内可见钙化影。CT 平扫显示为密度略低的肿块，CT 值提示为液性密度不均匀，增强后脓肿周缘有环状强化。MRI 在 T_1 加权图像上信号减低，T_2 加权图像上信号增强，骨皮质模糊，在矢状面成像上可以比较清楚地显示椎前脓肿光滑的边界。④经短期的抗结核治疗有效。

2）骨质疏松性骨折：椎体骨质疏松与脊柱肿瘤在病因上完全不同，但骨质疏松性骨折后可导致相似的症状。骨质疏松所引起的椎体骨折，X 线片上可表现为双凹或楔形改变，后缘较直。椎间隙一般不狭窄，但合并椎间盘突出，可引起椎间隙狭窄。研究认为 MRI 上椎体转移灶可依据以下特点与骨质疏松性骨折相鉴别：①椎体后缘骨皮质后凸；②硬膜外肿块；③T_1 加权像椎体或椎弓根弥漫性低信号改变；④T_2 加权像或增强后高信号或不均匀信号改变。

3）在诊断中还应注意与椎间盘突出、血管及脊髓疾病等相鉴别。

（2）良恶性肿瘤的鉴别：

	症状及表现	良性肿瘤	恶性肿瘤
症状	骨破坏（肿瘤生长）	缓慢	迅速
	疼痛程度	无或轻微	剧烈
	神经脊髓受压情况	无或轻微	有，进行性加重
	全身变化	无	发热、贫血、晚期恶病质
局部体征	触及肿块	不易	可有
	脊柱活动限制	可有	有
转移		无	晚期可有
骨破坏程度		局限	广泛
影像学表现	骨破坏边界	清楚	不规则
	软组织影像	无软组织肿块影	有软组织肿块影
实验室检查	血象及酶		血沉、AKP 增高

【治疗】

1. 治疗原则

（1）综合考虑多方面因素的影响以决定治疗方法：主要因素包括年龄、一般状况评分、预后、肿瘤类型、肿瘤负荷、局部稳定性和脊髓功能等。

（2）手术治疗的目的：①恢复和保留神经功能：对于脊柱肿瘤而言，局部充分的整体切除对于术后减少复发率、恢复和保留脊髓功能是相当重要的；②重建脊柱稳定性：行即时或永久的稳定性重建，恢复椎间高度，避免脊髓、神经根受压。

（3）综合治疗：强调综合治疗，包括化疗、放疗、激素治疗、免疫治疗，以减少术后复发和转移。

（4）对症支持治疗：脊柱肿瘤治疗，尤其是对恶性肿瘤的治疗，应尤其注意到支持治疗的重要性，具体包括维持水电解质平衡、止痛、抗恶病质等治疗。

2. 手术治疗

（1）术前评估：脊柱肿瘤患者在术前必须进行严格而准确的术前评估，从而决定所采取的治疗原则。术前评估应包括以下项目：①患者的一般状况是否能耐受手术。②预后情况。③脊柱肿瘤的分期，局部椎体破坏和周围组织侵袭情况。④是否具备手术适应证，是行放疗、化疗和综合治疗，还是行手术治疗；⑤手术方式：是行根治为目的的手术治疗，还是行姑息性的手术治疗；⑥手术时机：是继续随访择期手术，还是立即进行手术。

（2）手术目的：脊柱肿瘤的手术治疗目的：①尽可能除去病灶；②维持即时的或永久的脊柱稳定；③恢复或保留神经功能，防止脊髓压迫；④缓解疼痛；⑤最大限度地保留和改善患者的生存质量，延长生存期。

（3）适应证：目前，关于脊柱肿瘤的手术适应证尚存在不少的争论，对于一些个别的肿瘤其适应证也不尽相同，尚未达到统一。一般而言，脊柱肿瘤主要的手术适应证包括以下四点：①进行性的椎体不稳或塌陷，可能或已经引起脊髓受压、神经功能损害；②脊髓受压，

1

引起进行性的神经功能障碍，对非手术治疗无效；③顽固性疼痛对非手术治疗无效；④明确病变性质。同时，在进行手术时也应充分考虑到社会经济因素，了解患者的期望值，取得患者的理解和充分的配合。

（4）术式选择：选择性动脉栓塞下脊柱肿瘤切除；腔镜或内镜下脊柱肿瘤切除；视肿瘤种类及性质采取刮除、局部切除及彻底性切除。

（5）常见并发症：

1）肺部并发症：多见于患者全身营养状况差、衰竭、恶病质，以及临床原发病灶为肺癌等情况的患者，是围术期死亡的主要原因，常见有肺炎、肺栓塞、肺不张、血气胸；

2）心血管并发症：心律失常与术中对迷走神经、交感神经干牵拉或损失，以及手术时间长，术中缺血时间长有关。心功能不全与心律失常、心肌缺血、血容量不足有关。深静脉血栓与术中时间长及手术压迫体位有关。

3）泌尿系统并发症：主要为泌尿系感染，与术后留置导尿管有关。

4）神经损伤并发症：主要是手术显露过程中引起损伤，如喉返神经、喉上神经等，腰椎前路手术可损失神经根引起下肢无力、足下垂等。

5）感染性并发症：可能出现在切口内部感染或纵隔感染、脓胸。与无菌技术差、手术操作粗暴、局部引流不畅、患者抵抗力差以及异物残留有关。

6）压疮：与患者长期卧床、营养状况差，有脊髓神经功能损伤，护理不周全有关。

7）大出血：可见于肿瘤侵袭大的血管；肿瘤侧支循环丰富；节段血管处理不当，血管回缩；假性动脉瘤；术前准备不充分，未进行肿瘤营养动脉栓塞；切除范围广，误伤邻近血管。

8）局部复发：主要为局部残留病灶，术前对肿瘤病灶范围不清或肿瘤波及局部软组织难以切除。

9）体腔内种植转移：肿瘤细胞种植在胸腔、腹腔内，引起种植转移。

10）脊髓损伤加重：与阶段性血管血供不足、压迫止血误伤、骨水泥聚合过程中发热损伤脊髓有关。

11）内固定松动、断裂：原因可能是多方面的，存在内固定物设计缺陷或医源性因素。

3. 射频消融射频消融术（radiofrequency ablation, RFA） 是近年来发展迅速的一种非血管介入技术，尤其在肿瘤的微创治疗方面应用广泛，它通过各种实时影像技术的引导将射频电极置入肿瘤组织中，射频电极头发出射频波，使电极周围肿瘤组织中的离子振荡产生摩擦热，引起电极周边一定范围肿瘤组织产生热损伤而凝固坏死，达到杀灭肿瘤细胞的作用。

4. 经皮椎体成形术及经皮球囊扩张椎体成形术 经皮椎体成形术（PVP）和经皮椎体后凸成形术（PKP）作为近年来发展起来的脊柱微创技术，因其均能快速固定病变椎体，目前已被广泛应用于椎体转移瘤、椎体血管瘤等椎体病变的治疗。PVP 和 PKP 可以达到增强稳定椎体、缓解疼痛或部分恢复椎体高度的目的。

5. 放射治疗 由于脊柱肿瘤所处解剖位置的特殊性手术常难以实现完整的病灶切除。因此，放射治疗是治疗脊柱肿瘤的一种重要方法。

放射治疗的作用：①局部治疗椎体转移性肿瘤，直接杀灭肿瘤细胞，部分肿瘤对放疗敏感，如尤因肉瘤、淋巴瘤、骨髓瘤等；②缓解疼痛，防治病理性骨折；③缩小瘤体，引起肿瘤血管栓塞，从而减少出血，以便于手术切除，即放疗可作为术前治疗，为手术做准备。

6. 化学治疗 对全身化疗敏感的肿瘤如尤因肉瘤、淋巴瘤、骨髓瘤、精原细胞瘤和神经母细胞瘤等，化疗可作为一线治疗方案。

（邵增务）

第十八节 椎管内肿瘤

【概述】

椎管内肿瘤是指生长于脊柱和脊髓本身及椎管内与脊髓相邻近的组织结构（如神经根、硬脊膜、脂肪组织及血管等）的原发性肿瘤及转移性肿瘤的统称。目前病因尚不明确，可能的致病因素有先天性及遗传因素、物理、化学、生物等因素单独或相互作用的结果。

椎管内肿瘤的症状可称为脊髓压迫症，主要包括：疼痛、感觉障碍、运动障碍、大小便功能障碍。根据病程，可分为三期：刺激期、脊髓部分受压期和脊髓完全受压期。

按肿瘤与硬脊膜的关系，可分为髓内、髓外硬脊膜下和硬脊膜外肿瘤三类。髓内肿瘤常见为室管膜瘤和星形细胞瘤。髓外硬脊膜下肿瘤常见为神经鞘瘤和脊膜瘤。硬脊膜外肿瘤多为恶性，如转移瘤和淋巴细胞瘤，还有肉瘤、脂肪瘤、血管瘤、骨瘤、软骨瘤、神经鞘瘤和脊索瘤等。椎管内肿瘤可见于脊髓的任何节段和马尾神经，但以胸段最多（占42%），颈段次之（26%），腰段与马尾又次之（各占14%），圆锥部最少见（4%）。本病可见于任何年龄，最多见于20~40岁的成人。男女之比约为1.5:1。

病变性质有良性恶性之分，以良性居多。肿瘤可起源于脊髓脊膜、脊神经根、脊髓供应血管以及脊髓周围的脂肪、结缔组织，也可起源于脊柱及其他器官，如肺、乳房、前列腺等癌肿转移至椎管内。无论起源于何处，最终必然导致脊髓功能障碍。因此必须提高认识，及早诊断，早期治疗。

一、髓外硬膜下肿瘤

为最常见的椎管内肿瘤，以神经鞘瘤及脊膜瘤最多见，其次为血管瘤、脂肪瘤、神经胶质瘤、转移瘤等。

【诊断要点】

1. 病史与体检 起病与病程较缓慢。神经根性疼痛为早期较为突出的症状，神经根性疼痛出现早且常由一侧开始是其典型特点。

髓外硬膜下肿瘤引起的感觉障碍呈上行性发展，即从肢体的远端开始逐渐向近端发展到晚期近端的感觉平面才能固定下来。因此，早期检查到的感觉缺失平面不能代表病变的真实部位。

病程的后期出现脊髓横贯性损害，表现为病变水平以下的肢体痉挛性瘫痪，感觉障碍，自主神经功能紊乱及营养障碍，膀胱和直肠括约肌的功能障碍。

神经根性疼痛和棘突叩痛的部位感觉缺失水平、腱反射的减弱或消失、肌萎缩的分布往往提示肿瘤所在脊髓平面的部位。

2. 辅助检查

（1）X线片、CT、MRI：脊髓CT扫描髓外硬膜下肿瘤可见椎管内偏侧性肿块，同侧远、近端蛛网膜下腔增宽，脊髓受压向对侧移位。神经鞘瘤增强CT特征为椎管内偏侧性肿块，均匀性强化，伸向椎间孔生长，或呈哑铃形，伴相应椎间孔扩大。脊膜瘤可见肿瘤钙化呈点状或斑片状，轻度均匀或非均匀性强化。

脊髓MRI扫描大多数髓外肿瘤的 T_1 加权像表现为等信号或略低信号。在 T_2 加权像上，神经鞘瘤与脊膜瘤的信号都比脊髓高，但前者更高。

（2）脑脊液检查：可使症状加重，较少采用。

（3）病理检查：对于局部软组织肿块形成，伴肿瘤生长延伸至椎管内的可采取CT引导下肿瘤穿刺活检明确肿瘤病理类型，指导后期手术。

3. 鉴别诊断

（1）一般性腰背痛：椎管内肿瘤早期出现神经根性疼痛，与颈肩腰背痛相似。但椎管内肿瘤痛点固定，病程长，症状进行性加重。

（2）与硬膜外肿瘤鉴别（表4-1-2）

1

表 4-1-2　髓外硬膜下肿瘤与硬膜外肿瘤鉴别要点

	髓外硬膜下肿瘤	硬膜外肿瘤
病程发展	较慢	较快
两侧体征	不对称，可引起脊髓半切综合征	常对称
脑脊液改变	较明显	不明显
DX 线检查改变	少见	多见

（3）蛛网膜炎：发病急，多有感染病史、高热等炎症表现。

（4）脊髓空洞症：多有家族史，起病缓慢，病程长，好发于脊髓下颈段及上胸段，有感觉分离现象。

（5）运动神经元疾病：表现为进行性肌肉无力、肌肉挛缩、腱反射亢进等，肌肉活检呈典型的神经性肌萎缩性病理改变。

（6）脊柱结核：多具有结核病症状，低热、盗汗、食欲减退等，X 线片可见椎体及附件破坏，椎间隙狭窄或消失，椎旁脓肿等。

【治疗】

1. 手术治疗　是髓外硬膜下肿瘤的最佳治疗方法。

（1）适应证：髓外硬膜下肿瘤大部分为良性，包膜完整，手术完整切除率高，疗效较好，一旦确诊，立即手术。

（2）禁忌证：年老体衰，心肺等重要脏器功能差，肢体完全瘫痪 3 个月以上，手术无希望恢复者。

（3）术前准备：①完善常规术前检查，备血，准备显微镜及显微器械，做好医患沟通等。②病变部位脊柱正侧位片、CT、MRI。

2. 放疗与化疗　效果多不明确。

二、硬膜外肿瘤

椎管内硬脊膜外肿瘤占椎管内肿瘤 25%，硬脊膜外肿瘤分为良性肿瘤和恶性肿瘤。恶性肿瘤居多，也可为身体其他部位肿瘤转移至此。良性肿瘤常见于神经纤维瘤、脊膜瘤、脂肪瘤等。早期肿瘤生长较小，通常无临床症状。随着肿瘤逐渐生长可产生神经根刺激和脊髓压迫症状，脊髓压迫严重者可发生肢体瘫痪。硬脊膜外肿瘤的唯一有效的治疗方法是手术切除肿瘤。

【诊断要点】

1. 病史与体检 ①发病较急，早期可有根痛症状，且很快出现瘫痪；②体检常可发现病变部位脊椎棘突叩击痛；③X线片常有椎体破坏、椎旁阴影等明显变化。

2. 辅助检查

(1) X线片、CT、MRI：脊髓CT扫描：肿块位于硬膜外腔，其同侧远近端硬膜外间隙增宽，硬膜囊和脊髓受压向对侧移位。硬膜外肿瘤恶性者居多，多为转移瘤，其次为淋巴瘤和肉瘤，增强肿块不规则，或围绕脊髓和神经根弥漫性生长伴有椎旁软组织侵犯和邻近椎骨破坏，病程发展快。硬膜外良性肿瘤以神经性肿瘤居多，肿块轮廓光整，椎管和椎间孔常有扩大，肿块呈哑铃状生长，与硬膜内、外生长的肿瘤的区别在于其同侧硬膜外间隙可见增宽。

脊髓MRI检查：硬膜外肿瘤以转移瘤常见。转移瘤多有原发灶，可来源于乳腺癌、肺癌、黑色素瘤等。转移瘤多为纵形分叶状，常合并椎体及附件骨质破坏，椎体轮廓消失，椎间盘不受累及。MRI呈等 T_1 长 T_2 信号，可见硬膜外征，即脊髓和肿瘤之间 T_1 加权像和 T_2 加权像的低信号带。

(2) 脑脊液检查。

(3) 病理检查。

3. 鉴别诊断 与髓外硬膜下肿瘤鉴别，余如前所述。

【治疗】

1. 手术治疗硬膜外肿瘤唯一有效的治疗方法是手术切除肿瘤。

1

（1）适应证：凡有脊髓或神经根压迫症状的患者经特殊检查后确诊者都应施行手术治疗。

（2）禁忌证：①年老体弱、心肺功能不佳，难以耐受手术者。②严重高血压糖尿病急需先行治疗者。③疑为恶性肿瘤有下列情况之一者：a. 累及椎管的多发肿瘤；b. 继发性椎管内肿瘤患者有全身其他处转移者；c. 全身恶病质。

（3）术前准备：①完善常规术前检查，备血，做好医患沟通等。②病变部位脊柱正侧位片、CT、MRI。

2. 放疗或化疗 硬膜外恶性肿瘤尽量做到全切除，术后辅以放疗或化疗。

三、髓内肿瘤

脊髓髓内肿瘤相对少见，绝大多数为神经胶质瘤，如室管膜瘤、星形细胞瘤，其他较少见的有血管瘤、脂肪瘤、转移瘤等。肿瘤可发生于颈、胸和腰骶段，胸段多见。腰骶段主要为圆锥部肿瘤。血管瘤大都按照各段长度成比例地分布。室管膜瘤好发于圆锥起源于中央管，可沿脊髓长轴发展到长达数个或十余个脊髓节段。肿瘤累及脊髓灰质，出现相应的结构损害之征象，如感觉障碍或感觉分离肌肉萎缩等。椎管梗阻较髓外肿瘤出现晚。

【诊断要点】

1. 病史与体检 疼痛为最早出现的症状，疼痛部位与肿瘤所在节段相关，很少向远处放射，但随着肿瘤的增大疼痛的范围也随之增大。

约1/3患者的首发症状是感觉或运动障碍，症状的分布和进展与肿瘤的生长部位有关。上肢出现症状提示颈部肿瘤，典型症状是单侧或不对称的，感觉迟钝比麻木感多见，检查时可发现中枢性传导束受累的症状。胸段肿瘤引起痉挛和感觉异常，麻木感是最常见的主诉，常始于下肢远端，随后逐渐向近端发展，同时伴有肌肉痉挛和感觉功能障碍。腰膨大和圆锥的肿瘤常引起后背和腿痛，腿痛为多方向性的，病程早期可有排尿、排便障碍等自主神经紊乱的症状。

2. 辅助检查

（1）脑脊液穿刺检查：一般无明显变化。

（2）脊髓造影。

（3）CT、MRI检查：脊髓CT扫描髓内肿瘤可见脊髓膨大增粗，蛛网膜下隙变窄或闭塞，硬膜外脂肪间隙变窄或消失。CT平扫可观察椎管内病变的密度改变，低密度病灶代表肿瘤坏死、囊变或脂肪成分。

脊髓MRI检查多数髓内肿瘤在T_1加权像上表现为等信号或稍低信号图像，通常仅表现为轻度脊髓增粗。T_2加权像较敏感，多数肿瘤与脊髓相比为高信号。几乎所有髓内肿瘤在T_1加权像上都可被增强。星形细胞瘤与室管膜瘤是较为常见的髓内肿瘤。星形细胞瘤表现为脊髓梭形增粗，肿瘤呈浸润性生长，与正常脊髓分界不清。T_1加权像多呈等或低等混杂信号，T_2加权像为高信号，增强扫描肿瘤呈条片状中等信号强度改变。室管膜瘤范围相对局限，呈膨胀性生长，长圆形或腊肠状，与邻近脊髓分界清楚。

（4）神经电生理检查：髓内肿瘤早期损害前角运动细胞，肌电图上出现前角细胞损害的特征。

（5）病理检查。

3. 鉴别诊断 如前所述。

【治疗】

1. 手术治疗

（1）适应证：有脊髓或神经根受压症状，特殊检查确诊后。

（2）禁忌证：年老体弱、心肺功能不佳，不能耐受手术者。

（3）术前准备：①完善常规术前检查，备血，做好医患沟通等。②病变部位脊柱正侧位片，CT，MRI。

（4）经典手术方式：肿瘤切除术，切除程度取决于肿瘤与脊髓的相互关系，瘤体与周围脊髓分界清楚的良性肿瘤可以完全切除；估计术后可能出现严重感觉运动障碍者，做部分切除，硬脊膜一半不予缝合。

（5）预防并发症：易引起瘫痪及排尿排便障碍，应加强护理。

2. 放疗及化疗　多不敏感。

（邵增务）

第十九节　骨关节肿瘤

一、骨样骨瘤

【概述】

骨样骨瘤是一种孤立的圆形成骨性良性肿瘤。以疼痛为主，较少见，常见于儿童和青少年，好发部位以下肢长骨为主，病灶为圆形或卵圆形包围瘤巢，被反应骨包围，生长潜能有限，肿瘤直径很少超过1cm。

【诊断要点】

（一）病史

1. 长骨有持续数月的钝痛，夜间加重。

2. 服用水杨酸类药物或非甾体抗炎药可缓解。

（二）辅助检查

1. X线示骨干皮质内可见圆形或椭圆放射透明瘤巢，直径很少超过1cm，常有致密硬化骨包绕。

2. CT对发现瘤巢最有价值，可显示一个局限性的小的低密度的瘤，周围包绕大范围高密度反应骨形成。

【治疗】

手术治疗极为有效，应完整切除瘤巢。彻底切除后不会复发。

【诊治要点】

1. 长骨有持续数月钝痛，夜间加重。

2. 服用水杨酸类药物或非甾体抗炎药可缓解。

3. CT对发现瘤巢最有价值。

4. 手术治疗　治疗极为有效，应完整切除瘤巢。彻底切除后不会复发。

二、内生软骨瘤

【概述】

内生软骨瘤是良性骨内肿瘤。由分化好的软骨小叶组成。可能是起自软骨的错构瘤。发病率高。男女发病率相同，可见于任何年龄。2/3 位于手的短管状骨。

【诊断要点】

（一）病史

1. 内生软骨瘤生长缓慢，体积小，几乎无症状。

2. 无痛性肿胀和畸形为主有时以病理骨折偶发现。

（二）辅助检查

1. X 线片 边界清楚的溶骨区，有时肿瘤软骨的分叶状结构多环状，有硬化边缘，骨皮质变薄、有轻度膨胀。位于长骨干骺端称中心性或偏心性生长，以溶骨为主，可有钙化。

2. CT 检查 其病变表现为烟圈样或爆米花样。

3. MRI 检查 显示髓腔内侵犯范围。

【治疗】

1. 手部内生软骨瘤无症状，可以暂不处理也可刮除植骨。

2. 位于长骨的无症状的或已钙化的内生软骨瘤亦不需要治疗。

3. 有症状的溶骨的则需外科治疗。

4. 复发的病例，需广泛切除。

【诊治要点】

1. 无痛性肿胀和畸形为主。

2. 影像学有溶骨表现。

3. 刮除植骨或广泛切除。

三、骨软骨瘤

【概述】

骨软骨瘤通常位于干骺端的一侧骨皮质，向骨表面生长，又称外生骨疣。本病可分为单发性和多发性，后者有遗传倾向，并影响骨骺发育或产生肢体畸形，称为多发性遗传性骨软骨瘤病，或骨干续连症。病变位于干骺端。以股骨远端、胫骨近端和肱骨近端最为多见。

【诊断要点】

1. 临床上骨软骨瘤无疼痛或压痛，压迫神经时产生相应症状。

2. 辅助检查　X线示：可见皮质突向软组织的骨性突起，分窄蒂或广基两种。

【治疗】

1. 无症状可密切观察。

2. 手术指征　成年后继续生长；出现疼痛；影响关节活动或外观；有邻近骨骼、血管、神经压迫；位于中轴骨，如骨盆、肩胛骨、脊柱等；怀疑有恶变倾向。手术的重点是从基底切除而不要剥离局部覆盖的骨膜，软骨帽和骨膜要一并切除，以免肿瘤复发，同时防止损伤骺板。

【诊治要点】

1. 骨软骨瘤无疼痛或压痛，压迫神经时产生相应症状。

2. X线检查　可见皮质突向软组织的骨性突起，分窄蒂或广基两种。

3. 无症状可密切观察。有症状手术切除。

四、骨巨细胞瘤

【概述】

骨巨细胞瘤为常见的原发性骨肿瘤之一，来源尚不清楚，可能起始于骨髓内间叶组织。骨巨细胞瘤具有较强侵袭性，对骨质的溶蚀破坏作用大，极少数有反应性新骨生成及自愈倾向，可穿过骨皮质形成软组织包块，刮除术后复发率高，少数可出现局部恶性变或肺转移（即所谓良性转移）。骨巨细胞瘤为低度恶性或潜在恶性的肿瘤。

本病多在 20 ~ 50 岁发病，女性高于男性。骨巨细胞瘤的原发部位多发生在骨骺，随病灶的扩大逐渐侵及干骺端。骨巨细胞瘤多侵犯长骨，以股骨下端及胫骨上端最多见。

【诊断要点】

1. 临床表现　有关节疼痛，肿瘤接近关节腔时，出现肿胀、疼痛和功能障碍。

2. X线表现　为病灶位于干骺端，呈偏心性、溶骨性、膨胀性骨破坏，边界清楚，有时呈皂泡样改变，多有明显包壳。

3. 病理检查　发现肿瘤由稠密的、大小一致的单核细胞群组成，大量多核巨细胞分布于各部，基质中有梭性成纤维细胞样和圆形组织细胞样细胞分布。

【治疗】

骨巨细胞瘤的治疗以手术切除为主，应用切刮术加灭活处理，植入自体或异体松质骨或骨水泥。本病复发率高，对于复发者，应做切除或节段截除术或假体植入术。属G1-2T1-2M0者，宜广泛或根治切除。本病对化疗无效。对手术困难者（如脊椎），可放疗。放疗后易发生肉瘤变。

五、恶性骨肿瘤

骨 肉 瘤

【概述】

骨肉瘤起发于原始间充质细胞的成骨细胞类，故名成骨肉瘤，恶性程度非常高。其特征为从肿瘤细胞直接形成骨和类骨。多见于10～20岁，在成人也可因放射治疗、Paget病，甚至个别经久不愈的慢性骨髓炎引起骨肉瘤。股骨、胫骨和肱骨近端是最常见发病部位，大约有50%～70%骨肉瘤发生在膝关节周围。

【诊断要点】

1. 最早表现为疼痛，活动后疼痛加重，以夜间痛为重。患部包块并进行性增大，表面皮肤发热，静脉怒张。

2. X线表现　有溶骨性破坏和成骨性破坏 Codman 三角和日光放射。

【治疗】

手术为主，辅助术前术后放疗、化疗、免疫疗法。

【诊治要点】

1. 疼痛、肿块、静脉怒张、关节功能障碍、病理骨折。

2. X线表现　有溶骨性破坏和成骨性破坏 Codman 三角和日光放射征。

3. 手术为主，辅助术前术后放疗、化疗、免疫疗法。

软骨肉瘤

【概述】

软骨肉瘤是常见的恶性骨肿瘤之一，发生于髓腔者为中心型，发生于骨膜者为骨膜型，另有少数可发生于软组织。肿瘤好发于四肢长骨与骨盆，也可见于椎骨、骶骨、锁骨、肩胛骨和足骨。本病分原发和继发两种，后者可由软骨瘤、骨软骨瘤恶变而来，这也是发病年龄较晚的原因之一。本病多见于成人，30 岁以下少见，35 岁以后发病率逐渐增高。男性多于女性。

【诊断要点】

1. 原发性软骨肉瘤多见于青少年，发生于四肢长骨及躯干各骨。

2. 局部疼痛不明显，肿块生长迅速，有压痛和关节功能障碍。

3. 继发性软骨肉瘤多继发于原有的良性骨肿瘤，病程长，发生恶变，则生长迅速，症状重。

4. X线特征性表现及病理检查可确诊。

5. 鉴别诊断

（1）软骨瘤内常有散在砂粒钙化点，但较软骨肉瘤少而小，骨皮质多保持完整，无肿瘤性软组织肿块。

（2）骨软骨瘤为附着于干骺端的骨性突起，形态多样，软骨帽盖厚者亦可见肿瘤端部有菜花样钙化阴影。而继发于骨软骨瘤的软骨肉瘤，软骨帽增厚更明显，并形成软组织肿块，其内可见多量不规则絮状钙化点。

【治疗】

软骨肉瘤最有效的治疗是手术切除。明确诊断后，根据具体情况考虑做局部大块切除、节段截除或截肢术。多数软骨肉瘤的外科手术应力求局部彻底切除，对复发者或原发恶性程度高、发展快的病例做截肢或关节离断术。

【诊治要点】

1. 好发于 30 岁以上的成年人。好发部位为股骨，其次为骨盆。多数发展缓慢，以肿块压迫症状为主。

2. X 线片显示低密度阴影，病灶内散在钙化。

3. 手术是主要治疗方法，放化疗不敏感。

尤因肉瘤

【概述】

骨尤因肉瘤（ES）是小圆形细胞的低分化的恶性肿瘤。它占所有原发性骨肿瘤的 6%～8%，是儿童和青少年最常见的恶性原发性骨肿瘤。

【诊断要点】

1. 病史　疼痛是最常见的临床症状，约有 2/3 的患者可有间歇性疼痛。

2. 肿块　随疼痛的加剧而出现局部肿块。肿块生长迅速，表面可呈红、肿、热、痛的炎症表现。

3. 全身症状　患者往往伴有全身症状，如体温升高达 38～40℃，周身不适，乏力，食欲下降及贫血等。

【治疗】

该疾病恶性程度高，病程短，转移快，采用单纯的手术、放疗、单药化疗，效果均不很理想，绝大多数患者在 2 年内死亡，5 年生存率不超过 10%。近年来采用综合疗法，使局限尤因肉瘤治疗后 5 年存活率提高到 75%以上。

【诊治要点】

1. 多见于儿童及少年，好发于四肢长骨骨干。

2. 肿块生长较快，局部疼痛、压痛，皮肤潮红，温度高，浅静脉充盈。全身可有发热和白细胞计数增多。可发生肺及其他部位转移。

3. 根据临床特点，结合 X 线摄片为葱皮样改变及病理检查可明确诊断。

4. 该疾病恶性程度高，病程短，转移快，采用单纯的手术、放疗、单药化疗，效果均不很理想。

浆细胞性骨髓瘤

【概述】

起源于骨髓造血组织，以浆细胞为主的恶性肿瘤。

【诊断要点】

1. 主要表现为多个溶骨性破坏和广泛的骨质疏松。

2. 辅助检查　①血清蛋白增高，A/G 比例倒置。②40% 以上的患者尿本周蛋白阳性。③骨髓穿刺找到大量异常浆细胞。

【治疗】

1. 以化疗和放疗为主。

2. 对病理性骨折或出现脊髓压迫者行手术治疗。

骨纤维肉瘤

【概述】

骨纤维肉瘤是起源于非成骨性纤维结缔组织的一种少见恶性骨肉瘤，也是纤维源性恶性肿瘤。好发于四肢长骨干骺端或骨干，以股骨多见。原发于骨髓腔内结缔组织者，称为中央型骨纤维肉瘤，较多见。原发于骨膜的纤维组织者，称为周围型骨纤维肉瘤，较少见。继发性骨纤维肉瘤，常继发于原有骨病，如畸形性骨炎、骨纤维异样增殖症、动脉瘤样骨囊肿、慢性骨髓炎、复发的骨巨细胞瘤等。

【诊断要点】

1. 多位于四肢长骨干骺端或骨干，股骨多见。

2. 临床表现 疼痛和肿胀。

3. X线表现 骨髓腔内溶骨性骨破坏很少有骨膜反应。

【治疗】

1. 广泛手术切除。

2. 化疗和放疗不敏感。

转移性骨肿瘤

【概述】

交转移性骨肿瘤是指原发于身体其他部位的恶性肿瘤通过各种途径转移至骨骼并在骨内继续生长所形成子肿瘤。原发肿瘤诊断明确并经治疗后转移至骨骼，一般较易发现。但原发肿瘤部位和症状隐匿以转移性骨肿瘤作为主要就诊主诉时，诊断上往往容易混淆。骨是肿瘤最常见的三个转移部位之一。本病多发于51～60岁的老人，男女之比为2.3:1。好发于脊椎骨、骨盆和股骨。骨转移肿瘤中又以乳腺癌、肺癌、前列腺癌转移骨者为高。

【诊断要点】

1. 40岁以上好发，多处受累多累及躯干骨和股骨、肱骨。

2. 乳腺癌、前列腺癌、肺癌、肾癌转移多见。

3. 主要表现为疼痛、病理性骨折和脊髓压迫。

4. X线片上多为溶骨性破坏。

【治疗】

治疗目的为缓解症状、提高生存质量。

六、其他病损

骨囊肿

【概述】

骨囊肿为骨的瘤样病变，又名孤立性骨囊肿。囊壁为一层纤维包膜，囊内为黄色或褐色液体。

【诊断要点】

1. 多见于儿童及少年，好发于长骨干骺端。

2. 无明显症状，或有轻微疼痛和压痛，病理性骨折可为最早症状和体征，或经 X 线摄片发现病变。

3. X 线摄片显示长骨干骺端有椭圆形密度均匀的透明阴影，病变局限，与正常骨质间有明显界线，骨皮质膨胀变薄。

4. 病理检查可确诊。

【治疗】

1. 骨囊肿以手术治疗为主。手术刮除、植骨，术中需彻底刮除纤维包膜，以防复发。

2. 合并病理性骨折者，有时骨囊肿可自行愈合。若骨折愈合后，仍残留囊肿，则应做手术。

3. 对于儿童患者，可试用醋酸甲泼尼龙注入骨囊肿腔内。注射量 40～200mg，按囊肿的大小和儿童的年龄而定。

动脉瘤样骨囊肿

【概述】

髋动脉瘤样骨囊肿是一种良性单发骨肿瘤，特点是瘤内有均匀泡沫状透亮区。本症常发生在较大儿童和青壮年，局部疼痛肿胀，患处功能障碍。动脉瘤样骨囊肿是由大小不等充满血液腔隙组成的膨胀性溶骨性病变，囊壁为含骨样组织、骨小梁和破骨细胞型巨细胞的结缔组织。

【诊断要点】

1. 疼痛和肿胀为主要症状。

2. X 线表现为膨胀性囊性溶骨性改变，偏心，边界清楚，内有骨性间隔，将囊隔分成蜂窝状或泡沫状。

【治疗】

1. 刮除植骨。

2. 术前充分估计大出血的可能性。

嗜酸性肉芽肿

【概述】

嗜酸性肉芽肿（EG）是一种孤立性的组织细胞非肿瘤性质的异常分化。嗜酸性肉芽肿是郎罕细胞增多症的一种表现，以前称为组织细胞增多症。嗜酸性肉芽肿多发生于 5~10 岁的儿童，侵犯部位为骨骼和肺。占朗罕细胞增多症病例的 60%~80%。黑人本症极少见。

【诊断要点】

1. 受累部位的疼痛和肿胀。

2. X 线片显示孤立而界限分明的溶骨性改变，可偏一侧而引起骨膜反应。椎体嗜酸性肉芽肿表现为扁平椎。

【治疗】

刮除植骨或放射疗法。

骨纤维异样增殖症

【概述】

骨纤维异样增殖症是指骨的纤维组织增生、变性，通过化生而形成的骨为幼稚的交织骨。又称骨纤维结构不良。本病在瘤样病变中占首位（38.42%）。多见于 11~30 岁青年人，男女发病之比为 1.1:1。好发部位主要在股骨和胫骨，其次在颌骨和肋骨。临床上可分为单发型、多发型和 Albright 综合征。

【诊断要点】

1. 本病病程经过缓慢，症状出现晚，较轻，主要症状为疼痛，少数无症状者因拍 X 线片而偶然发现。

2. 本病的 X 线表现为长骨骨干或干骺端的磨砂玻璃样改变，皮质膨胀变薄，或有病理性骨折。

3. 病理检查病损内含有大量纤维组织和不等量的交织骨，纤维组织和骨小梁有移行。

【治疗】

骨纤维异样增殖症的治疗可分为两个方向，一是针对病变本身的治疗；二是针对病变引起的骨折及畸形治疗。

（李会杰）

第二十节　脊柱结核

【概述】

脊柱结核是一种继发性病变，约90%继发于肺结核。绝大多数是通过血液传播的。全身抵抗力降低时发病。好发于儿童和青少年，30岁以下者占80%以上。好发于脊柱，占1/2，其次是膝、髋、肘关节。

【诊断要点】

（一）病史与体检

1. 病史　①起病缓慢，有低热、疲倦、消瘦、盗汗、食欲缺乏与贫血。儿童有夜啼、呆滞、性情急躁等。②疼痛：是最早出现的症状。病变压迫神经根或病理性骨折则疼痛剧烈并沿神经根放射。③姿势异常：如头前倾、颈短缩、斜颈、头转动受限、手托下颌，手扶腰部缓慢步行、拾物试验阳性。

2. 体格检查　①局部压痛、叩击痛。②肌肉痉挛。③脊柱活动受限。④脊柱畸形和神经系统异常。

（二）辅助检查

1. 脊柱X线检查　①生理弧度改变（成角畸形）；②椎体形状改变甚至空洞、死骨形成；③椎间隙变窄或消失（椎体结合的X线特征之一），但成人椎体中心型也可长期保持椎间隙正常；④椎体破坏、压缩、楔形变——中央型；⑤椎间隙变窄——边缘型；⑥椎旁脓肿：可见椎旁软组织影，可为球形、梭状或筒状，一般并不对称。

2. CT及MRI　可精确显示结核性脓液、肉芽、死骨及干酪坏死组织影。

（三）鉴别诊断

1. 化脓性脊椎炎　起病急骤全身中毒症状明显，患部剧痛；白细胞与中性粒细胞计数明显增高，早期血培养多有细菌生长。一般起病半个月后 X 线才有椎体破坏、椎旁阴影增宽。1～2 个月才有椎体明显破坏骨密度增高、椎间隙变窄，骨质破坏同时骨质增生和硬化更为突出。

2. 脊柱肿瘤 多单一椎体，症状进行性加剧。驼背不明显，X 线溶骨性破坏和均匀压缩，常侵犯一侧或双侧椎弓，椎间隙正常，需注意与中心型椎体结核区别。

3. 强直性脊柱炎 常累及长段脊椎、骶髂关节或髋关节，疼痛范围广，脊柱和髋关节僵硬。症状多由骶髂关节或腰椎逐渐向胸椎和颈椎发展，X 线有竹节样韧带钙化影椎旁无增宽软组织影。

【治疗】

（一）保守治疗

1. 支持疗法 休息、营养。

2. 抗结核药物疗法 常用药物有异烟肼、利福平、链霉素、对氨基水杨酸钠、乙胺丁醇和阿米卡星。用药时间为两年。治愈标准为：全身情况良好，体温正常，食欲良好；局部症状消失，无疼痛，窦道闭合；X 线表现脓肿消失，病灶钙化；3 次血沉正常；起床活动 1 年无复发。

（二）手术治疗

1. 适应证 ①死骨、脓肿和窦道形成；②结核病灶压迫脊髓出现压迫症状；③晚期结核出现迟发性瘫痪。

2. 手术方式 病灶清除术。

【诊治要点】

1. 低热、盗汗。

2. 病变部位疼痛。

3. 影像学有椎体破坏、死骨形成。

4. 血沉增快、结核菌素试验阳性。

5. 抗结核治疗。

6. 病灶清除。

（李会杰）

第二十一节 髋关节骨性关节炎

【概述】

髋关节骨性关节炎（OA）是一种慢性关节病，其病变主要是关节软骨出现原发性或继发性退行变，在关节边缘形成骨赘，从而导致关节疼痛，僵硬，活动受限等一系列症状。有研究指出：55 岁以上女性人群的患病率约为 15.9%，而且亚洲人发病率较低。

【诊断要点】

（一）病史与体检

1. 病史

（1）髋痛常伴跛行，同侧下肢的放射痛。

（2）髋痛活动时加重，休息时减轻，且受气候影响。

（3）髋关节"晨僵"现象，但持续时间较短，一般不超过 15 分钟。

（4）严重的髋关节骨性关节炎可出现屈曲、外旋和内收畸形。

2. 体格检查

（1）早期髋关节骨性关节炎可以没有特殊体征。

（2）后期髋关节前方和内收肌处可有压痛，内旋髋关节可诱发疼痛。

（3）严重的髋关节骨性关节炎出现屈曲、外旋和内收畸形，Thomas 征阳性。

（4）神经系统查体：肌力肌张力无明显异常，病理反射未引出。

（二）辅助检查

1. 实验室检查 伴有滑膜炎的患者可出现 CRP 和 ESR 轻度升高。继发性髋 OA 患者可出现原发病的实验室检查异常，出现滑膜炎者可有关节积液。

2. 髋关节正侧位 X 线片 髋关节骨性关节炎的早期 X 线典型表现是在关节边缘的不承重处出现微小的骨赘。

随着病变的发展，在股骨头和髋臼的软骨-骨边缘出现较大的骨赘，关节间隙的上外侧变窄。此外，股骨头变扁，股骨颈变粗变短，呈现半脱位或脱位征象。

注意：X线片可早期对髋骨性关节炎做出诊断，排除髋关节结核、骨折、肿瘤等疾病，有助于及时正确治疗。

3. MRI 检查　可检测软骨的容量、形态学、完整性、滑膜、软骨下囊性变等情况。然而，随着 MRI 技术的发展和生物标记物联合应用可为骨关节炎的早期诊断提供了技术支持。特别是改型的 MRI（dGEMRIC），其检查的是被称为葡糖胺聚糖（GAG）的一种聚合物的浓度，诊断"标记"是附着于 GAG 上的氢原子。

4. CT、选择性血管造影等检查可作为辅助诊断以供参考。

（三）鉴别诊断

1. 股骨头缺血性坏死　两者的症状和体征极为相似。股骨头缺血性坏死主要是由髋关节外伤、应用激素、过量饮酒等因素而引发髋关节疼痛等一系列临床症状，而且在其坏死前期，患者无症状或症状较轻。然而，一旦出现症状，病情发展较为迅速。而髋关节骨性关节炎一般病史较长，股骨头变形进展较缓慢。

2. 类风湿关节炎　髋痛为隐袭性伴晨僵，常同时有多处小关节疼痛，血沉增快，类风湿因子阳性。X线片早期显示关节间隙狭窄，软骨下骨质疏松、细小、囊变。股骨头和髋臼变形，股骨头呈蘑菇头状，但没有死骨为其特征。

3. 髋关节结核　本病早期出现关节间隙狭窄。后期全关节发生破坏，骨质呈虫蚀样破坏，有多量碎小死骨，血沉快，常为全身结核的一部分。

4. 强直性脊柱炎　骶髂关节密度增高，并有磨砂样变化，在股骨头和髋臼软骨下骨出现细小且不规则的骨质破坏与囊性变，关节间隙变窄常为双侧一致性。

5. 髋关节肿瘤　疼痛剧烈，夜间加重，患者体质差，影像学可见股骨头、髋臼等出现溶骨性破坏。

【治疗】

治疗原则应以非药物治疗联合药物治疗为主，必要时才考虑手术治疗。

（一）非手术治疗

1. 非药物治疗　①对患者进行宣教，消除其思想负担等。②指导其进行合理的关节锻炼，控制体重，减轻受累关节的负荷等。③运用针灸、推拿按摩、热疗等物理治疗措施缓解关节疼痛等。

2. 药物治疗控制症状的药物　①口服药：对乙酰氨基酚，NSAIDs，阿片类药物。②注射液：糖皮质激素，透明质酸（玻璃酸），NSAIDs。③局部外用药：NSAIDs，辣椒碱。

3. 骨性关节炎慢作用药（DMOAD）及软骨保护剂　有氨基葡萄糖、硫酸软骨素、双醋瑞因、多西环素、双磷酸盐、维生素 A、C、E。

注意：药物首选对乙酰氨基酚治疗，对乙酰氨基酚无效者应考虑 NSAIDs；NSAIDs 禁忌/无效/不耐受者：考虑阿片类；联合使用 DMOAD 疗效更佳。急性期（尤其积液）患者可选用关节穿刺注射长效激素＋玻璃酸钠，每周 1 次，5 周为一疗程。

（二）手术治疗

1. 适应证　①非手术治疗无效或复发，症状较重，影响生活和工作；②严重髋关节炎伴髋关节半脱位或脱位。

2. 禁忌证　①髋部有感染灶或其他部位尚有活动性感染；②髋部神经性病变；③全身情况或伴发疾病使患者难以耐受手术者；④病理性肥胖；⑤难以配合治疗者。

3. 术前准备　①完善常规术前检查，术前备血，如有高血压或糖尿病，术前须调控血压、血糖。②检查术前髋关节的活动范围。③髋关节正侧位、CT。

注意：如果进行股骨转子间截骨术，术前需拍以股骨头为中心的前后位片，下肢取内旋位、中立位，充分外展和内收位各一张。

4. 经典手术方式 ①内收肌切断及闭孔神经切断术。②髋关节周围软组织松解术。③转子间内翻截骨术。④转子间外展截骨术 + 肌腱切断术。⑤人工髋关节置换术。

注意：早期需手术的患者首先考虑神经切断术或软组织松解术；若疗效欠佳，可选择股骨转子间截骨术；晚期患者才考虑行人工关节置换术。

手术常见并发症：矫正不足、截骨部位不愈合、关节内骨折、血栓栓塞、假体松动、断裂脱落、髋关节脱位、感染等。

5. 微创手术 利用髋关节镜技术对受累髋关节进行清理可取得一定的疗效。该技术主要适用于早期病变滑膜增生患者，关节游离体的取出以及髋臼唇修整。禁用于局部皮肤软组织感染的患者。

6. 骨膜、软骨膜和软骨细胞移植术 由于分离培养技术复杂，价格昂贵，目前在临床上还难以推广应用。

7. 术后康复 ①神经切断术、软组织松解术以及微创手术术后 1 天可下地活动。②股骨转子间截骨术切口拆线后（一般为术后 14 天）可扶双拐下床，不负重行走，骨折愈合始可负重。③人工髋关节置换术术后 2 ~ 3 天可扶双拐下地活动。④术后 2 ~ 3 个月可恢复轻度工作，术后半年应避免重体力劳动。

【诊治要点】

1. 根据患者的症状、体征以及辅助检查，可明确诊断髋关节骨性关节炎。

2. 年龄 >50 岁，前月大多数日有髋痛，晨僵时间 < 15 分钟。

3. 屈曲 <115°，内旋时疼痛明显。

4. X 线片有骨赘形成或关节间隙变窄。

5. 治疗上首选非手术治疗，若疗效欠佳，可选手术治疗。

1

【健康教育】

合理饮食，规律生活，避免过重的负荷，调整劳动强度，减少爬山、爬楼梯等增加关节负荷的运动。控制体重，适当进行平地快走或慢跑、游泳、太极拳等有氧锻炼。注意髋关节功能训练，外展肌群的肌力训练等。

【转诊条件】

患者经规范的非手术治疗后，疗效欠佳，且没有条件对患者进行手术治疗时需转至上一级医院诊治。

（白 波）

第二十二节 股骨头坏死

【概述】

股骨头坏死（ONFH），又称股骨头缺血性坏死。是指各种原因引起股骨头血液供应的中断或损伤，诱发骨细胞及骨髓成分的坏死，并伴随修复反应，从而导致股骨头结构的改变，引发股骨头塌陷，最终出现髋关节骨性关节炎，产生关节疼痛和关节功能障碍的疾病，是骨科领域常见的难治性疾病。股骨头坏死主要发生于 30～40 岁的人群，男女发病率约为 3:1，其中 75% 的患者为双侧发病。

股骨头坏死可分为两类：一类是创伤性股骨头坏死，主要因股骨颈骨折、髋关节脱位等髋部创伤引起；另一类是非创伤性股骨头坏死，在我国主要由糖皮质激素的应用、酗酒、减压病、镰状细胞性贫血以及特发性等因素引起。

【诊断要点】

（一）病史与体检

1. 病史 ①早期可以没有临床症状，最早表现为髋部疼痛。②疼痛部位以腹股沟、臀部和大腿为主，偶可伴有膝关节痛。③疼痛可呈持续性或间歇性，早期多不严重，但逐渐加剧，双侧病变时可呈交替性疼痛。④多有髋部外伤史、糖皮质激素应用史、酗酒史以及潜水等职业病史。⑤可出现跛行、行走困难，甚至扶拐行走。

2. 体格检查 ①早期多无阳性体征；②可有内收肌压痛；③髋关节活动受限，以内旋及外展活动受限明显；④肢体短缩；⑤4字试验阳性。

（二）辅助检查

1. 髋关节正侧位片 疾病早期，股骨头内出现密度增高区（硬化）和透光区（囊性变）；随着病情进展，股骨头内可出现典型的新月征；当疾病进入晚期时，股骨头塌陷，关节间隙变窄，甚至出现严重的骨关节炎表现，髋臼硬化和囊变。

虽然影像学进步迅速，普通X线片仍是诊断股骨头坏死的主要手段，有时不需要其他影像学技术即可明确诊断，但在X线片上出现股骨头密度的改变至少需要2个月，甚至更长时间。X线片上出现的密度增高表示有新骨形成，而不是骨坏死本身。

2. CT扫描 通过CT扫描，可早期发现微小病灶，确定是否存在骨结构的塌陷及塌陷范围。CT扫描改变表现为股骨头内可见坏死骨和新生骨周围被硬化带包绕，并可发现软骨下骨断裂。

3. MRI 股骨头坏死的MRI征象在T_1WI中呈带状低信号，在T_2WI中呈双线征。

4. 核素骨扫描 股骨头坏死早期显示为灌注缺损（冷区）；病情发展，显示为热区中有冷区。

5. 骨组织活检 可观察到骨小梁内空骨陷窝超过50%，且累及邻近多处骨小梁，骨髓成分发生坏死。

影像学检查中，CT能较准确的发现普通X线不能发现的微小变化，但对于股骨头坏死的早期诊断，MRI和核素扫描优于CT扫描。

（三）鉴别诊断

1. 中、晚期髋关节骨关节炎 因髋关节透明软骨发生退行性变，出现软骨软化、糜烂等而引起，常见于中老年人，多为双侧发病，表现为髋关节刺痛。当关节间隙狭窄，软骨下骨出现囊性变时，易与ONFH相混淆。但其CT表现为硬化伴有囊性变，MRI征象以低信号为主，可据此进行鉴别。

2. 髋臼发育不良　继发骨关节炎儿童及青年常见。女性多发，常双侧发病。可根据 X 线检查结果进行鉴别，其表现为髋臼对股骨头的包容不良，关节间隙狭窄，甚至消失，股骨头硬化、囊性变。

3. 强直性脊柱炎　累及髋关节该病好发于青少年男性，常同时累及双侧骶髂关节，血液学检查 HLA-B27 多为阳性。根据典型的 X 线表现易于鉴别。该病髋关节的 X 线变现为股骨头仍保持圆形，但关节间隙变窄、消失，甚至关节融合。

4. 类风湿关节炎　多见于中老年女性，双侧发病。X 线检查显示股骨头保持圆形，但关节间隙变窄、消失，股骨头关节面和髋臼可见骨侵蚀。

5. 股骨头内软骨母细胞瘤　发病年龄通常在儿童或青少年期，男女发病率之比为 2～3∶1。好发于长骨的骨骺和骨突部位。可通过影像学检查予以鉴别。该病的 MRI 表现为 T_2WI 呈现片状高信号，CT 征象为不规则的溶骨性破坏。

6. 骨纤维结构不良累及股骨头　该病常于儿童和青年期发病，女性好发。为一种病因不明、缓慢发展的自限性良性骨纤维组织疾病。常累及四肢长骨，可发生于一侧肢体的多数骨。典型 X 线征象为股骨近端的"牧羊人手杖畸形"。

7. 暂时性骨质疏松症　该病表现为无明显诱因的髋关节暂时性疼痛。X 线检查可发现整个股骨头颈部的骨量减少，甚至可延及转子部。MRI 检查显示为大面积的 T_1WI 均匀低信号和 T_2WI 的均匀高信号，范围可包括股骨头、颈以及转子部。3～12 个月内病灶可消失。

8. 软骨下不全骨折　60 岁以上的老年女性多发。单侧多见。外伤史不明显，以突然发作的髋关节疼痛，关节活动受限为主要表现。X 线检查无明显骨折征象，仅可见股骨头外上部稍变扁。MRI 征象：T_1WI 和 T_2WI 软骨下低信号线，周围骨髓水肿。T_2 脂肪抑制像为片状高信号。

9. 色素沉着绒毛结节性滑膜炎 该病主要以髋关节轻、中度疼痛、跛行和关节活动轻度受限为主要表现。CT 及 X 线以股骨头及髋臼皮质骨遭侵蚀，关节间隙轻、中度变窄为典型表现。MRI 检查可见滑膜广泛肥厚。

10. 骨梗死 好发于长骨骨干，其与股骨头坏死的鉴别主要依赖 MRI 检查。骨梗死的不同时期，其影像学表现不同：急性期，梗死灶中心 T_1WI 呈与正常骨髓相等或略高信号，在 T_2WI 像呈高信号，梗死灶边缘呈长 T_1、T_2 信号；亚急性期，病变中心 T_1WI 呈与正常骨髓相似或略低信号，T_2WI 呈与正常骨髓相似或略高信号，边缘呈长 T_1、T_2 信号；慢性期：T_1WI 和 T_2WI 均呈低信号。

【治疗】

ONFH 确诊后应对其进行分期，以指导治疗和判断预后。通常采用 ARCO 分期，并参考 Steinberg 分期和 Ficat 分期。临床治疗中，一般可分为：早期：ARCO 0 期 ~ Ⅰ期；中期：ARCO Ⅱ 期 ~ Ⅲb 期；晚期：ARCO Ⅲc 期 ~ Ⅳ期。在制订治疗方案时，应综合考虑分期、坏死体积、关节功能及患者年龄、职业等。

（一）非手术治疗

主要针对早期 ONFH 患者。

1. 保护性负重 可使用双拐，但不建议使用轮椅。

2. 药物治疗 常用药物包括非甾体抗炎药、低分子肝素、二磷酸盐类等。

3. 物理治疗 包括体外震波、高频电场、高压氧、磁疗等，能帮助缓解疼痛，促进骨修复。

4. 制动与适当牵引 可用于早、中期 ONFH 患者。

（二）手术治疗

股骨头坏死的手术方式包括两类：一类是保留患者自身股骨头的修复重建手术；另一类是人工髋关节置换手术。

1. 保留股骨头的手术 适用于早、中期，坏死体积超过 15% 以上的 ONFH 患者。

(1) 股骨头髓芯减压术：建议采用细针（直径约 3mm），在透视下多处钻孔。必要时可植入某些修复材料。目前，已有国内外学者在减压孔道内植入浓缩自体骨髓干细胞，报道了较好的临床效果。

(2) 不带血运骨移植术：常用经股骨转子减压植骨术、经股骨头颈灯泡状减压植骨术。植骨技术包括压紧植骨和支撑植骨。植骨材料包括自体皮质骨和松质骨、异体骨和骨替代材料。

(3) 截骨术：临床常用的截骨术包括内翻或外翻截骨、经股骨转子旋转截骨。

(4) 带血运自体骨移植：可分为髋周骨瓣移植及吻合血管腓骨移植。其中髋周骨瓣移植种类繁多，包括带旋股外侧血管升支髂骨（膜）瓣转移术；旋股外侧血管升支臀中肌支大转子骨瓣转移术；带旋股外侧血管横支大转子骨瓣转移术；带旋髂深血管蒂髂骨（膜）瓣转移术；横支大转子骨瓣联合升支髂骨（膜）瓣再造股骨头（颈）；关节后方入路旋股内侧血管深支大转子骨瓣、臀上血管深上支髂骨瓣；带股方肌蒂骨瓣（柱）。

2. 人工关节置换术　适用于股骨头塌陷较重（AR-CO Ⅲc 期、Ⅳ期），关节疼痛严重，明显丧失关节功能的患者。

【诊治要点】

早期诊断是股骨头坏死患者获得最佳治疗的关键。股骨头坏死的早期无明显症状，给早期诊断带来困难。目前，股骨头坏死的诊断主要依靠 X 线检查、CT 扫描、MRI、核素骨扫描和骨组织活检。MRI 对骨坏死的敏感性高于 X 线检查和 CT 扫描，是早期发现股骨头坏死的主要手段。股骨头坏死治疗的目的是预防或阻止股骨头塌陷，保留患者自身的股骨头，避免或延缓关节置换。由于对股骨头坏死的发病机制和病理进程尚未完全明了，导致治疗手段众多，尚无特效疗法。在选择治疗方案时要综合考虑骨坏死的分期、坏死的体积、患者的年龄、职业和依从性。对股骨头坏死患者应建立病例档案，对治疗效果进行随访评价。

（童培建）

第二十三节 膝关节骨性关节炎

【概述】

膝关节骨性关节炎（OA）是指由于膝关节软骨变性、骨质增生而引起的一种慢性骨关节疾患。主要表现是关节疼痛、肿胀、活动不灵活、弹响等。根据相关的文献报道：45 岁以下人群的患病率约为 1%～4%，65 岁以上人群的患病率约为 50%，而 75 岁以上的患病率更是高达 80%。其中轻型患者，男女发病无明显差别；但是 60 岁以上重型患者的发病率女性多于男性。

【诊断要点】

（一）病史与体检

1. 病史 ①缓慢发病，常伴劳累史，多见于中老年肥胖女性。②膝痛活动时加重，初起疼痛为阵发性，逐渐发展为持续性。③膝关节活动受限，甚则跛行。极少数患者可出现交锁现象或膝关节积液。④严重的膝关节骨性关节炎可出现屈曲内翻或外翻畸形。

2. 体格检查 ①早期膝关节骨性关节炎可以没有特殊体征。②后期膝关节活动受限，股四头肌萎缩。屈伸膝关节时可打及弹响、摩擦音。③严重的膝关节骨性关节炎出现屈曲内翻或外翻畸形。④神经系统查体：肌力肌张力无明显异常，病理反射未引出。

（二）辅助检查

1. 实验室检查 伴有滑膜炎的患者可出现 CRP 和 ESR 轻度升高。继发性膝 OA 患者可出现原发病的实验室检查异常，出现滑膜炎者可有关节积液。

2. 膝关节正侧位 X 线片 膝关节骨性关节炎的早期 X 线可无明显变化，随着病变的发展，关节负重区逐渐出现关节间隙不对称狭窄。髌骨、股骨髁、胫骨平台关节缘呈唇样骨质增生，胫骨髁间隆突变尖，关节间隙变窄，软骨下骨质致密，有时可见关节内游离体。严重者可出现关节内翻或外翻畸形。

注意：X线片可早期对膝骨性关节炎做出诊断，排除膝关节结核、骨折、肿瘤等疾病，有助于及时正确治疗。

3. MRI检查　可检测到关节软骨丢失、软骨下囊性变、半月板、反应性骨髓水肿等情况。然而，随着MRI技术的发展和生物标记物联合应用可为骨关节炎的早期诊断提供了技术支持。特别是改型的MRI（dGEMRIC），其检查的是被称为葡糖胺聚糖（GAG）的一种聚合物的浓度，诊断"标记"是附着于GAG上的氢原子。

4. CT、选择性血管造影等检查　可作为辅助诊断，以供参考。

（三）鉴别诊断

1. 化脓性膝关节炎　关节疼痛，肿胀更剧烈，可伴有寒战发热。X线片显示周围软组织肿胀，骨坏死，关节间隙变窄，可伴有骨膜反应。

2. 类风湿性膝关节炎　膝痛为隐袭性伴晨僵，常同时有多处小关节疼痛，血沉增快，类风湿因子阳性。X线片早期软组织肿胀，关节周围骨质疏松。晚期关节面明显不平和严重腐蚀，关节半脱位，广泛骨质疏松，骨质增生。

3. 膝关节结核　本病早期出现关节间隙狭窄。后期全关节发生破坏，骨质呈虫蚀样破坏，有多量碎小死骨，血沉快，常为全身结核的一部分。

4. 膝关节肿瘤　疼痛剧烈，夜间加重。患者体质差。影像学可见股骨、胫骨等出现溶骨性破坏。

【治疗】

治疗原则应以非药物治疗联合药物治疗为主，必要时才考虑手术治疗。

（一）非手术治疗

1. 非药物治疗

（1）对患者进行宣教，消除其思想负担等；

（2）指导其进行合理的关节锻炼，控制体重，减轻受累关节的负荷等；

（3）运用针灸、推拿按摩、热疗等物理治疗措施缓解关节疼痛等。

2. 药物治疗

（1）控制症状的药物：①口服药：对乙酰氨基酚、NSAIDs、阿片类药物。②注射液：糖皮质激素、透明质酸（玻璃酸）、NSAIDs。③局部外用药：NSAIDs、辣椒碱。

（2）骨性关节炎慢作用药（DMOAD）及软骨保护剂：氨基葡萄糖、硫酸软骨素、双醋瑞因、多西环素、双磷酸盐、维生素 A、C、E。

注意： 药物首选对乙酰氨基酚治疗。对乙酰氨基酚无效者应考虑 NSAIDs；NSAIDs 禁忌/无效/不耐受者：考虑阿片类；联合使用 DMOAD 疗效更佳。急性期（尤其积液）患者可选用关节穿刺注射长效激素 + 玻璃酸钠，每周1次，5周为一疗程。

（二）手术治疗

1. 适应证 ①非手术治疗无效或复发，症状较重，影响生活和工作；②严重膝关节炎伴膝关节内翻或外翻。

2. 禁忌证 ①膝部有感染灶或其他部位尚有活动性感染；②膝部神经性病变；③全身情况或伴发疾病使患者难以耐受手术者；④病理性肥胖；⑤难以配合治疗者。

3. 术前准备 ①完善常规术前检查。术前备血。如有高血压或糖尿病，术前须调控血压、血糖；②检查术前膝关节的活动范围；③摄膝关节正侧位、膝关节前后位片，CT 扫描。

注意： 如果进行全膝关节置换术，术前需拍站立位全长片以计算下肢的机械轴和解剖轴，有助于判断双侧膝关节的内外翻情况。没有条件拍摄下肢全长片，可以分别拍髋、膝、踝关节的正位片，自行拼接来评估下肢的力线。

4. 经典手术方式 ①胫骨截骨术。②腓骨高位截骨术。③股骨远端截骨术。④膝关节融合术。⑤人工膝关节置换术（人工单髁置换或全膝关节表面置换）。

注意：早期年轻的患者首先考虑胫骨截骨术；当膝外翻超过12°～15°时，进行股骨远端截骨术；后期年轻患者且从事体力活动，首先考虑进行膝关节融合术；晚期老年患者才优先选择人工关节置换术。

手术常见并发症：矫正不足、截骨部位不愈合、关节内骨折、血栓栓塞、假体松动、断裂脱落、腓总神经损伤、感染等。

5. 微创手术 利用膝关节镜技术对受累膝关节进行清理可取得一定的疗效。该技术主要适用于早期病变关节边缘骨赘增生患者，关节内游离体的取出。禁用于局部皮肤软组织感染的患者。

6. 骨软骨和自体软骨细胞移植术 只适用孤立、全厚、Ⅳ级的股骨软骨缺损以及不超过Ⅱ级的胫骨面软骨软化。此外，分离培养技术复杂，价格昂贵，目前在临床上还难以推广应用。

7. 术后康复

（1）微创手术术后1天可下地活动。

（2）截骨术术后第2天可下床活动，前6周需扶双拐50%负重行走，6周后可完全负重。

（3）人工膝关节置换术术后2～3天可扶双拐下地活动。

（4）术后2～3个月可恢复轻度工作，术后半年应避免重体力劳动。

【诊治要点】

1. 年龄>50岁，反复劳累或创伤史。

2. 膝关节疼痛和发僵，早晨起床时较明显，活动后减轻，活动多时又加重，休息后症状缓解。

3. 膝关节屈伸活动时可扪及摩擦音。

4. X线片有骨赘形成或关节间隙变窄。

5. 治疗上首选非手术治疗，若疗效欠佳，可选手术治疗。

【健康教育】

合理饮食，规律生活，避免过重的负荷，调整劳动强度，减少爬山、爬楼梯等增加关节负荷的运动。控制体重，适当进行平地快走或慢跑、游泳、太极拳等有氧锻炼。每天可进行 15 分钟直腿抬高锻炼以增强股四头肌肌力。天气寒冷时应注意保暖，必要时戴上护膝，防止膝关节受凉。

【转诊条件】

患者经规范的非手术治疗后，疗效欠佳，且没有条件对患者进行手术治疗时需转至上一级医院诊治。

（白 波）

第二十四节 发育性髋关节脱位

【概述】

发育性髋关节脱位（DDH）过去称为先天性髋关节脱位，主要是髋臼、股骨近端和关节囊等均存在结构性畸形而致关节的不稳定，直至发展为髋关节的脱位。发病率 0.1%～0.4% 不等，不同的种族、地区发病情况差别很大。女多于男，约为 6:1。左侧比右侧多，双侧者也不少见。

【诊断要点】

（一）病史及体检

1. 站立前期

（1）病史：①两侧大腿内侧皮肤皱褶不对称，患侧加深增多。②患儿会阴部增宽，双侧脱位时更为明显。③患侧髋关节活动少且受限。蹬踩力量较健侧弱。常处于屈曲位，不能伸直。④患侧肢体短缩。⑤牵拉患侧下肢时有弹响声或弹响感，有时患儿会哭闹。

（2）体格检查：①髋关节屈曲外展试验阳性。②Allis 征阳性。③Ortolani 实验（弹入试验）阳性。④Barlow 试验（弹出试验）阳性。⑤患侧股内收肌紧张、挛缩。

2. 脱位期

（1）病史：①患儿一般开始行走的时间较正常儿

1

晚。②单侧脱位时患儿跛行。③双侧脱位时，站立时骨盆前倾，臀部后耸，腰部前凸特别明显，行走呈鸭行步态。

（2）体格检查：①患儿仰卧位，双侧髋、膝关节各屈曲90°时，双侧膝关节不在同一平面。推拉患侧股骨时，股骨头可上下移动，似打气筒样。②内收肌紧张，髋关节外展活动受限。③Trendelenburg征（单足站立试验）阳性。

（二） 辅助检查

1. 超声检查　超声灵敏度较高，可较早地检查到髋臼发育异常。

2. X线检查　对疑有先天性髋关节脱位的患儿，应在出生后3个月以上拍骨盆正位片。

（1）髋臼指数（acetabular index）：髋关节的发育状况常用髋臼指数或称髋臼角来测定。正常新生儿为30°~40°，1岁为23°~28°，3岁为20°~25°。大于此范围者表示髋臼发育不全。当小儿步行后此角逐年减小，直到12岁时基本恒定于15°左右。

（2）Perkin象限（关节四区划分法）：当股骨头骨骺核骨化出现后可利用Perkin象限，将髋关节划分为四个象限，正常股骨头骨骺位于内下象限内。若在外下象限为半脱位，在外上象限内为全脱位。

（3）h-f测量法：新生儿和婴儿时股骨头骨骺未出现，可用h-f测量法来观察。

（4）Shenton线：即股骨颈内缘与闭孔上缘的连续线。正常情况下为平滑的抛物线，脱位者此线中断。

【治疗】

（一） 非手术治疗

出生至6个月，此年龄段为治疗该病的黄金时期，只需采用固定方法使其处于外展屈曲位，即可获得较好的疗效。首选Pavlik吊带，维持髋关节屈曲100°~110°，外展20°~50°。24小时持续使用。定期超声检查，使用2~4个月后，换为外展支具维持，至髋臼指数<25°。也有用

连衣裤套法及外展位褓褓支具法，维持 4 个月以上。

（二）手术治疗

1. 7 个月 ~2 岁

（1）术前准备：完善常规术前检查，髋关节正位、CT、MRI。

（2）手术方式：首选麻醉下闭合复位，人类位石膏裤固定（屈髋 100°~110°，外展 <65°）。

注意：复位前应切断长收肌腱，必要时同时切断髂腰肌，以减轻复位后对股骨头的压力，降低股骨头缺血性坏死的发生率。

常见并发症：股骨头坏死。

2. 2 岁 ~6 岁（行走年龄）

（1）适应证：经保守治疗或闭合复位手术治疗失败的 DDH 患儿。

（2）手术方式：采取手术切开复位、骨盆截骨、股骨近端截骨术等方法，减低头臼间压力，纠正过大的股骨颈前倾角和颈干角，增加髋臼对股骨头的包容。

（3）骨盆截骨术式的选择：

1）改变髋臼方向：主要是 Salter 骨盆截骨术，适于 6 岁以下，髋臼指数在 45°以下，以前缘缺损为主的髋臼发育不良。骨盆三联截骨术在近年来也得到了逐步应用。

2）改变髋臼形态：适用于髋臼大而股骨头较小、髋臼陡直、真假髋臼延续者，常用的有 Pemberton 截骨术、Dega 截骨术等。

（4）常见并发症：

1）股骨头缺血性坏死；

2）术后再脱位；

3）髋关节活动受限或僵硬。

3. 6 岁以上（大龄发育性髋关节脱位）大龄发育性髋关节脱位的治疗存在争议。常采用放弃复位的姑息手术，如骨盆内移截骨（Chiari）术、髋臼扩大（槽式延伸、Staheli）术、Shanz 截骨（转子下外展截骨）术。

注意：大龄发育性髋关节脱位的手术治疗尤其是双

侧髋关节脱位患者，手术适应证欠明确，手术并发症多，疗效不确定，故应谨慎采用。

（三）术后康复

1. 术后采用髋人字石膏或支具固定 6 周。

2. 5 岁以上患儿为防止关节僵硬，石膏或支具固定 3 周后，可去外固定行双下肢外展皮牵引 3 周。

3. 术后 6 周免负重关节活动训练至术后 3~6 个月。

4. X 线检查确认截骨愈合、无股骨头缺血性坏死，恢复行走。

5. 每年拍片复查髋关节发育情况至骨成熟。

【诊治要点】

1. 诊治比较容易，但需早发现，早治疗，以期恢复正常的形态和步态，超声检查应广泛接受并用于筛查和评价新生儿的髋关节发育情况。

2. 闭合复位石膏固定患儿，应屈髋 100°~110°，外展 <65°，这是预防股骨头坏死的安全角度。

3. 术前 MRI、CT 检查意义了解髋关节脱位的具体情况，为评估手术做出依据。

【健康教育】

1. 加强新生儿出生后的早期体检工作，以提高先天性髋关节脱位的检出率，防止漏诊、误诊。

2. 向家长宣传有关育儿的知识，如不要将新生儿或婴儿的髋伸直位包裹，以免导致髋关节发育不良，引起或加重髋关节脱位。

3. 新生儿均应穿连体袜套 3 个月，可预防和及早治疗先天性髋关节脱位。

4. 保守治疗时应详细告知外固定装置的重要性，使家长不会因各种原因而随意解除外固定装置。

【转诊条件】

1. 一般门诊患者在医院就诊 3 次以上（含 3 次）不能明确诊断或治疗无效病例、疑难复杂病例，需进一步诊治者。

2. 病情复杂，医疗风险大，难以判断预后的病例。

3. 疾病诊治超出医院核准诊疗登记科目的病例，因技术、设限制或其他原因不能处理的病例。

（韩久卉）

第二十五节 先天性马蹄内翻足

【概述】

先天性马蹄内翻足，是小儿常见的一种严重影响足部外观和功能的畸形。发病率约为 0.1%，主要包括前足内收、踝跖屈、跟骨内翻以及继发性胫骨远端内旋。男女比例约为 2∶1。

【诊断要点】

（一）病史与体检

1. 病史 ①出生后一侧或双侧足出现程度不等内翻下垂畸形。②小儿学走路后，步态不稳，跛行，用足外缘着地。

2. 体格检查 ①前足内收、内翻。②跟骨内翻。③跟腱紧张。④患足内侧多可见皮肤皱褶。⑤继发性胫骨远端内旋。

（二）辅助检查

一般不需要 X 线检查即可诊断，但 X 线检查在确定内翻、马蹄的程度以及疗效评价上具有重要意义。

（三）鉴别诊断

1. 先天性多发性关节挛缩症累及四肢多关节，畸形较固定，不易矫正，早期有骨性改变。

2. 脑性瘫痪为痉挛性瘫痪，肌张力增高，反射亢进，有病理反射，以及其他大脑受累的表现等。

3. 脊髓灰质炎后遗症马蹄内翻足为肌力平衡失调所致，肌电图或体感诱发电位诊断可确定腓骨肌麻痹。

【治疗】

（一）非手术治疗

1. Ponseti 石膏矫形法

（1）适应证：年龄小于 1.5 岁的先天性马蹄内翻足

患儿均适用于本方法。

（2）治疗方法：①石膏矫形：出生后 5～7 天开始，需要 4～7 次连续石膏矫形，每周更换石膏一次。②经皮跟腱延长术：最后一次石膏矫形时根据畸形情况决定是否需要实施。③Ponseti 系列石膏结束后辅以布朗鞋，前 3 个月全天穿，以后晚上穿，持续到 4 岁。

2. 手法扳正

（1）适应证：适用于 1 岁以内的婴儿。

（2）治疗方法：在医生指导下家长配合作手法扳正。复位时使患足外翻，外展及背伸，每日 2 次。手法应轻柔，避免损伤，矫正适度即可。畸形矫正后用柔软绷带，由足内距面向足背外方向缠绕，固定足于矫正位。这种方法应持续到患儿满 1 周岁后。

（二）手术治疗

1. 适应证　非手术治疗效果不满意或畸形复发者，可考虑手术治疗。手术年龄以 6～18 个月为宜。

术前准备：完善常规术前检查、足正侧位。

2. 经典术式：

（1）软组织松解术：包括：①Turco 手术：主要是彻底松解足后内侧一切挛缩软组织；②Mckay 手术：足内、后、外侧软组织同时松解。

（2）肌力平衡术：即 Z 形延长跟腱，将胫前肌外移至中间或外侧楔骨，同时适当松解足后方软组织，保证踝关节背屈 5°～10°，术后用屈膝 90°长腿管型石膏制动。

（3）截骨矫形术：截骨是治疗僵硬型马蹄内翻足畸形的有效手段，根据不同矫形需要采取不同部位和不同方式截骨，以补充软组织松解的不足。普遍认为 10 岁以上可以采用跟骨截骨做辅助矫正手段。

（4）三关节融合术：关节融合术是治疗 12 岁以上重度马蹄内翻足的有效方法，可以一次性纠正畸形，通过跟距、距舟、跟骰三个关节的截骨来达到矫正足部畸形的目的。

3. 术后并发症　①矫形不彻底；②矫枉过正和平

足；③跖内收和腓骨肌力弱；④术后僵硬和僵直。

4. 术后康复锻炼 ①术后采用外固定架固定6周。②术后6周免负重关节活动。③术后继续按摩和功能锻炼，每年定期复查。

【诊治要点】

根据患儿前足内收、踝跖屈、跟骨内翻等明确症状及体征可明确诊断。

【健康教育】

1. 由于本病的非手术疗法时间较长，患儿家长要能熟练掌握手法扳正的具体手法，并明确矫形器具的使用方法和意义。

2. 畸形可能复发，因此畸形矫正后应告诉患儿家长继续按摩和功能锻炼，并坚持复查，在矫正后的最初半年内每月复查1次，若无复发倾向可每3个月复查1次，坚持复查1年以上。

3. 足二关节或三关节融合术后开始走平路时一般无不适，但在坎坷不平的路面上行走或上下楼梯时则感到别扭。应告诉患儿及家长上述现象是正常的，经过一段时间的锻炼后会逐渐适应。

【转诊条件】

1. 一般门诊患者在医院就诊3次以上（含3次）不能明确诊断或治疗无效病例、疑难复杂病例，需进一步诊治者。

2. 病情复杂，医疗风险大，难以判断预后的病例。

3. 疾病诊治超出医院核准诊疗登记科目的病例，因技术、设限制或其他原因不能处理的病例。

（韩久卉）

第二十六节 化脓性关节炎

【概述】

化脓性关节炎为关节内化脓性感染。多见于儿童。好发于髋、膝关节。常见的致病菌为金黄色葡萄球菌，可占85%左右；其次为白色葡萄球菌、淋病奈瑟菌、肺炎球菌和肠道杆菌等。

细菌进入关节内的途径有：①血源性传播：身体其他部位的化脓性病灶内细菌通过血液循环传播至关节内；②邻近关节附近的化脓性病灶直接蔓延至关节腔内，如股骨头或髂骨骨髓炎蔓延至髋关节；③开放性关节损伤发生感染；④医源性：关节手术后感染和关节内注射皮质类固醇后发生感染。本章节只叙述血源性化脓性关节炎。

【诊断要点】

1. 病史与体检

（1）病史：①起病急骤，有寒战高热等症状，小儿患者则因高热可引起抽搐，体温可达39℃以上。②原发化脓性病灶表现可轻可重，甚至全无，一般都有外伤诱发病史。③病变关节迅速出现疼痛与功能障碍。④浅表的关节如膝、肘关节，局部红、肿、热、痛明显，关节常处于半屈曲位。

（2）体格检查：①关节液增加，在浅表关节如膝关节更为明显，浮髌试验可为阳性。②患者因剧痛往往拒做任何检查。③蜂窝织炎表现。

2. 辅助检查

（1）血常规：白细胞总数升高，中性粒细胞增多。血沉增快，血培养可阳性。

（2）关节滑液检查：关节液外观可为浆液性（清的），纤维蛋白性（混的）或脓性（黄白色），镜检可见多量脓细胞，或涂片作革兰染色，可见成堆阳性球菌。抽出物应做细菌培养和药物敏感试验。

（3）X线检查：早期只可见关节周围软组织肿胀的阴影，膝部侧位片可见明显的髌上囊肿胀，儿童病例可见关节间隙增宽。出现骨骼改变的第一个征象为骨质疏松；接着因关节软骨破坏而出现关节间隙进行性变窄；软骨下骨质破坏使骨面毛糙，并有虫蚀状骨质破坏。一旦出现骨质破坏，进展迅速并有骨质增生使病灶周围骨质变为浓白,至后期可出现关节挛缩畸形,关节间隙狭窄,甚至有骨小梁通过成为骨性强直。

(4) CT、MRI 及超声检查:可早期发现关节腔渗液。

根据全身与局部症状和体征,一般诊断不难。X 线表现出现较迟,不能作为诊断依据。关节穿刺和关节滑液检查对早期诊断很有价值。

3. 鉴别诊断

(1) 关节结核:起病缓慢,有低热、盗汗等症状。多为单发,血象基本正常,关节局部肿胀、疼痛,活动受限,无急性炎症症状。关节穿刺液可找到抗酸杆菌。

鉴别要点:有结核的全身症状,关节穿刺液可找到抗酸杆菌。

(2) 风湿性关节炎:起病急,高热,病变以大关节为主,呈多发性、对称性、游走性,血象高,血清抗链球菌溶血素"O"试验多为阳性。

鉴别要点:急性起病,抗"O"试验多为阳性。

(3) 类风湿关节炎:起病慢,偶有高热,呈多发性、对称性,手足小关节受累,关节肿胀,不红。可有关节畸形和功能障碍。类风湿因子较高。

鉴别要点:起病慢,类风湿因子较高。

(4) 痛风:起病急,多夜间发作,可有发热,以踇趾、跖趾关节为主,血尿酸高。关节液内有尿酸盐结晶。

鉴别要点:血尿酸高。

(5) 创伤性关节炎:有明确创伤史,负重或活动时疼痛加重,可有积液,关节活动有响声,休息后缓解,一般无剧烈疼痛。

鉴别要点:具有明确的创伤病史。

【治疗】

1. 非手术治疗 ①早期足量全身性使用抗生素。②补液以纠正水、电解质紊乱。③采用皮肤牵引或石膏托板将患肢固定于功能位。④关节穿刺引流,用生理盐水冲洗。⑤关节腔内注射抗生素。

2. 手术治疗

（1）适应证：①非手术治疗无效。②病变后期出现陈旧性病理性脱位者或关节强直者。

（2）术前准备：①完善术前常规检查。②应做好初期抗感染处理，预防关节感染。

（3）手术方式：

1）关节腔持续性灌洗：适用于表浅的大关节，如膝部在膝关节的两侧穿刺，经穿刺套管插入两根塑料管或硅胶管留置在关节腔内。一根为灌注管，另一根为引流管。每日经灌注管滴入抗生素溶液 2000～3000ml。引流液转清，经培养无细菌生长后可停止灌洗，但引流管仍继续吸引数天，如引流量逐渐减少至无引流液可吸出，而局部症状和体征都已消退，可以将管子拔出。

2）经关节镜治疗：对膝关节化脓性炎症或股骨下端慢性骨髓炎，采用关节镜下治疗，可引流脓性关节液，彻底切除病变滑膜，直视下摘除死骨，清除窦道，并置管持续灌洗，完成后在关节腔内留置敏感的抗生素。比传统开放手术具有创伤小，术后关节粘连少，可多次手术的优势。

3）关节切开引流：关节切开引流适用于较深的大关节，穿刺插管难以成功的部位，如髋关节，应该及时作切开引流术。切开关节囊，放出关节内液体，用盐水冲洗后，在关节腔内留置 2 根管子后缝合切口，按上法作关节腔持续灌洗。

4）后期病例如有陈旧性病理性脱位者可行矫形手术，髋关节强直可行全髋关节置换手术，关节融合术或截骨术已不常采用。为防止感染，术前、术中和术后都须使用抗生素。

【健康教育】

患者恢复期应该注意的是：注意休息，适量劳动，劳逸结合。保持皮肤清洁卫生，防止感染。遵照医嘱，按时服药。定期门诊随访。为防止关节内粘连尽可能保留关节功能可作持续性关节被动活动。

【转诊条件】

治疗原则是早期诊断，及时正确处理，以保全生命与肢体，尽量保持关节功能。基层医院接诊时，应做好初期外科处理，预防关节感染。局部治疗包括关节穿刺，患肢固定及手术切开引流等。如为闭合性者，应尽量抽出关节液或切开引流，尽快控制感染，患肢应予适当固定或牵引以减轻疼痛，避免感染扩散，并保持功能位置，防止挛缩畸形。一旦出现感染难以控制或症状多次复发，甚至出现关节畸形，建议转上级医院就诊。

（杨述华）

第二十七节 内固定术后感染

【概述】

内固定术后感染（postoperative infection of internal fixation）是指使用内固定手术治疗骨科疾病后所发生的感染，是骨科临床较为严重的并发症之一。给伤口愈合与术后功能康复造成困难，可造成骨折不愈合、内固定失效、慢性骨髓炎等后果。内固定术所用的器材在人体内是免疫抗原，能引起机体的排斥反应；加上外科手术切口本身的高感染可能，极容易在术后发生感染等并发症。分为早期感染（<2周）、延期感染（2~10周）及晚期感染（>10周）。早期感染主要为高毒力细菌，如金黄色葡萄球菌和革兰阴性杆菌，多由于开放性骨折的创面污染、手术切开时创口污染或术后伤口护理不当原因引起。延期及晚期感染致病菌多为低毒力性细菌，主要与内固定物相关。

【诊断要点】

1. 病史与体检

（1）病史：

1）术后滥用抗生素。

2）术后伤口长时间出现渗出。

3）术后出现发热、夜间出汗、寒战、肿胀、僵硬以及活动性疼痛。

（2）体格检查：

1）局部红肿、发热及附近淋巴结肿大。

2）伤口渗出、窦道形成及活动性疼痛。

2. 辅助检查

（1）血常规：白细胞总数升高，中性粒细胞增多。血沉增快，C反应蛋白升高。

（2）穿刺抽液：微生物学检查可见较多脓细胞，抽出物应作细菌培养和药物敏感试验。

（3）组织病理学检查：可见大量炎性细胞浸润。

（4）X线检查：对早期诊断缺乏敏感性。对延期及晚期感染表现为软组织肿胀阴影，骨折端有吸收、变位，钉道有透光区出现，内固定物结构不良等。

（5）B超检查：B超可以确定局部隐匿的血肿与脓肿，甚至可达深层组织。

（6）CT、MRI检查：CT在骨坏死程度上提供了更多的信息。MRI对软组织异常有更高的分辨率。CT和MRI主要的缺点在于金属植入物周围的成像受干扰。

【治疗】

1. 非手术治疗　静脉输注经药敏试验之后的抗生素时，需要联合2~3种，并及时检查药物敏感性。脊柱内固定术后感染的患者需卧床休息，四肢骨折内固定术后感染的患者给予石膏或支具外固定，加强支持治疗，提高患者抵抗力。局部体表的降温、清理，常规创面需要更换敷料并行细菌学检查，选取有效抗生素，假如出现坏死组织，应该给予清除。

2. 手术治疗

（1）适应证：

1）非手术治疗无效。

2）症状较重，出现大量渗液及窦道者。

（2）术前准备：

1）完善术前常规检查。

2）创面分泌物或组织行细菌学检查及药敏试验。

（3）手术方式：

1）敞开引流：早期对脓液较多的病例，可以拆除部分缝线，并以双氧水及生理盐水反复冲洗，保持引流低位。

2）清创手术：彻底清除所有的坏死组织、血肿、死骨及增生的肉芽组织，并送细菌学及组织学检查。

3）持续灌注引流：彻底清创后闭合创面，放置冲洗管持续双向冲洗，冲洗液可加入敏感的抗生素，冲洗2~3周或更长时间。

4）持续负压封闭引流（VSD）：清创彻底后，利用VSD敷料将创口和引流管包埋，造成封闭式引流结构，引流设备加负压，压力维持在 – 350 ~ – 100mmHg，敷料更换频率以1周为周期。

5）取出内固定：对于早期感染患者，如髓内无明显感染迹象，尽量采取保留内固定物的治疗措施。而反复清创无效或感染范围广、症状较重、控制无效的情况下可考虑拆除内固定。在术后30天后可以进行内固定器转为外固定器材的手术，清理脓液及受感染坏死组织待感染稳定后拆除接骨板转为外固定术，并定时清理创口及抗炎处理。

【预防措施】

内固定术后感染，一经发现，应立即采取切实有效措施进行治疗。为预防感染的发生，应该严格掌握手术适应证，术前对年龄较大、体质较弱的患者应进行充分的准备；合理选择内固定类型、材料；严谨备皮；术中应严格执行无菌操作，规范手术操作，避免手法粗暴、损伤过大，造成血肿残留或引流不畅；手术完成后用无菌生理盐水冲洗，正确安置负压引流；术后应给予足够的支持疗法，必要时输血，维持水电解质平衡，及时拔除引流管，主张术前、术中、术后应使用足量抗生素。

【转诊条件】

在反复清创无效或患者感染范围较广、全身症状较重，取出内固定后感染仍然控制无效的情况下，建议转上级医院治疗。

（杨述华）

第二十八节 运动医学损伤

一、肩周炎

【概述】

肩关节周围软组织病变而引起的肩关节疼痛和运动功能障碍症候群的一种疾病，多见于中、老年人，即50岁左右多发，因而有"五十肩"之称，肩部疼痛和肩关节活动障碍逐渐加重，经数月至更长时间，肩痛逐渐消退，功能缓慢恢复，最终自愈。

【诊断要点】

（一）病史与体检

1. 病史

（1）无明显诱因起病；

（2）关节明显疼痛，伴有夜间疼痛；

（3）关节主动活动、被动活动均明显受限，上举小于100°，外旋小于健侧的一半；

（4）肩关节 X 线表现正常。

2. 体格检查

（1）病程久者可有三角肌萎缩。

（2）压痛点可有多个，肱二头肌长头腱处压痛多见，另外喙突、肩峰下、冈上肌腱均可有压痛。

（3）外展、上举、外旋、内旋、后伸内旋均可有明显受限。

（二）辅助检查

1. 肩关节 X 线检查 部分患者将关节 X 线检查可有肩峰下骨赘增生、大结节硬化等征象。

2. MRI 检查 关节囊和滑囊增厚在腋隐窝水平厚度超过 4mm 是 MR 检查诊断冻结肩的证据。

（三）临床分期

冻结肩根据其不同病期的临床表现和病理改变可分为四期。

1. 第一期　0~3 个月。此期的活动受限一般较强，全麻状态下患侧肩关节的活动范围接近正常。

2. 第二期　3~9 个月（冻结进行期）。此期患者活动受限越来越明显，全麻状态下患侧肩关节活动范围增加，但无法恢复至正常。

3. 第三期　9~15 个月（冻结期）。此期患者疼痛持续存在，肩关节活动范围很小，全麻下活动范围无明显增加。

4. 第四期　15~24 个月（解冻期）。大部分患者此期疼痛逐渐减轻，活动范围逐渐增加。

【治疗】

（一）保守治疗

对于早期冻结肩患者（第一期、第二期）多可采用药物、注射、封闭及物理疗法等保守治疗。

（二）手术治疗

1. 适应证非手术治疗无效或效果不佳、病期超过 6 个月、症状严重、影响工作和生活的患者，可采用手术治疗方法。

2. 手术方式

（1）麻醉下手法松解术：全麻下按上举、外展、外展位外旋、外展位内旋的顺序进行松解。避免暴力松解而导致肱骨骨折。各个方向松解的顺序不能颠倒，做外旋时尤其应当注意。如果先做旋转松解很容易造成肱骨近端骨折。

（2）关节镜下松解术：基本步骤：

1）第一步：切除肩胛下肌与冈上肌之间的炎症滑膜。

2）第二步：切断盂肱上韧带、松解前关节囊。

3）第三步：切断肩胛下肌关节囊部分的肌腱。

4）第四步：切开下关节囊包括盂肱中韧带和盂肱

1

下韧带。

3. 术后康复　麻醉下手法松解或者关节镜下松解术后，都必须配合严格的功能锻炼，否则手术的效果将大打折扣。手术后第 1 天患者即可做肩关节的钟摆动作。第 2 天开始，可行肩关节的主动功能锻炼，如主动上举、外展、内旋、外旋，以不引起剧烈的疼痛为宜，建议配合热疗。

【诊治要点】

1. 全方位的活动受限。

2. 主动和被动运动均受限。

3. 外旋运动受限具有典型特征。

4. 手法要轻柔避免肱骨骨折发生。

5. 术后立即开始康复运动，防止再次粘连发生。

二、肩袖损伤

【概述】

肩袖是覆盖于肩关节前、上、后方之肩胛下肌、冈上肌、冈下肌、小圆肌等肌腱组织的总称。位于肩峰和三角肌下方，与关节囊紧密相连。肩袖的功能是上臂外展过程中使肱骨头向关节盂方向拉近，维持肱骨头与关节盂的正常支点关节。肩袖损伤将减弱甚至丧失这一功能，严重影响上肢外展功能。本病常发生在需要肩关节极度外展的反复运动中。

【诊断要点】

（一）病史与体检

1. 病史

（1）许多肩袖损伤患者没有明确临床症状。从事职业性活动如修剪树枝、采摘水果、看护、码头装卸、杂货店及仓库搬运、木工活及绘画等的人群发病率高。有的因参与投掷类运动、网球、滑雪及游泳等项目而发生肩袖损伤。

（2）关节疼痛和力弱。

（3）肩关节痛是静息痛，特别是夜间痛。

2. 体格检查

（1）冈上窝及冈下窝可有萎缩，大结节表面可有明显的压痛。

（2）肩关节主动与被动活动度不一致，被动活动度明显优于主动活动度。

（3）Neer 征：肩关节内旋位被动上举时出现疼痛，而外旋被动前屈上举时上述症状消失为阳性。

（4）Hawkins 征：患肢前屈 90°、被动内旋肩关节，若出现疼痛症状，则为阳性。

（5）疼痛弧征：肩关节内旋位，在肩胛骨平面内，由最大前屈上举角度逐渐放下，在经过前屈 100°~60° 的范围内出现肩关节疼痛表现，即为阳性。

（6）Jobe 征：双侧上肢在肩胛骨平面前屈 90° 肩关节内旋位抗阻上举，患侧较对侧明显力弱即为阳性。提示冈上肌腱损伤。

（7）Lag 征：患肢不能维持体侧极度外旋位，检查者撤去外力后，患肢不能自主地内旋回旋转至中立位，即为阳性。提示冈下肌、小圆肌的肌腱损伤。

（8）Lift-off 征：检查者将患者的患肢背在体后，并使其手背离开后背，要求患者维持患肢在体后的位置。如果患肢不能维持该位置，检查者松手后患侧手背即坠落，即为阳性。提示肩胛下肌损伤。

（9）Belly-press 征：患者双手扶在腹部，嘱患者将双肘关节尽量向前提起，保持肩关节内旋位。如一侧不能维持该位置即为阳性。

（二）辅助检查

1. X 线片检查 肩关节正位片，冈上肌出口位，足倾位片。通过肩关节 X 线片可以发现患者是否存在明显的肩峰前缘骨刺，以及肩峰下硬化、大结节表面增生及硬化等。在巨大肩袖损伤患者中有时可以观察到肱骨头明显向上方移位，甚至是肱骨头的股骨头化，以及肩峰下表面、喙肩弓、喙突、肩盂整体的髋臼化等表现。

2. 磁共振成像（MRI） MRI 检查无疑是确诊肩袖损伤的重要手段。T_2 高信号病灶对于诊断冈上肌、冈下肌、小圆肌的肌腱损伤来说，具有重要的意义。在肩胛下肌损伤来说，这种高信号的表现往往不明显。此时一些间接征象如肱二头肌长头腱脱位，更有助于提示我们患者可能存在肩胛下肌腱的损伤。

3. B 超 对于肩袖损伤的诊断有其独特的优势。B超费用更加低廉、检查时间更短，能够观察动态的影像而 MRI 则不能，B 超诊断肩袖损伤特别是术后肌腱的再断裂上一个不可替代的检查方法。

（三）肩袖损伤的分型

1. 肩袖肌腱受累程度 分为部分损伤和全层损伤。

2. 全层损伤的分型

（1）按累及肌腱的宽度分为：①小型损伤：累及肌腱宽度小于 1cm；②中型损伤：累及肌腱宽度 1～3cm；③大型损伤：累及肌腱宽度 3～5cm；④大肩袖损伤：累及肌腱宽度大于 5cm。

（2）所累及肩袖肌腱的数目作为分型的主要依据。累及 1 根肌腱的为小型损伤；累及两根及两根以上的肌腱定义为大型损伤。不可修复性损伤：如果损伤累及超过两根肌腱，且在术中肩关节外展 60° 时断裂的肩袖肌腱断端经过充分松解后仍不能复位至其止点表面时称不可修复性损伤。

（四）鉴别诊断

1. 冻结肩 冻结肩又称肩周炎、粘连性肩关节炎、五十肩等。是由于肩关节周围软组织病变而引起肩关节疼痛和活动功能障碍。好发于 40 岁以上患者，女多于男（3:1）。其特征是肩部疼痛和肩关节活动障碍逐渐加剧，主动和被动活动均受限。

2. 肩峰下滑囊炎 主要表现为肩峰下疼痛、压痛，并可放射至三角肌，严重者有微肿。病程久时可引起局部肌肉萎缩，肩关节不能做外展、外旋等动作。

3. 肱二头肌长头肌肌腱炎 起病缓慢，逐渐加重，疼痛、压痛以肱骨结节间沟为主，肱二头肌抗阻力屈肘部局部疼痛加重。久则亦有功能障碍及肌肉萎缩。

【治疗】

（一）非手术治疗

首先应避免肩袖肌腱继续受到反复的刺激和损伤；其次，需要通过功能锻炼，使患者的肩关节尽可能恢复到正常的被动活动度；第三，通过锻炼未受累的肩袖肌的肌力尽可能的代偿已受累的肩袖肌功能。

（二）手术治疗

1. 适应证　保守治疗无效的肩袖损伤可行手术治疗

2. 术前准备　完善常规术前检查，进行肩关节 X 线片、MRI、B 超检查。

3. 手术方式　①切开缝合修补肩袖组织术。②小切口缝合修补肩袖组织术。③关节镜下缝合修补肩袖组织术。

4. 术后康复　①术后支具保护患肢 3 个月；②术后 6 周被动功能锻炼；③术后 6 ~ 12 周开始主动功能锻炼；④术后 2 ~ 3 个月可恢复轻度工作，术后半年应避免重体力劳动。

【诊治要点】

不可修复性肩袖损伤的处理：工作中我们有时可以见到一些难以直接修复的肩袖损伤，这些患者中损伤的肩袖组织往往有明显的退缩，并与周围组织形成广泛的粘连，其肌腹存在明显脂肪变性，常见的不可修复性肩袖损伤，往往发生于冈上肌、冈下肌，也就是所谓后上部肩袖的不可修复性损伤。对于这类肩袖损伤，目前国际上比较常用的一类手术方法是背阔肌移位术，但是背阔肌移位，不应作为一种肩袖损伤的修复方法，只有在直接的肩袖修复无法成功的情况下才考虑。可作为后外侧肩袖损伤不可修复情况下的一种可行的重建方法。肩胛下肌功能存在的情况下，其结果往往是满意的，如果肩胛下肌功能差，则不应该考虑。

三、肩峰下撞击综合征

【概述】

肩峰前外侧端形态异常、骨赘形成、肱骨大结节的骨赘形成，肩锁关节增生肥大，以及其他可能导致肩峰-肱骨头间距减小的原因，均可造成肩峰下结构的挤压与撞击。这种撞击大多发生在肩峰前 1/3 部位和肩锁关节下面。反复的撞击促使滑囊、肌腱发生损伤、退变，乃至发生肌腱断裂。撞击综合征可发生于自 10 岁至老年人各年龄段。部分患者具有肩部外伤史，相当多的患者与长期过度使用肩关节有关。因肩袖、滑囊反复受到损伤，组织水肿、出血、变性乃至肌腱断裂而引起症状。早期的肩袖出血、水肿与肩袖断裂的临床表现相似，易使诊断发生混淆。应当把撞击综合征与其他原因引起的肩痛症进行鉴别，并区分出撞击综合征属于哪一期，此对本病的诊断和治疗是十分重要的。

【诊断要点】

（一）病史与体检

1. 肩前方慢性钝痛　在上举或外展活动时症状加重。

2. 疼痛弧征　患臂上举 60°～120° 范围出现疼痛或症状加重。疼痛弧征仅在部分患者中存在，而且有时与撞击征并无直接关系。

3. 摩擦音　检查者用手握持患臂肩峰前、后缘，使上臂做内、外旋运动及前屈、后伸运动时可扪及摩擦音，用听诊器听诊更易闻及。明显的轧砾音多见于撞击征 2 期，尤其是在伴有完全性肩袖断裂者。

4. 肌力减弱　肌力明显减弱与广泛性肩袖撕裂的晚期撞击征密切相关。肩袖撕裂早期，肩的外展和外旋力量减弱，有时系因疼痛所致。

5. Neer 征　检查者用手向下压迫患者患侧肩胛骨，并使患臂上举，如因肱骨大结节与肩峰撞击而出现疼痛，即为撞击试验阳性。Neer 认为本试验对鉴别撞击征有很大临床意义。

6. 撞击注射试验 以 1% 利多卡因 10ml 沿肩峰下面注入肩峰下滑囊。若注射前、后均无肩关节运动障碍，注射后肩痛症状得到暂时性完全消失，则撞击征可以确立。如注射后疼痛仅有部分缓解，且仍存在关节功能障碍，则冻结肩的可能性较大。本方法对非撞击征引起的肩痛症可以作出鉴别。

（二）辅助检查

肩关节正位片、冈上肌出口位、足倾位：从撞击征的影像学检查，除了传统的正位，肩部 X 线片可见肱骨大结节峰相对肩峰下有骨硬化或骨质形成外，最有帮助的就是，在肩胛骨的错位下，以及肩关节正面的 30° 角向下投射影像，两者均可清楚地看到肩峰的骨骼构造以及骨刺向前下方凸出的情形，有助于肩峰成形手术时，骨赘移除的判断。

肩峰的骨骼构造和肩袖损伤的关系，被探讨得非常多。Dr. Bigliani 认为，如果肩峰的形状是向下弯曲或下钩折，肩袖撕裂的机会就会升高。至于其他的研究测量肩峰的角度，肩峰的倾斜度以及肩峰骨刺等，凡是会引起冈上肌出口空间解剖结构的变化，则都与肩袖撕裂有关。

【治疗】

（一）非手术治疗

功能锻炼，辅以理疗、NSAIDS 类药物及注射治疗。

（二）手术治疗

1. 适应证 ①确定是原发性肩峰撞击征；②肩痛经保守治疗无效时；③有肩袖撕裂要缝合时。

2. 禁忌证 ①次发性肩峰撞击征或关节内撞击征；②无明显解剖构造异常；③大型无法缝合的肩袖撕裂合并三角肌功能不良时，要考虑保留喙肩韧带。

3. 术前准备 ①完善常规术前检查；②肩关节正位片、冈上肌出口位片、足倾位片。

4. 手术方式 ①切开肩峰成形术。②关节镜下肩峰成形术。

5. **手术常见并发症**　①切除太多或太少，由外侧伤口稍扩大，将手指伸入肩峰下缘检查，观察比较术前术后的 X 线片，作为下次改进的基准。②肩峰骨折或是三角肌撕裂：多是切除太多的结果，如果发生应尽早手术固定或缝合。

6. **术后康复**

术后 1～2 周：患肩悬吊固定，在耐受范围内行外旋、外展、内收、内旋活动训练，每日 2 次，每个动作 5 分钟。

术后 3～6 周：卧位三角肌训练或站立位三角肌训练、扩胸、耸肩。每日 2 次，每个动作 5 分钟。

术后 6 周后：①内外旋等长训练、棒操、滑轮，每日 2 次，每个动作 5 分钟；②使用 Thera-Band 进行"四套"训练，"四套"训练包括抗阻外旋、抗阻内旋、单臂划动以及肱二头肌屈曲。

【诊治要点】

1. 针对肩峰下撞击征的治疗，首先应判断病因，明确是原发性撞击还是继发性撞击。

2. 合并不可修复性肩袖损伤时应禁忌施行肩峰成形术，注意保护喙肩弓的完整以维持肩关节前上方的稳定性。

3. 相比于切开手术，关节镜下肩峰成形术在保护三角肌附着点方面具有显著的优势。

4. 关节镜下的视野是手术顺利进行的关键，术中应辅以控制性降压以及使用气化棒控制出血。

5. 在开放式手术进阶到关节镜手术的学习过程中，如果遇到困难或难以进行者立刻改回开放式手术，毕竟患者有好的结果才是最重要的。

6. **关节镜下肩峰下减压术**　治疗肩峰下撞击征，已是肩关节手术发展的趋势，也是关节镜下肩袖缝合术的入门，未来将会朝着治疗肩锁关节的不稳定或是肩胛上神经的减压术方向发展。

四、肩关节脱位

【概述】

肩关节脱位最常见，约占全身关节脱位的50%，这与肩关节的解剖和生理特点有关，如肱骨头大，关节盂浅而小，关节囊松弛，其前下方组织薄弱，关节活动范围大，遭受外力的机会多等。肩关节脱位多发生在青壮年，男性较多。关节脱位中将近50%为盂肱关节脱位，分型可根据脱位方向分型（前脱位、下脱位、后脱位、多向脱位），按脱位时间分型（急性脱位、复发性脱位、慢性脱位），按病因分型（创伤性脱位、微创性脱位、无创伤性脱位、微前向不稳），其中前脱位最常见。20岁以内的典型脱位患者，常有韧带及盂唇自关节盂的撕脱。30岁以上的脱位患者往往有韧带间的撕裂。50岁以上的脱位患者往往有肌腱袖撕裂和（或）大结节骨折。年龄越大，脱位复发率越小，但老年患者出现损伤后关节僵硬概率很高。

【诊断要点】

（一）病因与临床表现

1. 病因 肩关节前脱位者很多见，常因间接暴力所致，如跌倒时上肢外展外旋，手掌或肘部着地，外力沿肱骨纵轴向上冲击，肱骨头自肩胛下肌和大圆肌之间薄弱部撕脱关节囊，向前下脱出，形成前脱位。肱骨头被推至肩胛骨喙突下，形成喙突下脱位，如暴力较大，肱骨头再向前移致锁骨下，形成锁骨下脱位。后脱位很少见，多由于肩关节受到由前向后的暴力作用或在肩关节内收内旋位跌倒时手部着地引起。后脱位可分为肩胛冈下和肩峰下脱位，肩关节脱位如在初期治疗不当，可发生习惯性脱位。

2. 临床表现

（1）伤肩肿胀、疼痛，主动和被动活动受限。

（2）患肢弹性固定于轻度外展位，常以健手托患臂，头和躯干向患侧倾斜。

1

（3）肩三角肌塌陷，呈方肩畸形。在腋窝、喙突下或锁骨下可触及移位的肱骨头，关节盂空虚。

（4）杜加征（搭肩试验）阳性，患侧手靠胸时，手掌不能搭在对侧肩部。

（二）前脱位

1. 损伤机制　上臂在外旋前屈或外展位受伤易导致前脱位。

（1）20岁以内的患者：前关节囊和关节盂唇从关节盂上撕脱，偶尔伴有小的骨折（Bankart 损伤）。肱骨头位于关节窝前、喙突下。肱骨头对关节盂前缘的撞击可以使肱骨头后外侧出现压缩性骨折（Hill-Sachs 损伤）。

（2）40岁以上的患者：常出现关节囊内源性损伤及急性肌腱袖撕裂，如果损伤后6周内急性肌腱袖撕裂未被发现，其修复将会很困难。

（3）最近基础研究已经证实，单纯前关节囊横断不会导致明显的前部失稳。完全性前脱位必会引起关节囊上或后部损伤。

2. 体格检查　急性脱位患者在就诊时常将上臂抱在内收位，双肩部对称，可在喙突的前下方触及肱骨头。尝试肩关节的任何运动都会引起剧痛。在纠正脱位前，详细检查神经血管情况是必要的。注意检查腋神经在肩关节外侧面的感觉支配区功能很重要。

3. 辅助检查　所有被怀疑肩关节脱位的患者都应进行一个标准的检查系列，包括前后位片及关节侧位片。如果关节脱位的表现及脱位方向不明确，行腋位片可以明确诊断。

4. 鉴别诊断　本病需与肩周炎进行鉴别，肩周炎与肩关节脱位均有肩部的剧烈疼痛和肩关节功能明显受限。但肩周炎是一种慢性的肩部软组织的退行性炎症，早期以剧烈疼痛为主，中晚期以功能障碍为主。而肩关节脱位则多有急性损伤史，如过力或突发暴力的牵拉及冲撞，跌倒时手掌和肘部着地，由于突然的暴力沿肱骨向上冲击，使肱骨头脱离关节盂。

5. 首次脱位治疗 脱位后应尽快复位，选择适当麻醉（臂丛麻醉或全麻），使肌肉松弛并使复位在无痛下进行。老年人或肌力弱者也可在止痛剂下进行。习惯性脱位可不用麻醉。复位手法要轻柔，禁用粗暴手法以免发生骨折或损伤神经等附加损伤。

（1）俯卧复位法（Stimson法）：让患者坐于检查桌上，在肩后部消毒。将10～20ml的1%利多卡因在关节后侧面注入。让患者俯卧趴于检查桌上，使受伤肩关节在桌边下垂。用10磅重量在患者腕部牵引。10～15分钟后将会到达比较理想的无痛且肌肉放松状态，此时抬肩及使肩旋前即可复位。

（2）牵引复位法（足蹬法）：术者握住患者前臂并在外展30°和向前屈曲20°～30°，将足跟置于患侧腋窝，两手用稳定持续的力量牵引，牵引中足跟向外推挤肱骨头，同时旋转，内收上臂即可复位。避免暴力复位，特别是在老年骨质疏松患者，暴力复位有造成骨折的可能。

（3）麻醉下复位：如果以上方法失败或存在明显骨折，提倡在全麻下使肌肉完全放松后复位。使用这种方法可以使肩关节更简单达到复位，同时对关节及其周围组织造成损伤的风险也更小。

6. 常见并发症

（1）臂丛损伤：在肩关节脱位中占5%～14%腋神经和肌皮神经受损最常见。大多数损伤为神经应激，多能完全恢复，这就等同于术后神经损伤。在受损神经恢复时应限制关节活动，防止二次损伤很重要。

（2）在40岁以上的前脱位患者中肩袖撕裂很常见。如果伤后3～4周活动范围及力量未恢复，是应用MRI检查或超声检查肩袖的指征。

7. 复位后治疗 制动时间与是否发生再次脱位无关。脱位或半脱位治疗后，为减轻疼痛可行短期肩关节固定。早期开始肩关节活动及增强肩袖肌力，但应避免过度前屈或外旋。当肩关节强度恢复，外旋及外展不恐惧时，可让患者恢复运动和其他活动。普遍理论认为，患者越年轻，发生再脱位的可能性越高。

（三）后脱位

1. 损伤机制 后脱位是因为手臂处于内收前屈位时摔倒所致。肱骨头向后脱出关节窝，在肱骨头前外侧面可出现压缩性骨折（反 Hill-sachs 损伤）。在年轻患者可出现后唇撕脱并伴有小块后盂骨块（反 Bankart 损伤）。癫痫和触电也是经常造成后脱位的机械性因素。

2. 体格检查 临床上常无明显的畸形，并且患者可能仅出现很少的症状。因此很多后脱位未能得到及时诊断及复位治疗。肩关节外旋受限及疼痛是肩关节后脱位的典型特征。

3. 影像学检查 除手臂位于明显内旋位外，在前后位像上常表现正常。在前后位片上会出现一个肱骨近端的灯泡征。从肩关节真正侧位像和腋位像上可以看到肱骨头的后面。

4. 治疗 检查复位时应轻柔牵引手臂，并于肱骨头后侧给予向前外侧的推力。复位后治疗与前脱位的治疗相似，只是不能内旋和内收。如果肩关节在复位后再次迅速脱位，就应将上肢于旋转中立位及外展位固定 4 周以保持稳定。癫痫或触电引起的后脱位可能造成较大或反 Hill-Sachs 损伤，这将导致长时间失稳存在。

由创伤造成并有明显韧带损伤导致的复发脱位，可以用关节囊缝合术治疗。很多后脱位患者并没有明显引起后向不稳的外伤史，这些患者手术效果差，应接受物理治疗并限制其活动或活动方式。

（四）多向失稳（MDI）

1. 损伤机制 如有临床症状表明肩关节同时存在两个或更多方向不稳，就可诊断为 MDI。MDI 同样常无明确外伤史，患者易发生肩关节脱位。

2. 体格检查 典型病例为双肩关节同时脱位的年轻女性。患者肩部出现沟槽征，且患者害怕上肢处于前后关节囊紧张的位置。

3. 影像学检查 通常影像学是正常的。在 Stryker 切线上可发现 Hill-Sachs 或反 Hill-Sachs 损伤的征象，但通常不会出现的。

4. 治疗 非手术治疗得到推崇，因为手术治疗失败率很高。一种方法是经关节镜用热能在关节内去除多余的关节囊，但以失败告终，且出现较多的副作用，包括关节囊坏死及软骨溶解。

（五）下脱位

下脱位很少见。患者上肢保持过头位。在静脉注射止痛及肌肉松弛剂下可行复位。将上臂向外侧牵引，用时将上臂内收即可。

五、SLAP 损伤

【概述】

Snyder 等在 1990 年明确了引起"死臂"的肩关节疾病的定义，并将其命名为上盂唇前后撕裂（SLAP）损伤，即上盂唇肱二头肌腱复合体断裂，包括上盂唇撕裂（和）或撕脱。根据损伤原理和关节镜评估的不同结果，将 SLAP 损伤分成四种类型，即 Ⅰ 型（上盂唇毛糙）、Ⅱ型（肱二头肌附着处和上盂唇从盂上结节撕脱）、Ⅲ型（上盂唇桶柄状撕裂）和 Ⅳ 型（上盂唇桶柄状撕裂延伸入肱二头肌附着处）。

【诊断要点】

（一）病史与体检

1. 病史 SLAP 损伤原理包括过头顶、过头投掷、牵引损伤和压迫损伤。在 SLAP 损伤的发病原因中跌倒占 30%，其他发病原因包括被迫外展和外旋手臂、举重、俯卧撑和投掷运动，患者通常诉说有前肩疼痛和肩关节功能下降，例如投掷距离和速度减弱、游泳速度减慢等。他们也可能出现关节活动受阻及响声，这是落在肱骨和关节盂之间不稳定的关节碎片造成的。

2. 体格检查 ①鳌拜征（O'Brien test）。②Yegarson 试验。

（二）辅助检查

临床经验表明不能依靠单项测试确诊，应同时进行其他同期病理方面的测试，例如肩袖撕裂、肱二头肌肌腱炎和肩关节不稳定等。影像诊断有时亦能提供宝贵信息，特别是 MR 关节造影检查。当造影剂从撕裂的上盂唇漏出或发现盂旁囊肿时，则显示很可能存在 SLAP 损伤。高怀疑指数和临床放射学相关现象是确诊 SLAP 损伤的关键。

（三）鉴别诊断

1. 肩袖损伤　肩部痛，夜间痛明显，被动活动与主动活动不一致，MRI 可发现肩袖肌腱的损伤，上盂唇处正常。

2. 肱二头肌腱炎　肱二头肌间沟处有明确的压痛，Speed 试验阳性，O'Brien 试验阴性，MRI 可见肱二头肌间沟有积液表现，上盂唇尚正常。

【治疗】

（一）非手术治疗

休息，NSAIDS 类药物、物理治疗的拉伸运动等。

（二）手术治疗

SLAP 损伤的关节镜治疗取决于损伤的类型。手术的目标是将肱二头肌-盂唇复合体安全地固定至关节盂。

Ⅰ型 SLAP 损伤　肱二头肌仍与关节盂上结节相连，可进行盂唇毛边清创，以减轻疼痛及减缓关节受阻作响症状。

Ⅱ型 SLAP 损伤　建议重新固定上盂唇，以恢复肱二头肌盂唇复合体的稳定。

Ⅲ型和Ⅳ型 SLAP 损伤　建议进行上盂唇桶柄状撕裂的清创，并修复撕裂的肱二头肌附着处。

（三）术后康复

1. 术后 1～4 周　患肩全天吊带制动，患者尽可能大幅度进行外旋牵伸训练，术后 4 周末时，争取患肩的外旋幅度赶上对侧。每日 2 次进行卧姿牵伸训练（每次 4 组，每组 10 个）。

2. 术后 5~6 周 撤去吊带，开始过顶牵伸，并且继续被动外旋牵伸。

3. 术后 7~8 周 按照前面肩袖修补术后康复计划，开始标准的"四套"Thera-Band 肌力训练计划。如果患者术后 6 周进行上臂抗阻屈曲时仍然有疼痛，则肱二头肌屈曲训练延迟到术后 8 周。

4. 术后 9~12 周 开始闭链肩胛控制训练以及开链肩胛肌力训练。低位划动训练尤其对肩胛回缩肌力的恢复有帮助。

5. 术后 13~16 周 开始在体育馆内进行肌力训练。如果是垒球手可以开始投掷垒球，做一些缓慢的投掷动作。

6. 术后 17~24 周 开始逐渐过渡到进行间歇性投掷训练，垒球手通常需进行胸小肌牵伸训练，作为其康复计划的一部分。

7. 术后 24 周后 可以恢复全范围无限制的活动，包括所有挥臂过顶的体育活动。

六、肘关节骨关节炎

【概述】

肘关节骨关节炎是指由于创伤或重体力劳动导致的肘关节内的软骨退变、骨赘形成、关节囊挛缩等病例改变，表现为肘关节疼痛、屈伸活动受限等一系列症状。

【诊断要点】

（一）病史与体检

1. 病史 ①有重体力劳动或肘关节外伤病史；②主要表现为肘关节屈伸活动受限，少数患者出现肘关节疼痛。

2. 体格检查 肘关节屈伸活动明显受限。

（二）辅助检查

1. 肘关节正侧位片 可见肘关节前后方出现大量骨赘及游离体。

2. CT、MRI 进一步具体显示肘关节内的游离体和骨赘、软骨面的损伤。

（三）鉴别诊断

1. 肘关节绒毛结节滑膜炎　MRI 表现为肘关节内大量绒毛增生伴结节形成，骨赘形成不明显。

2. 肘关节结核　患者有午后低热病史。MRI 表现为肘关节内软骨及骨质破坏，有脓液形成。

【治疗】

（一）非手术治疗

主要包括肘关节功能锻炼，辅以理疗、NSAIDS 类药物及硫酸氨基葡萄糖。

（二）手术治疗

1. 适应证　①非手术治疗无效，症状较重，影响生活和工作；②出现神经压迫症状

2. 术前准备　①完善常规术前检查；②肘关节正侧位、CT、MRI。

3. 经典手术方式　①开放肘关节前后方骨赘清除，滑膜切除术；②合并肘管综合征的做尺神经前置；③微创手术：利用关节镜切除骨赘及滑膜，可减少损伤并获得与开放手术类似的手术效果。

4. 手术常见并发症　肘关节周围动脉及神经损伤，肘关节松解不彻底。

5. 术后康复　①术后 1 天开始肘关节锻炼屈伸活动；②术后 1 个月可恢复轻度工作，术后 3 个月应避免重体力劳动。

【诊治要点】

诊断本病较简单，但需鉴别肘关节肿瘤导致的功能障碍。拍肘关节正侧位及 CT 可诊断，需充分与患者沟通手术疗效，有可能无法达到患者预期功能。

【健康教育】

1. 告知患者术后需肘关节积极主动锻炼，避免关节粘连导致关节功能障碍。

2. 康复过程中会存在疼痛，但疼痛可以忍受继续康复，如疼痛剧烈避免过度练习导致进一步损伤，最好在康复师或主管医生的指导下练习。

3. 术后患者有肘部疼痛活动不适应积极与主管医生联系，避免韧带损伤等并发症的发生。

【转诊条件】

若无法明确诊断，或硬件软件设施无法完成有效的治疗，术后出现无法解释的症状应及时转诊。

七、肱骨外上髁炎

【概述】

肱骨外上髁炎是指反复伸腕、伸指和前臂旋后等动作导致肱骨外上髁伸肌总肌腱的炎症，表现为伸腕、伸指和前臂旋后时肱骨外上髁疼痛、无力，又名网球肘。

【诊断要点】

（一）病史与体检

1. 病史 ①患者为网球运动员或家庭主妇，有反复肘、腕关节活动病史。②伸腕、伸指和前臂旋后时诱发肱骨外上髁疼痛。

2. 体格检查 ①肱骨外上髁压痛。②Mill 征阳性。

（二）辅助检查

拍摄肘关节正侧位片，排除肘关节的器质性病变导致的疼痛。

（三）鉴别诊断

1. 肘关节骨性关节炎 肘关节活动受限，压痛在肘关节的周围，X 线可见明显骨质增生。

2. 肘关节外侧副韧带损伤 有明确外伤史，MRI 可见外侧副韧带损伤。

【治疗】

（一）非手术治疗

肘关节制动，辅以理疗、NSAIDS 类药物治疗，可以肘关节外侧封闭治疗。

（二）手术治疗

1. 适应证 ①顽固性肱骨外上髁炎，反复发作；②严重影响工作及生活。

2. 术前准备 ①完善常规术前检查；②肘关节正侧

位片。

3. 经典手术方式　①剥离松解位于肱骨外上髁的伸肌总腱，有滑囊一并切除。②微创手术：利用关节镜清理肘关节腔，伸肌总腱射频治疗，可减少损伤并获得与开放手术类似的手术效果。

4. 手术常见并发症外侧韧带及肌腱损伤。

5. 术后康复　①术后 1 天可肘关节主动活动；②术后 2~3 个月可恢复轻度工作，术后半年应避免重体力劳动。

【诊治要点】

诊断本病较容易，认真阅片，避免漏诊。避免遗漏合并关节内损伤如软骨损伤的存在。

【健康教育】

1. 告知患者术后避免患肢太多活动，症状缓解不彻底。

2. 康复过程中会存在疼痛，但疼痛可以忍受继续康复，如疼痛剧烈避免过度练习导致进一步损伤，最好在康复师或主管医生的指导下练习。

3. 术后患者有肘部疼痛活动不适应积极与主管医生联系，避免韧带损伤等并发症的发生。

【转诊条件】

若无法明确诊断，或硬件软件设施无法完成有效的治疗，术后出现无法解释的症状应及时转诊。

八、肱骨内上髁炎

【概述】

肱骨内上髁炎是指反复屈腕、屈指和前臂旋前等动作导致肱骨内上髁屈肌总肌腱的炎症，表现为屈腕、屈指和前臂旋前时肱骨内上髁疼痛、无力，又名高尔夫球肘。

【诊断要点】

（一）病史与体检

1. 病史　①患者为反复屈腕、屈指运动员或家庭主妇，有反复肘、腕关节活动病史。②屈腕、握拳和前臂旋前时肱骨内上髁疼痛。

2. 体格检查 ①肱骨外上髁压痛；②前臂旋前抗阻试验可诱发疼痛。

（二）辅助检查

拍摄肘关节正侧位片排除肘关节的器质性病变导致的疼痛。

（三）鉴别诊断

1. 肘关节骨性关节炎 肘关节活动受限，压痛在肘关节的周围，X线片可见明显骨质增生。

2. 肘关节内侧副韧带损伤 有明确外伤史，MRI可见内侧副韧带损伤。

【治疗】

（一）非手术治疗

肘关节制动，辅以理疗、NSAIDS类药物治疗，可以肘关节内侧封闭治疗。

（二）手术治疗

一般保守治疗，不需要外科手术治疗。

【诊治要点】

诊断本病较容易，认真阅片，避免漏诊。如合并骨关节炎需与患者沟通好手术疗效，术中可能无法完全摘除软骨瘤，有可能无法达到患者预期目的。

【健康教育】

1. 告知患者术后避免患肢太多活动，症状缓解不彻底。

2. 康复过程中会存在疼痛，但疼痛可以忍受继续康复，如疼痛剧烈避免过度练习导致进一步损伤，最好在康复师或主管医生的指导下练习。

3. 术后患者有肘部疼痛活动不适，应积极与主管医生联系，避免韧带损伤等并发症的发生。

【转诊条件】

若无法明确诊断，或硬件软件设施无法完成有效的治疗，术后出现无法解释的症状应及时转诊。

九、狭窄性腱鞘炎

【概述】

狭窄性腱鞘炎是指由于慢性摩擦引起的肌腱和腱鞘的慢性炎症改变导致局部疼痛、压痛、活动受限等一系列症状。

【诊断要点】

（一）病史与体检

1. 病史　①手部及腕部长期工作病史。②手部及腕部疼痛，无法提重物及抓握物体。

2. 体格检查　①局部压痛。②桡骨茎突狭窄性腱鞘炎表现为 Finkelstein 试验阳性，手指屈肌腱腱鞘炎有弹响指。

（二）辅助检查

拍摄手部正斜位或腕关节正侧位片：排除器质性病变。

（三）鉴别诊断

1. 屈指肌腱断裂　患者有外伤史，屈指功能障碍。

2. 桡骨远端骨折　有外伤史，X 线片可见桡骨远端骨折。

【治疗】

（一）非手术治疗

手腕部休息，戴护腕保护，辅以理疗、热敷、NSAIDS 类药物治疗，可以局部封闭治疗。

（二）手术治疗

1. 适应证　非手术治疗无效或复发，症状较重，影响生活和工作。

2. 术前准备　①完善常规术前检查；②手部正斜位或腕关节正侧位片。

3. 经典手术方式　单纯腱鞘切开松解术。手术常见并发症：肌腱损伤及皮瓣坏死。

4. 微创手术　小针刀松解可获开放手术同样的效果。

5. 术后康复 ①术后 1 天可进行手部主动活动。②术后 1 个月可恢复轻度工作，2~3 个月应避免重体力劳动。

【诊治要点】

诊断本病较容易，认真阅片，避免漏诊合并骨骼其他的问题。

【健康教育】

1. 告知患者术后避免患肢太多活动，症状缓解不彻底。

2. 康复过程中会存在疼痛，但疼痛可以忍受继续康复，如疼痛剧烈避免过度练习导致进一步损伤，最好在康复师或主管医生的指导下练习。

3. 术后患者有腕部疼痛活动不适，应积极与主管医生联系，避免韧带损伤等并发症的发生。

【转诊条件】

若无法明确诊断，或硬件软件设施无法完成有效的治疗，术后出现无法解释的症状应及时转诊。

十、腕关节三角软骨复合体损伤

【概述】

腕关节三角软骨复合体（TFCC）损伤是指外伤或重体力劳动导致腕关节三角软骨破裂产生腕关节疼痛、活动受限等一系列症状。

【诊断要点】

（一）病史与体检

1. 病史 ①外伤或长时间腕部重体力劳动。②腕部活动在某个角度时易诱发疼痛。

2. 体格检查 ①腕关节周围可触及压痛。②腕关节尺侧挤压诱发疼痛。

（二）辅助检查

1. 腕关节 MRI 可发现三角软骨复合体损伤，T_2 像呈高信号。

2. 腕关节正侧位、CT 检查 可观察有无腕骨骨折、舟状骨坏死。

（三） 鉴别诊断

1. 腕骨骨折 有明确外伤史，CT 及腕关节正侧位片可发现骨折，可与 TFCC 损伤同时存在。

2. 舟状骨坏死 可出现鼻烟壶压痛，MRI、CT、腕关节正侧位片均可发现舟状骨坏死。

【治疗】

（一） 非手术治疗

护腕固定，辅以理疗、NSAIDS 类药物及中药治疗。

（二） 手术治疗

1. 适应证 ①非手术治疗无效或复发，症状较重，影响生活和工作。②MRI 发现 TFCC 撕裂明显。

2. 术前准备 ①完善常规术前检查。②腕关节正侧位、CT、MRI。

3. 经典手术方式 开放腕关节三角软骨切除术。手术常见并发症：腕部动脉、韧带及神经损伤。

4. 微创手术 利用腕关节镜切除或修复三角软骨复合体，可减少损伤并获得与开放手术类似的手术效果。

5. 术后康复 ①术后 1 天腕关节可进行被动活动。②术后 1 个月可进行腕关节主动活动。③术后 2～3 个月可恢复轻度工作，术后半年应避免重体力劳动。

【诊治要点】

诊断本病需仔细查体，认真阅读腕关节 MRI，避免漏诊。需充分与患者沟通手术疗效，有可能无法达到患者预期功能。

【健康教育】

1. 告知患者术后需腕关节积极主动锻炼，避免关节粘连导致关节功能障碍。

2. 康复过程中会存在疼痛，但疼痛可以忍受继续康复，如疼痛剧烈避免过度练习导致进一步损伤，最好在康复师或主管医生的指导下练习。

3. 术后患者有腕部疼痛活动不适，应积极与主管医生联系，避免韧带损伤等并发症的发生。

【转诊条件】

若无法明确诊断，或硬件软件设施无法完成有效的治疗，术后出现无法解释的症状应及时转诊。

十一、半月板损伤

【概述】

半月板损伤多由扭转外力引起使半月板在股骨髁与胫骨之间受到旋转压力，从而导致半月板撕裂，使半月板组织的连续性、完整性的破坏和中断。主要表现为膝关节明显疼痛、肿胀和积液，关节屈伸活动障碍等。

【诊断要点】

（一）病史与体检

1. 病史

（1）多数有外伤史：有膝关节扭伤史，多为旋转外力，致使半月板产生矛盾运动，或过屈、过伸运动的病史；部分可无外伤史，可能有退变、长期半蹲位或蹲位劳作等职业因素。

（2）膝关节一侧感疼痛和活动障碍：往往伸屈到一定位置出现，可有弹响。

（3）关节交锁：膝关节突然半屈曲固定，伸直障碍，但可屈曲。

（4）失控感：又称打软腿。行走过程中突然感到关节不适，肌肉控制失灵，不能负重，有跪倒趋势。

2. 体格检查 ①关节周围肌萎缩：关节内侧或外侧间隙局限性压痛。②半月板旋转挤压试验（McMurray试验）阳性。③Appley研磨试验阳性。④膝关节过屈或过伸试验：将膝关节强力被动过伸或过屈，如半月板前部损伤，过伸可引起疼痛；如半月板后部损伤，过屈可引起疼痛。⑤负重下旋转挤压试验：负重下向同侧旋转，诱发疼痛和弹响者为阳性。

（二）辅助检查

1. 膝关节X线正侧位片。

注意：膝关节正侧位片不能确诊，对鉴别诊断有重要意义，可排除骨软骨损伤、关节内游离体、骨肿瘤等，同时对决定是否手术也有重要意义，如骨性关节炎严重者一般不宜行关节镜手术。

2. MRI　MRI 是目前诊断半月板损伤敏感度和特异度最高的影像学方法。半月板病变表现为相对的高信号影。当半月板内出现线样高信号到达其游离缘或关节面时，可诊断为半月板撕裂。

3. 关节镜检查　可直观地确定损伤部位和病理形态以及合并的损伤或病变。对膝关节疾病和损伤的诊断和治疗都有明确价值。

（三）鉴别诊断

1. 侧副韧带损伤　压痛点多固定在内侧或外侧副韧带走行处，内外翻应力试验阳性及应力位 X 线片等辅助检查可帮助确诊。

2. O'Donoghe 三联症　前交叉韧带断裂合并内侧副韧带断裂及内侧半月板撕裂即 O'Donoghe 三联症。因关节前内侧结构严重破坏，故关节稳定性遭到破坏。根据其受伤史，症状及辅助检查可与之鉴别。

3. 膝外侧疼痛综合征　多见于长跑及竞走运动员，系膝关节长时间屈伸运动，髂胫束沿股骨外髁边缘前后摩擦滑动，引起两者之间软组织、滑囊及疏松结缔组织的创伤性炎症并出现疼痛。又称为髂胫束摩擦综合征。由于屈伸关节时外侧有疼痛感，伴有脱膝感和压痛，故应与半月板损伤相鉴别。根据特殊体征及辅助检查可以鉴别。

4. 髌骨软骨病　髌骨软骨病可引起滑膜肿胀，可有伸膝痛及关节间隙压痛，及髌下假交锁，因与半月板损伤相鉴别。半月板损伤与髌骨软骨病常并存，因此在诊断半月板损伤时应详细检查有无髌骨软骨病。根据临床症状，体征及辅助检查即可鉴别。

【治疗】

（一）非手术治疗

适用于半月板损伤急性期，可用长腿石膏托固定 4

周，有积血者可于局麻下抽尽积血后加压包扎。急性期过去后疼痛减轻，可以开始作股四头肌锻炼，以免发生肌萎缩。

（二）手术治疗

1. 适应证 ①半月板严重破裂；②交锁症状明显；③膝关节严重不稳，经保守治疗无效者。

2. 禁忌证 应包括关节或其他部位的活动性感染，以及任何可能显著增加后遗症发生率或病死率的疾病。如：①严重肝、肾、心、脑功能不全者；②未得到有效控制或急性传染性/感染性疾病；③神经性关节病、肌力缺如或相对功能不全以及快速进展神经性疾病；④快速破坏骨质的任何病变。

3. 术前准备 ①完善常规术前检查。②膝关节 MRI、术区备皮、术区标志、手术知情同意书签署等。

4. 经典手术方式 关节镜下半月板修补术。

5. 术后康复 ①72 小时后可适当下地活动。②进行股四头肌等长收缩及渐进抗阻和屈伸活动练习。

【诊治要点】

诊断半月板损伤并不困难，需要结合 MRI 和体格检查，需要与髌骨软骨病鉴别。

【健康教育】

1. 充分告知术后康复锻炼的必要性；

2. 康复过程中会存在疼痛，若疼痛在练习半小时内可减弱，则可以继续坚持康复锻炼。这点应充分告知。

3. 肌肉力量联系应贯穿康复计划的始终，每次练习至肌肉有酸胀疲劳为宜。

4. 膝关节肿胀会伴随整个练习过程。若出现膝关节肿胀突然加重，应调整练习，减少活动量。

【转诊条件】

若无法明确诊断，或硬件软件设施无法完成有效的治疗，应及时转诊。

十二、交叉韧带损伤

【概述】

交叉韧带损伤的类型主要包括：①屈曲、外展、外旋损伤：一般足和小腿着地固定，身体向对侧倾斜旋转或暴力来自膝或小腿前外侧，前交叉韧带损伤较常见；②前后移位损伤：膝关节屈曲位胫骨近端受到来自前方的暴力，主要造成后交叉韧带损伤；③过伸损伤：一般前交叉韧带先受到损伤，后伤及后交叉韧带；④屈曲、内收、内旋损伤：主要伤及前交叉韧带。交叉韧带损伤后，稳定作用受到破坏，可出现膝关节肿胀、疼痛、功能障碍。

【诊断要点】

（一）病史与体检

1. 病史 ①往往有外伤史或者膝关节活动等诱因。②膝关节肿胀、疼痛，运动时有膝关节不稳感。

2. 体格检查 ①膝关节肿胀、压痛、活动受限。②侧方应力试验阳性，包括膝关节 0°位和 30°位侧方应力试验。③抽屉试验和 Lachman 试验阳性。④轴移试验阳性。⑤旋转试验阳性。

（二）辅助检查

1. X 线检查 可发现因韧带牵拉引起的撕脱骨折，可见胫骨平台骨折。应力 X 线检查对韧带损伤和不稳定的诊断有价值：如膝关节 0°位内翻和外翻应力下摄片观察相应内或外侧间隙改变；膝关节 90°位前后应力下摄片观察胫骨前后移位；膝关节在外旋过伸应力下斜位摄片观察膝关节有无过伸及后外间隙增大。

2. 磁共振检查 可全方位、多层面、全面而清晰地显示膝关节韧带，主要征象包括：①直接征象：局限性或弥漫性信号改变，韧带连续性中断，轮廓改变；②间接征象：骨挫伤，胫骨平移，外侧半月板后角暴露，后交叉线和后交叉角改变，后交叉指数增大，Segond 骨折，Blumensaat 角改变；③伴随损伤：半月板撕裂、副韧带撕裂等。

3. 关节镜检查　直接观察交叉韧带损伤情况，是否存在骨折或软骨骨折，并可同时给予治疗。

（三）鉴别诊断

复发性髌骨脱位：多数有膝关节外旋外翻扭伤史，新鲜损伤者表现为髌股内侧支持带肿胀、疼痛，陈旧性损伤者表现为运动中反复髌股关节不稳、脱膝感，严重者可有髌前疼痛或膝关节交锁。查体见髌股内侧支持带松弛，推髌恐惧试验阳性。影像学可见髌骨内缘和股骨外髁外缘镜像骨软骨损伤，或者存在膝关节游离体。

【治疗】

（一）非手术治疗

少数韧带不完全断裂，且无急性期不稳定者可非手术治疗，包括膝关节冰敷以消肿止痛，关节制动，必要时加压包扎减少出血。肿痛减轻后，进行膝关节活动度练习和下肢肌力练习。

（二）手术治疗

1. 适应证　①非手术治疗无效或复发，症状较重，影响生活和工作。②有明显的膝关节不稳、疼痛等症状。③MRI 清楚地显示前（后）交叉韧带短断裂。④抽屉试验强阳性、Lachman 试验强阳性等。

2. 禁忌证　应包括关节或其他部位的活动性感染，以及任何可能显著增加后遗症发生率或病死率的疾病。如：①严重肝肾心脑功能不全者；②未得到有效控制或急性传染性/感染性疾病；③神经性关节病、肌力缺如或相对功能不全以及快速进展的神经性疾病；④快速破坏骨质的任何病变。

3. 术前准备　①完善常规术前检查。②腰椎正侧位、CT、MRI。

注意：必要时加做腰椎双斜位及前屈后伸相，影像学检查结合临床明确病变节段。

4. 经典手术方式　自体肌腱交叉韧带重建术。

5. 术后康复　①术后冰敷 4~6 小时，膝关节支具

1

固定于膝伸直位，同时行股四头肌等长收缩，足背伸-跖屈活动，直腿抬高。②术后 14 天拆线，并行伸屈活动，但避免膝关节外翻应力。③术后 4 周内不能负重，术后 4~10 周逐步负重。④术后 10 周可去支具，开始进行闭链肌力联系。⑤术后 9~12 个月一般可恢复正常运动。

【诊治要点】

前交叉韧带修复，手术最佳时机是在伤后 3 个月之内，若合并内侧副韧带损伤，须在伤后 10 天内限期行急诊手术治疗；若存在关节活动障碍，须在关节活动范围接近正常后再手术。

后交叉韧带病理类型及修复方法与前交叉韧带损伤类似，对于陈旧性损伤，手术效果多不满意，宜加强股四头肌锻炼，以加强关节的稳定性，有膝关节明显不稳定的患者，可考虑取自体鹅足区肌腱做韧带重建术。

【健康教育】

同"半月板损伤"。

【转诊条件】

若无法明确诊断，或硬件软件设施无法完成有效的治疗，应及时转诊。

十三、侧副韧带损伤

【概述】

膝或腿部受强大暴力打击或重压，使膝关节过度内翻或外翻时，被牵拉的韧带超出生理负荷而发生撕裂、断裂等损伤，以膝关节肿胀、疼痛、功能障碍、有压痛点等为主要表现的疾病。在严重创伤时，侧副韧带、十字韧带和半月板可同时损伤。

【诊断要点】

（一）病史与体检

1. 病史　①一般有明显外伤史。②膝部伤侧局部剧痛、肿胀、有时有瘀斑，膝关节不能完全伸直。③活动后疼痛加剧，休息后减轻，多数患者习惯采用侧卧位并屈曲患肢以减轻疼痛。

2. 体格检查　①侧方应力试验阳性；②抽屉试验；③轴移试验。

（二）辅助检查

1. X线片　如侧副韧带完全断裂，则伤侧关节间隙增宽。外侧副韧带断裂多数伴有腓骨小头撕脱性骨折。

2. CT、MRI、椎间盘造影　MRI可清楚显示侧副韧带、前后交叉韧带的情况，还可发现意料不到的韧带结构损伤与隐藏的骨折线。

3. 关节镜检查　对诊断交叉韧带损伤十分重要。

（三）鉴别诊断

1. 内侧副韧带损伤　常在膝部外侧受到强大的外力或过度外翻所致。

2. 外侧副韧带损伤　常在膝部内侧受到强大的外力或过度内翻所致。

【治疗】

（一）非手术治疗

适用于较轻的单纯膝侧副韧带损伤者。关节间隙开大0.4cm，可用弹性绷带加压包扎；关节间隙开大为0.5~1.2cm，可屈膝20°~30°位前后长腿石膏托固定，6周后拆除石膏，开始练习膝关节活动。石膏固定期间，应加强股四头肌收缩训练。

（二）手术治疗

1. 适应证　①陈旧性侧副韧带断裂保守治疗无效；②侧副韧带完全断裂；③伴有交叉韧带断裂。

2. 禁忌证　应包括关节或其他部位的活动性感染，以及任何可能显著增加后遗症发生率或病死率的疾病。如：①严重肝、肾、心、脑功能不全者；②未得到有效控制或急性传染性/感染性疾病；③神经性关节病、肌力缺如或相对功能不全以及快速进展的神经性疾病；④快速破坏骨质的任何病变。

3. 术前准备　①完善常规术前检查。②膝关节正侧位，CT，MRI。

4. 经典手术方式　①原位缝合修复。②自体肌腱韧

1

带重建术。

手术常见并发症：可合并腓骨小头骨折或损伤腓总神经。

5. 术后康复

术后 2 周 膝关节伸直位制动，同时行直腿抬高练习，可在 10°~90° 范围内做被动活动度练习，患肢不负重。

术后 3~4 周 患肢可以部分负重，扶拐行走，膝关节仍伸直位固定。

术后 5~6 周 在患者能耐受的情况下，可以负重，膝关节活动度恢复至 0°~110°。

术后 7~8 周 仍佩戴膝关节支具，不限制活动度，应恢复正常步态，膝关节活动度不受限。

【诊治要点】

1. 术前 MR 检查意义 ①MRI 可以确定侧副韧带损伤的程度。②MRI 可以了解有无合并交叉韧带、半月板或其他结构损伤。③排除其他病变。

2. 侧副韧带损伤 手术时机选择对于陈旧性或侧副韧带部分损伤患者，可先才去保守治疗，若效果不佳，可考虑手术。尽量使用原位缝合术，避免损伤重要血管神经等结构。

【健康教育】

同"半月板损伤"。

【转诊条件】

若无法明确诊断，或硬件软件设施无法完成有效的治疗，应及时转诊。

十四、髌股关节紊乱

【概述】

髌骨关节紊乱（PFD）也称髌股不稳。是由于多种因素造成的髌股轨迹失常，也称髌股轨迹病。由于症状和体征不具有特征性而多为临床忽略，早期治疗或避免过度创伤可以减缓膝关节的退变。

【诊断要点】

（一）病史与体检

1. 病史 ①部分患者有先天性髌股关节发育不良病史。②疼痛：髌骨周围钝痛，上下楼梯、下蹲加剧。③不稳：乏力、打软腿、突然活动不灵和摩擦无特异性。④交锁：多在负重情况下如上下楼梯、站起时发生。

2. 体格检查 ①一般检查：髌骨位置、大小、形态。②Q角：临床上以髂前上棘、髌骨中点、胫骨结节连线交角。正常值：男性8°~10°，女性10°~20°。Q角增大，股四头肌收缩，髌骨外侧移位。③髌骨活动度：屈膝20°~30°，髌骨外移≥2/4，提示外侧支持带紧张、内移≤1/4，提示内侧支持带松弛。④髌骨移行轨迹：出现外移倾向的横向摆动。⑤股四头肌/腘绳肌紧张试验：阳性：增加髌股关节压力致疼痛。⑥髌股研磨试验。⑦髌周指压痛。⑧髌骨抽动试验。⑨伸膝抗阻痛：阳性提示髌股关节间病变。⑩恐惧试验：阳性提示髌骨不稳、半脱位或脱位。

（二）辅助检查

1. 膝关节X线片 ①正位X线片可发现有无发育异常、骨折及脱位；②侧位X线片可测量髌骨高度；③轴位X线片可显示髌骨及滑车发育不良、髌股关节面不相适应及髌骨脱位，同时可以测量外侧髌股角、股骨髁间角、髌股适合角及髌股指数。

2. CT、MRI CT可更准确地进行测量，且可连续的进行测量，可评估髌股关节对合；MRI可清晰显示髌股关节软骨病变，显示滑膜皱襞，髌下脂肪垫、游离体等。

（三）鉴别诊断

1. 髌骨关节压迫综合征 压痛部位在髌骨或股骨髁的外侧缘，没有关节软骨的损伤，很少存在关节积液。

2. 髌韧带炎 亦称跳跃膝。在髌骨下极沿着韧带压痛明显，无髌股力线对合不良。

【治疗】

（一）非手术治疗

休息，支具下辅助下加强股四头肌力量训练，纠正不正常的力学结构，辅以理疗及 NSAIDS 类药物及牵引治疗。

（二）手术治疗

1. 适应证　①非手术治疗无效或复发，症状较重，影响生活和工作。②髌骨脱位，明显膝关节不稳症状。

2. 禁忌证　应包括关节或其他部位的活动性感染，以及任何可能显著增加后遗症发生率或病死率的疾病。如：①严重肝、肾、心、脑功能不全者；②未得到有效控制或急性传染性/感染性疾病；③神经性关节病、肌力缺如或相对功能不全以及快速进展的神经性疾病；④快速破坏骨质的任何病变。

3. 术前准备　①完善常规术前检查。②膝关节侧位、轴侧位，CT、MRI。

4. 经典手术方式　①关节镜下外侧支持带松解/内侧支持带紧缩联合截骨术治疗；②部分带骨膜髌骨反转成形术。

5. 术后康复　①术后冰敷 4~6 小时，膝关节支具固定于膝伸直位，同时行股四头肌等长收缩，足背伸-跖屈活动，直腿抬高。②术后 14 天拆线，并行伸屈活动，但避免膝关节外/内翻应力。

【诊治要点】

1. 术前 X 线轴位片、CT、MR 检查意义　①轴位 X 线片：可显示髌骨及滑车发育不良、髌股关节面不相适应及髌骨脱位，同时可以测量外侧髌股角、股骨髁间角、髌股适合角及髌股指数。②CT：可更准确地进行测量，且可连续的进行测量，可评估髌股关节对合；③MRI 可清晰显示髌股关节软骨病变，显示滑膜皱襞，髌下脂肪垫、游离体等。

2. PFD 治疗　首先考虑保守治疗，通过支具矫正力线；若保守治疗效果不佳，或者先天性的髌股关节紊乱者可考虑手术治疗。

【健康教育】

同"半月板损伤"。

【转诊条件】

若无法明确诊断，或硬件软件设施无法完成有效的治疗，应及时转诊。

十五、髌腱断裂-股四头肌断裂

【概述】

髌腱断裂通常是髌骨下缘撕脱，亦可见于髌腱远端的胫骨结节撕脱。由于股四头肌的收缩，髌骨可以随股四头肌肌腱向上回缩 3~6cm。临床上常感疼痛，多在屈膝中发生。

【诊断要点】

（一）病史与体检

1. 病史 ①往有外伤史或在下肢负重快速屈膝过程中。②患者往往取伸膝位以减轻疼痛。

2. 体格检查 ①断裂处压痛、积血、髌腱出现不连续的空虚，陈旧性髌腱断裂者可见股四头肌萎缩。②髌骨上移。③伸膝抗阻力试验阳性，完全断裂患者伸膝不能，若能主动伸膝，则表明损伤属部分断裂。

（二）辅助检查

1. X 线片。

注意：平片不能作为确诊依据，同时髌腱断裂常合并胫骨结节撕脱骨折。X 线片有助于有无骨折等其他损伤，可见髌骨位置升高辅助诊断。

2. MRI。

注意：MRI 检查可以区分是属部分损伤还是完全性损伤。T_1 像可见髌骨下缘软组织信号不连续。

（三）鉴别诊断

本病主要是和髌骨骨折相鉴别，髌骨骨折也常有外伤史，一般是暴力压迫腓肠肌以及股四头肌肉造成肌肉猛力收缩拉断髌骨，骨折损伤后也会有无法直立、疼痛、行走障碍，故两者的临床表现极其相似。

鉴别要点：可通过膝关节平片及 MRI 进行鉴别。

【治疗】

（一）非手术治疗

部分髌腱断裂可采取保守治疗，伸膝位制动 3 ~ 6 周。在保守治疗之前，一定要通过 MRI 肯定损伤是属部分断裂。

（二）手术治疗

1. 适应证 ①髌腱完全断裂。②经保守治疗症状无明显改善。

2. 禁忌证 应包括关节或其他部位的活动性感染，以及任何可能显著增加后遗症发生率或病死率的疾病。如：①严重肝肾心脑功能不全者；②未得到有效控制或急性传染性/感染性疾病；③神经性关节病、肌力缺如或相对功能不全以及快速进展的神经性疾病；④快速破坏骨质的任何病变。

3. 术前准备 ①完善常规术前检查。②X 线平片、MRI。

4. 经典手术方式 ①髌腱修补术；②髌腱重建。

手术常见并发症：主要后遗症有髌骨下移，屈膝受限，髌骨压力增加，导致髌股关节不适。

5. 术后康复 ①髌腱修补术 2 ~ 3 天开始康复锻炼。②术后 2 ~ 3 个月可恢复轻度工作，术后半年左右可恢复运动训练。

【诊治要点】

1. 髌腱实质部的急性断裂，可用不吸收缝线进行连续的内锁式缝合，可用半腱肌或骨薄肌腱进行加强。

2. 陈旧性髌腱断裂的重建，包括直接缝合加上加强修补、异体骨组织移植、人工材料移植等。

【健康教育】

同"半月板损伤"。

【转诊条件】

若无法明确诊断，或硬件软件设施无法完成有效的治疗，应及时转诊。

十六、后外侧结构损伤

【概述】

膝关节后外侧结构（PLS）损伤主要是由于车祸伤、坠落伤、严重运动伤等强烈暴力致膝关节过度内翻及过伸引起的。同时，当膝关节屈曲、胫骨向后方的力量也可造成其损伤。常伴前、后交叉韧带损伤。常出现膝关节疼痛、旋转不稳、步态异常等临床表现。

【诊断要点】

（一）病史与体检

1. 病史 ①往往有车祸伤、运动伤、高处坠落伤等病史；②膝关节后外侧区广泛性压痛；③膝关节旋转不稳，上下楼梯可出现打软腿现象；④下肢力线及步态异常情况；⑤腓总神经损伤的症状：小腿感觉过敏、麻木和无力。

2. 体格检查 ①前后移位检查（Lachman 试验，前抽屉试验，后抽屉试验）；②外旋反曲试验；③反轴移试验；④后外侧抽屉试验；⑤内翻应力试验；⑥胫骨外旋试验。

（二）辅助检查

1. X 线片 PLS 损伤可表现为膝关节外侧关节间隙异常增宽，可合并腓骨头骨折、Gerdy 结节撕脱性骨折和胫骨平台外侧关节囊的撕脱骨折（Segond 骨折）

2. MRI 膝外侧的弓状信号样影像具有特征性意义。腓骨头髓内水中，腓骨头骨片撕脱骨折均可呈现弓状信号。由于 MRI 的局限性，正常的 MRI 扫描对于外侧副韧带撕裂和腘肌腱撕裂的准确性较高，而腘腓韧带、弓状韧带撕裂在 MRI 上不能被诊断。

3. 关节镜 关节镜下可出现后外侧角关节镜直通征（镜检时外侧间隙张开大于 1cm）提示 PLS 损伤，此时外侧关节间隙明显增加，张力减弱；同时可以明确诊断，确定韧带损伤的严重程度，以进一步确定诊治方案。

（三）鉴别诊断

1. 后交叉韧带损伤　由于 PLS 损伤常合并前、后交叉韧带损伤，故对于后交叉韧带损伤的患者，应结合 MRI 或镜下来判断有无伴发 PLS 损伤。

2. 外侧副韧带（LCL）损伤　其诊断主要靠屈膝 30°位内翻试验来确定，依据膝关节内翻程度和硬性终止点的有无可以确定韧带损伤的程度。通过 MRI 或镜下可排除有无合并其他 PLS 结构损伤。

3. 腘肌肌肉肌腱复合体和腘腓韧带损伤　其诊断主要靠屈膝 30°小腿外旋确定，外旋活动度增加超过 10°意味着这两组结构损伤。通过 MRI 或镜下可排除有无合并其他 PLS 结构损伤。

【治疗】

（一）非手术治疗

适用于 Fanelli 分型的 A 型和 B 型 PLS 损伤。膝关节伸直位制动 3～4 周，同时行直推抬高训练，之后可以逐渐开始被动关节活动，6～8 周可开始闭链运动，10 周内不做紧张腘绳肌的功能锻炼。12～14 周可以进行主动活动及力量练习。

（二）手术治疗

1. 适应证　①Fanelli 分型的 C 型 PLS 损伤。②内翻应力试验外侧关节间隙增大超过 10mm，屈膝 30°外旋活动增加超过 10°。

2. 禁忌证　应包括关节或其他部位的活动性感染，以及任何可能显著增加后遗症发生率或病死率的疾病。如：①严重肝、肾、心、脑功能不全者；②未得到有效控制或急性传染性/感染性疾病；③神经性关节病、肌力缺如或相对功能不全以及快速进展的神经性疾病；④快速破坏骨质的任何病变。

3. 术前准备　①完善常规术前检查。②膝关节正侧位、CT、MRI。

4. 经典手术方式　①原位缝合修复：适用于急性 PLS 损伤，没有明显组织缺损。②自体肌腱转移增强术/

肌腱张力增强术：适用于直接修复不满意。③PLS 重建术：适用于陈旧 PLS 损伤。

5. 术后康复　①术后 2 周，膝关节伸直位制动，同时行直腿抬高练习，可在 10°～90°范围内做被动活动度练习，患肢不负重。②术后 3～4 周，患肢可以部分负重，扶拐行走，膝关节伸直位固定。③术后 5～6 周，在患者能耐受的情况下，可以负重，膝关节活动度恢复至 0°～110°。④术后 7～8 周，仍佩戴膝关节支具，不限制活动度，应恢复正常步态，膝关节活动度不受限。

【诊治要点】

1. 术前 MR 检查意义　①MRI 可以确定膝关节组织结构损伤的程度。②MRI 可以了解有无合并交叉韧带、半月板、内侧结构损伤。③排除其他病变。

2. PLS 损伤　手术时机选择对于 PLS 损伤后手术治疗，其必要性取决于保守治疗的效果及损伤的自然归转。PLS 损伤后应及早行一期手术，手术时间不应超过损伤后 3 周，以防局部瘢痕形成。对于超过 3 周的陈旧性损伤，应行 PLS 重建，但目前对于 PLS 的最佳手术治疗方法尚未有定论，其损伤后治疗的系统性尚未有统一标准，今后仍需进一步研究。

【健康教育】

同"半月板损伤"。

【转诊条件】

若无法明确诊断，或硬件软件设施无法完成有效的治疗，应及时转诊。

十七、后内侧结构损伤

【概述】

膝关节后内侧结构（PMC）是控制膝关节外翻及胫骨外旋的重要结构，一旦遭到交通事故、坠落伤、严重运动损伤等强大暴力作用后，内侧副韧带（MCL）、后斜韧带、后内侧关节囊等破裂，将影响膝后内侧角的稳定性，造成膝关节外翻及胫骨外旋不稳。

【诊断要点】

（一）病史与体检

1. 病史　①往往有车祸伤、运动伤、高处坠落伤等病史。②膝关节后内侧部疼痛、肿胀。③膝关节前内侧旋转不稳。④下肢力线及步态异常情况。⑤血管损伤的征象。

2. 体格检查

（1）屈膝 0° 和 30° 膝关节外翻应力试验：内侧张开 0~5mm 为Ⅰ°损伤，6~10mm 为Ⅱ°损伤，10mm 以上为Ⅲ°损伤。若仅屈膝 30° 位外翻不稳，提示单纯 MCL 损伤，若屈膝 0° 和 30° 位均不稳，则提示 PMC 损伤。

（2）Slocum 试验：即中立和外旋位对比的前抽屉试验。外旋位胫骨前移幅度在 PMC 损伤时增加，有胫骨内侧平台向前脱位的感觉，此即为 Slocum 阳性。

（3）膝关节前内侧旋转不稳：即外翻应力下屈膝 30°，胫骨内侧髁以后交叉韧带为轴出现膝关节前内侧半脱位。

（二）辅助检查

1. 膝关节正侧位 X 线片　可发现膝关节内侧间隙变宽，可伴有股骨内上髁撕脱骨折征象。

2. MRI　后内侧结构伤多累及两种以上的组织结构。MRI 能够清楚的显示膝关节 PMC，能够了解 PMC 断裂的程度、部位，同时能够了解合并损伤。完全性撕裂表现为韧带连续性中断及断端肿胀，T_1WI 上信号呈等或略低信号，T_2WI 上信号明显增高，部分撕裂表现为局部肿胀、增粗，信号增高，可见部分连续纤维呈低信号。

3. 关节镜检查　有助于 PMC 损伤的诊断，特别临床体检不肯定或特殊体征阴性时。对于急性复合损伤，尤其涉及交叉韧带及外侧结构时，以及怀疑伴有半月板损伤，可以通过关节镜明确损伤部位。

（三）鉴别诊断

1. 内侧副韧带损伤　常由明显的膝外翻暴力所致。常无膝关节旋转不稳体征。MRI 显示仅内侧副韧带损伤而不伴有其他内侧结构的损伤。

鉴别要点：鉴别困难时可行关节镜下探查。

2. 交叉韧带损伤 前后交叉韧带损伤抽屉试验、轴移试验阳性，MRI可显示前后交叉韧带信号改变。

鉴别要点：鉴别困难时可行关节镜下探查。

3. 膝关节骨性关节炎 常无明显外伤病史，X线片可显示关节间隙狭窄，骨质硬化，有骨赘形成。MRI可显示关节软骨及软骨下骨质的异常变化。

【治疗】

（一）非手术治疗

对于急性PMC Ⅰ度和Ⅱ度损伤，急性Ⅲ度PMC损伤仅伴发ACL或PCL损伤，及陈旧性Ⅰ度和Ⅱ度PMC损伤不伴明显的膝关节不稳，可在支具保护下活动、负重和进行其他康复训练。

（二）手术治疗

1. 适应证 ①非手术治疗无效或复发，症状较重，影响生活和工作；②急性Ⅲ度PMC损伤涉及膝关节后外侧韧带结构和（或）伴发ACL、PCL同时损伤；③陈旧性Ⅲ度PMC损伤伴膝关节不稳，患者日常生活受到影响。

2. 禁忌证 应包括关节或其他部位的活动性感染，以及任何可能显著增加后遗症发生率或病死率的疾病。如：①严重肝、肾、心、脑功能不全者；②未得到有效控制或急性传染性/感染性疾病；③神经性关节病、肌力缺如或相对功能不全以及快速进展的神经性疾病；④快速破坏骨质的任何病变。

3. 术前准备 ①完善常规术前检查；②膝关节正侧位、CT、MRI。

4. 经典手术方式 ①急性PMC损伤可采用紧缩缝合松弛的膝关节后内侧关节囊，以重建膝关节内侧稳定；②慢性PMC损伤可考虑采用自体或异体肌腱重建，或加强MCL和PMC结构；③微创手术：利用关节镜进行韧带重建及半月板修补，可减少损伤并获得与开放手术类似的手术效果。

5. 术后康复 ①术后冰敷 4~6 小时，膝关节支具固定于膝伸直位，同时行股四头肌等长收缩，足背伸-跖屈活动，直腿抬高；②术后 14 天拆线，并行伸屈活动，但避免膝关节外翻应力；③术后 6 周内不能负重，术后7~10 周逐步负重；④术后 10 周可去支具，弃拐行走，开始进行闭链肌力联系；⑤术后 9~12 个月一般可恢复正常运动。

【诊治要点】

1. 术前 MR 检查意义 ①MRI 可以确定膝关节组织结构损伤的程度；②MRI 可以了解有无合并交叉韧带、半月板、外侧结构损伤；③排除其他病变。

2. PMC 治疗对于陈旧性 PMC 损伤，由于组织结构的断裂发生在不同层次和不同部位，且瘢痕粘连，直接修补会造成膝关节后内侧原有结构过度紧缩致伸膝受限。

【健康教育】

同"半月板损伤"。

【转诊条件】

若无法明确诊断，或硬件软件设施无法完成有效的治疗，应及时转诊。

十八、剥脱性骨软骨炎

【概述】

剥脱性骨软骨炎是指由于外伤或先天行因素导致关节表面软骨剥脱、膝关节疼痛或交锁等症状，主要发生在膝关节的股骨髁面，也可发生在其他关节。

【诊断要点】

（一）病史与体检

1. 病史 ①发生在小孩和青年人。②关节的疼痛以钝痛为主，如果软骨剥脱有交锁症状。

2. 体格检查 ①膝关节积液时浮髌试验阳性。②有时膝关节屈曲 90° 是可触及压痛点。

（二）辅助检查

1. 膝关节正侧位片 膝关节正位片可见剥脱的软骨

边缘有一圈的透亮带。

2. MRI、CT 造影　可看到剥脱的软骨面。

（三）鉴别诊断

1. 膝关节半月板损伤　也有膝关节交锁症状，但麦氏征阳性，膝关节 MRI 可见半月板损伤。

2. 膝关节滑膜炎　膝关节浮髌试验阳性，MRI 可见膝关节广泛滑膜增生。

【治疗】

（一）非手术治疗

膝关节制动，辅以理疗、NSAIDS 类药物等治疗。

（二）手术治疗

1. 适应证　①非手术治疗无效，行走时疼痛明显。②软骨面已剥脱。

2. 术前准备　①完善常规术前检查。②膝关节正侧位、MRI。

3. 经典手术方式

（1）开放膝关节清理，局部微骨折处理。

手术常见并发症：微骨折导致关节面骨折。

（2）微创手术：利用关节镜清理关节腔，可减少损伤并获得与开放手术类似的手术效果。最新进展可取自体膝关节非负重区软骨培养再行软骨移植修补缺损区域。

4. 术后康复　①术后 1 天膝关节可主动活动；②微骨折术后 1 个月可下地活动，软骨移植 2 个月后可下地行走；③术后 6 个可恢复轻度工作，术后 1 年应避免重体力劳动。

【诊治要点】

诊断本病需仔细查体，认真阅读关节 MRI，避免漏诊。需充分与患者沟通手术疗效，有可能无法达到患者预期功能，需进一步行关节融合或关节置换。

【健康教育】

1. 告知患者术后需关节积极主动锻炼，避免关节粘连导致关节功能障碍。

1

2. 康复过程中会存在疼痛，但疼痛可以忍受继续康复，如疼痛剧烈避免过度练习导致进一步损伤，最好在康复师或主管医生的指导下练习。

3. 术后患者有踝部疼痛活动不适应积极与主管医生联系，避免韧带损伤等并发症的发生。

【转诊条件】

若无法明确诊断，或硬件软件设施无法完成有效的治疗，术后出现无法解释的症状应及时转诊。

十九、关节内游离体

【概述】

关节内游离体是指由于各种疾病导致的游离到关节内的组织，可以为软组织，也可以为骨性或软骨组织，表现为关节嵌顿或交锁症状，常伴有疼痛。

【诊断要点】

（一）病史与体检

1. 病史 ①有骨关节炎或其他关节疾病史；②患者常感觉关节内游离体在活动，甚至手可以触及摸到；③常有关节嵌顿或交锁症状，伴有疼痛。

2. 体格检查 可触摸到到关节内游离体。

（二）辅助检查

1. 关节的正侧位片 可观察到关节内游离体。

2. CT、MR 进一步观察到关节内游离体，还可以发现关节的病变。

（三）鉴别诊断

1. 膝关节半月板损伤 半月板损伤也可有交锁症状，但麦氏征阳性，MRI 可发现半月板损伤，也可发现游离体。

2. 骨关节炎 骨关节炎与关节游离体可同时存在，MRI 可明确诊断。

【治疗】

（一）非手术治疗

休息，辅以理疗、NSAIDS 类药物治疗，一般建议手术治疗。

（二）手术治疗

1. 适应证 ①有关节交锁，患者摸到关节游离体；②影像学证实关节游离体的存在。

2. 术前准备 ①完善常规术前检查。②关节正侧位片、CT、MRI。

3. 经典手术方式 ①开放游离体摘除术。手术常见并发症：游离体残留。②微创手术：利用关节镜摘除关节内游离体，合并处理原发疾病，可减少损伤并获得与开放手术类似的手术效果。

4. 术后康复 ①上肢术后1天主动活动；②下肢术后1天主动活动，但术后2周患肢负重；③术后2~3个月可恢复轻度工作。

【诊治要点】

诊断本病较容易，认真阅片，避免漏诊。如合并骨关节炎需与患者沟通好手术疗效，术中尽量取干净游离体，有可能无法达到患者预期目的。

【健康教育】

1. 告知患者术后需关节积极主动锻炼，避免关节粘连导致关节功能障碍。

2. 康复过程中会存在疼痛，但疼痛可以忍受继续康复，如疼痛剧烈避免过度练习导致进一步损伤，最好在康复师或主管医生的指导下练习。

3. 术后患者有踝部疼痛活动不适应积极与主管医生联系，避免韧带损伤等并发症的发生。

【转诊条件】

若无法明确诊断，或硬件软件设施无法完成有效的治疗，术后出现无法解释的症状应及时转诊。

二十、滑膜软骨瘤病

【概述】

滑膜软骨瘤病是指关节滑膜、腱鞘、黏液囊组织化生形成多发的透明软骨结节，常伴有钙化或骨化。

【诊断要点】

（一）病史与体检

1. 病史　①关节间歇性疼痛、僵硬、肿胀、交锁；②可触及关节内游离体。

2. 体格检查　①浅表关节可触及关节内有大量游离体；②关节活动僵硬。

（二）辅助检查

1. 关节正侧位 X 线片　关节周围有软组织肿胀影，其中有大小不等的圆形或斑点状钙化。

2. CT、MRI　进一步发现关节内游离体及颗粒。

（三）鉴别诊断

1. 关节内游离体影像学检查　可发现关节游离体。

2. 半月板损伤　麦氏征阳性，MRI 可观察到半月板损伤。

【治疗】

（一）非手术治疗

休息，辅以理疗、NSAIDS 类药物治疗，一般建议手术治疗。

（二）手术治疗

1. 适应证　①关节肿胀、交锁，患者摸到关节游离体。②影像学证实关节内大量软骨瘤。

2. 术前准备　①完善常规术前检查。②关节正侧位片、CT、MRI。

3. 经典手术方式　①开放切除关节滑膜软骨瘤，但无法彻底清除。手术常见并发症：软骨瘤无法完全清除。②微创手术：利用关节镜摘除清除关节内软骨瘤组织，获得与开放手术类似的手术更好的效果。

4. 术后康复　①上肢术后 1 天主动活动；②下肢术后 1 天主动活动，但术后 2 周患肢负重；③术后 2~3 个月可恢复轻度工作。

【诊治要点】

诊断本病较容易，认真阅片，避免漏诊。如合并骨关节炎需与患者沟通好手术疗效，术中可能无法完全摘除软骨瘤，有可能无法达到患者预期目的。

【健康教育】

1. 告知患者术后需关节积极主动锻炼，避免关节粘连导致关节功能障。

2. 康复过程中会存在疼痛，但疼痛可以忍受继续康复，如疼痛剧烈避免过度练习导致进一步损伤，最好在康复师或主管医生的指导下练习。

3. 术后患者有踝部疼痛活动不适应积极与主管医生联系，避免韧带损伤等并发症的发生。

【转诊条件】

若无法明确诊断，或硬件软件设施无法完成有效的治疗，术后出现无法解释的症状应及时转诊。

二十一、髋关节撞击综合征

【概述】

髋关节撞击综合征是指髋关节屈曲内收内旋时股骨颈与前方髋臼撞击导致腹股沟区疼痛、髋臼盂唇和软骨损伤等一系列临床症状。髋关节撞击征分为钳夹型和凸轮型，钳夹型即前方髋臼覆盖过长与股骨颈撞击，多见于中年人；凸轮型即异常椭圆形的股骨头与前方髋臼撞击，多见于年轻人。

【诊断要点】

（一）病史与体检

1. 病史 ①隐匿性腹股沟区疼痛；②坐位、驾驶、穿鞋袜时诱发疼痛，运动后疼痛加重。

2. 体格检查 ①患侧髋关节内旋活动明显减小；②FABER 试验阳性：患者取仰卧位，患侧髋关节屈曲至 90°，内收位内旋髋关节时诱发疼痛。

（二）辅助检查

1. 骨盆正位和蛙式位 X 线片 ①骨盆正位：需拍摄一张标准的骨盆正位，髋臼内陷时泪滴位于髂坐线的内侧，髋臼过度后倾时出现交叉征；中心边缘角小于 20°提示髋臼覆盖不良。②蛙式位：α 角大于 50°提示股骨头为椭圆形。

2. CT 造影和 MRI 可提示盂唇有无损伤。

（三）鉴别诊断

1. 股骨头无菌性坏死　平片可见股骨头塌陷，或软骨下骨硬化、空泡变；MRI 可观察到股骨头水肿。

2. 股骨颈肿瘤　髋关节 MRI 可发现股骨颈破坏或占位。

3. 髋结核　髋关节 MRI 可发现股骨头破坏，关节内脓肿。

【治疗】

（一）非手术治疗

便面屈曲内旋等动作，辅以理疗、NSAIDS 类药物治疗。

（二）手术治疗

1. 适应证　①非手术治疗无效或复发，症状较重，影响生活和工作；②MRI 可见盂唇损伤。

2. 禁忌证　①心肺功能不全；②股骨颈骨质较疏松。

3. 术前准备　①完善常规术前检查；②骨盆正位、髋关节蛙式位片、CT、MRI。必要时加做 CT、MRI 关节造影。

4. 经典手术方式

（1）开放手术：切除股骨颈、髋臼前方突出部分骨质及修复或切除盂唇。

手术常见并发症：股骨头供血动脉损伤，导致股骨头坏死；突出骨质切除不够导致症状缓解不彻底；骨质切除过多导致股骨颈骨折。

（2）微创手术：利用关节镜切除股骨颈、髋臼前方突出部分骨质及修复或切除盂唇，可减少损伤并获得与开放手术类似的手术效果。

5. 术后康复　①开放手术拔除引流管后扶拐下地行走。②关节镜术后 2～3 天扶拐下地活动。③术后 2～3 个月可恢复轻度工作，术后半年应避免重体力劳动。

【诊治要点】

诊断髋关节撞击征需仔细查体，FABER 试验阳性，需拍摄骨盆正位及髋关节蛙式位片、CT 及 MRI，避免将股骨头坏死误诊为本病，对本病认识不足容易漏诊。

【健康教育】

1. 告知患者术后需髋关节积极主动锻炼，避免关节粘连导致关节功能障碍。

2. 康复过程中会存在疼痛，但疼痛可以忍受继续康复，如疼痛剧烈避免过度练习导致进一步损伤，最好在康复师或主管医生的指导下练习。

3. 术后患者有髋部疼痛活动不适应积极与主管医生联系，避免股骨头坏死等并发症的发生。

【转诊条件】

若无法明确诊断，或硬件软件设施无法完成有效的治疗，术后出现无法解释的症状应及时转诊。

二十二、踝关节撞击综合征

【概述】

踝关节撞击综合征是指由于长期的背曲运动或跖曲运动造成前踝或后踝撞击，导致踝关节疼痛等一系列症状，分为前踝撞击综合征和后踝撞击综合征。

【诊断要点】

（一）病史与体检

1. 病史　①体育运动员或体育爱好者，踝关节长期背曲或跖曲运动；②踝关节前方或后方疼痛。

2. 体格检查　①踝关节前方或后方压痛；②踝关节被动背曲（前踝撞击综合征）或跖曲（后踝撞击综合征）可诱发疼痛。

（二）辅助检查

踝关节正侧位 X 线片：可看到踝关节前方和距骨颈（前踝撞击综合征）骨刺或后踝骨刺（后踝撞击综合征）。

（三）鉴别诊断

1. 踝关节不稳　踝关节反复扭伤，X 线显示踝前无骨刺。

2. 距骨软骨损伤　行走时踝关节疼痛，MRI 可看到距骨骨髓水肿。

【治疗】

（一）非手术治疗

早期踝关节支具制动，辅以理疗、NSAIDS 类药物治疗。

（二）手术治疗

1. 适应证　非手术治疗无效或复发，症状较重，影响生活和工作。

2. 术前准备　①完善常规术前检查；②踝关节正侧位、CT、MRI。

3. 经典手术方式　①前方或后方切开骨刺切除术；②如合并踝关节骨性关节炎可行踝关节融合或置换术。

手术常见并发症：足背动脉及神经损伤。

4. 微创手术　利用关节镜切除前方或后方骨赘，可减少损伤并获得与开放手术类似的手术效果。

5. 术后康复　①踝关节支具固定 1 个月；②术后 2 周可下地活动；③术后 1 个月可恢复轻度工作，3 个月内应避免重体力劳动。

【诊治要点】

诊断踝关节撞击征需仔细查体，踝关节被动背曲（前踝撞击综合征）或跖曲（后踝撞击综合征）可诱发疼痛。需拍踝关节正侧位片可诊断，影像学明确无明显撞击症状的患者可不予治疗。

【健康教育】

1. 告知患者术后需踝关节积极主动锻炼，避免关节粘连导致关节功能障碍。

2. 康复过程中会存在疼痛，但疼痛可以忍受继续康复，如疼痛剧烈避免过度练习导致进一步损伤，最好在康复师或主管医生的指导下练习。

3. 术后患者有踝部疼痛活动不适应积极与主管医生联系，避免韧带损伤等并发症的发生。

【转诊条件】

若无法明确诊断，或硬件软件设施无法完成有效的治疗，术后出现无法解释的症状，应及时转诊。

二十三、踝关节慢性不稳

【概述】

踝关节慢性不稳（chronic ankle instability）是指急性损伤后没有得到适当的治疗导致行走时踝关节容易再次损伤，提示踝关节慢性不稳的存在，部分患者感觉踝关节不稳。

【诊断要点】

（一）病史与体检

1. 病史　①踝关节经常扭伤，女性患者不敢穿高跟鞋，男性患者需在足跟外侧加垫楔形垫；②既往有踝关节扭伤病史，并没有得到正确的治疗。

2. 体格检查　踝关节前抽屉试验阳性表示外踝不稳。

（二）辅助检查

踝关节应力位 X 线片可发现踝关节前脱位和距骨外侧倾斜。

（三）鉴别诊断

1. 距骨软骨损伤　行走时踝关节疼痛，MRI 可看到距骨骨髓水肿。

2. 踝前撞击综合征　踝关节前方疼痛，踝关节背曲可诱发前踝疼痛，X 线可观察到胫骨及距骨骨刺形成。

【治疗】

（一）非手术治疗

带支具保护踝关节，尽量减少踝关节。

（二）手术治疗

1. 适应证　非手术治疗无效或复发，症状较重，影响行走。

2. 术前准备　①完善常规术前检查；②踝关节正侧位、内翻应力和前向应力片、CT、MRI。

3. 经典手术方式　取自体肌腱重建踝关节距腓韧带和跟腓韧带。

手术常见并发症：足背动脉及神经损伤。

【诊治要点】

诊断本病需仔细查体，踝关节前抽屉试验阳性表示外踝不稳。拍踝关节应力位片可予诊断，韧带重建需充分了解韧带解剖位置进行重建，避免损伤肌腱及神经。

【健康教育】

1. 告知患者术后需踝关节积极主动锻炼，避免关节粘连导致关节功能障碍。

2. 康复过程中会存在疼痛，但疼痛可以忍受继续康复，如疼痛剧烈避免过度练习导致进一步损伤，最好在康复师或主管医生的指导下练习。

3. 术后患者有踝部疼痛活动不适应积极与主管医生联系，避免韧带损伤等并发症的发生。

【转诊条件】

若无法明确诊断，或硬件软件设施无法完成有效的治疗，术后出现无法解释的症状应及时转诊。

（林向进　金日龙　蔡友治　吴荣寰）

第二十九节　断指（趾）再植

【概述】

手指的离断不仅影响手的功能及外观，而且会对患者的生活和心理造成严重损害。断指再植术经过几代医师的刻苦钻研，取得了很大的进展。1964 年 7 月，王澍寰教授等首次报道了断指再植大部分成活的病例。随着显微外科技术及设备的进步与发展，断指再植的成功率也逐渐提高，而且许多特殊类型的断指再植也获得成功。

断指再植术是一项精细和高难度的技术，需要手术医师具有一定的断指再植的理论知识及熟练掌握创伤及血管外科的基本技术，提高手术的成功率，使患者获得满意的疗效。

【手指血管的应用解剖】

熟悉和了解手指血管的解剖知识有助于提高血管的缝合技术，从而大大提高血管缝合的质量，使手术获得成功。

（一）手指动脉

每个手指都有 4 条动脉，即对称分布于掌侧的 2 条指掌侧固有动脉及背侧的 2 条指背动脉。其分别与伴行的同名神经形成指掌侧和背侧的神经血管束。指掌侧固有动脉位于指屈肌腱鞘的两侧与指固有神经走行在骨皮韧带的一个狭长的血管神经束中。指掌侧固有动脉位于指固有神经的外背侧，其外径比神经细，同理指固有神经位于指掌侧固有动脉的内掌侧。

指固有动脉在手指每节都向掌侧及背侧发出较多的分支，以供应相应区段内的组织，了解手指固有动脉结构及其分支走行有助于手术中寻找指固有动脉且可以利用缺损血管周围较粗大的分支来修复缺损部分。指固有动脉较规律和恒定的分支有 4 支，即髁支、干骺支、背侧皮支和掌横弓。

指背动脉由掌背动脉在指蹼处分开形成，管腔较细，是手指血液供应的辅助性血管，其断指再植时应用价值不大。

（二）手指静脉

手指的静脉分为浅静脉和深静脉，其中浅静脉是主要的回流静脉。

手指的掌侧和背侧分别具有较恒定的梯形浅静脉系统。指尖及甲下的静脉网与甲沟旁的小静脉一起汇聚到甲根部的近侧，形成末端静脉。再向近侧走行至指根部汇合成掌背静脉。指背桡、尺侧静脉有数条交通支，较恒定的有 3 条，形成指背静脉的梯形结构。指掌侧静脉较指背侧静脉纤细，也呈梯形或弓网状。指腹静脉网汇聚成桡、尺侧掌侧静脉向手指近端走行，其间有数条交

1

通支。在指蹼处，两条相邻的指掌侧浅静脉汇合成掌骨头间静脉，入指背静脉。

手指深静脉是指固有动脉及指背动脉的伴行静脉，其管腔细小，走行与位置并不恒定。

手指静脉的分布还具有偏离中线的现象，即拇指、示指指背浅静脉较偏向桡侧，而且口径较粗。

【断指的类型】

断指是手指的外伤离断性损伤。目前，尚无公认的全面、客观的断指分类方法。

张长青在第 3 版的《手外科学》中根据断指损伤的程度，将其分为两类：①完全性离断：系离断手指的远近两断端之间完全分离，无任何组织相连，或仅有少许损伤严重的组织相连，而在清创时又必须切除才能再植者；②不完全性离断：系伤指断面仅有肌腱相连，残留皮肤不超过周径的 1/8，其余组织包括血管均断裂或栓塞，伤指的远端无血液循环或严重缺血，不进行血管修复，重建血液循环将引起断指坏死者。

王成琪等根据临床实践经验提出了九种分类法：①切割伤性离断；②压轧伤性离断；③撕脱伤性离断；④远侧指节完全离断；⑤指尖部完全离断；⑥多平面完全离断；⑦指节部分（小组织块）完全离断；⑧多指离断（一手 3 指以上）；⑨咬伤性离断。这种分类方法对于断指再植具有广泛的适用范围。

程国良将手指缺损分为Ⅵ度：①Ⅰ度缺损：手指远节部分缺损；②Ⅱ度缺损：拇指于指间关节、其他手指于远侧指间关节部的缺损；③Ⅲ度缺损：拇指于近节指骨、其他指于中节指骨的缺损；④Ⅳ度缺损：拇指于掌指关节、其他指于近侧指间关节缺损；⑤Ⅴ度缺损：拇指于第 1 掌骨、其他指于近节指骨部缺损；⑥Ⅵ度缺损：拇指于腕掌关节。其他指于掌指关节缺损。这种分类方法对于手指再造有实用意义。

断指的分类伴随再植技术的不断提高及临床经验的不断积累而范围更广、实用范围更大。

【断指患者的急救处理及指体保存】

在损伤的现场应首先对伤者的全身状况进行检查、评估。注意伤员有无休克及其他部位的合并损伤，如有应给予及时的处理，尽可能地稳定全身状况。离断的指体时间过长，因缺氧或其他原因，组织细胞将产生变性、分解，最后形成不可逆变性，即使再植后血流恢复，指体仍不免坏死。指体离断后耐受缺血时间的长短与指体环境温度有关，温度越低，指体越能耐受长时间的缺血。一般离断指体在4℃冷藏，指体缺血耐受时间可延长8小时或以上。切记勿将断指于水或冰水中浸泡，血管床遭到破坏后会影响再植手术。

【断指再植的适应证】

断指再植的适应证是相对性的，随着时代与医学技术的发展而不断变化。断指是否适于再植受许多因素制约，如断指损伤的情况、医院的技术水平、患者的主观意愿及患者是否合并重要的器官损伤等。

离断的手指两断端较整齐，指体无明显挤压伤及多发骨折，这样基本可行再植；离断指体有轻度损伤，但两侧的血管神经束和指背动脉未受损，可以试行再植；离断指体受严重碾挫伤、撕脱伤或多段血管神经束损伤，即使行再植术也较难成功。

一般来说，断指再植的适应证为：①全身情况允许，血小板计数及出、凝血时间正常的青壮年患者；②一手多指离断，有再植条件者应争取全部再植，顺序根据手指的功能主次判断；③对于末节离断者，显微镜下可见适于吻合的动静脉，应予以再植；④小儿的断指应尽量予以再植。

一般对于以下情况不予考虑再植：①患者全身情况不稳定或年龄较大不允许长时间手术；②断指的近端及远端软组织严重挫伤，手指的毛细血管床严重破坏；③断指保存不恰当，经冰水、消毒液或高、低渗液体浸泡；④离断指体缺血时间过长，发生明显坏死；⑤手指的血管神经束抽出较长且无移植条件；⑥患者拒绝行再植手术；⑦患者不能接受术后相应护理。

【断指再植术的操作程序】

断指再植的顺序分为顺行法及逆行法。顺行法即断端清创→骨、关节内固定→伸屈肌腱缝合→背侧静脉吻合→背侧皮肤缝合→指神经缝合→指固有动脉吻合→掌侧皮肤缝合，其意义在于先支架后软组织，先中心后周围，先静脉后动脉，在无血术野下操作，吻合血管后立即缝合皮肤覆盖保护，避免操作中误伤。逆行法即掌侧皮肤缝合→指固有神经缝合→指固有动脉吻合→屈肌腱缝合→骨关节内固定→伸肌腱缝合→指背静脉吻合→背侧皮肤缝合，其优点是操作过程中不须翻手，减少步骤，加快速度。但是断面不规则，须做神经血管转移或移植的不宜使用此方法。

目前大多数的医师采用的顺行法再植术。

血管吻合的质量是断指再植术成败的关键。血管吻合的原则为：①缝接的血管必须是正常的；②血管张力适中；③平整对合及内膜外翻；④血流动力学正常；⑤边距、针距对称；⑥防止血管扭转。血管缝合方法有端-端缝合法、端-侧缝合法、血管套叠缝合法、套管吻合法、粘合吻合法、激光吻合法及可溶性血管腔内支架的吻合法等。当血管少量缺损时可通过短缩骨质、血管断端适当游离及屈曲关节等方法弥补短缩。当血管缺损较多时则需要做血管移植，一般常用自体小静脉作为移植血管。

【特殊类型的断指再植】

1. 末节断指再植　　末节手指血管解剖恒定，两侧指固有动脉沿指深屈肌肌腱的腱鞘两侧向远端走行，在指伸屈肌腱止点以远形成指浅侧掌横弓。手指末节组织少，少量血供即可成活，一般只要离断指体允许，则考虑行再植术。

2. 多指离断再植　　多手指离断，创伤大，再植工作量大，手术时间长，要争取再植成功的手指数量及质量。手术时应保证术者的精力充沛及待植指体的妥善保存。

3. 一指多段离断的再植 锐器切割伤，无神经血管束撕脱，离断指体无挤压伤的一指多段患者可以试行再植术。这类手术的难度在于血管的每个吻合口都要保证高质量的吻合，保证血流畅通。

4. 离断指体种植后再行移植术 当断指远端条件良好且近端感染或无再植条件的患者可将离断指体Ⅰ期种植于正常肢体的"鼻烟窝"处或足背1、2足趾之间，待断指近端条件允许后，Ⅱ期将种植的指体移植回断指近端。此类手术对于强烈要求保留指体的患者较为适用。

5. 小儿断指再植 12岁以下儿童行断指再植术应注意保护骨骺，且患者血管易发生痉挛，术后应严密观察。

【术后的治疗及并发症的处理】

断指再植手术的成败一方面取决于血管吻合的成功与否，另一方面与术后的处理也有很大的影响。

（一）术后的治疗

再植术后患者的治疗一般包括及时补充血容量、应用抗生素预防感染、应用抗痉挛药物（常用罂粟碱60mg，肌注 q6h）、应用抗凝药物（低分子右旋糖酐或低分子肝素等）及局部处理（患肢抬高、卧床及局部烤灯照射等）。

再植术后密切及时的关注再植指体的血运情况十分必要。主要从以下几方面：①指体色泽：术后指体色泽较正常稍红润，如表现为苍白则提示断指缺血，如表现为暗红或暗紫则提示静脉回流受阻，如表现为浅灰色或花斑状，轻轻挤压后，受压处苍白则提示毛细血管床缺乏正常血流灌注，仅有静脉反流；②指体温度：如血管吻合质量较好，血流通畅，则指温与健侧相差不大，若指温低于正常3~4℃则提示断指供血障碍；③毛细血管回充盈实验：压迫指腹或指甲，被压部位呈苍白色，移开压迫后，受压区在1秒内，由苍白变为红润，称为毛细血管回充盈试验正常。指体苍白，压之无褪色，测不出毛细血管回流充盈现象，提示动脉痉挛或栓塞；指体紫红或暗红，压力较大才能褪色，解除压力后回充盈迅速，提示静脉回流受阻；指体浅灰色，回充盈有一定反应，但极其缓慢，提示动脉不畅，回充盈反应为静脉血回流所致；④指腹胀力：供血不足时指腹胀力降低，血液回流不畅时指腹胀力增高；⑤指端-侧方切开出血试验：于再植指末节侧方做深约 3mm，长约 5mm 的切口，有鲜红血液流出，提示血流正常，如不出血或挤压可见少许血液，提示动脉不畅，如有暗紫色血液流出且流速较快逐渐变红，提示静脉回流受阻，如有少许暗紫色血液流出，且以后不再有血液流出，提示发生静脉危象，继而发生动脉危象。

（二）术后并发症的处理

再植手术完成后，对于早期血管危象的处理也关系着手术的成败。

术后动脉痉挛好发于术后的 1~3 天，常因寒冷、疼痛、精神紧张、情绪低落、吸烟及哭闹等原因诱发。对于这类状况应首先找出动脉痉挛的原因并消除，同时立即肌注罂粟碱或其他血管解痉剂，对于顽固性的痉挛可采取外膜下注射 3% 罂粟碱予以解除，对于血管痉挛不能解除的，应及时手术探查。

术后动脉栓塞常发生于术后 1~3 天，以 24 小时内最为常见。大多数的动脉栓塞由血管清创不彻底、血管吻合质量欠佳、吻合口张力过大、血肿压迫、局部感染或长时间的痉挛引起。发生动脉栓塞应立即行手术探查，手术探查应与再植术一样，再次去除栓塞的动脉段，继续吻合。

术后静脉危象均为栓塞所致。根据致伤原因及离断部位采取不同的处理方法。单纯的切割伤或电锯伤致手指中节中段已近离断，术后 3 天内发生栓塞，局部无明显感染者，应行手术探查，重新吻合静脉；绞轧性损伤、中节中段以远的离断伴有局部感染，术后 5 天以上发生栓塞，可采用滴血治疗来保持断指的血液循环平衡，等待侧支循环的建立。

术后断指颜色发黑、皮肤弹性消失，指端切口不出血者，提示手术失败，断指坏死，应尽早行断指坏死解脱手术。

足断趾再植与手断指再植相似，由于足趾手术的体位原因，足断趾再植术难度更大。

【健康教育】

患者术后应积极配合医生及护士的后续治疗，尤其术后1周内，最为重要。患者术后卧床制动，减少再植血管痉挛的风险，必须戒烟及避免与烟草尼古丁接触，因为尼古丁会刺激血管引起血管的痉挛。术后保持患者心情的愉悦及对手术的信心也十分必要。

【转诊条件】

对于医院设备条件及技术条件不足者，尤其是特殊类型的断指患者，应妥善保存断指、趾后及时转到医疗条件允许的医院。

（邵新中）

1

第二章

泌尿外科

第一节　泌尿系统结石

泌尿系结石是泌尿外科常见病之一，在泌尿外科住院患者中占据首位。欧美国家的流行病学资料显示，5%～10%的人在其一生中至少发生1次泌尿系结石，欧洲泌尿系结石年新发病率约为100～400/10万人。我国泌尿系结石发病率为1%～5%，南方地区高达5%～10%，年新发病率约为150～200/10万人，其中25%的患者需住院治疗。

近年来，随着手术设备的改进和手术方法的成熟，泌尿系结石的治疗逐渐向微创方向发展。体外震波碎石术、经皮肾镜取石术、输尿管镜碎石手术、输尿管软镜碎石手术、腹腔镜取石手术等成为现今泌尿系结石治疗的主流术式。

一、肾结石

【概述】

肾结石的主要症状是疼痛和血尿。其程度与结石部位、大小、活动与否及有无损伤、感染、梗阻等有关。

【诊断要点】

1. 病史和体检　与活动有关的疼痛和血尿，尤其是典型的肾绞痛，有助于此病的诊断确立。体检主要是排除其他急腹症，如阑尾炎、异位妊娠、卵巢囊肿扭转、急性胆囊炎、胆石症、肾盂肾炎等。疼痛发作时可有肾区叩击痛。

2. 实验室检查　尿常规检查常能见到肉眼或镜下血尿。伴感染时有脓尿。感染性结石患者尿液细菌培养呈阳性。

3. 影像学检查

(1) 超声：可发现 KUB 不能显示的小结石或透 X 线结石。对妊娠妇女可作为首选的检查。

(2) KUB + IVP：能发现 95% 以上的结石。排泄性尿路造影可以评价肾脏解剖结构和功能的改变，为制定治疗策略提供帮助。

(3) CT：在国外一些结石治疗中心已经把 CT 平扫作为泌尿系结石的首选检查。可以发现超声和 X 线不能显示的或较小的肾脏及输尿管结石，明确肾脏解剖结构有无异常。

(4) ECT：放射性核素肾显像用以评价治疗前肾脏受损的肾功能和治疗后肾功能恢复的情况。

【治疗】

对肾脏结石的治疗必须实施个体化治疗，有时需要综合各种治疗方法。

1. 非手术治疗

(1) 保守治疗：若尿液 pH < 6.0，或者曾有胱氨酸、尿酸结石的病史，可以尝试溶石治疗。

(2) 体外震波碎石：直径 < 1.0cm 的结石，无论结石部位和成分，应首先采用体外震波碎石治疗。对于较大的结石，可以考虑在体外震波碎石治疗前行逆行输尿管插管，以利于碎石后的小石块顺利通过，以免导致梗阻。体外震波碎石也可以用来治疗直径介于 1 ~ 2cm 的结石，但如果结石成分特殊或位于肾脏下极，治疗成功的概率会降低。肾脏下极的特殊解剖学结构是体外震波碎石治疗效果较差的原因。合并肾脏积水感染的患者，

2

禁止行体外震波碎石治疗，有加重感染甚至导致脓毒败血症的风险。

2. 手术适应证及手术方式

（1）经皮肾镜取石术：

1）直径 1.0~2.0cm 的肾脏下极结石建议采用经皮肾镜或输尿管软镜手术治疗。

2）直径 >2.0cm 的肾结石应首选经皮肾镜取石术治疗，必要时加用体外震波碎石或输尿管软镜手术治疗。

3）铸形结石或解剖异常相关的结石首选经皮肾镜取石术治疗，不建议输尿管软镜手术。

4）体外震波碎石治疗失败的胱氨酸结石、草酸钙结石和二水磷酸钙结石应行经皮肾镜取石术治疗。

（2）输尿管硬镜手术：输尿管硬镜在肾结石治疗中较少采用。

（3）输尿管软镜手术：直径 1.0~2.0cm 的肾结石可以采用输尿管软镜手术治疗；但如术中发现结石成分坚硬，钬激光不易粉碎，应改为经皮肾镜取石术治疗。

二、输尿管结石

【概述】

90% 以上的输尿管结石是在肾内形成而下移至输尿管的，除非存在输尿管梗阻病变，否则原发于输尿管的结石很少见。

【诊断要点】

1. 病史和体检　输尿管结石患者最常见的临床表现是肾绞痛，可向同侧腹股沟、阴囊或阴唇放射。这是一种内脏痛，源自输尿管梗阻引起的阵发性输尿管蠕动。体检主要是排除其他急腹症，如阑尾炎、异位妊娠、卵巢囊肿扭转、急性胆囊炎、胆石症、肾盂肾炎等。疼痛发作时可有肾区叩击痛。

2. 实验室检查　由于结石对泌尿系上皮的摩擦作用，常常出现镜下血尿或肉眼血尿。结石患者可并发感染，导致脓尿、血象升高。感染性结石患者尿液细菌培养呈阳性。

3. 影像学检查

（1）超声：可发现 KUB 不能显示的小结石或透 X 线结石。对妊娠妇女可作为首选的检查。

（2）KUB+IVP：能发现 95% 以上的结石。排泄性尿路造影可以评价肾脏解剖结构和功能的改变，为制定治疗策略提供帮助。

（3）CT：CT 平扫可作为急诊腰痛的首选检查。可以发现超声和 X 线不能显示的或较小的输尿管结石，明确肾脏解剖结构有无异常，并可以鉴别输尿管结石和非泌尿系疾病引起的类似肾绞痛症状。

（4）ECT：放射性核素肾显像用以评价治疗前肾脏受损的肾功能和治疗后肾功能恢复的情况。

【治疗】

1. 非手术治疗

（1）保守治疗：有学者观察结石的自发排出率和结石直径的关系，发现 1mm 的结石排出率为 87%，2～4mm 结石排出率为 76%，5～7mm 结石排出率为 60%，7～9mm 结石排出率为 48%，超过 9mm 仅 25% 能排出。输尿管上段、中段、下段和壁内段结石的排出率分别为48%、60%、75% 和 79%。目前认为 α- 受体阻滞剂可促进排石，特别是对远端输尿管结石的患者更适宜。输尿管结石梗阻对分肾功能影响较大，直径 <1.0cm 的结石虽然有一定的排出率，仍然应定期进行影像学检查以监测结石位置的改变、评估肾积水的变化。在保守治疗的观察期内，如连续两周结石位置没有下移、肾积水逐步加重，或肾绞痛无明显缓解，应及时采用体外震波碎石或外科治疗措施。

（2）体外震波碎石：直径 <1.0cm、同侧肾脏无明显积水或轻度积水的输尿管结石可以考虑采用体外震波碎石治疗。同侧肾脏合并积水感染的患者，禁止采用体外震波碎石治疗输尿管结石。

2. 手术适应证及手术方式

（1）输尿管硬镜手术：

1）直径 1.0～2.0cm 的输尿管中下段结石首选输尿管硬镜手术。

2）直径 1.0～2.0cm 的输尿管上段结石，术中可以采用拦石网、封堵器、套石篮等辅助设备协助碎石。

（2）经皮肾镜取石术：①直径 >1.5cm、L_4 横突以上的输尿管结石首选经皮肾镜取石术。②直径 >1.5cm、$L_{4～5}$ 横突之间的输尿管结石，如梗阻近侧输尿管扩张明显，也可以考虑经皮肾镜取石术。

（3）输尿管软镜手术：直径 1.0～2.0cm 的输尿管上段结石，如采用拦石网、封堵器、套石篮等辅助设备后结石仍然退回至肾脏，可以按照肾结石的治疗方案采用输尿管软镜手术。

（4）腹腔镜手术：直径 2.0cm 以上的输尿管中下段结石，因结石负荷过大，可以考虑经腹膜腔腹腔镜手术取石。

三、膀胱结石

【概述】

原发性膀胱结石少见。继发性膀胱结石常见于前列腺增生、膀胱憩室、神经源性膀胱、异物或肾脏、输尿管结石排入膀胱。

【诊断要点】

1. 病史和体检　膀胱结石的典型症状为排尿突然中断，疼痛放射至远端尿道及阴茎头部，伴排尿困难和膀胱刺激征。并发感染时，膀胱刺激征加重，并有脓尿。若结石位于膀胱憩室内，可以仅表现为尿路感染。根据典型症状可做出初步诊断。

2. 实验室检查　由于结石对泌尿系上皮的摩擦作用，常常出现镜下血尿或肉眼血尿。结石患者可并发感染，导致脓尿、血象升高。感染性结石患者尿液细菌培养呈阳性。

3. 影像学检查

（1）超声：可发现膀胱内强回声光团及声影，还可发现膀胱憩室、良性前列腺增生等病变。

（2）X线检查：泌尿系平片能显示绝大多数结石。

（3）CT：泌尿系CT平扫可显示膀胱结石及可能并存的其他泌尿系疾病。

【治疗】

1. 保守治疗　由上尿路排入膀胱的结石，往往可以自行随尿液经尿道排出。

2. 手术适应证及手术方式

（1）经尿道膀胱镜取石或碎石：大多数膀胱结石可以采用碎石钳机械碎石，并将结石取出。如结石过大，碎石钳不能碎之，可以采用钬激光、超声或气压弹道碎石。

（2）耻骨上膀胱切开取石术：结石过大、过硬或同时并存膀胱憩室病变时，应采取耻骨上膀胱切开取石术。

四、尿道结石

【概述】

尿道结石见于男性。绝大多数尿道结石来自肾脏和输尿管。有尿道狭窄、尿道憩室及异物存在时亦可致尿道结石。

【诊断要点】

1. 病史和体检　典型症状为排尿困难，点滴状排尿，伴尿痛，重者可发生急性尿潴留及会阴部剧痛。根据典型症状，可做出正确诊断。前尿道结石可沿尿道扪及，后尿道结石经直肠指诊可触及。

2. 影像学检查　①超声：前列腺超声可提示后尿道结石。②X线检查：提示放射科医师在行泌尿系平片时注意涵盖尿道部，可发现尿道结石。

【治疗】

1. 后尿道结石　可用尿道探杆或导尿管将结石轻轻

推入膀胱，再按膀胱结石处理。

2. 前尿道结石　压迫结石近端尿道，阻止结石后退。向尿道内注入无菌液体石蜡，再轻轻将结石向尿道远端推挤或钳出。处理尿道结石时，切忌粗暴操作，尽量不做尿道切开取石，以免尿道狭窄。

（李文成）

第二节　肾细胞癌

【概况】

肾细胞癌是起源于肾实质泌尿小管上皮系统的恶性肿瘤，又称肾腺癌，简称肾癌，占肾脏恶性肿瘤的80%～90%。包括肾透明细胞癌、肾乳头状腺癌、肾嫌色细胞癌和未分类肾细胞癌（Bellini 集合管癌和肾髓样癌等）等起源于泌尿小管不同部位的各种肾细胞癌亚型，但不包括来源于肾间质及肾盂上皮系统的各种肿瘤。大多单发，常有假包膜与周围肾组织相隔。我国男女患病比例约为 1.83:1，城市地区发病率是农村地区的 4.31 倍，发病高峰年龄为 50～70 岁。吸烟和肥胖是肾细胞癌的危险因素。除了常见的肾癌类型，其他类型肾癌占 10%～15%，包括遗传性肾癌和各种罕见散发的肾癌。

【诊断要点】

1. 临床诊断依据

（1）症状：

1）无症状肾癌发病率逐年上升，目前 50% 以上的肾细胞癌是通过对多种非特异性症状和其他腹部疾病进行无创性影像学检查而偶然发现的。腰痛、肉眼血尿和腹部肿块这种典型的肾癌三联症已很少见（6%～10%），且多提示侵袭性的组织学类型和晚期疾病。常见的转移部位包括肺、骨（最常见脊柱）、区域淋巴结、肝、肾上腺、对侧肾脏和脑。

2）有症状的肾癌患者中，约 10%～40% 会出现副瘤综合征。常见的症状包括高血压、恶病质、体重减轻、发热、神经肌病，淀粉样变性、红细胞沉降率升高、贫血、肝功能异常、高钙血症、红细胞增多症。

（2）体格检查：体格检查在肾细胞癌诊断中的作用很有限。但是，当患者出现可触及腹部包块、可触及颈部淋巴结肿大和非缓解性精索静脉曲张和双下肢水肿（提示静脉受累）时应该进行影像学检查。

2. 辅助检查

（1）影像学检查：推荐必须包括的影像学检查是腹部 B 超、腹部 CT 平扫和增强以及胸部 CT，大多数肾肿瘤可以只通过 CT 影像学检查便作出准确诊断（但嗜酸细胞瘤、无脂肪血管平滑肌脂肪瘤与肾脏恶性肿瘤无法可靠地区分），并通过原发肿瘤侵及范围、对侧肾脏形态、静脉受累情况、局部淋巴结情况和肾上腺及肝脏受累情况对肾细胞癌进行术前临床分期。胸部 CT 是进行胸部分期的最准确方法，只有当存在特定的临床或实验室症状和征象时，需要进行骨扫描、脑 CT 或 MRI。肾功能不全或 CT 提示下腔静脉瘤栓患者可以进一步进行腹部 MRI 检查。PET-CT、肾动脉造影、下腔静脉造影及肾肿瘤穿刺活检不作为常规推荐检查。

（2）实验室检查：推荐必须包括尿素氮、肌酐、肝功能、全血细胞计数、血红蛋白、血钙、血糖、血沉、碱性磷酸酶、乳酸脱氢酶、肾小球滤过率、凝血功能和尿液分析。如果肾肿瘤邻近或侵及集合系统，为了排除尿路上皮癌的可能性，需要进行尿液细胞学检查，甚至考虑进行内镜检查。

3. 鉴别诊断 主要与肾脏的一些良性肿瘤如肾乳头状腺瘤、嗜酸细胞瘤和血管平滑肌脂肪瘤等相鉴别。

4. 肾细胞癌的 TNM 分期、临床分期和核分级 2010 年 AJCC 肾癌的 TNM 分期见表 4-2-1，临床分期见表 4-2-2。

1997 年 WHO 推荐将肾癌 Fuhrman 核分级分为高分化、中分化和低分化（未分化）三级。

表 4-2-1　2010 年 AJCC 肾癌的 TNM 分期

分期	标准
原发肿瘤（T）	
TX	原发肿瘤无法评估
T0	无原发肿瘤的证据
T1	肿瘤局限于肾脏，最大径 ≤7cm
T1a	肿瘤最大径 ≤4cm
T1b	4cm < 肿瘤最大径 ≤7cm
T2	肿瘤局限于肾脏，最大径 >7cm
T2a	7cm < 肿瘤最大径 ≤10cm
T2b	肿瘤局限于肾脏，最大径 >10cm
T3	肿瘤侵及肾静脉或除同侧上腺外的肾周围组织，但未超过肾周围筋膜
T3a	肿瘤侵及肾静脉或肾静脉分支的肾段静脉（含肌层的静脉）或侵犯肾周围脂肪和（或）肾窦脂肪（肾盂旁脂肪），但是未超过肾周围筋膜

2

续表

分期	标准
T3b	肿瘤侵及横膈膜下的下腔静脉
T3c	肿瘤侵及横膈膜上的下腔静脉或侵及下腔静脉壁
T4	肿瘤侵及透肾筋膜，包括侵及邻近肿瘤的同侧肾上腺
区域淋巴结（N）	
NX	区域淋巴结无法评估
N0	没有区域淋巴结转移
N1	有区域淋巴结转移
远处转移（M）	
M0	无远处转移
M1	有近处转移

注：区域淋巴结包括肾门淋巴结、下腔静脉周围淋巴结和腹主动脉周围淋巴结

2

表 4-2-2　2010 年 AJCC 肾癌临床分期

分期	肿瘤情况		
Ⅰ 期	T1	N0	M0
Ⅱ 期	T2	N0	M0
Ⅲ 期	T3	N0 或 N1	M0
	T1，T2	N1	M0
Ⅳ 期	T4	任何 N	M0
	任何 T	任何 N	M1

【治疗】

1. 局限性肾癌　临床分期为 Ⅰ、Ⅱ 期的肾癌，外科手术是首选的治疗方法。手术方式的选择上，对于 T1a 患者，推荐保留肾单位手术；对于 T1b 患者，只要技术上可行，推荐首选保留肾单位手术；对于临床分期 Ⅱ 期和由于特殊原因（包括肿瘤处于特殊位置至技术上不可行和患者一般健康状况显著恶化等）不适宜行肾部分切除术的临床分期 Ⅰ 期的肾癌患者，推荐根治性肾切除术；只要可以采取保留肾单位手术处理的 T1 期肾癌，则不推荐进行根治性肾切除术。对于根治性肾切除术的范围，经典术式包括肾周筋膜、肾周脂肪、患肾、区域淋巴结及同侧肾上腺，但是目前此观点已发生部分改变，对于局限性肾癌，若无淋巴结浸润和肾上腺浸润的临床证据，不建议行淋巴结清扫和同侧肾上腺切除术。

手术者根据自身经验和手术技巧选择开放性、传统腹腔镜或机器人辅助腹腔镜手术方式。开放性手术和腹腔镜手术的治疗效果无明显区别，但是相比开放性手术，腹腔镜手术的并发症发生率较低。两种手术方式均可以选择经腹入路和经腰入路，因为目前并无明确证据表明哪种入路更具优势。不推荐根治性肾切除术前常规行肾动脉栓塞。保留肾单位手术的死亡率为 1%～2%，术后复发率为 0～10%。根治性肾切除术的死亡率约为 2%，局部复发率为 1% ~2% 。

2. 局部进展性肾癌 临床分期Ⅲ期的肾癌,既往称为局部晚期肾癌。这类肾癌侵及肾周脂肪但未超过肾周筋膜和(或)伴有区域淋巴结转移和(或)肾静脉和(或)下腔静脉瘤栓,但无远处转移。根治性肾切除术是首选治疗。由于淋巴结阳性患者多半远处转移,手术后仍然需要综合治疗,所以区域或扩大淋巴结清扫只对少部分患者有益,不做常规推荐。对于伴静脉瘤栓的肾癌的治疗,由于静脉瘤栓形成是肾细胞癌患者的一个显著不良预后因子,目前普遍将积极手术切除瘤栓作为默认治疗方式,术中可能出现瘤栓脱落引起肺动脉栓塞致死可能,但术前其他辅助性技术,如肿瘤栓塞或 IVC 过滤器并不能带来任何获益。肾静脉或腔静脉瘤栓取出术死亡率约为 9% 。

对于局部进展性肾癌术后的辅助治疗尚无标准方案,肾癌对放疗不敏感,单纯放疗不能取得较好效果,因此术前放疗一般少用,并且不推荐术后对瘤床区进行常规放疗,但对未能彻底切除的Ⅲ期肾癌可选择放疗或参照转移性肾癌的治疗。

3. 转移性肾癌 临床分期Ⅳ期的肾癌应采用综合治疗。外科手术主要为转移性肾癌辅助性治疗手段,极少数患者可通过外科手术而获得较长期生存。靶向药物可明显提高转移性肾癌患者的生存期。

对体能状态良好、低危险因素(危险因素标准见表 4-2-3)的患者应首选接受肾原发病灶的减瘤手术辅助治疗。除了脑转移及骨转移灶之外,转移灶切除术仍被默认为是大多数转移灶最为合理的局部治疗选择。承重骨骨转移伴有骨折风险的患者推荐首选手术治疗,放疗用于脑和骨转移灶的治疗可使局部症状得到显著缓解。接受减瘤性肾切除术,同时或分期能完整切除单个或多个转移灶的患者,可以改善其生存结局。

Karnofsky 评分标准见表 4-2-4。

目前已不再推荐 IFN-α 单药治疗或高剂量 IL-2 作为转移性肾癌的一线治疗。转移性肾癌患者全身治疗推荐使用靶向药物，具体见表 4-2-5。

表 4-2-3　MSKCC 影响转移性肾癌
预后的危险因素标准

危险因素	异常标准
乳酸脱氢酶	>正常上限 1.5 倍
血红蛋白	女性 <11.5g/L，男性 <13g/L
血钙	>10mg/dl（2.4mmol/L）
确诊原发癌至开始治疗的时间	<1 年
Karnofsky 评分	≤80 分
转移器官数目	≥2 个

注：低危：无危险因素；中危：1～2 个危险因素；高危：≥3 个危险因素

表 4-2-4　体能状态评分标准

Karnofsky 评分（KPS，百分法）	
体能状况	评分
正常，无症状和体征	100
能进行正常活动，有轻微症状和体征	90
勉强可进行正常活动，有一些症状或体征	80
生活可自理，但不能维持正常生活工作	70
生活能大部分自理，但偶尔需要别人帮助	60
常需人照料	50
生活不能自理，需要特别照顾和帮助	40
生活严重不能自理	30
病重，需要住院和积极的支持治疗	20
重危，临近死亡	10
死亡	0

表 4-2-5 转移性肾癌全身治疗的推荐

RCC 类型	MSKCC 风险组	一线	二线	三线	后线
透明细胞型	低危、中危和高危	舒尼替尼 索拉非尼 帕唑帕尼 贝伐珠单抗 + IFN-α （仅用于低危和中危患者）	VEGFR 抑制剂治疗之后： 阿昔替尼 依维莫司 细胞因子治疗之后： 索拉非尼 阿昔替尼 帕唑帕尼	VEGFR 抑制剂治疗之后： 依维莫司 mTOR 抑制剂治疗之后： 索拉非尼	任何靶向治疗药物
透明细胞型	高危	替西罗莫司	任何靶向药物		

续表

RCC类型	MSKCC风险组	一线	二线	三线	后线
非透明细胞型	任何风险	舒尼替尼 依维莫司 替西罗莫司	任何靶向药物		

IFN-α = Interferon-α（干扰素α）；MSKCC = Memorial Sloan-Kettering Cancer Center（Sloan-Kettering 纪念癌症中心）评分，详见表 4-2-4）；mTOR = mammalian target of rapamycin（哺乳动物雷帕霉素靶蛋白）；VEGFR = Vascular Endothelial Growth Factor Receptor（血管内皮细胞生长因子受体）

注：2015 年 NCCN 肾癌治疗指南中透明细胞癌一线用药中增加阿昔替尼

2

4. 随访

（1）T1～T2：每3～6个月随访1次连续3年，以后每年随访1次；

（2）T3～T4：每3个月随访1次连续2年，第3年每6个月随访1次，以后每年随访1次；

（3）晚期肾癌靶向治疗后：每4～6周随访1次，每6～8周行CT扫描，根据患者一般情况、服药时间、剂量、毒副作用等适当调整。

【注意要点】

肾脏肿瘤相关手术是具有一定风险的手术，基层医生一定要充分考虑技术掌握程度来选择合适的术式和入路。

（章小平）

第三节　膀　胱　癌

【概况】

膀胱癌是最常见的泌尿道上皮恶性肿瘤，在男性常见肿瘤中位列第7，在女性中第17位。在全球年龄标准化发病率：男性是9/10万人，女性是2/10万人。膀胱癌的发生可能与吸烟及某些职业暴露有关，而膀胱癌死亡率的下降反映了关注的增加。大约75%的膀胱癌患者是局限于黏膜（Ta，CIS期）或黏膜下（T1期）。这一类称之为非肌层浸润膀胱癌，非肌层浸润膀胱癌由于长期的存活率及低度进展而广泛存在。肌层浸润膀胱癌有很高的肿瘤特异性死亡率。

【诊断要点】

1. 临床诊断依据

（1）病史：血尿是膀胱癌最常见的症状，尤其是间歇性全程无痛肉眼血尿，可分为肉眼血尿和镜下血尿。另可能有膀胱刺激征，如尿频、尿急、尿痛，或者盆腔疼痛等。有患者可能因位于输尿管口造成梗阻而引起腰部疼痛不适。也有患者无明显症状及体征，而通过常规体检发现。

（2）体格检查：常无明显阳性体征，如肿瘤浸润范围特别广，可能触及腹部肿块。

2. 辅助检查

（1）超声检查：超声检查无损伤，方便快捷及随着声像质量不断提高，在泌尿系中的应用越来越广。通常经腹部超声可发现 5mm 左右占位病变，另外经直肠超声提供更清晰的影像，但操作较不便，且患者不易接受。

（2）膀胱镜及活检：膀胱镜及活检是诊断膀胱癌最准确的方法。可以明确反映膀胱肿瘤的数目、大小、形态及周围组织情况，对病变部位的组织活检可反映肿瘤的病理性质。而且对于某些范围广肿瘤，仔细检查双侧输尿管口，尿道内口及尿道是否是否累及对于后期手术方式的选择有重要意义。诊断性尿道电切术适用于某些年纪较大，膀胱镜耐受较差患者，可在麻醉下行此手术。荧光膀胱镜及窄谱成像膀胱镜的出现对于检测微小肿瘤或原位癌和浸润深度有明显提高。

（3）CT：CT 可提示肿瘤的大小、范围、周围淋巴结情况有重要意义。目前 CTU 广泛应用，可代替传统的 IVP 检查，又可完整反映泌尿系整体情况，如是否合并有输尿管或者肾盂肿瘤。另外对于胸部怀疑转移可能时，CT 增强扫描可提供较准确的依据。

（4）MRI：MRI 对于评价肿瘤浸润的深度，提供肿瘤分期准确性高于 CT，尤其是在某些患者如肾脏功能不全及其他禁忌不能行 CT 增强检查可选择 MR 增强检查。

（5）尿脱落细胞学：尿脱落细胞学可通过尿液中发现肿瘤细胞提示肿瘤，是术前及术后随诊的方式之一。通过自然及多次检查可提高肿瘤的检出率。

（6）骨扫描、PET-CT 等检查可提供相应肿瘤及转移的信息。

3. 鉴别诊断　膀胱癌本身通过以上检查易于诊断，主要是膀胱肿瘤本身良恶性的鉴别。特别需要注意的是否合并有其他部位如输尿管、肾盂、尿道的肿瘤。

【治疗】

1. 非肌层浸润膀胱癌的治疗

（1）手术：经尿道膀胱肿瘤电切术是治疗非浸润膀胱癌的标准手术方式，手术本身创伤较小。手术时首先需仔细观察膀胱内各壁情况，发现有问题的部分。门诊膀胱镜由于麻醉及出血容易漏掉某些病变组织，而手术却可避免这两种问题。在两侧壁肿瘤时，注意闭孔神经反射，顶壁更要注意切割的深度。在1cm肿瘤尽量完整切除，肿瘤与基底分别切除送检。

（2）膀胱内灌注治疗：如术中无穿孔及较大并发症，术后应即刻灌注。灌注药物可选择BCG、吡柔比星、丝裂霉素等药物，术后灌注次数据肿瘤危险程度而异。

（3）术后随访：术后根据肿瘤的危险程度而定期复查，首选膀胱镜，另可辅助B超、CTU等检查。

2. 肌层浸润膀胱癌的治疗

（1）手术：肌层浸润膀胱癌首选根治性膀胱全切术，因患者具体的情况选择相应的尿流改道术。

（2）新辅助化疗：术前影像学检查提示肿瘤周围侵犯，或者淋巴结转移，术前可使用2~3个疗程新辅助化疗，对于患者肿瘤降期及提高术后生存率有益。

（3）辅助放化疗：某些肿瘤术后提示级别较高，周围淋巴结转移可向适宜的建议患者使用放化疗治疗。

【注意要点】

1. 详尽病史，对于反复复发肿瘤的患者需注意每次复发的时间及术后病检报告，有吸烟史患者建议其戒烟；

2. 完善的术前检查，全面、仔细评估患者肿瘤情况，明确肿瘤是否肌层侵犯、大小、位置，合理选择手术方式。

3. 高质量的经尿道膀胱肿瘤电切术，手术需完全切除可见肿瘤，切除深度，基底单独送检。

4. 对于根治性膀胱全切后尿流改道首选原位新膀胱术，回肠通道术是不可控的首选方式。

5. 无论肿瘤为浸润或者非浸润性，术后应定期随诊，评价肿瘤是否复发，转移等情况，积极治疗。

（肖亚军）

第四节　前列腺癌

【概况】

前列腺癌是泌尿男生殖系统最为常见的肿瘤之一，2008 年全球前列腺癌的标化发病率为 28.5/10 万，标化死亡率为 7.5/10 万，居男性常见肿瘤第二位。随着人口老龄化以及饮食结构的改变，我国前列腺癌的发病率呈逐年上升和年轻化趋势，在北京和上海等地区前列腺癌已成为泌尿男生殖系统发病率最高的肿瘤。

前列腺癌早期通常缺乏特异性症状，增大的前列腺引起膀胱颈梗阻或肿瘤侵犯膀胱颈时可出现下尿路症状，严重者可能出现急性尿潴留、肉眼血尿、尿失禁等。晚期前列腺癌常发生骨转移而导致骨骼疼痛、病理性骨折、贫血、脊髓压迫等症状，甚至导致下肢瘫痪。

【诊断要点】

1. 临床诊断依据

（1）病史：出现以下情形时应考虑家族性前列腺癌：家族中有 3 个或以上的前列腺癌患者；父系或母系中三代均有前列腺癌患者，家族中有 2 个以上亲属在 55 岁前患前列腺癌。

（2）症状：多数前列腺癌患者早期可无任何症状，一些患者的早期并非出现下尿路症状，而是出现局部扩散和骨转移的相关症状。

（3）体格检查：直肠指诊可发现前列腺质地坚硬，有时可触及不规则结节、无压痛、活动度差。位于中央区、前列腺尖部及移行区的肿瘤，尤其小于 0.5cm 者难以触及。前列腺结节应与前列腺结石、肉芽肿性前列腺炎、前列腺结核等良性病变相鉴别。

2. 辅助检查

（1）血清前列腺特异抗原（PSA）：PSA 是目前诊断

前列腺癌、评估疗效和预后重要而可靠的肿瘤标记物。PSA 水平受许多因素影响，发生前列腺炎、尿潴留时 PSA 水平升高。PSA 检查应在射精 24 小时后，膀胱镜检查、导尿等操作 48 小时后，前列腺穿刺 1 个月后进行。血清总 PSA （tPSA） >4.0ng/ml 为异常，对初次 PSA 异常者建议复查。tPSA 介于 4～10ng/ml 时，发生前列腺癌的可能性约为 16%～25%。游离 PSA （fPSA） 和 tPSA 可作为常规同时检测，当血清 tPSA 介于 4～10ng/ml 时，fPSA 水平与前列腺癌的发生率呈负相关，国内推荐 fPSA/tPSA >0.16 为正常参考值。

（2）经直肠超声检查：可发现直径 >5mm 的癌灶，但该检查特异性较低。

（3）计算机断层检查：对于前列腺癌诊断的敏感性低于 MRI，增强 CT 可发现前列腺密度正常或小片状低密度灶或前列腺外形局限性轻度隆起，主要用于协助进行肿瘤的临床分期，了解邻近组织器官有无肿瘤侵犯及盆腔内有无肿大淋巴结。

（4）磁共振检查：可显示前列腺包膜的完整性、肿瘤是否侵犯前列腺周围组织及器官，显示盆腔淋巴结受侵犯情况及骨转移病灶，在临床分期上有重要作用。前列腺外周带 T_2 加权中高信号区内出现低信号征象时，前列腺肿瘤的可能性大，准确性达 80%。

（5）全身核素骨显像检查：ECT 可比常规 X 线片提前 3～6 个月发现骨转移灶，敏感性较高但特异性较差。

（6）前列腺穿刺活检：前列腺穿刺活检是诊断前列腺癌最可靠的检查。前列腺穿刺出血可影响影像学临床分期，因此前列腺穿刺活检应在 MRI 检查之后进行。指诊或超声发现结节，应在超声引导下直接穿刺活检；未发现结节则行系统穿刺活检，穿刺 10 针以上者阳性率明显高于 10 针以下者而不明显增加并发症。前列腺穿刺指征：直肠指诊发现结节，任何 PSA 值；超声发现前列腺低回声结节或 MRI 发现异常信号，任何 PSA 值；PSA >10ng/ml，任何 f/t PSA 和 PSAD 值；PSA 4～10ng/ml， f/tPSA 或 PSAD 值异常应行穿刺活检，如 f/t PSA、PSAD 值及影像学无异常发现者可行严密随访。

3. 鉴别诊断

（1）良性前列腺增生：前列腺增生症及前列腺癌都可出现下尿路症状，但前者系弥漫性增大，表面光滑，直肠指诊无结节，PSA 正常或轻度增高。

（2）前列腺结核：与前列腺癌相似之处为均可能有硬结，但患者通常年龄较轻，有肺结核病史，常常有输精管、附睾、精囊串珠样改变或硬结。通过尿抗酸杆菌检测、CT 及 MRI 检查可予以鉴别。

（3）前列腺结石：直肠指诊发现硬结，通过经直肠超声检查可发现结节表现为强回声光团。

【治疗】

1. 等待观察和主动监测

（1）等待观察：对于已明确前列腺癌诊断的患者，通过密切观察、随诊，直到出现局部或系统症状（下尿路梗阻、疼痛、骨相关事件等）才对其采取一些姑息性治疗如下尿路梗阻的微创手术、内分泌治疗、放疗来缓解转移病灶症状的一种保守的前列腺癌治疗方法。

（2）主动监测：对于已明确前列腺癌诊断，有治愈性治疗适应证的患者，因担心生活质量、手术风险等因素，不即刻进行主动治疗而选择严密随访，积极监测疾病发展进程，在出现肿瘤进展达到预先设定的疾病进展阈值时再予根治性治疗。

2. 手术治疗　根治性前列腺癌切除术是治愈局限前列腺癌最有效的方法之一，包括传统的开放性经会阴、经耻骨后前列腺癌根治术及近年发展起来的腹腔镜前列腺癌根治术和机器人辅助腹腔镜前列腺癌根治术。

（1）手术适应证：①临床 T1 ～ T2c 期推荐行根治术；②部分临床 T3a 期术后证实为病理 T2 期而获得治愈机会，病理 T3a 患者根据情况行辅助内分泌治疗或辅助放疗；③肿瘤未侵犯尿道括约肌或未与盆壁固定、肿瘤体积较小的临床 T3b ～ T4 期可行根治术并辅以综合治疗；④对于 N1 期淋巴结阳性患者可行根治术后辅助治疗；⑤预期寿命≥10 年的患者；⑥身体状况良好无严重心肺疾病的患者；⑦对于 PSA＞20 或 Gleason 评分≥8 分的高危组局限性前列腺癌患者符合上述条件者可行根治术并给予辅助治疗。

（2）手术方法：手术方式包括开放耻骨后前列腺癌根治术、腹腔镜前列腺癌根治术、机器人辅助腹腔镜前列腺癌根治术。根治性前列腺切除术范围包括完整的前列腺、双侧精囊、双侧输精管壶腹段、膀胱颈部。对于中高危前列腺癌应根据患者的一般情况和术者的水平酌情行标准或扩大的盆腔淋巴结切除术（包括髂外、髂内、闭孔淋巴结，必要时可向上清扫至髂总与输尿管交叉处及骶前淋巴结）。对于术前有勃起功能的早期低危前列腺癌患者可施行保留勃起神经的手术，对于 T2a～T3a 期部分患者术中可选择保留单侧神经，术中发现肿瘤侵及神经血管束者禁忌行保留神经手术。

3. 外放射治疗　是前列腺癌最重要的治疗手段之一，具有疗效好、适应证广、并发症较少等优点，适用于各期前列腺癌患者。外放射治疗根据治疗目的的不同可分为三大类：①根治性放疗：是局限期和局部进展期前列腺癌患者的根治性治疗手段；②术后放疗：分为术后辅助放疗和术后挽救放疗；③姑息性放射治疗：缓解晚期或转移性前列腺癌患者的临床症状，改善患者生活质量、延长生存时间。

4. 前列腺癌近距离照射治疗　包括短暂插植治疗和永久粒子种植治疗。放射性粒子的组织间种植治疗即永久粒子种植治疗更为常用，经直肠双平面双实时三维治疗计划系统定位，通过冠状和矢状位交叉定位将放射性粒子植入前列腺内，提高局部剂量，减少直肠和膀胱的放射剂量。

5. 内分泌治疗/雄激素剥夺治疗　任何去除雄激素和抑制雄激素活性的治疗均可称为内分泌治疗，内分泌治疗是前列腺癌最为重要、应用最广泛的治疗方式。

（1）内分泌治疗的经典途径有：①去势：去除产生睾酮的器官或抑制产生睾酮器官的功能，包括手术去势或药物去势（黄体生成素释放激素类似物或抑制剂）；②阻断雄激素与受体结合：应用抗雄激素药物竞争性阻断雄激素与前列腺癌细胞雄激素受体的结合。其他策略包括抑制肾上腺来源雄激素的合成，以及抑制睾酮转化为双氢睾酮等。最近又出现了雄激素生物合成抑制剂醋酸阿比特龙，可用于传统去势抵抗前列腺癌的治疗。

（2）内分泌治疗的方案包括：①单纯去势（手术或药物去势）；②单一抗雄激素治疗（AAM）；③雄激素生物合成抑制剂；④最大限度雄激素阻断（MAB）；⑤根治性治疗前新辅助内分泌治疗（NHT）；⑥间歇内分泌治疗（IHT 或 IAD）；⑦根治性治疗后辅助内分泌治疗（AHT）。

（3）内分泌治疗适应证：①转移前列腺癌：包括 N1 和 M1 期（去势、MAB）；②局限早期前列腺癌或局部进展前列腺癌无法行 RP 或放射治疗（去势或 MAB、IHT）；③前列腺癌根治术或根治性放疗前的新辅助内分泌治疗（去势或 MAB）；④配合放射治疗的辅助内分泌治疗（去势或 MAB）；⑤治愈性治疗后局部复发但无法再行局部治疗（去势或 MAB、IHT）；⑥治愈性治疗后远处转移（去势或 MAB、IHT）；去势抵抗期的雄激素持续抑制（去势、雄激素生物合成抑制剂）。

【注意要点】

1. 建议 50 岁以上的男性患者每年接受直肠指诊和 PSA 检查。

2. 对于确诊前列腺癌的患者，应根据病史、年龄、身体状况、自身意愿、临床分级分期选择不同的治疗方案，以最大限度的延长患者寿命、提高生活质量。

3. 行根治性前列腺癌切除术，应根据患者病情、医疗条件及手术医师经验技术水平选择最合适的方式。

（邢毅飞）

第五节 肾盂输尿管肿瘤

【概况】

输尿管癌是临床上少见的尿路上皮恶性肿瘤，约占泌尿系肿瘤的1%、上尿路肿瘤的25%，其中以移行细胞癌最为常见，约占原发性输尿管肿瘤的95%以上，其次为鳞状细胞癌。40岁以前少见，发病高峰出现于50岁以后，男性的发病率约为女性的3倍。病变多为单侧，75%位于输尿管下段。

【诊断要点】

1. 临床诊断依据

（1）病史：肉眼血尿、腰痛及肾积水是其主要表现，但多不同时出现。早期诊断比较困难，临床常误诊为肾积水，手术探查发现有输尿管癌变行肾输尿管全切。原发性输尿管癌的临床表现缺乏特异性，血尿多为最常见初发症状，一般为间歇性无痛性肉眼血尿，有血块通过输尿管时可引起肾绞痛，有时输尿管肿瘤患者亦可表现为腰部钝痛。

（2）体格检查：多数输尿管肿瘤患者无明显的阳性体征，有7%左右晚期患者表现为恶病质，有5%～15%可摸到增大之肾脏，可能有脊肋角压痛。有报告指出10%～15%患者无临床症状，仅在其他疾病检查时偶然发现。无痛、间断及反复发作的全程肉眼血尿是其最为常见的首发症状，亦有仅表现为镜下血尿者，可伴患侧腰痛或膀胱刺激征。

2. 辅助检查

（1）尿脱落细胞学检查：尿脱落细胞学检查找到癌细胞对早期定性诊断具有重要意义。但该检查特异性虽然较高（>90%），敏感性却较低（<50%），且不能明确指出病变部位，不过可作为观察和随访的手段。采用输尿管插管及洗刷技术收集尿液进行选择性尿脱落细胞检查有助于诊断。有学者认为，采用流式细胞仪，连续

4 次在大量饮水后取新鲜尿检查可提高阳性率。近年，还有研究报道荧光原位杂交技术（FISH）检测尿脱落细胞基因异常，可用于输尿管癌的早期诊断，其较细胞学检查具有相同的特异性和更高的敏感性。

（2）超声检查：B 超是一种无创性检查方法，易于被患者接受。输尿管癌的典型超声表现为：扩张的输尿管远端探及实性低回声团块，形态不规则，可呈菜花状，内回声不均匀，早期肿块较小时输尿管壁连续完整，晚期肿块较大时，输尿管壁连续中断，向外浸润性生长，肾及膀胱可受累，内见肿块回声，亦可探及腹膜后转移淋结。彩色多普勒肿块内可见血流信号。由于 B 超下输尿管显示不良，其对于输尿管癌的诊断价值有限，但能帮助排除肾脏及膀胱的病变，可作为输尿管癌的初筛方法。有研究指出，适当服用缓泻剂，排除肠气的影响，重复检查可以提高诊断的准确性。B 超的典型表现为输尿管管腔内的软组织团块伴有近端输尿管扩张。另据报道称，适当调整超声增益水平，并沿扩张的输尿管向下追寻，便能更清晰显示出输尿管非扩张处肿物的大小和轮廓，可将输尿管癌的诊断准确率提高至 60%。

（3）静脉尿路造影（IVU）检查：IVU 对本病诊断价值不大，有报道其诊断符合率为 14%。其诊断本病的作用是了解双肾形态和功能，在一定程度上显示梗阻位置及肿瘤形态，为进一步的 CT 及 MRI 检查提供扫描范围，并对决定手术方式具有重要意义。输尿管癌 IVU 的典型表现为单个或多发输尿管局部充盈缺损，如病程较长，可造成输尿管梗阻及肾功能损害，表现为肾盂、近端输尿管积水或患侧肾不显影。不过受显影情况制约，IVU 诊断特异性较差，往往无法满意显示病变范围和部位，特别是约 2%~7% 的肿瘤会呈现钙化，通过 IVU 很难与尿路结石相鉴别，常需要进一步检查。

（4）逆行肾盂造影检查：目前认为逆行肾盂造影是诊断本病的重要影像学方法。输尿管癌有时可合并膀胱肿瘤，逆行肾盂造影检查的同时进行膀胱镜检可直接观察有无膀胱肿瘤或有无从输尿管脱入膀胱的输尿管肿瘤，尚可观察输尿管口喷血征象。逆行肾盂造影能显示输尿管癌的位置及形态，表现为输尿管局部的充盈缺损和不同程度的梗阻，梗阻不全时，逆行肾盂造影可显示输尿管癌的轮廓、形状、范围及管腔狭窄程度；完全梗阻时，导管不能通过梗阻段，造影仅能显示梗阻下端或部分病变段。逆行肾盂造影时，输尿管充盈缺损和近端扩张可显现典型的高脚杯征象，这是由于肿瘤慢性生长的特点所致，与急性梗阻性因素所致的影像学变化是不同的。逆行肾盂造影有一定创伤性，若插管失败或患者不能配合则无法进行造影。

（5）CT检查：CT对输尿管癌的诊断及分期有重要帮助。CT检查不受肾功能的影响，特别是对于肾功能丧失和不能逆行插管造影者更有优势，能直接显示肿块的部位及范围，常表现为输尿管不规则增厚或软组织块影，另有管腔狭窄及梗阻上方积水，特别是输尿管癌侵入周围组织形成较大肿块或有远处转移时帮助较大。目前螺旋CT的容积扫描及三维重建，再结合轴位CT和动态CT增强扫描，可清晰直观显示病变，能有效区分结石与肿瘤病变，为临床手术治疗方案的选择提供有力帮助。CT增强检查根据肾实质强化及肾小盏、肾盂显影在一定程度上也可判断肾功能情况，结合B超及IVU检查结果，选择适当的扫描区域和条件可明显提高检查的阳性率和诊断的准确率。

（6）MRI检查：作为诊断泌尿系疾病的新方法，不用造影剂也不需要考虑肾功能的情况下，MRI可以清晰显示输尿管管腔大小、病变部位及瘤体的基本范围。其磁共振尿路造影（MRU）对于诊断泌尿系肿瘤有很高的价值，可清晰显示输尿管积水的梗阻水平，准确鉴别各种导致输尿管梗阻的病因。MRU是利用MR水成像技术的原理，采用重 T_2 加权成像的技术，使含水器官显影，呈现高信号。输尿管癌使输尿管不同程度梗阻，导致肾盂输尿管积水，因此MRU所形成的图像与IVU相似，对于 IVU 或逆行肾盂造影失败者更具价值。但在病变早期，肾积水和输尿管扩张不明显的患者，MRU 的诊断意义不大。

（7）膀胱镜检查：有文献报道肾盂输尿管癌同时伴发膀胱肿瘤者占 26.7%，因此有必要行膀胱镜检查，其可发现下段输尿管癌及是否合并膀胱肿瘤。

（8）输尿管镜检查：输尿管能直接观察输尿管腔内情况，并可以做活检，能发现早期病变和影像学不能检出的早期肿瘤。输尿管镜活检是诊断早期输尿管癌最可靠的方法。输尿管镜对肿瘤小、其他检查难以明确诊断者有较高的诊断价值，不仅可以直视病灶，观察全段输尿管及其病变，还可进行活组织检查以定性诊断，取得术前病理诊断。输尿管镜检查的适应证有：①排泄性尿路造影、逆行肾盂造影输尿管内出现充盈缺损征象；②不明原因的输尿管狭窄或梗阻；③来源于上尿路不明原因的血尿；④肾盂、输尿管表浅肿瘤活检；⑤肾绞痛反复发作，影像学检查未能发现结石，需进一步明确病因；⑥尿细胞学检查阳性，不能排除上尿路肿瘤。但也有学者认为输尿管镜检查有可能引起输尿管癌的恶化和种植转移，认为输尿管镜检查所致肾盂、输尿管内高压可促使肿瘤细胞穿透尿路上皮层，促进肿瘤的浸润；同时，输尿管镜探查还可能造成输尿管黏膜不同程度的损伤而为肿瘤细胞的种植提供条件。因此，对于输尿管镜活检术确诊的输尿管癌患者，应及早行输尿管癌根治术。1985 年，Huffman 等首先将输尿管镜用于上尿路肿瘤的诊断。近年来随着器械改进及操作技术的提高，已成为上尿路肿瘤常用诊断方法之一。Mills 等报道其阳性率 72% ~ 94% 左右。但此项检查属于有创检查，有发生术后血尿、发热及输尿管损伤的可能性，故应严格掌握适应证及提高术者操作水平，以减少并发症的发生。

近几年，由法国斯特拉斯堡上皮埃尔医院生化及分子生物室发明了一种通过化验血液和尿液来诊断输尿管癌的新方法。如果这种方法的可靠性得到进一步验证，它将可以替代目前使用的输尿管癌内镜诊断法，使输尿管癌普查成为可能，从而大大提高输尿管癌的治愈率。其原理是通过对患者血液和尿液中的脱氧核糖核酸（DNA）进行比较，如果患者输尿管内存在癌细胞，其尿液中的 DNA 将发生变化，并与血液细胞中的 DNA 产生差异。但是目前这种方法还在临床试验当中，其可靠性还有待进一步验证。

影像检查在输尿管癌的诊断中起着非常重要的作用，对输尿管癌的诊断应根据患者的具体情况采用不同的影像检查方法。首先可以采用 B 超进行筛查，其能较早发现肾盂输尿管积水和排除肾及膀胱肿瘤；如果患者肾功能尚好又无碘过敏，可进行 IVU 检查；当肾功能损害较重、B 超提示有梗阻性积水而 IVU 检查显影欠佳时，可做逆行肾盂造影检查；CT 或 MR 检查对于肿瘤的显示及分期有重要价值，特别是对于碘过敏、年老体弱、肾功能不好或对逆行肾盂造影检查不能耐受的患者，CT 或 MRI 检查就显得特别方便、快捷和准确，尤其是 MRI，有较 CT 更高的组织分辨率，又无 X 线辐射和碘过敏之虞，其 MRU 能很好地显示输尿管梗阻部位，有作者认为 B 超结合 MR 可能是检查此病的最佳影像组合。

3. 鉴别诊断

（1）输尿管炎症：表现为管腔渐进性狭窄及输尿管旁间隙，即管壁旁边不规则条索，管壁本身不均匀增厚，增强扫描部分节段管壁强化的程度腔内侧较外侧明显。MRU 表现多为边缘光滑的长条形，形如蚯蚓状的充盈缺损，充盈缺损的一侧或两侧显影，管壁柔软。

（2）输尿管结核：管壁广泛不均匀增厚，增强扫描后均匀强化，常伴有肾积水，多并发肾脏或膀胱结核、输尿管结石，多为高密度影，等密度或低密度结石少见，其特征为周围管壁增厚，呈同心圆或偏心状，即边缘征，此征象的出现与结石周围管壁水肿有关。MRU 表现为输尿管粗细不均、局限性扩张、输尿管僵直。

（3）输尿管息肉（纤维上皮性息肉）：属于中胚层

良性肿瘤，多见于年轻人，可引起腹部间歇性绞痛、血尿等症状，疼痛是由于肾盂周期性扩张引起的。而血尿是由于病变部位膜黏膜上皮受侵袭所致。几乎所有输尿管息肉都可导致梗阻造成病变上方尿路不同程度的积水。输尿管息肉多发生在输尿管上段及肾盂输尿管连接处口，超声典型表现呈柱状条索样，光滑，漂浮于输尿管与膀胱腔内，似蚯蚓蠕动征。

（4）输尿管狭窄：输尿管狭窄有先天性和继发性之分，前者出生后就有，随着年龄增长而加重。狭窄多位于输尿管始端与肾盂结合部，或末端与膀胱连接处，超声显示狭窄处骤然变细，易与输尿管癌鉴别；后者多因感染、结核、肿瘤引起，非特异性输尿管炎分为原发与继发两种。继发性输尿管炎多为梗阻的后果，相对多见，亦称为梗阻性非特异性输尿管炎，常由于结石、医源性损伤及严重感染所致。原发性非特异性输尿管炎临床极少见，发病原因不清，可能由于感染或机体免疫异常引起。原发性非特异性输尿管炎多发生于输尿管中下段，病变大多为局限性，亦称节段性输尿管炎。大多无典型临床表现，部分患者可有腰腹痛及膀胱刺激征，尿培养可有细菌生长。根据病变肉眼所见原发性非特异性输尿管炎可分为三型：Ⅰ型：带蒂或无蒂的组织突入输尿管腔内；Ⅱ型：管壁出现结节状肿块；Ⅲ型：管壁弥漫性浸润。

【治疗】

1. 手术治疗

（1）适应证：原发性输尿管癌的预后与肿瘤的分期、分级有关。其手术方式的选择应根据肿瘤的分期、分级，患者的身体状况、对侧肾功能、肿瘤部位及生长方式等因素来确定。

（2）手术治疗方式：包括根治疗法、保守疗法。

1）根治疗法：对于患者一般情况良好，无严重心肺功能障碍，无远处转移患者，一般采取根治疗法。肾输尿管切除伴膀胱袖状部分切除术仍是原发性输尿管癌的首选治疗方法。该术式切除范围包括患侧肾、输尿管及其膀胱出口。可采用传统开放手术和腹腔镜手术，近年来腹腔镜手术的应用越来越广泛。手术是否采用两个切口并不重要，但应尽量避免切断输尿管以预防肿瘤种植扩散的可能。输尿管肉瘤极为罕见根治性。肾输尿管切除是其唯一的选择，放疗和化疗对其意义不大，但因为其恶性进展的特性，多数月后复发，大部分患者生存时间少于 2 年。

2）保守疗法：对于孤立肾（解剖性或功能性）、肾功能不良或双侧上尿路肿瘤的患者，则不宜选用根治性肾输尿管切除术，应采用保守手术治疗方法，近年来对于低级、低期的原发性输尿管癌（T1、G1～2）也倾向于采用此类方法，包括输尿管膀胱部分切除、输尿管膀胱再植术和经输尿管镜肿瘤电灼术等。保守性手术治疗术后肿瘤复发率主要依赖于该病病程的长短、肿瘤的大小及病理分级。有研究显示经输尿管镜局部肿瘤切除有着与开放手术相似的成功率，住院时间明显缩短，不过存在一定程度的肿瘤种植和合并医源性损伤的风险。近年来，对于输尿管癌双侧致病同步及异时性特点的认识，以及新的诊断技术的应用，使得频繁采用保守性手术治疗，特别是输尿管镜电切手术成为可能，但应要求严格掌握适应证并严格随访。有研究者认为原发性输尿管癌输尿管镜电切手术适应证为：①高龄，体质差，不适宜行开放手术者；②低期、低级别，瘤体小，单发非浸润性肿瘤；③保留肾脏手术后复发早期合并对侧肾功能不全或独肾。有关输尿管镜治疗早期输尿管癌的报道日渐增多，但有学者报道经输尿管镜肿瘤烧灼病例术后再发率较高（33.3%）。Ost 等认为，保肾手术治疗的指征可以放宽，对于低分级、低分期的肿瘤，其 5 年存活率同根治手术无明显差异。Soderdahl 等研究表明保留肾脏手术治疗低分期输尿管癌 3 年、5 年生存率（68.4%、52.8%）与根治性手术（67.6%、50.3%）比较无明显差异。也有研究发现，保留肾脏手术与根治性手术两组

2

病例 1 年、5 年疾病特异性生存率及术后膀胱癌发生率比较无明显差异。有资料证实，输尿管癌切除平面以下再发癌的概率是切除平面以上再发癌概率的 3 倍。提示对中、上段肿瘤行保肾手术时需特别慎重，术后更应严密随访。手术过程中为防止种植及播散，术中应尽量避免挤压肿瘤，切除肿瘤前，在距肿瘤边缘 1~2cm 处结扎近端及远端输尿管。手术切缘通常需距肿瘤边缘 > 1cm，在长度允许情况下，可尽量多切除输尿管，并于术中行快速冷冻病理检查，以确保切缘阴性。

2. 化学和免疫治疗　　手术治疗只是输尿管癌的相对性治愈措施，其术后复发极为常见，因此有学者认为有必要采用手术期间化疗以最大限度降低术后复发的风险，但由于大部分患者需行肾切除并存在一定程度的肾功能损害，这为化疗带来一定难度，有学者主张在术前进行有条件的联合辅助化疗。化疗药物及 BCG 对浅表性膀胱肿瘤及原位癌有一定治疗作用，是否对上尿路肿瘤有效果仍存在争议，但已有相当研究报道其对于浅表性的上尿路肿瘤有一定疗效。可采用输尿管插管给药或利用双 J 形管反流给药，为了保证药物与输尿管黏膜充分接触，可应用微泵持续给药 1~2 小时。对于已有转移的输尿管癌患者（T4），多不考虑手术治疗。患者多在发病后 5~15 个月死亡，对于此类患者判断生存时间最重要因素是患者的体力状态、血清碱性磷酸酶水平及有无肺部转移。化学治疗在一定程度上能延缓生存时间。

3. 放射治疗　　放射治疗对于输尿管癌的疗效不明确，或许对防止肿瘤的局部扩散有一定效果，但对延缓生存时间无明显作用。

总之，临床上原发性输尿管癌是比较罕见，移行细胞癌具有易复发性及多中心性，目前肿瘤的多部位生长的机制不清，可能涉及多基因变异和肿瘤细胞活跃的增殖。另外，全泌尿系组织结构相似，生存环境相同，且淋巴及毛细血管循环丰富，有利于癌的多中心发病及传播。由于输尿管壁较薄，肿瘤易穿透肌层并发生转移，患者症状无特异性且病变部位隐蔽，故输尿管癌早期不易诊断，发现时多已到中晚期。近年随着对肿瘤的生物学特征的了解，肾输尿管肿瘤手术方式不能千篇一律。因此，早期诊断及采用合理的治疗方法是提高输尿管癌患者生存率的关键。对于根治手术是否应行淋巴结清扫术这一问题，国内外大部分泌尿外科专家仍持否定态度，还需大量临床对照试验加以论证。

【注意要点】

原发性输尿管癌易于复发，并具有同步异时性发生的特点，因此术后随访是原发性输尿管癌治疗措施的重要组成部分，尤其是对于采用保守性手术治疗的患者。Hall 等对 252 例上尿路移行细胞癌患者进行最长达 30 年的随访，发现肿瘤局部复发最常发生于最初的 12 个月（27%），Ta 和 Tis5 年无瘤生存率最高（100%），而 T4 的无瘤生存率不超过 6 个月。

如果患者接受的是根治性手术，局部复发少见。远处转移的风险主要与肿瘤的分级、分期相关，因异时性发生膀胱肿瘤的概率约为 30%；故随访均应行膀胱检查。如为保守性治疗，则应对患侧上尿路进行较为严格的随访，以早期发现复发病变。随访包括行尿脱落细胞学检查、IVU、逆行肾盂造影、膀胱镜检查、输尿管镜检及 CT 扫描，其中输尿管镜检是最好的随访检查，但从简便性和易受性的角度，逆行尿路造影也是较理想的随访检查。所有患者术后 3 个月均应行尿脱落细胞学检查，保守手术患者术后 3 个月应行输尿管镜检查，此后检查的间隔时间则根据选择的手术方式及肿瘤复发危险程度调节。保守性手术术后 3 个月行 EU 以排除早期复发，然后每年复查 1 次 EU。如 EU 发现可疑病变、脱落细胞学检查有阳性表现或无法行输尿管镜检查则应行逆行肾盂造影。怀疑远处转移的患者建议行 CT 检查。

（陈朝晖）

2

第六节 肾上腺外科疾病

肾上腺是人体最重要的内分泌器官之一。肾上腺病变，无论是增生还是肿瘤，都可能导致相关激素分泌的增加，引起不同的症状和体征。临床常见的肾上腺外科疾病有：皮质醇增多症、原发性醛固酮增多症、儿茶酚胺增多症和肾上腺偶发瘤。

一、皮质醇增多症

【概况】

皮质醇增多症是由于肾上腺皮质长期分泌过量的糖皮质激素，引起以向心性肥胖为典型体征的一组综合征。大多数是由垂体腺瘤分泌过多 ACTH（ACTH 依赖性），引起肾上腺皮质束状带增生，导致皮质醇过量分泌，又称 Cushing 病。约 20% 是由肾上腺皮质病变（腺瘤、增生或腺癌）自主性分泌过量糖皮质激素所导致（ACTH 非依赖性）。

【诊断要点】

1. 临床诊断依据　成年女性多见。早期临床表现不典型，具有多样性和非特异性。典型的临床表现是向心性肥胖、满月脸、水牛背、前额毛发增多、多血质面容以及皮肤紫纹等多种体征同时出现。

2. 辅助检查

（1）生化定性诊断：确定皮质醇是否升高。

1）午夜血浆皮质醇（睡眠状态）：$> 50\text{nmol/L}$（$1.8\mu\text{g/dl}$）可以确诊；$\leqslant 50\text{nmol/L}$（$1.8\mu\text{g/dl}$）可以排除。

2）24 小时尿游离皮质醇：2 次检测结果正常（肾功能正常）者，可以排除；高于正常值上限 5 倍时，可以确诊。

3）小剂量地塞米松抑制试验：用于鉴别皮质醇是否升高。①标准小剂量地塞米松抑制试验：每 6 小时口服 0.5mg 地塞米松，连续 2 日。正常人 24 小时尿游离皮质醇下降 50%；或次日 8AM 血浆皮质醇下降 50% 或 50nmol/L（1.8μg/dl）以下。②简化地塞米松抑制试验：晚 12 时口服 2mg 地塞米松，次日 8AM 血浆皮质醇 > 50nmol/L（1.8μg/dl），可确诊。

（2）病因诊断：鉴别皮质醇升高是 ACTH 依赖性还是非依赖性。

1）血浆 ACTH 测定：> 3.3pmol/L（15pg/ml）为 ACTH 依赖性；< 1.1pmol/L（5pg/ml）为 ACTH 非依赖性。

2）大剂量地塞米松抑制试验：是临床鉴别 ACTH 依赖性与非依赖性最常用的生化方法。

标准方法：每 6 小时口服 2mg 地塞米松（每天 8mg），连续 2 日，服药前和服药后第二天 8AM 采血，测定血浆皮质醇或 24 小时尿游离皮质醇。90% 的 Cushing 病患者血浆皮质醇或 24 小时尿游离皮质醇比用药前下降 50% 以上。肾上腺皮质腺瘤或 ACTH 非依赖性结节增生以及异位 ACTH 综合征患者不受抑制。

（3）定位诊断

1）ACTH 依赖性皮质醇增多症的定位诊断：大多数原发疾病在脑垂体。①脑垂体薄层 MRI 增强扫描：用于 Cushing 病的定位诊断。②胸部影像学检查：90% 的异位 ACTH 综合征的原发肿瘤在肺或纵隔。胸部 CT 或 MRI 有助于诊断。

2）ACTH 非依赖性皮质醇增多症的定位诊断：原发疾病在肾上腺。肾上腺薄层 CT 增强扫描：是首选的影像学检查方法。

3. 鉴别诊断

（1）医源性皮质醇症增多：停用糖皮质激素类药物后体征逐步消失。

（2）假性皮质醇增多症：血浆皮质醇正常或轻度升高，小剂量地塞米松抑制试验是鉴别诊断的关键。

【治疗】

外科手术是治疗皮质醇增多症的首选方法，根据病因及病情选择治疗方案。

（一）ACTH 依赖性皮质醇增多症的治疗——Cushing 病

（1）垂体瘤切除：经蝶窦垂体瘤切除是首选治疗方法。

（2）垂体放射治疗：为 Cushing 病的二线治疗，用于垂体腺瘤手术后无效或复发并且不能再次手术者。

（3）双侧肾上腺全切除：首选后腹腔镜肾上腺切除术，根据病情可一期或分期手术。术后需要终身皮质激素替代治疗。

（4）一侧肾上腺全切、对侧次全切：保留的肾上腺组织仍可能增生。

（二）ACTH 非依赖性皮质醇增多症的治疗

1. 肾上腺皮质腺瘤、腺癌　首选后腹腔镜肾上腺肿瘤切除。腺癌体积大可选择开放手术。术后糖皮质激素替代治疗。

2. ACTH 非依赖性双侧肾上腺皮质结节性增生　根据两侧肾上腺增生程度选择治疗方案。

（1）两侧肾上腺体积差别显著者，推荐先切除增生明显的一侧。

（2）两侧肾上腺体积差别不明显者，推荐一侧全切，对侧次全切。

（三）皮质激素替代治疗的基本原则

所有导致皮质醇分泌增多的肿瘤切除后，都需要激素替代治疗；皮质激素剂量逐渐递减至停药（终身替代治疗者维持用药）；出现肾上腺皮质功能不全症状时应及时调整激素剂量。激素替代一般在 6 个月以上（肾上腺皮质腺瘤术后），或终身用药（行双侧肾上腺切除术后）。

二、原发性醛固酮增多症

【概况】

原发性醛固酮增多症（原醛症）是由于肾上腺自主性过量分泌醛固酮，并且不受肾素-血管紧张素系统的反馈调节，引起水钠潴留，表现为以高血压、低钾血症为典型临床表现的一组综合征。原醛症已是继发性高血压最常见的病因。好发年龄为 30～50 岁，女性多见。临床常见的病理类型有：特发性醛固酮增多症（60%）和肾上腺皮质腺瘤（40%）。

【诊断要点】

1. 临床诊断依据

（1）临床表现：①高血压：是大部分患者早期最常见的临床表现，晚期表现为顽固性高血压。②低钾血症：约 50% 的醛固酮瘤和 17% 的特发性增生患者血钾低于正常。③神经肌肉功能障碍：全身无力（尤其是下肢）、肢端麻木、手足抽搐、针刺感等。④肾小管浓缩功能受损：慢性失钾所致。表现为夜尿增多、口渴、多饮。

（2）筛查血浆醛固酮/肾素比值（ARR）：血浆醛固酮 > 15ng/dl，肾素活性 > 0.2ng/（ml·h），计算 ARR 才有意义。

1）筛查人群：难治性高血压，或高血压患者（血压 > 160/109mmHg）；不能解释的低钾血症（包括自发性或利尿剂诱发者）；高血压发病年龄早（< 50 岁）；早发性家族史，或脑血管意外 < 40 岁者；肾上腺偶发瘤。

2）筛查前必需纠正影响 ARR 比值的因素：低钾血症；降压药物。

3）影响醛固酮/肾素比值的药物有：螺内酯、β 受体阻滞剂、噻嗪类利尿剂、血管紧张素转换酶抑制剂、血管紧张素受体阻滞剂、二氢吡啶类钙通道阻滞剂。如果患者服用了上述药物，筛查前应停药至少 2 周，螺内酯需要停用 4 周。α 受体阻滞剂和非二氢吡啶类钙通道阻滞剂对肾素和醛固酮影响较小，可用于控制高血压。

4）醛固酮/肾素比值（ARR）结果判定：ARR ≥ 20～50 应考虑原醛症（不同国家地区与单位的切点值不同，诊断敏感性和特异性不同）。

（3）原醛症的确诊：确定醛固酮分泌增多的自主性，排除 ARR 假阳性。

1）钠负荷试验：是确诊原醛症的"金标准"。正常人给予钠负荷，引起水钠潴留，刺激球旁细胞，肾素分泌减少，醛固酮分泌也相应减少。而原醛症患者，肾上腺自主性分泌醛固酮，不受肾素-血管紧张素系统的调节，醛固酮下降不明显。常用方法有：高盐饮食负荷试验、生理盐水滴注试验、氟氢可的松抑制试验。

2）卡托利抑制试验：口服卡托普利 $25 \sim 50mg$ 后2小时测定血浆醛固酮。血浆醛固酮 $> 15ng/dl$，原醛症的诊断可确立。

注意事项：上述四种试验的敏感性和特异性均在90%以上。应根据病情和患者的依从性等因素选择。但必须注意：钠负荷试验禁用于重度高血压或充血性心力衰竭患者。

2. 影像学解剖定位　肾上腺薄层 CT 增强扫描：是首选的影像学检查方法。

3. 鉴别诊断　①原发性高血压伴有低钾血症：原发性高血压患者服用失钾利尿剂或伴慢性腹泻而导致低钾血症，根据病史、停用利尿剂血钾恢复正常可鉴别。②低肾素原发性高血压：约 20% 原发性高血压患者肾素活性低。卡托普利抑制试验血浆醛固酮下降有助于诊断。③继发性醛固酮增多症：因肾素活性的升高，引起醛固酮继发性分泌增多。④肾素瘤：起源于肾小球球旁细胞的良性肿瘤。血浆肾素活性高，醛固酮继发性增多。肾脏 CT/MRI 可发现肿瘤。⑤肾血管性高血压：肾动脉狭窄引起肾素分泌增多，肾动脉造影或 CTA 成像可确诊。⑥Liddle 综合征（假性醛固酮增多症）：血浆肾素与醛固酮水平很低。

【治疗】

根据原醛症的临床亚型，选择治疗方案。

1. 手术治疗　后腹腔镜手术是原醛症首选的外科治疗方法。①肾上腺皮质腺瘤：首选后腹腔镜肾上腺肿瘤切除术。疑为多发性皮质腺瘤者，推荐患侧肾上腺切除。②单侧肾上腺增生：推荐患侧肾上腺切除。

2. 围术期处理　术前准备：控制高血压、纠正低钾血症。术前应用螺内酯，剂量 100~400mg/d。严重低钾血症患者还应口服补钾。肾功能不全者，螺内酯酌情减量，定期复查血钾，防止高钾血症。多数患者通常需要用足够剂量的螺内酯（最大剂量为 400mg/d），1~2 周才能有效控制血压，恢复血钾至正常水平。

三、儿茶酚胺增多症

【概况】

儿茶酚胺增多症是由于肾上腺髓质或肾上腺外嗜铬细胞病变（增生或肿瘤），分泌大量儿茶酚胺（肾上腺素、去甲肾上腺素、多巴胺等），引起以高血压为主要表现的一组临床疾病，包括嗜铬细胞瘤、副神经节瘤（肾上腺外嗜铬细胞瘤）和肾上腺髓质增生。

【诊断要点】

1. 临床表现　①高血压：持续性或阵发性高血压伴头痛、心悸、大汗、焦虑、恐惧感。②低血压、休克：部分可发生低血压甚至休克，或出现高血压和低血压交替出现的现象。③心脏表现：儿茶酚胺性心肌病常伴心律失常。④糖代谢紊乱：肾上腺素促进糖原分解，糖尿病发生率约 40%。

2. 辅助检查

（1）可疑病例的筛查指征：①伴有头痛、心悸、大汗等"三联征"的高血压；②顽固性高血压；③血压易变不稳定者；④麻醉、手术、血管造影检查、分娩中血压升高或剧烈波动者；⑤肾上腺偶发瘤。

（2）定性诊断：生化筛选

1）血浆儿茶酚胺中间代谢产物检测：血浆游离甲氧基肾上腺素和甲氧基去甲肾上腺素是目前诊断嗜铬细胞瘤最可靠的生化指标。

2）24 小时尿分馏甲氧基肾上腺素：尿游离甲氧基肾上腺素和甲氧基去甲肾上腺素升高的诊断敏感性高达 99%，特异性为 89%。

3）24 小时尿总甲氧基肾上腺素：敏感性 77%，特异性 93%，适于低危人群的筛查。

（3）定位诊断：有明确生化证据时，应该进行影像学定位检查。

1）解剖影像学定位诊断：①CT 增强扫描：推荐 CT 作为首选影像学检查，初始扫描范围为腹部＋盆腔。②MRI增强扫描：儿童、妊娠妇女或 CT 造影剂过敏者可代替 CT 作为首选检查。

2）功能影像学定位：间碘苄胍（MIBG）为去甲肾上腺素类似物，能被儿茶酚胺囊泡摄取。禁用于妊娠妇女。

3. 鉴别诊断

（1）假性嗜铬细胞瘤：临床表现与嗜铬细胞瘤相同，但血、尿儿茶酚胺中间代谢产物正常，影像学检查有助于鉴别诊断。

（2）甲状腺功能亢进：临床表现酷似嗜铬细胞瘤。血清 FT3、FT4、TSH 及甲状腺摄^{131}碘试验有助于鉴别诊断。

（3）肾上腺皮质腺癌：影像学上与嗜铬细胞瘤鉴别困难，但血皮质醇、儿茶酚胺中间代谢产物检测有助于鉴别诊断。

【治疗】

1. 术前准备

（1）控制高血压：术前首选 α-受体阻滞剂治疗，增加含盐液体的摄入，可减少体位性低血压的发生。

（2）钙离子通道阻滞剂：推荐以下三种情况联合或单独使用钙通道阻滞剂（表 4-2-6）：①单用 α-受体阻滞剂血压控制不满意者；②α-受体阻滞剂严重副作用患者不能耐受者；③血压正常或仅间歇升高，使用钙通道阻滞剂。

（3）扩容治疗：术前 1～2 周每天补充液体 2500ml，含 1/2 胶体成分。心脏功能受损的患者给予容量负荷时需要注意。

表 4-2-6 钙离子通道阻滞剂的应用

药物	开始时间	起始剂量	最终剂量
方案 1:	手术前 10~14 天		
酚苄明		10mg bid	1mg/(kg·d)
或多沙唑嗪		2mg/d	32mg/d
方案 2:	方案 1 后，如果需要添加药物		
硝苯地平		30mg/d	60mg/d
或氨氯地平片		5mg/d	10mg/d
方案 3:	方案 1 后 3~4 天，如果需要添加药物		
普萘洛尔		20mg tid	40mg tid
或阿替洛尔		25mg/d	50mg/d

2

（4）控制心律失常：心动过速（ >100~120 次/分）或室上性心律失常等需加用 β-受体阻滞剂，使心率控制在 <90 次/分。但必须在 α-受体阻滞剂使用 2~3 日后加用。推荐选择性 β_1-受体阻滞剂：如阿替洛尔、美托洛尔等。

（5）高血压危象的处理：推荐硝普钠、酚妥拉明或尼卡地平静脉泵入。

（6）术前禁用阿托品，避免诱发心动过速，常用东莨菪碱。

2. 手术治疗　外科手术是嗜铬细胞瘤最有效的治疗方法。推荐全麻，实时监测动脉血压和中心静脉压。

（1）手术方式：根据病情、肿瘤的大小、部位及与周围血管的关系和术者的技能合理选择手术方式。①腹腔镜手术：肿瘤≤8cm 腹腔镜嗜铬细胞瘤切除首选。②开放手术：≥8cm 或怀疑恶性肿瘤宜选择开放手术。

（2）术后处理：术后 24~48 小时持续监测心率、血压、中心静脉压和血糖。

四、肾上腺偶发瘤

【概况】

肾上腺偶发瘤是指在健康体检或因其他与肾上腺无关疾病进行影像学检查时，偶然发现直径≥1cm 的肾上腺肿瘤。不包括病史和体征明显提示有肾上腺疾病或癌症患者为临床分期或随访时影像学检查发现的肾上腺肿瘤。常见的肿瘤有：肾上腺皮质腺瘤、肾上腺皮质癌、嗜铬细胞瘤和转移癌。大多数肾上腺偶发瘤是无内分泌功能的良性肿瘤。

【诊断要点】

临床诊断依据

（1）临床表现：肾上腺偶发瘤临床表现不明显，或非特异。部分肿瘤分泌少量激素，引起相关的轻微症状或亚临床性表现，但容易被忽略。如高血压、低钾血症、肌肉无力、糖尿病、肥胖、紫纹、骨质疏松、月经异常等。

肾上腺偶发瘤需要明确两个关键问题：①肿瘤是良性还是恶性？②肿瘤有无内分泌功能？

（2）肿瘤性质的诊断：肿瘤大小有助于对肿瘤性质的判断。

肾上腺薄层 CT 扫描：首选 CT 平扫。肿瘤形态，平扫 CT 值和廓清百分比是鉴别良、恶性最重要的三个指标。

1）肿瘤大小与肿瘤性质的相关性：①肿瘤直径≤4cm：恶性率<2%。②小于 4cm 中腺瘤占 65%，6cm 以上占 18%。③肾上腺皮质癌的患病率与肿瘤大小相关。直径≤4cm 的肿瘤占 2%；≥4.1~6cm 占 6%，>6cm 占25%。

2）平扫 CT 值：70% 的肾上腺皮质腺瘤含丰富的脂肪，而几乎所有的肾上腺恶性肿瘤不含脂肪。①平扫 CT 值≤10Hu，边缘清楚规则，密度均匀，诊断肾上腺腺瘤的敏感性为 96%~100%，特异性为 95% 以上。②平扫 CT 值 >10Hu，被认为是不确定性肿瘤，需要进行增强 CT 延迟扫描。③CT 值 >43Hu，非钙化、非出血性肾上腺病变应考虑可疑恶性肿瘤。

3）增强 CT 延迟扫描：注射造影剂后 10~15 分钟后，腺瘤"廓清"比恶性肿瘤更快。①肾上腺皮质腺瘤典型的表现为快速廓清，绝对廓清 >60%，相对廓清 >40%。②肾上腺皮质癌和转移癌通常是慢廓清，绝对廓清 <60%，相对廓清 <40%。

4）磁共振成像（不推荐首选）：MRI 区分良、恶性的敏感性和特异性并不优于 CT。妊娠、儿童、造影剂过敏可选择。

5）PET/CT（可选）：是鉴别放射检查不能确定肾上腺肿瘤良、恶性的有效方法。

6）穿刺活检（可选）：如果穿刺活检的诊断会改变治疗方案，考虑活检是合理的，但必须排除嗜铬细胞瘤（有可能发生高血压危象，禁忌穿刺活检）。穿刺活检并发症的发生率为 8% ~ 13%，常见的并发症是：肾上腺出血、气胸、疼痛、肝血肿、血胸和十二指肠血肿。

（3）肿瘤有无内分泌功能：所有肾上腺偶发瘤患者都应进行相关的内分泌学功能检查；影像学上可明确诊断的肾上腺髓样脂肪瘤和单纯性肾上腺囊肿除外。筛查项目有：①24 小时尿儿茶酚胺，血、尿甲氧基肾上腺素（或甲基去甲肾上腺素）；②24 小时尿游离皮质醇，小剂量（1mg）过夜地塞米松抑制试验；③血钾、血浆醛固酮/肾素活性比值（高血压者）；④睾酮、脱氢表雄酮（女性多毛、男性化者）；⑤双侧肾上腺偶发瘤，除明确的肾上腺皮质结节状增生和嗜铬细胞瘤外，需检查肾上腺皮质功能。

【治疗】

1. 原则 治疗方案的选择主要取决于肿瘤大小、良/恶性以及有无内分泌功能，同时还应尊重患者意愿。

2. 手术指征 具有内分泌功能的肿瘤、可疑恶性肿瘤、直径≥4cm 的肿瘤、孤立的肾上腺转移癌、原发肿瘤可以控制。

3. 手术方式

（1）腹腔镜手术（推荐首选）：根据肿瘤大小、患者病情、技术条件和手术者技能选择。

（2）开放手术：周围侵犯的转移瘤和肾上腺皮质癌。

4. 等待观察 直径 <4cm 的无功能腺瘤，等待观察是安全的。随访期肿瘤每年增大 >1cm，或出现内分泌功能时应选择手术治疗。随访：建议每年监测肾上腺肿瘤大小和内分泌功能的变化。

（赵 军）

第七节 良性前列腺增生

【概况】

良性前列腺增生（BPH）是引起中老年男性排尿障

碍原因中最为常见的一种良性疾病。主要表现为组织学上的前列腺间质和腺体成分的增生、解剖学上的前列腺增大、下尿路症状为主的临床症状以及尿动力学上的膀胱出口梗阻。组织学上 BPH 的发病率随年龄的增长而增加，最初通常发生在 40 岁以后，到 60 岁时大于 50%，80 岁时高达 83%。

【诊断要点】

1. 临床诊断依据

（1）病史：BPH 引起的下尿路症状主要表现为储尿期症状（尿频、尿急、夜尿）、排尿期症状（尿线变细、尿流分叉、排尿费力）、排尿后症状（尿不尽）及相关合并症（血尿、腰痛、下腹胀痛、尿失禁）。各种症状可先后出现或在整个病程中进行性发展。部分患者可以出现膀胱过度活动症的表现，即一种以尿急症状为特征的症候群，常伴有尿频和夜尿症状，可伴或不伴有急迫性尿失禁。

（2）体格检查：

1）外生殖器检查：除外尿道外口狭窄或畸形所致的排尿障碍。

2）直肠指诊：下尿路症状患者行直肠指诊非常重要，需在膀胱排空后进行。直肠指诊可以了解前列腺的大小、形态、质地、有无结节及压痛、中央沟是否变浅或消失以及肛门括约肌张力情况。直肠指诊对前列腺体积的判断不够精确，目前经腹超声或经直肠超声检查可以更精确描述前列腺的形态和体积。直肠指诊还可以了解是否存在前列腺癌。而且其阳性率随着年龄的增加呈上升趋势。

3）局部神经系统检查（包括运动和感觉）。

2. 辅助检查

（1）尿常规：可以确定下尿路症状患者是否有血尿、蛋白尿、脓尿及尿糖等。

（2）超声检查：超声检查可以了解前列腺形态、大小、有无异常回声、突入膀胱的程度，以及剩余尿量。经直肠超声还可以精确测定前列腺体积（0.52×前后径×左右径×上下径）。另外，经腹部超声检查可以了解泌尿系统（肾、输尿管）有无积水、扩张、结石或占位性病变。

（3）血清前列腺特异抗原（PSA）：前列腺癌、BPH、前列腺炎都可能使血清 PSA 升高。因此，血清 PSA 不是前列腺癌特有的。另外，泌尿系感染、前列腺穿刺、急性尿潴留、留置导尿、直肠指诊及前列腺按摩也可以影响血清 PSA 值。血清 PSA 与年龄和种族有密切关系。一般 40 岁以后血清 PSA 会升高，不同种族的人群 PSA 水平也不相同。血清 PSA 值和前列腺体积相关，但血清 PSA 与 BPH 的相关性为 0.30ng/ml，与前列腺癌为 3.5ng/ml。血清 PSA 升高可以作为前列腺癌穿刺活检的指征。一般临床将 PSA≥4ng/ml 作为分界点。

（4）尿流率检查：尿流率有两项主要指标：最大尿流率和平均尿流率，其中最大尿流率更为重要。但最大尿流率减低不能区分梗阻和逼尿肌收缩力减低，必要时行尿动力学等检查。最大尿流率存在个体差异和容量依赖性。因此，尿量在 150～200ml 时进行检查较为准确，必要时可重复检查。

3. 鉴别诊断

（1）前列腺癌：若前列腺有结节，质地硬，或血清 PSA 异常，鉴别需行 MRI 和前列腺穿刺活检。

（2）膀胱颈挛缩：亦称膀胱颈纤维化。多为慢性炎症所致，发病年龄较轻，多在 40～50 岁出现排尿不畅症状，但前列腺体积不增大，膀胱镜检可以确诊。

（3）尿道狭窄：多有尿道损伤及感染病史，行尿道膀胱造影与尿道镜检查可以确诊。

（4）神经源性膀胱功能障碍：临床表现与 BPH 相似，有排尿困难、剩余尿量较多，肾积水和肾功能不全，前列腺不大，为动力性梗阻。患者常有中枢或周围神经系统损害的病史和体征，如有下肢感觉和运动障碍，会阴皮肤感觉减退、肛门括约肌松弛或反射消失等。尿动力学检查可以明确诊断。

【治疗】

1. 观察等待　是一种非药物、非手术的治疗措施，包括患者教育、生活方式指导、随访等。因为 BPH 是前列腺组织学一种进行性的良性增生过程，其发展过程较难预测，经过长时间的随访，BPH 患者中只有少数可能出现尿潴留、肾功能不全、膀胱结石等并发症。因此，对于大多数 BPH 患者来说，观察等待可以是一种合适的处理方式，特别是患者生活质量尚未受到下尿路症状明显影响的时候。轻度下尿路症状（I-PSS 评分≤7）的患者，以及中度以上症状（I-PSS 评分≥8）同时生活质量尚未受到明显影响的患者可以采用观察等待。接受观察等待之前，患者应进行全面检查以除外各种 BPH 相关合并症。

2. 药物治疗　药物治疗的短期目标是缓解患者的下尿路症状，长期目标是延缓疾病的临床进展，预防并发症的发生。在减少药物治疗副作用的同时保持患者较高的生活质量是 BPH 药物治疗的总体目标。

（1）α-受体阻滞剂：适用于有下尿路症状的 BPH 患者。推荐坦索罗辛、多沙唑嗪、阿呋唑嗪和特拉唑嗪用于 BPH 的药物治疗。可以选择萘哌地尔等应用于 BPH 的治疗。

（2）5-α 还原酶抑制剂：适用于治疗有前列腺体积增大伴下尿路症状的 BPH 患者。5-α 还原酶抑制剂包括非那雄胺、度他雄胺和依立雄胺。

（3）植物制剂：植物制剂如普适泰等适用于 BPH 及相关下尿路症状的治疗。有研究结果提示其疗效和 5-α 还原酶抑制剂及 α-受体阻滞剂相当、且没有明显副作用。

3. 手术治疗

（1）适应证：重度 BPH 的下尿路症状已明显影响患者生活质量时可选择手术治疗，尤其是药物治疗效果不佳或拒绝接受药物治疗的患者，可以考虑手术治疗。

当 BPH 导致以下并发症时，建议采用手术治疗：①反复尿潴留（至少在 1 次拔管后不能排尿或两次尿潴留）；②反复血尿，5α 还原酶抑制剂治疗无效；③反复泌尿系感染；④膀胱结石；⑤继发性上尿路积水（伴或不伴肾功能损害）。

BPH 患者合并膀胱大憩室，腹股沟疝、严重的痔疮或脱肛，临床判断不解除下尿路梗阻难以达到治疗效果者，应当考虑手术治疗。

（2）手术治疗方式：包括一般手术治疗、激光治疗以及其他治疗方式。BPH 治疗效果主要反映在患者主观症状（如 I-PSS 评分）和客观指标（如最大尿流率）的改变。

1）一般手术：经典的手术方法有经尿道前列腺电切术（TURP）、经尿道前列腺切开术（TUIP）以及开放性前列腺摘除术。目前 TURP 仍是 BPH 治疗的"金标准"。经尿道前列腺电汽化术（TUVP）和经尿道前列腺等离子双极电切术（TUPKP）目前广泛应用于临床，且得到好评。开放前列腺摘除术主要适用于前列腺体积大于 80ml 的患者，特别是合并膀胱结石、或合并膀胱憩室需一并手术者。常用术式有耻骨上前列腺摘除术和耻骨后前列腺摘除术。

2）激光治疗：激光在 BPH 治疗中的应用逐渐增多。目前常用的激光类型有钬激光、绿激光、铥激光。激光的治疗作用与其波长的组织学效应和功率有关，可对前列腺进行剜除、汽化、汽化切割等。

3）其他治疗：经尿道微波热疗：可部分缓解 BPH 患者的尿流率和 LUTS 症状。适用于药物治疗无效（或不愿意长期服药）而又不愿意接受一般手术或激光手术的患者，以及伴反复尿潴留而又不能接受外科手术的高危患者。前列腺支架是通过内镜放置在前列腺部尿道的金属（或聚亚氨脂）装置。可以缓解 BPH 所致下尿路症状。仅适用于伴反复尿潴留又不能接受外科手术的高危

2

患者，作为导尿的一种替代治疗方法。常见并发症有支架移位、钙化、支架闭塞、感染、慢性疼痛等。经尿道前列腺柱状水囊扩开术尚有一定的应用范围。目前尚无明确证据支持高能聚焦超声、前列腺酒精注射的化学消融治疗作为 BPH 治疗的有效选择。

【注意要点】

BPH 患者尿潴留的处理：

1. 急性尿潴留 BPH 患者发生急性尿潴留时，应及时引流尿液。首选置入导尿管，置入失败者可行耻骨上膀胱造瘘。一般留置导尿管 3~7 日，如同时服用 α 受体阻滞剂，可提高拔管成功率。拔管成功者，可继续接受 BPH 药物治疗。拔管后再次发生尿潴留者，应择期进行外科治疗。

2. 慢性尿潴留 BPH 长期膀胱出口梗阻、慢性尿潴留可导致输尿管扩张、肾积水及肾功能损害。如肾功能正常，可行手术治疗；如出现肾功能不全，应先行引流膀胱尿液，待肾功能恢复到正常或接近正常，病情平稳，全身状况明显改善后再择期手术。

（张 杰）

第八节 泌尿男性 生殖系统损伤

一、肾损伤

【概况】

肾损伤多见于成年男性，在泌尿系统损伤中仅次于尿道损伤，居第二位，占所有外伤的 1%~5%。按损伤的病因不同，可分为开放性损伤、闭合性损伤、医源性损伤和自发性肾破裂，其中以闭合性损伤多见。肾损伤的临床分类多采用美国创伤协会器官损伤定级委员会（AAST）制定的肾损伤分级方法（表 4-2-7）。

表 4-2-7　美国创伤外科协会肾损伤分级

分级	类型	表现
I	挫伤	镜下或肉眼血尿，泌尿系统检查正常
	血肿	包膜下血肿，无实质损伤
II	血肿	局限于腹膜后肾区的肾周血肿
	裂伤	肾实质裂伤深度不超过 1.0cm，无尿外渗
III	裂伤	肾实质裂伤深度超过 1.0cm，无集合系统破裂或尿外渗
IV	裂伤	肾损伤贯穿肾皮质、髓质和集合系统
	血管损伤	肾动脉、静脉主要分支损伤伴出血
V	裂伤	肾脏破裂
	血管损伤	肾门血管撕裂、离断伴肾脏无血供

注：对于III级损伤，如双侧肾损伤，应评为IV级

【诊断要点】

1. 临床诊断依据　病史与体格检查：任何腹部、背部、下胸部外伤或受对冲力损伤的患者，无论是否有典型的腰腹部疼痛、肿块、血尿等，均要注意有无肾损伤。

2. 辅助检查

（1）尿常规尿中含多量红细胞。有时血尿与肾损伤的严重程度并不一致；血常规血红蛋白和血细胞比容持续降低提示有活动性出血。

（2）B 超、CT、MRI 对观察肾损伤程度，血、尿外渗范围及病情进展情况有帮助；增强 CT 扫描是肾损伤影像学检查的"金标准"；IVU、动脉造影等检查也可发现肾有无损伤，但临床上一般不作为首选。

【治疗】

1. 紧急治疗　有大出血、休克的患者需迅速给予抢救措施，进行输血、输液、复苏，同时明确有无其他脏

器合并伤。

2. 保守治疗 适用于肾挫伤、轻度肾裂伤及无胸腹器官合并伤的病例，为绝大多数肾损伤患者首选的治疗方法。包括绝对卧床休息2～4周，3个月内不宜参加体力劳动；密切观察血压、脉搏、呼吸及血尿的变化，观察包块的大小及血象的变化；及时补充血容量及热量；早期合理应用抗生素预防感染，适当使用止痛止血药物。

3. 手术治疗 适应证：①开放性肾损伤；②严重肾部分裂伤、肾全层裂伤及肾蒂血管损伤；③合并有胸腹腔脏器器官损伤；④保守治疗失败：抗休克治疗生命体征未见明显改善；血尿逐渐加重，血红蛋白和血细胞比容继续减低；腰腹部肿块明显增大。

【注意要点】

术中应先探查并处理腹腔损伤脏器，再切开后腹膜，控制肾蒂止血，再检查肾损伤情况，清除血肿，进行肾修补术；只有在严重肾全层裂伤或肾蒂血管损伤，无法修复，而对侧肾功能良好时，可行肾切除术。

二、输尿管损伤

【概况】

输尿管损伤多为医源性损伤，多为盆腔手术和应用输尿管腔内器械所致，外界暴力所致的输尿管损伤较为少见。输尿管损伤后易被忽视，多在出现尿外渗、尿瘘、感染、输尿管梗阻和肾功能损害等临床症状时才被发现，延误诊治。

【诊断要点】

1. 临床诊断依据 ①病史：有邻近脏器手术史或外伤史；腔内器械手术史；腹部盆腔放射治疗史。②体格检查：血尿，腰腹部胀痛，输尿管走行区压痛、肌紧张，皮肤伤口尿瘘或尿外渗。

2. 辅助检查 ①B超：发现肾盂输尿管积水，损伤部位周围尿外渗；②IVU：输尿管断裂可见造影剂外渗；③逆行肾盂造影：当IVU不能明确诊断或为明确损伤部位和范围可行逆行肾盂造影。④CT：常不能显示输尿管损伤的确切位置，但对尿外渗和肾盂输尿管积水的观察极为准确。⑤术中怀疑输尿管损伤时，静脉注射靛胭脂：可见蓝色尿液从损伤处裂口流出。

【治疗】

1. 输尿管轻度损伤或输尿管镜检查等损伤时，无明显尿外渗，可放置输尿管支架引流管 2 周后经膀胱镜拔除。

2. 输尿管损伤或缺损 <2cm，可行伤段切除端-端吻合术；对于输尿管缺损长，在下段可行输尿管膀胱再植术；上段可行输尿管交叉吻合、肠道代输尿管或自体肾移植。

3. 延期发现的输尿管损伤，可先引流，行肾造瘘，然后择期手术。

4. 晚期发现输尿管损伤，严重肾积水或感染，肾功能重度损害或丧失者，若对侧肾功能正常，可施行患侧肾切除术。

【注意要点】

1. 术中或术后 72 小时内发现的输尿管损伤应争取一期修复。

2. 输尿管成形手术均应放置输尿管支架 2 ~ 6 周。

3. 应长期随访有无输尿管狭窄。

三、膀胱损伤

【概况】

膀胱空虚时位于骨盆深处，一般不易受到损伤；膀胱充盈时其壁紧张而薄，高于耻骨联合，易遭受损伤。膀胱损伤按病因可分为开放性损伤、闭合性损伤、医源性损伤和自发性破裂。按膀胱破裂与腹膜的关系可分为腹膜内膀胱破裂、腹膜外膀胱破裂、混合性膀胱破裂。

【诊断要点】

1. 临床诊断依据　病史与体格检查：有下腹部外伤史、骨盆骨折、盆腔手术或膀胱器械检查史。膀胱挫伤患者常无明显体征。当出现腹痛、血尿、排尿困难，体检发现耻骨上区压痛，直肠指诊触及直肠前壁有饱满感，提示腹膜外膀胱破裂。全腹剧痛，腹肌紧张，压痛及反跳痛，并有移动性浊音，提示腹膜内膀胱破裂。

2. 辅助检查　①血常规：提示血红蛋白下降、白细胞升高，尿常规中有红细胞。②导尿试验：注入生理盐水 200ml 后回抽，若液体进出量差异很大，提示膀胱破裂。③X 线检查：平片可发现骨盆骨折，经尿道注入造影剂可发现造影剂漏出膀胱外。

【治疗】

1. 紧急治疗　抗休克治疗，尽早合理使用抗生素预防感染。

2. 保守治疗　膀胱挫伤患者可从尿道插入导尿管，持续引流 10 天左右，同时使用抗生素预防感染。

3. 手术治疗　腹膜外破裂应清除外渗尿液，一般不进入腹腔，修补膀胱裂口；腹膜内破裂，除尽腹腔内液体，分层修补腹膜与膀胱壁。膀胱修补术后应留置导尿管或耻骨上膀胱造瘘，持续引流尿液 2 周。

【注意要点】

1. 膀胱损伤破裂应尿流改道，充分引流膀胱周围尿外渗。

2. 争取一期闭合膀胱壁缺损，应用抗生素预防感染。

3. 合并盆腔血肿避免切开发生大出血招致感染，若出血不止，用纱布填塞止血，24 小时后取出，或行选择性盆腔血管栓塞术。

四、尿道损伤

【概况】

尿道损伤是泌尿系统最常见的损伤，多见于成年男性，分为前尿道损伤和后尿道损伤两类。主要临床表现为尿道出血，局部血肿及尿外渗，疼痛，排尿困难及休克。尿道损伤早期处理不当或未及时处理，可发生严重的并发症与后遗症。

【诊断要点】

1. 临床诊断依据

（1）病史：骑跨伤多为球部尿道损伤，骨盆骨折多为后尿道损伤，或有尿道器械检查或治疗史。当出现尿道外口出血、尿潴留、尿外渗等临床体征时，应首先考虑尿道外伤。

（2）体格检查：①直肠指诊：后尿道损伤后，直肠指诊可触及直肠前方血肿并有压痛，前列腺尖端可浮动，若指套染有血液，提示合并直肠损伤。②诊断性导尿：存有争议，因其有可能加重尿道损伤，但目前临床仍有使用。应注意：若一次导尿成功，提示尿道损伤不严重，应固定好导尿管并留置；若一次插入困难，说明可能有尿道裂伤或尿道断裂，不应反复试插，以免加重损伤。

2. 辅助检查 ①逆行尿道造影：逆行尿道造影被认为是评估尿道损伤较好的方法，可显示尿道损伤部位及程度。②超声、CT、MRI：均用于尿道损伤的初期评估。

【治疗】

1. 紧急治疗 预防和治疗休克，待病情稳定后再处置尿道损伤。

2. 前尿道损伤的治疗 若导尿管可顺利插入，可留置导尿管引流2周左右。若插入失败，怀疑有前尿道裂伤或断裂，可行经会阴尿道修补术，并留置导尿管3周；或膀胱造瘘，二期再行尿道成形术。

3. 后尿道损伤的治疗 试行导尿，若成功则留置导尿管3周。对不能插入导尿管，且直肠指诊前列腺浮动者应急诊行耻骨上膀胱穿刺造瘘术，3个月后行二期尿道吻合术。情况允许时也可行尿道会师术。

4. 陈旧性尿道瘢痕狭窄或闭锁的治疗 包括尿道扩张术、尿道内切开术、尿道成形术方式。

【注意要点】

1. 根据受伤者的病史及体检，首先应分清是前尿道损伤还是后尿道损伤。

2. 前尿道损伤的处理较为统一，导尿成功者留置导尿管2周，断裂或导尿失败应行开放手术。

3. 后尿道损伤因伤情重，应综合全身情况决定。

五、阴茎损伤

【概况】

阴茎常态下易于移动，损伤较少见。阴茎损伤分闭合性损伤和开放性损伤。前者包括阴茎折断、挫伤、绞窄、脱位；后者包括裂伤、刺伤、切割伤、贯通伤、离断、动物咬伤及皮肤撕脱伤。

【诊断要点】

1. 临床诊断依据 ①病史：有损伤史，阴茎局部疼痛、出血、肿胀、缺损，严重时可出现休克。②体格检查：常合并排尿困难，尿道海绵体损伤时可于排尿时发现尿道瘘。

2. 辅助检查 ①B超可帮助确定阴茎折断者破裂位置。②海绵体造影可见海绵体白膜破损处有造影剂外溢。

【治疗】

1. 包皮损伤 以清创缝合为主，皮肤缺损可行皮瓣转移。

2. 阴茎折断 一经诊断，立即手术清除血肿，彻底止血，用可吸收线缝合破裂的白膜。

3. 阴茎切割伤 清创缝合，对尿道有破裂者，应于修补后留置导尿管。

4. 阴茎离断 应尽可能行阴茎再植术。

5. 阴茎绞窄 多点穿刺挤压消除水肿后脱套式取下金属环，不能取下者用钢锯或磨具切断金属环后取下。

【注意要点】

1. 阴茎离断一般认为热缺血超过24小时，低温缺血超过72小时，再植成活几乎不可能。

2. 手术成功的关键是要保证一支海绵体动脉及阴茎背静脉吻合成功。

2

六、睾丸损伤

【概况】

阴囊组织松弛，睾丸有光滑的白膜保护且位于鞘膜腔内，活动度大，故一般不易受到损伤。睾丸损伤多发生于青少年，常见的原因为直接暴力，往往伴有精索、阴囊损伤。常见的损伤类型包括睾丸挫伤、睾丸破裂、睾丸脱位与睾丸扭转。

【诊断要点】

1. 临床诊断依据

（1）病史：有明确的外伤史或医源性损伤史。

（2）体格检查：睾丸挫伤，体检见阴囊肿大，睾丸光滑、肿大、触痛明显。睾丸破裂，体检见阴囊肿大、皮肤有瘀斑，睾丸界限不清，触痛明显。睾丸脱位，体检时阴囊空虚，而在腹股沟管或会阴处扪及球形肿物。睾丸扭转，体检见精索短缩上移，托起阴囊后疼痛不减轻，反而加重。

2. 辅助检查 ①B超：对睾丸损伤有重要的诊断价值，为首选的检查方法。②CT、MRI检查：有助于睾丸损伤类型的进一步诊断。

【治疗】

1. 睾丸挫伤 卧床休息，抬高阴囊，早期行冷敷并止血、抗感染治疗，72小时后可行热敷。

2. 睾丸破裂 无论是开放性还是闭合性睾丸破裂，均应及早手术，彻底清创止血，剪除坏死组织，最大限度保留存活的睾丸组织，缝合白膜裂口，充分引流。若睾丸广泛破裂或已丧失血运，则应行睾丸切除术。

3. 睾丸脱位 早期肿胀不明显时，可试行手法复位；如不成功，应及早手术复位。

4. 睾丸扭转 一经诊断应及早手术探查，将睾丸复位后热敷，若无血运障碍，则将睾丸固定。若睾丸已坏死，则应行睾丸切除术。

【注意要点】

对睾丸内血肿、睾丸挫伤肿胀疼痛难忍者主张切开白膜清除血肿，减轻睾丸内压，否则睾丸萎缩发生率高。

(李 兵)

第九节 泌尿男性生殖系统感染

一、前列腺炎

【概况】

前列腺炎是泌尿外科常见疾病之一，是指包括会阴不适和排尿症状的一系列综合征。小部分患者是由于细菌感染，但大多数无细菌感染病史，且对抗生素治疗无效。目前认为前列腺炎主要是几种独特的类型或综合征，这些综合征有不同的病因、临床特点和后遗症。

┃型前列腺炎
(急性细菌性前列腺炎)

【诊断要点】

1. 临床诊断依据

(1) 病史：具有起病急症状重的特点，表现为突发的排尿困难、尿频、尿痛和尿急。这种尿路感染症状还同时伴有膀胱颈梗阻，腰背部疼痛，前列腺肿胀引起的会阴疼痛。常有发热、寒战和不适。

(2) 体格检查：发热、耻骨上不适、极度压痛、前列腺增大变硬。直肠指诊发现波动感可发现前列腺肿大、触痛、局部温度升高和外观不规则。要禁止前列腺按摩。

2. 辅助检查 急性细菌性前列腺炎不治疗时，均合并有膀胱尿液的感染。根据病史和体检，加上中段尿常规检查加培养结果可明确诊断。必须常规查血，白细胞明显增多的患者须住院治疗。行上尿路的超声检查，排除感染性结石和解剖异常。

【治疗】

急性细菌性前列腺炎采取非手术治疗方式，主要是

2

广谱抗生素、对症和支持治疗。有些患者由于发生败血症，需住院治疗。患者容易发生急性尿潴留，可采取导尿或者膀胱穿刺造瘘引流，伴有前列腺脓肿可以采取外科引流。大量饮水、镇痛、保持大便柔软是必需的辅助治疗。

Ⅱ型前列腺炎
（慢性细菌性前列腺炎）

【诊断要点】

1. 临床诊断依据

（1）病史：慢性细菌性前列腺炎的表现多样，多数患者没有急性前列腺炎的病史。多数患者有不同程度的尿路刺激征，如尿频、尿急和尿痛，早晨起床时尿道外口常有稀薄水样分泌物或有较浓厚的乳白色黏液。排尿时膀胱和会阴部有不适感，肛门、耻骨上下区、下腹部、腰骶部、腹股沟区、大腿内侧及睾丸也可有隐痛或不适感。少数患者还可出现性功能减退，如早泄、遗精、射精后疼痛，偶尔出现血精。个别患者可无任何症状，而是因为无症状的菌尿就诊时发现有慢性细菌性前列腺炎。

（2）体格检查：通常无特殊异常发现。直肠指诊可以了解前列腺大小、质地及有无结节压痛等情况。

2. 辅助检查　慢性前列腺炎的诊断主要依据对症状评估和 EPS 的检查。多数慢性细菌性前列腺炎患者有尿路感染病史，前列腺液显微镜检查可见多量的白细胞和可出现含脂质的巨噬细胞。直肠指诊之前可以留取尿液进行常规分析。

【治疗】

推荐口服抗生素为主，选择敏感药物治疗疗程为4～6周，期间应复查了解治疗效果。对于治疗效果不好的可以改用其他敏感抗生素。推荐 α-受体阻滞剂改善排尿症状和疼痛、植物制剂、非甾体抗炎镇痛药物和 M-受体阻滞剂等改善患者的排尿症状。

Ⅲ型前列腺炎

（包括慢性非细菌性前列腺炎及前列腺痛）

【诊断要点】

1. 临床诊断依据

（1）病史：发病年龄多在20~45岁之间，主要表现为各种不同程度的排尿刺激症状和（或）排尿梗阻症状。常见的症状有会阴、耻骨上、阴茎、阴囊、腹股沟、下背部和尿道的疼痛与不适，特别是阴茎根部和尿道尖部的疼痛；尿频、尿急、尿痛、排尿踌躇、排尿中断、尿后滴沥等；射精后疼痛与不适。

（2）体格检查：常规体检和神经方面检查无异常，但多数患者直肠指诊可发现肛门括约肌较紧，前列腺周围组织紧张。

2. 辅助检查 Ⅲ型前列腺炎患者根据前列腺液/精液/前列腺按摩后尿液常规检查，又可以分为ⅢA型（炎症型）和ⅢB型（非炎症型）：ⅢA型患者前列腺液/精液/前列腺按摩后尿液常规检查中白细胞数量升高；ⅢB型患者前列腺液/精液/前列腺按摩后尿液常规检查中白细胞在正常范围内。经直肠前列腺B超显示前列腺可轻度增大，包膜厚或不规则，内部回声不均，可呈斑点状强回声，可伴射精管钙化及精囊增大。

3. 鉴别诊断 Ⅲ型前列腺炎患者诊断中的一个重要问题是排除前列腺以外的疾病。间质性膀胱炎、表浅膀胱肿瘤、耻骨炎等均在症状上与慢性盆底痛综合征非常相似，需要通过膀胱镜检查、膀胱组织活检以及尿细胞学检查与前列腺痛患者加以区别。

【治疗】

1. 一般治疗 健康教育、心理和行为辅导有积极作用。患者应戒酒，忌辛辣刺激食物；避免久坐、憋尿，加强体育锻炼及规律性生活。

2. 药物治疗 ①ⅢA型：可先口服抗生素2~4周，然后根据其反馈决定是否继续抗生素治疗。②ⅢB型：

不推荐使用抗生素治疗。③推荐使用推荐 α-受体阻滞剂改善排尿症状和疼痛、植物制剂、非甾体抗炎镇痛药物和 M-受体阻滞剂等改善患者的排尿症状。④对于合并抑郁、焦虑的患者，在治疗同时可以使用抗抑郁或者抗焦虑药物治疗。

3. 其他治疗 包括前列腺按摩、生物反馈治疗、热疗等。

Ⅳ型前列腺炎
（无症状性前列腺炎）

无主观症状，仅在有关前列腺方面的检查（前列腺液、精液、前列腺组织活检及前列腺切除标本的病理检查等）时发现炎症证据。

一般无需治疗。

【注意要点】

1. 注意明确慢性前列腺炎的类型，根据不同类型选择相应治疗方案。

2. 老年患者需要明确有无其他前列腺疾病合并症。

二、急性附睾炎

【概述】

附睾炎是一种炎症性损害，多属于感染性炎症，由细菌、支原体、衣原体、真菌、原虫或寄生虫引起。可单独存在，也可和睾丸炎同时存在，后者称附睾睾丸炎。临床上还分为单侧性或双侧性附睾炎，急性或慢性附睾炎。急性附睾炎在各种年龄的男子均可发生，尤其好发于青壮年，中、老年男性发病率较低。

【诊断要点】

1. 临床诊断依据

（1）病史：多数患者患侧阴囊突然出现剧烈疼痛，沿精索向上放射至腹股沟区及腰部。患侧附睾迅速肿胀，可在数小时内使附睾体积成倍增大。伴高热，体温可达40℃。有些患者可有尿道分泌物等尿道炎表现，亦可出现膀胱炎、前列腺炎症状。

（2）体格检查：在患侧腹股沟处或下腹部有压痛。患侧阴囊增大红肿。如已有脓肿形成，则皮肤干燥、脱屑、变薄，脓肿亦可自行破溃。病程早期肿大的附睾尚可与睾丸区分，但在数小时后二者即融合成一硬块。精索因水肿而增厚，数日内可出现继发性睾丸鞘膜积液。前列腺触诊可有急性或慢性前列腺炎体征。因可使附睾炎加剧，此时不能做前列腺按摩。

2. 辅助检查

（1）血常规检查：白细胞明显升高，有核左移。儿童附睾炎常伴有大肠埃希菌或铜绿假单胞菌引起的尿路感染，因此需做尿液分析及尿培养。附睾炎患者的致病菌可通过中段尿及尿道分泌物的革兰染色涂片或培养来确定。

（2）超声检查：彩色多普勒 B 超可显示阴囊内容物的解剖影像，便于了解附睾与睾丸肿胀及炎症范围，并有助于鉴别附睾睾丸炎和精索扭转。

3. 鉴别诊断　根据病史、检查，急性附睾炎诊断不困难，但应与急性精索（睾丸）扭转、结核性附睾炎、睾丸肿瘤、睾丸附睾损伤、腮腺炎性附睾睾丸炎等疾病鉴别。

【治疗】

1. 非手术治疗

（1）一般治疗：卧床休息。用阴囊托支撑阴囊可减轻疼痛。如附睾疼痛较重，可使用止痛剂。非甾体抗炎药也可能有一定帮助。急性期间避免性生活、体力活动，二者均可加重感染和症状。即使急性期过后，在患者自身及性伙伴得到彻底治疗前也应避免非保护性性交。

（2）药物治疗：在病原体培养结果出来之前就应开始药物治疗，然后再根据培养和药敏结果调整抗生素方案，以免耽误病情。

2. 手术治疗　绝大多数患者经药物治疗后炎症消失，无需手术。极少数病例可形成脓肿或炎症不能控制，发展为化脓性附睾睾丸炎或睾丸梗死，可行附睾、睾丸切除术治疗。

【注意要点】

1. 注意与急性睾丸附睾病变、腮腺炎性或结核性附睾睾丸炎等疾病鉴别。

2. 急性炎症期间除了抗感染治疗外，也应注意休息，托高阴囊等一般治疗。

三、急性肾盂肾炎

【概述】

急性肾盂肾炎是继发于下尿路感染或菌尿症的肾和肾盂的急性细菌性小管间质性感染。

【诊断要点】

1. 临床诊断依据　①病史：患者常合并有下尿路症状如排尿困难和尿急。②体格检查：体格检查表现为发热、寒战、腰痛和肾区压痛。

2. 辅助检查

（1）实验室检查：尿常规可出现菌尿、脓尿，白细胞管型，尿白细胞增多，尿培养阳性。白细胞管型可出现于任何的肾实质炎症，但与尿培养阳性同时出现时，提示肾脏感染，在管型中发现病原菌可确诊肾盂肾炎。通常肾功能正常，除非发生双侧病变。菌血症也常常发生。

（2）影像学特征：影像学检查对于初始治疗无效和发生并发症的患者有一定帮助。疾病初期静脉肾盂造影无异常改变，但由于炎症造成肾小管功能受损或集合管受压后，可显示为肾影增大、变淡。由于细菌毒素的作用，集尿系统会发生非梗阻性的扩张。偶尔由于充血和水肿导致肾盏受压。超声检查除了可发现肾脏体积增大外，无其他异常。与对侧肾脏比较有时会发现患侧肾脏回声不均。CT增强扫描对肾实质显影更好，可较好的显示炎症改变。通常表现为肾脏体积增大，受侵犯组织增强减弱，在严重的病例表现为组织破坏和明显的非均质性。

【治疗】

早期诊断和及时的抗生素治疗一般可有效控制疾病的发展。治疗前可做尿和血细菌培养。对于无并发症的患者使用了非胃肠道抗生素和支持疗法（大量饮水、卧床休息、使用镇痛剂）后症状可迅速缓解。在治疗过程中要根据药敏试验结果和患者对现有治疗的反应调整治疗方案。必须解除可能存在的尿路梗阻。所有的肾盂肾炎患者都应该接受至少1~2周正规的抗生素治疗。大多数患者的症状在治疗2~3天后开始逐渐缓解。如果症状持续存在，必须考虑是否有并发症发生，建议进一步详细检查。治疗开始后1周和治疗停止后4~6周行尿培养检查监测感染变化非常重要。

【注意要点】

1. 注意与肾脏其他感染性疾病相鉴别；
2. 了解病史，排除感染病因。

四、膀胱炎

【概述】

细菌性膀胱炎又可分为急性膀胱炎与慢性膀胱炎，膀胱炎常伴有尿道炎，统称为下尿路感染。许多泌尿系统疾病可引起膀胱炎，而泌尿系统外的疾病（如生殖器官炎症，胃肠道疾患和神经系损伤等）可使膀胱受到感染。

急性细菌性膀胱炎

【诊断要点】

1. 临床诊断依据

（1）病史：发病突然，排尿时尿道有烧灼痛、尿频、尿急为典型症状，严重时几分钟排尿1次，每次排尿甚少，且不分昼夜，患者十分痛苦。尿液混浊，尿液中有脓细胞，常见终末血尿，有时为全程血尿。可发生急迫性尿失禁。膀胱炎在女性常与经期、性交有关。男

2

患者还应注意有无前列腺炎或良性前列腺增生。在男性如有慢性前列腺炎，可在性交或引酒后诱发膀胱炎。

（2）体格检查：耻骨上膀胱区可有轻度压痛。单纯性膀胱炎全身症状不明显，体温正常或仅有低热，当并发有急性肾盂肾炎或前列腺炎、附睾炎时才有高热。在女性应注意有无阴道炎、尿道炎、膀胱脱垂或憩室，检查有无处女膜及尿道口畸形，尿道旁腺感染积脓等。

2. 辅助检查　除症状及体征外，需做中段尿检查。尿中白细胞增多，也可有红细胞。为及时治疗，先将尿涂片行革兰染色检查，初步明确细菌的性质，同时行细菌培养、菌落计数和抗生素敏感实验，为以后的治疗提供更准确的依据。血液中白细胞升高，肾功能一般不受影响。

3. 鉴别诊断　急性膀胱炎需与急性肾盂肾炎区别，后者除有膀胱刺激征外，还有寒战、高热等全身不适较重，可有腰痛和肾区叩痛。急性膀胱炎还需与其他以排尿为主要症状的疾病鉴别，包括阴道炎、性传播性尿道炎等。

【治疗】

卧床休息，多饮水，避免刺激性食物，热水坐浴或耻骨上热敷可改善局部血液循环，减轻症状。口服碳酸氢钠或枸橼酸钾碱性药物碱化尿液，减少对尿路的刺激，解除膀胱痉挛。根据致病菌属，选用合适的抗菌药物。绝经期后妇女经常会发生尿路感染，并易重新感染。雌激素的缺乏引起阴道内乳酸杆菌减少和致病菌的繁殖增加是感染的重要因素。雌激素替代疗法以维持正常的阴道内环境，增加乳酸杆菌并清除致病菌，可减少尿路感染的发生。

慢性细菌性膀胱炎

【诊断要点】

1. 临床诊断依据

（1）病史：反复发作和持续存在尿频、尿急、尿痛，但没有急性膀胱炎明显。膀胱容量减少显著者，尿频加剧，有尿路梗阻者，则排尿困难。尿液混浊。

（2）体格检查：有耻骨上膀胱区不适，膀胱充盈时疼痛较明显。男性应做直肠指诊了解前列腺有无病变，并做阴囊、阴茎、尿道口扪诊，排除生殖道炎症、尿道炎和结石。女性应了解尿道口、处女膜有无畸形，有无宫颈炎、阴道炎或前庭腺炎等。

2. 辅助检查

（1）实验室检查：尿常规检查提示持续少量白细胞，可有红细胞。尿培养可阳性。

（2）影像学检查：B 型超声、排泄性尿路造影等可以帮助了解有无尿路畸形、结石或肿瘤。

（3）膀胱镜检查：可见脓尿、脓苔、膀胱黏膜充血或苍白水肿，可见黏膜粗糙、增厚及小梁，表面有时有滤泡，注意有无憩室、结石、异物或肿瘤。

3. 鉴别诊断 如多次中段尿培养阴性，应考虑与泌尿系结核鉴别，泌尿系结核发病缓慢，膀胱刺激征一般呈进行性加重，尿呈酸性反应，一般抗感染治疗效果不佳，尿路造影显示患侧肾有结核病变。还需要和间质性膀胱炎、嗜酸性膀胱炎和腺性膀胱炎相鉴别，主要依靠膀胱镜检和活体组织检查来鉴别。

【治疗】

保持尿路通畅，需做全面详细的泌尿系检查，发现及处理尿路感染的病因，主要解除梗阻，控制原发病灶，使尿路畅通。

对神经系统疾患所引起的尿潴留或膀胱炎，根据其功能障碍类型，进行治疗。

应用敏感抗菌药及解痉药物，同急性膀胱炎，但以长期口服为主。

【注意要点】

1. 及时处理感染病因。

2. 患者症状会严重影响生活质量，除了抗感染外，需要药物控制症状。

（汪 良）

第十节　阴囊和睾丸疾病

一、鞘膜积液

【概况】

在正常情况下睾丸鞘膜内含有少量液体，其可通过精索内静脉和淋巴系统以恒定的速度吸收，当鞘膜本身或睾丸、附睾等发生病变时，液体分泌和重吸收之间的平衡被打破，鞘膜囊内积聚的液体超过正常量而形成囊肿者，则称之为鞘膜积液。鞘膜积液可发生于各年龄组。2009 年欧洲泌尿外科指南报道，新生儿鞘膜积液占足月男婴的 80%～94%。随着年龄增长，鞘膜壁层淋巴管吸收功能逐渐成熟，90% 先天性鞘膜积液常在 12～24 个月内被吸收。而在成人，鞘膜积液的患病率只有约 1%。鞘膜积液通常为单侧，双侧鞘膜积液占 7%～10%。

婴儿型鞘膜积液与鞘状突未闭及其淋巴系统发育迟缓有关。右侧睾丸下降比左侧略晚，鞘状突闭锁也较迟，故婴儿型鞘膜积液右侧发生概率较左侧多。

【诊断要点】

1. 临床诊断依据

（1）病史：症状主要表现为阴囊内或腹股沟区有一囊性肿块。少量鞘膜积液无不适症状，常在体检时被偶然发现；积液量较多者常感到阴囊下垂、发胀、精索牵引痛等。巨大睾丸鞘膜积液时，阴茎缩入包皮内，影响排尿与性生活，步行和劳动亦不方便。交通性鞘膜积液，站立时阴囊肿大。平卧后托起阴囊，积液逐渐流入腹腔，囊肿缩小或消失。

（2）体格检查：睾丸鞘膜积液质软，有弹性和囊性感，触不到睾丸和附睾。精索鞘膜积液可移动，其下方可触到睾丸和附睾。交通性鞘膜积液挤压积液囊可缩小或消失。

2. 辅助检查

（1）透光试验阳性，但在继发炎症出血时可为阴性。

（2）B超检查：可进一步明确诊断。有助于鉴别鞘膜积液，精索静脉曲张，睾丸扭转等，同时对疑为睾丸肿瘤等引起的继发性睾丸鞘膜积液有重要意义。

3. 鉴别诊断

（1）腹股沟斜疝：患者伴有下腹不适、食欲缺乏、恶心呕吐感，局部可伴有疼痛感，严重时可表现为急腹症。B超可予鉴别。

（2）睾丸肿瘤：睾丸肿瘤样肿物一般质地硬，坠胀感，可不伴疼痛，透光试验阴性。肿瘤标记物和B超可明确诊断。

（3）急性附睾炎：患者伴有剧烈疼痛，同时伴有排尿不适，尿常规及血常规表现为炎性改变。

【治疗】

1. 非手术治疗 适用于病程缓慢，积液少、张力小而长期不增长，且无明显症状者。针对原发性疾病的治疗成功后，鞘膜积液往往能自行消退而无需手术。此外，2岁以内患儿的鞘膜积液往往能自行吸收，不需手术。

2. 手术治疗

（1）手术指征：①2岁以下婴儿的鞘膜积液一般可自行吸收，但当积液量大而无明显自行吸收者需手术治疗。②2岁以下婴儿的鞘膜积液伴有先天性腹股沟痛或者考虑睾丸有病变的可能，早期手术是必要的。③2岁以上的患者有交通性鞘膜积液或较大的睾丸鞘膜积液有临床症状影响生活质量者应予手术治疗。但应排除附睾炎及睾丸扭转等引起的鞘膜积液。

（2）睾丸鞘膜积液的主要手术方式：手术是治疗睾丸鞘膜积液最安全可靠的方法。手术方式有：

1）睾丸鞘膜翻转术：临床最常用的手术方式，手术简便，效果好。尤其是睾丸鞘膜积液量不大、鞘膜无明显增厚的患者。

2

2）睾丸鞘膜折叠术：适用于鞘膜较薄、无并发症者。优点是操作简单，并发症少。

3）鞘膜切除术：临床常用的手术方式，适用于鞘膜明显增厚者。因几乎切除全部鞘膜，手术复发机会少。

4）交通性鞘膜积液：常采用腹股沟斜切口在内环处高位切断及缝扎鞘状突，同时将睾丸及鞘膜由切口挤出，行鞘膜翻转术或鞘膜切除术。近年来，随着腹腔镜技术的发展，采用腹腔镜治疗交通性鞘膜积液的技术越来越成熟。由于腹腔镜的局部放大作用，能清晰辨认内环口血管，缝合或钩扎疝囊时可避开精索血管及输精管；且可以同时处理双侧鞘状突未闭。术后无明显瘢痕，但其费用较高，因此临床上还需根据具体情况选择最佳方案。

5）精索鞘膜积液要将囊肿全部剥离切除。

二、隐睾

【概况】

隐睾包括睾丸下降不全、睾丸异位和睾丸缺如。睾丸下降不全是指出生后睾丸未能通过腹股沟管并沿着腹膜鞘突下降至阴囊，而停留在下降途中，包括停留在腹腔内。睾丸异位是指睾丸离开正常下降途径，到达会阴部、股部、耻骨上，甚至对侧阴囊内。上述情况中某些病例睾丸是有活力的，而另一些病例则可能已经萎缩或失活。睾丸缺如是指一侧或两侧无睾丸，约占隐睾患者的 3%～5%。隐睾在足月男性新生儿中发病率约 3%，在男性早产儿发病可达 30%，是出生时最常见的男性生殖器异常。大约 70% 的未降睾丸可以在生后第 1 年内自行下降，然而大约 1% 的患儿将始终保持隐睾状态。自发下降多见于出生低体重儿、阴囊较大、双侧睾丸未降的男孩。隐睾以单侧多见，右侧稍多于左侧，双侧的发生率 10%～25%。大多数隐睾（约 80%）位于腹股沟部，近 20% 的未下降睾丸或触摸不到的睾丸可能位于腹腔内，其中 15% 位于腹膜后，5% 位于其他部位。

【诊断要点】

1. 临床诊断依据　患侧或双侧阴囊发育差，阴囊空虚。约80%隐睾可触及，但须区分回缩睾丸。回缩睾丸可以被挤入阴囊而隐睾则不可以。约20%为不可触及隐睾，其中睾丸缺如占45%，腹腔内睾丸占30%，睾丸发育不良位于腹股沟管内占25%。若双侧睾丸均不能触及，同时合并小阴茎、尿道下裂，可能为两性畸形。

2. 辅助检查

（1）检查主要针对不可触及的隐睾患者：B超因其无创、价廉、简便，可作为常规术前检查。

（2）影像检查目的在于对睾丸组织定位，据此决定手术方式：总体上在明确睾丸位置的成功率方面，超声约为21%~76%，CT约是60%，MRI则是42%~92%。影像结果存在假阳性或假阴性。在对萎缩睾丸的诊断来说，不论超声还是磁共振都不能提供较高的准确率，分别是16.7%和32.2%。睾丸动静脉造影及精索静脉造影能提供100%的准确率，却是有创检查，因而在临床上婴幼儿中不常规进行。

（3）影像检查未发现睾丸者曾仍需进行手术探查，腹腔镜是当前不可触及隐睾诊断的金标准，在定位的同时可进行治疗。

（4）激素的诊断应用在于明确无睾症，对于双侧隐睾且不可触及的患儿，激素刺激试验目的在于避免不必要的手术。当血中促卵泡生成激素（FSH）及间质细胞激素（LH）升高，睾酮水平低下，大剂量绒毛膜促性腺激素（hCG），肌内注射后睾酮水平无升高称为激发试验阴性，预示无睾症。hCG敏感度可达100%，理论上可以不需要手术探查了。双侧或单侧隐睾伴随阴茎短小、尿道下裂等需进行hCG刺激试验，睾酮、FSH、LH、MIS/AMH测定、染色体核型、遗传基因测定等除外性别异常。

【治疗】

有效保留生育能力的理想的年龄是在出生后12~24

个月。出生后睾丸自行下降可发生于 6 个月内，之后可能性减少，1 岁后已无可能自行下降。通常睾丸离阴囊越远，自行到达正常位置的可能性越小。

1. 激素内分泌治疗 隐睾可伴下丘脑-垂体-性腺轴异常，激素治疗常采用 hCG 或促黄体激素释放激素或二者合用。由于目前无大宗随机对照试验进行激素与手术治疗效果的比较，结果仍有争议。

2. 开放手术睾丸下降固定术 可触及隐睾且精索血管长度足够者推荐行睾丸下降固定术，如有鞘突未闭者需高位结扎鞘突。如果精索血管非常短，限制睾丸无张力地固定在阴囊内，则可一期进行精索血管高位截断，二期再将睾丸放入阴囊。第一次手术只是截断精索血管，理论上让睾丸在腹腔内有时间建立较好的侧支循环，3～6 个月后再将睾丸移至阴囊内适当位置。

3. 腹腔镜手术 对于所有不可触及睾丸或有疑问的诊断可应用腹腔镜探查。腹腔镜也可以治疗腹股沟型隐睾，弥补了开放式破坏腹股沟管解剖完整性、腹膜后高位松解困难等缺陷。存在急性感染，凝血异常，既往有腹部手术史，疑有腹膜粘连者不使用腹腔镜。

4. 自体睾丸移植 适用于高位隐睾。结扎睾丸血管，将睾丸游离移入阴囊，吻合睾丸血管与腹壁下动脉。研究报道成功率 80%～95%。这不是广泛采用的方式，需要高度手术经验和技巧，不推荐作为常规手术方式。

三、精索静脉曲张

【概况】

精索静脉曲张是指精索内静脉蔓状静脉丛的异常伸长、扩张和迂曲。精索静脉曲张可影响生育，是导致男性不育的主要原因之一。精索静脉曲张的发病率约占男性人群 15%，多见于青壮年。精索静脉曲张多发生在左侧，但近来发现发生于双侧的可达 40% 以上。在青少年中，精索静脉曲张的患病率与年龄有明显的相关关系。精索静脉曲张在男子青春期之前较少发生，而在青春后，随着年龄的增长，其发病率逐渐增高，可能与身体长高、睾丸体积增大以及睾丸血供增多有关。

【诊断要点】

1. 临床诊断依据　多数患者无症状，多在体检时被发现，或在自我体检时发现阴囊无痛性蚯蚓状团块，或因不育症就诊时被查出。有症状者多表现为阴囊坠胀不适或坠痛，疼痛可向腹股沟区、下腹部放射，久站、步行后症状可加重，平卧后可缓解或消失。

2. 辅助检查

（1）影像学检查：①超声及彩色多普勒超声检查，特别是采用彩色多普勒超声检查，可以判断精索内静脉中血液反流现象。无创性检查，具有便捷、重复性好、分辨率高以及诊断准确的特点，可作为首选的检测方法。②红外线阴囊测温法（可选择）：无创性检查。研究表明，阴囊局部温度的高低与静脉曲张的程度成正比，但受周围组织及环境温度影响较大，假阳性率高。③精索静脉造影（可选择）：精索内静脉造影是一种可靠的诊断方法。由于此检查属于有创性检查，技术要求较高，从而限制了其临床应用。精索内静脉造影有助于减少高位结扎手术的失败率和分析手术失败的原因。

（2）实验室检查：①精液分析（推荐）：精液如检出不成熟精子可确定睾丸功能异常。②精子抗体检查（可选择）：伴有不育的患者应查血清或精液精子抗体。③睾丸容积的测量（推荐）：在精索静脉曲张的检查中，为了解睾丸是否受损及是否具备手术指征，睾丸的大小必须要测量。

【治疗】

精索静脉曲张为男性青壮年多发性疾病，临床上以手术治疗为主，部分采用（或联用）药物（包括中医药）治疗。

1. 药物治疗

（1）复合肉碱由左旋肉碱和乙酰左旋肉碱组成，二者均为人体内的自然物质。它们主要有两方面的生理功能：一是转运脂肪酸线粒体 β 氧化过程中的重要因子，参与能量代谢；二是通过降低活性氧（ROS）和抑制细胞凋亡来增加细胞的稳定性。

（2）氯米芬是一种非简体类雌激素受体拮抗剂。常用剂量为口服 25mg/d，剂量范围为 12.5～40mg/d，剂量超过 200mg/d 明显抑制精子发生。

（3）其他中药治疗有生精胶囊、复方玄驹胶囊等，有一定的临床效果，但需更多资料进一步验证。

2. 手术治疗　原发性精索静脉曲张的治疗应根据有无临床症状、静脉曲张程度以及有无并发症等区别对待。对于轻度无症状者可不予以处理，症状轻微且无并发不育症者可采用托起阴囊以及减少性刺激等非手术方法处理。对症状明显或已引起睾丸萎缩、精液质量下降及造成不育者则应积极手术治疗。手术方式主要包括传统开放手术、腹腔镜手术以及其他方法治疗等。

（1）手术适应证：

1）精索静脉曲张不育者，存在精液检查异常，病史与体检未发现其他影响生育的疾病，内分泌检查正常，女方生育力检查无异常发现者，无论精索静脉曲张的轻重只要精索静脉曲张诊断一旦确立，应及时手术。

2）重度精索静脉曲张伴有明显症状者，如多站立后即感阴囊坠胀痛等，体检发现睾丸明显缩小，即使已有生育，患者有治疗愿望也可考虑手术。

3）临床观察发现前列腺炎、精囊炎在精索静脉曲张患者中的发病率明显增加，为正常人的两倍。因此，若上述两病同时存在，而且前列腺炎久治不愈，可选择行精索静脉曲张手术。

4）对于青少年期的精索静脉曲张，由于往往导致睾丸病理性渐进性的改变，故目前主张对青少年期精索静脉曲张伴有睾丸容积缩小者应尽早手术治疗，有助于预防成年后不育。

5）对于轻度精索静脉曲张患者，如精液分析正常，应定期随访，一旦出现精液分析异常、睾丸缩小、质地变软应及时手术。

（2）开放手术治疗：经腹股沟管精索内静脉高位结扎术：因位置表浅、术野暴露广、解剖变异小、局部麻醉等优点而普遍采用。

（3）腹腔镜手术治疗：腹腔镜精索静脉高位结扎术与传统开放手术比较它具有效果可靠、损伤小、并发症少、可同时实行双侧手术、恢复快、住院时间短等优点。因此，许多临床医师认为腹腔镜主要适用于双侧经腹腔镜高位结扎术、肥胖、有腹股沟手术史及开放手术后复发者。此外，腹腔镜手术需全麻，且因设备昂贵，费用较高，技术人员的限制，在基层医院很难推广。

（4）其他治疗：此外尚有显微镜下精索静脉高位结扎术、精索静脉介入栓塞术等治疗方法，临床上均有应用，疗效颇佳。

四、附睾结核

【概况】

附睾结核又称结核性附睾炎，是最常见的男性生殖道结核。一般认为附睾结核是泌尿系结核的一部分；附睾结核常伴有前列腺结核或精囊结核。结核菌通常由肾到前列腺、精囊，再到附睾；也有部分通过血行感染所致。附睾结核的主要后遗症是附睾管和近端输精管不全或完全梗阻，可表现为少精或无精，而导致不育。附睾结核是临床上最常见的男性生殖系统结核病，多继发于肾结核。

【诊断要点】

1. 临床诊断依据

（1）有肺结核、肾结核等病史。附睾结核一般发展缓慢，附睾逐渐肿大，无明显疼痛，肿大的附睾可与阴囊粘连形成脓肿，若脓肿继发感染，则可出现局部红肿热痛，脓肿破溃流出黏液或干酪样坏死物后，形成窦道。

（2）个别患者起病急骤、高热、疼痛、阴囊迅速增大，类似急性附睾炎，待炎症消退后，留下硬结、皮肤

2

粘连、阴囊窦道。附睾结核的压痛多不明显，严重者附睾、睾丸分界不清，输精管增粗，呈串珠状，偶见少量鞘膜积液。直肠指诊时，前列腺有硬结。

2. 辅助检查

（1）实验室检查：血中白细胞总数及中性粒细胞正常，淋巴细胞增高，血沉加速，尿常规检查：尿液呈酸性，可见红白细胞，在尿液未被污染的情况下可呈现典型的无菌性脓尿。结核菌素试验阳性。

尿结核菌 DNA 检测（可选择）对结核分枝杆菌具有较高特异性以及敏感性。

（2）B 超检查（推荐）：B 超操作简便、价廉、快速、阳性率较高，作为初选检查手段。

（3）胸部及脊柱 X 线检查（推荐）：泌尿系结核患者应做胸片及脊柱片，可以排除陈旧性或活动性肺结核和脊柱结核。

3. 鉴别诊断

（1）慢性附睾炎：慢性附睾炎疼痛较明显，常有急性发作及反复发作史，附睾肿块不如结核硬、大，很少形成局限性硬结，不形成窦道，也无皮肤粘连及输精管串珠样改变。

（2）淋菌性附睾炎：有淋病奈瑟菌感染史，发病较急，局部红、肿、热、痛，尿道内有脓性分泌物，可查到革兰阴性双球菌。衣原体所致附睾炎也可引起类似淋菌性急性附睾炎，患者有非淋病性尿道炎史，尿道内分泌物多较稀薄呈白色。

（3）阴囊内丝虫病：丝虫病所引起的浸润和硬结在附睾附近的精索内，与附睾可分开。丝虫病硬结往往在短期内有较大的改变，而结核病则改变很慢，丝虫病有地区性，患者可同时有象皮肿及乳糜性鞘膜积液。

五、睾丸肿瘤

【概况】

睾丸肿瘤较少见，仅占男性肿瘤的 1%～1.5%，占泌尿系统肿瘤的 5% 。睾丸癌多为一侧发病，双侧睾丸癌仅占 1% ~ 2% 。睾丸癌病理分型多样，但大部分（90% ~ 95%）是生殖细胞肿瘤。

【诊断要点】

1. 临床诊断依据　睾丸肿瘤好发于 15 ~ 40 岁，一般表现为患侧阴囊内单发无痛性肿块，也有 20% ~ 27% 患者出现阴囊钝痛或者下腹坠胀不适，11% 左右患者出现背痛或腹胁部疼痛。10% 左右患者出现远处转移的相关表现如颈部肿块，咳嗽或呼吸困难等呼吸系统症状，食欲减退、恶心、呕吐和消化道出血等胃肠功能异常，腰背痛和骨痛。7% 的睾丸肿瘤患者还会出现男性女乳症，尤其是非精原细胞瘤。少数患者以男性不育就诊或因外伤后随访而意外发现。

有些睾丸肿瘤患者为偶然发现，但是又有 10% 患者由于表现为睾丸附睾炎症状而延误诊断，因此，对于可疑病例应进行 B 超检查。体格检查方面除检查双侧阴囊了解肿块特点以及对侧睾丸外，还要进行全身情况检查，以便发现可能存在的远处转移。

2. 辅助检查

（1）超声检查是睾丸肿瘤首选检查，不仅可以确定肿块位于睾丸内还是睾丸外，明确睾丸肿块特点，还可以了解对侧睾丸情况，敏感性几乎为 100% 。

（2）胸部 X 线检查是最基本的放射学检查，也是睾丸肿瘤的常规检查之一，可以发现 1cm 以上的肺部转移灶。因此，对睾丸肿瘤肺部转移的诊断有很大价值。

（3）腹部和盆腔 CT 目前被认为是腹膜后淋巴结转移的最佳检查方法，可以检测到小于 2cm 的淋巴结。

（4）MRI 在诊断的敏感性（100%）和特异性（95% ~ 100%）方面，要显著优于超声检查，而 MRI 对腹膜后淋巴结转移的检测总体上来讲并不优于 CT 而且费用贵，所以在很大程度上限制了其在睾丸肿瘤诊断方面的常规应用。

（5）PET 作为一种高新检查手段在睾丸肿瘤腹膜后

淋巴结转移方面也有应用，但是其与 CT 相比并没有显示出优势所在，二者均不能检测到微小的转移病灶。

（6）血清肿瘤标志物对诊断、分期和预后有重要作用。主要包括：甲胎蛋白 AFP、人绒毛膜促性腺激素 HCG 和乳酸脱氢酶 LDH，其中 LDH 主要用于转移性睾丸肿瘤患者的检查。

【治疗】

1. 腹股沟探查及根治性睾丸切除术　任何患者如果怀疑睾丸肿瘤均应进行经腹股沟途径探查，将睾丸及其周围筋膜完整拉出，确诊者在内环口处分离精索切除睾丸。如果诊断不能明确，可切取可疑部位睾丸组织冰冻活检。对于转移患者也可以在新辅助化疗病情稳定后进行上述根治性睾丸切除术。保留睾丸组织手术必须在与患者及家属充分沟通后在严格适应证下进行，且目前尚处于探索阶段。经阴囊活检一般不予以推荐。

2. 无法进行严密监测的 I 期精原细胞瘤患者在行根治性睾丸切除术后可进行主动脉旁区域或联合同侧腹股沟区域总剂量为 20Gy（10 天，每天 2Gy）的辅助放疗。对于 I A 及 I B 期精原细胞瘤患者行单或双周期卡铂辅助化疗（AUC = 7）相比辅助放疗亦是合理的选择。

3. 临床 I 期非精原细胞瘤的治疗主要是指对原发肿瘤行根治性睾丸切除术后根据患者具体情况进行腹膜后淋巴结清扫术、辅助化疗。对根治性睾丸切除术后的 I 期非精原细胞瘤型生殖细胞瘤患者进行监测和密切观察亦属于治疗方案的范畴。监测内容包括定期体格检查、血清肿瘤标志物、胸部 X 线以及腹部/盆腔 CT 检查等。

4. II A/II B 期精原细胞瘤的标准治疗到目前为止仍然是放射治疗。

5. 瘤标不升高的 II A/II B 期非精原细胞瘤可以选择腹膜后淋巴结清扫术。瘤标升高的 II A/II B 期非精原细胞瘤治疗应在 3~4 个疗程的 BEP（博来霉素-顺铂-依托泊苷）方案化疗后实施残留肿瘤切除。

6. II c/III 期转移性生殖细胞肿瘤的基础治疗按 IGC-

CCG 分类不同包括 3 或 4 个疗程的 BEP 联合化疗。

7. 复发灶的挽救治疗可分为手术治疗和非手术治疗。

（韩晓敏）

第十一节 泌尿男性生殖系统畸形

一、肾脏畸形

多 囊 肾

【概况】

多囊肾，是一种遗传性疾病，婴儿型多囊肾为常染色体隐性遗传，成年型为常染色体显性遗传。可有腰腹部阵痛、间歇性血尿；囊肿合并感染，有发热，肾区疼痛和脓尿等症状；病变发展至晚期，出现高血压和肾功能严重损坏，终因尿毒症而死。

【诊断要点】

诊断尿路造影双肾影增大，各肾盏受挤压；超声及 CT 能较早发现囊性病变。

【治疗】

肾功能正常的早期患者予以严密观察。合并尿路感染者予以抗菌药物，防止肾功能进一步损害。手术切除肾表面及深层的囊壁可减轻囊肿对肾实质的压迫。

融 合 肾

【概况】

两肾融合，最常见为马蹄肾。马蹄肾是双肾下级在脊柱大血管之前互相融合。80% 合并肾积水，合并感染出现发热和肾区疼痛。

【诊断要点】

B 超、CT、静脉尿路造影和肾血流图可以协助诊断。

【治疗】

无症状者不需要治疗，有合并症依据实际情况处置。

旋 转 异 常

【概况】

可分为单侧及双侧。旋转异常时，肾蒂常朝向前侧和内侧之间。

【诊断要点】

诊断 B 超、CT、静脉尿路造影、MRI 和肾血流图可以协助诊断。

【治疗】

治疗如合并梗阻或输尿管高位附着导致肾积水，则需要治疗。

异 位 肾

【概况】

异位血管阻碍胚胎期肾上升至正常位置而发生先天性异位肾。患者多无症状，当异位肾合并感染结石时，出现局部疼痛、尿频、脓尿等症状。异位肾压迫邻近器官会引起相应症状。

【诊断要点】

诊断排泄性尿路造影和逆行肾盂造影可显示肾盂的位置；B 超、CT 及 MRI 可协助诊断。

【治疗】

治疗无症状无须处理；合并感染使用抗菌药物；合并重度肾积水或积脓时切除患肾。

二、输尿管畸形

肾盂输尿管连接处畸形

【概况】

多见于儿童，男性多见，双侧占 20%。原因有异位血管压迫、纤维索条、膜性粘连、高位肾盂输尿管连接、连接部狭窄或瓣膜及节段性无动力型功能失调。输尿管狭窄部成角或扭曲时有一过性肾绞痛，肾积水过大时产生腰部胀痛，感染、轻度损伤或自发性破裂时出现血尿或肿块。

【诊断要点】

诊断出现腹部肿块或体检时发现。B 超、排泄性肾盂造影、CTU、MRU 及逆行肾盂输尿管造影有助于诊断。

【治疗】

治疗梗阻较轻，肾盂肾盏扩张不重时，行单纯矫形手术；梗阻严重时，应切除狭窄段及扩张的肾盂，再做吻合手术，保证吻合口足够宽松无张力；梗阻严重，肾实质残留少小儿可行肾造瘘术，3 个月后肾功能无恢复应行肾切除术。

重复肾输尿管畸形及输尿管异位开口

【概况】

最常见的泌尿系畸形，在泌尿系造影上约占 2% ~ 3%，约 10% ~15% 合并其他泌尿系畸形。

【诊断要点】

诊断静脉肾盂造影、逆行肾盂造影、CT 及 MRI 水成像可明确诊断。

【治疗】

治疗无症状者不需要处理。如重复肾的一部分出现严重的病变而丧失功能可行半肾切除术。如重复输尿管开口异常引起输尿管扩张或尿失禁，需行输尿管狭窄段切除及输尿管膀胱再植术。

2

输尿管口囊肿

【概况】

非真正的囊肿，应称输尿管口膨出或输尿管脱垂。多为单侧病变，双侧占 10%。多见于女性，以尿路梗阻并发感染为主要症状。

【诊断要点】

诊断部分患者囊肿可脱垂至尿道口外。B 超发现膀胱内囊性肿物，时大时小；静脉尿路造影可见膀胱内囊肿影，呈海蛇头样。

【治疗】

治疗囊肿小无症状者不需治疗。如有症状并出现肾输尿管积水可行内腔镜手术切开膨隆的黏膜顶部，敞开囊腔。

腔静脉后输尿管

【概况】

腔静脉输尿管为腔静脉发育反常造成。当右肾积水、右输尿管上段扩张时应考虑本病的可能。

【诊断要点】

诊断静脉尿路造影或 CTU 可见右输尿管向正中移位，必要时应行逆行肾盂输尿管造影。

【治疗】

治疗应行输尿管复位术，断输尿管，抑制下腔静脉前再吻合。

三、膀胱畸形

膀胱憩室

【概况】

多为单发，男性多见。好发于输尿管口附近，有逐渐增大的趋势。可并发尿路感染及结石，并有鳞状上皮化生和恶性变趋势。

【诊断要点】

B 超、排泄性尿路造影和 CT 增强可发现，膀胱镜检能进一步明确诊断。

【治疗】

治疗目的主要是解除下尿路梗阻，控制感染。必要时需行膀胱憩室切除，累及输尿管需行输尿管膀胱移植术。

膀胱外翻

【概况】

少见的先天异常，男性多见。左耻骨交界处耻骨支外旋及髂骨外旋造成耻骨间距增宽。典型的膀胱外翻伴有尿道上裂，其他伴有腹股沟疝、隐睾、直肠脱垂等。

【诊断要点】

诊断典型的表现为耻骨上方有粉红色肿块，从两孔不停地滴尿，尿道背侧裂开，出生时很容易诊断。

【治疗】

治疗目的修复腹壁及膀胱，保护肾功能，恢复排尿控制，重建阴茎。新生儿期行膀胱内翻缝合，3~4 岁行抗反流输尿管移植及紧缩膀胱颈；年龄大者行一期截骨术、膀胱内翻缝合术、抗反流输尿管移植术、紧缩膀胱颈及尿道上裂修复术。

四、尿道畸形

尿道下裂

【概况】

胚胎发育时尿生殖沟闭合过程停止而发生不同程度的尿道下裂。解剖学特征是尿道外口异位、阴茎下屈、系带缺如、包皮在腹侧裂开似头巾状折叠于阴茎被侧。分为阴茎头型、阴茎型、阴囊和会阴型。

【诊断要点】

诊断望诊即可确诊。在阴茎小，有严重下弯及双侧隐睾患儿需与真两性畸形和肾上腺性征异常症相鉴别。

【治疗】

治疗必须采用手术治疗，分阴茎下屈矫正和尿道修复成形两部分。手术方式分为尿道下裂一期修复法及尿道下裂分期修复法。

尿道上裂

【概况】

单独尿道上裂罕见。分为阴茎头型、阴茎体型及完全型尿道上裂。完全型尿道上裂有尿失禁，并伴有一定程度的膀胱外翻和耻骨联合分离。

【治疗】

治疗目的在于重建尿道和控制排尿。

后尿道瓣膜症

【概况】

男性患儿下尿路梗阻常见原因，可并发双肾异常和（或）肺发育不良。

【诊断要点】

诊断多数于胎儿期 B 超发现双肾双输尿管积水、膨胀的膀胱及羊水量少；排尿滴沥、费力、腹部肿块；尿路感染；有些患儿伴发肺发育不良伴有呼吸窘迫综合征及气胸、尿性腹水。B 超，排尿性膀胱尿道造影，排泄性尿路造影和 CTU 有助诊断。

【治疗】

治疗矫正水电解质平衡、控制感染、留置尿管或膀胱造瘘引流尿液改善一般情况，经小儿电切镜行瓣膜电切术。

五、阴囊及内容物畸形

附睾囊肿

【概况】

多位于附睾头部。正常男性中约有 5% 患有附睾囊肿。

【诊断要点】

诊断经触诊和透光试验、B 超可以确诊。

【治疗】

治疗除非囊肿增大、有症状，一般不需手术。

隐 睾 症

见第十节。

（杨 军）

第十二节 肾 移 植

【概况】

肾移植是治疗终末期肾病的有效措施，随着免疫学、分子生物学、组织工程学、药理学的不断发展和手术技术的日趋完善，尸体肾移植半数存活期已达 13.8 年，而活体肾移植的半数存活期则延长到 21.6 年。

根据移植肾的来源，肾移植可分为同种肾移植、异种肾移植和自体肾移植。

同种肾移植供者的选择：

1. 活体供者 我国相关法律文件规定开展活体肾脏移植的医疗机构仅限于国家卫生计生委准入的和指定的机构；活体器官捐赠者必须年满 18 周岁且具有完全民事行为能力；接收人限于配偶（仅限于结婚 3 年以上或者婚后已育有子女）、直系血亲或者三代以内旁系血亲，或因帮扶等形成亲情关系（仅限于养父母和养子女之间的关系、继父母与及子女之间的关系）的成员。

2. 尸体供者 根据死亡情况分为脑死亡供者和心脏死亡供者，脑死亡供者死因是有明确原因的严重不可逆性的脑损伤。心脏死亡供者是呼吸和循环停止，心肺功能不可能自发地恢复的供者。

【肾移植的配型】

1. ABO 血型 要求相容或相同。

2. 淋巴细胞毒交叉配合实验 又称补体依赖性细胞毒实验。本实验检测受者血清中有无抗供者淋巴细胞的预存抗体，是肾移植术前必须做的常规检查之一。一般要求其结果低于 10% 方可移植，否则超急性排斥反应可能性较大。

3. HLA 配型　HLA 相配与移植肾的长期存活有密切关系。

4. 群体反应性抗体（PRA）　是判断移植肾受者免疫状态的最常用指标，肾移植患者术前必须检测其血清中是否存在 HLA 抗体。PRA < 10%，为无致敏；10% < PRA < 30%，为轻度致敏；30% < PRA < 50%，为中度致敏；PRA > 50%，为高度致敏。高致敏 PRA 与临床超急性排斥反应有关。

【免疫抑制药物】

1. 糖皮质激素　作为有效的抗炎药物和免疫抑制剂在临床上使用已有数十年历史。糖皮质激素是目前肾移植后排斥反应的基本药物。主要副作用有感染、糖尿病、高血压、消化道溃疡等。

2. 硫唑嘌呤　是嘌呤的同工异质体，可掺入细胞 DNA，抑制嘌呤核苷酸系统，并干扰 RNA 的合成和代谢。主要不良反应是骨髓抑制及肝功能损害。

3. 吗替麦考酚酯（MMF）　商品名吗替麦考酚酯、赛可平。是由青霉素属真菌产生的具有抗代谢的麦考酚酸半合成物。MMF 是一种有效的免疫抑制剂，其作用机制是通过阻断次黄嘌呤单磷酸脱氢酶而移植鸟嘌呤的转换，后者是嘌呤合成中不可缺少的成分。主要副作用为胃肠道反应（腹泻）和血液系统损害（贫血和白细胞减少症）。

4. 环孢素（CsA）　作用机制可能是影响 IL-2 的转录，细胞毒 T 细胞的产生也受到抑制。CsA 有可能会引起慢性移植物肾病，钙通道阻滞剂地尔硫䓬有减少 CsA 急性肾中毒作用，同时它能增加 CsA 血药浓度，减少 CsA 血药浓度，减少 CsA 剂量，ACE I 类也具有抗其肾损伤的作用。

5. 他克莫司（FK506）　作用机制、疗效及副作用都极为相似，两者均具有肾毒性，可引起溶血性肾毒性综合征；而 FK506 很少导致高脂血症、高血压、齿龈增生和多毛症等不良反应，移植肾功能较好，但术后糖尿病发生率较高。

6. 西罗莫司（RPM） 通过抑制抗原和细胞因子（IL-2、IL-4 和 IL-15）诱导的 T 淋巴的活化和增殖而发挥免疫抑制作用。

7. OKT3 一种单克隆 IgG 免疫球蛋白，主要作用于 CD3 细胞。对皮质类固醇或 ALG/ATG 耐受的急性排斥反应，OKT3 的效果较好。主要用于治疗急性排斥反应，逆转率 70% ~ 100%。用于预防急性排斥也很有效。

8. 多克隆抗淋巴细胞抗体 包括抗淋巴细胞球蛋白（ALG）和抗胸腺细胞球蛋白（ATG）。它能直接攻击多种 T 细胞标记，既可用于预防排斥，又可治疗皮质类固醇无效的急性排斥反应。副作用有过敏、白细胞减少、血小板减少、贫血以及诱发感染，尤其巨细胞病毒感染。

【适应证】

各种原因引起的终末期肾衰竭，包括慢性肾小球肾炎、慢性肾盂肾炎、多囊肾、糖尿病性肾病、间质性肾炎和自身免疫性肾病等。

【禁忌证】

1. 由于体内长期毒素蓄积、代谢性酸中毒、水电解质平衡失调、高血压等多方面因素，尿毒症性心肌病或程度不等的心功能不全是尿毒症的常见并发症。因此，没有控制的心力衰竭和肺功能不全不能耐受者为首要的绝对禁忌证。

2. 由于肾移植需要应用大剂量的糖皮质激素，消化道活动性溃疡和活动性肝炎如果没有得到有效控制将造成术后消化道出血和暴发性肝损害，病死率极高。活动性结核感染至少要稳定 1 年以上才能进行肾脏移植，体内其他慢性感染性病灶也要经过有效的治疗后才能手术。

3. 恶性肿瘤患者由于存活时间短和免疫抑制状态将

加剧肿瘤的扩散，且长期应用免疫抑制剂也会诱发肿瘤，未经治疗前不能进行肾脏移植。其一般至少随访 2 年以上确认无复发和转移后方可考虑肾脏移植。

4. 由于肾移植术后需要按时服药和定期随访，需要良好的顺应性，精神病患者和严重精神发育迟滞及酗酒和毒品成瘾者不能进行肾脏移植。顺应性不良是造成移植物失功的重要原因之一。

5. 急进型肾炎和多动脉炎造成的尿毒症往往病程较短，体内可能会存留抗基底膜抗体和中性粒细胞包浆抗体，自体肾炎在移植肾的复发也是需要提起警惕的现象，一般应变静息半年以上、体内抗体转阴后方可进行移植手术。

【外科并发症】

1. 切口感染 尿毒症患者经一段时间血液透析，抵抗力低下、低蛋白血症、贫血营养状况不良等因素使术后受者容易发生切口感染，严重者发生败血症，如有严重感染易损害移植肾功能。若发生感染，因进行引流及全身抗生素治疗，避免血管缝线的污染及真菌性动脉瘤的形成。

2. 淋巴囊肿 为淋巴液从被切断的淋巴管和淋巴结处漏出、积聚形成。对于手术后近期内（1 周左右）出现的淋巴漏，经充分引流后渗漏的淋巴管有可能随着手术创面的粘连而自愈。如淋巴囊肿较大，压迫移植肾血管、输尿管或髂血管产生症状，需进行引流或经引流管注入硬化剂或药物以促进淋巴管粘连闭合，达治愈目的。

3. 出血 术后早期的出血可能来源于肾门小血管，这是由于术中血管痉挛，在关闭切口前并无明显出血。超声检查能明确是否存在移植肾周围血肿，有时需外科探查。后期的出血可能来自于真菌性动脉瘤破裂，出血量大，通常需切除移植肾并修补动脉。

4. 移植肾血栓形成 多数动脉或静脉血栓形成发生于术后 2～3 天，最长于术后两个月。早期的血栓形成多

2

提示外科技术问题，而晚期的血栓形成多与急性排斥反应有关。如果肾功能正常，突然尿闭或血肌酐快速上升是血栓形成的前兆，通常伴有移植肾肿胀及局部疼痛。静脉血栓形成可转变为严重的移植肾肿胀、触痛及肉眼血尿。彩色多普勒超声检查可测量移植肾体积、血管血流情况等，予以确诊。

5. 尿漏　可发生在膀胱、输尿管或肾盏水平。尿漏发生可能是技术上的原因为输尿管再植或缝合膀胱时不严密的结果。尿漏也可能继发于输尿管供血障碍的坏死脱落，在取肾时最容易破坏供肾远端输尿管的血供。若临床上怀疑尿漏，应立即置入尿管，导尿管可降低膀胱内压力，偶尔漏尿能够减少或完全停止。

6. 输尿管梗阻　常表现为移植肾功能破坏。超声检查可发现肾积水，渐进性的肾积水是梗阻的有力证据。

（李　恒　王振迪）

第十三节　泌尿外科常见急诊

一、急性梗阻性肾衰竭

【概况】

急性肾衰竭是肾小球滤过率突然减少，导致代谢产物在体内聚积的综合征。尿量通常小于 400ml/d。双侧尿路梗阻可导致肾后性急性肾衰竭，其多由于结石、肿瘤、血块、前列腺增生症、手术创伤等引起。对于老年人，尿道及膀胱梗阻是肾衰竭的常见原因。

【诊断要点】

1. 临床诊断依据

（1）病史：尿量小于 400ml/d；肾区疼痛及紧张感；可出现烦躁不安、食欲缺乏、恶心呕吐与腹胀便秘等情况；既往出现腰痛、血尿等情况，有结石、腹膜后肿瘤、腹膜后手术史、前列腺增生等疾病史。

（2）体格检查：肾区叩击痛可阳性；液体超负荷时可及水肿。

2. 辅助检查

（1）肾功能电解质：急性梗阻性肾衰竭患者可出现肌酐及尿素氮升高，电解质紊乱。

（2）影像学检查：泌尿系 B 超为首选检查。KUB 平片、CT 及 MRU 是鉴别三种急性肾衰竭的重要手段，并可明确梗阻原因及梗阻部位，具有较大诊断价值。

（3）放射性核素：肾 ECT 检查可检测肾功能，鉴别肾衰竭的类型。

3. 鉴别诊断 急性梗阻性肾衰竭与肾前性及肾性肾衰竭相鉴别，肾前性肾衰竭存在肾血供不足，肾性肾衰竭存在肾单位功能异常，而急性梗阻性肾衰竭多存在明确的梗阻因素，影像学检查对于三者的鉴别有较大的意义。

【治疗】

1. 病因治疗 明确梗阻原因，解除梗阻因素。

2. 全身情况的监测及对症支持治疗 患者多出现电解质紊乱，临床常见血钾升高；代谢产物积蓄导致心肺功能受损。积极对症处理，必要时行经皮肾穿刺造瘘术或透析治疗。

【注意要点】

1. 注意明确急性肾衰竭的类型。

2. 注意监测患者生命体征及电解质水平。

二、急性尿潴留

【概况】

急性尿潴留是指短时间内膀胱充满尿液而不能正常排出的综合征，多伴尿意急迫，下腹坠胀或疼痛，是泌尿外科最常见的急症之一。该病发病急，患者痛苦，需要紧急诊断及及时处理。

急性尿潴留的病因主要包括尿道梗阻、神经因素及肌源性因素。尿道梗阻包括尿道机械性梗阻（如尿道损伤或结石、异物的突然阻塞或前列腺增生、尿道狭窄等）及动力性梗阻（如α-肾上腺素能活性增加，前列腺炎症等）；神经因素包括糖尿病、脊髓损伤等引起的膀胱感觉或运动神经受损；肌源性因素包括膀胱过度充盈导致的逼尿肌乏力。此外，抗胆碱能药物也可引起急性尿潴留。

【诊断要点】

1. 临床诊断依据

（1）病史：发病突然的下腹部坠胀或疼痛，尿意急迫，尿液不能排出；既往盆腔、会阴、尿道、脊髓外伤或手术史；糖尿病、神经系统疾病等全身疾病史；男性注意询问前列腺情况，女性注意产后尿潴留、盆腔压迫疾病、盆腔脏器脱垂等病史；患者用药史。

（2）体格检查：耻骨上区可及过度膨胀的膀胱，压之有尿意，叩诊浊音。

2. 辅助检查 经腹B超可以明确膀胱充盈情况，探查有无结石、占位等，男性可了解前列腺大小及突入膀胱程度。

3. 鉴别诊断 应与肾衰竭引起的无尿相鉴别，可做B超检查明确膀胱充盈情况。

【治疗】

治疗原则是解除病因，恢复排尿。

1. 导尿术 临床最常用治疗方式，禁忌为尿道损伤及尿道狭窄，多数男性可采用16F或18F尿管。长期留置尿管应注意尿路感染可能。

2. 耻骨上膀胱穿刺造瘘术 适用于有导尿禁忌或导尿失败的患者。其禁忌证包括膀胱空虚、下腹部手术或放疗导致瘢痕、全身出血性疾病等。

3. 耻骨上膀胱穿刺抽尿术 导尿失败，无条件行耻骨上膀胱穿刺造瘘术时可采用，缓解症状后转入有条件医院进一步处理。

4. 其他治疗 包括诱导排尿、耻骨上膀胱区热敷、膀胱按摩、针灸疗法等。

5. 病因治疗

【注意要点】

1. 急性尿潴留置放置导尿管或膀胱穿刺造瘘引流尿液时，应间歇缓慢放出尿液，每次 500 ~ 800ml。避免快速排空膀胱，膀胱内压骤然降低而引起膀胱内大量出血。

2. 超过 14 天的置管患者推荐耻骨上膀胱穿刺造瘘术以减少并发症。

3. 注意尿路感染可能。

三、肾绞痛

【概况】

肾绞痛是泌尿外科最常见的急症。是由于各种原因造成的肾盂、输尿管平滑肌痉挛或急性梗阻导致肾盂紧张，肾内压力升高，牵拉肾包膜，产生剧烈疼痛。其疼痛突然发作、程度剧烈，由患侧肾输尿管区向下腹部、腹股沟、大腿内侧及睾丸或阴唇放射，多伴恶心呕吐、面色苍白、大汗、烦躁，严重者可休克。临床上最常见由结石引发。

【诊断要点】

1. 临床诊断依据

（1）病史：突然发生的肾输尿管区剧烈疼痛，向下腹部、腹股沟、大腿内侧及睾丸或阴唇放射，但疼痛可自行完全缓解；既往结石、输尿管狭窄、肾下垂、肾输尿管结核或肿瘤病史。

（2）体格检查：患侧肾区及输尿管走行区叩击痛阳性。

2. 辅助检查　①血常规及尿常规：血常规常有白细胞升高，尿常规可见尿潜血。②泌尿系 B 超：首选检查，可明确结石梗阻及积水情况，并与其他急腹症相鉴别。③泌尿系平片、静脉尿路造影及泌尿系 CT：对于明确结石的大小数量位置及梗阻情况有意义。肾绞痛发作后 CT 有时可见肾包膜下积液。

3. 鉴别诊断 与急性阑尾炎、胆囊炎、胰腺炎、胃肠炎、肾梗死、主动脉夹层相鉴别,女性患者应除外急性输卵管炎、卵巢囊肿蒂扭转、异位妊娠等疾病。肾绞痛患者多改变体位以缓解疼痛,急腹症患者一般保持体位不变,根据病史、体征及辅助检查结果大部分可确诊。

【治疗】

缓解疼痛为急诊治疗肾绞痛的关键。主要为解痉、镇痛以及针对病因治疗,解痉为基础,镇痛为辅,一般应两者联用。

1. 解痉:抗胆碱能药物为治疗肾绞痛的基础用药,禁忌为青光眼、前列腺增生患者,临床常用山莨菪碱 10mg 或阿托品 0.5mg 肌内注射。硝苯地平 10mg 含服对部分患者有较好效果,高血压患者尤其适用。此外,黄体酮、α-受体阻滞剂及硝酸甘油也有一定的疗效。

2. 镇痛:非甾体抗炎类药物(NSAID)为临床常用镇痛药物,如双氯芬酸钠 50mg 塞肛;曲马多 100mg 肌内注射也是临床常用药物,持续时间长;阿片类镇痛药对泌尿系平滑肌有兴奋作用,不宜单独使用。

3. 病因治疗:肾绞痛多因结石诱发,当结石大于 6mm 或疼痛不能缓解时考虑外科手术治疗。

【注意要点】

1. 肾绞痛发作时为快速止痛解痉镇痛药应联用。
2. 注意有无双侧梗阻或孤立肾引起的少尿。
3. 注意有无发热等泌尿系感染表现。

四、睾丸扭转

【概况】

睾丸通过睾丸系膜与阴囊相连,如果突然遇上用力或猛烈振荡等情况,睾丸与精索就会沿其纵轴发生一定程度的扭转,导致睾丸供血不足,造成睾丸缺血坏死,也叫精索扭转。睾丸扭转是青少年急性阴囊疼痛的主要原因之一,多发睡眠中及刚起床时,运动、体位改变也可引发。

【诊断要点】

1. 临床诊断依据

（1）病史：睡眠或运动后的突发阴囊疼痛，向下腹部及同侧腹股沟放射，可伴恶心呕吐；腹内型疼痛发生于下腹部；既往隐睾病史，或提睾肌活跃。

（2）体格检查：患侧睾丸肿胀，可为横向，在阴囊中位置可能较健侧高；睾丸抬高试验阳性（抬高阴囊，睾丸疼痛加剧）；提睾反射可消失。

2. 辅助检查　①阴囊 B 超：首选检查。患侧血流量减少或消失，睾丸肿大，回声减低。②核素扫描：^{99m}Tc 睾丸扫描可显示患侧血流量减少，是诊断的金标准。③MRI：可见精索鞘膜水平螺旋状扭曲。

3. 鉴别诊断

（1）急性附睾炎：多发于成年人，起病较缓，多有发热病史，外周血白细胞升高，阴囊抬高时患侧疼痛可缓解。

（2）阴囊血肿：患者一般有外伤史。

（3）睾丸附睾扭转：睾丸本身无变化，其上方或侧方可及痛性肿块。

【治疗】

治疗目的是挽救睾丸保护生育功能，尽早治疗是挽救睾丸功能的关键。

1. 手术复位　怀疑为睾丸扭转时应及早手术探查，力争在出现症状后 6 小时内手术。复位后观察睾丸血运情况，血运正常则行睾丸、精索与阴囊内层鞘膜缝合固定，血运较差则切除患侧睾丸。

2. 手法复位　发病初期囊内无渗液及水肿时可试行手法复位。应先给予镇痛剂及解痉剂，半小时后再将横位并上提的睾丸进行轻柔的手法复位。但手法复位盲目性大，不能防止复发。

【注意要点】

1. 术后长期随访观察睾丸功能恢复情况。

2. 睾丸损伤情况与扭转角度及时间有关。手术探查时可用三级评分法判断睾丸血供情况：在睾丸上切一深达髓质的小口，观察动脉出血时间；1级立即出血，2级10分钟内出血，3级10分钟无渗血。1、2级可保留睾丸，3级应切除睾丸。

（苏昌明）

第三章

胸外科

第一节 肺 癌

【概况】

肺癌（lung cancer）是肺部最常见的恶性肿瘤。肺癌的致病因素甚多。致癌物质间的相互作用，有些为简单的协同作用；有些因素可能为始发因素，即改变遗传因子，使发生瘤细胞；有些为促进因素，能刺激初生的瘤细胞使之增生。呼吸道细胞与周围环境各种因素之间相互作用的性质以及与肺癌的关系，目前仍不十分清楚。吸烟能使支气管黏膜上皮纤毛消失，细胞数量增加，且增厚的上皮内有不典型细胞等。这提示气管上皮的杯状细胞由增生演变为组织变形和组织变形伴有非典型性变、最后发展为原位癌和侵袭性癌的过程。空气污染与肺癌的发生有一定关系，这可从城市肺癌的发病率较高得到印证。一些致癌物质如苯并芘、砷化合物、放射性元素亦存在于大气中，这些物质与烟草联合作用的性质目前并不清楚，且慢性支气管炎使肺癌发生更容易。故目前仍未明确肺癌的发病机制。此外，肺癌的发生可能与遗传因素、分内泌因素等也有一定关系。目前，一般将肺癌分为鳞状细胞癌、腺癌、小细胞癌、大细胞癌四种类型。肺癌分为非小细胞肺癌（包括鳞状细胞癌，腺癌和大细胞癌等）和小细胞癌两大类。非小细胞肺癌约占80%，小细胞肺癌约为20%。两类肺癌各有其不同的组织学表现和临床特点，但常常在一个肿瘤内有小细胞和非小细胞混合的现象，说明所有的肺癌有共同起源。

【诊断要点】

1. 临床诊断依据

（1）临床症状：肺癌从开始出现癌细胞到广泛转移而死亡为肺癌的发展全过程，一般需时数年。早期癌可无任何症状。肺癌到出现症状时，则其全病程可能已走完了2/3的时间，剩余1/3的时间。患者的症状与原发肿瘤的解剖部位、肿瘤大小和生长速度、肿瘤侵犯周围器官情况、有无转移、分泌激素等有关。肿瘤刺激、溃疡形成、支气管阻塞及肿瘤远端的肺实质内感染，可引起咳嗽、咳痰、咯血、胸痛不适、喘鸣、气短、呼吸困难等肺部症状。咳嗽是肺癌患者最常见的初发症状。咳嗽是一种保护性非自主性反射，目的是清除呼吸道的分泌物或异物。引起咳嗽的病变大多位于大的支气管内，因其侵蚀支气管黏膜而引起刺激性咳嗽。咳痰、咯血也是肺癌的常见症状。痰或稀或稠，或黏痰或脓痰，当肿物破溃，则痰中混有血液，肺癌患者痰中带血较为常见。血可新鲜或陈旧，一般为间断反复少量血痰。偶尔肿瘤侵蚀大血管可出现大咯血，需急诊手术。胸痛不适发生较早，起初偶发，终至呈持续性，疼痛部位起初不定，有时呈游走性，有时可放射至颈、背或上腹部。当肿瘤发展到一定程度，胸痛部位则固定，且持久。持续性剧烈胸痛表明癌肿已侵犯神经和骨骼。肺尖部癌可引起患侧肩部、前胸壁、腋窝及上肢疼痛。肩部或胸背部持续性疼痛，常提示上肺内侧近纵隔处有癌肿外侵的可能。喘鸣、气短、呼吸困难常因支气管痉挛、梗阻狭窄，或肺不张、感染，或胸腔积液而引起。尤其常见于伴有肺气肿或肺功能较差的患者。若肿瘤阻塞或压迫支气管，其内分泌物引流不畅而引起阻塞性肺炎时，患者可有发热表现。应用抗生素治疗后，症状可缓解，但肺部病灶

3

吸收缓慢或不吸收。周围型肺癌引起发热多因肿瘤压迫周围组织造成继发感染所致。而癌性热是因肿瘤坏死，毒素吸收所致，抗菌药物治疗一般无效。当肺癌外侵或转移到胸膜、胸壁、纵隔结构及邻近神经等组织器官时，可能出现 Horner 综合征、声音嘶哑、上腔静脉综合征、吞咽困难、膈肌麻痹、Pancoast 综合征、呼吸困难等。部分肺癌出现肺外转移症状，有时这些症状可能为患者的主诉。转移到骨骼（以痛为主）、肝（以肝大为主）、颅内转移（出现神经症状及颅压增高症状）、锁骨上淋巴结（肿大且硬）、皮肤（表现为皮下结节）等处，各有其表现。少数肺癌患者表现出与肿瘤转移、播散无关而与内分泌综合征相关的症状和体征。其发生可能是由于癌肿产生的内分泌物质所致。

（2）体格检查：注意患者生命体征，对胸部进行重点查体，注意颈部、锁骨上、腋窝等处的淋巴结触诊，同时注意评估有无脑、肝、骨转移的相关体征。

2. 辅助检查

（1）痰脱落细胞学检查：简便易行，但阳性检出率不过 50%～80%，且存在 1%～2% 的假阳性。此方法适合于在高危人群中进行普查，以及肺内孤立影或是原因不明咯血之确诊。

（2）X 线诊断：为诊断肺癌最常用之手段，其阳性检出率可达 90% 以上。肺癌较早期的 X 线表现有：①孤立性球形阴影或不规则小片浸润；②透视下深吸气时单侧性通气差，纵隔轻度移向患侧；③呼气相时出现局限性肺气肿；④深呼吸时出现纵隔摆动；⑤如肺癌进展堵塞段或叶支气管，则堵塞部远端气体逐渐吸收出现节段不张，这种不张部如并发感染则形成肺炎或肺脓肿。较晚期肺癌可见：肺野或肺门巨大肿物结节，无钙化，分叶状，密度一般均匀，边缘有毛刺、周边血管纹理扭曲，有时中心液化，出现厚壁、偏心、内壁凹凸不平的空洞。倍增时间短，当肿物堵塞叶或总支气管出现肺叶或全肺不张，胸膜受累时可见大量胸液，胸壁受侵时可见肋骨破坏。

（3）CT检查：在肺癌的诊断与分期方面，CT检查是最有价值的无创检查手段。CT可发现肿瘤所在部位和累及范围，也可大致区分其良、恶性。以往认为钙化是良性病变的影像学特征，但在 <3cm 的肺阴影中，7% 的恶性肿瘤也有钙化。CT还可以清晰显示肺门、纵隔、胸壁和胸膜浸润，用于肺癌的分期。腹部CT对于观察腹内诸脏器，如肝、肾、肾上腺等有无转移非常有帮助。

（4）磁共振（MRI）：在肺癌的诊断和分期方面有一定价值，其优点在于可以在矢状和冠状平面显示纵隔的解剖，无需造影清晰地显示中心型肿瘤与周围脏器血管的关系，从而判断肿瘤是否侵犯了血管或压迫包绕血管：如超过周径的1/2，切除有困难；如超过周径的3/4则不必手术探查。肿瘤外侵及软组织时MRI也能清晰显示，对肺上沟瘤的评估最有价值。在检查肺门和纵隔淋巴结方面，MRI与CT相似，可清晰显示肿大的淋巴结，但特异性较差。

（5）支气管镜检查：阳性检出率达60% ~80% 。一般可观察到4~5级支气管的改变，如肿物、狭窄、溃疡等。可进行涂刷细胞学检查、咬取组织活检、局部灌洗等。这种检查，一般比较安全。也有报告9% ~29% 活检后并发出血，故遇见疑似类癌并直观血运丰富的肿瘤应谨慎从事，避免活检创伤。

（6）胸腔穿刺细胞学检查：怀疑或确诊为肺癌的患者，可能会有胸腔积液或胸膜播散转移，胸腔穿刺抽取胸腔积液的细胞分析可明确分期，对于某些病例，还可提供诊断依据。对于伴有胸腔积液的肺癌来说，支气管肺腺癌有最高的检出率，其细胞学诊断的阳性率达40% ~75% 。如果穿刺获得的胸腔积液细胞学分析不能做出诊断，可考虑选择进一步的检查手段，如胸腔镜等。

（7）纵隔镜检查：当CT可见气管前、旁及隆突下等（2，4，7）组淋巴结肿大时，应全麻下行纵隔镜检查。在胸骨上凹部做横切口，钝性分离颈前软组织到达

3

气管前间隙，钝性游离出气管前通道，置入观察镜缓慢通过无名动脉之后方，观察气管旁、气管支气管角及隆突下等部位的肿大淋巴结，用特制活检钳解剖剥离取得活组织。临床资料显示总的阳性率为39%，死亡率约占0.04%，1.2%发生并发症，如气胸、喉返神经麻痹、出血、发热等。

（8）PET检查：全身正电子发射体层像（PET）可以发现意料不到的胸外转移灶，能够使术前定期更为精确。胸外转移病例中无假阳性率，但是在纵隔内肉芽肿或其他炎性淋巴结病变中PET检查有假阳性发现，需经细胞学或活检证实。

3. 肺癌TNM分期　肺癌患者在治疗前应进行临床分期，以便对外科手术和各种治疗的效果进行比较。决定癌症患者预后的三个因素是T（原发肿瘤）、N（区域淋巴结转移）、和M（远处转移）。因此，TNM系统为估计病变范围和预后提供了一种简便的方法。

（1）原发肿瘤（T）分期：

T_x：原发肿瘤大小无法测量；或痰脱落细胞、或支气管冲洗液中找到癌细胞，但影像学检查和支气管镜检查未发现原发肿瘤。

T_0：没有原发肿瘤的证据 Tis 原位癌。

T_{1a}：原发肿瘤最大径≤2cm，局限于肺和脏层胸膜内，未累及主支气管；或局限于气管壁的肿瘤，不论大小，不论是否累及主支气管，一律分为T1a。

T_{1b}：原发肿瘤最大径>2cm，≤3cm。

T_{2a}：肿瘤有以下任何情况者：最大直径>3cm，≤5cm；累及主支气管，但肿瘤距离隆突≥2cm；累及脏层胸膜；产生肺段或肺叶不张或阻塞性肺炎。

T_{2b}：肿瘤有以下任何情况者：最大直径5cm，≤7cm。

T_3：任何大小肿瘤有以下情况之一者：原发肿瘤最大径>7cm，累及胸壁或横膈或纵隔胸膜，或支气管（距隆突<2cm，但未及隆突），或心包；产生全肺不张或阻塞性肺炎；原发肿瘤同一肺叶出现卫星结节。

T$_4$：任何大小的肿瘤，侵及以下之一者：心脏、大气管、食管、气管、纵隔、隆突或椎体；原发肿瘤同侧不同肺叶出现卫星结节。

（2）淋巴结转移（N）分期：

N$_x$：淋巴结转移情况无法判断。

N$_0$：无区域淋巴结转移。

N$_1$：同侧支气管或肺门淋巴结转移。

N$_2$：同侧纵隔和（或）隆突下淋巴结转移。

N$_3$：对侧纵隔和（或）对侧肺门，和（或）同侧或对侧前斜角肌或锁骨上区淋巴结转移。

（3）远处转移（M）分期：

M$_x$：无法评价有无远处转移。

M$_0$：无远处转移。

M$_{1a}$：胸膜播散（恶性胸腔积液、心包积液或胸膜结节）。

M$_{1b}$：原发肿瘤对侧肺叶出现卫星结节；有远处转移（肺/胸膜外）。

表 4-3-1

隐匿期	T$_x$N$_0$M$_0$	Ⅱb 期	T$_{2b}$N$_1$M$_0$　T$_3$N$_0$M$_0$
0 期	TisN$_0$M$_0$	Ⅲa 期	T$_{1-3}$N$_0$M$_0$　T$_3$N$_{1-2}$M$_0$，T$_4$N$_{0-1}$M$_0$
Ⅰa 期	T$_1$　N$_0$M$_0$	Ⅲb 期	T$_{1-4}$N$_3$M$_0$　T$_4$N$_{2-3}$M$_0$
Ⅰb 期	T2a N$_0$M$_0$	Ⅳ期	T$_{1-4}$N$_{0-3}$M$_1$
Ⅱa 期	T1N$_1$M$_0$，T$_{2b}$N$_0$M$_0$，T$_{2a}$N$_1$M$_0$		

3

4. 鉴别诊断

（1）肺结核：特别是肺结核瘤（球）有时很难与周围型肺癌相鉴别。肺结核瘤（球）较多见于 40 岁以下青年患者，病程较长，少见痰带血，血沉变化少，有 16% ~28% 患者痰中发现结核菌。胸片多呈圆形，见于上叶尖或后段，体积较小，一般直径不超过 5cm，边界光滑，密度不匀可见钙化。16% ~32% 病例可见引流支气管影指向肺门，较少出现胸膜皱缩，增长慢，如中心液化出现空洞，多居中薄壁且内缘光滑。结核瘤（球）的周围常有散在的结核病灶称为卫星灶。周围型肺癌多见于 40 岁以上患者。痰带血较多见，痰中癌细胞阳性者达 40%～50%。X 线胸片肿瘤常呈分叶状，边缘不整齐，有小毛刺影及胸膜皱缩，生长较快。在一些慢性肺结核病例，可在肺结核基础上发生肺癌，因此在慢性肺结核的成年患者，如果肺部出现异常团块阴影、肺门阴影增多或经正规抗结核药物治疗后，病变不见吸收好转反而增大时，都应怀疑肺癌的可能性。必须进一步做痰液细胞学和支气管镜检查，必要时施行剖胸探查术。

（2）肺部炎症：老年患者支气管肺炎，有时难与肺癌阻塞支气管引起的阻塞性肺炎相鉴别。阻塞性肺炎常按支气管分支做扇形分布，而一般支气管肺炎则呈不规则片状阴影。但如肺炎多次发作在同一部位，则应提高警惕，应高度怀疑有肿瘤堵塞所致，应取患者痰液做细胞学检查和进行纤维光导支气管镜检查。在有些病例，肺部炎症部分吸收，剩余炎症被纤维组织包裹形成结节或炎性假瘤时，很难与周围型肺癌鉴别。因此，对可疑病例应施行肺叶切除术，以免延误治疗。

（3）肺部良性肿瘤及支气管腺瘤：肺部良性肿瘤，如结构瘤、软骨瘤、纤维瘤等都较少见，但都须与周围型肺癌相鉴别。一般良性肿瘤病程较长，增长缓慢，临床上大多没有症状，X 线摄片上常呈圆形块影，边缘整齐，没有毛刺，也不呈分叶状。支气管腺瘤是一种低度恶性的肿瘤，常发生在年龄较轻的女性患者，多起源于较大的支气管黏膜，因此临床上常有支气管阻塞导致的肺部感染和咯血等症状，经纤维支气管镜检查常能做出诊断。

（4）纵隔恶性淋巴瘤（淋巴肉瘤及霍奇金病）：临床上常有咳嗽、发热等症状，X 线片显示纵隔影增宽，且呈分叶状，有时难以与中央型肺癌相鉴别。如果有锁骨上或腋窝下淋巴结肿大，采取活组织做病理切片常能明确诊断。淋巴肉瘤对放射治疗特别敏感，对可疑病例，可试用小剂量放射治疗，达到 5~7Gy 时，常可使肿块明显缩小. 这种试验性治疗也有助于淋巴肉瘤的诊断。

【治疗】

早期肺癌治疗的目的是清除癌变病灶，防止复发，使患者获得根治。晚期肺癌，由于病变范围广泛或全身情况不良，虽已不能获得根治，但仍可进行姑息性治疗，以改善症状，减轻痛苦，延长生命。

1. 非小细胞肺癌的治疗 疗效迄今并不令人满意。主要原因是不少患者在明确诊断时，癌肿已侵犯支气管、肺以外的器官或组织，或已有远处转移。病灶较小，且局限于 1 个肺叶内的早期病例，及时进行妥善的治疗后，有近半数患者得到治愈。因此，早期发现、早期诊断、早期治疗，是提高肺癌疗效的关键。

非小细胞肺癌的治疗方法，有外科手术、放射治疗、化学治疗、免疫治疗和中医中药治疗等。各种治疗皆有其一定的适应证，选择适当，可收到较好的疗效。近年来，强调几种治疗手段的综合运用，即综合治疗，以期达到更好的效果，但具体的综合治疗方案目前尚无定论。

各型肺癌如病灶较小，局限在支气管肺内，尚未发现远处转移，患者的全身情况较好者，均应采用手术疗法，并根据病理类型和手术时发现的情况，综合应用放射治疗、化学治疗和其他疗法。未分化癌在较早阶段就发生远处转移，手术很难得到治愈，因此有人主张采用放射疗法和药物疗法，但对早期病例，仍宜考虑综合手术疗法和化学疗法等。对于较局限的非小细胞肺癌，手术切除是最为有效的治疗方法。

1933 年 Graham 和 Singer 成功实施全肺切除术，从此开创了肺癌外科治疗的先河。随后人们逐步认识到较小范围的切除可以降低手术死亡率，如肺叶切除术、肺段切除术，以及从 20 世纪 40 年代末开始的支气管成形袖式肺叶切除术等。现在不少大的医院都可进行隆嵴成形、血管成形手术。新的医疗器械如手术缝合器不断地问世，使得肺切除术更为安全快捷、创伤也更小。

(1) 手术治疗：适应证包括：①Ⅰ、Ⅱ期的非小细胞肺癌；②病变局限于一侧胸腔且能完全切除的部分Ⅲ期非小细胞肺癌；③个别Ⅳ期非小细胞肺癌，如单发的脑转移或肾上腺转移；④高度怀疑或不能排除肺癌，但又无法得到病理证实，不宜长期观察，且病变能完整切除者；⑤症状严重的中晚期患者，如严重出血、感染，非手术方法难以控制，从减症的目的出发可行姑息性切除。

手术禁忌证包括：①已有远处转移，如肝、肾、骨骼等；②有明显的、广泛的纵隔淋巴结转移，尤其是对侧纵隔淋巴结转移；③有明显的上腔静脉压迫综合征以及气管隆嵴增宽、固定；④已有神经受侵者，如喉返神经、膈神经麻痹；⑤心肺功能极差或有其他重要器官及系统的严重疾病，不能耐受手术者。

手术治疗的目的在于较为彻底地切除肿瘤，使患者恢复健康，提高生活质量并延长生命，并为手术后的综合治疗创造条件。手术切除范围的大小取决于肿瘤的解剖部位、临床分期、生物学特性和患者的生理功能状况。肺癌外科治疗总的原则是最大限度地切除癌变组织，达到根治的目的；最大限度地保留健肺组织，尽量减少对器官和组织的影响。在保证切除癌组织的前提下，手术范围尽量保守。但是，经剖胸探查后决定更为广泛的根治性切除术时，则不应持保守态度而放弃根治机会。手术禁忌证并不是绝对的，一方面可以通过积极治疗，改善患者的不利情况，原来不适宜手术的，经过放射、药物治疗，局部病变及全身状况有进步，又能够接受手术。另一方面，有些过去认为是禁忌证，经过实践认为仍可进行手术，如局限于一侧的胸膜转移及恶性胸腔积液，一侧的锁骨上单发淋巴结转移，经过积极的手术治疗，均能取得一定的效果。胸腔以外的多发转移是手术的绝对禁忌证。脑部的单发转移，在除外全身其他部位转移的情况下，完整地手术切除原发和转移灶仍能取得一定的存活率。一侧肾上腺的孤立转移，在除外全身其他部

3

位转移的情况下，完整切除肺部及肾上腺病灶也是可选择的方案，其效果有待进一步观察。高龄及轻、中度的肺功能减损列为相对禁忌证。一般认为 60 岁以上的老年人应慎重考虑行全肺切除术，尤其是右全肺切除术，但也有人认为全肺切除的限制应是 70 岁左右。肺功能检查对判断肺的功能状况，以及对肺切除术的耐受能力，目前仍是最客观的评价手段，但其结果也仅供参考，因为肺功能指标受很多因素影响，况且目前测定的是双肺功能，还不能实现单侧肺功能的测定。

　　手术步骤肺癌手术有三个要点：①确定诊断及分期；②完整切除肿瘤组织；③淋巴结清扫及分区取样。如果不能完整切除，则手术是弊大于利，应尽量避免。但是，手术切缘阳性（通常是支气管残端）、肺实质内发现亚临床病灶或未被怀疑转移的淋巴结呈阳性结果等情况，可能是不可避免的。另外，一些术前被认为是可以完整切除的患者，开胸后发现病变广泛，不得不放弃原来的手术计划，如胸膜广泛转移等。更常见的情况是术前怀疑但未能证实，开胸后才证实重要器官被侵犯，无法切除，最终只好放弃手术。术前没有病理证实的肺部病变，在确定手术方式前一般应行术中活组织检查，对任何有怀疑的结节、胸膜组织、肺实质的病灶及胸腔积液均应行病理检查。一些高度怀疑为肺癌，而病理标本不易取得时，可以行肺叶切除。但是，在没有病理证实的情况下，不可行全肺切除或扩大性肺叶切除术（肺叶切除加淋巴结清扫）。

　　肺切除手术方式的选择，主要依据肿瘤侵犯的部位、范围及患者呼吸功能储备情况而定。一般可分为楔形或局部切除、肺段切除、肺叶切除或袖式肺叶切除、全肺切除术。

　　1）肺局部切除术：包括肺楔形切除及肺段切除术，适用于癌瘤体积很小，而患者年老体弱，或肺功能差，或癌分化好恶性度较低者。如果病例选择恰当，肺段切除的效果和 5 年生存率，并不低于肺叶切除术。楔形切

3

除术同肺段切除相比，楔形切除是不按肺的解剖结构进行的术式。只适合于少数全身情况很差的患者，病变应小于3cm，位于肺的外1/3，没有支气管腔内的播散，无区域淋巴结及远处转移，切缘应为阴性。如果严格选择病例，也可获得较好效果。肺段切除术适用于心肺功能较差，病变位于肺周边，且病灶较小局限于某一肺段的肺癌患者。尽管从理论上讲，任何一个肺段均可行肺段切除术，但以上叶各段及下叶背段采用该术式的较多。舌叶的切除包含两个肺段，也归入肺段切除的范畴。1973年Jensik等第一次报道大宗的肺段切除治疗肺癌的病例，123例中5年、10年生存率分别达56%和27%。尽管有报道认为肺段切除术的局部复发率高于肺叶切除术，但最终的生存率差别并不十分显著，因此对心肺功能不佳的患者，该术式仍可供选择。

2）肺叶切除术：是当前肺癌手术治疗的主要和常用方法肺叶切除术适合于病变局限于一个肺叶内的肺癌。肺叶切除能将肿瘤所在的肺叶连同引流的叶支气管周围的淋巴结及纵隔淋巴结一同切除。既能彻底切除肿瘤组织，又能最大限度地保留正常肺组织，患者一般都能耐受手术。手术并发症和死亡率明显低于全肺切除术，是目前肺癌外科治疗的首选手术方式，占肺切除总数的60%~70%，标准的肺叶切除应当包括根治性的淋巴结切除术，同时要保证支气管切缘无肿瘤细胞残存。肺的淋巴引流方向一般为向心性由下向上、从周围向中央。所以，只切除肿瘤所在的肺叶和相应的引流区域的淋巴结即可。如左或右肺上叶切除术应清除血管组淋巴结（奇静脉周围淋巴结或主动脉弓下淋巴结）和肺门淋巴结；左肺下叶或右肺中、下叶切除术应清扫隆突下组、汇总区组及下肺静脉淋巴结。

双叶肺切除是指同时切除右侧的上叶和中叶，或者右侧的中叶和下叶。前者适合于周围型肺癌跨叶裂生长，后者主要适合于中叶或下叶的中央型肺癌，病变位于中、下叶开口附近，只有行双叶肺切除才能完整切除肿瘤组织。少数情况下行双叶肺切除的原因是肺叶间血管或淋巴结的侵犯所致。

袖状肺叶切除术和双肺叶切除术是一种改良的肺叶切除术。袖状肺叶切除术主要适用于肿瘤位于左或右肺上叶支气管开口部的病例，其方法是将病肺与相邻的一段主支气管一并切除，同时用支气管成形方法将余肺支气管与主支气管近侧断端进行端-端吻合，从而保留了健康的肺叶，避免了全肺切除。袖式肺叶切除术，包括支气管袖式及血管袖式肺叶切除术，是将患病肺叶同相连的一段主支气管或肺动脉干一并切除，再将支气管或血管对端吻合的成形术。如此可以保留有用的肺组织，避免行全肺切除术。主要适用于上叶中央型肺癌累及上叶支气管开口，和（或）肺动脉干时。袖式肺叶切除在完整切除肿瘤及清扫淋巴结上，不及全肺切除术干净彻底，对肺功能减损的患者是一种替代办法，但不能常规替代肺功能良好患者的全肺切除术。

有的第Ⅲ期肺癌患者全身情况较好，虽然肿瘤已经累及纵隔淋巴结、胸壁或膈肌，仍然可以施行肺叶切除术进行治疗。然后，进行综合治疗（放射治疗、化学治疗、免疫治疗等），也取得了较好的疗效。

双肺叶切除术是指右肺上叶和中叶切除术。当右肺上叶前段的癌肿跨过水平裂侵犯中叶或中叶肺癌累及上叶时，便需要行右肺中、上叶双叶切除术。右肺中、下叶切除术曾作为右肺下叶或中叶肺癌的标准切除方法。目前认为，如果癌仅局限于一个肺叶内，无引流区域的淋巴结转移，则不必行双肺叶切除术，而应行标准的肺叶切除术。

3）全肺切除术：影像学检查示一侧主支气管已被肿瘤侵犯或剖胸探查示一侧肺动脉主干或第一分支水平已有肿瘤浸润；无法行袖式切除时；中央型肺癌跨过肺裂，累及1个肺叶以上，如左侧累及两叶，右侧累及3个肺叶者；中心型肺癌虽局限于1个肺叶，但肿瘤较大并突向肺门，解剖及处理肺叶血管在技术上有困难，其

3

至不可能，因而无法保留余肺，不得已而做全肺切除。一侧全肺切除应尽可能清除引流区域的淋巴结。

扩大性全肺切除术有以下三种：①心包内全肺切除术：是最常用的一种形式，是指当中央型肺癌侵及肺动、静脉近根部，已无法或不宜在心包外结扎处理肺血管时，可打开心包，处理肺动、静脉，并行全肺切除术；②主动脉弓上全肺切除术：当病变累及左主支气管近开口处，须行左全肺切除时，左主支气管在接近开口处切除，即在主动脉弓的上方切除；③隆嵴重建全肺切除术：当病变侵及隆嵴甚至远端气管时，需要将下段气管、隆嵴、一侧主支气管及全肺（通常是右侧）一并切除，然后行气管和另一侧主支气管的吻合，重建气道。

全肺切除对心肺功能的损伤较重，患者容易死于心肺疾病，术后生存质量亦较差。并且临床实践证明，肺癌全肺切除术的疗效不如肺叶切除术，而且手术死亡率也高，尤其是右全肺切除术。因此，对全肺切除应持慎重态度，对患者的心肺功能和全身情况要做全面评估，要了解被切除的肺对通气功能的作用，和对侧肺的术后代偿能力，必要时可通过支气管肺量计进行分侧肺功能检查。

电视胸腔镜辅助性手术切除：电视胸腔镜辅助开胸手术（video-assisted thoraco-surgery，VATS）近十年来收到各大胸外科的广泛应用，这种手术方式有其明显的优越性，是微创胸部外科的重要手段。但无论采取何种方式，其外科手术的基本原则和要求应是相同的，即：完整切除肿瘤和进行淋巴结清扫及分区取样、分期等。由于本书后续章节中将详细介绍 VATS 手术的重点及技巧，因此在本章中不再赘述。

（2）术前辅助治疗：①凡术前没有细胞学或组织学诊断的病例，只要无手术禁忌证，一概不做术前治疗而直接施行手术治疗。术后，根据手术标本的病理学诊断，决定术后治疗。②术前已确诊为鳞癌，肿瘤较大，直径大于5cm 的周围型肺癌和直径大于3cm 的中心型肺癌，可先做一个疗程的术前放疗,剂量在 30～40Gy 之间,鳞癌对放疗相对敏感,一般经过术前放疗后,肿瘤均有缩小。停止放疗后 4～6 周内进行手术治疗,可以提高肿瘤的手术切除率和 5 年生存率。③术前诊断为腺癌或大细胞癌者,均以直接进行手术治疗为宜,术后可进行适当的化学治疗;如果肺门或纵隔淋巴结有转移,手术后可辅以放射治疗。④术前诊断为小细胞癌者,宜先进行 1 个疗程的化学治疗,稍作休息后行术前放射治疗。在此结束后 4～6 周,手术切除肿瘤所在的肺叶。在术前化学治疗、放射治疗后,即使 CT 检查发现原有病灶已显示不清,亦应予以手术切除。亦可在第 1 个疗程的化疗结束后经适当休息,即直接进行手术治疗。

(3)术后辅助治疗:①鳞癌如无肺门或纵隔淋巴结转移,术后一般不做放射治疗或化疗,如肺门或纵隔淋巴结有转移,应做术后放射治疗。②腺癌及大细胞癌患者,术后应定期化学治疗。术后病理学检查证实有引流区域淋巴结转移的患者,应考虑术后放射治疗。③小细胞肺癌患者,术后定期进行化学治疗。

下列情况一般不宜施行放射治疗:全身情况不佳,体质衰弱,或呈现恶病质者;高度肺气肿,放射治疗后可能引起呼吸功能代偿不全者;肿瘤出现全身广泛转移者;胸膜或两肺广泛转移者;癌变范围广泛、放射治疗后可能引起广泛肺纤维化和呼吸功能代偿不全者;癌性空洞或巨大肿瘤,放射治疗将促进空洞形成者。

一般认为,设计联合化疗方案的原则有:应考虑到药物之间的相互影响,而非任意堆积;注意癌细胞不同类型,选用单药疗效较高、毒性较低者,且在已知肯定能增效的情况下,亦可选用即使单药应用无效的药物,但以不增加毒性为宜;所选不同药物的毒性不同;各种药物的作用机制不同;给药顺序和疗程间隔应考虑细胞动力学的有关知识;药物的品种不宜太多,最好不超过 4～5 种。

(4)免疫治疗及靶向治疗:近年来,通过实验研究

3

和临床观察，发现人体的免疫功能状态与肿瘤的生长发展有一定关系，从而促使了采用免疫疗法来治疗肿瘤。靶向治疗是通过特定的抑制某个受体或某个酶来进行针对性的治疗，目前多用于 EGFR 突变、ALK 重排阳性的患者。

2. 小细胞肺癌的治疗　尽管化疗是小细胞肺癌的主要治疗方法，并且已详细地讨论过，但回顾一下现在的治疗方法是如何发展来的，常有益处。最初，所有类型肺癌都首选手术治疗；但对于小细胞肺癌，英国医学研究会的一项随机试验，对比了单纯手术和单纯放疗的局限期小细胞肺癌，结果手术被放弃。尽管这些患者的平均生存时间很短（10 个月），5 年生存率仅有 5%。但所有生存患者均为放疗组患者。从那时起，放疗已成为小细胞肺癌的常规治疗。小细胞肺癌的分期方式有局限期和广泛期，对局限期的病患，通过放化疗大多数就可以达到治愈和控制疾病的目的。临床疗效不亚于手术治疗，而且有效避免了手术所带来的创伤及并发症。从患者的生活质量和临床疗效方面综合考虑，内科化疗联合放疗是最佳的治疗手段，而手术目前往往不作为常规治疗手段。

对于广泛期小细胞癌患者，化疗是最主要的治疗手段，放疗可以作为辅助手段，手术仍不作为常规推荐。腺癌属于非小细胞肺癌的一种，只要有手术适应证，目前我们还是要推荐积极的手术治疗。

（1）化疗

1）联合化疗：常见的联合化疗方案有依托泊苷 + 卡铂，依托泊苷 + 顺铂 + 长春新碱 + 多柔比星等，可以预期任何一种方案对于局限期患者，有效率都会越过80%（完全缓解率 50% ~ 60%）、对于广泛期患者，有效率可达 65% ~ 70%（完全缓解率 10% ~ 20%）。如果分期步骤合适，局限期患者的中位生存期将达到 12 ~ 15个月以上。最近，在联合治疗的试验中，中位生存期已超过 18 ~ 20 个月。令人遗憾的是，广泛期患者的中位生存期仍然是大约 10 个月以下，在 8 ~ 12 个月的范围内。大约 15% ~20% 的局限期患者和不到 5% 的广泛期患者无瘤生存期可超过 2 年。通常，完全缓解的患者比部分缓解患者的生存时间更长，治疗后完全缓解者是唯一有可能长期无瘤生存的患者。局限期患者的生存时间通常明显长于广泛期患者，就诊时全身状况较好的患者的生存期亦长于全身状况差者。

2）持续时间：直到 20 世纪 80 年代中晚期，经常还是对患者最少进行 12 ~ 24 个月的化疗。近来，人们已经十分关注接受这样的治疗后患者的生活质量。

一些回顾性研究，包括多伦多组的一个大规模研究表明，延长治疗时间是无益的。欧洲癌症治疗研究机构肺组进行了大规模随机试验，结果表明至少对于局限期患者，延长治疗时间并没有延长生存期。尽管对于广泛期患者可能有益。法国最新的一项研究也对这一假设进行了检验，结果表明小细胞肺癌患者维持治疗、生存期延长很少。对于小细胞肺癌的治疗，极少有人支持延长治疗时间。此外，英国医学研究会的最新试验表明，6 个疗程与 3 个疗程相比，并没有益处。

研究结果表明，在这个问题上，对于得到完全缓解的患者进行 4 ~ 6 个疗程的化疗应该是合适的，而现在使用的维持化疗并没有任何额外的好处。目前，还不清楚 α- 干扰素长期维持治疗是否有益。

（2）放射治疗：尽管人们希望化疗可以完全控制这种疾病，但小细胞肺癌患者的复发却经常首先发生于胸部。在最初的临床试验中，人们希望对局限期患者进行胸部放疗可以减少局部复发，并延长中位生存期和长期无瘤生存期。

除了减少肺部复发，稍微延长生存期外，联合放化疗也有可能改善患者的生活质量。较新的分次放疗方案最早由 Turrisi 提出的每日多次方案。将来，可能会显出联合化疗加放疗有更大的好处。现在，美国正在进行这种方法与常规分次方案对比的随机实验。人们正热切地等待着这些实验的结果。因为它可能明显改善小细胞肺癌的治疗效果。

（3）手术治疗：如前所述，手术曾经是小细胞肺癌主要的治疗方法，直到英国医学研究会的试验，改变了它在这种疾病中的地位。尽管在过去的15年中，人们重新评价了它的作用，但它仍是一个有争议的，还未解决的问题。目前化疗是局限期小细胞肺癌的常规治疗。美国退伍军人管理局肺组建议，表现为肺内孤立性结节的小细胞肺癌，应该通过肺切除手术治疗。在世界范围内，这已成为一种常规治疗，并经常与几个疗程的化疗联合应用，有时也进行胸部放疗和预防性全脑照射。手术主要是针对 T_1N_0 的周围型病变，术后病理发现为小细胞肺癌。20世纪70年代末和80年代初的报道证实，在临床试验中，单纯手术使25%以上的 T_1N_0 患者可以达到治愈效果。辅加术后化疗，有报道表明这种早期疾病的长期生存率甚至可以更好。在一篇回顾性分析中，接受术后化疗的 I 期患者，尤其是 T_1N_0 的患者，5年生存率高达80%。通常，只有 N_1 期病变的患者才接受术后胸部放疗。也有报道表明，对于病情更进展的 I、II 和 III a 期患者，在局部病变完全切除并接受术后化疗之后，5年生存率可达20%~30%。对于这类患者，有些仅接受化疗加放疗，其结果也非常好。然而，目前不主张对这组小细胞肺癌常规进行手术治疗。除非作为临床试验一部分，对于术前诊断为 N_2 期的患者，也不应当手术治疗。尽管如此，我们的意见是，对于非常局限的小细胞肺癌患者，仍然需要进一步开展辅助手术治疗的前瞻性研究。手术按照无瘤切除的原则，除了肺叶切除和清除纵隔淋巴结，手术后继续做4~6个周期的化疗，叫做维持治疗或者巩固治疗。

另一个重要的问题是，尽管组织学活检和细胞学分析有时可以诊断小细胞肺癌，但可能不准确，或可能混合有其他细胞类型。有些化疗无效的局限期患者，实际上可能是非小细胞癌，并且可以从手术切除中获益，甚至有可能得到治愈。还有一个问题必须指出，即局限期小细胞肺癌患者，治疗超过 18 个月 ~ 2 年后，出现孤立性复发时，同样也可能是第 2 个原发癌，应该彻底检查并考虑根治性手术的可能性。结合 NCCN 指南及我们的经验，通常认为早期的小细胞肺癌即临床诊断为 T_{1-2} N_0M_0 的患者以及反复放化疗后仍然残留可能含有非小细胞肺癌成分的，可考虑行手术治疗。

【注意要点】

肺癌的预后取决于早期发现、早期诊断、早期治疗。由于早期诊断不足致使肺癌预后差，86% 的患者在确诊后 5 年内死亡。只有 15% 的患者在确诊时病变局限，5 年生存率可达 50%。规范有序的诊断、分期以及根据肺癌临床行为制定多学科治疗（综合治疗）方案，可为患者提供可能治愈或有效缓解的最好的治疗方法。随着以手术、化疗和放疗为基础的综合治疗进展，近 30 年肺癌总体 5 年生存率几乎翻了 1 倍。

（王建军　江　科）

第二节　食 管 癌

【概况】

食管癌（esophageal carcinoma）是人类常见的恶性肿瘤，占食管肿瘤的 90% 以上。在全部恶性肿瘤死亡回顾调查中仅次于胃癌而居第 2 位。据估计全世界每年大约有 20 万人死于食管癌，是对人民的生命和健康危害极大的最常见的恶性肿瘤之一。不同的国家和地区发病率不同，我国是食管癌高发区，与欧美国家患食管腺癌不同，我国食管癌患者 90% 以上是食管鳞状细胞癌。

【诊断要点】

1. 临床诊断依据

（1）临床症状：食管癌的症状因病程发展、病理形态、机体反应等多种因素的不同而表现不尽相同，以下按早、中、晚期分别讨论：

1）早期食管癌症状：临床上症状常不明显，多是因局部病灶刺激食管蠕动异常或痉挛，或因局部炎症、糜烂、表浅溃疡、肿瘤浸润所致，常反复出现，间歇期可无症状可持续几年时间。主要特征性症状为胸骨后不适或咽下痛。疼痛呈烧灼样、针刺样或牵拉摩擦样疼痛，尤其是进食粗糙、过热或有刺激性的食物时为显著。食物通过缓慢并有轻度哽噎感，大部分进展缓慢。其他少见症状有胸骨后闷胀，咽部干燥发紧等。3%～8%的病例可无任何感觉。

2）中期食管癌症状：典型症状进行性吞咽困难，由于食管壁具有良好的弹性及扩张能力，在癌未累及食管全周一半以上时，吞咽困难症状尚不显著。咽下困难的程度与病理类型有关，缩窄型和髓质型较其他型为严重。约10%的病例症状或初发症状不是咽下困难者占20%～40%，而造成食管癌的诊断延误。部分患者在吞咽食物时有胸骨后或肩胛间疼痛。根据肿瘤部位提示已有外侵引起食管周围炎、纵隔炎或食管深层溃疡所致。下胸段肿瘤引起的疼痛可以发生在剑突下或上腹部。若有持续性胸背痛多为癌肿侵犯及（或）压迫胸膜及脊神经所致。食管癌本身和炎症可反射性地引起食管腺和唾液腺分泌增加，经食管逆蠕动，可引起呛咳和肺炎。

3）晚期食管癌的症状：多因压迫及并发症引起，并且可以发生淋巴及血行转移。食管病变段有溃疡、炎症或是肿瘤外侵，则产生胸骨后或背部持续性隐痛。如疼痛剧烈并伴有发热，应警惕肿瘤是否已经穿孔或行将穿孔。癌肿淋巴结转移常在锁骨上部胸锁乳突肌的附着部后方，左侧多于右侧，如压迫喉返神经，出现声音嘶哑；压迫颈交感神经，则产生Horner综合征。因吸入性炎症引起的喉炎也可造成声音嘶哑，通过间接喉镜检查有助于鉴别。癌肿压迫气管，可出现咳嗽及呼吸困难，有时由于食管高度梗阻，产生逆蠕动使食管内容物误吸入气道造成感染。癌组织浸透纵隔、气管、支气管、主动脉，形成纵隔炎、气管食管瘘，发生肺炎、肺脓肿，甚至致命性大出血等。患者因咽下困难出现营养不良、脱水等恶病质。若有骨、肝、脑等重要脏器转移，可出现骨痛、黄疸、腹水、昏迷等症状。

（2）体格检查：大多数食管癌无明显相关阳性体征。临床诊断为食管癌的患者近期出现头痛、恶心等神经系统症状和体征，骨痛、肝大、皮下结节、颈部淋巴结肿大等提示远处转移可能。

2. 辅助检查

（1）X线钡餐检查：食管X线钡餐检查可显示钡剂在癌肿点停滞，病变段钡流细窄；食管壁僵硬，蠕动减弱，黏膜纹变粗而紊乱，边缘毛糙；食管腔狭窄而不规则，梗阻上段轻度扩张，并可有溃疡壁龛及充盈缺损等改变。常规X线钡餐检查常不易发现浅表和小癌肿。应用甲基纤维素钠（sodiummethylcellulose）和钡剂作双重对比造影，可更清楚地显示食管黏膜，提高食管癌的发现率。

（2）纤维食管胃镜检查：是食管癌诊断中最重要的手段之一，对于食管癌的定性定位诊断和手术方案的选择有重要的作用。对拟行手术治疗的患者必需的常规检查项目。此外，内镜检查前必须充分准备，建议应用去泡剂和去黏液剂，仔细观察各部位，采集图片，对可疑部位应用碘染色和放大技术进一步观察，进行指示性活检，这是提高早期食管癌检出率的关键。提高食管癌的发现率，是现阶段降低食管癌死亡率的重要手段之一。

（3）食管黏膜脱落细胞学检查：应用线网气囊双腔管细胞采集器吞入食管内，通过病变段后充气膨胀气囊，然后缓缓将气囊拉出。取网套擦取涂片做细胞学检查，阳性率可达90%。

（4）食管CT扫描检查：CT扫描可以清晰显示食管与邻近纵隔器官的关系。正常食管与邻近器官分界清楚，食管壁厚度不超过5mm，如食管壁厚度增加，与周围器官分界模糊，则表示食管病变存在。

（5）肿瘤标志物：食管鳞癌尚未发现此种具有一定准确性的标记物。最敏感的免疫标记物鳞状细胞癌相关抗原（SCC-RA）在良性食管瘤中常为阴性，而在食管癌患者血清阳性率为40%～52%，并随病变之进一步侵袭、淋巴结转移、病期变晚，以及肿瘤体积加大而增高，可惜在早期癌中很少出现阳性，且不论何期之低分化癌中也是阴性。另一免疫指标为表皮样生长因子（EGF）受体。用碘125EGF结合测试发现高结合率者淋巴结转移多，预后差。其他肿瘤标记物如癌胚抗原（CEA）、CA-50、CA19-9等经过研究，无一能提供可靠的预后指标。

（6）DNA倍体：与肿瘤之组织学关系密切，但与临床病期无关。在非整倍体患者中发现较高的淋巴结转移率及较多的食管外扩散，非整倍体与双倍体相比，在12个月内肿瘤复发率高达83%（双倍体仅为17%），中数生存较短，5年生存率较低。但此种相关性仅适用于进展期病例。

3. 食管癌 TNM 分期

（1）T 分级：

T_x 原发肿瘤不能确定；

T_0 无原发肿瘤证据；

T_{is} 高度不典型增生（腺癌无法确定原位癌）；

T_{1a} 肿瘤侵及黏膜固有层；

T_{1b} 肿瘤侵及黏膜下层；

T_2 肿瘤侵及固有肌层；

T_3 肿瘤侵及纤维膜；

T_{4a} 肿瘤侵及胸膜、心包、膈肌；

T_{4b} 肿瘤侵及其他邻近器官。

（2）N 分级：

N_x：区域淋巴结无法确定；

N_0：无区域淋巴结转移；

N_{1a}：1～2个区域淋巴结转移；

N_{1b}：3～5个区域淋巴结转移；

N_2：6～9个区域淋巴结转移；

N_3：≥10个区域淋巴结转移。

AJCC 建议清扫淋巴结总数不少于 12 个，并记录清扫的区域淋巴结总数。

（3）M 分级：

M_x：远处转移无法确定；

M_0：无远处转移；

M_1：有远处转移。

锁骨上淋巴结和腹腔动脉干淋巴结不属于区域淋巴结，而为远处转移。

表 4-3-2　食管癌国际分期标准第 7 版
（2009）的 TNM 分期

0 期	$T_{is}N_0M_0G_1$	Ⅲa 期	$T_{3-4a}N_{1a}M_0$
Ⅰa 期	$T_1N_0M_0G_1$	Ⅲb 期	$T_{3-4a}N_{1b}M_0$
	$T_1N_0M_0H_2G_2$		$T\text{-}N_2M_0$
Ⅰb 期	$T_1N_0M_0H_1G_2$	Ⅳ期	$T_{4b}N\text{-}M\text{-}$
	$T_1N_0M_0G_{3-4}$		$T\text{-}N_3M\text{-}$
	$T_2N_0M_0G_1$		$T\text{-}N\text{-}M_1$
Ⅱ期	$T_2N_0M_0G_{2-4}$		
	$T_{3-4a}N_0M_0$		
	$T_{1-2}N_1M_0$		

注：H 分级（癌细胞类型）　H1 鳞癌；H2 腺癌

G 分级（细胞分化程度）：G1 高分化癌；G2 中分化癌；G3 低分化癌；G4 未分化癌

4. 鉴别诊断

（1）贲门失弛缓症：由于迷走神经与食管壁内神经丛退行性病变，或对促胃液素过分敏感，引起食管蠕动减弱与食管下端括约肌失弛缓，使食物不能正常通过贲门，一般病程较长，患者多见于年轻女性，症状时轻时重，咽下困难多呈间隙性发作，常伴有胸骨后疼痛及反流现象，用解痉药常能使症状缓解，反流物内常不含血性黏液。一般无进行性消瘦（但失弛缓症的晚期、梗阻严重时，患者可有消瘦）。X线检查食管下端呈光滑鸟嘴状或漏斗状狭窄，边缘光滑，吸入亚硝酸异戊酯后贲门渐扩张，可使钡剂顺利通过。内镜活组织检查无癌肿证据可资鉴别。

（2）食管结核：比较少见。一般为继发性，如为增殖性病变或形成结核瘤，则可导致不同程度的阻塞感、吞咽困难或疼痛。病程进展慢，青壮年患者较多，平均发病年龄小于食管癌。常有结核病史，OT试验阳性，有结核中毒症状，内镜活检有助于鉴别。食管造影有三种表现：①食管腔内充盈缺损及溃疡，病变段管腔稍窄，管壁稍僵硬，龛影较大而明显，龛影边缘不整，周围充盈缺损不明显。②食管一侧壁充盈缺损，为食管周围的纵隔淋巴结结核形成的肿块压迫食管腔，并侵及食管壁所致。③食管窦道形成。表现为食管壁小的突出的钡影，像一小龛影，周围无充盈缺损。为纵隔淋巴结结核，并发淋巴结食管瘘。最后有赖于食管细胞学或食管镜检查而确定诊断。

（3）食管炎：食管裂孔疝并发反流性食管炎，有类似早期食管癌的刺痛或灼痛，X线检查黏膜纹理粗乱，食管下段管腔轻度狭窄，有钡剂潴留现象，部分病例可见黏膜龛影。对不易肯定的病例，应进行食管细胞学或食管镜检查。

（4）食管憩室：可以发生在食管的任何部位，较常见的为牵引性憩室，初期多无症状，以后可表现不同程度的吞咽困难及反流，于饮水时可闻"含漱"声响，有胸闷或胸骨后灼痛、胃灼热等进食后异物感等症状。因食物长期积存于憩室内可有明显口臭，有时因体位变动或夜间睡眠发生憩室液误吸、呛咳。X线多轴透视或气钡双重对比检查可显示憩室。

（5）食管良性狭窄：多有吞酸、碱化学灼伤史，X线可见食管狭窄，黏膜皱褶消失，管壁僵硬，狭窄与正常食管段逐渐过渡。临床上要警惕在长期炎症基础上发生癌变的可能。

（6）食管良性肿瘤：一般病程较长，进展慢，症状轻。多为食管平滑肌瘤，典型病例吞咽困难症状轻，进展慢，X线和食管镜检查见表面黏膜光滑的隆起肿物，圆形或生姜样充盈缺损，表面黏膜展平呈涂抹征，但无溃疡。局部管腔扩张正常，内镜可见隆起于正常黏膜下的圆形肿物，在食管蠕动时可见在黏膜下"滑动"现象。有时与生长在一侧壁、主要向黏膜下扩展的表面黏膜改变轻微的食管癌不易区别，但后者在内镜下见不到"滑动"。

（7）食管平滑肌肉瘤：大体所见有两种形态，一种为息肉型，另一种为浸润型。息肉型在食管腔内可见结节状或息肉样肿物，肿物周界清楚。

【治疗】

1. 治疗原则　临床上应采取综合治疗的原则。即根据患者的机体状况，肿瘤的病理类型、侵犯范围（病期）和发展趋向，有计划地、合理地应用现有的治疗手段，以期最大幅度地根治、控制肿瘤和提高治愈率，改善患者的生活质量。对拟行放、化疗的患者，应做Karnofsky 或 ECOG 评分：

急性放射性肺损伤和急性食管炎分级标准：

（1）急性放射性肺损伤 RTOG 分级标准：

0 级：无变化。

1 级：轻度干咳或劳累时呼吸困难。

2 级：持续咳嗽需麻醉性止咳药/稍活动即呼吸困难，但休息时无呼吸困难。

3 级：重度咳嗽，对麻醉性止咳药无效，或休息时呼吸困难/临床或影像有急性放射性肺炎的证据/间断吸氧或可能需类固醇治疗。

4 级：严重呼吸功能不全/持续吸氧或辅助通气治疗。

5 级：致命性。

（2）急性食管炎诊断 RTOG 标准：

0 级：无变化。

1 级：轻度吞咽困难，需要表面麻醉或止痛剂或软食。

2 级：中度吞咽困难，需要麻醉剂或流食。

3 级：重度吞咽困难，或脱水，或体重减轻 15% 需要管饲饮食。

4 级：完全梗阻、溃疡或穿孔。

5 级：致命性。

2. 手术治疗

（1）手术治疗原则：在任一非急诊手术治疗前，应根据诊断要求完成必要的影像学等辅助检查，并对食管癌进行 c-TNM 分期，以便于制订全面、合理和个体化的治疗方案。

应由以胸外科为主要专业的外科医师来决定手术切除的可能性和制订手术方案。尽量做到肿瘤和区域淋巴结的完全性切除。

根据患者的病情、并发症、肿瘤的部位以及术者的技术能力决定手术方式。

经胸食管癌切除是目前常规的手术方法。

胃是最常替代食管的器官，其他可以选择的器官有结肠和空肠（对术者有准入要求）。

食管癌完全性切除手术应常规行区域淋巴结切除，并标明位置送病理学检查，应最少切除 11 个淋巴结以进行准确的分期。

（2）下列情况可行手术治疗（手术适应证）：① Ⅰ、Ⅱ期和部分Ⅲ期食管癌。②食管癌放疗后复发，无远处转移，一般情况能耐受手术者。

（3）下列情况不应进行手术治疗（手术禁忌证）：①诊断明确的Ⅳ期、部分Ⅲ期（侵及主动脉及气管的 T_4 病变）食管癌患者。②心肺功能差或合并其他重要器官系统严重疾病，不能耐受手术者。

3. 放射治疗（如无放疗条件可转入上级医院）

（1）原则：①应在外科、放疗科、肿瘤内科共同研究和（或）讨论后决定食管癌患者的治疗方案。②除急诊情况外，应在治疗前完成必要的辅助检查和全面的治疗计划。③对于可能治愈的患者，治疗休息期间也应予以细心的监测和积极的支持治疗。④术后放疗设计应参考患者手术病理报告和手术记录。⑤同步放疗时剂量为 50~50.4Gy（1.8~2Gy/d）。单纯放疗国内习惯使用剂量为 60~70Gy/6~7 周。

（2）治疗效果：化学治疗的疗效评价参照 WHO 实体瘤疗效评价标准或 RECIST 疗效评价标准。

（3）防护：采用常规的放疗技术，应注意对肺、肾、心脏和脊髓的保护，以避免对它们的严重放射性损伤。急性放射性肺损伤及急性食管炎参照 RTOG 分级标准（见附录 E）。

（4）三维适形放疗技术（3DCRT）是目前较先进的放疗技术。如条件允许可用于食管癌患者，并用 CT 机来进行放疗计划的设计，确认和实施。

4. 化学治疗

食管癌化疗分为姑息性化疗、新辅助化疗（术前）、辅助化疗（术后）。

（1）原则：①必须掌握临床适应证。②必须强调治疗方案的规范化和个体化。

（2）治疗效果：化学治疗的疗效评价参照 WHO 实体瘤疗效评价标准或 RECIST 疗效评价标准。

（3）常用方案：①对于食管鳞癌：DDP + 5Fu（顺铂加氟尿嘧啶）是最常用的化疗方案，其他可选择的有：DDP + TXT（顺铂加多西他赛）；DDP + PTX（顺铂加紫杉醇）；Oxaliplatin + 5Fu（奥沙利铂加氟尿嘧啶）。②对于食管腺癌，常用的方案是：ECF 方案（表柔比星加顺铂加氟尿嘧啶）。

5. 食管癌分期治疗模式

Ⅰ期：首选手术治疗。如心肺功能差或不愿手术者，可行根治性放疗。完全性切除的Ⅰ期食管癌，术后不行辅助放疗或化疗。内镜下黏膜切除仅限于黏膜癌，而黏膜下癌应该行标准食管癌切除术。

Ⅱ期：首选手术治疗。如心肺功能差或不愿手术者，可行根治性放疗。完全性切除的 $T_2N_0M_0$，术后不行辅助放疗或化疗。对于完全性切除的 $T_3N_0M_0$ 和 $T_{1-2}N_1M_0$ 患者，术后行辅助放疗可能提高 5 年生存率。对于食管鳞癌，不推荐术后化疗。对于食管腺癌，可以选择术后辅助化疗。

Ⅲ期：对于 $T_3N_{1-3}M_0$ 和部分 $T_4N_{0-3}M_0$（侵及心包、膈肌和胸膜）患者，目前仍首选手术治疗，有条件的医院可以开展新辅助放化疗（含铂方案的化疗联合放射治疗）的研究，与单一手术相比，术前同步放化疗可能提高患者的总生存率。

与单纯手术相比较，不推荐术前化疗，术前放疗并不能改善生存率。但是对于术前检查发现肿瘤外侵明显，外科手术不易彻底切除的食管癌，通过术前放疗可以增加切除率。

对于不能手术的Ⅲ期患者，目前的标准治疗是放射治疗，有条件的医院可以开展同步放化疗的研究（含铂方案的化疗联合放射治疗）。

对于以上Ⅲ期患者，术后行辅助放疗可能提高 5 年生存率。对于食管鳞癌，不推荐术后化疗。建议患者对于食管腺癌，可以选择术后辅助化疗。

Ⅳ期：以姑息治疗为主要手段，能直接化疗者；首选化疗，治疗目的为延长生命，提高生活质量。

姑息治疗：主要包括内镜治疗（包括食管扩张、食管支架等治疗）和止痛对症治疗。

化疗方案见化学治疗部分。

【注意要点】

早期食管癌及时根治预后良好，手术切除 5 年生存率 >90%。症状出现后未经治疗的食管癌患者一般在 1 年内死亡。食管癌位于食管上段、病变长度超过 5cm、已侵犯食管肌层、癌细胞分化程度差及已有转移者，预后不良。

（王建军 江 科）

第三节　气　胸

【概况】

气胸是指气体进入胸膜腔，造成积气状态，称为气胸。可以自发地发生，也可由于疾病、外伤、手术或诊断及治疗性操作不当等引起。气体通过胸壁、横膈、纵隔或脏层胸膜进入胸膜腔。胸膜腔内有气体往往提示胸膜腔与外界之间（通过颈部或胸壁），或胸膜腔与邻近空腔脏器（如肺、气管、支气管、食管或膈下空腔脏器）间有异常通道。气胸可分成自发性、外伤性和医源性三类。自发性气胸又可分成原发性和继发性，前者发生在无基础肺疾病的健康人，后者常发生在有基础肺疾病的患者，如慢性阻塞性肺疾病（chronic obstructive pulmonary disease，COPD）。外伤性气胸系胸壁的直接或间接损伤引起，医源性气胸由诊断和治疗操作所致。

【诊断要点】

1. 临床诊断依据

（1）临床症状：气胸症状的轻重取决于起病快慢、肺压缩程度和肺部原发疾病的情况。典型症状为突发性胸痛，继之有胸闷和呼吸困难，并可有刺激性咳嗽。这种胸痛常为针刺样或刀割样，持续时间很短暂。刺激性干咳因气体刺激胸膜所致。大多数起病急骤，气胸量大，或伴肺部原有病变者，则气促明显。部分患者在气胸发生前有剧烈咳嗽、用力屏气大便或提重物等的诱因，但不少患者在正常活动或安静休息时发病。年轻健康人的中等量气胸很少有不适，有时患者仅在体格检查或常规胸部透视时才被发现；而有肺气肿的老年人，即使肺压缩不到10%，亦可产生明显的呼吸困难。张力性气胸患者常表现精神高度紧张、恐惧、烦躁不安、气促、窒息感、发绀、出汗，并有脉搏细弱而快、血压下降、皮肤湿冷等休克状态，甚至出现意识不清、昏迷，若不及时抢救，往往引起死亡。气胸患者一般无发热，白细胞数

3

升高或血沉增快，若有这些表现，常提示原有的肺部感染（结核性或化脓性）活动或发生了并发症（如渗出性胸膜炎或脓胸）。少数患者可发生双侧性气胸，其发生率占自发性气胸的 2%～9.2%，甚至达 20%。年龄超过20 岁者，男女之比为 3:1。以呼吸困难为突出表现，其次为胸痛和咳嗽。同时发现双侧异时性自发性气胸（即先发生一侧，继之成为双侧性气胸）较双侧同时自发性气胸的发生率相对为高，达到 83.9%。部分气胸患者伴有纵隔气肿，则呼吸困难更加严重，常有明显的发绀。更少见的情况是于气胸发生时胸膜粘连带或胸膜血管撕裂而产生血气胸，若出血量多，可表现为面色苍白、冷汗、脉搏细弱、血压下降等休克征象。但大多数患者仅为小量出血。哮喘患者呈哮喘持续状态时，若经积极治疗而病情继续恶化，应考虑是否并发了气胸；反之，气胸患者有时呈哮喘样表现，气急严重，甚至两肺布满哮鸣音，此种患者一经胸膜腔抽气减压，气急和哮鸣音即消失。

（2）体格检查：取决于积气量的多少和是否伴有胸腔积液。少量气胸体征不明显，尤其在肺气肿患者更难确定，听诊呼吸音减弱具有重要意义。大量气胸时，气管向健侧移位，患侧胸部隆起，呼吸运动与触觉语颤减弱，叩诊呈过清音或鼓音，心或肝浊音界缩小或消失，听诊呼吸音减弱或消失。左侧少量气胸或纵隔气肿时，有时可在左心缘处听到与心跳一致的气泡破裂音，称 Hamman 征。液气胸时，胸内有振水声。血气胸如失血量过多，可使血压下降，甚至发生失血性休克。为了便于临床观察和处理，根据临床表现把自发性气胸分成稳定型和不稳定型，符合下列所有表现者为稳定型，否则为不稳定型：呼吸频率 <24 次/分；心率 60～120 次/分；血压正常；呼吸室内空气时 SaO_2 >90%；两次呼吸间说话成句。

2. 辅助检查

（1）影像学检查：X 线检查是诊断气胸的重要方

法。胸片作为气胸诊断的常规手段，若临床高度怀疑气胸而后前位胸片正常时，应该进行侧位胸片或者侧卧位胸片检查。气胸胸片上大多有明确的气胸线，为萎缩肺组织与胸膜腔内气体交界线，呈外凸线条影，气胸线外为无肺纹理的透光区，线内为压缩的肺组织。大量气胸时可见纵隔、心脏向健侧移位。合并胸腔积液时可见气液面。局限性气胸在后前位 X 线检查时易漏诊，侧位胸片可协助诊断，X 线透视下转动体位也可发现。若围绕心缘旁有透光带应考虑有纵隔气肿。胸片是最常应用于诊断气胸的检查方法，CT 对于小量气胸、局限性气胸以及肺大疱与气胸的鉴别比 X 线胸片敏感和准确。气胸的基本 CT 表现为胸膜腔内出现极低密度的气体影，伴有肺组织不同程度的压缩萎陷改变。

（2）气胸的容量就容积而言，很难从 X 线胸片精确估计。如果需要精确估计气胸的容量，CT 扫描是最好的方法。另外，CT 扫描还是气胸与某些疑难病例（例如肺压缩不明显而出现窒息的外科性肺气肿、复杂性囊性肺疾病有可疑性肺大疱等）相鉴别的唯一有效手段。

（3）胸内压测定有助于气胸分型和治疗。可通过测定胸内压来明确气胸类型（闭合性、开放性、张力性）的诊断。

（4）血气分析和肺功能检查多数气胸患者的动脉血气分析不正常，有超过 75% 的患者 PaO_2 低于 80mmHg。16% 的继发性气胸患者 $PaO_2 < 55mmHg$、$PaCO_2 > 50mmHg$。肺功能检查对检测气胸发生或者容量的大小帮助不大，故不推荐采用。

（5）胸腔镜检查可明确胸膜破裂口的部位以及基础病变，同时可以进行治疗。

3. 鉴别诊断　自发性气胸尤其是老年人和原有心、肺慢性疾病基础者，临床表现酷似其他心、肺急症，必须认真鉴别：

（1）支气管哮喘与慢性阻塞性肺疾病：两者均有不同程度的气促及呼吸困难，体征亦与自发性气胸相似，

但支气管哮喘患者常有反复哮喘阵发性发作史，COPD
患者的呼吸困难多呈长期缓慢进行性加重。当哮喘及
COPD 患者突发严重呼吸困难、冷汗、烦躁，支气管舒
张剂、抗感染药物等治疗效果不好，且症状加剧，应考
虑并发气胸的可能，X 线检查有助鉴别。

（2）急性心肌梗死：患者亦有突然胸痛、胸闷，甚
至呼吸困难、休克等临床表现，但常有高血压、冠状动
脉粥样硬化性心脏病病史。体征、心电图、X 线检查、
血清酶学检查有助于诊断。

（3）肺血栓栓塞症：大面积肺栓塞也可突发起病，
呼吸困难，胸痛，烦躁不安，惊恐甚或濒死感，临床上
酷似自发性气胸。但患者可有咯血、低热和晕厥；并常
有下肢或盆腔血栓性静脉炎、骨折、手术后、脑卒中、
心房颤动等病史，或发生于长期卧床的老年患者。体检、
胸部 X 线检查可鉴别。

（4）肺大疱：位于肺周边的肺大疱，尤其是巨型肺
大疱易被误认为气胸。肺大疱通常起病缓慢，呼吸困难
并不严重，而气胸症状多突然发生。影像学上，肺大疱
气腔呈圆形或卵圆形，疱内有细小的条纹理，为肺小叶
或血管的残遗物。肺大疱向周围膨胀，将肺压向肺尖区、
肋膈角及心膈角。而气胸则呈肺外侧的透光带，其中无
肺纹理可见。从不同角度做胸部透视，可见肺大疱为圆
形透光区，在大疱的边缘看不到发丝状气胸线。肺大疱
内压力与大气压相仿，抽气后，大疱容积无明显改变。
如误对肺大疱抽气测压，甚易引起气胸，须认真鉴别。

（5）其他：消化性溃疡穿孔、胸膜炎、肺癌、膈疝
等，偶可有急起的胸痛、上腹痛及气促等，亦应注意与
自发性气胸鉴别。

【治疗】

自发性气胸的治疗目的是促进患侧肺复张、消除病
因及减少复发。治疗具体措施有保守治疗、胸腔减压、
经胸腔镜手术或开胸手术等。应根据气胸的类型与病因、
发生频次、肺压缩程度、病情状态及有无并发症等适当

3

选择。部分轻症者可经保守治疗治愈，但多数需作胸腔减压以助患肺复张，少数患者（约10%～20%）需手术治疗。影响肺复张的因素包括患者年龄、基础肺疾病、气胸类型、肺萎陷时间长短以及治疗措施等。老年人肺复张时间通常较长；交通性气胸较闭合性气胸需时长；有基础肺疾病、肺萎陷时间长者肺复张时间亦长；单纯卧床休息肺复张时间显然较胸腔闭式引流或胸腔穿刺抽气长。有支气管胸膜瘘、脏层胸膜增厚、支气管阻塞者，均可妨碍肺复张，并易导致慢性持续性气胸。

1. 保守治疗

（1）主要适用于稳定型小量气胸，首次发生症状较轻的闭合性气胸。应严格卧床休息，酌情予镇静、镇痛等药物。由于胸腔内气体分压和肺毛细血管内气体分压存在压力差，每日可自行吸收胸腔内气体容积（胸片的气胸面积）的1.25%～1.8%。高浓度吸氧可加快胸腔内气体的吸收，经鼻导管或面罩吸入10L/min的氧气，可达到比较满意的疗效。保守治疗需密切监测病情改变，尤其在气胸发生后24～48小时内。如患者年龄偏大，并有肺基础疾病如COPD，其胸膜破裂口愈合慢、呼吸困难等症状严重。即使气胸量较小，原则上不主张采取保守治疗。

此外，不可忽视肺基础病的治疗。如明确因肺结核并发气胸，应予抗结核药物；由肺部肿瘤所致气胸者，可先作胸腔闭式引流，待明确肿瘤的病理学类型及有无转移等情况后，再进一步作针对性治疗。COPD合并气胸者应注意积极控制肺部感染，解除气道痉挛等。

（2）胸腔穿刺抽气：适用于小量气胸，呼吸困难较轻，心肺功能尚好的闭合性气胸患者。抽气可加速肺复张，迅速缓解症状。通常选择患侧胸部锁骨中线第2肋间为穿刺点，局限性气胸则要选择相应的穿刺部位。皮肤消毒后用气胸针或细导管直接穿刺入胸腔，随后连接于50ml或100ml注射器或气胸机抽气并测压，直到患者呼吸困难缓解为止。一次抽气量不宜超过1000ml，每日或隔日抽气 1 次。张力性气胸病情危急，应迅速解除胸腔内正压以避免发生严重并发症，紧急时亦需立即胸腔穿刺排气，无其他抽气设备时，为了抢救患者生命，可用粗针头迅速刺入胸膜腔以达到暂时减压的目的。亦可用粗注射针头，在其尾部扎上橡皮指套，指套末端剪一小裂缝，插入胸腔做临时排气，高压气体从小裂缝排出，待胸腔内压减至负压时，套囊即行塌陷，小裂缝关闭，外界空气即不能进入胸膜腔。

（3）胸腔闭式引流：适用于不稳定型气胸，呼吸困难明显、肺压缩程度较重，交通性或张力性气胸，反复发生气胸的患者。无论其气胸容量多少，均应尽早行胸腔闭式引流。插管部位一般多取锁骨中线外侧第 2 肋间，或腋前线第 4～5 肋间，如为局限性气胸或需引流胸腔积液，则应根据 X 线胸片或在 X 线透视下选择适当部位进行插管排气引流。插管前，在选定部位先用气胸箱测压以了解气胸类型，然后在局麻下沿肋骨上缘平行做 1.5～2cm 皮肤切口，用套管针穿刺进入胸膜腔，拔去针芯，通过套管将灭菌胶管插入胸腔。亦可在切开皮肤后，经钝性分离肋间组织达胸膜，再穿破胸膜将导管直接送入胸膜腔。一般选用胸腔引流专用硅胶管，或外科胸腔引流管。16～22F 导管适用于大多数患者，如有支气管胸膜瘘或机械通气的患者，应选择 24～28F 的大导管。导管固定后，另端可连接 Heimhch 单向活瓣，或置于水封瓶的水面下 1～2cm，使胸膜腔内压力保持在 1～2cmH$_2$O以下，插管成功则导管持续逸出气泡，呼吸困难迅速缓解，压缩的肺可在几小时至数天内复张。对肺压缩严重，时间较长的患者，插管后应夹住引流管分次引流，避免胸腔内压力骤降产生肺复张后肺水肿。如未见气泡溢出 1～2 天，患者气急症状消失，经透视或摄片见肺已全部复张时，可以拔除导管。有时虽未见气泡冒出水面，但患者症状缓解不明显，应考虑为导管不通畅，或部分滑出胸膜腔，需及时更换导管或作其他处理。原发性自发性气胸经导管引流后，即可使肺完全复张；继发性者常因气胸分隔，单导管引流效果不佳，有时需在患侧胸腔插入多根导管。两侧同时发生气胸者，可在双侧胸腔作插管引流。若经水封瓶引流后未能使胸膜破口愈合，肺持久不能复张，可在引流管加用负压吸引装置。可用低负压可调节吸引机，如吸引机形成负压过大，可用调压瓶调节，一般负压为 $-10 \sim -20cmH_2O$，如果负压超过设置值，则空气由压力调节管进入调压瓶，因此胸腔所承受的吸引负压不会超过设置值，可避免过大的负压吸引对肺的损伤。闭式负压吸引宜连续开动吸引机，如经12小时后肺仍未复张，应查找原因。如无气泡冒出，表示肺已复张，停止负压吸引，观察 $2 \sim 3$ 天。经透视或胸片证实气胸未再复发后，即可拔除引流管，用凡士林纱布覆盖手术切口。水封瓶应放在低于患者胸部的地方（如患者床下），以免瓶内的水反流进入胸腔。应用各式插管引流排气过程中，应注意严格消毒，防止发生感染。

（4）化学性胸膜固定术：由于气胸复发率高，为了预防复发，可胸腔内注入硬化剂，产生无菌性胸膜炎症，使脏层和壁层胸膜粘连从而消灭胸膜腔间隙。功能主要适应于不宜手术或拒绝手术的下列患者：持续性或复发性气胸、双侧气胸、合并肺大疱、肺不全及不能耐受手术者。常用硬化剂有多西环素、滑石粉等，用生理盐水 $60 \sim 100ml$ 稀释后经胸腔导管注入，夹管 $1 \sim 2$ 小时后引流。或经胸腔镜直视下喷撒粉剂。胸腔注入硬化剂前，尽可能使肺完全复张。为避免药物引起的局部剧痛，先注入适量利多卡因，让患者转动体位，充分麻醉胸膜，$15 \sim 20$ 分钟后注入硬化剂。若一次无效，可重复注药。观察 $1 \sim 3$ 天，经 X 线透视或摄片证实气胸已吸收，可拔除引流管。此法成功率高，主要不良反应为胸痛、发热。滑石粉可引起急性呼吸窘迫综合征，应用时应予注意。

2. 手术治疗 经内科治疗无效的气胸可为手术的适应证，主要适应于长期气胸、血气胸、双侧气胸、复发性气胸、张力性气胸引流失败者、胸膜增厚致肺膨胀不全或影像学有多发性肺大疱者。手术治疗成功率高，复发率低。

3

（1）胸腔镜：直视下粘连带烙断术促使破口关闭；对肺大疱或破裂口喷涂纤维蛋白胶或医用 ZT 胶；或用 Nd- YAG 激光或二氧化碳激光烧灼 <20mm 的肺大疱。电视辅助胸腔镜手术（VATS）可行肺大疱结扎、肺段或肺叶切除，具有微创、安全等优点。

（2）开胸手术：如无禁忌，亦可考虑开胸修补破口，肺大疱结扎，手术过程中用纱布擦拭胸腔上部壁层胸膜，有助于促进术后胸膜粘连。若肺内原有明显病变，可考虑将肺叶或肺段切除。

【注意要点】

接诊气胸患者应首先除外张力性气胸及开放性气胸，肺压缩 <20% 时不需抽气，肺压缩 >20% 的闭合性气胸、张力性气胸和开放性气胸时，处理的关键是抽气减压，促进肺尽早复张。

（王建军　江科）

第四节　胸腺瘤

【概况】

胸腺瘤（thymoma）是最常见的前上纵隔原发性肿瘤，约占成人所有纵隔肿瘤的 20% ~40%。它起源于胸腺上皮，但不包括起源于生殖细胞、淋巴细胞、神经内分泌细胞及脂肪组织的肿瘤。绝大多数胸腺瘤位于前纵隔，附着于心包，与纵隔内大血管关系密切，少数发生在纵隔以外部位，如胸膜、心膈角、肺实质内、肺门或颈部。胸腺瘤生长缓慢，多为良性，包膜完整，但临床上有潜在的侵袭性，易浸润周围组织和器官。胸腺瘤与自身免疫紊乱密切相关，常伴有重症肌无力（mysasthenia gravis，MG）、各类粒细胞减少症、红细胞发育不良、低丙种球蛋白血症、胶原血管病等副瘤综合征（paraneoplastic syndromes）。国外文献显示胸腺瘤在人群中的年发病率是 0.15/10 万，男女比例为 1:1，发病高峰年龄在 40 ~50 岁。胸腺瘤伴发重症肌无力的发生率约为 10% ~

46%，多在 30～40 岁。儿童胸腺瘤罕见，但恶性程度更高。胸腺瘤的发病机制目前尚不清楚。有学者认为患者既往有放射治疗和 EB 病毒感染史可能与胸腺瘤有关。

【诊断要点】

1. 临床诊断依据　大约 50% 胸腺瘤患者无明显临床症状，多是在胸部 X 线体检时被查出肿瘤。随着肿瘤增大或肿瘤的外侵，患者表现为局部压迫症状、全身反应及伴发疾病症状。胸壁受累患者可陆续出现程度不等胸背钝痛、肩胛间区或胸骨后疼痛；气管受压出现咳嗽、气促、胸闷、心悸等呼吸困难症状；喉返神经受侵可出现声音嘶哑，膈神经受压可出现膈肌麻痹；上腔静脉梗阻表现为面部青紫、颈静脉怒张。如出现乏力、盗汗、低热、消瘦、贫血、严重的胸痛以及心包积液、胸腔积液等体征常提示为恶性病变或伴有局部转移。胸腺伴随疾病据 Rosenow 和 Hurley（1984）报道，40% 胸腺瘤患者伴有胸腺从属全身性或自身免疫性疾病：重症肌无力、单纯红细胞再生障碍性贫血、低球蛋白血症、肾炎肾病综合征、类风湿关节炎、红斑狼疮、巨食管症等。

2. 辅助检查

（1）血清乙酰胆碱酯酶抗体（CAEab）、甲胎蛋白（AFP）和 β-绒毛膜促性腺激素（β-hCG）检查：对于胸腺瘤鉴别判断有一定价值，特异性不高。

（2）胸部 X 线检查：标准的后前位与侧位胸片是诊断大多数胸腺瘤的简单有效的检查方法。肿块阴影主要位于前纵隔或前上纵隔，可以位于胸廓的正中间，但大多数情况下是偏向一侧的。后前位胸片常显示为圆形、卵圆形或浅分叶状，位于心影的上部，靠近心脏与大血管连接处。约 10% 可出现钙化影，常为散在或无定形钙化表现。若为周边曲线钙化影，提示肿瘤为良性；不规则的散在钙化，则可能为良性，也可能为恶性。胸片中一般无气管移位，除非大的浸润性胸腺瘤可造成气管移位。侧位胸片肿瘤多位于前纵隔。常显示上宽下窄的舌状阴影，这一实质性阴影使得前心窗变得不透明，块影

3

边缘常模糊而不清晰。在患有小型胸腺瘤的患者中，侧位胸片常常是显示损害存在的唯一角度。

（3）胸部CT：有助于确定胸腺瘤的范围，不仅可以检出体积微小（5mm以上病灶），X线检查不易发现的胸腺瘤体的存在；同时通过增强CT显示肿块是否侵犯或压迫上腔静脉、升主动脉、气管，显示心包、胸腔有无少量积液，纵隔及肺内有无微小转移灶等X线胸片无法显示的情况。一般情况下，胸腺瘤为软组织密度，CT值在40HU以上。静脉注射造影剂后，可见中度或均匀增强。肿瘤呈囊性变时，CT值为15HU左右。胸部CT可清晰地显示瘤体有无钙化及钙化程度与范围。所有侵入性胸腺瘤的患者应进行上腹部CT扫描，以检测有无膈下转移性扩散。

（4）磁共振成像（MRI）：对于了解大血管受累与否价值较大。通常的MRI检查，胸腺瘤常显示为位于前纵隔或前上纵隔的圆形、卵圆形或分叶状肿块表现，MRI为均匀性，中等强度MR信号区。当瘤体出现液化坏死时，可表现为不规则的高低MR信号区。Sakai（1992）报告MRI显示不纯的高强度表像和分叶状的内部结构的发现表明存在一种浸润性的恶性胸腺瘤。

（5）活组织检查：包括细针穿刺、纵隔镜、前纵隔切开术、电视胸腔镜手术等，因该检查创伤较大，且破坏肿瘤包膜完整性，影响手术效果，故单纯为明确诊断时很少采用。适应证为：①前纵隔的实质性肿块与前纵隔内其他恶性肿瘤无法鉴别（如恶性淋巴细胞瘤、恶性生殖细胞肿瘤、转移性肺癌等）；②术前判断已无法完整切除肿瘤，须通过活组织检查做出非手术的完整的治疗方案者。

3. 胸腺瘤分期

（1）1981年，Masaoka等在此分期基础上，将胸腺瘤分为四期：

Ⅰ期：肿瘤包膜完整，显微镜下未见包膜受侵；

ⅡA期：术中肉眼见肿瘤侵及周围脂肪组织或纵隔

胸膜;

ⅡB 期:显微镜下肿瘤侵及包膜;

Ⅲ期:肿瘤侵及周围器官(如心包、大血管、肺等);

ⅣA 期:有胸膜或心包种植转移;

ⅣB 期:有淋巴或血运远处转移。

其中Ⅰ期为非浸润性胸腺,ⅡA~Ⅳ期为浸润型胸腺瘤。该分期法被公认为最有价值,被国内外学者广泛接受。

(2)根据 1993 年山川洋石建议,胸腺瘤上皮细胞型的 TNM 分期为:

T 肿瘤及外侵情况:①T_1:肉眼包膜完整,镜检无包膜浸润;②T_2:肉眼肿瘤粘连或侵犯周围脂肪组织或纵隔胸膜,镜检侵犯包膜;③T_3:肿瘤侵犯周围器官,如心包、大血管和肺等;④T_4:胸膜和心包扩散。

N 淋巴结转移情况:①N_0:无淋巴结转移;②N_1:前纵隔淋巴结转移;③N_2:前纵隔与胸内淋巴结同时转移;④N_3:锁骨上淋巴结转移。

M 远处转移情况:①M_0:无血行转移;②M_1:血行转移,胸外淋巴结转移。

Ⅰ期:$T_1 N_0 M_0$;Ⅱ期:$T_2 N_0 M_0$;Ⅲ期:$T_3 N_0 M_0$;Ⅳα 期:任何 T $N_{1-3} M_0$;Ⅳb 期:任何 T M_1。

(3)Haniudam 等(1992)在临床分期、组织学分型的基础上又提出胸膜因素:P0 代表胸瘤与纵隔胸膜无粘连;P1 表示镜下肿瘤与纵隔胸膜有粘连,但尚无侵袭现象;P2 镜下见纵隔胸膜侵袭。

4. 胸腺瘤分型 WHO 分类法将胸腺瘤分为 A、AB、B 三型:A 型由梭形或椭圆形上皮细胞组成,缺乏核异型性,不含典型或肿瘤淋巴细胞;B 型由圆形上皮样细胞组成;AB 型为二者的混合表现,与 A 型类似,但含有肿瘤淋巴细胞。B 型又按照淋巴细胞比例的增加情况进一步分为 B1、B2 和 B3 型。同时将所有胸腺癌分为 C 型,其表达呈明显恶性肿瘤细胞学特征,C 型又根据各

3

自的组织分化类型进一步命名，如拟表皮样癌、鳞状上皮细胞癌、淋巴上皮癌、肉瘤样癌、透明细胞癌、类基底细胞癌、黏液表皮样癌、乳头状癌和未分化癌等。A型和 AB 型为良性肿瘤；B1 型为低度恶性；B2 型为中度恶性；B3 型与胸腺癌均为高度恶性，侵袭性强。

5. 胸腺瘤良恶性的判断标准　关于胸腺瘤良恶性的判断标准历来学者说法不一。其原因：①胸腺瘤即使为良性，其包膜完整，但手术切除后仍有复发。因此，部分学者认为所有胸腺瘤均应作为潜在恶性或低度恶性来处理。②手术时明确发现胸腺瘤包膜被浸润或部分浸润至肺及心包，但术后病理检查仍有 5.5% ~16% 的病例在光镜下未见肿瘤包膜浸润，且有 4% ~8% 的病例仍有长期生存的报道。因此说明浸润与非浸润的界限在某些情况下不易准确判断。因此，目前大多数学者的观点认为胸腺瘤的良恶性诊断无法单纯依靠病理组织学诊断来确定，须结合术中肿瘤包膜有无浸润、邻近器官及胸膜有无被侵犯、淋巴结有无转移来综合判断。胸腺瘤的大体形态特征中，最重要是肿瘤的包膜是否完整以及肿瘤是否侵及邻近的正常器官。许多文献报道，所有胸腺瘤中，良性胸腺瘤即包膜完整的非浸润型胸腺瘤所占的比例是 40% ~70%。偶尔，这些包膜完整的非浸润型胸腺瘤，显微镜下却发现肿瘤细胞已经浸润到包膜或包膜外，这类胸腺瘤应归为恶性浸润型胸腺瘤。包膜完整的胸腺瘤，甚至显微镜下包膜无肿瘤细胞浸润的胸腺瘤也有较低的术后肿瘤局部复发率。因此，即使是非浸润型的良性胸腺瘤也具有潜在的恶性特征。胸腺瘤周围浸润生长的比率为 30% ~60%。不管瘤组织在显微镜下表现如何或细胞结构如何，只要肿瘤出现浸润性生长，就应归为恶性肿瘤。事实上，在浸润型胸腺瘤中，除个别病例胸腺上皮细胞非典型外，绝大多数肿瘤细胞均为良性表现。胸腺瘤浸润到纵隔胸膜、心包、肺、淋巴结、大血管、神经以及胸壁中，必须在显微镜下得到证实，才能肯定为恶性。少数胸腺瘤肉眼看与邻近器官发生粘连，但显

3

微镜下却没有恶性浸润的表现，这种情况，应归为良性非浸润型胸腺瘤。然而，这类胸腺瘤同包膜完整而与邻近器官无粘连的胸腺瘤相比较，其长期生存率要差。绝大多数胸腺瘤都是向邻近器官浸润，但也有胸腔内远处转移者。浸润到膈肌的胸腺瘤也可以穿透膈肌到更远的区域，上腹部 CT 扫描，可帮助诊断。胸腔以外的远处转移，如骨骼、肝脏、中枢神经系统、腋窝和锁骨上淋巴结，其发生率为 3% ~7% 。

（1）良性胸腺瘤：术中所见肿瘤包膜完整，术后病理示无镜下包膜浸润及任何恶性组织病理学特征。

（2）恶性胸腺瘤：术中所见肿瘤有外侵。术后病理示镜下有包膜浸润及恶性组织病理学特征。林震琼（1992）提出：须特别警惕肿瘤因炎症粘连而错判为浸润性表现，认为其发生率可高达 21.5% ，因而提醒临床医师需十分重视术中冷冻切片检查及术后病理组织学报告，以便对胸腺瘤的良恶性质及患者术后综合治疗与预后做出较为准确的判断。Maggi（1991）和 Kornstein（1988）也强调指出：30% ~ 60% 的胸腺瘤病例中，尽管其肿瘤病灶大小不一，尽管肿瘤瘤体镜下细胞结构无法找到恶性依据，但只要在显微镜检下找到肿瘤对邻近结构外侵的依据，则其胸腺瘤应明确诊断为恶性。若外科医师在手术中认为肿瘤外侵，但在显微镜下找不到外侵的依据，此种损害仍应视为良性。其预后虽不及真正术中及镜下均未见肿瘤外侵的良性胸腺瘤（即 IA 期胸腺瘤），但与恶性胸腺瘤相比预后要相对乐观。

6. 鉴别诊断

（1）胸内甲状腺肿：除少数先天性迷走甲状腺外，一般是指后天性胸骨后甲状腺肿，是由颈部甲状腺肿向下延伸至前上纵隔所致。胸内甲状腺肿的特点是：①患者年龄常为中年女性居多；②颈部可扪及肿大的甲状腺，随吞咽而活动。但由于其下极进入胸内，常不能被扪及；③除个别伴甲亢症状外，多无临床症状。若胸内甲状腺肿明显增大，则可出现程度不等的胸骨后不适、呼吸困

3

难、呼气时喘鸣等。若一侧明显肿大，则可造成气管向对侧移位表现；④X线表现为卵圆形或梭形块影，一般较致密而均匀，边界清晰，偶可见钙化影。块影常位于前上纵隔部位，较一般的胸腺瘤位置略高；⑤核素^{131}I扫描可清晰显示其胸内之位置；⑥颈胸部CT片示颈部甲状腺阴影与胸内肿块阴影相连成一体，无中断现象。

（2）纵隔霍奇金淋巴瘤：发生在纵隔的霍奇金淋巴瘤几乎均为结节硬化型，过去称之为肉芽肿性胸腺瘤。目前，多数学者认为是发生在胸腺的霍奇金病。大约90%病例存在有前纵隔淋巴结受累，胸部X线片显示前上纵隔块影以及上纵隔阴影明显增宽。纵隔霍奇金淋巴瘤的特点是：①发病年龄有2个高峰现象，即10~20岁与50~70岁。在我国、日本等地区以中年以上妇女多见。②虽有近50%的患者仅有纵隔占位的症状与表现，但较多数患者常常伴有全身淋巴结肿大，以颈部、腋下、腹股沟等处多见。有文献报道，约70%患者有颈部淋巴结被侵犯的表现。③25%的患者常伴有临床症状，如发热、盗汗、体重下降、皮肤疼痛。④17%~20%患者在饮酒后20分钟，出现病变局部疼痛（又称酒精瘙痒）。其症状可早于其他症状及X线表现。⑤早期常可伴有轻度或中度贫血，少数患者可有轻度中性粒细胞增加。⑥CT及X线检查常显示肿块边缘不规则，密度不均。70%患者在CT检查中可发现气管旁、肺门、隆突下等区域淋巴结被侵犯的表现。⑦经皮颈部、腋下淋巴结活检是其确诊的常用方法。必要时可行经颈部切口前纵隔切开活检。⑧一旦确诊，放疗加化疗对该病的疗效十分乐观。

（3）畸胎瘤：除发生在性腺外，纵隔也是其好发部位。绝大多数位于前纵隔，尤其是前下纵隔。位于后纵隔者仅为3%~8%。X线检查多为胸骨后方单发的块状阴影。畸胎瘤的特点是：①常见于青壮年。②良性畸胎瘤一般无明显症状，常在胸部X线检查时被发现。恶性者则可出现胸痛、刺激性咳嗽、呼吸困难等不适；③若肿瘤破裂穿入气管或支气管，则可咳出囊内容物（豆渣样皮脂、毛发、牙齿等），若穿破纵隔胸膜则出现胸腔积液，若穿破心包则可造成心脏压塞。④若肿瘤巨大并突入一侧胸腔，则会造成肺不张、上腔静脉综合征等。⑤X线检查表现为块影密度均匀不一，含脂肪组织部位密度明显降低，部分囊壁可出现钙化，甚至可出现骨或牙齿之阴影。⑥良性者肿瘤标志物检测为阴性，恶性者则可出现不同的阳性表现，如 AFP、LDH、CAH-S 等。若含神经成分，则 S-100 蛋白阳性；若含平滑肌肉瘤成分则肌球蛋白阳性；若含鳞、腺癌成分，则角蛋白染色阳性。

（4）胸腺组织增生：可以认为是胸腺的瘤样改变，较为少见。主要发生在青少年，甚至婴幼儿。其特点是：①胸腺增生随着其增生性改变形态与位置都可发生显著改变，一般常可突至一侧胸腔或下纵隔，而误认为纵隔畸胎瘤。若向两侧胸腔突入则常被误诊为纵隔淋巴结核。②增生的胸腺压迫气管、支气管，可引起肺不张、肺炎等，引发发热、贫血等，常可被误诊为恶性淋巴瘤。③当临床诊断怀疑为胸腺增生时，可行激素试验（口服泼尼松，每天 1.5mg/kg，连续 1 ~ 2 周）。大多数病例给药 1 周后，增生的胸腺开始缩小。复查胸片，阴影明显缩小则可诊断为胸腺增生。从而避免不必要的手术探查。初向阳（1992）报道有 4 例小儿胸腺增生，其中 3 例术前误诊为纵隔肿瘤或纵隔淋巴结核而行手术治疗。

【治疗】

1. 手术治疗　手术切除是治疗胸腺瘤最有效的方法。根据肿瘤的大小和外侵程度可以选择胸腔镜、全部或部分经胸骨正中切口、胸前外侧切口、胸骨扩大切口、联合胸前外侧切口或做 T 形切口。外科手术病死率低，平均为 2.5%（0.7% ~ 4.9%）；术后 5 年、10 年生存率：Ⅰ 期是 100%、95%，Ⅱ 期是 91%、81%，Ⅲ 期 74%、46%，Ⅳ 期 5 年生存率 <25%。一项 1320 例多中心研究显示，完整切除是影响胸腺瘤术后生存最重要的

3

预后因素，Masaoka Ⅲ期和Ⅳ期，完全切除术后的5年生存率是92.9%，次全切除术后是64.4%，未手术是35.6%。胸腺瘤复发常局限在胸腔内，因此局部复发仍可行外科手术，再次手术后5年生存率与未复发的患者相近，再次手术肿瘤完全切除率为62%（45%~71%），10年生存率达53%~72%，肿瘤不能完全切除的患者10年生存率仅为0~11%。因此，胸腺瘤一经诊断，尽可能采取手术治疗，无论肿瘤大小，原则上应完整切除胸腺及整个纵隔内脂肪组织，防止术后复发；对于侵犯心包、肺组织或大血管的病例，宜扩大切除；对于明显外侵或纵隔广泛转移的病例，可行姑息性切除，亦可达到"减瘤"的目的，对不能切除的部分用金属夹标记明确的肿瘤范围，以利术后放疗。

2. 放射治疗　胸腺瘤对放疗是敏感的，各种组织学类型的肿瘤对放疗的敏感性差别不大。由于Ⅰ期患者术后复发率极低，术后放疗对预后无明显作用，故对于肿瘤完全切除的Ⅰ期患者术后不推荐放疗。侵袭性胸腺瘤术后的复发率约为30%，中位复发时间约为3.8年。Ⅱ期患者术后放疗的争论较多，一些学者认为Ⅱ期患者术后放疗是预防复发的重要措施。但也有不同观点，认为肿瘤完全切除的Ⅱ期患者，术后放疗与否与复发率无明显相关性，并且认为放疗并不能减少胸膜或心包的种植。对于Ⅲ期和Ⅳ期胸腺瘤患者大多数研究结果表明术后辅助放疗能减少肿瘤局部复发率，延长生存期和提高生活质量。对于不能手术或局部晚期胸腺瘤患者（Masaoka分期的Ⅲ和Ⅳa期），放疗可使肿块缩小，从而可能获得手术机会。

3. 化疗　胸腺瘤对化疗较敏感，但化疗至今仍无统一方案，目前大多采用含顺铂的联合化疗方案，但各家报道的疗效差异很大。化疗可以作为Ⅲ、Ⅳ期患者术后的辅助治疗，也可以术前化疗使肿块缩小从而提高手术切除率，对于晚期不能手术或复发、转移的患者化疗可以作为姑息治疗。

4. 综合治疗 对于 Masaoka 分期 Ⅲ 和 Ⅳa 期胸腺瘤患者多主张采用综合治疗。一系列研究显示，综合治疗（术前化疗、手术、术后化疗或放疗）能提高 Masaoka 分期 Ⅲ 和 Ⅳa 期患者病灶切除率，延长生存期。

【注意要点】

1. 肿瘤是否具有入侵性（即包膜是否被浸润），以及手术切除是否完全切除是影响预后的最主要因素。

2. 胸腺瘤的细胞类型尤其浸润性上皮细胞型胸腺瘤对患者的预后是一个非常不利的因素。Lewis（1987）等指出：上皮细胞型胸腺瘤患者在 10 年后的存活率较其他类型有很大下降。

3. 肿瘤体积大，对长期存活率有负面作用。

4. 重症肌无力的存在不再是胸腺瘤患者的一种负面因素。不少学者指出：以治疗的长期效果看，伴有重症肌无力的胸腺瘤的预后较没有伴发重症肌无力的相对要好。其原因可能是前者的早期发现起了主要作用。

5. 胸腺瘤同时伴有红细胞发育不全、低丙种球蛋白血症或全身红斑狼疮的患者，其预后很差。

（王建军 江 科）

3

第四章

心脏外科

第一节 动脉导管未闭

【概述】

动脉导管是胎儿期连接降主动脉与左肺动脉根部之间的正常结构，正常情况下，胎儿时期血液由肺动脉流入主动脉。出生后由于肺阻力下降，血液氧分压增高和前列腺素 E1、E2 显著减少，都会刺激动脉导管闭合。正常情况下，85% 左右婴儿会在 2 个月内动脉导管会闭合而形成动脉韧带，逾期不闭合者即为动脉导管未闭。通常根据动脉导管的粗细、长短和形态将其分为管型、漏斗型、窗型等三种常见类型。动脉导未闭可单独存在，也可合并其他心脏畸形，如主动脉缩窄、室间隔缺损、法洛四联症等。

【诊断要点】

1. 病史与体检

（1）病史：如导管口径较细，患儿常可无明显症状。导管口径较粗者患儿可出现气促，咳嗽，乏力、多汗和心悸等症状。也可能出现喂养困难，发育不良等表现。如肺动脉压力过高超过主动脉压时所致的右向左分流时，出现下半身发绀和杵状趾，即为差异性发绀。动脉导管未闭也常常合并肺炎、充血性心力衰竭和细菌性心内膜炎。

（2）体格检查：可闻及胸骨左缘第2肋间粗糙的连续性机器样杂音，以收缩末期最为响亮，并可向颈部、背部传导，同时可伴有震颤。如肺动脉压力过高，则连续性杂音可能消失，仅存在肺动脉瓣第2音亢进。当分流量大时，可闻及心尖部舒张中期隆隆样杂音。同时可伴有毛细血管搏动征、水冲脉及股动脉枪击音等周围血管征。

2. 辅助检查

（1）心脏彩超：左房、左室均增大，可显示主动脉肺动脉间异常通道，多普勒超声可发现异常血流信号。

（2）X线：心影增大，左心向左下延长，主动脉结突出，呈漏斗状；肺动脉圆锥平直或隆出，肺血增多表现。

（3）心电图：可为左室肥大或正常，肺动脉高压时，左右心室均肥大。

（4）右心导管：对于重度肺高压患者，应行右心导管检查，明确肺阻力，是否有手术机会。

3. 鉴别诊断 应和主肺动脉间隔缺损、主动脉窦瘤破裂、冠状动脉肺动脉瘘、室间隔缺损合并主动脉瓣关闭不全等心血管疾病相鉴别。

【治疗】

1. 手术适应证 早产儿、婴幼儿伴有肺炎反复发作，呼吸困难、心力衰竭及喂养困难者，应尽早手术。症状较轻，无明显症状者，主张2~3岁前行手术治疗。如伴有复杂畸形合并动脉导管未闭情况者，需同期矫治心脏其他畸形。手术禁忌证：艾森曼格综合征是手术禁忌证。

2. 常见基本术式

（1）结扎或钳扎术：经后外侧或腔镜入左侧胸腔，解剖动脉导管三角区，保护迷走神经，游离动脉导管。钳闭其数分钟后，如无明显心率增快症状和血压下降，控制血压情况下，10号丝线结扎动脉导管。此法多用于

4

动脉导管较细，或者患者较年轻情况。

（2）切断缝合术：可经前正中开胸或是左侧入胸，充分游离动脉导管，并暂时降低血压后，钳闭动脉导管两头，并使用4-0或5-0prolene线缝合主动脉及肺动脉边缘。此法适用于导管粗大，组织质量差或年龄偏大不宜结扎患者。

（3）内口缝合法：前正中开胸，分离动脉导管后，深低温下暂时降低或停止体外循环灌注，经肺动脉切口直接缝闭动脉导管内口。此法适用于粗短，质脆，感染性心内膜炎，伴有肺高压或结扎术后再通，或是合并体外循环下同时处理其他心脏畸形情况。

（4）介入封堵术：经皮穿刺股静脉及股动脉，置入导管。将右心导管经肺动脉及动脉导管，放入降主动脉。经逆行主动脉显影显示动脉导管形态与位置。再经右心导管释放封堵器堵塞动脉导管。适用于管径合适的动脉导管。

【注意事项】

动脉导管未闭应尽早发现，及时就诊。对于手术方式的选择，主要视动脉导管的类型、粗细和肺动脉压力的情况而定。一般而言，年龄较大的患者，多半不采取直接结扎的方式，因其血管质脆，容易发生血管撕裂，导致严重后果。目前介入的患者日益增加，主要需考虑导管的内径是否足够钢丝通过，对于动脉导管过于粗大，或是伴有重度肺高压患者，介入治疗需谨慎选择。

（李　庚）

第二节　房间隔缺损

【概况】

房间隔缺损是心房间隔先天性发育不全导致的左、右心房间异常交通，可分为原发孔型和继发孔型。根据最新的命名分类，原发孔房间隔缺损被归入房室间隔缺损（心内膜垫缺损）。原发孔房间隔缺损位于冠状静脉窦的前下方，缺损下缘靠近二尖瓣瓣环，常伴二尖瓣大瓣裂缺。继发孔房间隔缺损位于冠状静脉窦后上方。依据解剖位置可分为中央型（卵圆孔型）、上腔型（静脉窦型）、下腔型和混合型。绝大多数为单孔缺损，少数为筛孔状多孔缺损。如伴有肺静脉异位引流入右心房，称为部分性肺静脉异位引流。

【诊断要点】

1. 病史与体检

（1）病史：继发孔房间隔缺损儿童期多无明显症状，少数分流量大者出现发育迟缓、活动耐量差。青年期逐渐出现劳力性气促、心悸、乏力等症状。原发孔房间隔缺损症状出现早、病情进展快，早期即可出现发绀和右心衰竭表现。

（2）体格检查：胸骨左缘第 2～3 肋间可闻及 Ⅱ～Ⅲ级吹风样收缩期杂音，肺动脉瓣第二音亢进伴固定分裂，分流量大者因三尖瓣相对性狭窄可在剑突下闻及柔和的舒张期杂音。原发孔房间隔缺损伴二尖瓣裂缺者在心尖区能闻及 Ⅱ～Ⅲ级收缩期杂音。病程晚期可出现心音强弱快慢不等、脉搏短绌等心房纤颤表现和肝大、腹水、下肢水肿等右心衰竭体征。

2. 辅助检查

（1）心电图：继发孔房间隔缺损心电轴右偏，不完全性或完全性右束支传导阻滞，P 波高大，右心室肥大。原发孔房间隔缺损心电轴左偏，P-R 间期延长，左室高电压和左心室肥大。房间隔缺损晚期常出现心房扑动、心房纤颤。

（2）X 线检查：主要表现为右心增大，肺动脉段突出，主动脉结小，呈典型梨形心。肺血增多，透视下可见肺门舞蹈征。原发孔缺损还可见左心室扩大，肺门血管影增粗。

（3）超声心动图：继发孔缺损可明确显示缺损位置、大小、房间隔水平分流信号，以及缺损与上腔静脉、下腔静脉及二尖瓣、三尖瓣的位置关系。原发孔缺损可

4

有右心、左心扩大,二尖瓣裂缺及其所致的二尖瓣反流。

3. 鉴别诊断

(1) 瓣膜型单纯肺动脉瓣狭窄:可于胸骨左缘第 2 肋间闻及响亮的收缩期杂音,可有右心室肥大及不完全右束传导阻滞。但其杂音更响亮,传导广泛,常伴震颤,肺动脉瓣第二心音减弱或消失,X 线肺血减少、肺野清晰,超声心动图可见肺动脉瓣狭窄,右心导管见右心室与肺动脉有显著压力阶差而无分流,可予鉴别。

(2) 较大室间隔缺损:可出现右室扩大,肺动脉瓣区第二心音亢进分裂,及与房缺相似的 X 线及心电图改变。但其杂音位于胸骨左缘 3~4 肋间,为全收缩期反流性杂音,多伴震颤,可伴有左室扩大,超声心动图示室间隔连续性中断,可见经室间隔的左向右分流,右心导管可发现心室间分流。

(3) 肺静脉畸形引流:当血液引流入右房或右房附近的静脉时可产生右房部位左向右分流,其引起的血流动力学改变与房缺相似,可与房缺合并存在。在超声心动图及 X 线上见畸形的肺静脉影,右心导管检查时导管可不经左房直接进入肺静脉。

(4) 生理性杂音:正常儿童期可在胸骨左缘第 2 肋间听到 2/6 级吹风样杂音,伴第 2 心音亢进分裂,但 X 线、心电图、超声心动图无房缺征象。

【手术治疗】

1. 手术适应证　无症状,但有右心房、右心室扩大的患者应手术治疗。年龄不是决定手术的关键因素,合并肺动脉高压者应尽早手术。50 岁以上成人、合并心房纤颤或内科治疗能控制的心力衰竭患者也应考虑手术。艾森曼格综合征是手术禁忌。

2. 术前准备　完善常规术前检查,行心脏超声、正侧位胸片及心电图检查,必要时加做右心导管测压。

3. 经典手术方法　胸骨正中切口或右第 4 肋间前外侧切口进胸,在体外循环心脏停跳或不停跳下切开右心房,直接缝合或使用补片材料修补缺损,如自体心包片、

4

牛心包片或涤纶织片。如合并部分性肺静脉异位引流，应使用补片修补并将异位肺静脉开口隔入左心房。原发孔房间隔缺损应在心脏停搏下先修补二尖瓣裂缺，再用补片修补房间隔缺损。

4. 微创手术治疗 介入封堵或经胸封堵可以分别在X线或心脏超声引导下置入封堵器封闭房间隔缺损。该方法无需体外循环，创伤小，手术后恢复快，适用于继发孔型且房间隔缺损大小、位置适宜的患者。

【注意要点】

1. 房间隔缺损血液分流所致的容量负荷增加造成肺循环血量增加，使肺动脉压力升高，并引发肺小动脉反应性痉挛，长期痉挛使肺小动脉管壁增厚和纤维化，最终导致梗阻性肺动脉高压。当右心房压力高于左心房时，出现右向左分流，引起发绀，即艾森曼格综合征，是手术禁忌证。

2. 房间隔缺损诊断困难时，可行右心导管检查。如右心房血氧含量较上腔静脉、下腔静脉血氧含量高1.9% 容积，或者右心导管进入左心房，可提示房间隔缺损存在。右心导管检查还可以测得肺动脉压力并计算出肺血管阻力，有助于判断合并肺动脉高压患者的手术适应证。

（楚 冲）

第三节 室间隔缺损

【概述】

室间隔缺损就是左右心室的间隔上有一个或多个洞，可能由后天因素导致，但临床常见的是先天性室间隔缺损。先天性室间隔缺损是由于胚胎时期发育不全，形成异常交通，在心室水平产生左向右分流。室间隔缺损居先天性心脏病的首位，约占30%。可分为漏斗部缺损、膜部缺损和肌部缺损三大类及若干亚型。其中膜部缺损最多，漏斗部缺损次之，肌部缺损最少见。

【诊断要点】

1. 病史与体检

（1）病史：临床症状与缺损的大小相关。室间隔缺损小，分流量小者，一般无明显症状。缺损大，分流量大者，症状较早，主要表现为活动后气促、乏力，反复呼吸道感染。严重者表现为体弱、多汗、发育不良、慢性充血性心力衰竭。

（2）体格检查：分流量小者，除胸骨左缘第 3 ~ 4肋间闻及Ⅲ级及以上粗糙的全收缩期杂音外，无其他明显体征。缺损大，分流量大者，左前胸明显隆起，杂音最响的部位可触及收缩期震颤。

2. 辅助检查

（1）心电图：缺损小，示正常或电轴左偏。缺损大，肺动脉高压，示左心室高电压、肥大或双心室肥大。严重肺动脉高压，则示右心肥大或伴劳损。

（2）X 线检查：缺损小，分流量小，X 线改变轻。中等以上的缺损和分流量者，心影轻度到中毒扩大，左心缘向左下延长，肺动脉段凸出，肺血增多。

（3）超声心动图：左心房、左心室扩大，或双心室扩大。二维超声可显示室间隔缺损的部位、大小。彩色多普勒超声可显示分流方向和分流量，并可判断肺动脉压力。

3. 鉴别诊断

（1）房间隔缺损：原发孔缺损与室间隔大缺损不容易鉴别，尤其伴有肺动脉高压者。原发孔缺损的杂音较柔和，常是右心室肥大，伴有二尖瓣分裂的可出现左心室肥大。心电图常有 P-R 间期延长，心向量图额面 QRS环逆钟向运行，最大向量左偏，环的主体部移向上向左，有鉴别价值。但最可靠的是心导管检查，应用超声心动图检查也有鉴别诊断意义。对左心室-右心房缺损的鉴别诊断应予注意。继发孔缺损收缩期吹风样杂音较柔软，部位在胸骨左缘第 2 肋间，多半无震颤。心电图示不完全右束支传导阻滞或右心室肥大，而无左心室肥大，额面 QRS 环多为顺钟向运行，主体部向右向下。

（2）肺动脉瓣口狭窄：肺动脉瓣口狭窄的震颤和杂音部位较高，肺动脉瓣区第二心音减弱，X 线显示肺动脉狭窄后扩张和肺纹理减少。

（3）主动脉瓣口狭窄：瓣膜型的主动脉口狭窄的收缩期杂音位于胸骨右缘第 2 肋间，并向颈动脉传导，不致与室间隔缺损的杂音混淆。但主动脉下狭窄，则杂音位置较低，且可在胸骨左缘第 3、4 肋间听到，又可能不向颈动脉传导，需与室间隔缺损的杂音相鉴别。

（4）肥厚梗阻型原发性心肌病：肥厚梗阻型原发性心肌病有左心室流出道梗阻者，可在胸骨左下缘听到收缩期杂音，其位置和性质与室间隔缺损的杂音类似，但此杂音在下蹲时减轻，半数患者在心尖部有反流性收缩期杂音，脉搏呈双峰状。另外，X 线示肺部无充血，心电图示左心室肥大和劳损的同时有异常深的 Q 波，超声心动图见室间隔明显增厚、二尖瓣前瓣叶收缩期前移，心导管检查未见左向右分流，而左心室与流出道间有收缩期压力阶差，选择性左心室造影示左心室腔小，肥厚的室间隔凸入心腔等有助于肥厚梗阻型原发性心肌病的诊断。

（5）动脉导管未闭：有两种情况不容易鉴别，一是高位室间隔缺损合并主动脉瓣脱垂和关闭不全者，易与典型动脉导管未闭混淆。前者杂音为双期，后者为连续性；前者主动脉结不明显，后者增大。二是动脉导管未闭伴有肺动脉高压，仅有收缩期震颤和杂音者，与高位室间隔缺损鉴别较为困难。前者脉压较大，杂音位置较高，主动脉结显著。较可靠的方法是左心室或逆行性主动脉造影。

（6）主动脉-肺动脉间隔缺损：室间隔缺损伴有主动脉瓣关闭不全杂音与本病高位缺损主动脉瓣关闭不全者很容易混淆，超声心动图可以区别。

【治疗】

1. 非手术治疗主要防治感染性心内膜炎、肺部感染和心力衰竭。

2. 手术治疗

（1）手术适应证：缺损很小，无症状，房室无扩大，可长期观察。缺损小，分流量小，肺血多，房室有扩大者，应在 2 岁左右或学龄前手术。缺损大，分流量大，肺动脉高压者，应尽早手术。出生后顽固性心力衰竭和肺功能不全，经积极药物治疗，于 1～3 个月内手术。肺动脉瓣下缺损，易并发主动脉瓣叶脱垂和主动脉瓣关闭不全，即使分流量不大亦应尽早手术。肺动脉压力高，肺血管阻力 $>10U/m^2$，心内出现右向左为主的分流，临床上出现发绀者禁忌手术。

（2）修补方法：视缺损的大小、类型和缺损周边情况而选择修补方法。对边缘有纤维组织的小缺损，可直接缝合，缺损大于 0.5cm，或位于肺动脉瓣下者，则用自体心包或涤纶片修补。三尖瓣隔瓣部分粘连覆盖的缺损，应切开隔瓣，显露缺损，以涤纶补片连续或间断缝合法修补。心脏传导系统行至三尖瓣隔瓣和前瓣交界附近进入室间隔，左束支于室间隔缺损后下缘行走于其左心室内的心内膜下。在修补缝合时，应缝在距三尖瓣环 0.2cm 的隔瓣根部和窦部室间隔的右心室面上，以避免损伤左束支而出现三度房室传导阻滞。

（3）术后康复：在大型室间隔缺损合并肺动脉高压患者心内直视手术后，除一般的临床密切观察外，还应特别注意血流动力学、肺功能和血气分析的监护。首先应做到包括中心静脉压、肺动脉压或左心房压和动脉平均压的连续测定。有条件者，在前 24 小时内应间断监测心排出量和混合静脉血氧饱和度，以便根据所得资料及时做出适当处理。其次应对肺功能进行监测，决定机械呼吸的持续或停止。再是对其他系统的监护，如对中枢神经系统和肾脏等。对胸腔引流管的监护也十分重要，既要注意引流过多的出血，判断是否再次开胸止血，也要注意心脏压塞的形成，及时做心包减压，以拯救生命。

【注意要点】

1. 本文限于单纯室间隔缺损，但室间隔缺损偶有合并其他的次要畸形。由于二维超声和彩色多普勒超声的局限性，因此有时心导管与心脏造影检查也是必要的，以测量肺动脉压力和肺血管阻力，并作为手术适应证的判断标准。

2. 大型室间隔缺损的新生儿或者婴幼儿，分流量大，并发危及生命的顽固性心力衰竭和肺功能不全，积极内科治疗无效者，应创造条件进行手术，即使在生下3个月内亦应如此。

3. 室间隔缺损修补完毕后，要测试缺损修补是否完善，用弯钝头探子探查缺损边缘缝线之间有无间隙；或做膨胀肺试验，左心室加压注射等渗盐水，观察补片周围有无漏血、漏液。

（邱雪峰）

第四节　法洛四联症

【概况】

法洛四联症是右心室漏斗部或圆锥发育不良所致的一种具有特征性肺动脉口狭窄和室间隔缺损的心脏畸形。主要包括四种病理解剖：肺动脉口狭窄、室间隔缺损、主动脉骑跨和右心室肥厚。肺动脉口狭窄可发生在右心室体部及漏斗部、肺动脉瓣及瓣环、主肺动脉及左、右肺动脉等部位，狭窄可以是单处或多处。随年龄增长，右心室肌束进行性肥大、纤维化和内膜增厚，加重右心室流出道梗阻。右心室肥厚继发于肺动脉口狭窄。法洛四联症常见合并畸形有房间隔缺损、右位主动脉弓、动脉导管未闭和左位上腔静脉等。

【诊断要点】

1. 病史与体检

（1）病史：大多数患儿出生即有呼吸困难，生后3~6个月出现发绀，并随年龄增长逐渐加重。由于组织缺氧，体力和活动耐量均较同龄人差，伴喂养困难、发育迟缓。蹲踞是特征性姿态，多见于儿童期。蹲踞时发绀和呼吸困难有所减轻。缺氧发作多见于单纯漏斗部狭窄的婴幼儿，常发生在清晨和活动后，表现为骤然呼吸困难，发绀加重，甚至晕厥、抽搐、死亡。

（2）体格检查：生长发育迟缓，口唇、眼结膜和肢端发绀，杵状指/趾。胸骨左缘第 2 ~ 4 肋间可闻及 Ⅱ ~ Ⅲ 级喷射性收缩期杂音，肺动脉瓣区第二心音减弱或消失。严重肺动脉口狭窄者，杂音很轻或无杂音。

2. 辅助检查

（1）心电图：电轴右偏，右心室肥大。

（2）胸部 X 线检查：心影正常或稍大，肺血减少，肺血管纹理纤细；肺动脉段凹陷，心尖圆钝，呈靴状心，升主动脉增宽。

（3）超声心动图：右心室流出道、肺动脉瓣或肺动脉主干狭窄；右心室增大，右心室壁肥厚；室间隔连续性中断；升主动脉内径增宽，骑跨于室间隔上方；多普勒超声显示室间隔水平右向左分流信号。

（4）实验室检查：血红细胞计数、血细胞比容与血红蛋白含量升高，且与发绀程度成正比。动脉血氧饱和度降低。重度发绀患者血小板计数和全血纤维蛋白原含量明显减少，血小板功能差，凝血时间和凝血酶原时间延长。

根据特征性症状体征，结合上述检查，不难诊断。右心导管检查可发现右心室压升高，肺动脉压力低，右心室、左心室和主动脉收缩压基本相同。选择性右心造影能明确主动脉与肺动脉的位置关系、肺动脉狭窄部位和程度、肺动脉分支和左心室发育情况。法洛四联症常并发脑血栓、脑脓肿、细菌性心内膜炎和高血压。

【治疗】

1. 手术适应证 根治手术的两个必备条件：左心室发育正常，左心室舒张末期容量指数 ≥30ml/m² ；肺动脉发育良好，McGoon 比值 ≥1.2 或 Nakata 指数 ≥150mm²/m²。（McGoon 比值指心包返折处两侧肺动脉直径之和除以膈肌平面降主动脉直径，正常值 ≥2.0；Nakata 指数指心包返折处两侧肺动脉横截面积之和除以体表面积，正常值 ≥330mm²/m²。对不具备上述条件，或者冠状动脉畸形影响右心室流出道疏通的患者，应先行姑息手术。有症状的新生儿和婴儿应早期手术，符合条件者应实施一期根治。对无症状或症状轻者，目前倾向于 1 岁左右行择期根治术，以减少继发性心肌损害。无论根治还是姑息手术，禁忌证为经内科治疗无效的顽固性心力衰竭、严重肝肾功能损害。

2. 手术方式

（1）姑息手术：目的是增加肺血流量，改善动脉血氧饱和度，促进左心室和肺血管发育，为根治手术创造条件。手术方式较多，最常用有两种：①体循环-肺循环分流术：经典式为改良 Blalock-Taussig 分流术，即在非体外循环下用直径 4～5mm 的人工血管连接无名动脉和右肺动脉。②右心室流出道疏通术：体外循环下纵行切开右心室和肺动脉，不修补室间隔缺损，切除肥厚的右心室漏斗部肌肉，用自体心包或人工材料补片拓宽右心室流出道及肺动脉。姑息手术后需密切随访，一旦条件具备，应考虑实施根治手术。姑息手术常见并发症为乳糜胸、Horner 综合征、肺水肿、感染性心内膜炎和发绀复发。

（2）根治手术：经胸骨正中切口，建立体外循环，经右心房或右心室切口，剪除肥厚的壁束和隔束肌肉，疏通右心室流出道，用补片修补室间隔缺损，将骑跨的主动脉隔入左心室，自体心包片或人工血管片加宽右心室流出道、肺动脉瓣环或肺动脉主干及分支。根治手术常见并发症为低心排出量综合征、灌注肺、残余室间隔缺损和三度房室传导阻滞。

（邓 诚）

4

第五节　心脏黏液瘤

【概况】

心脏黏液瘤是最常见的原发性心脏肿瘤，约占50%。它起源于心内膜下层具有多向分化潜能的间质细胞和仿原始细胞间质。其外观晶莹透亮，且色彩丰富，呈淡黄、浅绿、暗紫色，可夹杂有红色出血区域。质地松脆，呈凝胶果冻状，脱落的碎屑可导致体循环或肺循环栓塞。外形呈圆形、椭圆形或者葡萄状，直接或以瘤蒂附着于心房或者心室壁，绝大多数附着于富含间质细胞的心房间隔卵圆窝区。黏液瘤大多数为单发，生长于左心房，极少数位于右心房和心室。少数患者的黏液瘤为多发性，有家族倾向。

【诊断要点】

1. 病史与体检

（1）病史：心脏黏液瘤临床表现复杂多样，主要取决于肿瘤的大小、生长速度、位置、瘤蒂的长短，以及是否阻塞、嵌顿、出血、坏死和碎屑脱落等情况。体积小的黏液瘤症状不明显。肿瘤长大后即可呈现血流动力学改变全身表现和周围血管栓塞三类症状。左心房黏液瘤是由于房室瓣血流受阻，产生类似于二尖瓣狭窄或关闭不全的症状和体征。右心房黏液瘤造成三尖瓣瓣口阻塞时可出现与三尖瓣狭窄或关闭不全类似的症状。黏液瘤严重阻塞或嵌顿与房室瓣口，可导致昏厥、抽搐，甚至猝死。肿瘤组织松脆，易脱落碎片，部分患者发生全身栓塞。黏液瘤出血、变性、坏死可引起全身免疫反应，常有发热、贫血、消瘦、食欲缺乏、乏力、关节痛、荨麻疹、血沉增快、粒细胞减少、血小板降低、血浆免疫球蛋白增加等表现。

（2）体格检查：左心房黏液瘤患者在心尖区可听到舒张期杂音，伴有二尖瓣关闭不全时，可闻及收缩期杂音，杂音强度一般不超过3级，部分病例可闻及肿瘤扑通声，较具特征性。右房黏液瘤患者可发现颈静脉怒张、肝大、下肢水肿，甚至腹水。剑突下心脏杂音往往较轻，部分患者存在高调的收缩早期杂音。活动度较大黏液瘤患者其心脏杂音的一个重要特点是随体位改变，杂音性质和强度也随之改变。

2. 辅助检查

（1）心电图：心电图改变通常无特异性，大多显示窦性心律，但也有某些异常表现，如房颤、束支传导阻滞和异常的 P 波等。

（2）X 线检查：X 线胸片一般对诊断帮助不大，有时有心脏增大或肺高压的表现；偶有因肿瘤炎性钙化而显示相应部位高密度的钙化影。

（3）超声心动图：超声心动图是诊断心脏黏液瘤简单、安全和最有效的方法。检查可明确肿瘤所在部位、大小与心腔壁的关系、瘤体活动情况、是否脱垂入房室瓣口及有无累及房室瓣及房室瓣功能情况，并可对心脏功能做出评价。

3. 鉴别诊断

（1）左房黏液瘤尤其应与以下疾病相鉴别：慢性风湿性心脏病二尖瓣狭窄或二尖瓣关闭不全、感染性心内膜炎、急性风湿热，胶原行血管病如结节性多动脉炎、Wegener 肉芽肿病。

（2）右房黏液瘤则应注意与孤立性风湿性三尖瓣狭窄或关闭不全、缩窄性心包炎、Ebstein 畸形、类癌综合征、慢性肺栓塞或肺动脉高压相鉴别。

【手术治疗】

1. 手术适应证

（1）心脏黏液瘤：一旦确诊，必须积极对待，尽早安排手术，避免动脉栓塞和（或）猝死。如患者发热、血沉增快、全身虚弱，经检查排除亚急性细菌性心内膜炎与风湿性瓣膜病，也应手术，不应等待，以免病情进一步恶化。

（2）肿瘤：部分阻塞二尖瓣口，引起急性心力衰竭

4

与急性肺水肿，经短暂治疗病情无好转者，立即进行气管插管辅助呼吸，施行急诊手术。

（3）黏液瘤：碎片脱离，引起脑血管或周围血管栓塞，发生偏瘫或肢体栓塞时，经积极治疗待患者意识清楚，病情稳定后，也应及早手术。

（4）年长患者（大于50岁）应常规行冠状动脉造影检查后再手术。如需冠状动脉搭桥术，应同期进行。

2. 术前准备

（1）患者入院后应采用自我感觉症状较轻的合适体位，绝对制动，以防止体位剧烈变动时引起肿瘤移位导致血流阻塞而死亡。

（2）对于术前无明显症状或轻度充血性心力衰竭的患者可按一般心脏病手术进行准备。

（3）对于中度以上的充血性心力衰竭患者应积极行强心利尿治疗，并可在严密观察下应用洋地黄类强心药，尽量避免左侧卧位，但无须等到心功能恢复正常再手术。

（4）对于有急性肺水肿和循环衰竭表现者，应静脉给予多巴胺等强心药物，必要时行气管插管，采用呼气末正压通气，条件允许时力争急诊手术。

3. 经典手术方法

（1）左房黏液瘤：胸骨正中切口进胸，在体外循环心脏停搏下切开右心房，沿卵圆窝的两侧缘切开房间隔进入左心房，暴露瘤体，完整切除瘤体后，仔细检查瘤体是否完整，有无碎裂面。然后再探查左右心房和心室有无多发性肿瘤或破碎的瘤组织残留，并检查房室瓣是否有损害，测试瓣膜关闭功能，最后用生理盐水冲洗心腔。房间隔上缺损多用涤纶片或自体心包片修补。

（2）右房黏液瘤：可经腔静脉直接插管建立体外循环。于肿瘤边缘切开右心房，完整切除肿瘤及其附着的心房壁组织。若心房壁缺损较大，可用自体心包片修补心房壁。

（3）心室黏液瘤：一般经左心房切除左心室肿瘤，经右心房切除右心室肿瘤，仅在心房入路不足以切除肿

4

瘤的情况下才采用心室入路。

【注意要点】

1. 黏液瘤患者伴发严重瓣膜阻塞，突发心搏骤停与暴发性肺水肿，经积极抢救心脏不能复苏，患者处于深度昏迷者，不宜手术。

2. 黏液瘤发生多发性脑血管栓塞及周围重要脏器栓塞，患者处于极度衰竭状态，并有严重肝、肾功能障碍，或胃肠道出血时已丧失手术治疗的时机。

3. 切除附着在房壁的肿瘤时，原则上应尽量将瘤体附近的组织做较大范围切除。房壁上的缺损小则可直接缝合；如缺损大，直接缝合可致左房缩小时，则需用涤纶片或自体心包片修复。缝合要严密，以免左房漏血，否则，止血相对困难。

4. 对于根部位于 Koch 三角区的黏液瘤，切除时应避免损伤心脏传导系统，造成术后三度传导阻滞。

5. 黏液瘤有时起自房室瓣，如肿瘤造成瓣叶破坏，影响瓣膜关闭，需行瓣膜成形或替换术。

（李华东）

第六节　心脏瓣膜病

后天性心脏瓣膜病是最常见的心脏病之一，瓣膜病约占我国心脏外科患者的 30% 左右。近年来，由于加强了对风湿热的防治，风湿性瓣膜病的发病率有所下降。

在风湿性心脏瓣膜病中，最常累及二尖瓣，主动脉瓣次之，三尖瓣很少见，肺动脉瓣则极为罕见。风湿性病变可以单独损害一个瓣膜区，也可以同时累及几个瓣膜区，常见的是二尖瓣合并主动脉瓣病变。

一、二尖瓣狭窄

【概述】

风湿性二尖瓣狭窄发病率女性较高。在儿童和青年期发作风湿热后，往往在 20 ~ 30 岁后才出现二尖瓣狭窄的临床症状。

【诊断要点】

1. 病史与体检

（1）病史：临床上可出现气促、咳嗽、咯血、发绀等症状。气促通常在活动时出现，其轻重程度与活动量的大小有密切关系。在剧烈体力活动、情绪激动、呼吸道感染、妊娠、心房颤动等情况下，有时可以诱发阵发性气促、端坐呼吸或急性肺水肿。咳嗽多在活动后和夜间入睡后，肺淤血加重是出现。肺淤血引起的咯血，为痰中带血；急性肺水肿引起的咯血，为血性泡沫痰液。有的病例由于支气管黏膜下曲张静脉破裂，可引起大量咯血。此外，还常有心悸、心前区闷痛、乏力等症状。

（2）体格检查：

1）肺部慢性淤血的病例，常有面颊与口唇轻度发绀，即二尖瓣面容。

2）并发心房颤动者，则脉律不齐。

3）右心室肥大者心前区可扪及收缩期抬举性搏动。多数病例在心尖区能扪到舒张期震颤。

4）心尖区可听到第一音亢进和舒张中期隆隆样杂音，这是二尖瓣狭窄的典型杂音。在胸骨左缘 3、4 肋间，常可听到二尖瓣开瓣音。但在瓣叶高度硬化，尤其并有关闭不全的病例，心尖区第一音则不脆，二尖瓣开瓣音常消失，肺动脉瓣区第二心音常增强，有时轻度分裂。

5）重度肺动脉高压伴有肺动脉瓣功能关闭不全的病例，在胸骨左缘第 2、3 或第 4 肋间，可能听到舒张早期高音调吹风样杂音，在吸气末增强，呼气末减弱。

6）右心衰竭患者可呈现肝大、腹水、颈静脉怒张、踝部水肿等。

2. 辅助检查

（1）心电图检查：轻度狭窄的病例，心电图可以正常。中度以上狭窄可呈现电轴右偏、P 波增宽，呈双峰或电压增高。肺动脉高压病例，可示右束支传导阻滞，或右心室肥大。病程长的病例，常示心房颤动。

（2）X线检查：轻度狭窄病例，X线片可无明显异常。中度或重度狭窄，常见到左心房扩大；食管吞钡检查可发现左心房向后压迫食管，心影右缘呈现左、右心房重叠的双心房阴影。主动脉结缩小、肺动脉段隆出、左心房隆起、肺门区血管纹增粗。肺间质性水肿的病例，在肺野下部可见横向线条状阴影，称为 Kerley B 线。长期肺淤血的病例，由于肺组织含铁血黄素沉着，可呈现致密的粟粒形或网形阴影。

（3）超声心动图检查：M 型超声心动图显示瓣叶活动受限，大瓣正常活动波消失，代之以城墙垛样长方波，大瓣与小瓣呈同向活动。左心房前后径增大。二维或切面超声心动图可直接显示二尖瓣瓣叶增厚和变形、活动异常、瓣口狭小，左房增大，并可检查左房内有无血栓、瓣膜有无钙化以及估算肺动脉压力增高的程度，排除左房黏液瘤等情况。

3. 鉴别诊断

（1）功能性二尖瓣狭窄：主动脉瓣重度关闭不全时，由于主动脉瓣舒张反流血液冲击二尖瓣叶，可在心尖部听到舒张期杂音，称 Austin-Flint 杂音。功能性二尖瓣狭窄杂音较轻，无细震颤也无第一心音亢进及开瓣音。超声多普勒检查可明确诊断。

（2）左心房黏液瘤：为良性肿瘤，常有蒂附着于房间隔，当心室收缩时瘤体在左心房、心室舒张时瘤体移至二尖瓣附近，可部分阻塞二尖瓣口引起类似二尖瓣狭窄的表现，但其症状与体征与体位改变有关。另外黏液瘤可引起发热、血沉快、贫血等，需注意与风湿热鉴别，超声心动图可发现左心房内有云雾样光团，有助于鉴别。

【治疗】

手术治疗的目的是扩大二尖瓣瓣口面积，解除左心房排血障碍，缓解症状，改善心功能。

1. 手术适应证　无症状或心脏功能属于 1 级者，不主张施行手术。有症状且心功能 2 级以上者均应手术治

4

疗。对隔膜型二尖瓣狭窄，特别是瓣叶活动好，没有钙化，听诊心尖部第 1 心音较脆，有开瓣音的患者，同时没有房颤、左房内无血栓时，可进行经皮穿刺球囊导管二尖瓣交界扩张分离术，或在全身麻醉下开胸闭式二尖瓣交界分离术。二尖瓣狭窄伴有关闭不全或明显的主动脉瓣病变，或有心房纤颤、漏斗型狭窄、瓣叶病变严重，有钙化或左房内有血栓，或二尖瓣术后再狭窄的病例，则不宜行球囊扩张术和闭式二尖瓣交界分离术。应在体外循环直视下行人工瓣膜二尖瓣替换术。如合并心房纤颤，可以在瓣膜手术同时加行改良迷宫手术。

2. 术前准备完善术前常规检查，行心电图、X 线胸片及超声心动图检查，有冠心病危险因素及年龄大于 50 岁以上者，行冠状动脉造影检查。术前应控制心力衰竭，用强心、利尿剂，间断吸氧，静脉滴注 GIK 及能量合剂；纠正电解质失衡，待全身情况和心功能改善后进行手术；有急性感染者，应推迟手术；对慢性感染灶亦应予以适当治疗，对易并发牙周炎的龋病者应手术前治疗。

3. 手术方式经皮球囊导管二尖瓣交界扩张分离术已在内科学中介绍，以下介绍闭式和直视二尖瓣手术。

（1）闭式二尖瓣交界分离术：目前由于经皮球囊扩张术的广泛应用，因此闭式二尖瓣交界分离术已很少进行。

（2）经典直视手术：需在体外循环下进行。如瓣叶病变较轻，切开融合交界，扩大瓣口和切开、分离黏着融合的腱索和乳头肌，以改善大瓣活动度。如瓣膜病变较重，已有重度纤维化、硬化、挛缩或钙化，则需切除全部或部分瓣膜，做人工瓣膜替换术。

（3）经右侧小切口或胸腔镜辅助下微创手术，可减少损伤。

4. 术后康复

（1）心功能维护：酌情应用正性肌力药物和血管扩张药，常规使用洋地黄及利尿药。补充液体要适当，不能输入过多、过快，以免加重心脏负担，甚至导致肺水肿。

（2）加强呼吸道管理：术后早期呼吸机辅助呼吸。

（3）防治心律失常：及时处理各类心律失常，维持水电解质平衡，保持血钾 4~4.5mmol/L。

（4）抗凝治疗：同种瓣不需要抗凝治疗，生物瓣手术后应抗凝治疗 3 个月。如患者左心房扩大显著，且伴有房颤，最好持续抗凝治疗。机械瓣应持续抗凝治疗，可口服华法林，开始于引流管拔出当天，维持凝血酶原时间 18~26 秒，国际标准化比率（INR 1.8~2.2），出院稳定后，每月检查 1 次，直至终生。

二、二尖瓣关闭不全

【概述】

二尖瓣关闭不全可由风湿性病变、退行性变、细菌性心内膜炎、缺血性心脏病等病因导致，风湿性二尖瓣关闭不全多数合并狭窄，主要病理改变是瓣叶和腱索增厚、挛缩、瓣膜面积缩小、瓣叶活动度受限制以及二尖瓣瓣环扩大等。近年随着老年患者增多，瓣膜退行性变的病例增多，主要病理改变是部分腱索断裂，瓣叶脱垂，细菌性心内膜炎可造成二尖瓣叶赘生物或穿孔；缺血性心脏病导致的乳头肌功能不全也可造成二尖瓣关闭不全。

【诊断要点】

1. 病史与体检

（1）病史：病变轻、心脏功能代偿良好者可无明显症状。病变较重或历时较久者可出现乏力、心悸，劳累后气促等症状，急性肺水肿和咯血的发生率远较二尖瓣狭窄少。临床出现症状后，病情可在较短时间内迅速恶化。

（2）体格检查：心尖搏动增强并向左向下移位。心尖区可听到全收缩期杂音，常向左侧腋中线传导。肺动脉瓣区第二音亢进，第一音减弱或消失。晚期病例可呈现右心衰竭以及肝大、腹水等体征。有房颤者，心律不齐。

4

2. 辅助检查

（1）心电图检查：较轻的病例，心电图可以正常。较重者则常显示电轴左偏、二尖瓣型 P 波、左心室肥大和劳损。部分患者有心房颤动。

（2）X 线检查：左心房及左心室明显扩大。吞钡 X 线检查见食管受压向后移位。

（3）超声心动图检查：M 型检查显示二尖瓣大瓣曲线呈双峰或单峰形，上升及下降速率均增快。左心室和左心房前后径明显增大。左房后壁出现明显凹陷波。合并狭窄的病例则仍可显示城墙垛样长方波。二维或切面超声心动图可直接显示心脏收缩时二尖瓣瓣口未能完全闭合。超声多普勒检测示舒张期血液湍流，可估计关闭不全的轻重程度。

（4）合并冠心病危险因素或年龄 50 岁以上者可行心导管检查及冠状动脉造影。

3. 鉴别诊断

（1）三尖瓣关闭不全：为全收缩期杂音，在三尖瓣区最清楚，杂音在吸气时增强，常伴有颈静脉和肝脏收缩期搏动。超声心动图可明确诊断。

（2）主动脉瓣狭窄：杂音在胸骨右缘第 2 肋间，超声心动图可确诊。

【治疗】

1. 手术适应证　二尖瓣关闭不全症状明显，心功能受影响，心脏扩大时即应及时在体外循环下进行直视手术。

2. 术前准备　完善术前常规检查，行心电图、X 线胸片及超声心动图检查，有冠心病危险因素及年龄大于 50 岁以上者，行冠状动脉造影检查。术前给予用强心、利尿和血管扩张药，间断吸氧，静脉滴注 GIK 及能量合剂；处理慢性感染病灶；对营养不良甚至心源性恶病质者应积极加强营养支持治疗。

3. 手术方式

（1）二尖瓣修复成形术：利用患者自身的组织和部

4

分人工代用品修复二尖瓣装置，使其恢复功能，包括瓣环的重建和缩小、乳头肌和腱索的缩短或延长、人工瓣环和人工腱索的植入、瓣叶的修复等。手术的技巧比较复杂，术中应检验修复效果，看关闭不全是否纠正；在心脏复跳后通过经食管心脏超声心动图评估效果，如仍有明显关闭不全，则应重新进行修复或二尖瓣替换术。

（2）二尖瓣替换术：二尖瓣严重损坏，不适于施行瓣膜修复术的病例需做二尖瓣替换术。切除二尖瓣瓣叶和腱索，将人工瓣膜缝合固定于瓣环上。

（3）经右侧小切口或胸腔镜辅助下微创二尖瓣成形或替换术，可减少损伤。

4. 术后康复

（1）循环系统处理：常规应用心血管活性药物多巴胺、多巴酚丁胺及米力农等，酌情应用血管扩张药物如硝酸甘油或硝普钠等。

（2）加强呼吸道管理：术后早期呼吸机辅助呼吸。对心力衰竭者，适当延长呼吸机支持时间，帮助患者心肺功能的恢复。

（3）防治心律失常：及时处理各类心律失常，维持水电解质平衡，保持血钾 $4 \sim 4.5 \text{mmol/L}$。

（4）抗凝治疗：同种瓣不需要抗凝治疗，瓣膜成形及生物瓣手术后应抗凝治疗 3 个月。伴有房颤者，最好持续抗凝治疗。机械瓣应持续抗凝治疗，可口服华法林，开始于引流管拔出当天，维持凝血酶原时间 $18 \sim 26$ 秒，国际标准化比率（INR $1.8 \sim 2.2$），出院稳定后，每月检查 1 次，直至终生。

三、主动脉瓣狭窄

【概述】

主动脉瓣狭窄是由于先天性瓣叶发育畸形或者风湿性病变侵害主动脉瓣致瓣叶增厚粘连，瓣口狭窄。病程长久者可发生钙化或合并细菌性心内膜炎等。风湿性心脏病常合并主动脉瓣关闭不全及二尖瓣病变等。

先天性主动脉瓣二瓣化畸形或瓣叶发育不对称的患者，在成年或老年时发生瓣叶钙化，瓣口狭窄。这类情况在临床上也常见到。

【诊断要点】

1. 病史与体检

（1）病史：轻度狭窄病例没有明显的症状。中度和重度狭窄者可有乏力、眩晕或昏厥、心绞痛、劳累后气促、端坐呼吸、急性肺水肿等症状，并可并发细菌性心内膜炎或猝死。

（2）体格检查：胸骨右缘第 2 肋间能扪到收缩期震颤。主动脉瓣区有粗糙喷射性收缩期杂音，向颈部传导，主动脉瓣区第二心音延迟并减弱。重度狭窄病例常呈现脉搏细小、血压偏低和脉压小。

2. 辅助检查

（1）心电图检查：显示电轴左偏、左心室肥大、劳损、T 波倒置，一部分病例尚可呈现左束支传导阻滞、房室传导阻滞或心房颤动。

（2）X 线检查：早期病例心影可无改变。病变加重后示左心室增大，心脏左缘向左向下延长，升主动脉可显示狭窄后扩大。

（3）超声心动图检查：M 型检查显示主动脉瓣叶开放振幅减小，瓣叶曲线增宽，舒张期可呈多线。在二维或切面超声图像上可见到主动脉瓣叶增厚、变形或钙化、活动度减小和瓣口缩小等征象。

（4）心导管及造影检查：通常不需行心导管及造影检查。怀疑冠心病的患者需要行冠状动脉造影排除冠状动脉病变，可同时行左心导管检查测定左心室与主动脉之间收缩压差。

3. 鉴别诊断

（1）肥厚梗阻型心肌病：亦称为特发性肥厚性主动脉瓣下狭窄（IHSS），胸骨左缘第 4 肋间可闻及收缩期杂音，收缩期喀喇音罕见，主动脉区第二心音正常。超声心动图显示左心室壁不对称性肥厚，室间隔明显增厚，与左心室后壁之比≥1.3，收缩期室间隔前移，左心室流出道变窄，可伴有二尖瓣前瓣叶向前移位而引起二尖瓣反流。

（2）肺动脉瓣狭窄：可于胸骨左缘第 2 肋间隔及粗糙响亮的收缩期杂音，常伴收缩期喀喇音，肺动脉瓣区第二心音减弱，主动脉瓣区第二心音正常，右心室肥厚增大，肺动脉主干呈狭窄后扩张。超声心动图可明确诊断。

（3）三尖瓣关闭不全：胸骨左缘下端闻及高调的全收缩期杂音，吸气时回心血量增加可使杂音增强，呼气时减弱。颈静脉搏动，肝脏肿大，右心房和右心室明显扩大。超声心动图可明确诊断。

【治疗】

1. 手术适应证

（1）临床上呈现心绞痛、昏厥或心力衰竭者，一旦出现症状，病情往往迅速恶化，在 2～3 年内有较高的猝死发生率，故应争取尽早施行手术治疗。

（2）没有症状或症状轻微的患者如狭窄明显，跨瓣压差超过 75mmHg，应予手术，否则有猝死的可能。

（3）当压差小于 50mmHg，瓣口面积小于或等于 0.8cm^2，患者心电图为进行性左室肥厚，主动脉瓣钙化严重者亦应手术。

（4）中度以上主动脉瓣狭窄，同时需行升主动脉手术，冠状动脉旁路移植手术或其他心脏瓣膜手术。

2. 术前准备

（1）完善术前常规检查，行心电图、X 线胸片及超声心动图检查，有冠心病危险因素及年龄大于 50 岁以上者，需行冠状动脉造影检查。

（2）维持患者良好的循环状态，防止发生心搏骤停。硝酸甘油会降低前负荷、β 受体阻滞剂会降低心率和增加左心室舒张末容量，在主动脉瓣合并心肌缺血表现的患者中这些药物的使用要慎重，以免发生心脏低排。

4

3. 手术方式

（1）切除病变的瓣膜，进行人工瓣主动脉瓣膜替换术。

（2）经心尖或经皮支架瓣膜植入术在近年得到应用，但需选择合适病例。

4. 术后康复

（1）同常规体外循环手术，给予强心、利尿治疗。

（2）左心室明显肥厚的患者，由于心肌顺应性差，术后早期要维持较高的充盈压才能有合适的前负荷和每搏量，通常左房压须大于 15mmHg。要注意的是此类患者的充盈压对容量较为敏感，甚至少量的容量补充也会使充盈压有明显上升。

（3）术后应用 β 受体阻滞剂和钙离子拮抗剂可以减轻心肌耗氧和改善心肌顺应性，增加心排出量。临床上常用美托洛尔和硫氮䓬酮。

（4）抗凝治疗：同种瓣不需要抗凝治疗，生物瓣手术后应抗凝治疗 3 个月。机械瓣应持续抗凝治疗，可口服华法林，开始于引流管拔出当天，维持凝血酶原时间 18～26 秒，国际标准化比率（INR 1.8～2.2），出院稳定后，每月检查 1 次，直至终生。

四、主动脉瓣关闭不全

【概述】

主动脉瓣关闭不全是主动脉瓣叶结构异常，导致瓣叶不能严密对合。病因包括风湿性心脏病、老年退行性病变、细菌性心内膜炎、马方综合征（Marfan syndrome）、先天性主动脉瓣畸形、主动脉夹层动脉瘤等。

【诊断要点】

1. 病史与体检

（1）病史：轻度关闭不全病例，心脏代偿功能较好，没有明显症状。早期症状为心悸、心前区不适、颈部搏动感。重度关闭不全者常有心绞痛发作、气促，并可出现阵发性呼吸困难、端坐呼吸或急性肺水肿。

（2）体格检查：心界向左下方增大，心尖部可见抬举性搏动。在胸骨左缘第3、4肋间和主动脉瓣区有叹息样舒张早、中期或全舒张期杂音，向心尖区传导。重度关闭不全者呈现水冲脉、动脉枪击音、毛细血管搏动等征象。

2. 辅助检查

（1）心电图检查：显示电轴左偏和左心室肥大、劳损。

（2）X线检查：左心室明显增大，向左下方延长。主动脉结隆起，升主动脉和弓部增宽，左心室和主动脉搏动幅度增大。逆行升主动脉造影，可见造影剂在舒张期从主动脉反流入左心室。按反流量的多少，可以估计关闭不全的程度。

（3）超声心动图检查：主动脉瓣开放与关闭的速度均增快，舒张期呈多线。由于舒张期血液反流入左心室，冲击二尖瓣，可呈现二尖瓣大瓣高速颤动。左心室内径增大，流出道增宽。二维或切面超声心动图常可显示主动脉瓣叶在舒张期未能对拢闭合。超声多普勒检测可估计反流程度。

（4）当疑有冠状动脉病变时，应做冠状动脉造影术。

3. 鉴别诊断

（1）肺动脉瓣关闭不全：颈动脉搏动正常，胸骨左缘舒张期杂音吸气时增强，用力握拳时无变化，心电图是右心房和右心室肥大，X线检查肺动脉主干突出，超声心动图可确诊。

（2）主动脉窦瘤破裂：本病的破裂常破入右心，在胸骨左下缘有持续性杂音，但有突发性胸痛，进行性右心功能衰竭，主动脉造影及超声心动图检查可确诊。

【治疗】

1. 手术适应证

（1）临床上出现症状，如呈现心绞痛或左心室衰竭症状，则可在数年内病情恶化或发生猝死，故应争取尽早手术。

（2）无症状患者心胸比超过 0.55，舒张压小于 50mmHg，超声心动图检查左心室收缩末直径超过 55mm，应手术。

2. 术前准备　术前应常规行心、肾、肺及肝功能和有关凝血方面检查；如应用阿司匹林，应停药 1 周后再手术。心功能不全者，卧床休息，口服强心、利尿药物，补偿蛋白质和维生素，纠正水电解质失衡。

3. 手术方法

（1）主动脉瓣成形术：主动脉瓣关闭不全成形效果不如二尖瓣成形术，一般仅在部分合适的患者中应用。

（2）切除病变主动脉瓣叶，行人工瓣主动脉瓣膜替换术。

4. 术后康复

（1）左心室功能辅助：术后常规应用多巴胺、多巴酚丁胺或米力农及血管扩张剂，如硝酸甘油，必要时联合应用肾上腺素。对于巨大左心室患者在应用正性肌力药物后仍有循环不稳定者，应及时应用主动脉球囊反搏治疗。

（2）防止室性心律失常：维持血钾 4～5mmol/L，可以持续静滴利多卡因。

（3）抗凝治疗：主动脉瓣成形术后无需抗凝治疗；主动脉瓣置换术后需终生抗凝，抗凝方法同前。

（刘小斌）

第七节　冠　心　病

【概述】

冠心病是冠状动脉粥样硬化性心脏病的简称。是指供给心脏营养物质的血管——冠状动脉发生严重粥样硬化或痉挛，使冠状动脉狭窄或阻塞，以及血栓形成造成管腔闭塞，导致心肌缺血缺氧或梗死的一种心脏病，亦称缺血性心脏病。冠心病是动脉粥样硬化导致器官病变的最常见类型，也是危害中老年人健康的常见病。

【诊断要点】

1. 病史与体检

（1）病史：

1）心绞痛：是冠状动脉供血不足，心肌急剧的、暂时的缺血与缺氧引起的临床综合征。其发作特点为阵发性前胸压榨性疼痛感觉，主要位于胸骨后部，可放射到心前区与左上肢，持续数分钟，常发生于劳动或情绪激动时，休息或含化硝酸酯类药物（如硝酸甘油）后症状消失。本病多见于男性，多数患者在 40 岁以上。①部位：主要在胸骨体上段或中段之后，可波及心前区，有手掌大小范围，常放射到左臂内侧达环指或小指、左肩部。②性质：胸痛常呈压迫、发闷或紧缩性，有时如有重物压在胸部，偶伴有濒死的感觉。③诱因：常由于劳动或情绪激动（如发怒、焦急、过度兴奋等）所激发，饱食、寒冷、吸烟、大便用力、心动过速、休克等亦可诱发。疼痛发生在劳累的当时，而不在一天或一阵劳累之后。典型的心绞痛在相似的条件下发生。④持续时间：疼痛出现后渐加重，在 3～5 分钟内渐消失，持续时间一般 <15 分钟，多在停止原来诱发症状的活动后缓解，舌下含化硝酸甘油也能在几分钟内缓解，可数天或数周发作 1 次，亦可一日多次发作。⑤其他症状：发作时心率增快、血压升高、表情焦虑、皮肤冷或出冷汗等。

2）心肌梗死：①疼痛：是最先出现的症状。疼痛部位和性质与心绞痛相同，但多无明显诱因，且常发生于安静时，程度较重，持续时间较长，可达数小时或数天，休息和含化硝酸甘油片多不能缓解。患者常烦躁不安、出冷汗、恐惧，或有濒死感。有少数患者无疼痛，一开始即表现为休克或急性心力衰竭。部分患者疼痛部位在上腹部。②全身症状：有发热、心动过速等症状，体温一般在 38℃ 左右，很少超过 39℃。③胃肠道症状：疼痛剧烈时常伴有频繁的恶心、呕吐和上腹部胀痛、肠胀气,重者可发生呃逆。④心律失常:多发生在起病1~2周内,而以24小时内最多见。常伴有乏力、头晕、昏厥等症状。⑤低血压和休克:收缩压低于80mmhg,有烦躁不安、面色苍白、皮肤湿冷、脉细而快、大汗淋漓、尿量减少(每小时<20ml),神志迟钝,甚至昏厥者,则为休克的表现。⑥心力衰竭:主要为左心衰竭,可在起病最初几天内发生,或在疼痛、休克好转阶段出现,为梗死后心脏收缩力显著减弱或不协调所致。出现呼吸困难、咳嗽、咳粉红色泡沫样痰、发绀、烦躁等症状,严重者可发生肺水肿。右心室心肌梗死者可一开始就出现右心衰竭的表现,伴血压下降。

(2)体格检查:症状未发作时一般可无特殊体征。多数发作前有心率增快,心律失常和轻度高血压。出现乳头肌功能不全者,二尖瓣区可闻及轻度收缩期吹风样杂音。一旦有心肌梗死,心音可减弱,部分病例有心包摩擦音,可有舒张期奔马律,血压下降、脉搏变细、发绀,或呈现心源性休克和心力衰竭征象。

2. 辅助检查

(1)心电图:心电图是冠心病诊断中最早,最常用和最基本的诊断方法。与其他诊断方法相比,心电图使用方便,易于普及,当患者病情变化时便可及时捕捉其变化情况,并能连续动态观察和进行各种负荷试验,以提高其诊断敏感性。无论是心绞痛或心肌梗死,都有其典型的心电图变化,特别是对心律失常的诊断更有其临床价值,当然也存在一定的局限性。

(2)心电图负荷试验:主要包括运动负荷试验和药物试验(如双嘧达莫,异丙肾试验等)。心电图是临床观察心肌缺血最常用的简易方法。当心绞痛发作时,心电图可以记录到心肌缺血的心电图异常表现。但许多冠心病患者尽管冠状动脉扩张的最大储备能力已经下降,通常静息状态下冠状动脉血流量仍可维持正常,无心肌缺血表现,心电图可以完全正常。为揭示减少或相对固定的血流量,可通过运动或其他方法,给心脏以负荷,诱发心肌缺血，进而证实心绞痛的存在。运动试验对于缺血性心律失常及心肌梗死后的心功能评价也是必不可少的。

（3）动态心电图：是一种可以长时间连续记录并编集分析心脏在活动和安静状态下心电图变化的方法。此技术于 1947 年由 Holter 首先运用于监测电活动的研究，所以又称 Holter 监测。常规心电图只能记录静息状态短暂仅数十次心动周期的波形，而动态心电图于 24 小时内可连续记录多达 10 万次左右的心电信号，可提高对非持续性异位心律，尤其是对一过性心律失常及短暂的心肌缺血发作的检出率，因此扩大了心电图临床运用的范围，并且出现时间可与患者的活动与症状相对应。

（4）核素心肌显像：根据病史，心电图检查不能排除心绞痛时可做此项检查。核素心肌显像可以显示缺血区，明确缺血的部位和范围大小。结合运动试验再显像，则可提高检出率。

（5）冠状动脉造影：是目前冠心病诊断的"金标准"。可以明确冠状动脉有无狭窄、狭窄的部位、程度、范围等，并可据此指导进一步治疗所应采取的措施。同时，进行左心室造影，可以对心功能进行评价。冠状动脉造影的主要指征为：①对内科治疗下心绞痛仍较重者，明确动脉病变情况以考虑旁路移植手术；②胸痛似心绞痛而不能确诊者。

（6）超声和血管内超声：心脏超声可以对心脏形态，室壁运动以及左心室功能进行检查，是目前最常用的检查手段之一。对室壁瘤、心腔内血栓、心脏破裂、乳头肌功能等有重要的诊断价值。血管内超声可以明确冠状动脉内的管壁形态及狭窄程度，是一项很有发展前景的新技术。

（7）心肌酶学检查：是急性心肌梗死的诊断和鉴别诊断的重要手段之一。临床上根据血清酶浓度的序列变化和特异性同工酶的升高等肯定性酶学改变，便可明确诊断为急性心肌梗死。

4

3. 鉴别诊断

（1）隐匿型冠心病应与下列疾病鉴别：①自主神经功能失调：患者多表现为精神紧张和心率增快，在肾上腺素增加的患者，由于心肌耗氧增加，心电图可有 ST 段压低或 T 波倒置。服普萘洛尔 2 小时后心电图恢复正常。②心肌炎、心肌病、心包病及其他心脏病，电解质失调、内分泌病，药物作用等均可使 ST 段及 T 波改变，但据其他临床表现不难排除。

（2）心绞痛应与下列疾病鉴别：①心脏神经症：本病患者常诉胸痛，但为短暂的隐痛，患者常喜叹息，胸痛部位多在左胸乳房下与心尖部附近，但经常变动，症状多在疲劳之后出现，而不再疲劳的当时、轻度活动反觉舒适，有时可耐受较重的体力活动而不发生胸痛或胸闷。含服硝酸甘油无效或在 10 多分钟后见效。常伴有心悸、疲劳及其他神经衰弱的症状。②肌肉、骨、关节疾病：如胸肌劳损、颈椎病、胸椎病、肩关节及周围韧带病变、肋软骨炎等，可表现为类似心绞痛症状，但这些病变者有局部压痛，疼痛常与某些姿势及动作有关，局部体检及 X 线可明确诊断。③胆管和上消化道病变：如食管裂口疝、贲门痉挛、胃炎、消化性溃疡、胆石症、胆囊炎等。食管裂口疝可发生于饱餐后、平卧位，坐起或行走疼痛可缓解。消化性溃疡有与进餐时间相关的规律性，且疼痛时间较长，碱性药物可以缓解。胆石症及胆囊炎疼痛亦为发作性，疼痛时常辗转不安，有局部压痛及黄疸等表现，一般不易误诊。但要注意部分患者同时有胆管疾病和心绞痛，胆绞痛又可引起心绞痛的发作，必须仔细诊断。

（3）心肌梗死应与下列疾病鉴别：①心绞痛：疼痛性质与心肌梗死相似，但发作较频繁，每次发作历时短，一般不超过 15 分钟，发作前常有诱发因素。不伴有发热、白细胞增加、红细胞沉降率增快或血清心肌酶增高，心电图无变化或有 ST 段压低或抬高。②急性心包炎：有胸闷胸痛、咳嗽、发热和呼吸困难的病史，但疼痛于深呼吸时加重,不伴休克。心电图除 aVR 导联外,多数导联有 ST 段呈弓背向下的抬高,无异常 Q 波,血清酶无明显升高。③急性肺动脉栓塞:肺动脉大块栓塞时,常引起胸痛、气急、休克,但有右心负荷急剧增高的表现。右心室增大,肺动脉瓣区第 2 心音亢进,三尖瓣区出现收缩期杂音,以及发热及白细胞增加。心电图示电轴右偏 I 导联出现 S 波或原有 S 波加深,Ⅲ 导联导联出现 Q 波和 T 波倒置,aVR 导联出现高 R 波,胸导联过渡区向左移,右胸导联 T 波倒置,与心肌梗死的心电图表现不同。④动脉夹层动瘤:亦出现剧烈胸痛,似急性心肌梗死的疼痛性质,但疼痛开始即达高峰,常放射到背、肋、腹、腰及下肢。两上肢血压及脉搏可有明显差别,少数患者有主动脉关闭不全,可有下肢暂时性瘫痪或偏瘫。X 线、超声等可检测到主动脉壁夹层内的液体,可资鉴别。⑤急腹症:急性胰腺炎、消化性溃疡穿孔、急性胆囊炎、胆石症等,患者可有上腹部疼痛及休克,可能与本病疼痛波及上腹部者相混,但急腹症多伴消化系统症状,心电图及血清酶测定有助于明确诊断。

【治疗】

1. 药物治疗 目的是缓解症状,减少心绞痛的发作及心肌梗死;延缓冠状动脉粥样硬化病变的发展,并减少冠心病的死亡率。规范药物治疗可以有效地降低冠心病患者的死亡率和再缺血事件的发生,并改善患者的临床症状。而对于部分血管病变严重甚至完全阻塞的患者,在药物治疗的基础上,血管再建治疗可进一步降低患者的死亡率。

(1) 硝酸酯类药物:本类药物主要有:硝酸甘油、硝酸异山梨酯(消心痛)、5-单硝酸异山梨酯、长效硝酸甘油制剂(硝酸甘油油膏或橡皮膏贴片)等。硝酸酯类药物是稳定型心绞痛患者的常规用药。心绞痛发作时可以舌下含服硝酸甘油或使用硝酸甘油气雾剂。对于急性心肌梗死及不稳定型心绞痛患者,先静脉给药,病情稳定、症状改善后改为口服或皮肤贴剂,疼痛症状完全消失后可以停药。硝酸酯类药物持续使用可发生耐药性，有效性下降，可间隔 8 ~ 12 小时服药，以减少耐药性。

（2）抗血栓药物：包括抗血小板和抗凝药物。抗血小板药物主要有阿司匹林、氯吡格雷（波立维）、替罗非班等，可以抑制血小板聚集，避免血栓形成而堵塞血管。阿司匹林为首选药物，维持量为每天 75 ~ 100mg，所有冠心病患者没有禁忌证应该长期服用。阿司匹林的副作用是对胃肠道的刺激，胃肠道溃疡患者要慎用。冠脉介入治疗术后应坚持每日口服氯吡格雷，通常 6 个月 ~ 1 年。抗凝药物包括普通肝素、低分子肝素、璜达肝癸钠、比伐卢定等。通常用于不稳定型心绞痛和心肌梗死的急性期，以及介入治疗术中。

（3）纤溶药物：溶血栓药主要有链激酶、尿激酶、组织型纤溶酶原激活剂等，可溶解冠脉闭塞处已形成的血栓，开通血管，恢复血流，用于急性心肌梗死发作时。

（4）β-阻滞剂：β-受体阻滞剂即有治疗心绞痛作用，又能预防心律失常。在无明显禁忌时，β-受体阻滞剂是冠心病的一线用药。常用药物有：美托洛尔、阿替洛尔、比索洛尔和兼有 α-受体阻滞作用的卡维地洛、阿罗洛尔（阿尔马尔）等，剂量应该以将心率降低到目标范围内。β-受体阻滞剂禁忌和慎用的情况有哮喘、慢性气管炎及外周血管疾病等。

（5）钙通道阻断剂：可用于稳定型心绞痛的治疗和冠脉痉挛引起的心绞痛。常用药物有：维拉帕米、硝苯地平控释剂、氨氯地平、地尔硫䓬等。不主张使用短效钙通道阻断剂，如硝苯地平普通片。

（6）肾素血管紧张素系统抑制剂：包括血管紧张素转换酶抑制剂（ACEI）、血管紧张素 2 受体拮抗剂（ARB）以及醛固酮拮抗剂。对于急性心肌梗死或近期发生心肌梗死合并心功能不全的患者，尤其应当使用此类药物。常用 ACEI 类药物有：依那普利、贝那普利、雷米普利、福辛普利等。如出现明显的干咳的不良反应，可改用血管紧张素 2 受体拮抗剂。ARB 包括：缬沙坦、

4

替米沙坦、厄贝沙坦、氯沙坦等。用药过程中要注意防止血压偏低。

（7）调脂治疗：调脂治疗适用于所有冠心病患者。冠心病在改变生活习惯基础上给予他汀类药物，他汀类药物主要降低低密度脂蛋白胆固醇，治疗目标为下降到80mg/dl。常用药物有：洛伐他汀、普伐他汀、辛伐他汀、氟伐他汀、阿托伐他汀等。最近研究表明，他汀类药物可以降低死亡率及发病率。

2. 经皮冠状动脉介入治疗 经皮冠状动脉腔内成形术中应用特制的带气囊导管，经外周动脉（股动脉或桡动脉）送到冠脉狭窄处，充盈气囊可扩张狭窄的管腔，改善血流，并在已扩开的狭窄处放置支架，预防再狭窄。还可结合血栓抽吸术、旋磨术。适用于药物控制不良的稳定型心绞痛、不稳定型心绞痛和心肌梗死等。心肌梗死急性期首选急诊介入治疗，时间非常重要，越早越好。

3. 冠状动脉旁路移植术（简称冠脉搭桥术） 冠状动脉旁路移植术通过恢复心肌血流的灌注，缓解胸痛和局部缺血、改善患者的生活质量，并可以延长患者的生命。适用于严重冠状动脉病变的患者，不能接受介入治疗或治疗后复发的患者，以及心肌梗死后心绞痛，或出现室壁瘤、二尖瓣关闭不全、室间隔穿孔等并发症时，在治疗并发症的同时，应该行冠状动脉搭桥术。手术的选择应该由心内、心外科医生与患者共同决策。

（史 峰）

第八节　胸主动脉瘤

【概况】

胸主动脉瘤是指因各种原因使动脉壁发生退行性变化，引起全层组织变薄呈瘤样扩张性病变。常见的病因有主动脉瓣环扩张、马方综合征、动脉硬化性、主动脉缩窄、感染性和外伤性等。胸主动脉瘤由于发生的解剖部位不同，在外科手术处理上有显著的差异。因此，临

4

床上将其分为升主动脉瘤、弓部动脉瘤以及降主动脉瘤，后者又分为胸部降主动脉与胸腹主动脉瘤。

【诊断要点】

1. 病史与体检

（1）病史：胸主动脉瘤病程早期多无症状，常在 X 线检查时发现。瘤体增大到一定程度时可出现疼痛和压迫症状，可有血栓脱落造成的动脉栓塞的表现。疼痛多为持续性钝痛，很少有剧烈疼痛。压迫症状因瘤体部位而异，弓部瘤压迫气管和（或）支气管，使管腔变窄或管壁塌陷，出现咳嗽、呼吸困难；压迫交感神经出现 Honer 综合征；弓降部动脉瘤压迫喉返神经出现声嘶，压迫食管出现吞咽困难；升弓部动脉瘤压迫上腔静脉导致上腔静脉回流受阻；胸腹主动脉瘤压迫主动脉及其分支可出现腹腔动脉综合征、肠系膜上动脉供血不足症状及肾动脉狭窄致肾性高血压。累及主动脉瓣环的升主动脉瘤，往往有因主动脉瓣关闭不全所致的心慌气促等心力衰竭症状。

（2）体格检查：早期多无异常体征。巨大升主动脉瘤可有前胸上部叩诊浊音区扩大。合并主动脉瓣关闭不全者，主动脉瓣区可闻及舒张期杂音，动脉搏动增强，周围血管征阳性，左心室扩大；上腔静脉或无名静脉受压使静脉回流受阻，出现静脉怒张或水肿；弓部动脉瘤可有气管受压移位；胸腹主动脉瘤在腹部可扪及膨胀性搏动性肿物，边界常不清，瘤体轻度压痛，且在相应内脏血管开口区处可闻及收缩期杂音；马方综合征患者常有眼睛晶体半脱位造成的高度近视、身高臂长及皮肤韧带松弛等特征性体征。

2. 辅助检查

（1）X 线检查：纵隔阴影增宽或形成局限性块影，至少在某一个体位上，与胸主动脉某部相连而不能分开。一般升主动脉瘤位于纵隔的右前方，弓降部和降主动脉动脉瘤多位于左后方。有时可见瘤壁钙化。瘤体（尤其囊状）可压迫侵蚀周围器官，例如压迫脊椎或胸骨的侵蚀性骨缺损，有助于动脉瘤的诊断。

（2）超声：多普勒无创检查可显示主动脉瘤的大小，有无主动脉瓣关闭不全，有无附壁血栓，及累及腹内脏器血管情况。

（3）CT和MRI检查：无创检查显示动脉瘤的轮廓大小及受累血管尤其是动脉分层时可清楚分辨动脉瘤有无分层及范围。

（4）动脉造影：虽属有创检查但仍是目前公认的最好检查，根据造影可判断动脉瘤大小范围累及脏器血管情况侧支循环建立情况。

3. 鉴别诊断

（1）主动脉夹层动脉瘤多数在胸主动脉瘤的基础上并发主动脉内膜分离而产生，两者很相似，较难鉴别。但夹层动脉瘤往往有突发病史，发病时剧烈胸痛，呈撕裂样或刀割样，常伴休克症状。如果得不到及时诊断和治疗，病情迅速进展而死亡。

（2）胸主动脉假性动脉瘤此病可发生于升主动脉、主动脉弓及降主动脉。但假性动脉瘤往往有创伤史或感染史。超声心动图、CT和MRI检查可提供鉴别，必要时行血管造影。

（3）中心型肺癌有时不易与胸主动脉瘤相鉴别，但此病有咳嗽、咳痰带血史，痰瘤细胞检查呈阳性，纤维光束气管镜检查，取病理标本检查可以确诊。

（4）食管癌中下段食管癌与降主动脉瘤在X线检查时，易混淆。但食管癌有进行性吞咽困难史，食管钡餐造影和食管镜检查可以确诊。

（5）腹主动脉瘤破裂产生类似肠道出血及破裂、乙状结肠憩室炎、肠梗阻、胆囊炎、胆石症、胰腺炎等这些疾病的症状，可能与腹主动脉消化道瘘、瘤体内附壁血栓脱落、肠系膜下动脉急性缺血等因素有关。腹膜后肿物可能将腹主动脉向前方顶起，造成可疑腹主动脉瘤，需通过腹部CT检查鉴别。

4

【治疗】

胸主动脉瘤的治疗方法，包括药物治疗、手术治疗和腔内治疗。手术治疗为主要治疗方式，但随着腔内治疗材料和技术的进步越来越多的胸主动脉瘤倾向于腔内治疗。

1. 药物治疗 控制血压、心率、血脂，戒烟等措施可一定程度上控制动脉瘤直径的增加。药物治疗对那些动脉瘤扩展和伴显著动脉粥样硬化幸存者的长期疗效尚未肯定，但有报告认为，β-阻滞剂对成年马方综合征患者有确切的疗效，可使主动脉扩张的速度减慢，主动脉夹层分离、主动脉瓣反流发生率及死亡率均减少。

2. 手术治疗 胸主动脉瘤切除、人工血管置换术，目前仍是治疗此病的经典术式。胸主动脉瘤直径大于5.5cm时，不论有无症状，一经诊断，在无全身其他器官手术禁忌证时，即应进行相应的手术治疗，因为此时动脉瘤破裂的机会增高。动脉瘤直径大于7cm时应限期手术。

3. 腔内治疗 胸降主动脉瘤及胸腹主动脉瘤腔内修复术手术适应证和禁忌证基本与开放手术相同，其特点是创伤小，降低了并发症的发生率和死亡率。随着开窗技术、烟囱技术等的成熟和带分支支架及多层支架的出现，使得越来越多原本需要行开放手术治疗的胸主动脉瘤倾向于腔内治疗。另外，对于某些累及内脏动脉而不适合行腔内治疗，且合并其他严重疾病不能行开放手术治疗的患者，为了减少手术创伤，为微创腔内修复手术创造条件，可应用联合开放手术和腔内修复术的杂交技术来治疗。

【注意要点】

胸主动脉瘤的自然病史受多种因素影响，如动脉瘤膨大的速度和破裂倾向。有或无动脉瘤的症状是另一个重要因素，有症状的患者预后比无症状者差，一旦出现新的症状可迅速破裂或死亡。动脉瘤的大小和动脉瘤膨大的速度也是动脉瘤破裂的危险因素。直径＞7cm的胸主动脉瘤较直径小的更易破裂。胸主动脉瘤常伴有严重的全身动脉粥样硬化或心血管系统疾病，可明显增加病死率，许多患者在动脉瘤破裂之前就死于动脉粥样硬化的并发症。

（李飞飞）

第九节 主动脉夹层

【概况】

是一种的急性主动脉疾病。主动脉内膜和中层弹力膜发生撕裂，血液进入主动脉壁中层，顺行和（或）逆行剥离形成主动脉真假两腔，并通过一个或数个破口与主动脉真腔相交通，称为主动脉夹层（aortic dissection, AD）。AD起病急，病情凶险、进展快、死亡率高，在我国发病率逐年上升。

【诊断要点】

1. 症状与体检 取决与AD的部位、范围、程度、主动脉分支受累情况以及是否有动脉瘤破裂等。一般发病2周内为急性期，2周~2个月为亚急性期，超过2个月为慢性期。急性期症状明显，慢性期症状常不典型。男性患者较多见。在实际情况中可以表现为不同的情况，主要包括以下一些：

（1）疼痛：是本病最主要和最突出的表现。90%以上患者表现为突发的、剧烈的胸背部疼痛，呈撕裂样或刀割样，可向肩胛区、前胸、腹部及下肢放射，可伴有面色苍白、出冷汗、四肢发凉、神志淡漠等休克样表现。极少数患者无疼痛表现。

（2）高血压：大部分病例可伴有高血压，如果出现心脏压塞、动脉瘤破裂或冠状动脉供血受阻引起的急性心肌梗死时，则出现低血压。

（3）主动脉分支动脉闭塞可导致相应的脑、肢体、肾脏、腹腔脏器缺血症状：如脑梗死、少尿、腹部疼痛、

4

双腿苍白、无力、花斑，甚至截瘫等。

除以上主要症状和体征外，因主动脉供血区域广泛，根据夹层的累及范围不同，表现也不尽相同，其他的情况还有：周围动脉搏动消失，左侧喉返神经受压时可出现声带麻痹，在夹层穿透气管和食管时可出现咯血和呕血，夹层压迫上腔静脉出现上腔静脉综合征，压迫气管表现为呼吸困难，压迫颈胸神经节出现 Horner 综合征，压迫肺动脉出现肺栓塞体征，夹层累及肠系膜和肾动脉可引起肠麻痹乃至坏死和肾梗死等体征。胸腔积液也是主动脉夹层的一种常见体征，多出现于左侧。

2. 临床分型　根据主动脉夹层内膜裂口的位置和夹层累及的范围，目前两种主要的分类方法：DeBakey 分型和 Stanford 分型。DeBakey 分型中Ⅰ型：主动脉夹层累及范围自升主动脉到降主动脉甚至到腹主动脉。Ⅱ型：主动脉夹层累及范围仅限于升主动脉。Ⅲ型：主动脉夹层累及降主动脉，如未累及腹主动脉者为Ⅲ A 型；累及腹主动脉者为Ⅲ B 型。另一种 Stanford 分型法中凡累及升主动脉者均为 Stanford A 型，相当于 DeBakey Ⅰ 型和Ⅱ型，仅累及降主动脉者为 Stanford B 型，相当于 DeBakey Ⅲ型。

3. 辅助检查

（1）胸片：普通胸片就可以提供诊断的线索，对于急性胸背部撕裂样疼痛，伴有高血压的患者，如果发现胸片中上纵隔影增宽，或主动脉影增宽，一定要进行进一步 CTA 等检查，明确诊断。

（2）主动脉 CTA：是目前最常用的术前影像学评估方法，其敏感性达 90% 以上，其特异性接近 100%。CTA 断层扫描可观察到夹层隔膜将主动脉分割为真假两腔，重建图像可提供主动脉全程的二维和三维图像，其主要缺点是要注射造影剂，可能会出现相应的并发症，而主动脉搏动产生的伪影也会干扰图像和诊断。

（3）主动脉 MRA：对主动脉夹层患者的诊断敏感性

和特异性与 CTA 接近，磁共振所使用的增强剂无肾毒性；缺点是扫描时间较长，不适用于循环状态不稳定的急诊患者，而且也不适用于体内有磁性金属植入物的患者。

（4）超声检查：无创，无需造影剂，可定位内膜裂口，显示真、假腔的状态及血流情况，还可显示并发的主动脉瓣关闭不全、心包积液及主动脉弓分支动脉的阻塞等情况。但同时也受患者的肥胖等情况限定。

4. 鉴别诊断　主动脉夹层急性期极易误诊，除与心绞痛、急性心肌梗死鉴别外，还需与急性心包炎、急性胸膜炎、肺动脉栓塞、急腹症以及急性下肢动脉栓塞鉴别。

【治疗】

一旦疑为本病，应争分夺秒的明确诊断和治疗。主动脉夹层的治疗手段主要包括保守治疗、介入治疗和外科手术治疗。其中腔内介入修复技术丰富了主动脉夹层的治疗手段，并且使手术的创伤性减小，安全性增加。

1. 非手术治疗　无论哪型 AD 均应首先进行相应的药物治疗，目的是控制疼痛、降低血压及心室收缩率，防止夹层进一步扩展或破裂及其他严重并发症的发生。通常需要应用强有力的药物，如降压药硝普钠、镇痛药吗啡等。

2. 外科手术　目的是切除内膜撕裂口，防止夹层破裂所致大出血，重建因内膜片或假腔造成的血管阻塞区域的血流。孙氏手术是目前治疗 Stanford A 型夹层的主要方法。Stanford B 型急性期出现下列情况应紧急手术：动脉瘤破裂出血、进行性血胸及严重的内脏和肢体缺血、无法控制的疼痛和高血压、正规药物治疗后夹层动脉瘤进行性扩展等。手术方式包括：破口切除人工血管置换术、主动脉成形术、内膜开窗术和各种血管旁路手术等。

3. 血管腔内治疗　主要针对 Stanford B 型夹层，目的是封堵主动脉内膜破口，从而消除假腔的血流，使假腔血栓形成。腔内支架治疗 Stanford B 型夹层在国内开展较为广泛，作为微创治疗的方法，可以基本替代传统的外科手术方法，成为 Stanford B 型夹层治疗的首选方法，疗效满意。

【注意要点】

主动脉夹层是一种最为凶险的急性主动脉疾病。据统计，未经治疗的急性主动脉夹层，24 小时死亡率为55%，约50%以上患者1周内死亡，75%患者1个月内死亡，90%患者1年内死亡。因此，对于 AD 患者，快速准确的诊断和及时正确的治疗非常重要，但临床上因诊断延误以及漏诊、误诊影响治疗疗效，甚至导致死亡的情况并不少见。

近年出现的 MDCT 的急性胸痛综合征检查方案，为"一站式"检查同时诊断和排除急性冠脉综合征、急性主动脉夹层、急性肺栓塞和其他胸肺疾病引起的胸痛提供了可能，也为急性主动脉夹层的综合评价、早期诊断和及时治疗奠定了基础。

无论是手术治疗，还是腔内介入修复，定期的随访和血压、心率控制至关重要。通过降低血压，降低左心室收缩速率，以减轻血流波动波对主动脉壁的冲击，可以有效的预防主动脉夹层发生、破裂，以及其他并发症的发生。

（刘隽伟）

第十节 缩窄性心包炎

【概述】

缩窄性心包炎（chronic constrictive pericarditis）是由于心包的慢性炎症性病变所致心包增厚、粘连，甚至钙化，使心脏的舒张和收缩受限，心功能逐渐减退，造成全身血液循环障碍的疾病。由于心脏受到增厚坚硬的心包所束缚，明显地限制了心脏的舒张，使心脏的充盈血量减少,静脉血液回流受阻,体静脉系统压力增高,使身体各脏器淤血。同时,由于心脏充盈血量减少,心脏长期受瘢痕组织束缚使心肌萎缩,心肌收缩力降低,心排出量减少,引起各脏器动脉供血不足;由于肾血流量减少,造成肾对钠和水的潴留,使血容量增加,导致静脉压进一步增加,出现肝大、腹水、胸腔积液、下肢水肿等一系列体征。左侧心脏受束缚,使肺静脉血液回流受阻,呈现肺淤血、肺静脉及肺动脉压力升高。

【诊断要点】

1. 病史与体检

(1)病史:慢性缩窄心包炎过去多数由结核性心包炎所导致,化脓性心包炎、心包积血等也可导致缩窄性心包炎。主要是重度右心功能不全的表现。常见的症状为易倦、乏力、咳嗽、气促、腹部饱胀、胃纳不佳和消化功能失常等。气促常发生于劳累后,但如大量胸腔积液或因腹水使膈肌抬高,则静息时亦感气促。肺部明显淤血者,可出现端坐呼吸。

(2)体格检查:颈静脉怒张、肝大、腹水、下肢水肿,心搏动减弱或消失,心浊音界一般不增大,心音遥远。一般心律正常,脉搏细速,有奇脉。收缩压较低,脉压小,静脉压常升高。胸部检查可有一侧或双侧胸膜腔积液征。

2. 辅助检查

(1)实验室检查:血象一般无明显改变,但可有轻度贫血。红细胞沉降率正常或稍增快。肝功能轻度降低,血清白蛋白减少。

(2)超声心动图:可显示心包增厚、粘连或少量心包积液、心房扩大、心室缩小和心功能减退。

(3)CT和磁共振检查:即可以清楚地显示心包增厚及钙化的程度和部位,亦有助于鉴别诊断。

此外,心电图检查提示各导联 QRS 波低电压。T 波平坦或倒置。部分患者可有心房颤动。X 线检查显示心

4

影大小接近正常，左右心缘变直，主动脉缩小。心脏搏动减弱或消失。在斜位或侧位片上显示心包钙化较为清晰。胸片上还可显示胸膜腔积液。心导管检查显示右心房和右心室舒张压升高，右心室压力曲线示收缩压接近正常，舒张早期迅速下倾，再高速升高，并维持在高平面。肺毛细血管和肺动脉压力均升高。

3. 鉴别诊断

（1）充血性心力衰竭：既往心脏病病史，心脏增大，常可存在心脏瓣膜杂音，下肢水肿明显而腹胀较轻。应用利尿剂后静脉压明显下降，而慢性缩窄性心包炎应用利尿剂对静脉压影响不大。

（2）肝硬化或肝静脉血栓形成的门静脉高压症：均可有肝大和（或）腹水。依据临床症状及头部、上肢静脉压有无升高，易于和缩窄性心包炎进行鉴别。此外，门静脉高压症患者行食管钡餐造影检查，可见食管下段静脉曲张。

（3）原发性心肌病：扩张性心肌病患者体检可见心脏明显增大，心尖搏动向左移位，听诊二尖瓣或三尖瓣可有收缩期杂音。心电图左室肥厚或左束支传导阻滞，或病理性 Q 波及 T 波倒置。X 线心脏影像两侧扩大，尤以左室明显，搏动减弱，上腔静脉扩张不明显。右室型和双室型限制心肌病和缩窄性心包炎的血流动力学改变及临床表现颇为相似。但限制性心肌病超声心动图检查可有心肌、心内膜特征性增厚和反射性增强，室腔缩小及心尖闭塞等特点可资鉴别。少数患者进行全面检查后，诊断仍难确定时，可重做心包活体组织检查。经左侧第 5 肋间做一切口，切除一块心包送病理检查。如证实是缩窄性心包炎，即可将原切口扩大进行心包切除术。

（4）三尖瓣狭窄：其具有特征性的杂音及有关瓣膜损害（主动脉瓣及二尖瓣），颈静脉无舒张早期凹陷，多普勒超声探及三尖瓣舒张期跨瓣压力阶差。伴三尖瓣关闭不全时可产生收缩期颈静脉搏动、肝搏动及全收缩期杂音。

【治疗】

1. 术前准备　缩窄性心包炎明确诊断后，应行手术治疗，手术前需改善患者的营养状况，纠治电解质紊乱、低蛋白血症和贫血，给予低盐饮食和利尿药物。

2. 手术方式　通常采用胸骨中切口，先切开左心前区增厚的心包纤维组织，切开脏心包显露心肌后，即可见到心肌外膨出，搏动有力。然后，沿分界面细心地剥离左心室流出道和左心室，再游离右心室流出道、右心室和上下腔静脉。心包切除的范围，两侧达膈神经，上方超越大血管基部，下方到达心包膈面。有些病例的上下、下腔静脉入口处形成瘢痕组织环，亦应予以剥离切除。剥离心包时，应避免损破心肌和冠状血管。如钙斑嵌入心肌，难于剥离时，可留下局部钙斑。

【注意要点】

心包剥离后，心脏舒张及收缩功能大多立即改善，静脉压下降，静脉血液回流量增多，淤滞在组织内的体液回纳入血液循环；动脉压升高，脉压增大，心脏的负担加重，应即时根据情况给予强心、利尿药物。术后要加强对病的心、肺、肾功能的监测，输液量不宜过多，注意保持水电解质平衡。

（王勇军）

第十一节　心脏外伤

【概述】

心脏外伤就是由外力作用而导致的心脏损伤，一般分为贯穿性和非贯穿性两大类。上至锁骨，下至肋弓，两侧外界至锁骨中线，此区域为胸壁上的心脏损伤危险区，此区域内的闭合性或开放性损伤最易伤及心脏。今年来，由于工业机械和交通运输的高速发展，心脏外伤的发生率日益增多，其中贯穿伤达 62% ~ 84%。

【诊断要点】

1. 病史与体检

（1）病史：任何损伤前胸壁心脏危险区的贯穿伤，以及颈根部、上腹部、腋部、后胸壁或纵隔的贯穿伤，应高度警惕心脏贯穿性外伤的可能，典型的表现有心脏压塞或内外出血症状，亦有患者初期情况良好的；非贯穿性心脏外伤时，胸壁外部完全无损伤，或同时有严重复合伤，如多处骨折等，根据其损伤部位的不同，可出现心悸、胸痛、呼吸困难、休克等症状。

（2）体格检查：贯穿性心脏外伤可以在体表相应位置找到贯穿伤口，合并急性心脏压塞可表现为颈部浅表静脉怒张、血压下降、脉搏细速、心区浊音界扩大和奇脉等；非贯穿性心脏外伤出现心包损伤时可有一过性心包摩擦音、心脏喀喇音或特殊收缩期杂音。

2. 辅助检查

（1）心电图：如有电压下降，S-T段改变，可协助诊断，但一般帮助不大。

（2）超声心动图：超声心动图检查对心脏压塞、心脏异物、血心包、心脏瓣膜和室间穿孔的诊断帮助较大。同时也可估计心包积血量。但当心包内积血已凝固时，误诊率较高。

（3）静脉测压：如有升高，是心脏压塞特征之一，但在胸内大量出血，血容量未纠正前，静脉压的上升、颈静脉怒张和奇脉都可不明显。

（4）心包穿刺：对心脏压塞的诊断和治疗都有效果，但心包腔内血块凝结时，可出现假阴性。

3. 鉴别诊断　主要与合并的其他类型外伤相鉴别，诸如大动脉损伤或其他导致失血性休克的外伤等。

【治疗】

1. 非手术治疗　非贯穿性心脏外伤的病例中，以心肌挫伤较为多见。处理上与心肌梗死相似。心脏压塞症状在观察过程中已趋稳定或者好转者，采取非手术治疗。患者需卧床休息，严密监护，对症治疗，直至病情好转。

2. 手术治疗

（1）适应证：心肌穿透伤，伴心脏压塞或进行性出血性休克者，或心包穿刺减压后又迅速出现心脏压塞征者，都应立即手术治疗。如循环已停止或一般状况太差，应立即在急诊室内开胸手术。其余病例经详细检查，如果有确凿无疑的病变，尤其有心脏压塞症状或出血导致血压下降，须手术治疗。

（2）抢救：尽快放置中心静脉测压管，快速静脉输血和补液，补充血容量，支持血液循环，这是抢救成功的至关重要的步骤。同时可适当予以升压药物治疗；如呼吸道欠通畅或神志昏迷，应迅速气管插管人工呼吸。伴有大量血胸或气胸者，应胸腔插管行闭式引流，促使肺膨胀改善呼吸；对确诊心脏压塞者，应紧急行心包穿刺术，能使某些垂危患者情况立刻好转。但如继续出血，病情仍会恶化，如穿刺针附有塑料导管，可留置导管直至手术减压，放出心包内积血为止。

（3）心脏修补术：在心脏压塞时，心包张力极高，一旦切开减压，血液涌出，患者即可有血流动力学上的改善，应迅速补充血容量。扩大心包切口，清除血块。显露心脏伤口，用手指按压暂止血，然后即可进行修补缝合。心房伤口多数可用无创钳钳夹止血。大的心脏裂口，在缝合时可能再次引起失血，应迅速补充血容量。稳定循环，以便有充裕的时间进行伤口修补。

（4）术后康复：除破伤风血清、抗生素等常规治疗外，术后需严密监护心、肺、中心静脉压及输血补液。此外，还需严密观察有无贯穿性心脏外伤后的后遗症或延迟并发症，如损伤性心包炎、室间隔缺损、瓣膜损伤、室壁瘤、主动脉和心腔或肺动脉瘘、冠状动脉-静脉瘘等出现。

【注意要点】

1. 心脏外伤可合并其他外伤，在合并伤中，以肺的损伤最多见，其次为肝、食管、脾、胃、下腔静脉等，

4

其他脏器的复合损伤使病情更加复杂险恶，增高死亡率。

2. 心脏裂口缝补后，需探摸心脏表面有无震颤和异物，如异物在表浅部位，则予以摘除，仔细止血，冲洗伤口，心包疏松地缝合数针，开窗引流，以免心包腔再度积液，引起心脏压塞。

（董念国）

4

第五章

神经外科

第一节　垂体腺瘤

【概况】

垂体腺瘤起源于腺垂体的良性肿瘤。垂体癌很少见，不到垂体腺瘤的1%。垂体腺瘤发病率约1/10万，是鞍区最常见的肿瘤，占颅内肿瘤约10%，但尸检发现率为20%~30%。随着经济水平的提高，人们对健康的重视，以及内分泌检查和影像学发展，垂体腺瘤的检出率不断提高，特别是育龄妇女。其病因不清，可能与遗传因素、物理和化学因素以及生物因素等有关。

【诊断要点】

临床诊断依据：

1. 病史　临床上，垂体腺瘤可根据肿瘤大小和是否分泌激素来分类。根据肿瘤大小可以分为微腺瘤（直径<10mm）、大腺瘤（10mm≤直径<25mm）和巨腺瘤（直径≥25mm）；根据是否有内分泌功能分为无功能腺瘤、泌乳素腺瘤、生长激素腺瘤、促ACTH腺瘤、促TSH腺瘤、促性腺激素腺瘤和多分泌功能腺瘤。患者的临床表现与性别、年龄、肿瘤大小和扩展方向及分泌激素的类型有关，主要包括以下两组症状：

（1）垂体周围组织受压症状：主要包括头痛、视力下降、视野缺损等。肿瘤巨大压迫下丘脑可以出现下丘脑综合征；肿瘤侵入海绵窦可以引起海绵窦综合征；极少数患者会出现脑脊液鼻漏症状。若出现垂体腺瘤卒中，临床上表现为突发剧烈头痛、视力急剧下降，甚至失明，可以出现脑膜刺激征。

（2）内分泌症状：不同年龄、不同性别，不同类型激素腺瘤其症状不同，泌乳素腺瘤女性表现为不孕、闭经、泌乳；男性会出现性功能减退等。生长激素腺瘤，未成年者表现为巨人症，成年后表现为肢端肥大症。ACTH 腺瘤表现为库欣综合征。TSH 腺瘤表现为甲亢、甲状腺肿大等。肿瘤压迫正常垂体会出现垂体功能低下的表现，如畏寒、乏力、食欲缺乏、性功能减退等。

2. 辅助检查

（1）颅 X 线片：正侧位片示蝶鞍增大、变形，鞍底下陷，有双底，鞍背变薄向后竖起，骨质常吸收破坏。由于 CT 和 MR 的出现，目前已很少使用该检查。

（2）CT 扫描：对于大腺瘤，CT 扫描可以发现鞍区稍高密度肿块影，目前临床 CT 主要用于了解蝶窦气化情况、蝶窦分隔等，为经蝶手术提供手术通路中骨性结构信息。

（3）磁共振成像（MRI）：是垂体腺瘤诊断最主要的手段，特别是垂体 MR 动态成像对于发现垂体微腺瘤非常有帮助。MR 可以清楚提供肿瘤与正常垂体、视神经、垂体柄、下丘脑、海绵窦和颈内动脉等重要结构的关系以及鞍底的宽度等信息。

（4）视力、视野检查：主要了解视力视野情况。

（5）内分泌检查：包括各种性激素、GH、ACTH、TSH 以及甲状腺功能等，这对于肿瘤分类很重要，明确有无垂体瘤功能低下等。对于 GH 和 ACTH 腺瘤由于容易引起代谢障碍，还需要检查血糖。

3. 鉴别诊断

（1）颅咽管瘤：多发生在幼儿及年轻人，病程进展缓慢，主要表现为视力和视野障碍、发育迟缓、性器官不发育，肥胖和尿崩等垂体功能减低和下丘脑受累的临床表现，向三脑室生长的肿瘤可以引起脑积水，呈现颅压增高症状。CT 和 MR 显示肿瘤有囊变、钙化。肿瘤多位于鞍上，可见正常垂体组织在鞍内底部。

（2）鞍结节脑膜瘤：多发生在中年人，病情进展缓慢，初发症状为进行性视力减退伴有视野缺损。MR 检查显示肿瘤形态规则，强化明显，可见脑膜尾征，垂体组织位于鞍底。

（3）拉氏囊肿：多见于年轻人，大多数人没有症状，多为偶然发现，少部分表现为视力减退和（或）内分泌改变。临床影像学可见，体积小的囊肿位于垂体前后叶之间，类似"三明治"。大型囊肿垂体组织被推挤到囊肿的下、前、上方。该病最易误诊为垂体瘤。

（4）胚生殖细胞瘤：又称异位松果体瘤。多见于儿童，病情发展快，多饮多尿，性早熟，消瘦，肿瘤大者表现为视力下降，视野缺损。临床影像学病理变化多位于鞍上，MR 强化明显。

（5）视交叉胶质瘤：多发生在幼儿及年轻人，以头痛，视力减退为主要临床表现，临床影像学病理变化多位于鞍上，病理变化边界不清，为混杂危险信号，MR 强化不太明显。

（6）垂体脓肿：有发热病史，头痛，视力减退明显，同时可伴有其他脑神经受损，通常病情发展迅速。临床影像学病理变化体积通常不大，与临床症状不相符。蝶鞍周边软组织结构强化明显。

（7）动脉瘤：位于鞍旁以及突向蝶鞍的动脉瘤容易与垂体瘤混淆，MR 特别是血管成像比较容易鉴别。

【治疗】

1. 非手术治疗　垂体功能低下者可以补充地塞米松或者泼尼松等。甲状腺功能低下者补充甲状腺素。对于垂体泌乳素分泌型肿瘤，90% 以上的患者（无论是微腺瘤还是大腺瘤）都可以用多巴胺激动剂（短效制剂溴隐亭、长效制剂卡麦角林）控制 PRL 水平，使肿瘤的体积

5

缩小。在服用溴隐亭治疗期间，应该逐渐增加溴隐亭的剂量，直到血清 PRL 水平降至正常水平以后，调整剂量长期维持治疗。

生长激素腺瘤可使用生长抑素类药物如奥曲肽和兰瑞肽，目前有长效奥曲肽、索马杜林，但费用高，不能根治。

2. 手术治疗

（1）适应证：泌乳素腺瘤首选药物治疗，其他垂体腺瘤若无禁忌证均可手术。对于无功能微腺瘤可以暂时观察。

（2）术前准备：术前常规检查，视力、视野、甲状腺功能、垂体功能检查。经鼻蝶手术还需要术前清洁鼻腔。

（3）经典手术方式：手术方式主要有开颅手术、经蝶手术、伽马刀治疗。

【注意要点】

根据肿瘤类型、大小、生长方向等选择合适的治疗方案。

（姜晓兵）

第二节　脑膜瘤

【概述】

脑膜瘤（meningioma）占颅内肿瘤的 19.2%，男:女为 1:2。一般为单发，多发脑膜瘤偶尔可见，好发部位依次为矢状窦旁、大脑镰、大脑凸面，其次为蝶骨嵴、鞍结节、嗅沟、小脑脑桥角与小脑幕等部位，生长在脑室内者很少，也可见于硬膜外。其他部位偶见。依肿瘤组织学特征，将脑膜瘤分为五种类型，即内皮细胞型、成纤维细胞型、血管瘤型、化生型和恶性型。

【诊断要点】

1. 临床表现

（1）慢性颅压增高症状：因肿瘤生长较慢当肿瘤达到一定体积时才引起头痛、呕吐及视力减退等，少数呈急性发病。

（2）局灶性体征：因肿瘤呈膨胀性生长，患者往往以头疼和癫痫为首发症状。根据肿瘤位置不同，还可以出现视力、视野、嗅觉或听觉障碍及肢体运动障碍等。老年患者尤以癫痫发作为首发症状多见，颅压增高症状多不明显。

2. 辅助检查

（1）头颅 CT 扫描：典型的脑膜瘤，显示脑实质外圆形或类圆形高密度，或等密度肿块，边界清楚，含类脂细胞者呈低密度，周围水肿带较轻或中度，且有明显对比增强效应。瘤内可见钙化、出血或囊变，瘤基多较宽，并多与大脑镰、小脑幕或颅骨内板相连，其基底较宽，密度均匀一致，边缘清晰，瘤内可见钙化。增强后可见肿瘤明显增强，可见脑膜尾征。

（2）MRI 扫描：同时进行 CT 和 MRI 的对比分析，方可得到较正确的定性诊断。

（3）脑血管造影：可显示瘤周呈抱球状供应血管和肿瘤染色。同时造影技术也为术前栓塞供应动脉，减少术中出血提供了帮助。

3. 鉴别诊断　需同脑膜瘤鉴别的肿瘤因部位而异，幕上脑膜瘤应与胶质瘤、转移瘤鉴别，鞍区脑膜瘤应与垂体瘤鉴别，桥小脑角脑膜瘤应与听神经瘤鉴别。

【治疗】

1. 手术治疗

术前准备：①肿瘤血运极丰富者可术前行肿瘤供应血管栓塞以减少术中出血。②充分备血，手术开始时做好快速输血准备。③鞍区肿瘤和颅压增高明显者，术前数日酌用肾上腺皮质激素和脱水治疗。④有癫痫发作史者，需术前应用抗癫痫药物、预防癫痫发作。

手术切除肿瘤原则：手术切除脑膜瘤是最有效的治疗手段，应力争全切除，对受肿瘤侵犯的脑膜和颅骨，亦应切除之，以求达到根治。脑膜瘤的手术原则是：控制出血，保护脑功能，争取全切除。对无法全切除的患

5

者，则可行肿瘤次全切除或分次手术，以免造成严重残疾或死亡。

2. 立体定向放射外科治疗　但因其生长位置，约有17%～50%的脑膜瘤做不到全切，另外还有少数恶性脑膜瘤也无法全切。肿瘤位于脑深部重要结构难以全切除者，如斜坡、海绵窦区、视丘下部或小脑幕裂孔区脑膜瘤，应同时行减压性手术，以缓冲颅压力，剩余的瘤体可采用 γ 刀或 X 刀治疗，亦可达到很好效果。

3. 放疗或化疗　恶性脑膜瘤在手术切除后，需辅以化疗或放疗，防止肿瘤复发。

4. 其他治疗　激素治疗、分子生物学治疗、中医治疗等。

术后并发症：①术后再出血：术后密切观察神志瞳孔变化，定期复查头部 CT 早期处理。②术后脑水肿加重：对于影响静脉窦和粗大引流静脉的肿瘤切除后应用脱水药物和激素预防脑水肿加重。③术后肿瘤残余和复发：需定期复查并辅以立体定向放射外科治疗等防止肿瘤复发。

【诊治要点】

1. 对于无症状无占位效应的脑膜瘤也可定期复查再决定治疗方案。

2. 有占位效应和瘤周水肿者应尽早手术。

3. 根据肿瘤生长部位不同选择适当综合治疗方式，肿瘤切除程度应与创伤同等考虑。

（王海均）

第三节　胶质瘤

【概述】

脑胶质瘤为源自神经上皮的肿瘤统称，占颅脑肿瘤的40%～50%，是最常见的颅内恶性肿瘤。根据病理又可分为星形细胞瘤、髓母细胞瘤、多形胶母细胞瘤、室管膜瘤、少枝胶母细胞瘤等。脑胶质瘤术后易复发。临床表现与肿瘤部位相关，以高颅压症状、偏瘫、感觉异常等神经功能障碍、癫痫等常见。

【诊断要点】

1. 病史与体检

（1）病史：①病史从数天到数年不等，功能部位及脑水肿重的患者病史较短。②头痛、恶心呕吐等高颅压症状。③功能部位的肿瘤有肢体偏瘫、失语、感觉障碍等表现。④癫痫、精神异常及意识障碍等。

（2）体格检查：肢体肌力下降或感觉异常、瞳孔改变等，无特异性体征。

2. 辅助检查

（1）CT 平扫：初步检查可用颅脑 CT。

（2）MRI 平扫 + 增强 + MRS：MRI 可以确定肿瘤的位置及周围毗邻结构，增强 MRI 可以显示肿瘤强化的情况，并有可能显示肿瘤内外的血管分布，T_2 加权像或者 Flair 成像可以显示肿瘤水肿及侵袭程度，亦有可能显示肿瘤内外血管的分布。

（3）fMRI：可以评估肿瘤周围大脑皮层的功能，为语言区、感觉及运动区的位提供信息。

（4）DTI：可以了解纤维束与肿瘤确切的解剖关系。

（5）磁共振三维时间飞跃法成像（3D-TOF-MRA）：可以显示颅内动脉及其与肿瘤的毗邻关系。

3. 鉴别诊断

（1）脑膜瘤：病史较长，MRI 上多为长 T_1、长 T_2 信号，增强上多明显均匀强化，多数肿瘤可见脑膜尾征，以大脑凸面、窦镰旁多见。

（2）脑转移瘤：患者多有颅外肿瘤病史，病灶常为多灶性，肿瘤多近皮层，肿瘤小而水肿重。MRI 平扫 + 增强呈长 T_1、长 T_2 信号，瘤周均表现为大片水肿，增强后表现为环状强化或团块状强化。

（3）脑脓肿：患者多有感染病史，多有脑膜刺激征，CT 变现为低密度影，周围呈环状强化，MRI T_1 呈低信号环征或分层低信号环、环内液液平面征是脑脓肿的特有征象，环内外侧缘光整、环壁厚度均匀、无壁结节有助于脑脓肿的诊断。

（4）颅内血管网状细胞瘤：又称网织细胞瘤，为颅内富血管良性肿瘤。主要发生于小脑，幕上少见。典型 CT 及 MRI 表现为囊腔大、结节小及结节显著异常强化。

（5）原发性中枢神经系统淋巴瘤：颅内罕见肿瘤，其临床表现无特异性，恶性度高，病程进展迅速。CT 表现呈密度均匀的等或稍高密度，MRI 表现 T_1 略低于灰质，T_2 信号与灰质相似。瘤灶表现为明显实质样强化。占位效应以及瘤周水肿程度大多为轻到中度。

【治疗】

1. 非手术治疗　放疗、化疗、基因治疗、中医治疗等。

2. 手术治疗

（1）适应证：除丘脑、脑干等手术风险非常大的部位的胶质瘤，多应手术治疗。

（2）术前准备：①术前给予对症治疗，如脱水降低颅压，控制癫痫等。②完善常规术前检查：脑 MRI 平扫＋增强＋MRS、FMRI、DTI 等，必要时加 MRV 及 MRA 检查。

（3）经典手术方式：立体定向肿瘤切除或活检；显微外科手术。

1）低级别胶质瘤的手术方法：对于低级别胶质瘤，我们会更激进的切除肿瘤，而高级别胶质瘤的切除则比较保守。与高级别胶质瘤相比，肉眼全切低级别胶质瘤所带来的好处会更多，生存期也会更长一些。有些Ⅰ～Ⅱ级的胶质瘤可以通过全切而治愈。低级别胶质瘤肿瘤组织本身亦与高级别胶质瘤不同，它的颜色通常比周围脑组织稍白一些，可以略有弹性，而切除时出血也不多。此外，它不包含坏死组织但肿瘤自身可能是囊性的。手术入路及开颅方式的选择以良好暴露肿瘤为目的。对于接近皮层的肿瘤，必须充分暴露整个肿瘤及其边界。而

5

对于深部中肿瘤，开颅必须保证能够到达整个肿瘤，因为手术的目的是尽量全切肿瘤。当然，胶质瘤都是浸润性生长，这就不可避免的会有一些肿瘤细胞残余。如果肿瘤位于一个相对安全的部位，如额叶前部及颞极，我们可以切除肿瘤边界之外几厘米的脑组织。当然，如果肿瘤位于功能区，我们还是应该紧邻肿瘤边界切除。硬膜剪开后应首先释放脑脊液，待脑组织塌陷了便于操作。在大的肿瘤切除时尤应如此，脑组织的塌陷不仅有助于更好的暴露肿瘤，也有助于进入大的脑池而进一步释放脑脊液。将肿瘤的边界、范围和周围的解剖结构搞清楚后才能开始切除肿瘤。切除肿瘤时应尽量沿着脑沟、脑回这些自然的解剖界面进行，并保留过路血管。双极电凝并切断皮层的血管，结合吸引器逐渐进入脑沟，沿着肿瘤边界边电凝边吸除肿瘤组织。超声吸引刀可能有助于低级别胶质瘤的切除，因为低级别胶质瘤血供并不丰富。但是，在使用超声吸引时应避免损伤大的动脉和静脉。有时候，为了更好地达到肿瘤的边界需先行瘤内减压。当肿瘤的主体部分被整块或分块切除后，再行肿瘤边界部分的切除，此后应进一步严格检查瘤腔，尽量避免残留，最终使瘤腔壁看起来和正常脑组织差不多。肿瘤切除后，严格止血，瘤腔壁上以速即纱覆盖。最后行标准关颅。

2）高级别胶质瘤的手术方法：对于高级别胶质瘤，手术治疗只是整个治疗过程的一部分。我们目前的治疗原则是，术中尽可能切除强化的病灶，术后行放疗和化疗。每个病例都将在我们的神经肿瘤学组进行讨论，这个神经肿瘤学组由神经外科医生、神经放射学专家、神经病学专家、神经病理学专家和神经肿瘤学专家共同组成。手术本身的目的是切除肿瘤，但同时需要减少神经系统并发症的发生，因为术后神经功能障碍可能缩短患者的生存期。目前，在许多医疗中心，对于高级别胶质瘤的手术治疗多以适度的内减压为目的。而在我们医院，如果决定手术治疗，我们将尝试所有的技术，在保留肿

5

瘤周围结构的同时尽最大可能提高强化灶的切除率。但对于肿瘤深在的老年患者，只能做立体定向活检，之后进行放化疗。手术入路的选择以能最佳暴露肿瘤为原则。高级别胶质瘤通常比低级别胶质瘤的血供丰富，这在制定手术方案的时候应该注意。术中我们可以通过释放脑脊液、肿瘤内减压或释放肿瘤内部的囊液而获得更大的操作空间。刚切开肿瘤的时候的出血，多由肿瘤外围的病理性血管引起，肿瘤中心部位通常无血供，而多为坏死和囊变。血供丰富的肿瘤组织往往比周围脑组织色泽更暗或偏红，而坏死的部分则多为黄色并可能含有静脉血栓。恶性胶质瘤血供丰富而有明显的出血倾向，这就限制了术中超声吸引刀的应用。为此，我们在切除肿瘤的时候通常用右手持钝头双极连续电凝肿瘤，而左手持吸引器反复轻轻吸除肿瘤。利用这种技术可以达到更好地止血效果。对于浅表的高级别胶质瘤，切除的方式与动静脉畸形相似，应该沿着肿瘤边界连续电凝止血，如非减压所需则应尽量避免进入肿瘤的中心部位，这样就能保证较少的出血。然而，对于位于功能区或皮层下的肿瘤，我们则采用不同的切除方式。我们会直接进入肿瘤，并由内到外切除肿瘤，并尽可能少的牵拉周围功能区组织。连续使用双极电凝可以保证较少的出血，而始终在肿瘤组织内部操作则不易造成新的神经功能缺损。靠近肿瘤边缘的操作是比较棘手的，因为和低级别胶质瘤一样，胶质瘤的浸润性生长方式必然导致肿瘤组织的残留。但一旦肿瘤的强化部分被切除后，创面多不再出血，此时周围组织便类似于正常白质了。现在，有条件的医疗单位用 5- ALA 结合合适的显微镜成像系统的应用有助于确认肿瘤强化灶的边界。与低级别胶质瘤的手术原则一样，所有的过路血管都应保留。尽我们所能将肿瘤切除后，严格止血，肿瘤壁上以速即纱覆盖。

常规逐层关颅。对于接受二次手术并接受过放疗的患者，因为头皮萎缩变薄，术后皮下积液和脑脊液伤口渗漏的发生率很高，为此，皮下组织和皮肤的缝合要更

5

为仔细。通常，我们会推迟拆线时间，甚至要等数周待伤口愈合后才能拆线。

（4）术后康复：①术后 3 天身体状况允许者可下床活动。②加强营养。③术后 2 ~ 3 个月可恢复轻度工作，术后半年应避免重体力劳动。

3. 特殊类型胶质瘤的治疗

（1）多形胶质母细胞瘤：多形胶质母细胞瘤是胶质瘤中恶性程度最高预后最差的肿瘤。国际上报道其中位生存期为 7 ~ 8 个月。但此类肿瘤在我科经过手术再辅助放化疗，其中位生存期已提至 1.5 ~ 2.0 年。具体的做法是：①首先必须有一个完美的手术切除。手术方案即在 MRI 平扫加增强的引导下，手术过程中尽最大可能将肿瘤切除至正常脑组织边界。手术的原则就是尽最大可能切除肿瘤，尽最大可能保留神经系统功能；②在尽量切除肿瘤的前提下，尽早行肿瘤的放化疗。化疗是主要的，放疗以适形调强放射治疗为主，在 MRI 或 CT 引导下扩大至肿瘤组织边界外 2 ~ 3cm 范围进行放疗是有效的；③此类患者术后肿瘤复发时，多在局部复发。要定期复查 MRI 平扫加增强，若有小的复发，要尽快行 γ- 刀治疗或再次手术治疗；④必须与家属沟通，告知病情的演变及可能的生存期，取得家属的支持。

（2）颅内大型胶质瘤：我们将颅内胶质瘤最大径 > 5cm 及累及多个脑叶的肿瘤，称之为大型胶质瘤。该类胶质瘤大多为低级别胶质瘤，因其累及多个脑叶，患者术后脑功能障碍的几率增加。但该类肿瘤多呈膨胀性生长，多与脑室周围结构有关。术后多有脑室穿通，易产生颅内局部积液及皮下积液。大型胶质瘤的生长方式是：①膨胀性生长；②沿纤维束浸润性生长；③沿血管外膜浸润。因而大型胶质瘤术前最好是：①弄清楚肿瘤的立体方位；②弄清楚肿瘤的血管分布；③弄清楚正常纤维束的走向。术中应注意的步骤为：①确立皮层的切开部位；②应用超声吸引装置，尽量将肿瘤切至正常脑组织边界；③在超声吸引的前提下，尽量保留较粗大的血管，

5

尽管有可能是肿瘤血管；④肿瘤周围正常的脑组织是有功能的，应尽量保留。可能术后患者有功能障碍，但有可能恢复。

最困难的手术莫过于岛叶胶质瘤扩展至额叶、丘脑及颞叶。肿瘤切除的范围不仅要精确，而且对正常脑血管的保护显得非常重要，特别是侧裂区大脑中动脉的穿通支，应最大限度地予以保护。

颅内大型胶质瘤，在尽最大可能切除肿瘤组织后化疗是有效的。应视肿瘤切除多少来决定术后是以放疗或是以化疗为主。一般而言：对于肿瘤切除较彻底的患者，可以考虑既要化疗，又要放疗。肿瘤主要沿纤维束浸润的患者，手术彻底切除会影响到患者的神经功能，故术中难以彻底切除病灶。此时，术后放疗不仅会增加水肿的机会，加重脑损害，同时亦有肿瘤变性升级的风险。故对于此类患者，应以化疗为主，不主张放疗。

颅内大型胶质瘤由于手术切除的不彻底性，术后极易复发，且复发后即使行第二次手术治疗，其难度要比第一次手术相对而言容易些。最困难的步骤在于血管的保护，纤维束的推挤不是很严重，因第一次手术已将大部肿瘤切除，为复发肿瘤腾出了空间。

（3）脑回胶质瘤：脑回胶质瘤的定义是指胶质瘤发展的早期，此定义由武汉协和医院张方成教授率先提出。肿瘤尚未沿纤维束及血管外膜侵及相邻脑回的胶质瘤。该类肿瘤的发现，多是因为肿瘤本身的致癫作用而引起，因而其首发症状多是癫痫，由此行头部 MRI 检查而发现。由于该类肿瘤多位于肿瘤发生发展的早期，一般而言肿瘤都较小，且级别不高，一般采用颅内小病灶的精确定位，并将其发生肿瘤的脑回一并切除，多可治愈。术后不必行放化疗，只定期观察即可。该类胶质瘤没有必要等待观察，宜尽早施行手术，理由如下：①该类肿瘤多较局限，尚未沿纤维束及血管外膜浸润，切除后不易复发；②该类肿瘤多数级别不高，易取得较好的疗效；③若等待的过程中，其侵及相邻脑回或沿纤维束蔓延，则手术切除后将加重神经功能障碍，且易复发。

（4）复发胶质瘤：复发胶质瘤再次手术，已是大势所趋。但第二次手术往往面临一个难题，即是保护神经功能为主抑或是切除肿瘤为主。此类患者往往提出要求，既要切除肿瘤，又要保全功能。而在医疗上，这种要求很难达到，医生会提出以功能换取生命的延长的方案，若是患者不同意，只有采取姑息性手术，术后加以放化疗。

【转诊条件】

如不具备显微外科治疗的条件，基础疾病复杂、手术风险大的患者可转上级医院就诊。

（张方成）

第四节 颅内动脉瘤

【概述】

1. 脑动脉瘤有不同的类型，包括囊状动脉瘤、夹层动脉瘤、梭形动脉瘤和假性动脉瘤等。常说的动脉瘤是囊状动脉瘤，是动脉壁上因先天性或后天性因素造成的动脉壁的囊袋样或浆果样突起，其内有血液流动，容易造成壁的破裂，引起蛛网膜下腔出血。

2. 脑动脉瘤的主要临床表现有：①破裂出血：最常引起蛛网膜下腔出血，也可以引起脑室内出血、脑内出血或硬脑膜下出血等。常引起典型的刀割样头痛，部分患者引起昏迷，甚至危及生命。②占位效应：较大的动脉瘤可以引起占位效应，如脑干受压产生偏瘫和脑神经麻痹；后交通动脉瘤可能引起动眼神经麻痹。③癫痫发作。④无症状偶然发现。

【诊断要点】

1. 病史与体检

（1）病史：①突发剧烈头痛，这种头痛往往很典型，难以忍受，伴恶心、呕吐，部分患者立即发生昏迷、呼吸功能障碍等。②部分患者可短暂地剧烈头痛，考虑是少量渗血引起，是大出血的前兆。③无外伤史。④也可能有情绪激动、饮酒等诱因。

（2）体格检查：①发生蛛网膜下腔出血严重的患者可能很快有急性颅压增高的症状，包括头痛、恶心、呕吐、神志丧失等。②可以有颈项强直、脑膜刺激征等。③后交通动脉瘤可能有动眼神经麻痹症状，主要表现为上睑下垂、同侧瞳孔散大而神志清楚，直接对光和间接对光反射均消失，而对侧直接对光反射和间接对光反射均存在。

2. 辅助检查

（1）头部 CT：头部 CT 可明确有无颅内出血，脑动脉瘤破裂出血常表现为鞍上池高密度影，可累及前纵裂池、外侧裂池等。前交通动脉瘤破裂出血可见前纵裂出血明显，部分有前纵裂血肿。大脑中动脉瘤破裂出血常累及外侧裂池，可伴外侧裂池血肿，要注意与高血压脑出血引起的基底核出血相鉴别。较大而未破裂的动脉瘤可见脑池内圆形低密度或高密度影。

（2）头部 MRI：对于急性出血，头部 MRI 不是首选的检查。但头部 MRI 可用于筛查和鉴别较大的未破裂动脉瘤，主要表现为颅内，特别是鞍区圆形混杂密度影，因其内有血栓信号，常易与脑肿瘤混淆。

（3）头部 MRA 和头部 CTA：①头部 MRA 是筛查未破裂动脉瘤的重要方法，但显影没有头部 CTA 清楚。②头部 CTA 是快速诊断脑动脉瘤的重要方法，显影较MRA 清楚，分辨率更高。

（4）DSA：DSA，特别是结合 3D 成像技术，是诊断脑动脉瘤的金标准。囊状动脉瘤常表现为动脉壁上异常的囊状造影剂影，其内可见血液湍流。常可以通过 DSA明确载瘤动脉的位置、大小、瘤颈情况、有无子囊等容易破裂的因素等。

3. 鉴别诊断

（1）脑动静脉畸形：常发生于儿童或青少年。血肿类型主要是脑内血肿。通过血管造影可明确诊断。

（2）烟雾病：也可能发生蛛网膜下腔出血，但在血管造影上可见颈内动脉颅内段闭塞并新生血管形成。

（3）高血压脑出血：常形成脑内血肿，或者可以破入脑室，一般不形成单纯的蛛网膜下腔出血，在血管造影上常无阳性发现。

（4）脑肿瘤：较大的脑动脉瘤行头部 CT 和 MR 检查有时可能误诊为肿瘤，通过脑血管造影可以鉴别。

4. 蛛网膜下腔出血的分级主要有 Hunt- Hess 分级和世界神经外科医师联盟（WFNS）分级（表 4-5-1）。

表 4-5-1 Hunt- Hess 分级和世界神经
外科医师联盟（WFNS）分级

分级	Hunt- Hess 分级	WFNS 分级
0	未破裂动脉瘤	–
I	无症状或有轻度头痛，颈项强直	GCS15 分，无运动功能障碍
II	中度至重度头痛，颈硬，脑神经麻痹	GCS13 ~ 14 分，无运动功能障碍
III	轻度局灶性神经功能障碍，嗜睡或意识错乱	GCS13 ~ 14 分，有运动功能障碍
IV	昏迷，中度至重度偏瘫，去大脑强直早期	GCS7 ~ 12 分，有或无运动功能障碍
V	深昏迷，去大脑强直，濒死	GCS3 ~ 6 分，有或无运动功能障碍

注：伴有严重系统性疾病（如动脉粥样硬化、高血压等）或血管造影证实严重脑血管痉挛者，加 1 级；未破裂动脉瘤归为 0 级

5

【治疗】

1. 治疗时机的选择

（1）自发性蛛网膜下腔出血患者，需尽早通过 CTA 筛查，或直接通过 DSA 明确有无脑动脉瘤破裂。如考虑脑动脉瘤破裂出血，需采用开颅动脉瘤夹闭或介入栓塞

治疗，保守治疗可能因动脉瘤再出血危及生命。

（2）对于未破裂动脉瘤的治疗是否都需要积极治疗，目前尚存在争议。需根据脑动脉瘤的部位、大小、形态，以及患者的症状、治疗愿望等综合考虑。一般而言，对于考虑破裂风险较大，而介入栓塞或手术夹闭治疗风险较小的患者要积极治疗。

（3）没有条件开展脑动脉瘤介入栓塞和手术夹闭的医院，对于急性自发性蛛网膜下腔出血的患者，需待患者生命体征平稳后，尽早转往有条件进行脑动脉瘤介入栓塞和手术夹闭的神经外科中心，特别是既能完成开颅手术夹闭，又能完成介入栓塞治疗的中心。

（4）破裂脑动脉瘤治疗时机的选择：①原则上破裂出血的脑动脉瘤需要尽早治疗，以消除再出血的风险，因为再出血大多数在 SAH 后数天内发生。②对于Ⅰ～Ⅲ级的患者，一般情况良好，需尽早治疗。③对于Ⅳ～Ⅴ级的患者，如一般情况差，生命体征不稳定，可先予以药物治疗。一旦患者情况好转，评估能耐受全麻和手术，治疗后有希望康复的患者，在与家属充分沟通的情况下，仍可积极采取介入栓塞或开颅手术治疗。

2. 治疗方法的选择　治疗方法主要包括开颅手术夹闭和介入栓塞治疗。在应用两种技术均成熟的单位，两种治疗方式的风险接近。手术夹闭动脉瘤后，对脑组织仍肿胀、搏动差及严重颅压高者，可考虑去骨瓣减压术。针对某一个体患者是进行开颅手术夹闭还是介入栓塞治疗，应依据患者病情和动脉瘤部位、形态的特点、治疗中心的技术能力等多因素考虑后制定。部分患者有严重基础疾病，和（或）动脉瘤本身构筑复杂，开颅手术夹闭和介入栓塞治疗均无法实施，可以进行对症保守治疗。

（1）对技术上既适合开颅手术夹闭和介入栓塞治疗两种方法的患者，推荐进行介入栓塞治疗。

（2）后循环动脉瘤，高龄（＞70 岁），分级在Ⅳ～Ⅴ级的患者，应当优先考虑介入栓塞治疗。

（3）大脑中动脉瘤，颅内血肿＞30ml 等，优先考虑开颅手术夹闭，有血肿者清除血肿，颅压增加明显者可同时行去骨瓣减压术。

3. 术前检查 ①血及尿常规、肝功能、肾功能、血电解质、凝血功能。②心电图检查。③胸片检查，严重患者为减少搬动，也可在行头部 CT 检查的同时行肺部 CT 检查。

4. 术前和术后处理

（1）一般处理：①卧床休息。②避免激动和刺激。③保持环境安静。④对症处理头痛、呕吐。

（2）止血药物应用：①早期不能对动脉瘤及时处理，使用抗纤维蛋白溶解药物（如氨甲环酸或氨基己酸）可减少早期再出血的发生。②不能用止血药物代替脑动脉瘤的尽早病因学处理。③长时间应用（＞72 小时）止血药，可能增加血栓发生的风险。④有心肌梗死病史、肺栓塞、凝血功能障碍及深静脉血栓等危险因素时，禁忌使用止血药物。⑤介入栓塞后的患者术后不应用止血药物，如果急性期应用了支架辅助弹簧圈栓塞，还需应用双联抗血小板治疗。

（3）血压的管理：①动脉瘤处理前：目的是降低高血压相关再出血风险，减少低血压造成的缺血性损害。目前尚不明确能够降低动脉瘤再出血风险的最佳血压水平，动脉瘤处理前可将收缩压控制在 140～160mmHg。②动脉瘤处理后：目的是保持脑组织灌注，防止缺血性损害；一般应该参考患者发病前的基础血压来修正目标值，如高于基础血压20% 左右，避免高血压。③静脉应用药物：乌拉地尔、尼卡地平。

（4）血容量、电解质和血糖的管理：①血容量：避免低血容量；不推荐预防性高血容量——可增加并发症（如肺水肿）的发生率。②处理电解质紊乱：如低钠血症、高钾血症、低钾血症。③血糖：推荐血糖水平维持在 8～10mmol/L；避免较低血糖水平（＜4.44mmol/L）。

（5）癫痫的预防和治疗：①出血后可以立即预防性

5

应用抗癫痫药物，但不推荐长期使用。②对于有迟发性癫痫高危因素的患者，若 aSAH 发生后曾有癫痫发作史、脑内血肿、难治性高血压、脑梗死或大脑中动脉瘤等，可考虑长期使用。

（6）脑血管痉挛和迟发性脑缺血损伤的处理：①血流动力学方法：改善血流动力学，增加脑灌注；血液稀释、高血容量、高血压（"三高"疗法）。②药物治疗：包括钙离子拮抗剂（尼莫地平）和 Rho 激酶抑制剂（法舒地尔）等。③血管内治疗：如球囊扩张、动脉内药物灌注等。

（7）相关脑积水的处理：①急性期可采取脑室外引流术。②慢性期可采取脑室腹腔分流手术。

（8）其他并发症：如心肌缺血、深静脉血栓形成等。

（赵沃华）

第五节　颅脑损伤

【概述】

颅脑损伤常与身体其他部位损伤同时存在。颅脑损伤可分为头皮损伤、颅骨损伤与脑损伤，三者可单独发生，但须警惕合并存在，其中对预后起决定作用的是脑损伤的程度及其处理效果，临床医生在第一时间面对急性颅脑损伤患者必须首先对损伤的程度做出一个大致的判断，这样才能彼此交流和进行下一步处理。

急性颅脑损伤的分型：中华医学会神经外科分会于 1997 年根据患者伤情结合患者的意识，GCS 评分，生命体征，神经系统的体征以及头 CT 分轻型、中型、重型及特重型（表 4-5-2）。

【处理原则】

1. 轻型颅脑损伤　①常规头 CT 检查。②CT 结果有可疑病理改变者（如可疑颅骨骨折，可疑蛛网膜下腔出血），留急诊室观察 24 小时。③观察意识、瞳孔、生命体征变化。④对症处理。⑤告知家属有迟发颅内血肿可能性。

5

表 4-5-2 GCS 评分量表

	轻	中	重	特重
昏迷时间	30 分钟内	12 小时内	超过 12 小时	超过 12 小时或者持续昏迷
GCS 评分	13～15 分	9～12 分	6～8 分	3～5 分
生命体征	正常	轻度改变	明显改变	严重紊乱，呼吸不规则或停止
神经系统阳性体征	无	有（轻度）	明显	四肢瘫痪，脑干反射消失
头 CT 及占位效应	正常	局限性脑小出血灶，脑水肿，中线结构移位 < 0.3cm，占位效应较轻	广泛颅骨骨折、广泛脑挫裂伤、脑干损伤，颅内血肿脑池变窄或封闭，中线结构移位 > 3mm，占位效应明显	广泛蛛网膜下腔出血，颅内大量血肿或大面积脑梗死 环池封闭中线结构移位 > 5～10mm

2. 中型颅脑损伤　①常规头部 CT 检查。②收住院。③观察意识、、瞳孔、生命体征及神经系统变化。④对症处理，脱水降颅压、抗炎、止血、镇静及神经营养治疗。⑤做好术前准备工作，剃头，备血，动态复查头 CT。

3. 重型颅脑损伤　①送重症监护病房。②严密观察意识，瞳孔，生命体征及神经系统体征变化。③积极处理高热、躁动、癫痫等，降颅压，维持良好周围循环及脑灌注压。④保持呼吸通畅，必需时气管插管。⑤有手术指征者尽早手术，有脑疝者，先予以 20% 甘露醇250ml，呋塞米 40mg 静脉滴注后立即手术。

4. 特重型颅脑损伤　此型患者尽量稳定生命体征，甘露醇脱水后一侧瞳孔有所回缩应积极手术救治，若患者广泛脑挫裂伤、颅内血肿并发脑疝晚期表现或严重原发脑干损伤，脑干功能衰竭、生命体征几乎消失、瞳孔散大固定不考虑手术。

（郑居华）

一、头皮损伤

（一）头皮血肿

头皮血肿多因头部钝器伤所致，根据头皮血肿的具体部位又分为皮下血肿、帽状腱膜下血肿和骨膜下血肿。

【诊断】

1. 临床表现

（1）局部肿块：皮下血肿一般体积小，有时因血肿周围组织肿胀隆起，中央相对凹陷，易误认为凹陷性颅骨骨折。帽状腱膜下血肿，因帽状腱膜组织疏松可蔓及范围较广。骨膜下血肿其特点是局限于某一颅骨范围内，以骨缝为界。

（2）休克或贫血：帽状腱膜下血肿可蔓延至全头部，小儿及体弱者可导致休克或贫血。

2. 辅助检查

（1）实验室检查：①血常规化验：了解机体对创伤的反应状况，有无继发感染。②血红蛋白下降表明出血严重。

（2）影像学检查：①头颅 X 线片，包括正位、侧位和血肿部位切线位平片。②必要时可考虑行头颅 CT，以除外颅内异常。

【治疗】

1. 非手术治疗　较小的头皮血肿在 1~2 周左右可自行吸收，巨大的血肿可能需要 4~6 周吸收。采用局部适当加压包扎，有利于防止血肿继续扩大。为避免感染，一般不采用穿刺抽吸。

2. 手术治疗　小儿的巨大头皮血肿出现明显波动时，为促进愈合，在严密消毒下可行穿刺抽吸，其后加压包扎。包扎的松紧要适当，过松起不到加压作用，过紧可能导致包扎以下疏松组织回流障碍，出现眶内及耳后积血。

（二）头皮裂伤

头皮裂伤系由锐器或钝器伤所致。由于帽状腱膜具有纤维小梁结构的解剖特点，头皮血管破裂后血管不易自行收缩而出血较多，可引起出血性休克。

【诊断】

1. 临床表现　①活动性出血：接诊后常能见到头皮创口有动脉性出血。②休克：在创口较大、就诊时间较长的患者可出现出血性休克。③须检查伤口深度、污染程度、有无异物、有无颅底骨折或碎骨片，如果发现有脑脊液或脑组织外溢，须按开放性颅脑损伤处理。

2. 辅助检查　检查应在急诊止血处置后进行。

（1）实验室检查：①血常规化验：了解机体对创伤的反应状况，有无继发感染。②血红蛋白和血细胞比容持续下降表明出血严重程度。

（2）影像学检查：①头颅 X 线片，包括正位、侧位和伤口部位切线位平片。②必要时可考虑行头颅 CT，以排除颅内异常。

【治疗】

头皮血供丰富，其清创缝合的时限允许放宽至 24 小

5

时。采用一期全层缝合，其后注射破伤风抗毒素，并根据创伤情况应用抗生素、补液输血等。

（三）头皮撕脱伤

头皮撕脱伤多因发辫受机械力牵扯，使大块头皮自帽状腱膜下层或连同颅骨骨膜被撕脱所致。

【诊断】

1. 临床表现　①休克：失血或疼痛性休克。②活动性出血：接诊后常能见到自头皮创缘有动脉性出血。

2. 辅助检查（亦应在急诊止血处置后进行）

（1）实验室检查：①血常规化验：了解机体对创伤的反应状况，有无继发感染。②血红蛋白和血细胞比容持续下降表明出血严重程度。

（2）影像学检查：①头颅 X 线片，包括正位、侧位以及切线位平片。②必要时可考虑行头颅 CT，以除外颅内异常。

【治疗】

治疗上应在压迫止血防治休克、清创、抗感染的前提下，行中厚皮片植皮术，对骨膜已撕脱者，需在颅骨外板上多处钻孔达板障，然后植皮。条件允许时，应采用显微外科技术，行血管吻合、头皮原位缝合术，如获成活，可望头发生长。

（向　伟　郑居华）

二、颅骨骨折

颅骨骨折指颅骨受暴力作用所致颅骨结构改变。颅骨骨折的重要性常常不在于骨折本身，而在于可能同时并发的脑膜、脑、颅内血管和脑神经的损伤。颅骨骨折的伤者，不一定都合并严重的脑损伤；没有颅骨骨折的伤者，可能存在严重的脑损伤。凡有颅骨骨折存在，提示伤者受暴力较重，合并脑损伤几率较高。颅骨骨折按骨折部位分为颅盖骨折与颅底骨折；按骨折形态分为线形骨折、凹陷性骨折与粉碎性骨折，粉碎性骨折多呈凹陷性，一般列入凹陷性骨折内；按骨折与外界是否相通分为开放性骨折与闭合性骨折，颅底骨折虽不与外界直接沟通，但如伴有硬脑膜破损引起脑脊液漏或颅内积气，一般视为内开放性骨折。开放性骨折和累及气窦的颅底骨折有合并颅内感染或骨髓炎以及癫痫的可能。

（一）颅盖骨线形骨折

颅盖部的线形骨折发生率最高，主要靠颅骨 X 线摄片确诊。单纯线形骨折本身不需特殊处理，但应警惕是否合并脑损伤；骨折线通过脑膜血管沟或静脉窦所在部位时，要警惕硬脑膜外血肿的发生；需严密观察或 CT 检查。骨折线通过气窦者可导致颅内积气，要注意预防颅内感染。

（二）颅底骨折

颅底骨折多为颅盖骨折延伸到颅底，少数可由头部挤压伤或者力部位位于颅底水平的外伤所致。颅底骨折绝大多数为线形骨折。根据发生部位可分为颅前窝骨折、颅中窝骨折和颅后窝骨折。

1. 颅前窝骨折　累及眶顶和筛骨，可有鼻出血、眶周广泛瘀血斑（熊猫眼征）以及广泛球结膜下瘀血斑等表现。若脑膜、骨膜均破裂，则合并脑脊液鼻漏，脑脊液经额窦或筛窦由鼻孔流出。若筛板或视神经管骨折，可合并嗅神经或视神经损伤。

2. 颅中窝骨折　若累及蝶骨，可有鼻出血或合并脑脊液鼻漏，脑脊液经蝶窦由鼻孔流出。若累及颞骨岩部，脑膜、骨膜及鼓膜均破裂时，则合并脑脊液耳漏，脑脊液经中耳由外耳道流出；若鼓膜完整，脑脊液则经咽鼓管流至鼻咽部，可误认为鼻漏；常合并第Ⅶ、Ⅷ脑神经损伤。若累及蝶骨和颞骨的内侧部，可能损伤垂体或第Ⅱ、Ⅲ、Ⅳ、Ⅴ、Ⅵ脑神经。若骨折伤及颈内动脉海绵窦段，可因动静脉瘘的形成而出现搏动性突眼及颅内杂音；破裂孔或颈内动脉管处的破裂，可发生致命性的鼻出血或耳出血。

3. 颅后窝骨折　累及颞骨岩部后外侧时，多在伤后 1～2 日出现乳突部皮下瘀血斑（Battle 征）。若累及枕骨基底部，可在伤后数小时出现枕下部肿胀及皮下瘀血斑；枕骨大孔或岩尖后缘附近的骨折，可合并后组脑神经（第Ⅸ～Ⅻ脑神经）损伤。

颅底骨折的诊断及定位，主要依靠上述临床表现来确定。瘀血斑的迟发性、特定部位以及不是暴力的直接作用点等，可区别于单纯软组织挫伤。对脑脊液漏有疑问时，可收集流出液作葡萄糖定量检测来确定。有脑脊液漏存在时，实际属于开放性脑损伤。普通 X 线片可显示颅内积气，但仅 30%～50% 能显示骨折线；CT 检查不但对眼眶及视神经管骨折的诊断有帮助，还可了解有无脑损伤。

颅底骨折本身不需要特别治疗，着重于观察有无脑损伤及处理脑脊液漏、脑神经损伤等并发症。合并脑脊液漏时，须预防颅内感染，不可堵塞或冲洗，不做腰穿，取头高位卧床休息，避免用力咳嗽、打喷嚏、屏气和擤涕，给予抗生素。绝大多数漏口会在伤后 1～2 周内自行愈合。如超过 1 个月仍未停止漏液，可考虑行手术修补硬脑膜，以封闭瘘口。对严重受损甚至离断的视神经，无论采用何种办法均无效。若系部分损伤或继发性损害，可给予营养神经药和血管扩张药，必要时可行血液稀释疗法，静滴低分子右旋糖酐和丹参注射液，以改善微循环。视神经减压术适用于：①视力部分丧失，但逐渐加重；②视力损伤为碎骨片或血肿压迫、或视盘水肿所致。手术应争取在伤后 1 周内进行，时间越晚，疗效越差。

（三）凹陷性骨折

凹陷性骨折见于颅盖骨骨折，好发于额骨及顶骨，多呈全层凹陷，少数仅为内板凹陷。成人凹陷性骨折多为凹陷及粉碎性骨折，婴幼儿颅骨较薄，硬度小而弹性大，可呈乒乓球样凹陷性骨折。

【诊断】

1. 临床表现　①头皮血肿：在受力点有头皮血肿或挫伤。②局部下陷：急性期可检查出局部骨质下陷。③神经功能障碍：当骨折片下陷较深时，可刺破硬脑膜，损伤及压迫脑组织而出现偏瘫、失语和（或）局灶性癫痫。

2. 辅助检查 ①X线片：骨折部位切线位，可显示出骨折片陷入颅内深度。②CT扫描：头部CT扫描不仅可了解骨折情况，还可以了解有无合并脑损伤。

【治疗】

1. 非手术治疗 ①对位于非功能区凹陷不足1cm的小面积骨折，无临床症状者不需要手术治疗。②新生儿的凹陷性骨折，应尽量采用非手术复位方法。如使用胎头吸引器置于骨折处，通过负压吸引多能在数分钟内复位。

2. 手术治疗 ①合并脑损伤或大面积的骨折片陷入颅腔，导致颅压增高，CT示中线结构移位，有脑疝可能者，应行急诊开颅去骨瓣减压术。②因骨折片压迫脑重要部位引起神经功能障碍，如偏瘫、癫痫等，应行骨折片复位或取除手术。③在非功能部位的小面积凹陷骨折，无颅压增高，深度超过1cm者，为相对适应证，可考虑择期手术。④位于大静脉窦处的凹陷性骨折，如未引起神经体征或颅压增高，即使陷入较深，也不宜手术；必须手术时，术前和术中都需做好处理大出血的准备。⑤开放性骨折的碎骨片易致感染，须全部取除；硬脑膜如果破裂应予缝合或修补。

（严 佳 郑居华）

三、外伤性颅内血肿

外伤性颅内血肿形成后，随血肿体积不断增大，使临床症状进行性加重而引起颅压增高，导致脑疝形成，危及生命。是临床上常见的继发性脑损伤的主要类型，早期及时血肿清除，可在很大程度上改善预后。

血肿分类：

1. 临床上根据血肿的来源与部位，将血肿分为：①硬膜外血肿；②硬膜下血肿；③脑内血肿；④多发性血肿。

2. 根据血肿症状出现的时间分为：①急性血肿：伤后 72 小时以内；②亚急性血肿：伤后 3 日～3 周内；③慢性血肿：伤后 3 周以上。

（一）硬脑膜外血肿

血液积聚于颅骨与硬脑膜之间，形成机制与颅骨损伤有密切关系，骨折或颅骨的短暂变形撕破位于骨沟内的硬脑膜动脉或静脉窦引起出血，或骨折的板障出血。在硬脑膜与颅骨分离过程中，可又撕破一些小血管，使血肿更加增大。最终出现颅压增高和脑受压的症状。

【临床表现与诊断】

1. 头部外伤史，一般病史在伤后数小时至 1～2 日内。

2. 意识障碍 意识改变受原发性脑损伤及其后血肿形成的继发性脑损伤影响，可有三种类型：

（1）当原发性脑损伤很轻（脑震荡或轻度脑挫裂伤），最初的昏迷时间很短，而血肿的形成又不是太迅速时，则在最初的昏迷与脑疝的昏迷之间有一段意识清楚时间，大多为数小时或稍长，超过 24 小时者甚少，称为中间清醒期。

（2）如果原发性脑损伤较重，或血肿形成较迅速，则见不到中间清醒期，仅表现为意识障碍进行性加重。

（3）原发性脑损伤较轻或原发性脑损伤很局限，不存在原发昏迷，当血肿增大、脑疝形成后出现昏迷。

（4）瞳孔改变：小脑幕切迹疝早期患侧动眼神经因牵扯受到刺激，患侧瞳孔可先缩小，对光反射迟钝；随着动眼神经和中脑受压，该侧瞳孔旋即表现进行性扩大、对光反射消失、睑下垂以及对侧瞳孔亦随之扩大。应区别于单纯颅前窝骨折所致的原发性动眼神经损伤，其瞳孔散大在受伤当时已出现，无进行性恶化表现。视神经受损的瞳孔散大，有间接对光反射存在。

（5）头皮血肿或挫伤：往往在血肿形成部位有受力点所造成的头皮损伤。

（6）锥体束征：早期出现的一侧肢体肌力减退，如无进行性加重表现，可能是脑挫裂伤的局灶体征；如果是稍晚出现或早期出现而有进行性加重，则应考虑为血肿引起脑疝或血肿压迫运动区所致。去大脑强直为脑疝晚期表现。

（7）生命体征：常为进行性的血压升高、心率减慢和体温升高。额区或枕区的血肿则可不经历小脑幕切迹疝而直接发生枕骨大孔疝，可表现为一旦有了意识障碍，瞳孔变化和呼吸骤停几乎是同时发生。

（8）其他：昏迷前有头痛、烦躁不安；呕吐、遗尿和癫痫等。

3. 辅助检查　①头颅 X 线片：约90%病例伴有颅骨骨折。②头颅 CT 检查：若发现颅骨内板与脑表面之间有双凸镜形或弓形密度增高影，可有助于确诊。CT 检查还可明确定位、计算出血量、了解脑室受压及中线结构移位，以及脑挫裂伤、脑水肿、多个或多种血肿并存等情况。

【治疗】

1. 非手术治疗　仅用于病情稳定的小血肿，适应证如下：①患者意识无进行性恶化。②无神经系统阳性体征或原有神经系统阳性体征无进行性加重。③无颅压增高症状和体征。④除颞区外，大脑凸面血肿量 < 30ml，颅后窝血肿 < 10ml，无明显占位效应（中线结构移位 < 5mm）、环池和侧裂池 > 4mm。治疗方法基本同脑挫裂伤。但特别需要严密动态观察患者的意识、瞳孔和生命体征变化，必要时行头颅 CT 复查。若发现病情变化或血肿增大，应立即手术治疗。

2. 手术适应证　①有明显颅压增高症状和体征的颅内血肿。②CT 扫描提示明显脑受压的颅内血肿。③幕上血肿量 > 30ml、颞区血肿量 > 20ml、幕下血肿量 > 10ml。④患者意识障碍进行性加重或出现昏迷。

（二）硬脑膜下血肿

硬脑膜下血肿是指出血积聚于硬脑膜下腔。是颅内血肿中最常见者，常呈多发性或与其他类型血肿合并发生。

急性硬脑膜下血肿，伴有脑挫裂伤而分为复合性血肿和单纯性血肿。复合性血肿的出血来源可为脑挫裂伤所致的皮层动脉或静脉破裂，也可由脑内血肿穿破皮质层流到硬脑膜下腔。此类血肿大多由对冲性脑挫裂伤所致，好发于额极、颞极及其颅底面。单纯性血肿较少见，为桥静脉损伤所致，此类血肿可不伴有脑挫裂伤，血肿较广泛地覆盖于大脑半球表面。

【临床表现与诊断】

1. 临床症状较重，并迅速恶化，尤其是特急性血肿，伤后仅 1～2 小时即可出现双侧瞳孔散大、病理性呼吸的濒死状态。

2. 意识障碍　意识障碍的变化中有中间清醒或好转期者少见，多数为原发性昏迷与继发性昏迷相重叠，或昏迷的程度逐渐加深。

3. 颅压增高的症状出现较早，其间呕吐和躁动比较多见，生命体征变化明显。

4. 脑疝症状出现较快，尤其是特急性硬膜下血肿，一侧瞳孔散大后不久，对侧瞳孔亦散大，并出现去脑强直、病理性呼吸等症状。

5. 局灶症状较多见，偏瘫、失语可来自脑挫裂伤和（或）血肿压迫。

【辅助检查】

1. 实验室检查　查血常规、血气分析、脑脊液等检查。

2. 头颅 X 线片　半数病例伴有颅骨骨折。

3. 头颅 CT 平扫　在脑表面呈新月形或半月形高密度区，有助于诊断。

【治疗】

治疗原则同硬膜外血肿。

（三）慢性硬脑膜下血肿

慢性硬脑膜下血肿为伤后 3 周以上出现血肿症状者，好发于老年人。其出血来源和发病机制尚不完全清楚。

血肿大多覆盖于额颞顶部。血肿有一黄褐色或者灰色结缔组织包膜，血肿内容早期为黑褐色半固体的黏稠液体，晚期为黄色或清亮液体。

【临床表现与诊断】

1. 病史　病史多不明确，可有轻微外伤史，或已无法回忆。

2. 慢性颅压增高症状　如头痛、恶心、呕吐、视盘水肿、一侧肢体无力和肢体抽搐等。

3. 精神智力症状　表现为记忆力减退、理解力差、智力迟钝、精神失常，有时误诊为神经症或精神病。

4. 局灶性症状　由于血肿压迫导致轻偏瘫、失语、同向性偏盲、视盘水肿等。

【辅助检查】

1. 实验室检查　血常规检查了解机体状态；凝血功能检查及血小板检查了解凝血因素是否正常。

2. 影像学检查　头部 CT 扫描见颅骨内板下可见一新月形或半月形混杂密度或等密度阴影，中线移位，脑室受压。头部 MRI 检查对本症可确诊。

【治疗】

1. 非手术治疗　对不适合手术的患者可采用甘露醇脱水治疗。

2. 手术治疗　①颅骨钻孔闭式引流术。②骨瓣开颅血肿摘除术，适合于：闭式引流术未能治愈者；血肿内容为大量凝血块；血肿壁厚，引流后脑组织不能膨起者，手术宗旨在将血肿及血肿壁一并切除。

（四）脑内血肿

脑内血肿多发生在脑挫裂伤最严重的伤灶内。有两种类型：①浅部血肿的出血均来自脑挫裂伤灶，血肿位于伤灶附近或伤灶裂口中，部位多数与脑挫裂伤的好发部位（额叶底部、颞极），少数与凹陷骨折的部位相应。②深部血肿多见于老年人，血肿位于白质深部，脑的表面可无明显挫伤。

5

【临床表现】

1. 头部外伤史　受伤机制多为对冲伤。

2. 意识障碍　以进行性意识障碍加重为主，与急性硬脑膜下血肿甚相似。其意识障碍过程受原发性脑损伤程度和血肿形成的速度影响，由凹陷骨折所致者，可能有中间清醒期。

3. 颅压增高症状　一般较明显。

4. 局灶体征　与血肿所在部位有密切关系，可见有偏瘫、失语、癫痫等。

【辅助检查】

1. 实验室检查　血常规、凝血功能及血小板等检查，了解机体状态及凝血因素是否正常。

2. 影像学检查　①头部 X 线检查：除外颅骨骨折，特别是凹陷性颅骨骨折。②头颅 CT 检查：在脑挫裂伤灶附近或脑深部白质内见到圆形或不规则高密度血肿影，有助于确诊，同时可见血肿周围的低密度水肿区。

（五）脑室内出血与血肿

外伤性脑室内出血多见于脑室邻近的脑内血肿破入脑室，或外伤时脑室瞬间扩张所形成的负压，使室管膜下静脉破裂出血。出血量小者，因有脑脊液的稀释作用，血液常不凝固，出血量大者可形成血肿。

病情常较复杂严重，除了有原发性脑损伤、脑水肿及颅内其他血肿的临床表现外，脑室内血肿可堵塞脑脊液循环通路发生脑积水，引起急性颅压增高，使意识障碍更加严重；脑室受血液刺激可引起高热等反应，一般缺乏局灶症状或体征。CT 检查如发现脑室扩大，脑室内有高密度凝血块影或血液与脑脊液混合的中等密度影，有助于确诊。

（六）迟发性外伤性颅内血肿

迟发性外伤性颅内血肿指伤后首次 CT 检查时无血肿，而在以后的 CT 检查中发现了血肿，或在原无血肿的部位发现了新的血肿，此种现象可见于各种外伤性颅内血肿。形成机制可能是外伤当时血管受损，但尚未全

5

层破裂，因而 CT 检查未见出血，伤后由于损伤所致的局部二氧化碳蓄积、酶的副产物释放以及脑血管痉挛等因素，使得原已不健全的血管壁发生破裂而出血，形成迟发性血肿。

【临床表现】

为伤后经历了一段病情稳定期后，出现进行性意识障碍加重等颅压增高的表现，确诊须依靠多次 CT 检查的对比。迟发性血肿常见于伤后 24 小时内，可发生在脑内、硬脑膜下或硬脑膜外，以迟发性脑内血肿较多见。

【辅助检查】

1. 首选 CT 扫描，早期复查有助于及时发现原来无血肿区的新的血肿。

2. 复查凝血机制，如有异常，则出现迟发型血肿等概率增加，需要更加密切监测患者。

【治疗】

1. 小血肿无手术指征，可采用保守治疗，但必须严密观察病情和 CT 监测。

2. 积极防治并发症。

3. 对并发脑疝、病情严重者，在清除血肿的同时可行广泛减压颅骨切除术。

4. 如血肿发生在颅后窝且并发急性脑积水、急性颅压增高者，应行脑室外引流术，随即行血肿清除术。

（郭圣元 郑居华）

四、脑损伤

脑损伤是指暴力作用于头部造成脑组织器质性损伤，根据暴力作用头部时是否立即发生脑损伤分为原发性脑损伤和继发性脑损伤。根据损伤源、受力程度等因素不同，将伤后脑组织与外界相通与否分为开放性及闭合性脑损伤。原发性脑损伤主要有脑震荡、脑挫裂伤、弥漫性轴索损伤、原发性脑干损伤。

（一）脑震荡

其特点为伤后即刻发生短暂的意识障碍和近事遗忘。

伤后脑组织一般无器质性改变。

【诊断】

1. 临床表现 ①意识改变：受伤后立即出现短暂意识障碍，可为神志不清或完全昏迷，常为数秒或数分钟，大多不超过半个小时。②逆行性遗忘。③自主神经和脑干功能紊乱症状：伤情较重者可出现面色苍白、瞳孔改变、出汗、四肢肌力降低、血压下降、心动徐缓、呼吸浅慢和各种生理发射消失。④其他症状：可有头痛、头晕、恶心、呕吐、乏力、畏光、耳鸣失眠、心悸和烦躁等。⑤神经系统检查：无阳性体征。

2. 辅助检查 ①头颅 X 线片检查：无骨折发现。②头颅 CT 检查：颅脑无异常。③脑脊液检查：显示颅压正常和脑脊液检查无红细胞。

【治疗预后】

脑震荡无须特殊治疗，伤后短时间可在急诊室观察，密切观察意识、瞳孔、肢体运动和生命体征变化。一般卧床休息 5~7 天，酌用镇静镇痛药物，一般预后良好。

（二）脑挫裂伤

脑挫裂伤是外力造成的原发性脑器质性损伤。脑挫裂伤轻者仅见局部软膜下皮质散在点片状出血。较重者损伤范围广泛，常有软膜撕裂，深部白质亦受累。严重者脑皮质及其深部等白质广泛挫碎、破裂、坏死，局部出血、水肿，甚至形成血肿。

【诊断】

1. 临床表现 ①意识障碍：是脑挫裂伤最突出的症状之一。伤后立即发生，持续时间长短不一，由数分钟至数小时、数日、数月乃至迁延性昏迷或植物生存。②头痛、恶心、呕吐：也是脑挫裂伤最常见症状。③生命体征：轻度和中度脑挫裂伤患者的血压、脉搏、呼吸多无明显改变。严重脑挫裂伤由于出血和水肿引起颅压增高，可出现血压上升、脉搏徐缓、呼吸浅慢，危重者出现病理呼吸。④局灶症状和体征：伤后立即出现与脑挫裂伤部位相应等神经功能障碍和体征，如运动区损伤

5

出现对侧偏瘫，语言中枢损伤出现失语等。

2. 辅助检查　①头颅 X 平片：可了解有无骨折。②头颅 CT：能清楚地显示脑挫裂伤的部位、范围和程度，也可了解有无骨折，是目前最常应用、最有价值的检查手段。③头颅 MRI：对较轻的脑挫裂伤灶等显示优于 CT，但需要时间长，一般很少用于急性颅脑损伤诊断。④脑脊液检查：腰椎穿刺检查脑脊液是否含血，但颅压明显增高的患者是禁忌。

【治疗和预后】

1. 体位　如患者意识清楚，可抬高床头 15°～30°，以利于颅内静脉血回流。对昏迷患者，宜取侧卧位或侧俯卧位，以免误吸。

2. 保持呼吸道通畅　对昏迷患者必须及时清除呼吸道分泌物，行气管插管，短期不能清醒等者，行气管切开术。

3. 营养支持　早期可行肠道外营养，一般 3 日后可经鼻胃管补充营养，长期昏迷者可考虑行胃造瘘术。

4. 躁动和癫痫等处理　对躁动不安者应查明原因作对症处理，应特别警惕可能为脑疝发生前等表现。癫痫发作可加重脑缺氧，应联合应用多种抗癫痫药物控制。

5. 高热等处理　中枢性高热可取冬眠低温治疗。其他原因所致高热应按原因不同处理。

6. 脑保护、促苏醒和功能恢复治疗。

7. 防止脑水肿或脑肿胀　对伴有脑水肿等患者，应适当限制液体入量，可酌情使用脱水药物和激素治疗。

8. 手术治疗　脱水治疗无效，颅压无明显缓解，势必导致严重脑缺血或诱发脑疝，可考虑行开颅去骨瓣减压术和（或）脑挫裂伤灶清除术等。

预后：脑挫裂伤患者的预后与脑损伤部位、程度和范围等因素相关。

（三）弥漫性轴索损伤

弥漫性轴索损伤是头部遭受加速性旋转外力作用时，因剪应力而造成的以脑内神经轴索肿胀断裂为主要特征的损伤，损伤好发于神经轴索聚集区，如胼胝体、脑干、灰白质交界处、小脑、内囊和基底核。

【诊断】

1. 临床表现　①意识障碍：伤后即刻发生的长时间严重意识障碍，昏迷时间长，重者可长期昏迷，甚至植物生存或死亡。②瞳孔和眼球运动改变：部分患者可有单侧或双侧瞳孔散大，广泛损伤者可有双眼向损伤对侧和向下凝视。

2. 辅助检查　①头颅 CT：可见大脑皮质与髓质交界处、胼胝体、脑干、内囊和基底核区等部位小灶状高密度影，并可表现为蛛网膜下腔出血。②头颅 MRI：可精确反映出早期缺血灶、小出血灶和轴索损伤改变。

【治疗】

1. 呼吸道管理、过度换气和吸氧、低温、防止继发感染等治疗。

2. 钙拮抗剂、激素、脱水、巴比妥类药物治疗。

3. 治疗过程中若病情恶化应及时复查 CT，如发现颅内血肿或严重脑水肿，需立即手术，清除血肿或减压术。

【预后】

弥漫性轴索损伤的致死率、致残率高。

（四）原发性脑干损伤

原发性脑干损伤是指受伤当时直接发生的脑干损害。病理变化有脑干神经组织结构紊乱、轴索断裂、挫伤和软化。

【诊断】

1. 临床表现　①意识障碍：伤后立即出现，多较严重，持续时间长。②瞳孔和眼球位置、运动变化：表现为双瞳不等、大小多变、或双瞳孔极度缩小或双瞳散大。眼球向外下或内凝视等。③锥体束征和去脑强直。④生命体征变化：伤后立即出现呼吸功能紊乱同时循环功能亦趋于衰竭，血压下降，脉搏细弱，常伴高热。⑤其他症状：常见的有消化道出血和顽固性呃逆。

2. 辅助检查 ①脑脊液检查：脑脊液多为血性，压力多为正常。②头颅 X 线片：可了解有无骨折。③头颅 CT：可发现脑干内灶状出血，表现为点片状高密度影，周围脑池狭窄消失。④头颅 MRI：显示脑干内小出血灶和组织撕裂方面优于 CT。⑤脑干诱发电位：脑干损伤后，受损平面以上等各波显示异常或消失。

【治疗和预后】

治疗方法同脑挫裂伤，有条件者可行高压氧治疗，以助于康复。原发性脑干损伤等死亡率和致残率均较高，但有些患者经积极治疗，仍可获得较好恢复。

（童 祥 郑居华）

五、开放性颅脑损伤

颅脑开放性损伤除头部开放创伤外，有不同程度的脑损伤、出血、水肿、感染等继发损伤，有创口、可存在失血性休克、易招致颅内感染，需清创、修复硬脑膜使之变开放为闭合性损伤，其后脑损伤的临床表现、诊断与处理原则与闭合性脑损伤无大区别。

【诊断】

1. 临床表现 ①病史：受伤时间、致伤物和致伤经过和何种处理。②头部创口检查：应仔细检查创口大小、形状、有无活动性出血、异物、碎骨片、有无脑组织溢出和脑脊液流出。③意识障碍：取决于脑损伤的部位和程度。未伤及脑重要结构和无颅内高压的，通常无意识障碍；而广泛性脑损伤、脑干、下丘脑损伤、合并颅内血肿或者脑水肿引起颅内高压者，可有不同程度的意识障碍。④局灶性症状：依脑损伤部位不同，可出现偏瘫、失语、癫痫、同向偏盲、感觉障碍等。⑤颅高压症状：创口小、创道内血肿和（或）合并颅内血肿以及广泛性脑挫裂伤而引起严重颅压升高者，可有颅高压三主征，甚至发生脑疝。

2. 辅助检查 ①实验室检查：血常规了解失血和失液情况。腰椎穿刺主要了解有无颅内感染和颅压情况，

5

颅高压慎用，可能诱发脑疝。②影像学检查：颅骨平片了解颅骨骨折的部位、类型、颅内金属异物或碎骨片位置等情况。头颅 CT 对颅内血肿、脑挫裂伤、蛛网膜下腔出血、脑中线移位、脑室大小形态等有意义，也可显示颅内异物及颅骨骨折。

【治疗】

1. 非火器性颅脑损伤

（1）及时清创，预防感染　应尽早清除糜烂脑组织、异物、血肿，修复硬脑膜及头皮创口，变污染开放性伤道为清洁的闭合性损伤。

（2）清创手术　尽可能在伤后 6～8 小时内清创，目前应用抗生素的条件下，清创时间最晚可延长至 48 小时。伤道与脑室相通时，应清除脑室内积血，留置脑室引流管。如脑组织膨胀，并视情况做减压（颞肌下减压或去骨瓣减压术）。伤后 24 小时内，肌内注射破伤风抗毒素 1500U。

（3）特殊病情处理　钢钎、钉、锥等刺入颅内形成较小较窄的伤道，有时因致伤物在颅骨骨折处嵌顿，在现场急救时不能贸然拔除，特别是伤在静脉窦所在或鞍区等部位时，仓促拔除可能会引起颅内大出血或附加损伤引起不良后果。接诊后立即行头颅正侧位及必要的特殊位置 X 线片，了解伤道以及致伤物大小、形状、方向、深度、是否带有钩刺以及伤及范围；如果邻近大血管、静脉窦，可进一步行脑血管 DSA、CT 等邻近结构的关系。分析可能出现的情况，确定取出致伤物的方法。做好充分准备再行手术。

（4）静脉窦损伤的处理　首先要做好充分输血准备。上矢状窦损伤时，应首先在其周边扩大颅骨骨窗，再取出嵌于静脉窦裂口上的骨片，同时立即以棉片压住窦的破口，并小心检查窦损伤情况。小的裂口用吸收性明胶海绵或辅以生物胶，大的裂口则需用肌筋膜片覆盖于裂口处，缝合固定，亦可取人工硬脑膜修补静脉窦裂口，以达到妥善止血。

5

2. 火器性颅脑损伤 颅脑火器伤的处理包括及时合理的现场急救、快速安全的转送、在有专科医师和设备的医院进行早期彻底清创和综合治疗。其中颅脑穿透伤伤情较重，分为三种类型：①盲管伤：仅有射入口，致伤物留在伤道末端，无射出口。②贯穿伤：投射物贯穿颅腔，有入口和出口，形成贯穿伤道，多为高速枪击所致，脑损伤广泛而严重，是火器性颅脑损伤最严重者。③切线伤：投射物于头部呈切线方向擦过，飞离颅外，射入口和射出口相近，头皮、颅骨、硬脑膜和脑组织浅层皮层呈沟槽状损伤，所以又称沟槽伤。

救治方法：

（1）现场急救和转运。

（2）早期清创处理，清创的目的是把创道内污染物如毛发、泥沙、碎骨片、弹片异物、坏死碎化的脑组织、血肿等清除，经清创后使创道清洁、无异物、无出血、无坏死脑组织，然后修补硬脑膜，缝合头皮，由开放变为闭合。清创要求早期和彻底，同时尽可能不损伤健康脑组织，保护脑功能。伤后24小时内，过敏试验阴性者应肌内注射破伤风抗毒素1500U。

（3）术后处理：应定时观察意识、瞳孔、生命体征的变化和神经系统体征。观察有无继发性出血、脑脊液漏，必要时行CT动态复查。加强抗感染、抗脑水肿、抗休克治疗，术后常规抗癫痫治疗，加强全身支持治疗；昏迷患者保持呼吸道通畅，吸氧并加强全身护理，预防肺炎、压疮和泌尿系感染。

（胡 浩 郑居华）

第六节 椎管内肿瘤

【概述】

椎管内肿瘤指的是起源于脊柱椎管内脊髓、胚胎残余组织、血管、软膜、蛛网膜、硬脊膜、脊神经根，和脂肪组织的肿瘤，占中枢神经系统肿瘤的%。按肿瘤占据的位置又分为髓内肿瘤、髓外硬膜下和髓外硬膜外肿瘤。

【诊断要点】

1. 髓外硬膜下肿瘤 往往有典型的临床表现分期，即根痛期、脊髓压迫期和脊髓麻痹期。出现相应脊髓节段疼痛、感觉异常；继续发展下去则出现脊髓半切综合征表现（患侧偏瘫和对侧痛温觉丧失），若不及时治疗则可能导致截瘫和排尿、排便功能障碍。此部位肿瘤以良性肿瘤居多，如神经鞘膜瘤、脊膜瘤等。

2. 髓外硬膜外肿瘤 常来源于脊柱骨源性肿瘤、椎管外肿瘤的累及和转移瘤。症状、体征如上述。

3. 髓内肿瘤 以感觉障碍首发，渐渐出现受累节段以下肌无力及瘫痪，便秘及尿潴留。肿瘤以星形细胞瘤、室管膜瘤和血管网状细胞瘤多见。

4. X线片或CT发现骨病变 如瘤样增生、骨质破坏应考虑髓外硬膜外病变。

5. MRI平扫和增强 能明确肿瘤部位并有助于肿瘤定性。

【鉴别诊断】

1. 椎管内不同类型肿瘤的鉴别 老年、有椎管外恶性肿瘤病史，影像检查发现椎管外病变多考虑转移瘤；神经鞘瘤常为囊、实混合性肿瘤；若为实体需与脊膜瘤鉴别，后者在MR增强显示脊膜伪征。室管膜瘤在MR增强显示边界清楚的强化灶有别于胶质瘤。

2. 椎管内不同病变的鉴别 骨质增生、椎间盘突出、黄韧带增厚钙化也可压迫脊髓产生类似肿瘤压迫脊髓的症状和体征。MR平扫加增强能很好地判断是肿瘤还是退行性病变。髓内病变如海绵状血管瘤在影像上有出血表现，MR可见含铁血黄素沉积；动静脉畸形在MR有异常血管流空信号，DSA或MRA可以明确供血血管的节段及血管巢的部位。髓外硬膜外还常有血肿和脓肿的发生，外伤史或发热感染史结合CT、MR、DSA可以做出正确诊断。

【手术适应证】

1. 对诊断明确的椎管内肿瘤均可手术。

2. 对无症状、小的脊髓内海绵状血管瘤，血管网状细胞瘤、脂肪瘤、低级别胶质瘤手术应慎重。

3. 对多发转移瘤、多发神经纤维瘤病手术应慎重。

4. 对高级别髓内胶质瘤手术的预后应向家属说明。

【手术禁忌证】

1. 患者一般情况差，有重要器官功能障碍，术前评估不能耐受手术者。

2. 严重糖尿病，血糖控制不佳。

3. 手术部位有感染或压疮。

【术前准备】

1. 血、尿常规、生化、电解质、出凝血时间、血糖检查。

2. 心电图、胸部平片或 CT。

3. 纠正检查中发现的异常情况。

4. 术前导尿。术前有便秘者给予术前晚灌肠。颈部病变影响呼吸的应进行深呼吸和咳嗽训练，促排痰的雾化吸入也有利术后呼吸功能。

5. 术前 8～10 小时禁饮食。

6. 备皮 颈部手术要剃去枕部头发，原则上切口周围 15cm 范围的毛发应剃除。

7. 定位 如有 C 形臂可做术中定位，如无，需行术前定位。先通过体表标志粗略定位：颈部最明显的后突为第 7 颈椎棘突；两侧肩胛下角的连线为第 6 胸椎棘突；脐水平相当第 3 胸椎棘突；两侧髂嵴最高点连线平第 4 胸椎棘突。将金属物贴固于相应棘突上，然后摄 X 线照片（正、侧位）。术者可在术时依据定位片校准手术部位。

【麻醉】

全麻插管，局麻少用。

【体位】

1. 坐位 适用于 T_2 以上，颈部病变为主的患者。

5

2. 俯卧位　适合于脊柱所有部位手术。

3. 侧卧位　T_4 以下部位较适合，病变居椎管一侧时，应将其摆在高位。

【椎管肿瘤手术】

1. 椎管开窗术　椎管开窗有两种方法：一是椎板咬除或切除术；二是椎板和棘突整体切下，术后还纳。胸椎椎板呈叠瓦式排列，切除椎板应从下向上进行。切除椎板两侧不应超出关节突，以免影响脊柱的稳定性。还纳椎板用钛连接片固定。

2. 肿瘤切除术　神经鞘瘤和脊膜瘤切除前多需先切断部分齿状韧带，减少对脊髓的牵拉和更好的暴露肿瘤，因椎管内空间狭小，整体切除肿瘤困难，强行为之易致脊髓和神经根的损伤。所以，多数较大肿瘤得先行肿瘤囊内切除，有空间游离肿瘤后再整体取出。对髓内肿瘤严格从脊髓背面正中切开，室管膜瘤应先游离一端，然后顺肿瘤包膜完整剥离。对星形细胞瘤最好用超声吸引去除肿瘤，达到最小损伤脊髓的目的。

【术后并发症】

1. 术后常见的并发症如感觉障碍。

2. 术后运动功能障碍常与正常脊髓组织损伤有关，髓内肿瘤术后也有并发排便功能障碍。

3. 伤口愈合不良，脑脊液漏。

（赵洪洋）

第七节　颅内出血

【概述】

脑出血是指非外伤性脑实质内的自发性出血。病因多样，绝大多数是高血压性动脉硬化的小血管破裂引起，这类患者也称高血压性脑出血。其他原因包括动脉瘤、脑血管畸形、脑肿瘤卒中、败血症、动脉炎、血液病以及抗凝治疗并发症。脑出血是中老年人常见的急性脑血管病，病死率和致残率都很高，是我国脑血管病中死亡率最高的临床类型。高血压脑出血常发生于 45～65 岁，但 30～40 岁的高血压患者也可发病，男性发病略多于女性，北方发病率明显高于南方。通常按脑出血的部位、稳定与否及病因等分为不同类型脑出血。脑出血 80% 发生在幕上，20% 发生于幕下。

1. 病因

（1）高血压：高血压是脑出血的主要危险因素和病因，高血压病可导致全身各器官血管的病理性改变。脑血管在长期的高压之下发生退行性变和动脉硬化，以适应高血压。其中脑小动脉管壁增厚，对抗高压，防止脑微循环灌注压升高。这些变化在脑底的穿通动脉表现尤为严重。在持续性高血压的基础上，过度用力、情绪激动等诱因可致血压骤升而导致脑血管破裂出血。高血压形成脑出血的机制有许多说法，包括：①微动脉瘤破裂；②脂肪玻璃样变或纤维坏死；③脑动脉粥样硬化；④脑动脉的外膜和中层在结构上薄弱。

（2）其他常见导致脑出血的血管病变：包括脑动静脉畸形和囊性血管瘤破裂（这两类疾病由专章讲述），另外比较少见的导致脑出血的血管病变还有血管淀粉样脑血管病、颅内静脉血栓形成、脑膜动静脉畸形、特异性动脉炎、真菌性动脉炎、烟雾病和动脉解剖变异等。

（3）导致脑出血的血液因素：抗凝、抗血小板或溶栓治疗、嗜血杆菌感染、白血病、再生障碍性贫血、血小板减少性紫癜、血友病、红细胞增多症和镰状细胞病等。

（4）颅内肿瘤、酒精中毒及交感神经兴奋药物。

（5）原因不明的：如特发性脑出血。

2. 诱因　有些因素与脑血管病的发生有一定的关系，可以诱发脑出血：①血压波动：如高血压患者近期没有服用降压药物，或生气着急等引起血压增高，以收缩压升高尤为重要。②脾气急躁或情绪紧张：常见于生气，与人争吵后。③不良嗜好：如吸烟、酗酒、食盐过多、体重过重。④过度疲劳：如体力和脑力劳动过度。

5

⑤排便用力。

3. 临床症状　脑出血起病非常突然，一般表现有：①头痛、头晕：头痛是脑出血的首发症状，常常位于出血一侧的头部；有颅压增高时，疼痛可以发展到整个头部。头晕常与头痛伴发，特别是在小脑和脑干出血时。②呕吐：大约一半的脑卒中患者发生呕吐，可能与脑出血时颅压增高、眩晕发作、脑膜受到血液刺激有关。③意识障碍：表现为嗜睡或昏迷，程度与脑出血的部位、出血量和速度有关。在脑较深部位短时间内的大量出血，大多会出现意识障碍。④运动和语言障碍：运动障碍以偏瘫较为多见；言语障碍主要表现为失语和言语含糊不清。⑤眼部症状：瞳孔不等大常发生于颅压增高的脑疝患者，还可以有偏盲和眼球活动障碍，如脑出血患者在急性期常常两眼凝视大脑的出血侧。⑥其他症状：脑出血还可伴有颈项强直、癫痫发作、大小便失禁等。若患者出现深昏迷、高热、瞳孔改变以及合并消化道出血等，则表明病情危重，预后较差。各部位脑出血的局灶症状和体征见各论。

4. 并发症

（1）肺部感染：肺部感染是脑出血者的主要并发症之一和主要死亡原因之一。呕吐物的误吸，特别是酸性呕吐物的误吸可引起严重肺炎。昏迷患者咳嗽反射减弱，不能翻身进行自体引流，长期卧床致通气量减少，气管切开插管及机械通气改变了气道内环境，所有这些均容易引起支气管痉挛和阻塞造成肺不张，因此合并肺部感染。

（2）上消化道出血：是脑血管病的严重并发症之一，即应激性溃疡。以下情况可考虑上消化道出血可能：①呕吐或从胃管引流出大量咖啡渣样液体；②柏油样大便；③发现腹部膨隆，叩诊呈鼓音，肠鸣音减弱或消失；④血压下降，皮肤湿冷，尿少等末梢循环衰竭表现；⑤血红蛋白下降，血浆尿素氮增高，甚至出现重要脏器功能衰竭。抑酸治疗效果较好。

（3）压疮：主要是躯体长期不变动体位，而致局部皮肤及组织受到压迫时间过长而发生缺血、坏死的一系列表现。脑血管病患者，由于高龄患者较多，肢体瘫痪，长期卧床，活动不便，容易对于骨隆起等部位压迫，使局部组织缺血及缺氧。

（4）脑心综合征：脑出血后心电图检查，可发现S-T段延长或下移，T波低平或倒置，以及Q-T间期延长等缺血性变化。此外，也可出现室性期前收缩，窦性心动过缓、过速或心律不齐以及房室传导阻滞等改变。这种异常可以持续数天或数周之久，有人称为脑源性心电图变化，常同时出现心肌酶谱活性增高。严重者可出现心肌缺血或心肌梗死。对原有冠心病合并脑血管病者，应注意鉴别并恰当处理。

（5）中枢性肺水肿：以急性呼吸困难和低氧血症为主要表现的综合征，多见于严重患者的急性期，少数发生较晚。肺水肿常随脑部的变化而加重或减轻，常为病情轻重的重要标志之一。应及时吸出呼吸道中的分泌物，行气管切开，以便给氧和保持呼吸道通畅。必要时呼吸机辅助呼吸，行呼吸末正压换气（PEEP）。给予适当降颅压、激素、镇静、利尿、强心等治疗。虽经积极抢救，预后仍差。

（6）脑血管病后抑郁症和焦虑：在脑血管病伴神经功能障碍的患者中发病率较高。脑血管病后抑郁与抑郁症相比，其抑郁情绪晨轻夜重者较多，晨重夜轻者较少，易激惹症状及焦虑，躯体化症状较重，主要表现为恐惧、绝望、烦躁、焦虑、疑病妄想和睡眠障碍等，部分患者有自杀倾向，临床应予以高度重视，给予适当心理治疗和药物治疗。

【诊断要点】

1. 病史与体检　①病史：大多数为50岁以上，较长期的高血压动脉硬化病史。②诱因：体力活动或情绪激动时突然发病。③起病和主要症状：突然发病，有头痛、呕吐、意识障碍等症状，在几分钟或几小时内出现肢体功能障碍及颅压增高的症状。④体检：查体有神经系统定位体征。

2. 辅助检查

（1）CT检查：临床疑诊脑出血时首选CT检查。CT在很短时间内即能明确诊断各类颅内血肿，只要病情允许，需对颅内血肿患者进行常规急诊CT检查。头颅CT扫描可显示血肿本身、周围组织变化和占位效应。在出血的不同阶段，血肿表现有所差异。早期血肿可显示为圆形或卵圆形均匀高密度影，边界清楚，并可以确定血肿部位、大小、形态以及是否破入脑室、血肿周围水带和占位效应。如果脑室大量积血可见高密度铸型，脑室扩张。1周后血肿周围可见环形增强，血肿吸收后变为低密度影或囊性变。CT动态扫描对比可发现进展型脑出血。

（2）MRI检查：MRI检查无放射性辐射损伤，无骨性伪影，图像清晰度高，可发现CT不能确定的脑干或小脑小量出血，并可以做多方向扫描成像，不需要造影剂即可显示血管结构，能分辨病程4~5周后CT不能辨认的脑出血，区别陈旧性脑出血与脑梗死，显示血管畸形流空现象。但是MRI检查时间长，神志不清的急性脑出血患者不适宜此检查，对体内有顺磁性金属异物的患者可造成损害。颅内血肿的MRI表现比较复杂，与出血时间有关，可根据血肿信号的动态变化判断出血时间：①超急性期（0~2小时）：血肿为T_1低信号，T_2高信号，与脑梗死不易区别。②急性期（2~48小时）：为T_1等信号，T_2低信号。③亚急性期（3天~3周）：T_1、T_2均呈高信号。④慢性期（>3周）：呈T_1低信号，T_2高信号。

（3）腰椎穿刺：可见血性脑脊液，目前已很少根据脑脊液诊断脑出血。

3. 脑出血病因诊断 对脑出血的患者不仅有脑出血的诊断，而且一定要寻找病因，以利于治疗和预防。脑出血多数病因是高血压动脉粥样硬化所致，但还有许多

5

其他不常见的原因可以引起脑出血，如动脉瘤、动静脉畸形、血液病以及活动状态、排便、情绪激动等。特别是对 50 岁以下、没有高血压病史的青壮年脑出血患者更应全面考虑寻找病因。怀疑为脑动脉瘤或脑动静脉畸形、Moyamoya 病、血管炎等脑血管病所致的脑出血，为明确病因，可以行 CTA、DSA 等血管造影检查。包括头部 CT 平扫、头颈部 CTA 和头部脑血流灌注成像检查的头部 CT 一站式检查不仅可以了解颅内血肿的部位、形态、大小和占位效应，还能发现有无动脉瘤、血管畸形等血管病变以及血肿周围和远隔部位的脑血流变化。

4. 鉴别诊断

（1）脑梗死：由于脑出血与脑梗死在治疗上有所不同，因此两者鉴别很重要，轻型脑出血与脑梗死单就临床表现鉴别还是有困难的，此时，应进行脑 CT 扫描。出血性脑梗死 CT 扫描出血区内为混杂密度影，CT 值不如脑出血的高。

（2）其他脑血管疾病：与高血压脑出血相鉴别的脑出血病因很多，应根据患者的年龄、既往史及影像学检查进行鉴别。年轻的患者多为脑血管畸形出血，有慢性高血压的病史支持高血压性出血，长期服用抗凝药物或在心肌梗死抗凝治疗过程中，也可偶尔发生脑出血，出血的部位也很重要。典型的壳核或丘脑出血基本可以确定为高血压脑出血；脑叶皮质下出血多提示血管畸形；明显的蛛网膜下腔出血提示动脉瘤的可能性大。

（3）脑瘤引起的脑血管病：即脑瘤卒中，与脑血管病的鉴别，下列几点可作参考：①脑瘤性卒中一般不伴有高血压，而脑血管病多有高血压病史；②脑瘤性卒中多为转移瘤所致，有原发病灶的表现，而脑血管病则无相关疾病症状；③脑瘤性卒中经脱水及对症治疗后，症状可有暂时性好转，但症状很快出现反复，仍会再加重，脑血管病经治疗好转后，一般没有再反复；④脑瘤性卒中偏瘫较轻，并常伴有癫痫发作，而脑血管病偏瘫重，癫痫发生率很低或没有；⑤脑瘤性卒中眼底检查视盘水

5

肿较重，且常呈进行性加重；而脑血管病视盘往往没有水肿或水肿较轻，多数经治疗后很快消失；⑥脑瘤性卒中多有头痛、呕吐等颅压增高的病史，并且逐渐加重，而脑血管病多为急性发病，既往一般没有颅压增高的病史；⑦脑瘤性卒中一般而言，发病较慢，症状多为持续性，进行性加重；而脑血管病发作性疾病，发病较急；⑧对于颅内高密度病灶，除了考虑脑出血外，也应考虑脑肿瘤的可能。必要时，可做脑 CT 以及 MRI 平扫和强化扫描明确诊断。

【治疗】

急性脑出血的急救原则防止进一步出血、降低颅压、控制脑水肿、维持生命功能和防治并发症。要保持安静，减少不必要的搬动，保持呼吸道通畅，逐渐降低过高的血压，治疗脑水肿，降低颅压。

1. 一般治疗　卧床休息 2～4 周左右，床头抬高，减少搬动。维持生命体征稳定，维持水、电解质平衡，保持大小便通畅，积极防治压疮、呼吸道和泌尿道感染，加强营养，适当止痛、镇静、降温等对症处理。

2. 控制血压

（1）个体化处理高血压：应根据患者既往有无高血压病史、颅压增高和年龄、发病时间、全身器官状况处理血压。

（2）先处理颅压增高：再根据血压情况进行降压治疗。

（3）预防再出血和维持脑灌注并重：

1）过高血压有可能导致小动脉继续出血或者再出血导致血肿扩大，而过低的血压又使脑灌注不足加重脑损害。

2）慎重掌握降压治疗指征，制定降压目标：①原血压正常而无严重颅压增高的患者，可将血压控制在出血前水平或略高；②原有高血压者多将血压控制在 20～21.33/12～13.33kPa（150～160/90～100mmHg）左右；③血压≥200/110mmHg 时，在降颅压的同时可慎重平稳

地降血压治疗，将血压维持在高于发病前水平或 180/90 ～
100mmHg 左右；④血压在 170 ～ 200/100 ～ 110mmHg 时，
可暂时不降压，先降颅压，密切观察病情，必要时再降
血压；⑤一般认为在收缩血压超过 24 ～ 26.66kPa
（180～200mmHg）时，可考虑适当地降低血压，以预防
进一步出血，但对脉压过大的患者则须谨慎降压。⑥偶
见血压低下者应积极寻找原因，给予适当升压治疗。

3）颅压监测使在维持患者足够脑灌注压的情况下
合理降血压治疗有了依据。

4）血压要控制平稳，降压不要过快。

3. 控制脑水肿，降低颅压

（1）演变规律：脑出血后 1 ～ 2 小时开始出现脑水
肿，脑水肿逐渐加重，3 ～ 4 天内达高峰，半个月后逐渐
消退。脑水肿的结果是颅压增高，甚至导致脑疝发生，
因此控制脑水肿和颅压增高是降低病死率的关键。

（2）常用药物：①20% 甘露醇：每次 125 ～ 250ml，
每 6 ～ 8 小时 1 次，注意监测尿量、血电解质及肾功能。
②甘油果糖：每次 250 ～ 500ml，每 8 ～ 12 小时 1 次。
③呋塞米：与甘露醇合用有增强其脱水作用。④白蛋白：
适用于低蛋白血症患者。

4. 防治并发症

（1）高热：包括中枢性发热和感染性发热，头部局
部低温治疗是脑出血的重要治疗措施，但是体温不要低
于 34℃。

（2）感染：注意防治呼吸道感染和术后感染。

（3）消化道出血：即应激性溃疡，可选用质子泵抑
制剂治疗。

（4）癫痫：静脉使用或口服丙戊酸钠。

5. 手术治疗

（1）个体化原则：手术治疗应根据患者的全身情
况、血肿的部位、大小、患者和家属对术后状态的理解
和愿望进行具体分析，考虑是否手术及手术方案。

（2）适应证：一般认为大脑半球血肿 30ml 以上、

5

小脑血肿10ml以上或者直径大于3cm可行手术治疗，脑室出血量较大形成铸型或导致脑积水可以行脑室引流术。

（3）手术方法：

1）大骨瓣开颅血肿清除术：传统开颅手术常采用全麻下大骨瓣开颅，多用于出血量大、中线移位严重、已有脑疝形成迹象但时间较短的患者。可以在直视下清除血肿及止血，同时可去骨瓣减压，迅速解除脑组织的压迫。由于手术创伤大，年老体弱者耐受差，术后易出现并发症，患者病死率较高。

2）小骨窗开颅血肿清除术：又称"锁孔"手术。在显微外科技术下清除血肿并止血，从而使脑组织损伤更小。但此方法不能对脑组织肿胀明显的情况进行有效的减压。近来提倡微骨窗入路加显微手术，甚至采用神经内镜辅助手术，以尽可能地减少手术创伤。

3）微创钻孔血肿清除术：局部麻醉后在CT导引下钻孔，通过硬通道或者软通道快速建立到达血肿的工作通道，抽吸血肿，同时应用以纤溶酶为主要成分的血肿液化剂溶解、液化凝血块并进行引流，达到清除血肿的目的。尤其适用于手术耐受差的患者。

4）脑室外引流术：根据病情选择单侧或双侧外引流，可常规钻孔或微创钻孔，同时应用尿激酶行脑室冲洗以利引流。

5）立体定向辅助钻孔引流术：患者头部上Leksall等立体定向头架后，借助CT、MRI定位扫描，可准确地将穿刺针或吸引管置于血肿中心。但是技术条件要求高，治疗过程比较复杂，患者搬动多，危重患者难以配合。

6）神经内镜辅助血肿清除术：神经内镜可以提供良好的照明和清晰放大的图像，使术者能清楚观察并清除血肿和止血。

6. 早期康复治疗　早期将患肢置于功能位。只要患者的生命体征平衡，病情稳定，康复治疗宜尽早进行。患者如有抑郁情绪，及时给予药物治疗和心理支持。

7. 临床效果评价　在手术方式的选用上，目前可信的循证医学证据有待进一步积累，有研究认为小（微）骨窗开颅血肿清除组和微创钻孔血肿清除组优于传统开颅手术组。我国一项多中心、大样本的临床随机对照研究指出，微创穿刺血肿清除术与小骨窗开颅手术相比较，可明显降低3个月的病死率。

一、脑基底核区出血

【概述】

大脑基底核为最常见的出血部位，由于损及内囊故称内囊出血。约占全部高血压脑出血的50%。丘脑虽在解剖上不属于基底核区，但较大的丘脑出血经常累及内囊甚至基底核核团。供应基底核区的血管主要有大脑中动脉的穿支豆纹动脉、大脑前动脉的分支 Heubner 返动脉、后交通动脉的穿支乳头体前动脉等，这些血管的破裂导致基底核区出血。

【诊断要点】

1. 主要临床表现

（1）颅压增高症状：头痛、恶心、呕吐、意识障碍，甚至脑疝。

（2）局灶性神经症状：①"三偏"症状：病灶对侧偏瘫、偏身感觉障碍和偏盲。②"凝视病灶"症状：血肿累及额中回后部皮层下白质，损害凝视中枢的传导，引起双眼向血肿侧凝视。③失语症：血肿累及优势半球语言中枢皮质下白质导致运动性失语、感觉性失语或者混合性失语。④体象障碍：非优势半球出血可导致偏侧失认症、偏侧失注症、偏瘫失注症、自体部位失认症、多肢幻觉等。

2. CT 表现　基底核区急性出血常表现为边界清楚的高密度影，CT 值多在 60~80HU 之间，血肿局限者形状多呈肾性、椭圆形或类圆形，不稳定血肿可呈不规则分叶状、菜花样，较大的血肿可见脑室受压、中线移位等占位效应，血肿可以经侧脑室前角或后角破入脑室，引起继发性脑室出血，凝血块堵塞脑脊液通路导致阻塞性脑积水，有时出血可破入蛛网膜下腔。

【治疗】

1. 开颅手术

（1）适应证：①基底核区出血量大于30ml；②经内科治疗无效、病情继续加重为浅、中度昏迷者。

（2）手术方式：①大骨瓣开颅血肿清除术，是传统的手术方法。术中行皮质造瘘或者经颞中/上回入路清除血肿，必要时可以去骨瓣减压；②小（微）骨窗开颅血肿清除术，术中经侧裂-脑岛入路清除血肿。

2. 微创钻孔血肿清除术

（1）适应证：①基底核区出血量大于30ml。②出血量虽未达到手术指征，但出现严重神经功能障碍者。

（2）禁忌证：①脑干功能衰竭。②凝血机制障碍、有严重出血倾向。③明确由颅内动脉瘤及动静脉畸形破裂引起的血肿。

（3）手术方式：①硬通道技术。②软通道技术。二者疗效相仿。术中利用CT定位，建立到达血肿的工作通道，抽吸血肿，同时应用以纤溶酶为主要成分的血肿液化剂溶解、液化凝血块并进行引流。

【微创术诊治要点】

1. 术前准备

（1）病因检查：除一般常规检查外，对年龄小于45岁无高血压病史的脑出血患者，有条件的医院需要做脑血管造影检查，尽快明确出血原因。

（2）镇静：对疼痛、烦躁的患者，应寻找原因，注意排除有无尿潴留，必要时给予止痛、镇静药物维持安静状态。

（3）麻醉：常采用穿刺点局麻，用2%利多卡因行穿刺点局部浸润麻醉，对躁动不安的患者可使用丙泊酚全身麻醉。

2. 手术要点、难点及对策

（1）体位：多选择仰卧位或侧卧位，头偏向血肿的对侧。

穿刺点定位：准确的血肿定位是成功进行颅内血肿微创穿刺清除术的基础。目前应用较多的是 CT 引导的标志物定位法，有条件的单位也可采用辅助定位器。

（2）确定穿刺深度：根据 CT 片测量穿刺点到血肿中心的距离，选择穿刺针的长度或者确定血肿引流管的置入深度。

（3）穿刺方向准确：为了保证穿刺方向准确，要充分暴露参照线和划线，注意参照头颅表面解剖标志，严格对准划线穿刺。

（4）血肿的处理：建立起到达血肿的工作通道后，先抽吸出血肿边缘的液态血液。抽吸遇有阻力时可适度旋转血肿穿刺针或引流管，变化其侧孔方位有利于血肿的抽吸。逐渐将血肿穿刺针或引流管放置于血肿中心也有利于周边血肿的清除。抽吸应缓慢、轻柔，同时注意观察血肿颜色变化。抽吸一定量的血肿后可将引流管注入生理盐水测量颅压，如果颅压已不高可停止抽吸血肿。剩余血肿多呈半固态或固态，用血肿冲洗液反复冲洗，冲洗时必须遵守等量置换或者出多于入的原则，然后注入血肿液化剂，关闭引流管 2～4 小时后开放引流。

3. 常用血肿液化剂

（1）尿激酶：较为常用，尿激酶 3 万～5 万单位用 2～3ml 生理盐水溶解，可用于脑室血肿、与脑室相通的脑内血肿。

（2）重组组织型纤溶酶原激活物（r-tpA）：0.5～3mg + 生理盐水 2～3ml。

4. 微创术方案

（1）局限的类圆形、肾形或椭圆形血肿出血量小于 50～60ml，可行单通道钻孔。

（2）大量血肿或较大的不规则出血可选择双通道钻孔。

（3）破入脑室血肿较多形成脑室铸型积血或者合并有阻塞性脑积水者可加做单侧或双侧脑室微创钻孔外引流术。

5. 术后监测与处理

（1）定期复查CT：微创术后早期复查头部CT，了解血肿穿刺针或引流管与残余血肿的情况。如果有再出血或者病情不稳定，随时复查CT，以确定下一步治疗方案。

（2）冲洗、液化血肿：根据CT复查情况进入血肿冲洗、液化周期。24小时内可酌情进行2~4个周期处理。对于个别血肿液化不良的病例，可以采用增加冲洗频率、加大液化剂浓度和剂量、更换液化剂的方法，而较大的血肿需要尽早多靶点穿刺。

（3）拔针（管）指征：血肿基本清除，无颅压增高症状，复查头部CT无明显中线结构移位或者脑室受压表现，可拔除穿刺针或引流管。

6. 术后常见并发症的预防与处理

（1）再出血：出血部位再出血原因较多，主要有：①术中抽吸时负压太大、抽吸血肿过多；②患者躁动，血压过高；③损伤到血肿边缘血管；④术前未明确的脑血管畸形、动脉瘤、肿瘤卒中；⑤超早期手术，出血尚未停止。预防措施包括：①术前做好鉴别诊断；②病情允许，6小时后手术为宜；③轻柔操作，不使用大负压抽吸血肿，适度抽吸，术中引流管注液测颅压正常水平即停止抽吸血肿；④寻找躁动原因，对尿潴留所致者留置尿管，适度镇静和降压处理。

（2）颅内积气：常因过度抽吸或低位过度引流使颅内负压气体进入颅内所致，冲洗时注射器内残余气体进入颅内也可导致颅内少量积气。少量积气常无需处理，大量积气引起中线移位、颅压增高者可在积气的高位钻孔引流。

（3）穿刺口或颅内感染：没有遵守无菌操作原则、穿刺时高温对穿刺点皮肤的烧伤、局部压迫过紧导致皮肤坏死均可引起皮肤感染，严重时引起颅内感染。严格无菌操作原则是有效的预防措施。可将坏死皮肤梭形切除缝合换药。局部和颅内感染应及时进行脑脊液和血液

5

的细菌培养和药敏试验，根据结果选择敏感抗生素治疗。

（4）脑脊液漏：穿刺针或引流管位于脑室或者与脑室相通的血肿腔内，如果脑脊液循环阻塞未解除，颅压较高时，加上头皮未缝合，拔针（管）后易出现脑脊液漏，并发感染。对术前有脑脊液阻塞没有明显缓解时应缓期拔管。引流物有较多脑脊液的引流管或穿刺针拔除后应缝合伤口。

二、丘脑出血

【概述】

丘脑出血约占全部高血压脑出血的 10%。丘脑是脑内最重要的组织结构之一，位于三脑室的两侧和侧脑室的下方，毗邻下丘脑、垂体、中脑等重要结构，丘脑出血是高血压脑出血中病情较重、变化较复杂、治疗相对困难的疾病。多由丘脑膝状动脉和丘脑穿通动脉破裂所致。

【诊断要点】

1. 主要临床表现　小量血肿占位效应不明显，临床表现较轻。血肿较大时直接压迫、破坏视丘下部和中脑等重要结构，早期即可出现昏迷、去大脑强直、脑干功能衰竭等表现。常破入脑室，引起阻塞性脑积水，加重颅压增高，早期即发生天幕疝。常见的临床症状有不完全或完全偏瘫、意识障碍、偏身感觉障碍、语言障碍、高热、凝视麻痹、瞳孔缩小对光反射消失、头痛、恶心呕吐等。

2. CT 表现

（1）血肿在 CT 上显示为均匀一致的高密度，CT 值为 60~80Hu，出血后 3~4 小时血肿密度最高可达 90Hu。

（2）分型：有研究依血肿范围、有无破入脑室分为三型，每型分为两个亚型。

Ⅰa 型　血肿局限于丘脑。

Ⅰb 型　血肿局限于丘脑并破入脑室。

5

Ⅱa 型　　血肿向外延伸至内囊但未破入脑室。

Ⅱb 型　　血肿向外延伸至内囊并破入脑室。

Ⅲa 型　　血肿延伸至下丘脑或中脑但未破入脑室。

Ⅲb 型　　血肿延伸至下丘脑或中脑并脑室大量积血。

【治疗】

1. 开颅手术　　因血肿位置深在，直接开颅手术所致的医源性损伤较重，术后脑水肿反应较严重且持续时间长，伤残率和死亡率较高。

2. 微创钻孔血肿清除术

（1）适应证：

1）丘脑出血量较大（10ml 以上）或者伴有视丘下部损伤者可行丘脑血肿微创清除术。

2）出血破入脑室较多形成脑室铸型积血或者合并有阻塞性脑积水者可加做脑室微创钻孔外引流术。

（2）禁忌证：同脑基底核区出血。

【微创术诊治要点】

1. 准确的血肿穿刺　　这是微创治疗丘脑出血的关键，前提是要对丘脑血肿精确定位。定位方法可以采用 CT 引导的标志物两点定位法，在血肿穿刺点的对侧头颅表面增加一个瞄准点，划通过血肿中心的直线连接穿刺点和瞄准点，严格对准划线穿刺，保证穿刺方向准确。为了提高穿刺的精度，也可以使用辅助定位器定位穿刺。

2. 手术操作要轻柔　　丘脑是功能复杂的皮质下中枢，手术操作应注意减轻对丘脑的刺激。应轻柔地抽吸血肿，可用常温生理盐水缓慢冲洗血肿腔，忌暴力抽吸和冲洗。冲管时也应该遵循"量入为出"的原则，避免诱发脑疝的发生。

3. 早期手术　　有手术指征者应早期手术，可以减少血肿对脑中线结构的压迫、减轻血肿周围局部脑水肿及继发性的脑损伤。

4. 及时脑室引流　　高血压性丘脑出血常破入脑室，破入脑室的积血引起脑室铸型尤其全脑室铸型时，是高血压性丘脑出血分型中较为严重的一种类型，可引起急性梗阻性脑积水而致急性颅压增高加重脑损害，若形成脑疝则死亡率更高。此时先应根据情况行单侧或双侧脑室微创钻孔外引流术，缓解颅压力，防止脑疝，再行丘脑血肿微创钻孔清除术。如果出血以丘脑为主，仅有少量出血破入脑室，未造成脑脊液循环障碍，可行丘脑血肿微创穿刺术，脑室内的少量积血常在尿激酶的作用下液化，逐渐引流清除。

5. 术后监测与处理

（1）一般监测：对于重症丘脑出血患者应监测神志、生命体征及各系统功能的变化，防治并发症。术后长期昏迷合并肺部感染者，早期气管切开纠正大脑缺氧的状态。积极控制和处理高温。良好控制血压，有利于预防再出血，但是也要保持脑灌注压≥60mmHg。注意颅压的平稳过渡。维持电解质和液体出入量平衡；注重营养，防治糖尿病。

（2）定期复查CT：微创术后早期复查头部CT，了解血肿穿刺针或引流管与残余血肿的情况，有无脑积水及积水有无加重。

（3）冲洗、液化血肿：根据CT复查情况进入血肿冲洗、液化周期。24小时内可酌情进行2～4个周期处理。

（4）拔针（管）指征：复查头部CT，丘脑血肿基本清除，无颅压增高症状，无明显中线结构移位或者脑室受压表现，可拔除穿刺针或引流管。而脑室外引流管考虑到继发性感染的发生风险，多在术后7天拔除。在拔除引流管前可渐渐吊高引流袋后尝试性夹闭引流管，当发现患者出现头痛发热等症状加重，怀疑仍有脑积水的可能时，可在加强抗生素的使用适当延长置管时间，或者重新置管外引流。

6. 术后常见并发症的预防与处理

（1）术后颅内感染：术中穿刺和多次的尿激酶冲洗过程中应该严格遵循无菌操作原则，术前、术后使用抗生素预防感染，尤其是为争取抢救时间，微创穿刺多在重症监护室进行，院内感染和交叉感染的风险极高。有脑室外引流者应定期收集脑脊液行常规、生化和细菌培养检查。有感染者应根据细菌药物敏感实验选用合适抗生素治疗。

（2）堵管：保持引流管和穿刺针的通畅，是治疗成败的关键。当引流管出现液柱平面停止搏动时，高度怀疑引流管已堵塞，二者引流不通畅时多为凝血块堵管所致。可以注入3万单位尿激酶＋3ml生理盐水配成的溶液，或者以内径稍大的硅胶管进行引流。

三、脑叶出血

【概述】

脑叶出血是指发生在脑皮质下白质的出血，约占高血压脑出血的10%，其发病率仅次于基底核区出血。因其位置表浅，临床症状较轻，经过适当治疗，预后较好。主要出血原因为高血压动脉硬化。无原发性高血压的老年人发生脑叶出血多因脑动脉淀粉样变。动静脉畸形、动脉瘤破裂和烟雾病也引起脑叶出血，但发病年龄较年轻。其他原因包括肿瘤卒中、凝血机制障碍性疾病、血液异常、长期抗凝药物治疗等。

【诊断要点】

1. 主要临床表现　脑叶出血临床症状因血肿的部位和大小不同表现各异。癫痫发作较常见，昏迷发生率较低。

（1）额叶出血：可出现前额疼痛，对侧偏瘫，偏瘫以上肢较重，下肢和面部较轻，双眼向血肿侧凝视，大小便失禁，意识障碍和癫痫。

（2）顶叶出血：可造成对侧偏身感觉障碍，对侧轻微偏瘫，也可出现对侧同向偏盲或象限盲。

（3）颞叶出血：可出现出血侧耳前、耳周的疼痛，优势半球可出现Wernicke失语，命名性失语，出现同向偏盲或象限盲，可表现为情绪不稳、冲动行为、错觉、幻觉等精神症状。

（4）枕叶出血：可出现出血侧眼眶疼痛，视野改变包括同向偏盲、一过性黑蒙、视物变形、视野缺损等。

2. 影像学检查

（1）CT检查：见脑叶皮质及皮质下形状、大小各异的均匀或混杂的高密度影，边界清楚，可破入蛛网膜下腔或脑室。血肿形状为圆形、椭圆形或者不规则状。出血后早期血肿周围出现低密度出血带，3~7天达到高峰，10天左右开始向心性吸收，出血量小者2周左右完全吸收，出血量大者1个月左右形成低密度囊腔。

（2）鉴别病因：需注意与其他原因引起的脑叶出血相鉴别，必要时行增强CT、MRI平扫加增强以及CTA、MRA、DSA检查。

【治疗】

常用手术治疗：

1. 开颅手术　因血肿较表浅，开颅手术疗效优于基底核区出血。

2. 微创钻孔血肿清除术　应注意以下事项：①术前应尽量明确病因，在患者病情允许时可选择增强CT、MRI平扫加增强以及CTA、MRA、DSA检查寻找出血原因；②血管淀粉样变性患者易反复出血；③抽吸血肿应缓慢，避免过度抽吸，清除大部分即可，残余少量血肿待其缓慢吸收。

（1）适应证：①脑叶出血量大于30ml；②出血量虽未达到手术指征，但血肿周围脑水肿严重，有明显占位效应和颅压增高，出现严重神经功能障碍者。

（2）禁忌证：同脑基底核区出血。

3. 手术时机　脑叶出血患者症状较轻、病程缓慢，对于病情稳定者不做超早期手术，手术时机选择在24小时内为宜。当脑叶出血量大，病情严重，有脑疝形成可能或脑疝形成时，应尽早手术。

【微创术诊治要点】

1. 术前准备　同基底核区出血章节。

2. 手术要点、难点及对策

5

（1）穿刺点定位：对于额、颞、顶、枕叶不同部位的血肿应采用 CT 引导的标志物定位法。穿刺点选择在血肿最大层面靠近颅骨处，尽量避开额窦、静脉窦、颅内外重要血管和脑功能区。

（2）体位：多采用出血侧向上的体位。

（3）确定穿刺深度：根据 CT 片测量穿刺点到血肿中心的距离，选择穿刺针的长度或者确定血肿引流管的置入深度。

（4）穿刺方向准确：为了保证穿刺方向准确，要充分暴露参照线和划线，注意参照头颅表面解剖标志，严格对准划线穿刺。

（5）血肿的处理：建立起到达血肿的工作通道后，缓慢、轻柔抽吸血肿，同时注意观察血肿颜色变化。将引流管注入生理盐水测量颅压，当液平面向颅内倒流或者如果颅压已不高时可停止抽吸。剩余血肿用血肿冲洗液反复冲洗，然后注入血肿液化剂，关闭引流管 2～4 小时后开放引流。

3. 术后监测与处理

（1）一般监测：监测神志、瞳孔、生命体征及肢体活动情况。

（2）定期复查 CT：微创术后早期复查头部 CT，了解血肿穿刺针或引流管与残余血肿的情况，如果有再出血或者病情不稳定，随时复查 CT，以确定下一步治疗方案。

（3）冲洗、液化血肿：根据 CT 复查情况进入血肿冲洗、液化周期。24 小时内可酌情进行 2～4 个周期处理。

4. 术后常见并发症的预防与处理

（1）再出血：术前做好鉴别诊断，对脑血管畸形、动脉瘤、肿瘤卒中等引起的出血不宜行微创钻孔血肿清除术。血管淀粉样变性所致的出血有反复出血倾向，病情变化时及时 CT 检查，原来部位的再出血在拔管前可以继续液化、引流，在新部位的较大量的再出血可以再

5

行微创钻孔血肿清除术。抽吸血肿应缓慢，避免过度抽吸，清除大部分即可，残余少量血肿待其缓慢吸收。

（2）穿刺口及颅内感染：同脑基底核区出血。

四、小脑出血

【概述】

小脑出血约占高血压脑出血的 10% 左右。长期高血压、脑动脉硬化是小脑出血最常见的原因，最主要的出血动脉是小脑上动脉的分支，病变多累及小脑半球的齿状核。其他病因包括血液病、肿瘤卒中、淀粉样血管病变、动静脉畸形、动脉瘤等。

【诊断要点】

1. 主要临床表现

（1）起病：多较突然，多以头昏、眩晕起病。伴有枕部疼痛、频繁呕吐等。

（2）小脑症状：共济失调症状、眼球震颤、构音障碍等。

（3）脑干症状：出血增加时脑桥受压，出现周围性面神经麻痹，两眼凝视病灶对侧（脑桥侧视中枢受压），瞳孔缩小而光反应存在，肢体瘫痪及病理反射等，晚期瞳孔散大，中枢性呼吸障碍，可因枕骨大孔疝死亡。

（4）颅压增高表现：因颅后窝缓冲空间小，颅压增高症状出现早且明显，暴发性小脑出血或者血肿破入四脑室阻塞脑脊液循环通路导致脑积水使颅压急剧升高，可形成脑疝危及生命。

2. CT 表现 在小脑出血后 1 小时 CT 扫描即可发现颅后窝病灶，主要位于小脑半球，可累及小脑蚓部，单纯小脑蚓部出血少见，呈椭圆形或斑片状高密度影，可观察到四脑室、基底池受压等占位效应，出血破入蛛网膜下腔或直接进入四脑室，压迫脑干或者阻塞脑脊液通路导致脑积水。

【治疗】

小脑出血的外科治疗明显优于内科治疗。

1. 手术指征

（1）小脑出血 > 10ml 或血肿直径 > 3cm 者可手术清除。

（2）血肿破入第四脑室或脑池受压消失、脑室出血致梗阻性脑积水者可行脑室外引流术。

2. 手术时机 具有手术指征的小脑出血属于急重症，应尽早手术。

3. 手术方式

（1）颅后窝开颅血肿清除术：术中可咬开枕骨大孔和寰椎后弓减压。

（2）微创钻孔血肿清除术：注意事项：①小脑出血合并有脑积水时，应先行脑室微创钻孔外引流术；②准确的穿刺是手术成功的关键，应定位准确，更重要的是把握好正确的穿刺方向。

五、脑干出血

【概述】

脑干出血约占高血压脑出血的 5% ~ 10%，出血灶多位于脑桥，自发性中脑和延髓出血少见。脑桥出血多由基底动脉脑桥支破裂所致，出血灶位于脑桥基底与被盖部之间。常突然起病，发病初始可保留部分意识，数分钟内意识加深陷入昏迷，出现交叉性瘫痪、双眼向病灶对侧凝视。较大血肿常破入第四脑室，患者迅即进入昏迷、四肢多呈迟缓性瘫痪，或者出现去脑强直、双侧针尖样瞳孔、中枢性高热、呕吐咖啡样胃内容物、脉搏和血压失调、呼吸不规则等导致死亡。

（徐卫明）

第八节 脑血管畸形

脑血管畸形是一组先天性的中枢神经系统血管性疾病，一般分为四种类型，即脑动静脉畸形（AVM）、脑海绵状血管瘤（CM）、毛细血管扩张症和静脉畸形。另外还有一种脑动静脉瘘，是单一或扩张的动脉直接与静脉相连，而无畸形血管团成分。脑动静脉畸形和脑海绵状血管瘤较为常见。

一、脑动静脉畸形

【概述】

脑 AVM 是一种先天性的，动脉和静脉之间缺乏毛细血管床的血管畸形。典型的 AVM 由供血动脉、引流静脉以及位于二者之间的迂曲的畸形血管团三部分组成。

主要临床表现有：①出血。占 50% 左右。主要形成脑内血肿，也可以形成蛛网膜下腔出血、脑室内出血和硬脑膜下出血等。②癫痫发作。③神经功能症状。④其他表现：脑缺血、头痛、颅压增高、脑积水等。

【诊断要点】

1. 病史和体检

（1）病史：①无外伤史。部分患者可在轻微外伤后行检查偶然发现。②急性脑出血患者表现为头痛、恶心呕吐，严重可能引起昏迷。③癫痫发作。④部分位于功能区的脑 AVM 可引起相应的神经功能症状，如位于运动区的患者可能引起肢体肌力下降。⑤脑缺血症状主要由"盗血"引起。⑥特别是儿童患者，中线部位增粗的引流静脉可能压迫脑脊液循环通路，引起脑积水。

（2）体格检查：①有急性出血的患者可以表现颅压增高和脑膜刺激征，神志可能受影响，甚至昏迷。②位于功能区附近的脑 AVM 可以表现为各种神经功能影响，如肢体肌力下降神志瘫痪、感觉障碍、脑神经功能影响等。

2. 影像学检查

（1）头部 CT：①呈等或高密度，点状、斑片状病灶；②内部可见点状钙化；③其边界不清、无占位效应；④可见线状或迂曲条索状供血动脉和引流血管；⑤增强扫描病灶明显强化；⑥病灶周围有局限性脑萎缩；⑦CTA检查有助于了解 AVM 的结构。

5

（2）MR 检查：①显示 AVM 供血动脉、引流静脉及其异常血管团。T_1 为葡萄状或蜂窝状混杂信号区，主要为无信号的血管断面像；T_2 均呈低信号。②MRA、尤其增强 MRA，可基本显示 AVM 全貌，可以做出定性和定量诊断。③功能磁共振有助于了解畸形血管团和脑的重要功能区的毗邻关系。

（3）DSA：①是诊断 AVM 的金标准。②DSA 检查需着重了解上述 AVM 的结构，了解畸形血管团的位置，了解主要的供血动脉和引流静脉情况，有无伴发的静脉窦的异常，有无伴发的脑动脉瘤。③注意要行全脑血管造影，包括双侧颈内动脉，双侧颈外动脉和双侧椎动脉造影，不要遗漏供血动脉。④很多情况下，只有使用微导管行超选造影，或在脑 AVM 的逐步栓塞的过程中，才能够真正认清脑 AVM 的结构。

3. 鉴别诊断

（1）脑动脉瘤：也是常见的脑血管疾病。①脑动脉瘤主要表现为蛛网膜下腔出血，而脑 AVM 主要表现为脑内血肿。②脑动脉瘤主要发生于 40～60 岁患者，而脑 AVM 主要发生于儿童、青少年和年轻的成人患者。③在 CT 上和 MR 上脑 AVM 可见异常血管影。④MRA、CTA 和 DSA 可以明确诊断。

（2）高血压脑出血：因表现为脑内血肿而易与脑 AVM 出血引起的脑内血肿相混淆。①高血压脑出血最好发于基底核区，但也可以发生于脑叶、小脑等。②高血压脑出血发生于年龄较大的患者，常在 40 岁以后，而脑 AVM 主要发生于儿童、青少年和年轻的成人患者。③在 CT 上和 MR 上脑 AVM 可见异常血管影。④MRA、CTA 和 DSA 可以明确诊断。

（3）脑海绵状血管瘤：也是脑血管畸形的一种类型。①CT 和 MR 可见团块状影，多无明显紊乱血管影。②在 MR 的 T_2 像上呈典型的铁环征。

4. 脑 AVM 的分级 主要是 Spetzler-Martin 分级见（表 4-5-3）。

表 4-5-3 Spetzler-Martin 分级

分级特征	得分
大小[1]	
小型（＜3cm）	0
中型（3~6cm）	1
大型（＞6cm）	2
邻近脑的重要性	
不重要	0
重要[2]	1
静脉引流[3]的方式	
仅为表浅	0
深部	1

注：[1] 大小指原始大小的血管造影团块最大直径。[2] 重要脑结构包括：感觉运动、语言和视觉皮层；下丘脑和丘脑；内囊；脑干；小脑脚；深部小脑核团。[3] 若所有引流都经过皮层静脉系统，则相当表浅；若一些或全部经深部静脉（如大脑内静脉，基底静脉或椎体前小脑静脉），则为深部

【治疗】

1. 手术

（1）适应证：①主要适用于浅部，直径小，位于非重要功能区的病变。②是治疗颅内脑动静脉畸形的最根本的方法，不仅能杜绝病变再出血，还能阻止畸形血管盗血现象。

（2）术前准备：①术前常规检查。②对于出血形成急性血肿的患者，有条件者应在术前行脑血管造影，以明确畸形血管情况。患者已发生脑疝，无条件行脑血管造影，可紧急开颅手术，先清除血肿降低颅压，抢救生命，待二期手术再切除畸形血管或采用其他方法。

（3）手术方式：①采用显微外科技术。②要辨认清楚供血动脉和引流静脉，原则上要先处理供血动脉后，

5

才能阻断引流静脉。③仔细在畸形血管团和脑组织界面分离。

（4）术后并发症：①术后可能因为局部失去脑血管的自主调节功能，形成"正常灌注压突破"，表现为术后水肿或出血。②术后需预防癫痫发作。

2. 介入栓塞治疗

（1）适应证：①对于体积较大（＞3cm）或者深部的 AVM 是首选的治疗方法。②先行介入栓塞治疗，缩小畸形血管团体积，有助于开颅手术或立体定向放射治疗。③部分患者可达到治愈。

（2）术前准备：常规术前检查。

（3）介入栓塞的方式：①在 DSA 造影的基础上，微导管超选进入主要的供血动脉进行超选造影，进一步确认位置正确后，根据血流速度注入不同浓度的液体栓塞剂进行栓塞。②主要的栓塞剂包括 NBCA 和 Onyx。

（4）术后并发症：①术后同样容易发生"灌注压突破"，引起出血或水肿，术后需控制血压。②预防癫痫发作。③预防脑梗死。

3. 立体定向放射治疗。

（1）适应证：①主要用于小的（≤3cm），深部病灶。②也可以用于手术或介入栓塞后残留的患者。

（2）术后并发症：①需要 1～3 年的时间起效，在此期间有出血的风险。②可能引起放射性脑水肿。

二、脑海绵状血管瘤

【概述】

脑海绵状血管瘤（CM）是边界清楚的良性血管病变，由不规则厚薄的窦状血管腔道组成。位于脑内，但没有神经组织，无大的供血动脉或引流静脉。

【临床表现】

1. 癫痫发作，约占 60%。

2. 进行性神经功能缺失，约占 50%。

3. 出血，约占 20%。

4. 脑积水。

5. 偶然发现。

【诊断要点】

1. 病史和临床表现 ①无外伤史。②上述临床表现。

2. 影像学检查

（1）CT：①常容易漏诊。②可发现出血。

（2）MR：①在 MR 的 T_2 像上呈典型表现，为中心为混杂信号，周围为低信号的边缘。②可多发。③有典型表现者用 MR 就可确诊，不需要做脑血管造影。

（3）DSA：DSA 造影阴性。

【治疗】

1. 观察 无症状，偶然发现的 CM 应该观察。

2. 手术治疗

（1）适应证：①病变表浅，有局部神经功能损伤，或有症状的出血，或癫痫发作者需采取手术治疗。②深部病变，伴有反复出血，进行性神经功能恶化，应考虑手术治疗。

（2）手术要点：①根据部位不同采取不同的手术入路。②多可完全切除病灶。③注意保护周围的静脉，避免损伤。

（3）术后并发症：①患者术后可能发生神经功能恶化，特别是脑干 CM，大多为一过性，可在数月内回复。②预防脑水肿。

3. 立体定向放射外科治疗 ①目前对脑 CM 的治疗作用有争议，大部分认为可以降低脑 CM 的出血发生率。②主要应用于深部，难以手术治疗小的病变。③术后放射性脑水肿仍常见。

（赵沃华）

5

第九节 脑积水

【概述】

脑积水由于脑脊液循环受阻、分泌过多或吸收障碍而致脑室系统及蛛网膜下腔内脑脊液增多者称为脑积水，常伴随颅压增高和脑室扩大。脑积水根据病理分为梗阻性和交通性。依据病因分为：创伤性脑积水、耳源性脑积水、感染性脑积水、占位性脑积水、出血性脑积水。广义的脑积水亦应包括蛛网膜下腔积液、硬膜下积液等。

【诊断要点】

1. 临床表现 ①婴幼儿脑积水：多见头颅增大、前囟紧张饱满、颅缝开裂、头皮静脉怒张、落日眼、眼球震颤、斜视，并可伴有语言、运动功能障碍和抽搐、智力低下。②成人脑积水：常表现为间断性头痛、头晕、耳鸣、视力下降、下肢无力和大小便障碍等。

2. 辅助检查 ①CT 和 MRI 征象是脑室扩大，主要有三个典型征象：额角上外侧部圆形扩大、颞角扩大、脑室周围脑组织间质水肿。梗阻性脑积水可行 MRI 脑脊液水成像检查。②眼底检查可见视盘水肿。

3. 鉴别诊断

（1）脑萎缩：主要与正常压力脑积水鉴别。前者可有自发性蛛网膜下腔出血史、头外伤、脑膜炎和脑瘤术后等病史。患者症状多在发病后几周到几个月内出现，多数小于 1 年。脑萎缩发病年龄多在 50 岁左右，症状发展缓慢，有些见于腔隙性脑梗死或脑出血后患者，多数无明显病因。MRI 检查特征为脑室轻度扩大，但不累及第四脑室，脑沟回明显增宽。MRI 可见脑室和蛛网膜下腔均扩大。

（2）婴儿硬膜下血肿或积液：硬膜下血肿或积液的婴儿也有头颅增大、颅骨变薄，视盘水肿，但缺少落日征。CT 或 MRI 扫描可以鉴别。

（3）脑发育不全：脑室扩大，头颅不大，无颅压增高表现，有神经功能及智力发育障碍。

（4）巨脑畸形：虽然头颅较大，但无颅压增高症状，脑室大小形态正常。

【治疗】

1. 非手术治疗 适用于早期或病情较轻，发展缓慢者。应用利尿剂，如乙酰唑胺、呋塞米、甘露醇等，或腰椎反复穿刺释放脑脊液。

2. 手术治疗

（1）手术方式：

1）脑脊液分流术：①脑室腹腔分流术；②脑室心房分流术；③脑室与脑池分流，如侧脑室与枕大池分流术，现已少用；④脑室矢状窦分流术。

2）最常应用的三脑室底造瘘术是解除梗阻性脑积水的最理想方法。室间孔穿通术、导水管重建术等应用较少。

3）侧脑室脉络丛切除或电灼减少脑脊液形成术主要用于交通性脑积水。

（2）术后并发症：①分流管系统堵塞最为多见。②感染：主要为颅内和腹腔感染发生率为 7% ~ 10%，在儿童中更高达 30% 以上。③分流过度或不足：过度分流出现典型的体位性头痛，直立时加重而平躺后缓解。脑脊液分流不足时患者术后症状改善不明显。④慢性硬膜下血肿或积液多为脑脊液分流过度、颅内低压导致的桥静脉撕裂所致。⑤裂隙脑室综合征：通常指由于脑脊液过度引流所致分流手术后数年出现间歇性颅压增高的症状，如头痛、恶心、呕吐及共济失调、反应迟钝、昏睡等。但 CT 或 MR 扫描却发现脑室形态小于正常呈裂隙状。

【诊治要点】

特殊类型脑积水——正常颅压脑积水

正常颅压脑积水治疗的一般过程：对痴呆、步态不稳、尿失禁和脑室扩大或只有步态不稳和脑室扩大的患者行腰穿。如果脑脊液压力高于 180mmH$_2$O，可行分流手术；释放 20ml 以上脑脊液，如走路不稳好转，可行分流手术，如症状改善不明显，则需谨慎鉴别。连续 24 小时颅压监测，如有搏动性升高活动趋势，可行分流手术。

防止术后术后过度分流和分流不足，预防硬膜下血肿和积液，以及保证正常颅压脑积水的疗效最有效的方法，

5

是采用可调压分流管系统进行分流。

（王海均）

第十节 三叉神经痛

【概述】

三叉神经痛（TN）是一种较常见的疾病，表现为一侧颜面部三叉神经分布区域内短暂性、阵发性剧烈疼痛。原发性 TN 的外科手术治疗目前主要包括小脑脑桥角（CPA）三叉神经显微血管减压术（MVD）、三叉神经根选择性部分切断术、经皮穿刺三叉神经损毁术。对于能耐受开颅手术的患者而言，MVD 已成为原发性 TN 的首选外科治疗方法。对于一般情况差的患者，经皮立体定向神经根射频热凝术在外科治疗中的重要地位已获承认，尚待推广。

（一）适应证

1. 原发性 TN，排除继发性病变。

2. 采用伽马刀或射频治疗效果不佳或复发。

3. 不能耐受药物副作用或已因药物而产生肝功能损害。

（二）禁忌证

1. 同其他全麻开颅手术禁忌证，如存在严重系统性疾病且控制不佳等。

2. 患者对手术疗效及可能出现的并发症理解不够、准备不充分。

（三）术前准备

对于有高血压、糖尿病、冠心病等内科疾病患者，术前要正规治疗至病情稳定以降低手术风险。术前一天，耳后枕部剃发，上界到耳郭上缘水平，后方到枕部中线，下至发际，其余头发清洗干净。术前晚口服番泻叶行肠道准备。术晨禁食、水，留置导尿。

麻醉和体位：气管内插管静脉复合全身麻醉或局部麻醉。体位取健侧向下侧卧位，头部下垂15°并向健侧旋转 10°，颈部稍前屈，使下颌距胸骨约 2 横指，患者乳突于手术台面大致平行并位于最高位置，便于保持手术显微镜光轴与入路一致。

（四）手术要点、难点及对策

1. 切口　采用耳后发际内 0.5cm 与发际平行的竖切口，长 3～5cm；也有人采用耳后发际内枕骨向颅底转折处上方 1cm 长 3～5cm 横切口。优点是便于术中显微镜下操作，缺点是可能伤及枕部皮神经而导致术后局部麻痹。

2. 骨窗　做直径 1.5～2cm 骨窗，上缘显露至横窦下，前缘至乙状窦后，最好显露横窦与乙状窦交汇点，此点可视为骨窗显露的关键点。

3. 硬膜切开　倒 T 形、Y 形、或 + 字形剪开硬膜并悬吊。

4. 探查 CPA　此后操作即在手术显微镜下进行，不必使用牵开器，用双击电凝或吸引器将小脑半球向外下方轻压，沿天幕与硬骨膜夹角向术野深处探查，缓慢排放脑脊液，剪开覆盖在小脑表面的蛛网膜，待脑压下降后再转向上方天幕方向探查。

5. 岩静脉的处理

（1）CPA 探查中的岩上静脉处理原则：位于颅底的岩下静脉属支如妨碍手术入路，可直接电凝后切断，靠近小脑幕方向的岩上静脉属支则尽量不予切断以免导致静脉性梗死甚至出血等严重后果。在 TN MVD 术中因岩上静脉属支阻挡手术入路，可从听神经上方入路进行探查，适当牵拉小脑上极和岩静脉属支来暴露三叉神经全长。

（2）牵拉小脑半球可将岩上静脉主干自岩上窦处撕裂，造成意外的大出血，此时需电凝切断静脉。电凝静脉时应贴近其小脑侧以较小功率反复烧灼，较粗的属支有时需分数次方能完全切断。原则上尽量少的切断岩静脉属支，能获得充分显露即可。电凝静脉前应尽量游离切断静脉周围的蛛网膜，以免电灼导致蛛网膜收缩，进

5

而牵拉静脉致岩上窦处撕裂出血。

(3) 建议注意保护岩上静脉：下列情况下切断岩上静脉属支应极为慎重：①拟切断的岩上静脉属支主要引流来自于脑干的静脉血；②拟切断的岩上静脉属支外观颜色较其他属支相比更接近动脉的外观，即静脉动脉化，估计其内血流比较湍急，切断后有可能引起急性同流障碍；③视野可及范围内岩上静脉属支很少，拟切断的岩静脉属支又异常粗大，预计切断后其他属支代偿较为困难。

6. 探查神经根进/出脑干区（rootentr/exit zoon, REZ） 岩静脉处理后，钝性分离（用圆头显微镜剥离子）和锐性分离（用显微剪刀）结合充分解剖三叉神经根周围的蛛网膜；蛛网膜增厚粘连本身即可能成为 TN 的致病因素，应将三叉神经脑池段全程充分解剖，使三叉神经根在轴位上彻底松解。然后将患者头部向后旋转或调整手术显微镜光轴即可显露三叉神经 REZ。

7. 处理责任血管 责任血管的辨认和处理是本术式的关键和难点。责任血管多呈袢状从 REZ 通过并造成压迫，与面肌痉挛不同，任何与三叉神经脑桥池段相接触的血管都应视为责任血管而加以处理，责任血管可位于 REZ、三叉神经中段、麦氏囊区。因此，探查神经时应通过调整显微镜角度或患者头位，分段显露神经，避免遗漏责任血管。选择合适大小和形状的垫开物置于责任血管和脑干之间（非血管和脑神经之间）使血管远离 REZ 并防止其复位。所谓垫开物是指将责任血管推离 REZ 后隔开并防止其复位的材料，目前以 Teflon 棉垫较为常见。棉垫不宜过大以免形成新的压迫。置入垫棉后应确保其固定，防止滑落。

8. 关颅 减压操作完成后，以加有地塞米松和罂粟碱的温生理盐水反复镜下冲洗术野，注意水流不能太急以免伤及娇嫩的听神经。确认无出血后，在硬膜剪开处下方小脑表面放置一小块吸收性明胶海绵以防硬膜缝合过程中损伤小脑。利用切口的肌筋膜补片或人工硬膜将硬膜严密缝合至不漏水。再次用骨蜡严密封闭骨缘乳突气房。不留引流物，用开颅时的骨屑和骨块填充骨孔。严格按肌肉、筋膜、皮下组织、皮肤四层缝合切口，不留死腔。

（五）术后监测与处理

1. 术后严格卧床 72 小时，并密切观察患者生命体征、意识、瞳孔、肢体活动等，一旦发现意识障碍，应立即检查 CT。

2. 低颅压综合征的对症治疗。

（六）术后常见并发症的预防与处理

1. 听力障碍 听力障碍作为主要的并发症，其发生率为 2%～10%，但患侧永久性听力丧失者甚为少见。

2. 小脑损伤出血 发生率一般小于 1%。避免小脑损伤的关键在于减少牵拉强度，开骨窗尽量显露横窦和乙状窦交汇关键点、先打开枕大池充分放出脑脊液后再探查 CPA 等措施可最大限度地减少术中对小脑半球的牵拉，必要时可配合使用脱水药降颅压。

3. 脑脊液漏 严格、细致的关闭切口技术可使脑脊液漏的发生率由近 10% 降至 3% 以下。

术者具备熟练的显微手术技巧、对 CPA 显微解剖的熟悉、责任血管的正确判定及充分减压是提高手术疗效、减少并发症的重要保证。

（七）手术疗效

国内外文献报道 MVD 治疗原发性 TN 的治愈率为 65%～80%，无效率为 1%～20%，复发率 3%～15%。对有经验的术者而言总效率可达 90%～95%。术者的经验和选择合适的病例是影响 MVD 疗效的重要因素。

CPA 三叉神经根选择性部分切断术（partial rhizotomy，PR）：一般认为典型原发性 TN 患者行 CPA 探查术中 100% 会发现有责任血管压迫。但临床实践中确实遇到过探查过程中未发现责任血管的患者，此时往往需要行三叉神经感觉根部分切断术（PR）。对 TN 而言区分典型和不典型者具有重要意义，不典型 TN 行 MVD 的有效率远低于典型者，而且往往需行三叉神经感觉根 PR。

对于无效或复发的 TN 病例，二次手术时的术式选择应以 PR 为主，为保证疗效，只在以下情况并存时才考虑执行 MVD 术：①患者较年轻；②二次探查术中发现粘连不重；③存在明确的动脉性血管压迫；④血管减压满意。

经由 CPA 入路的 PR 禁忌证、术前准备、手术步骤基本同 TN MVD。手术要点是三叉神经感觉根部分切断的比例不宜超过 3/4，位于最内上方的感觉根纤维不可切断以影响角膜感觉；如有感觉根滋养血管出血可予吸收性明胶海绵压迫止血，不可电凝，以免术后出现面部同侧麻木。PR 术后患者面部疼痛虽可缓解，但几乎100% 会遗有面部麻木，这是该术式的一大缺憾。

（熊南翔）

第十一节　面肌痉挛

【概述】

特发性偏侧面肌痉挛（hemifacial spasm，HFS）指一侧面部阵发性、不自主的肌肉痉挛。面肌痉挛影响患者容貌，给日常生活、工作造成不便。国外流行病学调查其发病率为 11/百万，女性多于男性，左侧更多见。目前国内外的学者认为异常血管对面神经根造成压迫和因压迫造成面神经运动核兴奋性异常增高是 HFS 的主要病因。因此，面神经根显微血管减压术（MVD）是治疗面肌痉挛最有效、最常用的方法。

面神经显微血管减压术（MVD）

（一）适应证

1. 特发性 HSF，排除继发性病变。

2. 无面神经损伤，Bell 麻痹病史。

3. 面肌抽搐发作频繁而严重，影响日常工作和生活者。

4. 本病经其他疗法效果不理想或减压后又复发者。

（二）禁忌证

1. 症状轻，发作不频繁者。

2. 意向性面肌抽搐，大多为两侧性。

3. 合并严重高血压和心、肾疾病，以及严重的癫痫病患者。

4. 面瘫后连带运动者。

（三）术前准备

同原发性 TN MVD。

（四）手术要点、难点及对策

1. 切口　采用耳后发际内 0.5cm 与发际平行的竖切口，也可采用耳后发际内枕骨向颅底转折处上方 1cm，长 3~4cm 的横切口。

2. 骨窗　比三叉神经痛手术的骨窗稍偏下 0.5cm，直径 1.5~2cm 骨窗，上缘不必显露横窦，前缘应至乙状窦后，下缘接近颅底水平。

3. 硬膜切开　同原发性 TN MVD。

4. 探查 CPA　缓慢排放脑脊液，剪开小脑延髓池外蛛网膜，先显露舌咽神经、迷走神经，而不能开始即显露面、听神经。牵拉应为间断性，以免听神经张力长时间过高受损。全程不适用脑压板，锐性解剖小脑绒球与听神经的蛛网膜，此时向上可见脑桥背外侧区和桥池段的面、听神经。

5. 探查面神经 REZ　将患者头部向后旋转 15°或调整手术显微镜光轴，即可显露面神经 REZ。钝性分离（用圆头显微剥离子）和锐性分离（用显微剪刀）结合充分解剖责任血管周围的蛛网膜，注意勿损伤损伤动脉向脑干发出的穿动脉及走向听道的内听动脉，并避免器械触及面、听神经。

6. 处置责任血管　责任血管的准确辨认和正确处置，是本式的关键和难点。责任血管多呈袢状从面神经 REZ 通过并造成压迫。不同于 TN MVD，注意勿将位于面神经远段、在脑桥池的游离血管，尤其是仅与面神经干接触或并行的血管误认责任血管。当 REZ 有多根血

5

管存在时，责任血管常位于血管丛的深面。

　　将责任血管充分游离后，向颅底方向推移离开 REZ，减压垫棉置于责任血管与脑干之间，必要时可用第 2、3 块垫棉进一步推开血管，以求减压充分。应避免将垫棉放置于责任血管与面神经 REZ 之间，也不可与之接触以防局部发生粘连而致术后复发。垫棉不宜过大以免形成新的压迫。置入垫棉后应确保其固定，防止滑脱。责任血管垫开后注意动脉不能扭曲成角，否则可能影响脑干血供。当责任血管为粗大、迂曲、硬化的椎动脉时，血管推移及置入垫棉均有困难，可采用将垫棉做成带状绕过血管后再用医用胶固定于岩谷硬膜上的减压方法。

　　当有静脉单独或参与压迫时可将其电凝后切断或将静脉充分游离后以 Teflon 棉垫开，此处静脉游离度较小，垫开减压往往十分困难。MVD 术中面神经 REZ 除有责任动脉压迫外并存的静脉性压迫应电凝后切断方能彻底减压，但会增加术后面、听神经并发症的发生率；在面、听神经经 REZ 之间通过的静脉不是责任血管，可不予处理。

　　7. 关颅　同原发性 TN MVD。

　　（五）术后处理

　　术后全面观察患者生命体征、意识，有无面瘫、声音嘶哑、呛咳和呕吐。常规复查头颅 CT。发生术后低颅压时，应取平卧位或头低足高位。伴随恶心呕吐者，头偏向一侧，避免误吸并积极对症处理。术后发生面瘫，应注意角膜及口腔护理。如出现饮水呛咳和吞咽功能障碍，应避免误吸。如出现脑脊液漏时，应采取头高 30° 平卧位。禁忌鼻腔、耳道的堵塞、冲洗和滴药等，并积极查明原因，妥善处理。

　　（六）主要并发症及防治

　　1. 脑神经功能障碍　脑神经功能障碍主要为面瘫、耳鸣、听力障碍，少数患者可出现面部麻木、声音嘶哑、饮水呛咳、复视等。术后 1 个月内还需特别注意保暖，避免迟发性面瘫的发生。

注意以下操作能有效降低脑神经功能障碍的发生：①尽量避免电凝灼烧脑神经表面及周围穿支血管；②避免牵拉脑神经，减少对脑神经的直接刺激以避免其滋养血管发生痉挛；充分解剖脑神经周围蛛网膜，减少术中对脑神经的牵拉；③常规术中电生理监测；④手术当天即开始使用扩血管药物、激素和神经营养药物。

2. 小脑、脑干损伤　微血管减压治疗面肌痉挛有0.1%的死亡率，主要是由于小脑、脑干损伤，包括梗死或出血。避免小脑损伤的关键在于减少牵拉时间、降低牵拉强度。术前半小时使用甘露醇降低颅压。术中适量过度通气，骨窗尽量靠近乙状窦，避免使用脑压板，逐渐打开小脑脑桥池，缓慢充分放出脑脊液后再探查小脑脑桥角等措施可最大限度减少术中对小脑半球的牵拉，尽量避免电凝灼烧小脑、脑干表面血管。术后通过多参数心电监护仪对血压、脉搏、呼吸、血氧饱和度实施24小时连续监测，密切观察意识、瞳孔的变化。出现血压骤然升高、同时脉搏减慢，清醒后又出现意识障碍，一侧瞳孔散大、光反射减弱或消失等，均应考虑小脑或脑干梗死、肿胀、出血的可能，应及时行头颅CT扫描。根据CT实施扩大骨窗枕下减压或脑室外引流。

3. 脑脊液漏　①严密缝合硬膜是防治脑脊液漏的关键；②对于硬膜无法严密缝合者，可取肌肉筋膜进行修补，同时应用生物胶将人工硬膜与硬膜贴敷完全；③用骨蜡严密封闭开放的气房；④严格按肌肉、筋膜、皮下组织、皮肤四层缝合切口，不留死腔。

如发生脑脊液鼻漏，立即嘱咐患者去枕平卧，告知患者勿抠、挖及堵塞鼻孔，保持鼻孔清洁，观察体温变化，使用抗生素预防感染。保持大便通畅，防止咳嗽、大便用力而引起颅压增高，必要时可使用脱水剂或腰大池引流降低颅压，若漏孔经久不愈或多次复发需行漏孔修补术。

4. 低颅压综合征　可能原因是术中长时间暴露手术部位，释放大量脑脊液，术后脑脊液分泌减少等所致。

常表现为头痛、头晕、恶心及非喷射状呕吐，同时血压偏低、脉率加快，放低头位后症状可缓解。术中在缝合硬膜时应尽量硬膜下注满生理盐水，排出空气。术后平卧。

5. 其他并发症　微血管减压手术应严格规范操作，避免感染、伤口愈合不良、平衡障碍、切口疼痛、远隔部位血肿、椎动脉损伤等并发症的发生。

（七）手术疗效

MVD 治疗 HFS 的总有效率为 87.5% ~99.3%。大约有 13% ~50% 术后症状并非立即消失，而是经过 1 周 ~3 个月，甚至半年的时间才延迟愈合。约 2.2% ~6% 术后无效。术后复发率约为 2%。

（熊南翔）

第十二节　颅骨缺损

【概述】

颅骨缺损多为颅脑外伤、脑出血、脑梗死、脑肿瘤手术去骨瓣减压术后，及颅脑开放性损伤清创术后形成。较小的缺损一般多无特殊不适症状，较大的颅骨缺损主要表现为头部外观异常，骨窗处头皮随颅压力波动出现膨出、凹陷。较大颅骨缺损干扰正常颅内压力的调节，部分患者更由此出现各种类型脑积水，影响患者预后。颅骨缺损使患者局部脑组织失去保护，留下安全隐患，部分患者更可能形成巨大心理压力。一般认为直径超过 3.0cm 的颅骨缺损均应行颅骨修补术，修补时机为首次术后 3 ~6 个月，伤口感染者应在愈合后 1 年进行。修补材料主要为人工材料，部分为首次手术后保存的自体骨瓣。

【诊断要点】

1. 患者多有颅脑外伤、脑出血、脑肿瘤等颅脑手术史。体检主要表现为局部颅骨缺损，相应部位头皮膨出或凹陷。

2. 头 CT、MRI 检查　除脑组织原发病相关改变之外主要表现为局部颅骨缺损，部分病例颅骨缺损处出现硬膜下积液。

【治疗】

1. 非手术治疗　一般颅骨缺损直径小于 3.0cm，无特殊症状者不需手术治疗；颅后窝颅骨缺损由于有较厚肌肉保护，也不需手术治疗，嘱患者注意保护头部，定期复查。

2. 手术治疗

（1）手术适应证：①颅骨缺损面积直径大于 3.0cm 者。②有严重不适症状，如头晕、头痛等，改变头位时症状加重者。③有严重心理负担者。④缺损处位于功能区，患者存在相应不同程度的功能障碍。⑤脑电图证实缺损区存在癫痫灶者。

（2）手术禁忌：①高龄、严重基础疾病不能耐受手术。②伤口感染未愈合，或愈合时间不长。③颅内高压患者（脑积水形成颅内高压者，可考虑同时行脑室腹腔分流及颅骨修补术）。

（3）术前准备：①完善常规术前检查。②术前行头 CT 平扫＋三维重建检查，根据重建模型制作修补材料，消毒备用。③患者手术当天早晨剪发、备皮。④较大面积颅骨缺损术前需备血。⑤局部头皮凹陷明显者术前补液，尽可能使头皮凹陷复原。

（4）手术过程：①沿原切口切开头皮。②沿帽状腱膜下分离硬脑膜与皮瓣。③分离肌肉与新生硬脑膜粘连。④暴露骨窗周围颅骨，修补材料覆盖骨窗，修补材料与骨窗边缘颅骨敷贴、不易移动时开始螺钉固定。⑤皮下置引流管，肌肉缝合于修补材料上，逐层关颅。⑥无菌辅料包扎伤口后，弹力绷带稍加压包扎。

（5）术后处理：①术后常规补液，常规预防癫痫。②常规使用止血药，48 小时内停用止血药。③术后第 2 天拔除引流管，可逐渐下地活动。

（6）手术常见并发症：①头皮积液：经穿刺吸引，

5

弹力绷带加压包扎可自愈。②硬膜外血肿：术中应严格止血，血肿量大者需再次手术，取出修补材料，清除血肿，若血肿清除后患者无颅内高压，可术中用原修补材料再次行颅骨修补术。③伤口感染：一旦出现伤口感染，难以药物治愈，只能手术取出修补材料，并清创，待伤口愈合1年后再次行修补术。

【诊治要点】

1. 分离皮瓣时保持硬脑膜完整，若不小心损伤硬脑膜，一定严密缝合、修补。尽量保持皮瓣厚薄一致。

2. 分离肌肉与硬脑膜粘连时，为避免分破硬脑膜，可保留薄层肌肉于硬脑膜上。

3. 严格无菌操作，一旦感染，后果严重。术中可反复以双氧水、稀释活力碘冲洗创面，双氧水冲洗可起到一定止血作用。

（王海均）

第十三节　听神经瘤

【概述】

听神经瘤又称前庭神经鞘瘤（vestibular schwannoma），是颅内常见的良性肿瘤之一。主要起源于前庭神经的鞘膜，通常以患侧耳鸣、听力下降为首发症状。成年人多见，发病年龄高峰为30～49岁，无明显性别差异。因肿瘤与重要的血管、神经、脑及脑干毗邻且位置深在，所以手术难度较大。

【诊断要点】

1. 病史与体检

（1）病史：①前庭神经、耳蜗神经受累：表现为眩晕、耳鸣、听力下降、恶心呕吐；②肿瘤相邻近脑神经受损：表现为面部感觉减退、咀嚼无力、复视、吞咽困难、饮水呛咳等；③脑干及小脑受压症状：表现为偏瘫、偏身感觉障碍、共济失调等；④颅压增高：表现为进行性加重的头痛、恶心呕吐、视盘水肿等。

（2）体格检查：①患者听力下降。②肿瘤较大者可出现共济失调、行走不稳。③角膜反射减退或消失，患侧眼球外展不能。④周围性面瘫及同侧舌前 2/3 味觉减退或消失、咽反射减弱等。⑤颅压增高时查体可见视盘水肿。

2. 辅助检查

（1）头部 CT：头部 CT 检查通常可见扩大的内听道口，为其典型影像学表现，CT 可以估计颞骨的气化程度及高位颈静脉球与后半规管及底的距离。

（2）头部 MRI：结合增强扫描可发现较小的听神经瘤，并能评估肿瘤对脑干的压迫程度、有无瘤周水肿、有无进展性脑积水。

（3）血管造影：动脉造影能够显示肿瘤的主要供血动脉来源，与大血管的毗邻关系，静脉造影能够显示乙状窦、横窦位置，为乙状窦后入路手术术前评估提供参考。血管造影检查亦可帮助鉴别血管性肿瘤。

3. 鉴别诊断

（1）CPA 区脑膜瘤：钙化的脑膜尾征在 CPA 区脑膜瘤较常见。脑膜瘤通常不侵犯内听道，影像学检查可见内听道无扩大。

（2）表皮样囊肿：常以三叉神经痛起病，病程缓慢，较少侵犯内听道，晚期才可出现小脑脑桥角综合征。

【治疗】

1. 手术治疗

（1）适应证：①近期出现新的症状或症状加重者；②采用观察治疗的患者的肿瘤增大；③经放射外科治疗原发肿瘤消退后肿瘤增大者；④患者要求手术治疗。

以上四项适应证必须将高龄患者及对面听神经功能有特殊要求的患者除外或重新考虑。

（2）手术方式及要点：

1）关于术前脑积水：听神经瘤患者术前脑积水，现已越来越少见，原因是现代诊断水平已较高，很多听神经瘤的检出，已在患者没有发生脑积水的情况下发现。

5

如果患者已发现脑积水，应分如下几种情况分别处理：①有脑积水，且颅压增高症状十分明确者，应在手术前行脑室外引流术，以降低颅压，特别是有利于术中小脑的保护。该类患者术后引流数天，即可拔除外引流管。多数不需行 V-P 分流术。②多数患者虽然合并有脑积水，但高颅压症状并不十分明显，说明虽有脑积水，但 CSF 仍可循环，术中只要有效的释放 CSF，仍可获得有效的操作空间。此类患者不需要行术前外引流术；③部分患者术前虽没有颅压增高的明显症状，但在麻醉诱导过程中，可能引起高颅压。有些医生担心此类情况的发生，认为只要有脑积水都应做外引流以图术中安全。如果不引起脑室外引流的并发症（颅内出血或感染）亦可考虑，这主要取决于医师的习惯及对听神经瘤合并脑积水患者的感觉；④偶尔会发现老年患者肿瘤和脑室都较大，但是症状表现却是正常颅压脑积水，如果听力障碍是唯一的症状，那么 V-P 分流术可能就是唯一需要的治疗，或加立体定向放射治疗，如果还表现出颅压增高或神经、脑干受压症状，那么就需要行 V-P 分流或在情况允许下行部分肿瘤的切除，尽管只作 V-P 分流或肿瘤的部分切除，此类患者的远期效果亦很好。

2）关于术中电生理的监测：现代听神经瘤的手术切除在术中进行面神经功能电生理监测已经成为常规步骤：眼轮匝肌及口轮匝肌神经功能的监测。听觉功能可以通过耳蜗电图、听觉脑干诱发电位、直接耳蜗神经记录或联合应用这些技术进行监测。

3）关于患者的体位：听神经瘤切除的主要体位有坐位、俯卧位和侧卧位。就目前的情况看，采用侧卧位，已可以明显降低坐位所带来的各种并发症，如低血压、下肢静脉血栓形成、术后出血、颅内积气等。同时手术医师亦很舒适。对于大型听神经瘤的手术，此种体位亦可让术者持久地获得显微手术的能力。

4）关于手术切口：传统的手术入路包括：枕下乙状窦后入路、经迷路入路、经颅中窝入路。但是乙状窦后入路已能囊括所有的听神经瘤的切除，所以现在大多数的听神经瘤均采用枕下乙状窦后入路。手术中主要的切口步骤在于骨窗的范围。对于一般的听神经瘤手术要求骨窗的范围上至横窦及乙状窦的交界处，下至枕骨大孔骨嵴返折处，外至乳突蜂房，向内不必暴露过多。乳突蜂房若有打开，可以骨蜡封闭严密，以免术后发生脑脊液漏。在切口中出血的来源主要是肌肉出血和导血管以及板障，要严密止血，特别是肌肉的出血要结扎严密。星状剪开硬膜，向外、下、上方悬吊硬膜，内侧近中线的硬膜可以不悬吊。止好硬膜和切开硬膜边径的出血后，以棉片覆盖小脑表面，以脑压板自小脑下轻轻抬高小脑，打开蛛网膜，释放脑脊液，随着 CSF 的逐步释放，此种方法通常减轻了小脑的膨出，以最小牵拉暴露 CPA 区。

5）小听神经瘤的切除：小听神经瘤的手术较大型听神经瘤提出的挑战要高得多，理由是小听神经瘤的切除不仅要保留面神经及其功能，同时又要保护听神经。要达到此目的，手术医生的策略和技巧显得尤为重要。在中国小听神经瘤的手术远少于大型听神经瘤，是因为小听神经瘤不易发现，一旦发现行 γ 刀治疗的较多。

小型听神经瘤的标准手术步骤为：①枕下乙状窦后入路；②放射状剪开硬膜后，在小脑表面覆贴脑棉片，小心牵开小脑，探入 CPA 区；③解剖脑池，逐步释放脑脊液；④待颅压下降后，逐步解剖神经表面、血管表面及肿瘤表面的蛛网膜；⑤因肿瘤较小，CPA 间隙不大，有些静脉极易被拉断，术者应决定哪些静脉应予保全，哪些静脉应予处理；⑥选择肿瘤表面血管及神经较少的区域电凝并切开肿瘤包膜，做瘤内肿瘤的锐性切除与减压；⑦行走于肿瘤表面的血管与神经应尽最大努力保全，以锐性分离为主，保全每根血管与神经；⑧将 CPA 区肿瘤切除差不多时，下一步是暴露内听道内的肿瘤：弧形切开内听道内周围的硬膜，以内听道为中心，在连续冲洗冷却下，小心地使用气钻磨除内听道外侧壁。

应注意：①不要使骨粉四处外溢，应吸除干净。

5

②小心不要进入迷路。③偶尔可遇见高位颈静脉球，应防止出血。④一旦进入半规管，应立即骨蜡封闭，这样可能保留听力。⑤一旦暴露内听道肿瘤，应打开其表面的硬膜，用锐性切割行肿瘤内部减压，以使松动包膜所受到的压力最小，此时应将内听道内外的肿瘤连同切除。⑥使用比较锐利的切割刀或微型剪刀，沿着面听神经切除肿瘤，向上外方抬高肿瘤包膜，从各个方向轮流进行肿瘤的切除。主要看哪个方向暴露最佳，最容易切除，且对神经的牵拉力最小，就从哪个方向切除肿瘤。随着肿瘤的逐步切除，面听神经将逐步显露且牵张力逐步减小。⑦内听道肿瘤切除是否彻底，有时需要用内镜或反光镜检查，以利于肿瘤的彻底切除。⑧在肿瘤的切除过程中，沿着神经可能会发生间断性出血，保持术野的干净，可最大限度地减少血管及神经的损伤。应切记，沿神经束膜的出血，大多可自行停止，不必反复烧灼出血点。要保留听力，医生应该设法保留任何进入内听道的血管。

6）中大型听神经瘤的切除：中、大型听神经瘤的手术要求有四个主要方面。相对于小型听神经瘤来说，中、大型听神经瘤的切除方式基本雷同，但中、大型听神经瘤的首要要求是：①骨窗应明确到位，以便于术中从各个方向和角度进行观察和操作；②瘤内减压应充分，只有将肿瘤"内"充分减压，才有可能将肿瘤表面的血管及神经分清楚，也只有将瘤内充分减压，才能将操作空间腾出来，以便术者更好地分离、分辨瘤外的血管、神经；③血供丰富的听神经瘤，在瘤内减压时，将会遭遇出血，建议先行瘤内止血。先不要贸然烧灼肿瘤包膜，不要以为肿瘤包膜表面的血管就是供血血管，说不定待肿瘤内充分减压后，这些血管又是可以分离解剖开来的血管；④肿瘤内充分减压后，将肿瘤表面的蛛网膜进一步解剖，此时有可能发现，开始误以为是肿瘤包膜的结构有可能就是重要的神经，如面听神经或后组脑神经；⑤小脑的牵开要讲究力度与方向。脑压板的使用应遵循

5

一次牵开要完成多种操作的原则，力争将小脑的挫伤降至最低限度。若术后小脑肿胀较明显，应明确是小脑内出血或梗死所致，或是其他原因。若估计术后患者因小脑问题将加重病情者，可在术中即决定是否将小脑外1/3切除；⑥中、大型听神经瘤在解剖瘤脑界面时，有很多困难，特别是分离解剖肿瘤与脑干的粘连时，更应小心，应顺着肿瘤包膜推开与解剖肿瘤与脑干之间小的往返血管，靠近肿瘤包膜烧灼与离断这些往返血管。脑干永远是用小棉片耐心分离和保护的；⑦面听神经的解剖与保护，在听神经手术中，一旦发现面神经，就要把它列为全程中重要保护的对象。多用锐性分离，直至内听道开口附近。应注意的是因肿瘤较大，至内听道附近的面神经多被压迫成扇形，不要将其误认为是肿瘤包膜而烧灼或离断。磨开内听道后，应循此扇面表面将内听道内的肿瘤切除，可以达到面神经的完整解剖保留；⑧后组脑神经的保护：后组脑神经在中大型听神经手术中，最易发现与保护，造成后组脑神经的损伤主要有两个方面：一是手术器械对其机械性损伤；二是穿行其间的静脉破裂出血，为了止血而造成的损伤。术中发现即保护的原则，一般不会对后组脑神经造成永久性的损伤。

总结上面的要点，中大型听神经瘤手术的四大要求主要是：①对脑干的保护；②对小脑的保护；③对神经的保护；④对血管的保护。但要做到这些，不仅需要手术医师有很强的责任心，有很好的显微操作技巧，还要求术者有很好的体力、意志和素养，以便在整个手术过程中保持平和的心态，始终如一地完成手术。

（3）听神经瘤术后常见并发症：①颅内出血和小脑梗死。②脑脊液漏。③脑积水。④脑膜炎，颅内感染。⑤伤口感染。⑥神经系统障碍。⑦内科并发症：肺炎、心肌梗死、深静脉血栓。⑧头痛。

2. 立体定向放射外科（γ刀）治疗

适应证：①有症状，且颅内肿瘤＜2.5cm的高龄患者；②肿瘤＜2.5cm，对面听神经功能要求较高者；

③手术未切干净或肿瘤复发者；④有重大疾病，且这些重大疾病显著增加手术风险者；⑤坚决要求行立体定向放射治疗者。

3. 动态观察

适应证：①年龄大于 65 岁，肿瘤较小，症状较轻，又不愿接受手术及 γ 刀治疗者；②影像学检查偶然发现，无症状者；③要求先行观察者；④只有一侧听力，且该侧患有听神经瘤者。

【诊治要点】

听神经瘤手术难度较大，一经确诊，应根据患者的不同情况和要求，选择个体化的治疗方案。

（张方成）

第十四节 颅咽管瘤

【概述】

颅咽管瘤是一类位于颅内蝶鞍区或鞍旁的中枢神经系统良性肿瘤。颅咽管瘤源自胚胎时期颅咽管的残存上皮组织或 Rathke 囊（釉质型），或由胚胎时期口凹的残存鳞状上皮细胞化生而来（鳞状乳头型）。通常隐匿起病，大多数患者就诊时有神经系统症状（头痛、视力、视野损害）和内分泌紊乱。每年新诊断出的颅咽管瘤发生率约为 0.13 ~ 2/10 万人。性别和种族对于颅咽管瘤发病率无影响。颅咽管瘤患者的年龄分布呈双峰趋势，5 ~ 14 岁儿童与 65 ~ 74 岁成人发病率最高。在儿童群体中，颅咽管瘤占所有肿瘤的 5%，占鞍区/鞍旁肿瘤的 50%。

【诊断要点】

5

1. 颅咽管瘤大多生长缓慢，症状常隐匿发生，从症状发生到获得诊断通常需 1 ~ 2 年时间。常见的症状如下：

（1）颅压升高：头痛、恶心和呕吐多由于肿瘤本身的占位效应或继发的脑积水引起。脑积水多由于室间孔、三脑室或中脑导水管阻塞引起。

（2）内分泌紊乱：内分泌功能通常受抑制，例如甲状腺功能低下、体位性低血压、侏儒症、尿崩、阳痿和闭经。但同样可能有内分泌功能亢进的表现，如儿童性早熟，或者发生于成人的肥胖症。

（3）视力视野损害：最常见的视野损害是由于视交叉受压导致的双眼颞侧偏盲，但部分患者可有同向偏盲、视盲点扩大以及视神经萎缩和视盘水肿。

（4）其他的临床表现包括化学性脑膜炎（囊液破入到蛛网膜下腔导致）、癫痫、尿崩、智力发育缓慢、情绪不稳以及淡漠。

2. 影像学 典型的颅咽管瘤影像学表现是位于鞍区/鞍旁的囊实性占位，伴有钙化。肿瘤可位于鞍上（75%）、鞍内（5%）或同时侵犯鞍上及鞍内（20%）。鞍上型颅咽管瘤又可依据肿瘤与三脑室以及视交叉的关系而分为不同的亚型。肿瘤钙化在 CT 图像上显示最明确，而磁共振成像则能够更精确地勾画出肿瘤轮廓，并反映肿瘤和下丘脑的关系，因此 MRI 常常被用做手术规划的依据。磁共振血管造影（MRA）不仅能够显现出被肿瘤包绕的血管，更能够为肿瘤与血管畸形的鉴别提供依据。

3. 内分泌学检查 内分泌学检查包括生长激素、甲状腺激素、黄体生成素和促卵泡激素的检查，这些检查应与血皮质醇水平检查共同进行，同时还应测定尿比重。另外，骨龄测定以及针对年轻女性的卵巢超声检查也同样有帮助。最理想的状态是在术前即纠正患者的所有内分泌功能紊乱，至少应纠正低皮质醇血症以及尿崩症。

4. 眼科学检查 视力和视野检查对判断病情是必要的。此外，还可以进行一些额外的检查如视神经盘视诊（排除视盘水肿）以及视觉诱发电位。

5. 组织学检查 颅咽管瘤细胞较小，与上皮细胞较相似，镜下可见大量微囊腔。其他表现包括透明样变及钙化结构、胶原、成纤维细胞、异物性巨细胞以及偶可见胆固醇裂隙。

5

【鉴别诊断】

颅咽管瘤的诊断主要依据患者的临床表现（神经系统和内分泌系统症状）和影像学表现（蝶鞍区钙化的囊实性占位），确诊需要依靠组织学检查。

鉴别诊断主要包括以下几方面：①先天性畸形：蛛网膜囊肿和 Rathke 囊肿。②其他肿瘤：垂体腺瘤、转移瘤、脑膜瘤、表皮样和皮样囊肿、下丘脑-视神经胶质瘤、下丘脑错构瘤、畸胎瘤等。③感染性/炎性包块：嗜酸性肉芽肿、淋巴细胞性垂体炎、肉样瘤病、梅毒以及结核。④血管畸形：颈内动脉动脉瘤或前交通动脉瘤、动静脉畸形等。

【手术适应证】

没有禁忌证的患者均应手术。

【手术禁忌证】

年老体弱、有严重的重要器官疾病，出凝血功能障碍，感染性疾病未能控制。

【手术前准备】

1. 一般性准备 ①入院常规血及生化检查、血垂体激素检查、心电图、胸片。②术前口服抗癫痫药、糖皮质激素。③针对术前体检查出的症状和体征给予对症处理，如视力下降给予神经营养药、尿崩症给予弥凝片、电解质紊乱予以纠正等。

2. 术前评估

（1）病情：术前有尿崩、电解质紊乱、癫痫、垂体激素水平很低、视力极度受损；合并有其他器官疾病或糖尿病等预后不良。

（2）影像学：①瘤组织含钙化较多、实体肿瘤为主者手术困难。肿瘤起源于三脑室底部者较其他部位困难。②按肿瘤对下丘脑侵犯的程度，分为 0~2 级。0 级表示肿瘤没有侵犯下丘脑；1 级表示下丘脑受压上抬，但下丘脑仍可见；而 2 级表示下丘脑受压严重以至于难以从影像学上分辨。术前分级越高，则术后致残的可能性越高，二者显著相关。因此有学者建议，对于 0~1 级的肿

5

瘤，可以尝试全切，而对于 2 级的肿瘤，可以行肿瘤部分切除，与下丘脑关系密切的肿瘤组织不必强行切除。

【颅咽管瘤手术】

颅咽管瘤手术可分为经颅和经蝶两种手术入路。以下分别叙述：

1. 经颅手术

（1）翼点入路：是颅咽管瘤最为经典和最常用的入路，可以通过视交叉间隙（间隙 1）、视神经颈内动脉间隙（间隙 2）、颈内动脉动眼神经间隙（间隙 3）、终板（间隙 4）、视束大脑中动脉间隙（间隙 5）等对肿瘤进行分离切除。这一入路适合于鞍内、鞍上和室下型的颅咽管瘤。

（2）额下入路：常用的是发际内冠状切口，依据肿瘤偏向选择右或左侧骨瓣开窗，此入路适合于鞍内和鞍上肿瘤。但不适合于室前型和室下型肿瘤。对巨大颅咽管瘤也不便选此入路。

当肿瘤不太大时，可通过额下锁孔入路切除肿瘤。在眉弓处做横切口，做直径 2 ~ 2.5cm 骨瓣，利用锁孔器械打开侧裂池、视交叉池。切除肿瘤技术同上述。

（3）经额纵裂入路：适用于鞍内、鞍上及室下型颅咽管瘤。

（4）经胼胝体入路：适合于室前型颅咽管瘤，即肿瘤主体位于三脑室内，该入路能在直视下分离和切除肿瘤。

（5）经胼胝体-翼点联合入路：当肿瘤较大，特别是从鞍内到三脑室均为肿瘤占据时，我们需要选择联合入路，因为翼点入路和胼胝体入路基本覆盖了颅咽管瘤最常生长的部位，两种切口相邻，两种入路可以一次手术完成。当判断哪种入路有可能一次解决肿瘤时，就应先做这一入路。

2. 经口、鼻蝶入路

（1）经口鼻蝶入路：此入路随着经鼻蝶入路的普及和技术改进，已渐少用。

5

（2）经鼻蝶入路：因显微镜下和神经内镜下的鼻蝶入路基本相似，这里以神经内镜下的入路阐述，特别提倡双人四手的双鼻孔入路。如扩大入路，将鞍结节和蝶骨平台打开，尚可用于鞍上型颅咽管瘤的切除。但术中、术后都要重视脑脊液漏的可能，给予积极有效的处理。

如肿瘤未能全切除，又无脑脊液漏可不修补颅底，使残瘤分泌物引流出。如有脑脊液漏，需用脂肪及筋膜填塞蝶窦和蝶鞍并封以生物胶。如术后仍有脑脊液漏，可行腰大池持续引流，如 3 ~ 4 周仍不能止，需行修补术。

【颅咽管瘤术后并发症】

主要问题有电解质紊乱、尿崩症、高热、癫痫、消化道出血、意识障碍、内分泌紊乱、营养问题、是否放疗等。

（赵洪洋）

第十五节　胆 脂 瘤

【概述】

颅内胆脂瘤又称颅内上皮样囊肿（epidermoid cyst）。起源于异位的胚胎上皮细胞，本病病程缓慢，从症状开始至确诊常达数年甚至数十年，其好发部位通常为小脑脑桥角区、鞍旁、大脑半球、脑室系统、小脑蚓部甚至脑干旁、四叠体周围，也可发生于颅骨板障和脊柱等，不同部位的胆脂瘤可引起局部神经压迫或损伤症状，但其症状和体征常较轻微或模糊。本病可发生于任何年龄，以 20 ~ 50 岁最常见。

【诊断要点】

1. 临床表现　临床上无特征性症状，但无论肿瘤部位，常有精神症状，可能因脑积水所致，肿瘤生长缓慢，但对周围组织破坏较强，也有炎症作用，可表现为无菌性脑膜炎反复发作，也可有癫痫反复发作的症状，依据其常见部位，其特征性临床表现如下：

（1）小脑脑桥角表皮样囊肿：常以三叉神经痛起病，往往有患侧耳鸣、耳聋，晚期可出现小脑脑桥角综合征；

（2）鞍区表皮样囊肿：早起常表现为视力减退、视野缺损，中晚期可出现垂体功能低下、下丘脑损害甚至脑积水、颅压增高；

（3）脑实质内表皮样囊肿：大脑半球肿瘤常有癫痫发作、精神症状以及轻偏瘫等，小脑肿瘤多出现眼震、共济失调等，脑干肿瘤可出现交叉性麻痹，患侧第Ⅵ、Ⅶ对脑神经麻痹和对侧强直性轻偏瘫；

（4）颅骨表皮样囊肿：好发于中线或近于中线或在颞骨，常表现为颅骨表面隆起，触之橡胶感，无压痛，也可移动或固定在颅骨上。

2. 辅助检查

（1）CT 扫描检查：是表皮样囊肿最好的诊断手段。有助于描出肿瘤轮廓及扩展情况，囊肿显示为低密度影像，一般不强化，板障内表皮样囊肿可呈膨胀性破坏，边缘锐利的混杂密度影像。

（2）MRI：表皮样囊肿在 T_1 加权像上显示边缘锐利的低信号，T_2 加权像为高信号。瘤质不均匀致信号强度变化不定，板障内表皮样囊肿 MRI 可显示其占位效应并可见高信号影像。

3. 鉴别诊断

（1）三叉神经痛或面肌痉挛：结合 CT、MRI 一般诊断并不困难。

（2）听神经瘤、CPA 区脑膜瘤：常见于中年人，听神经瘤常以耳聋、耳鸣起病，CPA 区脑膜瘤的听力障碍较听神经瘤为轻，小脑脑桥角综合征及颅压增高症状一般均较本病为重，脑脊液蛋白一般均升高。

鉴别要点：小脑脑桥角区表皮样囊肿 MRI 常表现为 T_1 低信号、T_2 高信号、强化不明显。

（3）垂体瘤、颅咽管瘤：常合并激素水平异常及尿崩症、短期内视力下降、视野缺损等。

5

鉴别要点：表皮样囊肿起病缓慢，临床症状不明显，MRI 增强强化不明显，几乎无肿瘤卒中。

【治疗】

表皮样囊肿宜手术切除，在某些肿瘤中，肿瘤小而无颅内扩散或感染，仅轻微与周围组织粘连，尤其是第四脑室的表皮样囊肿可望全切，但肿瘤与血管及周围组织粘连紧密的，术中应适可而止，以免致残或死亡。值得注意的是，术中应避免肿瘤碎屑随脑脊液扩散，用生理盐水及地塞米松反复冲洗，以防术后发生无菌性脑膜炎。

【诊治要点】

对于确诊的颅内表皮样囊肿，要争取全切除，因为囊肿包膜是生长最活跃的部分，对于位置深在、粘连严重者，可视术中情况留下一部分囊壁，本病病程缓慢，术后一般可长期缓解，对于病变累及广泛，与颅底重要结构毗邻且症状明显者，可考虑转上级医院治疗。

（张方成）

第六章

整形外科

第一节　整形外科外伤处理

【概述】

（一）创伤的整形外科修复概念和分类

1. 创伤的整形外科修复概念　因后天性创伤导致的组织和器官的缺损、移位，需要通过局部组织调整手段、各种自体组织移植、同种或异种组织移植和组织代用品移植等整形外科的治疗方法，来改善和恢复受损组织和器官的功能和形态。

2. 创伤的整形外科修复分类　创伤的整形外科修复可根据创伤的造成原因、部位、机制、时间、程度以及功能状况等进行分类。分类的目的是依此确定创伤诊断和手术修复的序列治疗计划。例如：由于交通事故造成的创伤，往往会有局部的软组织创伤和伴随的深层骨组织损伤，而乘车人和行人的交通事故其损伤机制是有明显区别的。乘车人常见头面部软组织裂伤、颜面及颈椎骨折，而行人则常见躯体的软组织挫伤、碾压伤、撕脱伤和骨折等。因此这两种创伤的治疗内容显然是有区别的。

以下是最常见的几种分类方法：

（1）按导致创伤的原因分类：

1）交通意外伤：①汽车：头面部软组织挫伤、骨折（眶骨爆裂骨折），胸部软组织挫伤，肋骨骨折；②摩托车：骨折、皮肤软组织挫伤；③行人和自行车：软组织撕脱伤，挤压伤，骨折（四肢、头面部）。

2）运动创伤：皮肤软组织挫伤、骨折，耳、鼻继发畸形等。

3）室内创伤：皮肤软组织挫伤、皮肤切割伤、一度烧伤等。

4）工伤：皮肤软组织挫伤、骨折、手足外伤等。

5）动物咬伤：皮肤软组织缺损、撕裂伤，手、足、面部器官缺损等。

6）故意伤害和火器伤：贯通声、切割伤、烧伤、爆炸伤、体表器官缺损、颅底骨折、眶骨爆裂骨折、鼻骨骨折等。

7）自然伤害伤：骨折、皮肤软组织挫伤、挤压伤等。

8）其他：创伤后各种继发畸形等。

（2）按解剖部位分类：头部（眼、耳、鼻、口等）、颈部、胸、腹、四肢、手、足等部位的创伤，以及多部位、多器官同时受累的复合组织或器官创伤。

（3）按创伤组织学分类：皮肤软组织、肌肉、肌腱、神经、腺体、骨骼、体表器官、颅脑损伤等。

（4）根据创伤病理机制分类：各种软组织的挫伤、擦伤、穿刺伤、撕裂伤、撕脱伤、切割伤、动物咬伤、缺损、移位、离断、缺失、骨折等。

这些分类方法有助于创伤的诊断和对创伤的描述，对创伤的诊断应包括：创伤的原因、解剖部位、组织学、病理学和创伤时间。例如：某患者因交通事故导致额部、眼部、鼻部多发皮肤、软组织挫伤和撕裂伤，并伴有眶骨爆裂骨折、内眦韧带撕脱24小时。

（二）创伤的急诊处理原则

首先应由急诊科医生迅速控制和稳定患者的生命体征，包括保持呼吸道通畅，控制出血，预防休克，维持

6

血液循环系统的正常功能，控制体位，简单包扎固定创面防止创伤进一步发展等。另外，还要在早期控制感染，措施包括清创包扎、注射破伤风抗毒素等。与此同时应及时做出初步诊断，完成分诊工作。在患者被分送到相关科室前应及时通知患者家属，征求其对后续治疗原则的同意。属于整形外科治疗范畴的创伤治疗原则应按下述方法处理。

（三）整形外科诊断方法和手术修复时机的选择

在确认患者的生命体征正常的条件下，整形外科医生对创伤的早期准确诊断十分重要，一是要防止创伤进一步扩展，二是要早期确定治疗方案，争取创伤一期愈合。常规的诊断方法是通过望诊、触诊及超声波、X线或CT/MRI等的辅助检查。头部的检查方法是从上到下（即从额部到下颏），由表及里（即从皮肤到面部诸骨骼），检查对称情况（包括水平、垂直和矢状位的对称性），面部的各种运动功能表现，以及嗅觉、视觉、味觉，以及各种腺体的分泌状况等。躯体和四肢的诊断同普通外科和骨科的诊断方法，其专科情况主要是诊查损伤部位组织的血运状况。对创伤部位不仅要有定性的诊断，在条件许可的情况下还应有三维数字定量诊断，以便为功能和形态学的修复提供更准确的参考依据。

对创伤的诊断及时间的确定将决定实施手术修复的时机。通过皮肤软组织损伤可以在48小时内实施即刻手术修复；单纯的骨折后可在发病后7天之内复位。但根据创伤机制的不同，手术修复的时机和方法会有特殊性。例如，肢体大面积挤压伤就不适宜早期闭合创面。不仅如此，某些多部位的复合组织创伤往往需要跨学科的合作。例如，颅面广泛开放的复合组织创伤常需精神外科、眼科、耳鼻喉科、口腔科、整形外科的医生联合会诊，才能获得更全面、更准确的诊断，才能确保按照"保证生命安全，恢复功能，重塑形态"的顺序，依创伤愈合的规律，制定正确的序列治疗计划。

根据创伤的性质和整形外科原则，创伤后应争取一

6

期愈合。通常创伤后 48 小时内，多数伤口属于 I 类伤口或 II 类伤口，经处理后能够修复达到一期愈合。此类创伤应争取时间进行创伤的急诊整形修复。对那些污染严重的 III 类伤口，或 I 类、II 类伤口有潜在的炎症和其他并发症需要严密观察者，应限期手术修复。对创伤愈合后有继发畸形者，应在 6～12 个月后择期修复。

（四）创伤急诊整形外科术前处理原则

1. 伤口的类型

I 类伤口：即清洁伤口。通常是指无菌手术的切口，缝合后可达到一期愈合目标。意外创伤的伤口如切割伤，难免有不同程度的污染，但经过处理使污染减少甚至变成清洁伤口，可及时闭合伤口。

II 类伤口：即污染伤口。是指沾有细菌，但尚未发展成感染的伤口。一般认为伤后 8 小时以内的伤口属于此类。但伤口的污染变成感染，不仅与处理时间相关，而且与伤口的污染程度和细菌毒力的强弱有关。如果伤口污染严重或细菌毒力强，在 4～6 小时就可变成感染伤口。对于头面部血液循环丰富的部位，伤后 24～48 小时或更长时间仍可按污染伤口处理。II 类伤口清创后可直接闭合。

III 类伤口：即严重污染或感染伤口。包括延迟处理的开放性创伤、脓肿切开、手术切口感染等，伤口往往有渗出液、脓液、坏死组织等。经相应处理后可达到二期愈合，对 III 类伤口应限期修复闭合创面。

2. 伤口的处理

（1）清创：清创术包括伤口周围皮肤的冲刷清洗，清除异物，修整创缘，切除坏死或严重污染组织，消灭无效腔和创面覆盖等步骤，以期防止感染，缩短疗程，最大限度地保留组织或器官的形态和功能。为有效实施清创术，必须在麻醉下进行清创，小面积的 I 类伤口或 II 类伤口可以用局部浸润麻醉方法，较大面积的创面，特别是伴有深部骨组织损伤的复合组织创伤，可在硬膜外麻醉下或静脉复合麻醉进行清创；头面部大面积复合

6

组织创伤，可在全身麻醉的同时进行清创和修复手术。

开放性伤口清创的方法：

Ⅰ级清创：适用于没有明显组织坏死的Ⅰ类伤口，受损时间在 10～12 小时，常见于各种原因的切割伤。在局部麻醉下用生理盐水和 1.5% 的过氧化氢清理伤口，再用 1% 的碘附或 75% 的酒精涂抹伤口，然后可直接闭合伤口。

Ⅱ级清创：适用于Ⅱ类伤口，受损时间在 10～12 小时；或Ⅰ类伤口，受损时间在 12～48 小时。清创方法同Ⅰ级清创，但需切除伤口周缘的少量不健康组织，可直接闭合伤口。

Ⅲ级清创：适用于Ⅲ类伤口，受损时间不限。清创方法：在硬膜外或全身麻醉下先用大量生理盐水和 1.5% 的过氧化氢冲洗伤口，止血，切除已坏死和不健康的组织，之后再次用大量盐水和 1.5% 的过氧化氢冲洗。对某些不适合切除的组织可使用硬毛刷刷洗创面，清创后用含有抗生素的纱条填塞，必要时每天清创换药 1～2 次，直至变为清洁创面再实施创面修补手术。某些特殊创伤，如动物咬伤、有厌氧杆菌污染、四肢的严重挤压伤或撕脱伤的伤口，除使用Ⅲ级清创法清创外，还需扩大伤口或创面切开减压。除此之外，每天必须换药 1～2 次，换药时继续清除后续的坏死组织，直至新鲜肉芽组织长出，再闭合创面。

（2）开放性伤口的创面闭合：开放性伤口创面闭合的原则：在符合伤口处理原则的条件下，以不导致伤口周围器官永久变形为先决条件，创面闭合方法的选择应按照伤口直接缝合→邻近皮瓣转移→远位皮瓣转移→游离皮瓣移植的顺序，即伤口能直接缝合的就不做皮瓣转移，可用皮瓣覆盖创面的就不用游离皮瓣移植。

这些原则必须辨证施用。例如，对仅伤及真皮浅层的皮肤擦伤，可使用人工敷料暂时覆盖创面，利用湿润创面愈合理论促进表皮再生覆盖创面；再如，眼睑皮肤缺损时，利用同侧上睑或下睑的眼轮匝肌肌皮瓣覆盖创

6

面，就优于创面邻近皮瓣转移的方法，面对大面积头皮撕脱伤的游离皮瓣移植，虽然不致引起邻近器官变形，但用吻合血管的方法可力争完整保留头皮及附属器（毛发）。不适合急诊手术闭合创面的创伤，经清创换药后应限期闭合创面。

（3）闭合性创伤的处理：对整形外科而言，一些仅有微小创口但伴有较大面积深部软组织或骨组织损伤者，特别是颌面部损伤，也视同闭合性创伤处理。对于表浅的软组织挫伤，主要是止血，止痛，预防感染，促进血肿吸收和恢复功能。早期使用的方法是冷敷和加压包扎，后期用物理疗法或中医中药治疗，以促进血肿吸收。遇到可疑深部组织间隙大量出血，可以注射器穿刺抽吸。如伴有其他损伤，则需连续观察 12 小时，配合必要的辅助检查方法，直至做出明确诊断。鼻骨骨折可在 7 日之内手法复位，对眶骨、颧骨、上下颌骨骨折，可通过在隐蔽处的辅助切口暴露骨折区，并予以复位固定。

（五）整形外科创伤修复的特点

整形外科处理急诊创伤的特点是，同时兼顾生理愈合与解剖复位，以及形态与功能的和谐统一。具体表现在以下方面：

1. **重视无菌清创**　特别是创面内异物的清除。对那些细小、散在的创面异物如清除不净，轻者会造成皮肤表面色素沉着、瘢痕形成，重者引发伤口感染而产生严重瘢痕，瘢痕挛缩进一步可致伤口邻近器官的变形，甚至影响其功能。

2. **伤口缝合技术**　分层对位缝合，消灭死腔。避免出现与邻近器官垂直的缝合口，改直线伤口为曲线或 Z 形缝合口，避免直线瘢痕挛缩，防止后期引起邻近器官变形。

3. **创面覆盖技术**　应用各种组织移植技术，力争被修复的创面与周围组织在形态、颜色、质感方面的协调一致，避免产生创面邻近器官的变形，同时重视组织移植的供区的隐蔽性、安全性。

6

4. 体表器官形态的重塑技术　在生命体征正常时，即时修复体表器官的表面结构、骨骼支撑结构，避免创伤愈合后严重瘢痕影响器官形态的修复。

5. 追求创伤修复形态与功能的完美结合　重视修复体表器官形态的同时，强调修复受损器官的功能，包括运动、感觉、引流功能等。

一、头皮撕脱伤及外伤性头皮缺损

头皮撕脱伤

【诊断标准】

1. 原因　暴力牵拉头皮。

2. 临床表现　大片头皮自帽状腱膜下或骨膜下撕脱；或者连同额、枕肌、耳郭、眉和上睑等一起撕脱；可与机体部分连接，也可完全离体。

【治疗原则】

1. 现场急救　①止血治疗并包扎保护创面。因常合并有头皮外的其他损伤，应注意检查，如脊柱骨折等。②抗休克：包括采用镇痛、止血、补液等措施。③清洁、低温、无水条件下保存撕脱头皮。

2. 手术治疗　①撕脱头皮未离体、血运良好，清创后直接复位缝合。②头皮完全撕脱或与机体连接较少、血运较差，但组织和血管挫伤较轻、伤后时间较短、组织保护较好的条件下，可试行自体头皮回植术，行动静脉吻合。③如果头皮挫伤较重，颅骨骨膜还在，可将头皮去薄成全厚皮游离移植；如果没有可利用的头皮，则需要取皮移植。④如果颅骨骨膜缺如，而无显微外科修复条件，在颅骨外板上钻孔，待肉芽组织生长后再游离植皮修复或行游离组织移植修复。

外伤性头皮缺损

【诊断标准】

1. 原因　创伤病史。

6

2. 临床表现　大小不同的部分或全层头皮缺损。

【治疗原则】

根据缺损范围，分为轻、中、重度进行治疗。

轻度头皮缺损：缺损范围小于 6cm。首选局部皮瓣，如旋转皮瓣、推进皮瓣、颅骨膜瓣加植皮。

中度头皮缺损：头皮缺损范围直径大于 6cm。颅骨骨膜完整的可单纯植皮；骨膜缺如的，可用颅骨膜瓣加植皮或多瓣法修复。

重度头皮缺损：缺损范围超过全头皮的 1/3 直至全头皮的撕脱。处理同头皮撕脱。

二、颌面损伤

颌面部软组织损伤

【诊断标准】

1. 原因　机械性外伤、火器伤、咬伤等。

2. 临床表现　根据原因不同，软组织损伤可表现为擦伤、挫伤、挫裂伤、撕脱伤、动物咬伤、挫碎伤和火器伤等。

【治疗原则】

1. 软组织损伤初期的外科处理

（1）冲洗伤口：细菌在进入创口的 6～12 小时内，多停留在损伤组织的浅表部位，容易通过机械的方法予以清除。

（2）清理伤口：原则上尽可能多地保留有活力的组织，唇、舌、鼻、耳及眼睑等处的撕裂伤，即使大部分已游离或完全离体，只要没有坏死和感染，也应尽量保留，争取原位缝合，仍有可能痊愈。

（3）关闭组织：颌面部软组织损伤的缝合可以不受时间的严格限制，即使于伤后 24 小时甚至超过 48 小时，只要伤口无明显化脓感染或组织坏死，均可在清创后行严密缝合，对估计可能发生感染者，可伤口内留置引流。

2. 不同部位软组织损伤处理的特点

（1）舌损伤：舌组织有缺损时，缝合创口应尽量保持舌的长度，创口应纵向缝合，而不能横向缝合使舌的长度缩短而影响其功能。如舌的侧面与邻近牙龈，或舌的腹面与口底黏膜都有创面时，应分别缝合或先缝合舌的伤口，以免粘连，影响舌的活动。

（2）颊部贯通伤：颊部贯通伤的治疗原则是尽量关闭创口和消灭创面，对少有组织缺损的，应逐层缝合，对口腔黏膜无或少有缺损而皮肤缺损较多者，应严密缝合口腔黏膜，关闭贯通创口。面颊部皮肤缺损者，可行皮瓣转移或游离植皮加以修复，或做定向拉拢缝合。如遗留缺损，以后可再行整复治疗。对大面积面颊部洞穿性缺损，清创后可直接将创缘的口腔黏膜与皮肤相对缝合，消灭创面。同时修复口腔黏膜，并行面颊部皮肤覆盖，留下的洞形缺损可后期修复。如果伤情许可，可即时行带蒂皮瓣、游离皮瓣及游离皮片移植行双层修复。

（3）唇、舌、耳、鼻及眼睑断裂伤：对于唇、舌、耳、鼻及眼睑断裂伤，如离体组织尚完好、伤后时间不超过 6 小时者，原则上应尽量显微吻合至原位。

（4）面部神经损伤：口腔颌面部的神经主要是三叉神经和面神经。早期清创中，应注意探查疑有损伤的神经主干或主要分支，特别是面神经，如有离断，应及时吻合；如神经缺损较长无法做对端缝合者，应行神经游离移植术。

颌面骨损伤

【诊断标准】

1. 原因　交通事故、坠落、撞击等致伤。

2. 临床表现　①上颌骨骨折：除具有一般骨折损伤的共同症状和体征外，还可以有骨折段移位、咬合错乱、口腔鼻腔出血、眼镜状瘀斑、视觉障碍、脑脊液漏等，可有相应的 X 线表现。②下颌骨骨折：因下颌骨本身的解剖生理特点可有牙及牙龈损伤、咬合错乱、下颌骨异常活动度、张口受限、下唇麻木、影响呼吸、骨折段移

6

位等，可有相应的 X 线表现。③颧骨、颧弓损伤：可发生颌面部塌陷、张口受限、复视、眼球内陷、神经受损症状（下颌神经、面神经颧支）、眶周瘀斑以及其他症状和体征，并可有相应的 X 线表现。

【治疗原则】

1. 上颌骨骨折 早期复位与固定，在无其他致命损伤情况下，处理越早越好。

2. 下颌骨骨折 早期准备复位和稳固可靠的骨折，如下颌骨骨折伴有软组织伤口，应首先或同时行软组织清创缝合术。

3. 颧骨颧弓骨折 早期复位及固定，颧骨骨折复位后由于受咬肌的牵拉可发生再移位，需要可靠固定，颧弓骨折一般可不做固定，但对于粉碎性骨折，骨折后未及时治疗，复位后仍不固定的，需加内固定。

三、耳损伤

耳郭外伤与耳郭缺损

【诊断标准】

1. 原因 切割伤、咬伤、挤压伤、撕裂伤等外伤史。

2. 临床表现 耳郭挫伤、裂伤及不同程度和部位组织的缺损。

【治疗原则】

1. 耳郭撕裂伤常与头皮撕脱伤同时发生，只要还有少许头皮组织相连，特别是耳后动脉主干未被切断时，都应进行原位缝合，应行无创缝合和注意针距，以免影响血供和利于引流，一般均能成活。

2. 对于无挫伤、伤口较整齐的小块完全断离的耳郭组织，只要长度不超过 1cm，即可行原位回植术。术后打包固定，这种复合组织移植一般可望成活。

3. 大块耳郭组织或全耳断离，原位缝合再植不能成活，可通过显微外科技术吻合血管回植，可望成活。

4. 如果撕脱的耳郭不能再植，可以剥离离断耳的皮肤组织，作为供皮，利用原耳郭软骨作支架，结合颞浅筋膜包裹支架并植皮来再造耳。此法缺点是，耳郭软骨的支撑性相对差，形态外观欠佳。也可先封闭创面，待后期行全耳再造术。

四、鼻部外伤及缺损

【诊断标准】

1. 原因　鼻部遭受创伤。

2. 临床表现　鼻部挫裂伤，或伴有不同程度的鼻组织缺损。

【治疗原则】

外鼻的结构有很强的立体感，结构包括骨、软骨支架及黏膜衬里和外部皮肤组织。修复鼻外伤史，由于鼻外伤及缺损的范围、层次不同，修复方法千变万化。原则上应该缺多少补多少，缺什么组织补什么组织。

（1）鼻外伤后如果没有组织缺损，或者鼻部外伤严重，部分鼻组织只有很少部分与面部相连，往往由于面部血液循环丰富，外伤鼻的血运都能保持，直接清创缝合即可。即便组织血运较差，清创后在尽量保持健康组织的前提下，将鼻组织原位缝合，包扎固定，按复合组织游离移植对待，尽量挽救鼻组织。

（2）如果鼻损伤严重，部分鼻组织挫伤严重甚至坏死缺失或缺失，如果缺损不大可即时修复。皮肤移植，适用于只有皮肤缺损的病例。复合组织移植，适于鼻部涉及皮肤和软骨的缺损，常用耳郭复合组织移植修复鼻翼、耳垂皮肤脂肪组织移植修复鼻小柱。皮瓣转移，适用于鼻部较大的缺损或全层缺损，常用的有鼻唇沟皮瓣、局部鼻部皮瓣、额部皮瓣等。如果是缺损较大的全层缺损，难以一期修复，不要强行修复，可先行软组织修复，后期再修复鼻支架结构；或先闭合创面，后期行鼻再造术。对于全鼻的缺损，应先修复创面，后期行鼻再造术。

6

五、眼部损伤

眼睑全层缺损

【诊断标准】

1. 原因　外伤史。

2. 临床表现　不同范围的睑缺损。

【治疗原则】

眼睑具有保护眼球的功能，眼睑缺损对视力的影响较大，故宜尽早修复。对眼睑的整形修复，应当首先了解眼睑缺损的原因、缺损部位、视力有无，及周围组织能否提供移植等情况，来制定修复方案。

（1）缺损位于上睑时，应考虑到上睑有快速灵活的眼睑开合功能，修复时组织瓣不宜过于肥厚。上睑也是保护眼球和角膜的主要屏障，一般情况下用正常上睑组织来修复下睑的缺损是不恰当的。在上睑修复过程中，细致地修复上睑提肌极为重要，不仅能保持良好的外观，还不遮挡视力；下睑受重力影响，如睑板缺损会因缺失支撑而下陷，修复时要补充支撑组织并辅以筋膜悬吊术，以保持它良好的支撑作用。

（2）缺损范围不超过全睑长度 1/3 时，可直接拉拢缝合。老年患者睑组织松弛，缺损长度达到 1/3 时仍能直接缝合。中度缺损指小于眼睑长度的 1/2，尽量利用本眼睑形成的睑板结膜瓣，通过旋转或推进并结合游离植皮修复。中度缺损指超过睑全长的 1/2 以上或上下睑同时有部分或全部缺损。

（3）上睑严重缺损，可用下睑全层旋转组织瓣或下睑全层滑行组织瓣修复；或用额部动脉岛状瓣修复上睑外层，内层用穹隆结膜或球结膜旋转推移修复。

（4）下睑严重缺损，可采用上睑睑板、睑结膜滑行瓣修复下睑内层，外层游离植皮；上睑全层滑行组织瓣修复下睑；局部滑行皮瓣结合鼻中隔黏软骨膜-软骨复合组织修复。

（5）上下睑同时有严重缺损，可尽量利用上下穹隆结膜残端形成瓦合瓣，如结膜量不足，可以用鼻中隔黏软骨膜-软骨复合组织补充其不足，外层以额部岛状瓣修复，暂时封闭睑缘，日后打开重新形成睑裂。

（6）视力存在，或有条件行角膜移植者，为防止发生暴露性角膜炎，应尽早修复。再造眼睑衬里必须是润滑的黏膜；如无视力，眼睑衬里可用皮片或皮瓣。

（7）缺损长径的方向，如为纵向缺损，因内眦有泪道，故只能利用外侧残剩组织转移的方法来修复。如长径为横向的缺损，可利用缺损上下的组织推进进行修复。上下穹隆的结膜甚为松动，可充分利用为蒂，行睑板结膜瓣推移或旋转。

眼睑非全层缺损

【诊断标准】

1. 原因 外伤史。

2. 临床表现 不同范围和层次的睑缺损。

【治疗原则】

1. 眼睑皮肤缺损的修复 ①直接缝合：对于宽度小于0.5cm的上睑横向皮肤缺损可直接拉拢缝合，而不会影响上睑的闭合。对于上睑皮肤松弛的老年人，缺损达到1cm时仍可直接缝合。②游离植皮：上睑皮肤缺损量大，直接缝合影响眼睑闭合功能而局部皮瓣不足以修复时，可用皮肤游离移植修复，用乳突、上臂内侧全厚皮。③局部皮瓣：优点是局部皮瓣的厚度、质地与缺损区接近，修复后效果好。适用于直接缝合困难而局部皮瓣能修复的情况。④远位皮瓣：缺点是厚而臃肿，重量超过上睑提肌的力量造成上睑机械性下垂，对于下睑则松弛下垂或外翻。

2. 睑板缺损的修复 ①上下睑板互相弥补的，可随同结膜层一起带蒂移植。②可用同种异体的巩膜、耳郭软骨片或鼻中隔软骨片替代。

3. 睑结膜缺损的修复 ①对有视力者，可用颊黏膜、鼻中隔黏软骨膜-软骨复合组织游离移植。②对无视力者，衬里可采用游离皮片移植。

六、眉部外伤缺损

【诊断标准】

1. 原因　机械性外伤。

2. 临床表现　眉中断性外伤或部分缺损。

【治疗原则】

（1）对于眉部断裂性损伤，需注意清创时尽量保留有活力的组织，减少毛囊的损伤，精确对合封闭伤口，避免错位愈合。

（2）对于眉缺损患者，可根据情况用患侧残余眉、对侧眉、远位头皮瓣转移修复。①对于眉内或外侧缺损小于1/3的病例，可利用皮肤弹性行 V-Y 推进，将眉向缺损端延伸，修复缺损。②对于一侧眉全部缺损的，往往合并额部皮肤的缺损，需要先修复皮肤的缺损，后期依照对侧眉的位置，用带颞浅动脉的头皮岛状瓣移植、全厚头皮游离移植、毛发种植等手段再造眉；对于对侧眉毛浓密、眉形宽大的，还可用带蒂的健侧眉旋转移植修复。

七、唇部缺损

【诊断标准】

1. 原因　唇部创伤致组织缺损病史。

2. 临床表现　唇部全层组织缺损。

【治疗原则】

唇部组织结构的特点是外被皮肤，内衬黏膜，中有口轮匝肌环绕。修复时供区组织的选择和修复应从外形和功能上的要求出发，只有采用邻近或对侧唇组织瓣修复，才能获得外形和功能上满意的结果。

（1）上唇缺损：

1）处理原则：①首选邻近或对侧组织，只有缺损范围较大才选用远位组织。②合并有鼻和上颌骨小范围缺损时，要先修复上颌骨缺损，再修复唇鼻组织。这样除可恢复骨质缺损畸形和咀嚼功能外，对唇部软组织修复时正确估计其缺损量和支撑唇组织也很有帮助。③修复时尽量珍惜利用残存的唇组织，不可任意切除和摒弃，尤其是唇红组织。

2）修复方法：①上唇组织瓣推进滑行修复法：适用于红唇及唇组织缺损在 1～1.5cm 内或小于全唇 1/4 者。②下唇组织瓣交叉移植修复法：适用于上唇组织缺损较大，达全唇 1/3～1/2 时。③扇形皮瓣修复法：扇形皮瓣适用于上唇缺损大于全唇的 1/2 以上，或缺损区接近口角区，而对侧组织和颊组织正常者。通过鼻唇沟处附加切口形成扇形组织瓣向缺损区转移修复。④鼻唇沟皮瓣修复法：适用于上唇部分组织或大于 1/2 以上组织只有皮肤和肌层缺损时。⑤颞浅动脉为蒂的额部岛状皮瓣修复上唇缺损：适用于上唇全部缺损。如果是全层缺损，需要结合双侧鼻唇沟处三角瓣作为衬里，额部供瓣区植皮修复。对于上唇全部缺损还可采用中国皮瓣（以前臂桡侧动静脉为蒂的皮瓣游离移植）修复。

（2）下唇缺损：

1）处理原则：同上唇。此外还要注意：①如果选用上唇组织修复下唇缺损时，尽量避免破坏上唇人中部位。②合并有颏部软组织及下颌骨缺损时，如仅为牙槽部缺损，处理原则为先安装托牙，后修复软组织；如合并下颌骨骨缺损，应先修复软组织，最后安装托牙，这是一条重要原则。

2）修复方法：①下唇组织瓣推行修复法：适用于缺损宽度在 1.0～2.0cm 之间者。②上唇组织瓣交叉转移修复法：适用于下唇正中组织缺损达 1/2 以上，或大部分缺损的修复。应避开人中，选用上唇人中旁组织瓣转移修复。③扇形皮瓣修复法：适用于下唇中央的中型缺损。④对于大型缺损或全下唇缺损，合并颏部软组织不同程度缺损的病例，可行双侧颊组织瓣推进修复法，或鼻唇沟及颊部组织瓣修复法；也可用游离足背皮瓣、管

6

形皮瓣等修复。

（3）红唇缺损：

1）处理原则：①唇红小范围缺损，主要采用邻近唇红组织、口内前庭黏膜修复；②唇红较大范围缺损，可采用对侧唇红组织，或舌瓣组织修复；③唇红大部分缺失或无唇红，无法利用邻近、对侧和舌瓣修复者，可用口轮匝肌肌黏膜瓣或带蒂颊黏膜组织瓣修复。④唇珠不明显时，仍应以邻近唇红组织进行修复。

2）修复方法：①Z成形术：适用于唇红小范围缺损；②对侧唇红组织修复法：适用于上唇正中小范围缺损；③舌瓣组织修复法：适用于近口角处唇红小范围缺损，范围小于一侧1/2者；④口轮匝肌黏膜瓣修复法：适用于较大范围的唇红缺损；⑤唇颊黏膜组织瓣修复法：适用于全下唇唇红缺损修复。

（孙家明）

第二节 皮肤移植

（一）概念

皮肤移植术（简称植皮）在创面修复中是一种常用而重要的方法。比如在深度烧伤创面、肉芽组织创面、大面积皮肤缺损遗留床等，植皮手术往往是必不可少的治疗方法。皮肤移植术是将自体皮肤由某一部位切下部分或全层厚度后，完全游离移植到另一处。切取的部位称为供皮区，接受移植的部位称为受皮区。

（二）刃厚皮片移植

平均厚度为 0.2～0.3mm，组织学上包含皮肤的表皮层和少许真皮乳突层。其主要优点在于生命力强，能较长时间的依靠血浆渗透维持生存，故存在血运不良的创面或有轻度感染的肉芽创面上均易成活。同时，刃厚皮片切取容易，供皮区不受限制，且在同一供皮区可以反复切取，供皮区愈合迅速，遗留轻度瘢痕。其缺点是质地脆弱，缺乏弹性，不耐磨压。后期易挛缩，色泽深暗，外形不佳。适用于：①感染的肉芽创面。②大面积皮肤缺损。③口腔、鼻腔或眼窝黏膜缺损。

（三）中厚皮片移植

平均厚度为 0.3~0.6mm，包含表皮和部分真皮，相当于全层皮肤厚度的 1/3~3/4。中厚皮片的厚度介于全厚与刃厚之间，兼有两者的优点，易于成活，挛缩小，柔软，耐磨，功能较好，供皮区又能自行愈合，应用范围广泛。但供皮区常遗留增生性瘢痕。适用于：①面部或关节处皮肤缺损。②功能部位的新鲜创面。③健康的肉芽创面。

（四）全厚皮片

包含表皮与真皮的全部，但不含脂肪组织。因为富含真皮内的弹性纤维、腺体等，成活后弹性较好，柔韧，耐磨压，后期挛缩小，色泽与正常皮肤近似。缺点是成活较困难，仅能在新鲜创面生长，有感染的创面不易成活。适用范围：①颜面部器官皮肤的修复。②功能部位修复。③手掌、脚底等部位。

（五）创面准备

外伤创面在 24 小时内，无严重污染时均可考虑植皮。首先应进行彻底清创术，将局部清洗干净，清除坏死组织，异物，止血等。

肉芽创面应鲜红、平整、分泌物少、无水肿，皮片才能成活。如分泌物较多，可每日用生理盐水湿敷创面 2~3 次，肉芽组织有过度增生或水肿，可以剪除或用 3% 高渗盐水湿敷。亦可在手术时将过度增生的肉芽组织刮除，直至底部的纤维板。

（六）取皮方法

1. 刀片、滚轴刀取皮法　适用于断层皮片。此法简单，无需特殊设备，掌握也不困难。主要用刀片或滚轴取皮刀，取皮时，用少许液体石蜡涂抹于供区皮肤及刀片上。助手用一块木板或手掌压住供皮区的一端，术者左手持木板压住供皮区另一端，使两板之间皮肤紧张平坦。右手持刀使刀刃与皮肤成 30° 角左右，在两板间作拉锯式动作向前推动切削皮片。边切边将木板后退。取皮的厚度取决于刀片与皮肤间的角度与向下切割的压力，角度越大则越厚。为使皮片厚度均匀，应注意随时调节刀片的角度与向下切割的压力。缺点是不易取下整块较大面积皮片，厚度也不易一致。

2. 鼓式取皮机取皮法　在供皮区及鼓面涂抹交税或使用双面胶纸，使鼓面与皮肤表面粘连。左手握取皮机轴，右手持连接刀片的金属柄，将取皮机鼓面前缘对准供皮区相应位置，轻轻压下，稍待片刻使其与皮肤充分粘连后，将鼓面稍向后转动，其前缘粘连皮肤即可翘起，轻轻将刀刃放在翘起的皮肤上，左右推拉刀片，即可切开皮肤。然后边切边将鼓面向后转动。在转动时应略带向前推和向下压的力量，直至所需大小的皮片完全切下为止。

3. 电动取皮刀　使用方法与滚轴刀类似。取皮时不用拉锯式切取，直接在绷紧的皮肤上推动即可。

（七）取皮后供区处理

以大网眼凡士林纱布做内层敷料，外层以多层干棉垫覆盖，加压包扎。

（八）植皮方法

1. 整张皮片移植　按创面大小切取刃厚或中厚皮片，将皮片平铺于创面，使其大致与创面吻合，用丝线间断缝合，固定几个点。并顺创缘剪除多余的皮片，使皮片与创面吻合且稍有张力。然后再继续将皮片缝合固定于创缘，以生理盐水冲洗皮片下面，以避免小血块存留，影响其生长。除了缝合法外，目前常用皮肤缝合器固定皮片，操作方便快捷，外翻对合良好。

包扎：普通包扎时使用大网眼凡士林纱布，薄层盐水纱布，湿纱布，干纱布及棉垫覆盖。打包包扎适用于创面活动性大，凹凸不平的部位，或新鲜创面整张皮片移植的受区。即在皮片边缘与创缘间，用丝线间断缝合，每次打结后预留10cm线，在皮片上逐层堆积棉花或碎纱布，至适当厚度后，将预留的长线分成数捆，相对交叉打结，以固定皮片，防止敷料移位。打包后加盖适量棉垫再以绷带加压包扎。负压固定：将海绵修剪成皮片形状，稍超出皮片边缘，至于皮片之上。半透膜封闭后链接负压装置。

2. 网状植皮 将皮片制作成网状，拉开并固定于创面，即刻增加皮片面积，同时也便于渗出液引流。目前常用轧皮机，可使原皮片扩展 1.5～10 倍，节约皮源。适用于肉芽创面和新鲜创面而皮源不足时。皮片生长后网孔即可自行愈合。

3. 邮票皮片植皮 在感染较重或长期不愈合的创面，整张皮片不易成活时，可采用邮票植皮法。将皮片剪成类似邮票的形状，散在的植于已准备好的创面上。皮片之间的距离为 0.5～1.0cm。包扎方法与上述一样。

（孙家明）

第三节 随意皮瓣转移技术

皮瓣是由具有血液供应的皮肤及其附着的皮下组织组成。皮瓣在形成过程中必须有一部分与本体相连，这一部分称为蒂部，蒂部是皮瓣转移后的血供来源，可具有多种形式，如皮下组织蒂，肌肉血管蒂，血管蒂等。皮瓣的血供在早期完全依赖蒂部，转移到受区后，再与受区创面重新建立血液循环后，才能完成皮瓣转移的全部过程。

随意皮瓣中不含轴型血管，仅有真皮血管网和真皮下血管网，有时也携带皮下血管网，但没有轴型血管。因此在设计时应注意长宽比例，在操作时注意剥离的层次，并力争皮瓣平整，厚薄一致，保持血管的延续性不受损伤。

（一）适应证

1. 有骨、关节、大血管、神经干等组织裸露的创面，且无法直接缝合。

2. 虽然深部无组织缺损外露，但为了获得良好的外形和效果，使皮肤色泽和质地更加优良。

3. 面颊部缺损。

6

4. 慢性溃疡和创面。

（二）皮瓣设计原则

1. 缺损的评估　皮瓣的应用主要是修复缺损并恢复功能与外形，因此，皮瓣设计原则首先是要弄清缺损的部位，形状，大小，有无严重挛缩，创面深度，感染情况及血供情况。

2. 供瓣区与皮瓣类型的选择　皮瓣转移至受区至完全成活，依赖于血管蒂的血供，在头颈部血管丰富的部位，任意皮瓣的长宽比为（3~3.5）∶1。躯干或四肢为2∶1，小腿下段血供较差的部位为1~（1.5∶1）。轴型皮瓣不受长宽比的限制，但不能超出该血管血液供应的范围。

3. 血供方式　皮瓣血供来自阶段性动脉，穿支动脉和皮动脉。肌皮动脉供应随意皮瓣，皮动脉中除直接皮动脉外，尚有不少从肌间隔或肌间隙发出的皮动脉，在皮瓣形成与成活方面均十分重要。皮瓣的血液供应室皮瓣形成与转移后存活的基础，因此，应尽量选用血供丰富的轴型血管供应的皮瓣。

4. 转移方式　随意皮瓣以局部转移为主。

5. 皮瓣的构成　分含浅筋膜的皮瓣，含深筋膜的皮瓣，含肌肉的肌皮瓣以及多种组织的复合皮瓣等。选择原则大致有如下几点：选择皮肤质地颜色相近的部位为供瓣区。以局部、邻近皮瓣等就近取材且简单安全的方案为首选。尽可能地避免不必要的延迟及间接转移。皮瓣大小宜比创面大20%。尽量选用血供丰富的轴型皮瓣或岛状皮瓣，并尽可能血供方向一致。尽量选用躯干部位较隐蔽的工区，尽量减少供区畸形与功能障碍。

（三）局部皮瓣

局部皮瓣是利用周围皮肤及软组织的弹性、松动性和可移动性，在一定条件下重新安排局部皮肤的位置，以达到修复皮肤缺损的目的。局部皮瓣的血供主要依赖皮瓣的蒂部，因此在设计时必须考虑蒂部是否有足够的动脉及静脉血回流。尤其要掌握好剥离的层次和平面，特别是接近底部的位置不能太薄，以防损伤血管网导致皮瓣血液循环障碍。除皮下蒂的厚度外，还要考虑蒂部的宽度，一般为1∶1，血供丰富发部位可达1.5∶1，且蒂部不能有张力和扭曲。

按转移方式，局部皮瓣可分为：

1. 推进皮瓣　利用缺损创面周围皮肤的弹性和可移动性，在缺损区的一侧或两侧设计皮瓣，经切开剥离后，向缺损区滑行延伸以封闭创面。常见的有矩形推进瓣，三角形推进瓣，双蒂推进瓣和风筝瓣。

2. 旋转皮瓣　在缺损边缘的一侧形成局部皮瓣，按顺时针或逆时针方向旋转一定角度后，转移至缺损区修复创面。皮瓣近端的基点即为旋转的轴点，其旋转半径的长度应超出缺损的边缘。在临床上遇到缺损面积较大，周围正常皮肤的弹性及移动性小，不能滑行推进修复的时候，可以选用旋转皮瓣，尤其适用于圆形或三角形缺损。

旋转皮瓣必须根据缺损区周围正常皮肤的弹性和可移动性进行设计。其旋转弧切口长度一般应为缺损区域宽度的4倍，皮瓣的长度应较创缘略长。在转移过程中发现皮瓣间断张力较大时，可采用逆切或延长切口的方法减少张力，但一定要仔细观察蒂部的血液供应情况，不要损伤主要动静脉。常用的旋转皮瓣有单叶旋转皮瓣，双叶旋转皮瓣和菱形皮瓣等。

3. 交错皮瓣　简称Z成形。该皮瓣适用于蹼状瘢痕挛缩的松解，条状瘢痕及组织错位的修复等。在条状或索状瘢痕的两侧设计一定角度的两个三角皮瓣，角度与轴线延长线的长度有一定关系。为了避免皮瓣尖端坏死，首先在设计时应注意基底部要宽，尖端要圆钝，其次皮瓣的蒂部不宜有深在的瘢痕，缝合时张力不易过大。交错皮瓣有多种灵活的形式，除了对等的两个三角瓣易位的形式外，还有不对等的三角瓣、多个三角皮瓣交错、四瓣及五瓣成形术，W成形术等。

4. 邻位皮瓣　邻位皮瓣与局部皮瓣的不同之处在于

6

它与缺损区并不相连，供瓣区与缺损区之间有正常的皮肤或组织。最常见的例子是额部皮瓣带蒂转移修复鼻翼缺损，颈肩皮瓣或颈胸皮瓣修复颈部、口底及下颌缺损。

（四）并发症防治

1. 皮瓣血液循环障碍　会导致皮瓣部分或全部坏死，是比较常见的严重并发症。导致皮瓣血液循环障碍的原因包括内在性与外在性原因。其中，常见的内在性原因有皮瓣供区选择不当、皮瓣设计时长宽比过大、超出轴型皮瓣知名血管的血供范围、难愈合创面周围组织不健康、静脉淋巴回流不充分及有过敏和瘢痕增生等不良体质因素易发生动脉持续痉挛。外在原因包括手术操作不当及术后处理不当。

2. 血液循环障碍的预防　主要在于严格遵循皮瓣手术的基本原则，熟悉皮瓣相关的解剖结构，实施严格完全的术前准备。在术后处理方面，皮瓣下方应常规放置引流管，并保持通畅。皮瓣术后有反应性肿胀，特别是在术后头4天，静脉淋巴回流尚未建立新的侧支循环，发现肿胀需及时处理，否则随着肿胀的进一步加重，可能会引起皮瓣血供障碍甚至坏死。皮瓣肿胀的处理包括松解部分缝线减张，静脉使用糖皮质激素等。

术中发现损伤皮瓣的供血血管或其他原因引起皮瓣血液循环障碍时，最好的处理是停止手术，将皮瓣缝回原处，相当于做一次延迟手术。若皮瓣原位缝合后仍严重苍白则需要考虑修薄成皮片移植覆盖创面。若皮瓣转移后出现血供障碍，则需要分析原因加以解决。动脉痉挛可以通过镇静止痛、保温、补充血容量、应用扩容抗凝药物等措施来疏通微循环。有缺血再灌注损伤时，还可以考虑应用类固醇类药物以及自由基清除剂别嘌醇和SOD等。有条件的还可以进行全身或局部高压氧治疗。静脉回流障碍目前尚缺乏有效的措施，采取适当加压包扎，抬高肢体或皮瓣远端，采取体位引流法。另外可将皮瓣边缘部分缝线拆除或剪开创缘小静脉，利用肝素和利多卡因溶液经常擦拭，待毛细血管建立静脉回流后可能成活。医用水蛭吸血并释放抗凝物质也有一定效果。若确定是静脉损伤所致，唯一有效的方法是显微静脉吻合。

（孙家明）

第四节 皮肤软组织扩张技术

皮肤软组织扩张术是指将皮肤软组织扩张器置入正常皮肤软组织深面，通过注射壶向扩张囊内注射液体以增加扩张器的体积，使其对表面皮肤软组织产生压力，促进皮肤和软组织的细胞分裂增殖及细胞间隙的扩大，从而增加皮肤面积，或通过皮肤外部机械牵引力使皮肤软组织扩展延伸，利用新增加的皮肤软组织进行组织修复和器官再造的一种方法。

（一）扩张器的结构

1. 扩张囊　是扩张器的主体。根据容量大小和形态的不同，可以分为不同规格和型号。扩张囊的主要作用是储存液体，并完成对皮肤软组织的扩张，因此，扩张囊本身应具有较好的弹性、良好的密闭性以及较强的抗压抗撕裂能力，可以接受几倍容量以上的扩张。常用扩张器形态规格包括圆形、肾形、柱形、方形和特殊形等。

2. 注射壶　是接受穿刺并向扩张囊内注射扩张液的主要部件。有半球状、乳头状和圆盘状。其主要结构为顶盖、底盖和防刺穿的不锈钢片。阀门又有单向和双向之分。单向阀门尽管可以减轻阀门所承受的压力并避免刺穿部位渗漏，但当囊内压力过高时无法通过阀门抽液减压，现已少用。双向阀门应用较多。

3. 连接导管　是指连接注射壶及扩张囊之间的硅胶管。

（二）扩张器置入术

1. 扩张器的选择　包括形状和容量两个方面。扩张器的形状主要取决于可供扩张部位的形态。多数情况下，头皮、额部、颈部、四肢和躯干等部位选择长方形柱形扩张器，耳部和眶周选择肾形扩张器，阴囊选择圆形扩

6

1045

张器。扩张器的容量则取决于可供扩张的正常皮肤面积大小，同时也受扩张器自身长度和宽度等规格的限制。根据西京整形外科的临床经验总结，头皮修复面积与扩张器体积比为 1∶3.5，面颈部为 1∶(4.5~5.0)，躯干介于两者之间。

2. 扩张区域及切口选择　扩张区域应尽可能邻近受区。而且还需要考虑到修复后皮肤的色泽、质地和毛发分布等特征的匹配，远位扩张主要适用于相邻区域已无供区可使用的情况。扩张区域的选择同时也需考虑到不对重要组织器官的功能造成影响。切口的选择与扩张部位密切相关，应该位于病变组织与正常组织交界处或靠近病变组织一侧。

3. 埋置层次的选择　扩张器埋置的层次因供区和部位而异，头皮一般位于帽状腱膜的下层，额部位于额肌深面，面颊部位于皮下组织层，颈部大多位于颈阔肌浅层或深层，躯干和四肢一般置入深筋膜浅层。

4. 扩张器的置入及术后处理　扩张器在置入前应检查有无渗漏。缝合切口时，应在距切口边缘 0.5~1.0cm 的部位将皮瓣与深面组织缝合，以防扩张器移位。术后早期扩张器埋置区可加压包扎，常规引流。

（三）注液扩张

一般注射生理盐水，也可加入利多卡因、抗生素、地塞米松和茶碱类。注射可在手术时即开始，术中注液量因扩张器的容量，表面皮肤松弛度和切口张力而决定。大多数扩张器注液在术后 5~7 天开始，如果注液对切口张力影响较大，则应推迟注液时间。常规扩张时，两次注液之间一般间隔 4~5 天左右，每次注液量差异较大，以表面皮肤张力为主要判断指标。

（四）血肿的防治

血肿最常见的早期表现为术区胀痛、皮肤青紫及瘀斑形成、引流液颜色深暗或引流不畅等。主要原因包括剥离时层次不清，止血不彻底，引流不通畅，患者有出血倾向等。发现血肿应及时清除，清除过程中应严格遵

6

循无菌原则，术后更加注意保持引流管通畅，局部适当加压包扎。严重的血肿会对周围组织结构造成影响，如颈部血肿可能压迫气管影响呼吸，甚至出现压迫颈部血管的症状。血肿的及时清除对后期皮肤扩张具有显著意义，血肿容易引起感染，同时硬化软组织，造成扩张困难。

（五）扩张器外露的防治

扩张器外露多见于切口愈合不良和扩张器顶端皮肤破溃，扩张囊和注射壶都有外露的可能。切口愈合不良导致的外露常见于放置引流管的位置。切口张力过高或缝合不佳往往易引起扩张器外露，血肿导致的腔内积液反复从切口流出也使切口愈合不良并导致扩张器外露的早期现象之一。扩张顶端皮肤破溃的早期表现为局部皮肤变薄，进而出现表皮脱落和水疱形成。

处理扩张器外露时，应首先抽出一部分液体，在无张力的情况下重新缝合切口。对陈旧性的切口，需将切缘进行修整直至新鲜组织后方可缝合。扩张器顶端外露一般很难再次缝合，最重要的是早期发现，早期处理。一旦顶端外露发生，只能取出扩张器并提前进行二期皮瓣转移术。

（孙家明）

6

第七章

烧伤外科

第一节 面积与深度

（一）烧伤面积的估算

是指皮肤烧伤区域占全身体表面积的百分数。为便于记忆，将体表面积划分为 11 个 9% 等分，另加 1%，构成 100% 的总体表面积，即头颈部为 9%，躯干为 27%，双上肢 18%，双下肢 46%，共为 100%。估算面积时，女性和儿童有所区别。一般成年女性的臀部和双足各占 6%，儿童头大，下肢小，可按下法计算：头颈部面积 =［9 +（12 - 年龄）］%，双下肢面积 =［46 +（12 - 年龄）］%。另外，不论性别，年龄，患者并指的掌面占体表面积的 1%。

（二）烧伤深度的判定

一般采用三度四分法，即将烧伤深度分为Ⅰ度、浅Ⅱ度、深Ⅱ度、Ⅲ度。一般将Ⅰ度、浅Ⅱ度称为浅度烧伤，深Ⅱ度、Ⅲ度为深度烧伤。

Ⅰ度烧伤 仅伤及表皮浅层，生发层健在。表面红斑状、干燥、烧灼感。再生能力强，3 ~ 7 天脱屑痊愈，短期内可有色素沉着。

浅Ⅱ度烧伤 伤及表皮的生发层和真皮乳头层。局部红肿明显，有大小不一的水疱形成，内含淡黄色澄清液体，水疱皮如剥脱，创面红润，潮湿，疼痛明显。创面靠残存的表皮生发层和皮肤附件再生修复。1～2 周愈合，一般不留瘢痕，多有色素沉着。

深Ⅱ度烧伤　伤及真皮乳头层及以下，但仍残留部分网状层，深浅不一致。可有水疱，但去泡皮后，创面潮湿，红白相间，痛觉迟钝。由于真皮层内有残存的皮肤附件，创面修复可依赖其上皮增殖形成皮岛，如不感染，可融合修复，需 3～4 周，但常有瘢痕增生。

Ⅲ度烧伤　又称焦痂型烧伤。全层皮肤烧伤，可深达肌肉甚至骨骼、内脏器官等。创面蜡白或焦黄，甚至炭化。硬如皮革，干燥，无渗液，发凉，针刺和拔毛无痛觉。可见粗大栓塞的树枝状血管网。由于皮肤及附件完全烧毁，3～4 周后焦痂脱落，创面修复有赖于植皮或上皮自创缘健康皮肤生长。愈合后多造成畸形。

（孙家明）

第二节　治疗原则与初期处理

（一）烧伤治疗原则

1. 早期及时补液，迅速纠正低血容量，维持呼吸道通畅。

2. 使用有效抗生素，及时有效的防治全身性感染。

3. 尽早切除深度烧伤组织，用自、异体皮移植覆盖，促进创面修复，减少感染来源。

4. 积极治疗严重吸入性损伤，采取有效措施防治脏器功能障碍。

5. 实施早期救治与功能恢复重建一体化理念，早期重视心理、外观和功能的恢复。

（二）初期处理

1. 轻度烧伤　主要为创面处理，包括清洁创周健康皮肤，创面可用 1:1000 苯扎溴铵或 1:2000 氯己定清洗、移除异物。浅Ⅱ度水疱皮应予保留，水疱大者，可用消毒空针抽去水疱液。深度烧伤的水疱皮应予清除。如果应用包扎法，内层用油纱，可适当添加抗生素，外层用吸水敷料均匀包扎，包扎范围应超过创缘 5cm。面、颈及会阴部烧伤不适合包扎处，可予暴露疗法。疼痛明显者，给予镇静止痛剂。口服或静脉补液，如无禁忌，可酌情进食。使用抗生素和破伤风抗毒素。

2. 中重度烧伤　应按下列程序处理。简要了解受伤史后，记录血压、脉搏、呼吸，注意有无吸入性损伤及其他合并伤，严重吸入性损伤应及早行气管切开。立即建立静脉输液通道，开始输液，防治休克。留置导尿管，观察每小时尿量、比重、pH，并注意有无血红蛋白尿。清创应估算烧伤面积和深度，躯干部可影响呼吸，应行焦痂切开减张术。按烧伤面积、深度制定一个 24 小时的输液计划。广泛大面积烧伤一般采用暴露疗法。

3. 创面污染重或有深度烧伤　均应注射破伤风抗毒血清，并用抗生素。

（孙家明）

第三节　休克与感染

（一）烧伤休克的临床表现

主要为心率增快、脉搏细弱、听诊心音低弱。血压的变化：早期脉压变小，随后血压下降。呼吸浅快。尿量减少是低血容量休克的一个重要标志，成人每小时尿量低于 20ml，提示血容量不足。烦躁不安是脑组织缺血、缺氧的一种表现。周边静脉充盈不良、肢端冷、患者诉畏凉。

（二）休克的防治

补液是防治烧伤休克的最重要的措施。常根据患者的烧伤面积和体重按以下公式计算补液量：

1. 伤后第 1 个 24 小时补液量为成人每 1% Ⅱ度、Ⅲ度烧伤面积每千克体重补充胶体液 0.5ml 和电解质液 1ml，广泛深度烧伤者与小儿烧伤其比例可改为 1:1，另加基础水分 2000ml。伤后前 8 小时输入一半，后 16 小时输入另一半。

2. 伤后第 2 个 24 小时补液量为胶体及电解质均为第 1 个 24 小时输入量的一半，5% 葡萄糖溶液补充水分 2000ml。

上述补液公式只是估计量，应仔细观察患者尿量，应达 1ml/（kg·h）、精神状态、皮肤黏膜色泽、血压和心率、血液浓缩等指标。此外，广泛深度烧伤者，常伴有严重的酸中毒和血红蛋白尿，为纠正酸中毒和避免血红蛋白降解产物在肾小管的沉积，应输入 1.25% 碳酸氢钠。严重烧伤后早期出现心肌损害和功能降低，应给予心肌保护或心力扶持药物。

（三）烧伤全身性感染的主要诊断依据

性格改变，初始时仅有些兴奋、多语、定向障碍，继而可出现幻觉、迫害妄想，甚至大喊大叫，也有表现对周围淡漠。体温的骤升或骤降，波动幅度较大（1～2℃）。体温骤升者，起病时常伴有寒战，体温不升者常提示为革兰阴性杆菌感染。心率加快（成人 140 次/分以上）。呼吸急促。创面骤变，一夜间出现创面生长停滞，创缘变锐、干枯、出血死斑等。白细胞计数骤升或骤降。

（四）烧伤全身性感染的预后

烧伤全身性感染的预后严重，关键在早期诊断和治疗。

1. 及时纠正休克　防治组织器官缺血缺氧损害，维护机体的防御功能，保护肠黏膜的组织屏障，对防治感染有重要意义。

2. 正确处理创面　烧伤创面特别是深度创面是主要感染源，对深度烧伤创面进行早期切痂，削痂植皮，是防治全身性感染的关键措施。

3. 抗生素的应用和选择　抗生素的选择应针对致病菌，贵在病菌侵入开始时用药。因此，平时应反复做细菌培养以掌握创面的菌群动态及药敏情况，一旦发生感染，及早有针对性的用药。一般烧伤创面的病菌多为多菌种，耐药性较其他病区为高，病区内应避免交叉感染。对严重患者并发全身感染时，可联合应用一种第三代头孢菌素和一种氨基糖苷类抗生素，从静脉滴注。待细菌学复查报告后，再予调整。需要注意的是，感染症状控制后，应及时停药，不能留待体温完全正常，因烧伤创面为修复前，一定程度的体温升高是不可避免的，敢于应用抗生素而不敢及时停用抗生素，反而导致体内菌群失调或二重感染。

4. 其他措施　包括营养支持、水及电解质紊乱的纠正、脏器功能的维护等。营养支持可根据情况应用肠内或肠外营养，尽可能用肠内营养，因其接近生理，可促使肠黏膜屏障的修复，且并发症较少。

（孙家明）

第四节　创面处理

（一）Ⅰ度烧伤

不需要特殊处理，能自行消退。但应注意保护创面，如烧灼感严重，可涂抹薄层油脂。

（二）小面积浅Ⅱ度烧伤

清创后，如水疱皮完整，应予保存。只需抽去水疱液，消毒包扎，水疱皮可充当生物敷料，保护创面，减痛，且有利于创面、减痛，且有利于创面愈合。如水疱皮撕脱，可以无菌油性敷料包扎。除非敷料浸湿、有异味或有其他感染迹象，不必经常换药，以免损伤新生上皮。如创面已感染，应勤换敷料，清除脓性分泌物，保持创面清洁，多能自行愈合。

（三）深度烧伤

由于坏死组织多，组织液化，细菌定植难以避免，应正确选择外用抗菌药物。常用的有效外用药有1%磺胺嘧啶银霜剂、碘附等。外用抗菌药物只能一定程度抑制细菌生长。烧伤组织由开始的凝固性坏死经液化到与健康组织分离，需要2~3周，在这一过程中，随时都存在侵入性感染的威胁，因此多主张采用积极的手术治疗，包括早期切痂，达到深筋膜平面，或削痂至健康组织平

7

面，并立刻皮肤移植。早期外科手术能减少全身性感染发病率，降低脏器并发症，提高大面积烧伤的治愈率，并缩短住院日。

（四）大面积深度烧伤

患者健康皮肤所剩无几，需要皮肤移植的创面大，手术治疗中最大的难题是自体皮供与求的矛盾。我国学者采用大张异体（种）皮开洞嵌植小块自体皮，异体（种）皮下移植自体微粒皮，以及充分利用头皮为自体皮来源。如皮仍然不够，则大面积Ⅲ度烧伤的创面可分期分批进行手术。

（孙家明）

主要参考文献及推荐阅读

1. 张英泽. 临床创伤骨科学流行病学. 第2版. 北京: 人民卫生出版社, 2014.

2. Petrisor BA, Bhandari M. Injuries to the pelvic ring: incidence, classification, associated injuries and mortality rates. Curr Orthop, 2005, 19: 327.

3. Starr AJ, Griffin DR, Reinert CM, et al. Pelvic ring disruptions: prediction of associated injuries, transfusion requirement, pelvic arteriography, complications, and mortality. J Orthop Trauma, 2002, 16 (8): 553-561.

4. Cothren CC, Osborn PM, Moore EE, et al. Preperitonal pelvic packing for hemodynamically unstable pelvic fractures: a paradigm shift. J Trauma, 2007, 62 (4): 834-839; discussion, 839-842.

5. Zhang Q, Chen W, Liu H, et al. The anterior dislocation of the sacroiliac joint: a report of four cases and review of the literature and treatment algorism. Arch Orthop Trauma Surg, 2009, 129 (7): 941-947.

6. 陈伟, 张奇, 鲁谊, 等. 微创可调式接骨板治疗骶骨 Denis Ⅱ 型骨折. 中华创伤骨科杂志, 2012, 14 (5): 385-390.

7. 周东生. 骨盆创伤学. 第2版. 济南: 山东科学技术出版社, 2009.

8. 陈孝平, 汪建平, 张英泽, 等. 外科学. 第8版. 北京: 人民卫生出版社, 2013.

9. Hou Z, Zhang Q, Chen W, et al. The application of the

axial view projection of the S1 pedicel for sacroiliac screw. J Trauma, 2010, 69 (1): 122-127.

10. Zhang Q, Chen W, Wu X, et al. Comparative study of W-shaped angular plate and reconstruction plate in treating posterior wall fractures of the acetabulum. PLoS One, 2014, 9 (3): e92210.

11. Matta JM, Anderson LM, Epstein HC, et al. Fractures of the acetabulum. Clin Orthop, 1986, (205): 230-240.

12. Zhang YZ. Clincial epidemiology of orthopedic trauma, Thieme, 2012: 157-177.

13. Koval KJ, Zuckerman JD. Handbook of Fractures. 3rd ed. New York: Lippincott Willians & Wilkins, 2006, 318-328.

14. Ly TV, Swiontkowski MF. Treatment of femoral neck fractures in young adults. J Bone Joing Surg Am, 2008, 90 (10): 2254-2266.

15. Koval KJ, Aharonoff GB, Rokito AS, Lyon T, Zuckerman JD. Patients with femoral neck and intertrochanteric fractures: Are they the same? Clin Orthop, 1996, 330: 166-172.

16. Koval KJ, Zuckerman JD. Handbook of Fractures. 3rd ed. New York: Lippincott Willians & Wilkins, 2006, 330-331.

17. Abrahamsen B, Vestergaard P. Declining incidence of hip fractures and the extent of use of antiosteoporotic therapy in Denmark 1997-2006. Osteoporos Int, 2009.

18. Ward FO. Human Anatomy. London: Renshaw, 1838.

19. Zhang Q, Chen W, Liu HJ, et al. The role of the calcar femorale in stress distribution in the proximal femur. Orthop Surg, 2009, 1 (4): 311-316.

20. Haidukewych GJ, Israel TA, Berry DJ. Reverse obliquity fractures of the intertrochanteric region of the femur.

J Bone Joint Surg Am, 2001, 83: 643-650.

21. Olsson O, Ceder L, Hauggaard A. Femoral shortening in intertrochanteric fractures: A comparison between the Medoff sliding plate and the compression hip screw. J Bone Joint Surg Br, 2001, 83: 572-578.

22. Michael Harty. The Calcar Femorale and the Femoral Neck. The Journal of Bone & Joint Surgery, 1957, 39: 625-630.

23. Kaufer H. Mechanics of the treatment of hip injuries. Clin Orthop Relat Res, 1980, 146: 53-61.

24. Cummings SR, Nevitt MC. A hypothesis: the causes of hip fractures. J Gerontol, 1989, 44 (4): M107-111.

25. Zhang YZ. Clincial epidemiology of orthopedic trauma, Thieme, 2012, 157-177.

26. Koval KJ, Zuckerman JD. Handbook of Fractures. 3rd ed. New York: Lippincott Willians & Wilkins, 2006, 338-339.

27. Krettek C, Schandelmaier P, Miclau T, et al. Minimally invasive percutaneous plate osteosynthesis (MIPPO) using the DCS in proximal and distal femoral fractures. Injury, 1997, 28 (Suppl 1): 20-30.

28. Siebenrock KA, Muller U, Ganz R. Indirectreduction with a condylar blade plate for osteosynthesis of subtrochanteric femoral fractures. Injury, 1998, 29 (Suppl 3): 7-15.

29. Vaidya SV, Dholakia DB, Chatterjee A. Theuse of a dynamic condylar screw and biologicalreduction techniques for subtrochanteric femur fracture. Injury, 2003, 34 (2): 123-128.

30. Koch JC. The laws of bone architecture. Am J Anat, 1917, 21: 177-198.

31. Bucholz RW, Court-Brown CM. Rockwood and Green's Fractures in Adults, 7th. Lippincott, Willians &

Wilkins，2010，1645-1646.

32. Kloen P，Rubel IF，Lyden JP，et al. Subtrochanteric fracture aftercannulated screw fixation of femoralneck fractures：A report of four cases. J OrthopTrauma，2003，17（3）：225-229.

33. Fielding JW，Magliato HJ. Subtrochanteric fractures. Surg Gynec Obstet，1966，122：555-560.

34. Zhang YZ. Clincial epidemiology of orthopedic trauma. Thieme，2012：179-182.

35. Copeland CE，Mitchell KA，Brumback RJ，et al. Mortality in patients with bilateral femoral fractures. J Orthop Trauma，1998，12：315-319.

36. Nork SE，Agel J，Russell GV，et al. Mortality after reamed intramedullary nailing of bilateral femur fractures. Clin Orthop，2003，272-278.

37. Bucholz RW，Court-Brown CM. Rockwood and Green's Fractures in Adults，7th. Lippincott，Willians & Wilkins，2010，1661-1663.

38. Salminen ST，Pihlajamaki HK，Avikainen VJ，et al. Population based epidemiologic and morphologic study of femoral shaft fractures. Clin Orthop Relat Res，2000，372：241-249.

39. Court-Brown CM，Rimmer S，Prakash U，et al. The epidemiology of open long bone fractures. Injury，1998，29：529-534.

40. Salminen ST，Pihlajamaki HK，Avikainen VJ，et al. Population based epidemiologic and morphologic study of femoral shaft fractures. Clin Orthop，2000，241-249.

41. Müller ME，Nazarian S，Koch P，et al. The Comprehensive Classification of Fractures in Long Bones. Berlin，Springer-Verlag，1990.

42. Orthopaedic Trauma Association Committee for Coding and Classification. Fracture and Dislocation Compendi-

um. J Orthop Trauma, 1996, 10 (Suppl 1).

43. Roberts CS, Pape HC, Jones AL, Malkani AL, Rodriguez JL, Giannoudis PV. Damage control orthopaedics: Evolving concepts in the treatment of patients who have sustained orthopaedic trauma. Instr Course Lect, 2005, 54: 447-462.

44. Harwood PJ, Giannoudis PV, Probst C, Krettek C, Pape HC. The risk of local infective complications after damage control procedures for femoral shaft fracture. J Orthop Trauma, 2006, 20: 181-189.

45. Bucholz RW, Court-Brown CM. Rockwood and Green's Fractures in Adults, 7th. Lippincott, Willians & Wilkins, 2010, 1680-1683.

46. Morgan E, Ostrum RF, DiCicco J, McElroy J, Poka A. Effects of retrograde femoral intramedullary nailing on the patellofemoral articulation. J Orthop Trauma, 1999, 13: 13-16.

47. Krettek C. Fractures of the Distal Femur. In: Browner BD, eds. Skeletal Trauma: Basic Science, Management, and Reconstruction. 4th ed. Elesvier, 2009.

48. Arneson TJ, Melton LJ, Lewallen DG, et al. Epidemiology of diaphyseal and distal femoral fractures in Rochester, Minnesota, 1965-1984. Clin Orthop Relat Res, 1988, 234: 188.

49. Giles JB, DeLee JC, Heckman J, et al. Supracondylar-intercondylar fractures of the femur treated with a supracondylar plate and lag screw. J Bone Joint Surg Am, 1982, 64: 864.

50. Kolmert L, Wulff K. Epidemiology and treatment of distal femoral fractures in adults. Acta Orthop Scand, 1982, 53: 957.

51. Martinet O, Cordey J, Harder Y, et al. The epidemiology of fractures of the distal femur. Injury, 2000, 31

（Suppl 3）: SC62.

52. Martinet O, Cordey J, Harder Y, MaierA, Bühler M, Barraud GE. Theepidemiology of fractures of the distalfemur. Injury, 2000, 31（Suppl 3）: 62-63.

53. Arneson TJ, Melton LJ Ⅲ Lewallen DG, O'Fallon WM. Epidemiology ofdiaphyseal and distal femoral fracturesin Rochester, Minnesota, 1965-1984. Clin Orthop Relat Res, 1988, 234: 188-194.

54. Haidukewych GJ, Lyons S, Bernasek T. Treatment of Periprosthetic Fractures Around a Total Knee Arthroplasty. In: Scott NW. eds. Insall& Scott surgery of the knee. 5th ed, 2011.

55. MüllerME, Allgower M, Schneider R, Willenegger H. Insertion of the plates into the distal femur. manual of internal fixation, ed 3. New York: Springer-Verlag, 1995, 266.

56. Krijnen MR, Goslings JC, Poolman RW. Distal Femur Fractures. In: Bhandari M. eds. Evidence-Based Orthopedics. Wiley-blackwel, 2012.

57. Krettek C. Fractures of the Distal Femur. In: Browner BD, eds. Skeletal Trauma: Basic Science, Management, and Reconstruction. 4th ed. Elesvier, 2009.

58. Hwlfet DL, Lorich DG. Fractures of the distal. femur. In: Browner BD, Jupiter JB, Levine AM, Trafton PG, ed Skeletal trauma, vol. 2. ed2. Philadelphia: WB Saunders, 1997, 2033.

59. Müller ME,, Allgower M, Schneider R, Willenegger H. Insertion of the plates into the distal femur. manual of internal fixation, ed 3. New York: Springer-Verlag, 1995, 266.

60. Rademakers MV, Kerkhoffs GM, Sierevelt IN, et al. Intraarticular fractures of the distal femur. J Orthop Trauma, 2004, 18: 213.

61. Yoshoika Y, Siu D, Cooke DV. The anatomy and functional axes of the femur. J Bone Joint Surg Am, 1987, 69: 873.

62. Pettine KA. Supracondylar fractures of the femur: Longterm fo llow-up of closed versus nonrigid internal fixation. Contemp Orthop, 1990, 21 (3): 253-261.

63. Gwathmey FW, Jr., Jones-Quaidoo SM, Kahler D, Hurwitz S, Cui Q. Distal femoral fractures: current concepts. J Am Acad Orthop Surg, 2010, 18 (10): 597-607.

64. Collinge CA. Distal Femur Fractures. In: Robert WB, James DH, Charles MC, Paul T. Rockwood And Green's Fractures In Adults, 7th Edition. Lippincott Williams & Wilkins, 2010.

65. Koval KJ. Handbook of Fractures, 3rd Edition. Lippincott Williams & Wilkins, 2006, 383.

66. Honkonen SE. Indications for surgical treatment of tibial condyle fractures. Clin Orthop Relat Res, 1994, 302: 199-205.

67. Newell RLM. Knee. In: Stanring S. eds. Gray's anatomy, 39th ed, Elsevier (Singapore), 2007.

68. Morrison JB. The mechanics of thenknee joint in relation to normal walking. J Biomec, 1970, 3: 51-61.

69. Hashemi J, Chandrashekar N, Gill B, et al. The geometry of the tibial plateau and its influence on the biomechanics of the tibiofemoral joint. J Bone Joint Surg Am, 2008, 90: 2724-2734.

70. Warren LF, Marshall JL. The supporting structures and layers on the medial side of the knee: an anatomical analysis. J Bone Joint Surg Am, 1979, 61: 56.

71. Seebacher JR, Inglis AE, Marshall JL, et al. The structure of the posterolateral aspect of the knee. J Bone Joint Surg Am, 1982, 64: 536.

72. Amis AA, Dawkins GPC. Functional anatomy of the anterior cruciate ligament. J Bone Joint Surg Br, 1991, 73: 260.

73. Chhabra A, Starman JS, Ferretti M, et al. Anatomic, radiographic, biomechanical, and kinematic evaluation of the anterior cruciate ligament and its two functional bundles. J Bone Joint Surg Am, 2006, 88 (Suppl 4): 2.

74. Petersen W, Zantop T. Anatomy of the anterior cruciate ligament with regard to two bundles. Clin Orthop, 2006, 454: 35.

75. Rudloff MI. Fractures of the lower extremity. In Canale ST, Beaty JH. ed. Campbell's Operative orthopaedics, 12th ed. Elsevier Saunders, 2013.

76. Bostrom A. Fracture of the patella: a study of 422 patellar fractures. Acta Orthop Scand Suppl, 1972, 143: 1-80.

77. Koval KJ. Handbook of Fractures, 3rd Edition. Lippincott Williams & Wilkins, 2006, 371.

78. Zhang Y. Clinical Epidemiology of Orthopedic Trauma. Thieme Stuttgart, 2009, 548.

79. Reider B, et al. The anterior aspect of the knee joint. J Bone Joint Surg Am, 1981, 63: 351-356.

80. Wiberg G. Roentgenographic and anatomic studies on the femoropatellar joint: With special reference to chondromalacia patellae. Acta Orhop Scand, 1941, 12: 319.

81. Aglietti P, Insall JN, Walker PS, et al. A new patella prosthesis: Design and application. Clin Orthop, 1975, 107: 175.

82. Goodfellow J. Hungerford DS, Zindel M. Patello-femoral mechanics and pathplogy. 1. Functional anatomy of the patella-femoral joint. J Bone Joint Surg Br, 1976, 58: 287.

83. Hungerford DS, Barry M. Biomechanice of the patel-

lofemoral joint. Clin Orthop, 1979, 144: 9.

84. Baumgartl F. Das kniegekink. Berlin, Springer Verlag, 1944.

85. Court-Brown CM. Fractures of the Tibia and fibula//Bucholz R, Heckman J, Court-Brown C, et al. Rockwood and Green's Fractures in Adults, 6th ed. Philadelphia, PA: Lippincott Williams and Wilkins, 2005, 2079-2146.

86. Berkson EM, Virkus WW. High-energy tibial plateau fractures. J Am Acad Orthop Surg, 2006, 14 (1): 20-31.

87. Sanders DW. Manjoo A. Malleolar Fractures. Bhandari M. Eds. Evidence-Based Orthopedics. 1st Edition. Blackwell, 2012, 561.

88. HarriPakarinen, et al. Intraoperative assessment of the stability of the distal tibiofibular joint insupination-external rotation injuries of the ankle: sensitivity. specificity. and reliability of two clinical tests. J Bone Joint Surg Am, 2011, 93 (22): 2057-2061.

89. Herscovici D, Scaduto JM. Ankle Fractures and Syndesmotic Injuries. In: Archdeacon. MT. eds. Prevention and management of common fracture complications. Slack incorporated, 2012.

90. 中华医学会编著. 临床诊疗指南·神经病学分册 [M]. 北京：人民卫生出版社，2006：1-5.

91. 中华医学会编著. 临床诊疗指南·神经外科学分册 [M]. 北京：人民卫生出版社，2006：148-152.

92. 汪无级. 实用神经病学 [M]. 第2版. 上海：上海科学技术出版社，1996：642-649.

93. 胡长林，吕涌涛，李志超. 颅内血肿微创穿刺清除术技术规范 [M]. 北京：人民卫生出版社，2014：141-197.

94. 田士强，苏长保. 神经外科诊疗常规 [M]. 北京：

人民卫生出版社，2005：206-211.

95. 于炎冰. 显微血管减压术治疗颅神经疾患的现状与发展 [J]. 中华神经外科杂志，2007，23（10）：721-723.

96. 于炎冰. 中国显微血管减压术治疗三叉神经痛和舌咽神经痛专家共识（2015）[J]. 中华神经外科杂志，2015，31（3）：217-220.

97. Nan-Xiang Xiong. Trigeminal neuraglia. J Neurosurg，2013，119：1078.

98. 张黎. 于炎冰. 冯立东，等. 显微血管减压术治疗多根颅神经疾患 [J]. 中华神经外科杂志，2004，20（4）：299-302.

99. 于炎冰. 张黎. 徐晓利，等. 显微血管减压术术后复发三叉神经痛的手术治疗 [J]. 中华神经外科杂志，2006，22（9）：538-540.

100. 王忠诚，张玉琪. 王忠诚神经外科学 [M]. 武汉：湖北学技术出版社，2005：125-1032.

101. 段国升，朱诚. 神经外科手术学 [M]. 第2版. 北京：人民军医出版社，2004：310.

102. 于炎冰. 显微血管减压术与面肌痉挛 [J]. 中国微侵袭神经外科杂志，2007，12（9）：385-386.

103. 于炎冰，张黎，徐晓利，等. 面肌痉挛显微血管减压术中对静脉压迫的处理 [J]. 中国微侵袭神经外科杂志，2007，12（9）：390-391.

104. 于炎冰，张黎，徐晓利，等. 责任动脉悬吊法在显微血管减压术的应用 [J]. 中华神经外科杂志，2006，22（12）：726-728.

索　引

索　引

索　引

M

N

O

P

Q

R

索　引

X

Y

Z